◎ 国家科技支撑计划
◎ 田从豁临床经验、学术思想研究

中国贴敷治疗学
（第三版）

主　编　田从豁　彭冬青

副主编　王　寅　杨　涛　王丽平

编　委　（以姓氏笔画为序）
　　　　王　军　李冬梅　杨德莉
　　　　董玉喜　嵇　波　穆　岩

全国百佳图书出版单位
中国中医药出版社
·北 京·

图书在版编目（CIP）数据

中国贴敷治疗学 / 田从豁，彭冬青主编 . —3 版 . —北京：
中国中医药出版社，2022.7
ISBN 978-7-5132-7411-1

Ⅰ.①中… Ⅱ.①田… ②彭… Ⅲ.①中药外敷疗法
Ⅳ.① R244.9

中国版本图书馆 CIP 数据核字（2022）第 026480 号

中国中医药出版社出版

北京经济技术开发区科创十三街 31 号院二区 8 号楼
邮政编码　100176
传真　010-64405721
三河市同力彩印有限公司印刷
各地新华书店经销

开本 787×1092　1/16　印张 42　彩插 1.5　字数 981 千字
2022 年 7 月第 3 版　2022 年 7 月第 1 次印刷
书号　ISBN 978 - 7 - 5132 - 7411 - 1

定价　168.00 元
网址　www.cptcm.com

服 务 热 线　010-64405510
购 书 热 线　010-89535836
维 权 打 假　010-64405753

微信服务号　zgzyycbs
微商城网址　https://kdt.im/LIdUGr
官 方 微 博　http://e.weibo.com/cptcm
天猫旗舰店网址　https://zgzyycbs.tmall.com

如有印装质量问题请与本社出版部联系（010-64405510）

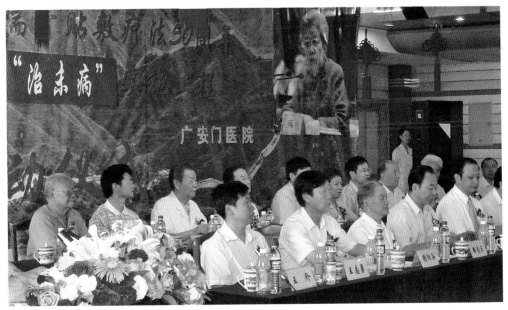

中国中医科学院广安门医院冬病夏治消喘膏贴敷疗法 50 周年纪念（2007 年）
前排左一王志勇、左二谢阳谷、左三路志正、左四李怀荣、左五王国强，后排左三田从豁

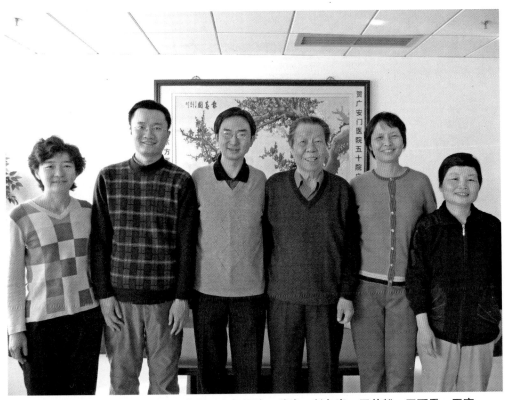

《中国贴敷治疗学》主要编写人员：左起杨涛、穆岩、彭冬青、田从豁、王丽平、王寅

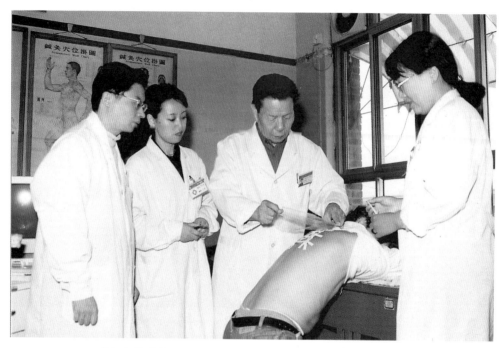

田从豁与其学术继承人、研究生一起开展冬病夏治穴位贴药治疗

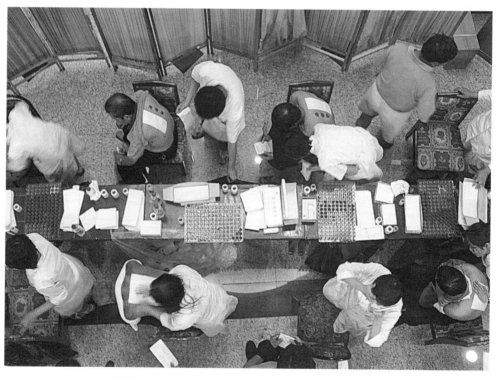

中国中医科学院广安门医院"冬病夏治三伏贴"治疗盛况

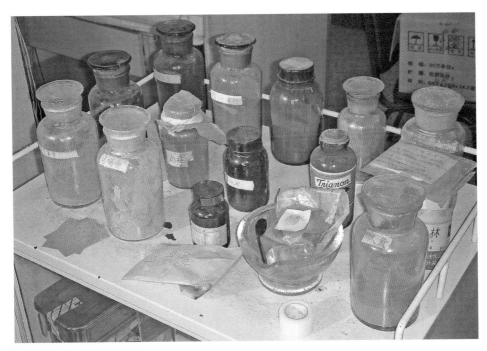

田从豁教授自制贴敷膏剂

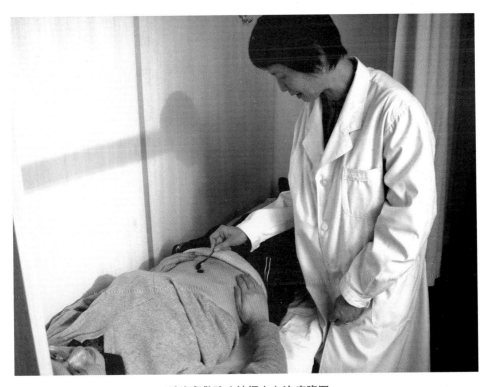

暖脐膏敷脐（神阙穴）治疗腹泻

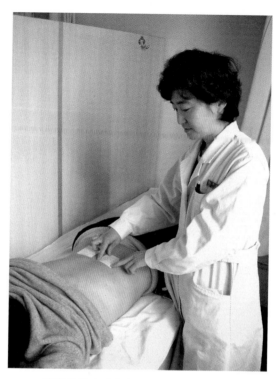

强肾壮骨膏贴敷肾俞穴治疗慢性腰痛

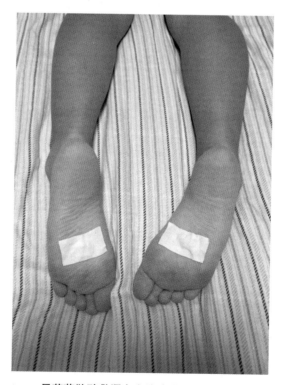

吴茱萸散贴敷涌泉穴治疗小儿口腔溃疡

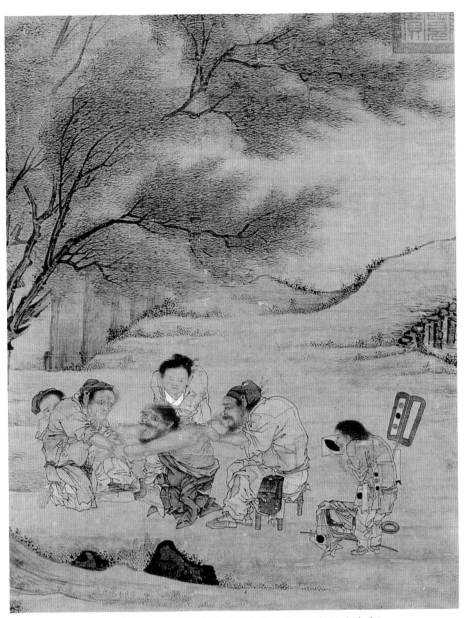

宋·李唐 村医图（描绘古代灸背及膏药贴敷治疗情景）

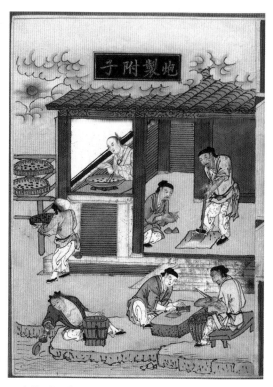

古代附子炮制图（引自《补遗雷公炮制便览》）

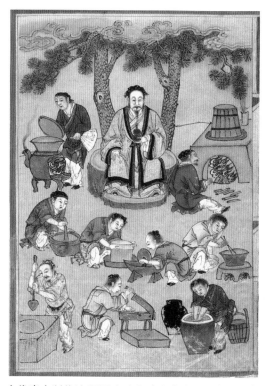

古代膏方制作流程图（引自《补遗雷公炮制便览》）

路　序

　　穴位贴敷疗法，历史悠久，群众基础广泛，数千年来为广大人民的预防保健和疾病治疗发挥了积极作用，积累了丰富的理论和经验。该疗法集药物的治疗作用和经络腧穴的调整作用于一身，通过穴位或局部经皮给药的方法，在充分熟悉药性和穴位的基础上，运用辨证论治的规律，既能治疗皮表的病证，也能治疗多种内脏疾患，并有独特的治未病及预防保健作用。其适应证非常广泛，且临床操作简单、安全灵验，值得大力提倡与推广应用。

　　《中国贴敷治疗学》主编之一田从豁教授是中国中医科学院著名的针灸专家、内病外治专家，对穴位贴敷疗法有深入的研究，早在50多年前就开始钻研《理瀹骈文》《张氏医通》等大量古代文献，应用冬病夏治消喘膏穴位贴敷治疗哮喘和慢性支气管炎，之后又开展贴敷治疗过敏性鼻炎、冠心病、风湿关节病等的临床观察，都取得了较好的效果。现和同道们一起，广泛收集并系统整理了古今医家在贴敷疗法方面的有效方法和医案，同时充分反映现代临床研究的新发展，广征博采，融古冶今，不仅着眼于广度，而且在深度上努力反映贴敷治疗的丰富内容，使之既保持和发扬贴敷疗法的特色和优势，又体现出当代贴敷治疗的时代气息。

　　可以相信，本书的出版将为广大的中西医药学者、针灸医师、社区及农村卫生工作者，提供穴位贴敷疗法的临床应用和科研、教学方面的有益参考，为繁荣祖国医学事业做出积极的贡献。

国医大师
中国中医科学院教授　张志远

2015 年 3 月

三版前言

　　贴敷疗法是在针灸学基础上应用中药作用于腧穴，通过经络对机体的调整作用，达到预防和治疗疾病目的的一种疗法。该法历史悠久，近两千年来，一直为广大人民群众所乐用。贴敷疗法属中医外治之法，是在发挥药物治疗作用的同时，激发了经络腧穴对人体的调节功能，是二者相互协同、相互激发和叠加的结果，较单纯用药、针灸均有一定的优势；另外，药物（小剂量）作用于腧穴，通过经络、气血使其直达病所，可产生相对较强的治疗结果，同时避免了因肠胃、静脉、肌肉等途径较大剂量给药而产生的药物毒副作用和抗药性的弊端。贴敷疗法以其简、便、灵、验、安全的优点日益显示出强大的生命力，值得临床进一步推广应用。

　　清代吴师机所著的《理瀹骈文》是第一部以膏药为主兼及多种外治方法的外治专著，将外治方法广泛应用于内、外、妇、儿、五官、皮肤等临床各科疾病，对中医外治法的总结与发展做出了很大贡献，后世尊称为"外治之宗"。中华人民共和国成立以来，贴敷疗法无论是在理论研究还是在临床应用方面都得到了比较全面的发展，治疗水平进一步完善和提高。

　　鉴于目前国内外有关穴位贴敷治疗的经典专著的匮乏，以及穴位贴敷和经皮给药在国内外的迅猛发展和广泛应用，北京针灸学会穴位贴敷分会提议系统整理古今贴敷疗法及其临床应用，得到了穴位贴敷分会顾问、穴位贴敷分会原主任委员田从豁教授的支持和肯定。田从豁教授临床上一直致力于穴位贴敷的应用与研究，曾以神奇的中医贴敷疗法治疗疑难病症而扬名日内瓦，并轰动医坛。其在贴敷治疗过敏性鼻炎、皮肤病、哮喘、瘰疬病等方面做过专门的研究，最早研究和总结"冬病夏治三伏贴"疗法，并为贴敷疗法的推广做了大量工作。本书第一版在田从豁教授的指导下编写完成，第二版修正了第一版中的错误，并在书后附正面、侧面、背面人体穴位彩色大图，方便读者查找穴位。第三版在继续完善前两版基础上，又补充了一些行业新技术。

全书分为上、中、下、附四篇。上篇从宏观上介绍贴敷疗法的历史与发展、作用原理、应用范围、特点及现代研究等。中篇介绍贴敷常用药物的作用及不同剂型的制作方法及功用等。书中提到的穿山甲、犀角等药物，现代均用代用品。下篇介绍内、外、妇、儿、骨伤、皮肤、五官等科近两百种常见病症的贴敷治疗方法，以病为纲（以西医病名为主，对于没有对应西医病名的仍应用中医病名），以古医籍中记载的贴敷方为目，分别介绍具体的制法、临床操作方法及注意事项，同时整理古医籍中记载的贴敷应用医案、医话，形成古代文献选录，并通过 CNKI 检索现代文献，形成现代临床报道。同时，主编田从豁教授对每种疾病的治疗情况进行点评，力求全面、简易、实用、高效。附篇介绍田从豁教授的学术成就、贴敷治疗操作规范等。

本书在编写过程中，得到了北京针灸学会穴位贴敷分会、中国中医科学院广安门医院针灸科、北京中医药大学附属护国寺医院针灸科及北京市昌平区中医医院的大力支持，在此表示感谢。

我们真诚地希望本书能让您对贴敷疗法有一个全面的了解，欢迎同道们对本书提出宝贵的意见和建议，以便再版和重印时进一步修订提高。让我们为中医贴敷疗法的发展与创新共同努力。

《中国贴敷治疗学》编委会
2022 年 6 月

Contents 目 录

上篇　基础知识

中篇　贴敷常用膏药

下篇　常见病症治疗

目
录

中国贴敷治疗学

目录

附　篇

上篇　基础知识

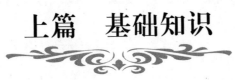

外治法，针灸最古。自汉张仲景易针灸为汤液，百代宗之。易曰："穷则变，变则通。"顾汤液要无可变，而针灸亦不可通。思所以济其穷，无悖于古，有利于今者，则莫如膏药。

——《理瀹骈文·略言》

第一章　穴位贴敷疗法的历史与发展

　　贴敷治疗学是阐述贴敷疗法治疗疾病一般规律的特色学科。它综合了中医基本理论、经络、腧穴、中药和贴敷等多方面的知识，使贴敷疗法充分体现了中医学简便高效易于推广的特点。

　　贴敷疗法，又名"穴位贴敷疗法"，简称"贴敷""敷灸""敷药""贴药"等。它是在针灸学基础上应用中药作用于腧穴，通过经络对机体的调整作用，达到预防和治疗疾病目的的一种疗法。该法属中医外治法，但有别于外科直接疗法。它既可治外症，又可内病外治。随着内服药物疗法毒副反应和耐药性的增加，以及放化疗所带来的杀伤性损害，中药贴敷疗法日益受到重视。由于此方法简单易行，安全性高，且治疗各科疾病确有良好的效果，故临床应用较广。

　　穴位贴敷疗法是整个贴敷外治法的一部分，它是在药熨、涂敷等方法的基础上发展起来的。穴位贴敷疗法历史久远，早在《内经》成书以前，马王堆汉墓出土的《五十二病方》就载有"蚖……以蓟印其巅"，即将白芥子捣烂后外敷头顶正中（百会穴），使局部皮肤发泡，治疗毒蛇咬伤，此为最早的外治法记载。《内经》中也有大量记载，如《灵枢·寿夭刚柔》记载："刺大人者，以药熨之……用淳酒二十斤，蜀椒一斤，干姜一斤，桂心一斤，凡四种，皆㕮咀，渍酒中，用棉絮一斤，细白布四丈，并内酒中，置酒马矢煴中，盖封涂勿使泄。五日五夜，出布棉絮曝干之，干复渍，以尽其汁。每渍必晬其日，乃出干之，并用滓与绵絮，复布为复巾，长六七尺，为六七巾，则用之生桑炭炙巾，以熨寒痹所刺之处，令热入至于病所，寒复炙巾以熨之，三十遍而止。汗出以巾拭身，亦三十遍而止。"《灵枢·经筋》提出："卒中口僻……治之以马膏，膏其急者，以白酒和桂以涂其缓者。"《灵枢·痈疽》提出："发于腋下赤坚者，名曰米疽……疏砭之，涂以豕膏，六日已，勿裹之。"故后世医家吴师机指出：早在《内经》就明确记载了"用桂心渍酒以熨寒痹，用白酒和桂以涂风中血脉"。之后的甘肃武威汉墓医简，其中 57 至 67、88 甲、88 乙、89 甲、89 乙等简方都有用膏药治疗疾病的重要记载。如千金膏药方简文（57～67）中记载："血府惠（痛）吞之摩之，咽干摩之，齿惠（痛）涂之，昏衄涂之。鼻中生蒽（恶）伤涂之……气龙（聋）裹药以縠塞之耳，日一易之，金创涂之，头惠（痛）风涂之。"88 甲简文记载："治邍（妇）女高（膏）药方，楼三升、当归十分、白茝（芷）四分、付（附）子三枚、甘草七分、弓大鄣十分、茣草（藁本）二束，凡七物以肦膊高（膏）舍之。"上述文献均明确记载了膏方的组成和外敷、涂、塞耳等不同的用法。

　　汉代名医华佗，除擅长外科、针灸治疗外，也用过贴敷疗法，如《后汉书·华佗传》记载其手术治疗"肠痈"，开腹缝合后"敷以神膏，四五日创愈"；治疗内科伤寒病症，"当膏摩火灸之即愈"。张仲景所著的《伤寒杂病论》也曾提到："四肢才觉重滞，即导引吐纳针灸膏摩，勿令九窍闭塞。"说明汉代以前通过外敷各种药膏治疗内外诸疾已相当广泛。

晋代葛洪的《肘后备急方》，除治疗多种病症附有涂敷方外，专门列出"治百病备急丸散膏诸要方"一篇，并有贴穴治内病的记载，如治面神经麻痹，"乌头研末，以鳖血调散，待正，则即揭去"，"治疟疾寒多热少，或但寒不热，临发时，以醋和附子末涂背上"。虽然文中没有明确指出贴何穴（一般认为是贴大椎穴），但也是贴敷疗法与针灸穴位相结合进行治疗的最早记载。西晋的《崔氏方》还记载了黑膏药的熬制方法。

唐宋时期医学有了很大的发展，这个时期的主要著作《备急千金要方》《外台秘要》《太平圣惠方》《针灸资生经》《外科正宗》等，汇集了大量有效的贴敷方药，其中很多贴敷在穴位上，如"麝香膏""紫金膏""太乙膏""阿魏化痞膏"等迄今仍在应用。唐代医家孙思邈的《备急千金要方》中记载："治虚寒腹痛、上吐、下泻，以吴茱萸纳脐，帛布封之。"《千金翼方》中记载："治霍乱吐泻，筋脉挛急……此病朝发夕死，以急救暖脐散填脐。"此外，孙氏用东壁土敷脐，或用苍耳子烧灰敷脐，或用露蜂房烧灰敷脐以治疗脐中流水，用杏仁捣如泥与猪髓搅和均匀后敷脐以治脐红肿。王焘的《外台秘要》也有许多脐疗方法的记录，如用盐和苦酒涂脐治疗二便不通等，此对后世贴敷疗法的应用，产生了深远的影响。

宋元时期的《太平圣惠方》和《圣济总录》两书，载有药物填脐的方剂颇多，如《圣济总录》中记载："腹中寒冷，泄泻久不愈，暖脐膏贴脐，则病已。""治膀胱积滞，风毒气胀，小便不通，取葱津一蛤蜊壳许，入腻粉调如液，封脐内，以裹肚系定，热手熨，须臾即通。"《南阳活人书》中记载，用葱白烘热敷脐治阴毒腹痛、厥逆唇青挛缩、六脉欲绝者。由此可见，宋代应用贴敷治病已经相当普遍。

明代的许多著作中，也都把贴敷疗法作为一种治疗方法，专门予以记述。应用穴位贴敷的记载颇多，如明代《普济方》记载："鼻渊脑泻，生附子末，葱涎如泥，置涌泉。"这个时期的伟大著作——李时珍的《本草纲目》记载："治大腹水肿，以赤根捣烂，入元寸（麝香）贴脐心，以帛束定，得小便利则肿消。""五倍子研末，津调填脐中，以治疗自汗、盗汗，用黑牵牛为末，水调敷脐上治疗小儿夜啼。"龚廷贤的《寿世保元》中，用麝香、樟脑、莴苣子及叶捣为膏敷脐，治疗缩阳症。

清代医家赵学敏的《串雅内编》和《串雅外编》两书中均载有不少民间药物贴脐的验方，其中有"治水肿病，小便不通，以甘遂末涂脐上，甘草梢煎汤液服之"。此外，治疗腰痛以生姜、水胶共煎成膏，用厚纸摊贴脐眼；治疗痢疾用绿豆、胡椒、麝香、胶枣共捣烂贴脐等。所载方简且效验，迄今仍被临床所沿用。清宫御医吴谦在《医宗金鉴》中说："阴阳熨脐葱白麝，冷热互熨水自行。"本法是将葱白捣烂，加入麝香少许，敷脐，并以冷热刺激，治癃闭、小便点滴难出之症。可见，当时药物贴敷法的应用，不仅流行民间，而且宫廷太医也吸收应用了。

特别值得介绍的是，清代同治九年，钱塘人吴师机所著的《理瀹骈文》，是以膏药贴敷治疗诸病症的专书，特别强调了膏药可以治内症，指出"膏药能治病，无殊汤药，用之得法，其响立应"。吴氏专以贴敷法治病，每日多到300~400人，每年5万~6万人，售各种膏药10万余张，积累了用膏药治病的丰富经验。他提出外治药与内服药医理相同，认为外治法有三，即上用嚏（催嚏法，如用皂角末闻鼻），中用填（如填脐散、敷脐膏），下用坐（如坐药、坐浴），指出这三种方法与内服药汗、吐、下三法的应用是一致的。另外，他在膏药的组方、制作以及贴药穴位的选择各方面，既整理了历代有效方法，也总结了个人经验，使《理瀹骈文》成为一部穴位贴药疗法的重要参考文献。在清代《清内廷法制丸散膏丹各药配本方》中，也记载了很多治内症的膏药，如"二龙膏"贴神阙穴治腹胀、消化不良等，"毓麟固本膏"贴肾俞穴能补肾固精、散寒止痛等。

新中国成立以来，贴敷疗法无论是在理论研究还是在临床应用方面都得到了较全面的发展，如《穴敷疗法聚方镜》《中国灸法集粹》《中国膏药学》《中华脐疗大成》等专著较系统地整理和阐述了穴位贴敷疗法的理论和临床应用范围，使这一疗法得以进一步完善和提高。在膏药的剂型上有了改进，如伤湿止痛膏、咳喘膏、鸡眼膏等，将药物提取后制成橡皮膏的形式，在使用上更为方便。21世纪以来，贴敷疗法发展不快，膏药的品种趋于减少。

贴敷疗法本身，已引起了国内外学者的普遍重视，比如国内的颈椎保健枕，将白附子、细辛、川芎、白芷、菊花、薄荷、磁石等中药制成枕头治疗颈椎病；来辉武神功元气袋治疗各种虚损疾患，贴肚脐治痔疮；治疗妇女外阴瘙痒、带下的中药卫生纸巾等；德国慕尼黑大学医学部发明的避孕药膏，内含生长激素"LRF"，可作用于脑垂体，抑制生殖功能，贴在臂部或腋下，一次可避孕10日。此外，现代医学研究的透皮给药治疗系统（TTS），可以透过皮肤屏障，在预定的时间内，以恒定的速度释放出一种或数种活性成分到血液循环中，从而达到治疗目的，又称透皮控释系统，其最大的优势在于可以保持稳定的血药浓度，使药物发挥并保持最大的治疗作用。以上均是贴敷疗法在当今社会的广泛应用和发展方向。

第二章 穴位贴敷疗法的理论依据与作用原理

贴敷疗法的理论基础主要源于三个方面：一是整体观念，中医学认为，人体以五脏为中心，通过经络系统，把六腑、五体、五官九窍、四肢百骸等全身组织联系成有机的整体，并通过精、气、血、津液的作用，来完成机体的功能活动。人体是一个不可分割的整体，不仅体现在生理、病理上，也体现在依其内在的联系指导疾病的治疗上，穴位贴敷疗法就属此范畴。二是经络学说，经络是人体组织结构的重要组成部分，是人体气血运行的通路，是沟通人体表里、上下的一个独特的系统。它内属脏腑，外络肢节，使人体成为一个完整的有机统一体。三是腧穴作为脏腑气血的汇聚之处，有其独特的生理功能。每个腧穴都具有其特殊性，并有双向调节作用，且对药物的理化作用有相当的敏感性，能使药物的理化作用较长时间地停留在腧穴或释放到全身而产生整体调节作用。

贴敷疗法正是在中医整体观念的指导下，通过特定部位药物吸收的直接作用和穴位刺激激发经气的间接作用来达到治疗目的。

药物吸收作用：每种中药都有各自的四气五味、升降沉浮和作用归经，通过这一属性来祛除病邪，消除病因，纠正阴阳的偏盛偏衰，恢复脏腑的功能协调而发挥治疗作用。贴敷疗法正是根据药物的这些属性，辨证用药，使之在病体的相应穴位进行吸收，进入体液，通过经脉气血输布五脏六腑、四肢九窍，进而发挥其药理作用。即药物气味入于皮肤、腧穴，继之入于孙脉、络脉，进而入经脉，随气血运行，内达于脏腑，散布于全身，从而发挥药物的治疗作用。如"昔人治黄疸，用百部根放脐上，酒和糯米饭盖之，以口中有酒气为度"，即说明药物通过腧穴、肌肤、孔窍等处吸收，可以贯通经脉而作用于全身。

激发经气作用：经络沟通人体内外，贯穿上下，通过腧穴将脏腑经络之气输注于体表内外，运行气血，营养全身，因此，中医认为其在疾病的发生、发展与转归上具有十分重要的意义。《灵枢·经筋》曰："经脉者，所以决死生，处百病，调虚实，不可不通。"在临床上，往往通过刺激穴位来疏通经络、调理气血，贴敷疗法就是通过中药对皮肤腧穴的刺激，发挥经络系统的整体调节作用来调和阴阳、扶正祛邪，达到治疗疾病的目的。

此外，有人认为药入皮肤者，必受体表卫气功能的影响，卫气散循于脉外，不循经传，凡皮肤、肌肉、四肢、胸腹、头面、关节、腧穴无处不到，昼散循于体表，夜布于胸腹，而先始于肾经，后五脏六腑，卫气载药以行，作用于全身上下、内外而发挥药物治疗作用。

尽管疾病错综复杂，千变万化，而就其病理本质而言，不外正邪交争、阴阳失调、气血失司、升降失常等几个方面。穴位贴敷疗法可以通过其独特的方法，扶正祛邪、平衡阴阳、调整气血、疏通气机，达到治疗的目的。《理瀹骈文》指出："外治必如内治者，先求其本。本何者？明阴阳，识脏腑也……通彻之后，读书皆无形而有用，操纵变化自我，虽治在外，无殊治在内也。"

贴敷疗法是中医外治法的特色，也是中医学的重要组成部分，与内治法一样，必须坚持以中医理论为指导，严格遵循辨证论治原则。正如吴师机所云："外治之理即内治之理，外治之药即内治之药，所异者法耳！医理药理无二，而法则神奇变幻。"

第三章 穴位贴敷疗法的应用范围与优势

贴敷疗法的应用范围非常广泛，不但可以治疗体表的病证，还可以治疗脏腑的病证；既可治疗某些慢性病，又可治疗一些急性病；既能治疗多种虚寒证，还可治疗一些实热证。贴敷疗法适应于内、外、妇、儿诸科疾病，但必须在中医理论的指导下辨证施治。其常见的适用范围：①内科病症：感冒、哮喘、咳嗽、疟疾、中风、高血压、痹证、失眠、胃痛、呕吐、呃逆、咯血、尿潴留等。②外科病症：颈淋巴结核、前列腺炎、腰椎间盘突出症等。③妇科病症：痛经、乳腺增生、慢性盆腔炎、习惯性流产等。④儿科病症：小儿泄泻、小儿疳积、小儿厌食症、小儿支气管炎等。⑤五官科病症：口腔溃疡、过敏性鼻炎、近视、副鼻窦炎、急性扁桃体炎等。

根据各地经验和文献记载，贴敷疗法的作用归纳起来包括下述几个方面：

1. 祛风散寒，蠲痹除湿

"风寒湿三气杂至，合而为痹也。"风邪善行而数变，寒邪凝滞收引，湿邪黏滞重着，三邪侵犯人体，阻闭经脉，气血凝塞，脉络不通，以致关节疼痛，活动不利而发为痹证。痹证病在经脉，风邪易犯肌表，夹寒湿痹着，贴敷治疗此病借热力由表入络，逼邪外出，方取效速捷。同时，借辛香之气或气味俱厚之生猛药物，走经窜络，活血利气，搜邪逐痹，更兼肌表用药，直达病所，又能作用于穴位、皮部，激发经气，鼓舞卫阳，以消阴翳，气血畅达，则痹证能除，常用于治疗各种风湿、寒湿痹证。

2. 解表散寒，疏风解肌

风寒之邪由表入侵，客于肺卫，卫阳被逼，营卫失和，则见恶寒发热、头痛身痛及咳嗽等症。故外邪侵袭，首犯肺卫，肺主皮毛，主司卫外，邪尚轻浅。贴敷疗法借助药力的作用，最先起到温煦体表卫阳、宣通肺卫之气、疏通皮部及其脉络的作用，从而振奋卫阳之气，疏风散寒，祛邪外出。临床常用于治疗感受风寒后头痛、身痛、咳喘、各类伤寒及外感发热等疾病。

3. 温经通脉，舒筋活络

《素问·皮部论》曰："邪客于皮则腠理开，开则邪入客于络脉，络脉满则注于经脉，经脉满则入舍于脏腑也。"经脉内连脏腑，外络肢节，行血气而营阴阳。外邪由表客于经脉，经气被邪所遏，气血运行不利，导致肢体筋脉痿废不用，或筋肉瘦削挛急，或关节僵硬失用。贴敷疗法以其"温则能行，通则祛病"之功，借热力宣达经脉，使气血得热则行，筋脉得热则舒，气血畅达，关节筋肉皆有所养，则能恢复其肢体的柔韧伸屈功能。临床常用于治疗因脉络不通所致的肢体关节筋肉疼痛、肿胀、麻木、瘫痪、挛缩等病变。

4. 清热解毒，调和营卫

热毒壅滞，则气血逆乱。肉腐成脓为痈，温毒炽盛，热极生风，内陷于肝与心包，则可发生痉、厥等变症。患者或发热，或肿胀疼痛，或功能受限。贴敷疗法以其寒凉之剂，贴于大椎、内关、胁下、神阙等处，直达经脉，调理脏腑，清热解毒以消邪热，调和营卫，是治疗各种热证、急症的一种常用方法。

5. 消积导滞，开郁散结

人体多因七情郁结，或饮食内伤，导致气机郁滞，肝脾受损，则瘀血内停或痰湿交阻，蓄积留止，发为积聚、食滞、痞气等症。贴敷疗法能行气散结，气血得行，结聚易散，又兼疏肝健脾、活血行气、软坚散结类药物的作用，共同调整脏腑经脉的功能，使之积消滞散，开郁解结。故此法可用于治疗积聚、痞气、食滞、痰核、瘰疬等疾病。

6. 通阳启闭，化气行水

人体水液的排泄依赖于膀胱的气化功能，而膀胱的气化正常有赖于肺、脾、肾三脏的宣发、转输和温煦作用，共同完成对机体水液的代谢，特别是下焦元阳的温煦是膀胱气化有权的关键所在。对临床常见的因久病、产后、术后失血等导致的癃闭之证，运用贴敷疗法作用于下焦小腹之处，温煦下焦元阳以助阳化气，更兼生葱一类通阳之品，振奋膀胱气化功能，通阳启闭，化气行水。故本法可用于治疗小便不利之癃闭。

7. 行气活血，化瘀止痛

"百病生于气。""血脉和利，精神乃治。"气为血帅，血为气母，二者共同周流全身，发挥着营养温煦脏腑、经脉、四肢百骸的作用。气血畅达则百病不生，若因外邪、情志、劳倦等阻塞气机，致使气机不能正常升降出入，进而血行不利，脉络痹阻，气滞血瘀，经脉不通，"不通则痛"，各种痛证相应而生。应用贴敷疗法能使经脉气血得行，行气开瘀，达到活血化瘀、行气止痛的目的。临床常用于治疗各种痛证，如头痛、胁痛、腰痛、面痛、腹痛等。

8. 祛病养生，延年益寿

《理瀹骈文》曰："气血流通即是补，非必以参芪为补也。"本法可温通气血，疏通经脉，调整脏腑，在病理状态下，能激发经气，提高脏腑功能，祛除邪气，恢复机体的相对平衡。而在生理状态下，则能进一步促使气血流通，经脉调畅，脏腑协调，各种功能趋于旺盛而不衰。多用于健康保健、治未病等。

9. 温经祛寒，振奋阳气

《内经》云："阳气者，若天与日，失其所，则折寿而不彰。"人体可因感受外寒、禀赋不足、劳倦过度、房事不节或久病失养，进而损伤阳气，出现畏寒肢冷，精神萎靡，面色黧黑，心悸怔忡，尿少浮肿，大便溏泻，男子阳痿精冷，女子宫寒不孕，甚或元阳虚损所致的四肢厥冷等症。贴敷药物多为辛香温通之品，以其温热之性，贴敷于关元、中脘、胁下、命门等处，直达经脉，温暖脏腑，振奋阳气以消阴翳，驱散阴寒，回阳救逆。用于治疗各种寒证、厥证及下焦虚冷等症。

10. 清热凉血，养阴润燥

《内经》云："壮水之主，以制阳光。"感受温燥之邪、房事所伤或久病，可出现阴虚阳亢之证，主要症状为形体消瘦、口燥咽干、潮热颧红、五心烦热，治宜滋水涵木；感受温燥之邪而致血热妄行，可出现吐血、紫癜、尿血等症，药用养阴清热凉血之品，药多滋腻寒凉，外用贴敷治疗无碍胃之嫌，贴于脏腑的俞募穴或内关、三阴交、血海等穴位上，可涵养阴津，清热凉血。

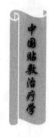

第四章 穴位贴敷疗法的用药原则与敷药操作

一、贴敷疗法的用药原则

贴敷疗法亦称敷灸，是用某种药物涂敷于穴位或患部而施灸的一种灸法。一般多用有刺激性的药物，敷后皮肤可发泡，或仅使局部充血潮红。所用的药物绝大部分为中药，但近人也有用西药敷灸的。大多数都用单味药，也有用复方敷灸的。

古代虽有"凡汤丸之有效者，皆可熬膏"的说法，但也不是所有的中药方制成膏药后贴敷都会见效。可供外用贴敷的药物多有以下特点：①必有辛窜开窍、通经活络之品，即含有多种挥发油、刺激性较强的一些药物，如冰片、麝香、丁香、薄荷、细辛、花椒、白芥子、姜、葱、蒜、薤、皂角之类。②多用厚味力猛、有毒之品，且多生用，如生南星、生半夏、乌头、甘遂、巴豆、斑蝥、砒霜、轻粉等。③补药多用血肉之物，如动物内脏（羊肝、猪肾）、乌骨鸡、鳖甲、鲫鱼等。

一般认为，"热药"的作用大、效果好，"凉药"次之，"攻药"容易生效，而"补药"次之。

本法既包括古代的"天灸"，也包括现代的"药物发泡"及部分"药物贴敷"疗法。常用的有蒜泥灸、白芥子灸、斑蝥灸、毛茛灸、旱莲草灸、白胡椒灸、甘遂灸、威灵仙灸、吴茱萸灸、蓖麻仁灸、细辛灸、天南星灸、生姜灸、葱白灸、半夏灸、小茴香灸、五倍子灸、丁香散灸、芫花灸、葱豉灸、巴豆霜灸、马前子灸、鸦胆子灸、生附子灸、荆芥穗灸、乌梅灸、芥砒膏灸、食盐灸、蓖倍饼灸、川芎灸、山楂灸、桃仁灸、透骨草灸、川槿皮灸、桂术散灸、车桂散灸、椒豉膏灸、薄荷叶灸、鹅透草灸、复方公丁香灸、苍术灸、皂角灸、乌蛇皮灸、复方利眠宁灸等。

1. 蒜泥灸

操作方法：将紫皮蒜捣烂如泥，取 3~5g 贴敷于穴位上，敷灸 1~3 小时，以局部皮肤发痒、发红、起泡为度。

临床应用：敷涌泉穴可治疗咯血、衄血，敷合谷穴可治疗扁桃体炎，敷鱼际穴可治疗喉痹等。

2. 白芥子灸

操作方法：将白芥子研末，用醋调和为糊膏状，每次取用 5~10g 贴敷穴位上，油纸覆盖，橡皮膏固定；或取白芥子末 1g，置于直径 3cm 的圆形胶布中央，直接贴敷在穴位上。敷灸时间为 2~4 小时，以局部皮肤充血潮红或起泡为度。

临床应用：用于治疗风寒湿痹、肺结核、哮喘、口眼㖞斜等症。

3. 斑蝥灸

操作方法：取斑蝥适量，研为细末，使用时先取胶布一块，中间剪一小孔，如黄豆大小，贴在施灸穴位上，以暴露穴位并保护周围皮肤，将少许斑蝥末置于孔中，上面再贴一胶布固定即可，以局部起泡为度；或将斑蝥浸于醋中或浸于95%的酒精中，10日后擦抹患处。

临床应用：用于治疗牛皮癣、神经性皮炎、关节疼痛、黄疸、胃痛等。

4. 毛莨灸

操作方法：取毛莨鲜叶捣烂，敷于穴位或患处，初有热辣感，继而所敷皮肤发红、充血，稍时即起水泡。发泡后，局部有色素沉着，以后可自行消退。敷灸时间为1~2小时。

临床应用：敷于经渠或内关、大椎穴，可治疗疟疾；敷于患处可治疗寒痹；如与食盐合用，制成药丸敷于少商、合谷穴，可治疗急性结膜炎。

5. 旱莲草灸

操作方法：将新鲜旱莲草捣烂如泥膏状，敷于穴位上，胶布固定即可。敷灸时间为1~4小时，以局部充血潮红或起泡为度。

临床应用：用于治疗疟疾等症。

6. 甘遂灸

操作方法：取甘遂适量，研为细末，敷于穴位上，胶布固定；也可向甘遂末中加入适量面粉，用温开水调成糊膏状，贴于穴位上，外以油纸覆盖，胶布固定。

临床应用：敷于大椎穴可治疗疟疾，敷于肺俞穴可治疗哮喘，敷于中极穴可治疗尿潴留等。

7. 白胡椒灸

操作方法：取白胡椒适量，研为细末，敷于穴位上，胶布固定。

临床应用：敷于大椎穴可治疗疟疾。

8. 威灵仙灸

操作方法：取威灵仙叶捣成糊状，加入少量红糖拌匀，贴敷于穴位上。局部如果出现蚁走感，最多不超过5分钟，即可将药物去掉，以起泡为度，避免刺激过强。

临床应用：贴足三里穴可治疗痔疮出血，贴太阳穴可治疗急性结膜炎，贴身柱穴可治疗百日咳，贴天容穴可治疗扁桃腺炎。

9. 马前子灸

操作方法：取马前子适量，研为细末，敷在穴位上，胶布固定。

临床应用：敷颊车、地仓等穴可治疗面神经麻痹。

10. 吴茱萸灸

操作方法：取吴茱萸适量，研为细末，用醋调如糊膏状，敷于穴位上，油纸覆盖，胶布固定。每日敷灸1次。

临床应用：敷涌泉穴可治疗高血压、口腔溃疡，敷劳宫穴可治疗小儿流涎症。

11. 蓖麻仁灸

操作方法：取蓖麻仁适量，去壳，捣如泥膏状，敷于穴位上，胶布固定。

临床应用：敷涌泉穴可治疗滞产，敷百会穴可治疗子宫脱垂、脱肛、胃下垂等。

12. 鸦胆子仁灸

操作方法：取鸦胆子仁适量，捣烂如泥膏状，敷于患处，胶布固定。注意：不可将药敷于健康皮肤上。

临床应用：适用于治疗寻常疣。

13. 细辛灸

操作方法：取细辛适量，研为细末，加醋少许调如糊膏状，敷于穴位上，外敷油纸，胶布固定。

临床应用：敷涌泉穴或神阙穴可治疗小儿口腔炎。

14. 生附子灸

操作方法：取生附子适量，研为细末，加水调和如糊膏状，敷于穴位上，用胶布固定。

临床应用：敷于涌泉穴可治疗牙痛等。

15. 天南星灸

操作方法：取天南星适量，研为细末，用生姜汁调和如糊膏状，敷于穴位上，外敷油纸，用胶布固定。

临床应用：敷于颊车、颧髎穴可治疗面神经麻痹等。

16. 生姜灸

操作方法：取鲜姜适量，捣烂如泥膏状，敷于穴位或患处，用油纸或纱布覆盖，胶布固定。

临床应用：敷于患处可治疗Ⅰ至Ⅱ度早期冻伤。

17. 荆芥穗灸

操作方法：取荆芥穗适量，揉碎后炒热，迅速装入布袋内，敷于患处。

临床应用：用于治疗荨麻疹等症。

18. 葱白灸

操作方法：取葱白适量，洗净后捣烂如泥膏状，敷于穴位或患处。

临床应用：敷于患处可治疗急性乳腺炎等症。

19. 乌梅灸

操作方法：取乌梅肉适量，加醋调成泥膏状备用。敷灸前患处先用温开水浸泡，用刀刮去表面角质层，取上药贴于患处，每次敷12小时。

临床应用：用于治疗鸡眼、脚垫等症。

20. 半夏灸

操作方法：取生半夏、葱白各等份，共捣烂如泥膏状，贴于穴位或患处，每次30分钟，每日2次。

临床应用：用于治疗急性乳腺炎。

21. 小茴香灸

操作方法：取小茴香100g，干姜末50g，醋精500g。将上药炒热，装入布袋中，敷于穴位或患处，每次5~10分钟。

临床应用：用于治疗慢性支气管炎。

22. 食盐灸

操作方法：取食盐适量，研细炒热，待稍温时纳入脐中（神阙穴），使之与脐平。再将适量麦麸加醋炒热，装入布袋中，置于盐上敷灸。

临床应用：适用于休克的抢救。

23. 芥砒膏灸

操作方法：取白芥子1.5g，砒石0.3g，共研细末，用醋调成糊状，贴于穴位上敷灸。

临床应用：用于治疗慢性支气管炎。

24. 五倍子灸

操作方法：取五倍子、何首乌各等份，共研细末，用醋调和如糊膏状，敷于穴位上，油纸覆盖，胶布固定。每晚临睡前将药敷于脐部，第二日早晨取下。

临床应用：用于治疗遗尿等症。

25. 丁香散灸

操作方法：取丁香、肉桂各等份，共研细末，取适量纳入脐中，使之与脐平，用胶布固定。

临床应用：用于治疗小儿腹泻。

26. 蓖倍饼灸

操作方法：取蓖麻子仁10g，五倍子末2g，上药捣烂如泥膏状，制成圆饼，敷于百会穴处，纱布覆盖，胶布固定。2日换1次药饼。

临床应用：用于治疗胃下垂。

27. 芫花灸

操作方法：取芫花100g（醋浸1日），雄黄12g，胆南星20g，白胡椒10g，上药共研细末，取适量纳入脐中，使之与脐相平，用胶布固定。

临床应用：用于治疗癫痫等症。

28. 葱豉糊灸

操作方法：取豆豉30g，生姜50g，食盐30g，葱白适量，上药共捣如糊膏状，敷于脐中，油纸覆盖，胶布固定，并以热水袋敷脐上，每日2次。

临床应用：用于治疗流行性感冒。

29. 巴豆霜灸

操作方法：取巴豆霜、雄黄各等份，研细混匀，收贮瓶中备用。于发作前5~6小时，取绿豆大药面，放在1.5cm×1.5cm的胶布中央，敷于病人两耳后的乳突部（相当于完骨穴处），敷灸7~8小时后取下。

临床应用：用于治疗疟疾。

30. 苍术灸

操作方法：取苍术粉适量，用唾液调和，填脐窝并与脐相平，外以胶布固定。1~2日换药1次。

临床应用：用于治疗伤食型小儿腹泻。

31. 皂角灸

操作方法： 取皂角适量，研为细末，贮瓶备用。取上药末 10～15g，加醋适量调和如糊膏状，敷于穴位上，用胶布固定，每日换药 1 次。

临床应用： 敷于双侧涌泉穴，可治疗小儿口腔炎。

32. 乌蛇皮灸

操作方法： 取乌蛇皮放于第 2 次淘米水中浸泡软化，然后贴敷在肿核上，用胶布固定即可。待乌蛇皮干后，另换一块敷灸，连敷 7 日为 1 个疗程。

临床应用： 用于治疗肿物未溃破者。

33. 复方公丁香灸

操作方法： 取公丁香 0.5g，肉桂 5g，苍耳子 3g，白芥子 4g，半夏 3g，共研细末，密贮备用。敷灸前先将患者的脐窝用 75% 的酒精消毒，趁酒精未干之际，将上药倒入脐内，脐窝小者将药粉填满脐窝，大者纳入半脐，然后盖上一块比脐大的胶布即可（胶布四周必须贴严，以防药粉漏出）。每 48 小时换药 1 次，敷灸 10 次为 1 个疗程，疗程间隔 5～7 日。

临床应用： 用于治疗支气管炎。

34. 薄荷叶灸

操作方法： 取鲜薄荷叶适量，捣烂如泥膏状，制成蚕豆大的药团数枚，敷灸时用手指轻压并贴于穴位上，每次选用 2～3 个穴位，如太阳、迎香、合谷。每日贴敷 1～2 次，每次 4～6 小时。

临床应用： 用于治疗外感头痛、鼻塞流涕等。

35. 椒豉膏灸

操作方法： 取胡椒 15g，淡豆豉 30g，丁香 10g，葱白适量，先将前 3 味药研为细末，然后加入葱白捣烂调匀成膏即可。敷灸时每穴约用药膏 5g，先贴大椎、神阙穴，用纱布敷盖，胶布固定，令患者脱衣而卧。再取药膏 10g 敷于手心（劳宫穴）处，两手合掌并放于两大腿内侧，侧位屈腿夹好，蜷卧并将被子盖严，取其汗出。

临床应用： 用于治疗流行性感冒。

36. 桂术散灸

操作方法： 取肉桂、苍术各等份，共研细末，用唾液调和封脐，24 小时换药 1 次。

临床应用： 用于治疗脾虚型小儿腹泻。

37. 川楝皮灸

操作方法： 取川楝皮 100g，白芷 30g，羌活 60g，桃仁 120g，共研极细末，用适量香油或蓖麻油调和如糊膏状，备用。敷灸时取适量药膏敷于穴位上，外盖以油纸或塑料布，胶布固定即可。每次选用 2～6 个穴位，多选用病变局部的阿是穴。每日敷灸 1 次，5 次为 1 个疗程。

临床应用： 用于治疗类风湿性关节炎。

38. 透骨草灸

操作方法： 取鲜透骨草适量，捣烂如泥膏状，敷于患处，油纸敷盖，胶布固定。每次敷灸 1～2 小时。如果起泡，则效果较佳，需避免感染。

— 15 —

临床应用：用于治疗风湿性关节炎。

39. 桃仁灸

操作方法：取桃仁、栀子仁各 7 枚，麝香 0.3g，共研细末，用白酒调和如膏状，贴敷于劳宫穴，外以胶布固定即可。每周敷药 1 次，敷灸期间适当休息，减少谈话。如局部起泡，谨防感染，忌食辛辣。

临床应用：用于治疗中风。

40. 山楂灸

操作方法：取鲜山楂（去籽、皮）适量，捣如泥膏状，敷于患处，纱布包扎，每日换敷 1 次。

临床应用：用于治疗冻伤。

41. 川芎灸

操作方法：取川芎 3g，冰片 1g，硝酸甘油 1 片，共研细末，制成黄豆大的丸剂，备用。敷灸时各取药丸 1 粒，分别贴敷于膻中、内关穴，用胶布固定即可。每日敷灸 1 次，5 次为 1 个疗程。

临床应用：用于治疗冠心病。

42. 葱矾灸

操作方法：取大葱白 3 ~ 4 寸，白矾 20 ~ 25g，共捣烂，敷于脐窝（神阙穴）。每日 1 ~ 2 次。

临床应用：用于治疗尿潴留。

二、贴敷疗法的具体操作

1. 敷药法

敷药法又名围药、贴敷。本法是临床上最常用的一种外治法。将所用之药，研为细末，围敷于患处，依靠药物的箍集围聚作用，收束疮形，防止毒邪扩散，使局部病变易消、易逐、易敛。除此之外，敷药法还能疏通经络，调和气血，操阴阳诸疾之总。

敷药法的适用范围十分广泛。由于经络有"内属脏腑，外络肢节，沟通表里，贯穿上下"的作用，所以敷药法除了主治局部病变外，还可通过贴敷特定部位或经穴来治疗全身疾病。例如，清代吴师机云："中焦之病，以药切粗末炒香，布包敷脐上为第一捷法。""病之所在，各有其位，各有其名，各有其形……按其位，循其名，核其形，就病以治病，皮肤隔而毛窍通，不见脏腑恰直达脏腑也。"小儿感受风寒，可使用葱豉泥贴敷于劳宫穴。葱、豉可疏风散寒，劳宫穴常作为治疗上焦疾病的辅助穴。小儿热惊躁啼等症，用解热安神膏，可镇心解热，息风镇静，退惊安神。另外，可根据"上病下取，下病上取，中病旁取"的治则，按经络循行走向选择穴位。如用蓖麻仁捣敷头顶百会穴可治疗脱肛；用大蒜捣敷足心涌泉穴可治疗鼻出血；用三黄散调敷胸骨下方膻中穴可退高热；用细辛敷脐可治疗口腔炎；用五倍子散敷脐可治疗自汗、盗汗；用四仁散敷手足心可退热定惊；用如意金黄散外敷，可治疗体表一切疮疡等。

敷药多为粉末状，临床应用时须加赋形剂调制成糊状后方能贴敷患处。特别是穴位贴敷时，使用适宜的赋形剂可使药性更好地发挥作用。临床一般取鲜菊花叶、鲜马齿苋、鲜大青叶、鲜仙人掌等植物叶汁引调，取其清凉解毒之功；如无新鲜植物叶可采用，则选用有清热消炎作用的茶叶。用蜂蜜引调，取其润燥、止痛、解毒的作用，并可避免药粉干燥而引起皮肤拘紧不适。用葱、姜、蒜捣汁引调者，取其辛温香散、透邪解毒之功。以酒调和，取其助行药力。麻油、鸡子清、猪胆汁均能清热润肤，猪胆汁长于解毒，鸡子清缓和刺激，麻油则有"生肌长肉，止痛消肿"之功。

外敷药时要使病人采取适当体位并固定药物，随时观察患者的反应以决定药物去留。外敷药后，外罩湿润纱布层，"待围药略干，再用调药余汁调之，以助药力"。敷药置换时，"肿皮厚者宜干燥，肿皮薄者宜湿敷"。另外，外敷药时还应根据患者的体质及病情确定敷药的剂量。

2. 膏药法

膏药是将按一定配方的药物，经过高温煎熬而促使其发生化学变化，或通过捣打使之发生物理性（或化学性）改变后制成的一类药物剂型。古代称之为"薄贴"。其作用如徐洄溪所说："今所用之膏药，古人谓之薄贴，其用大端有二：一以治表，一以治里。治表者，如化脓去腐，止痛生肌，并遮风护肉类，其膏宜轻薄而日换，此理人所易知；治里者，或祛风寒，或和气血，或消痰癖，或壮筋骨，其方甚多，药亦随病加减，其膏宜厚而久贴，此理人所难知。"由于膏药富有黏性，贴敷部位易固定，是临床常用的外治药物，自古至今应用不衰，它不仅为外伤、皮肤疾患所常用，又可通过内病外治，用以治疗儿科多种疾病。吴尚先的《理瀹骈文》以论述膏药为主，一切常见的疾病概用膏药治疗。据他自己称，1个月之中，"出膏大小十万余张"，足以证明膏药疗法深受广大患者的喜爱。

膏药一般包括膏（基质）与药两个部分。膏的部分比较固定，主要用胡麻油和铅丹两种原料熬制，均有一定的治疗作用。药的部分则较复杂，往往因病、因人、因时、因地而制宜，选用不同的方药治疗，这是众所周知的。事实上，每张膏药即是一贴处方，因此，"膏方取法，不外乎汤丸。凡汤丸之有效者，皆可熬膏。"据此，内服之汤丸，皆可变外治之膏药。

膏药之所以能够治疗多种疾病，是有一定的物质基础与理论依据的。清代徐灵胎曾指出："用膏贴之，闭塞其气，使药性从毛孔而入其腠理，通经贯络，或提而出之，或攻而散之，较之服药尤有力，此至妙之法也。"这一论述相当明确地阐述了膏药治病的机理。现代医学研究认为，膏药的用药，面广而数多，形成大的复方，以适应复杂的病理变化，由于许多药物中含有脂溶性、挥发性及刺激性的药物，因此可透入皮肤，并被皮肤吸收而产生消炎、止痛、去腐、生肌、收敛等作用。贴于患处又能刺激神经末梢，通过反射，扩张血管，促进局部血液循环，产生神经特异性，以调整机体，增强组织抗御力量，达到镇静、消炎的作用。据安徽医学院急腹症研究室报道，以膏药外贴治疗急性阑尾炎（包括小儿急性阑尾炎）可获明显疗效。他们认为，局部外贴膏药后，能促使局部和全身网状内皮系统的活跃增生和吞噬作用加强。因此，膏药具有药物、针灸及其他物理作用。

3. 熏洗法

熏洗法是用熏和洗的方法，借药力和热力直接作用于患处而达到治疗疾病的目的。

— 17 —

熏是借热气之势，宣通经络；洗则有荡涤之功。熏洗相辅，药力和热力相并，因而能使局部血管扩张，促进血液和淋巴循环，起到祛除邪毒、温通腠理、调整气血、清洁伤口、祛风止痒、消肿止痛的作用。本法与现代理疗中的水疗有某些相似之处。

熏洗法使用时应根据病情和发病部位而选择恰当的方法，才能充分发挥其作用。如用于治疗四肢疮疡、皮肤瘙痒、眼科疾患时，将药物煎煮后，趁热先熏，待温度略降时，趁热洗涤。用于治疗腹部、背部疾患时，将药物煎煮后，待温度降至适宜时，取纱布蘸取药液淋洒冲沈患处。若用于治疗会阴部及臀部疾病，待药煎开后置盆内，患者坐于盆上，先熏后洗。另一种坐药法是将药物研细末，装入布包后炒热，令病人坐于药包上，使肛门与会阴部接触药包而达到治病的目的。此法也属于熏法的范畴。

熏洗时间一般是每日半小时，但也可根据病情掌握次数和时间。冬季使用次数宜少，时间宜短，并要注意保温。夏季熏洗次数可略频，时间稍长，洗后须避风寒。洗涤时药水温度不宜太高，避免烫伤。若洗涤时温度过低，则应重新加温后再熏洗。熏洗完毕，宜将患处擦干，根据病情外敷药膏。若熏洗过程中出现中毒性或过敏性反应，应立即停止用药，并进行适当的处理。

4. 涂药法

涂药法是将药粉末调为稀糊状，涂在某一特定部位上且不予覆盖的一种外治法。

《五十二病方》中最先记载涂药法："刑赤蜴，以血涂之。"此法用来治疗疥疮。《张氏医通》记载："白芥子、甘遂、延胡索、麝香研末，姜汁调涂百劳、肺俞、膏肓三穴。"此法可治冷哮。涂药法一直被历代医家所用，晋代以后，涂药法应用非常广泛，常以酒、蛋清、醋等来引调。

涂药法通过药物的渗透作用，直接作用于病变部位，并形成一层药物保护膜，以祛除邪气，固护肌表。涂药方法与疾病部位和面积大小有关，病变范围较小，病灶局限，则用点涂法，如治疗萎缩性鼻炎，可用50%的大蒜甘油点涂鼻腔内；若是大面积疮面，则宜用喷涂法，如用矾冰液喷涂大面积烧伤。

涂药时注意涂抹均匀，保持一定的湿润度，某些特定部位（如口腔、眼）的涂药剂量不宜过大、过浓。

5. 吹药法

吹药法是将极细粉末药物，用喷吹的方法直接作用于病灶的外治法。临床上主要用于咽喉、口腔、耳道、鼻腔等部位，尤以咽喉部疾患最为常用。

吹药法可采用的工具：过去在"鼓子"长嘴的一端放少许药末，再在鼓状的一端用指加压，造成一股气流，使药粉喷洒于病变部位。民间则用芦管或苇茎等细长中空的东西作工具，也可用纸折叠呈筒形，一端放药末，从另一端用口吹出。目前多选用喷粉器。

吹药时操作应轻柔敏捷，药粉喷布要均匀，为了使病灶局限，患处周围也应喷及。研制吹药时，应研细末，以免吹不均匀或刺激局部而引起疼痛。吹药配制后应密封储藏，以防气味走散而影响疗效。

6. 点眼法

点眼法指用药液及药膏点于眼角内，是眼科治疗某些疾患的常用方法，也可用于其他一些疾病的治疗。点眼法所用药物应依处方制成干燥而细腻的粉末，其细腻程度高，经试放舌上毫无渣滓，再制成各种剂型。由于处方用药不同，因而扩大了点眼法的适用范围。如用丁香柿蒂汁点眼治小儿呃逆；用日月丹、人马平安散点眼治胃痛；用已戌丹点眼治狂犬病等。因"五脏六腑之精华皆上注于目"，"五轮八廓内属五脏六腑"，通过点眼可以达到调治脏腑、平衡阴阳的目的。

点眼的药水应用蒸馏法取汁，点药时医生动作要轻柔，揭启患者上、下眼睑，将药物点入下睑与白睛之间的穹隆部，或两眦之内。点毕令病人闭目1~2分钟再睁眼。

7. 熨法

熨法是借药力和热力的共同作用，直接接触皮肤，促使局部腠理疏通，气血流畅的一种外治法。

《史记·扁鹊仓公列传》载："疾之居腠理，汤熨之所及也。"《灵枢·寿夭刚柔》也记叙了多种药熨处方。其后历代均有对药熨方法治疗各科疾病的记载。

本法一般是将药物研碎，炒热后装入布袋内，放置患处，或沿一定部位按熨，借药物和温热刺激达到治疗的目的，具有温通经络、调和气血、散寒止痛的作用。临床使用熨法时，常配伍酒、醋及芳香走窜的药物，加强透肌活血、行气散结之力。

8. 脐疗法

脐疗法是以药粉纳脐中，外盖膏药，或以药饼（丸）敷脐，胶布固定；或熨脐、填脐等以治疗某些急慢性疾病的外治法。

脐者肚脐也，经穴名称"神阙穴"，系任脉之要穴，与督脉的命门穴相对，又为冲脉循行之地。因任、督、冲三脉一源三歧，经气相通，内联十二经脉、五脏六腑、四肢百骸，故"脐眼"被称为治病的秘密通道。脐疗，通过物理作用或药物对经穴起持久的良性刺激作用，或药物本身被吸收后的直接作用治疗疾病，所以临床上适应证较广。吴尚先认为："中焦之病，以敷脐为主。""对上、下焦之病，也可用敷脐而上下相应。"现代研究表明，脐在胚胎发育的过程中，为腹壁的最后闭合处，和全身皮肤比较，局部无皮下脂肪，表皮角质层最薄，屏障功能最弱，药物易于穿透、弥散。其外皮与筋膜和腹膜直接相连，脐下两侧有腹壁下动脉和下静脉，并布有丰富的血管网，对药物及各种刺激的敏感度高，吸收迅速。脐疗还能起到刺激神经、血管、淋巴、肌肉的作用，使整个机体对疾病的抵抗力增强，促进疾病痊愈。根据文献记载，脐疗对消化不良、自汗、盗汗、癫痫、遗尿、泄泻、脐炎、积滞等十余种疾病都有较好的疗效。

三、穴位贴敷疗法的注意事项

1. 刺激性强、毒性大的药物，贴治穴位不宜过多，每穴的贴治面积不可过大，贴治时间不可过长，以免发泡面积过大，或发生药物中毒。此外，还要避免药物入眼入口。用过的药物，特别是含有砒霜等剧毒药者，不要随地乱扔，要妥善处理，以免发生意外。

2. 注意患者是否对所用药物有过敏反应，若发现过敏现象，应立即停止贴敷，必要时进行脱敏治疗。

3. 贴药前应用温水或酒精将贴药局部擦净，以便于药物吸收。夏季要擦干汗液，将药膏固定好，以免药物移动或脱落。

4. 用黑膏药贴敷要温化膏药，注意温度，及时贴敷，过热容易烫伤皮肤，过凉不易黏附，疗效也差。更需按时温化后再贴或更换膏药，以免降低疗效。

5. 制好的贴敷药粉，要保持干燥，防止受潮，应放置在密闭的玻璃瓶或瓷罐内，减少挥发。不可曝晒或受热，防止药物变质。

6. 所用药物不可存放过久，以免失效。要调敷的药物，每次不可调制过多，用多少调多少，现用现调。

7. 能引起皮肤发泡的药物，不宜贴敷面部，以免发泡后遗留色素沉着，这种色素沉着一般需 1～2 年才能完全消退。

8. 孕妇、幼儿避免贴敷刺激性强、毒性大的药物。儿童贴敷时，用量和贴治时间都应适当减少和缩短。

第五章　常用贴敷经络腧穴

第一节　经络的作用

一、联系脏腑，沟通内外

《灵枢·海论》指出："夫十二经脉者，内属于脏腑，外络于肢节。"人体的五脏六腑、四肢百骸、五官九窍、皮肉筋骨等组织器官，之所以能保持相对的协调与统一，完成正常的生理活动，是依靠经络系统的联络沟通而实现的。经络中的经脉、经别与奇经八脉、十五络脉，纵横交错，入里出表，通上达下，联系人体各脏腑组织；经筋、皮部联系肢体筋肉皮肤；浮络和孙络联系人体各细微部分。这样，经络将人体形成了一个统一的有机整体。

经络的联络沟通作用，反映出经络具有传导功能。体表感受病邪和各种刺激，可传导于脏腑；脏腑的生理功能失常，亦可传导于体表。

二、运行气血，营养全身

《灵枢·本脏》指出："经脉者，所以行血气而营阴阳，濡筋骨，利关节者也。"气血是人体生命活动的物质基础，全身各组织器官只有得到气血的营养才能完成正常的生理功能。经络是人体气血运行的通道，能将营养物质输布到全身各组织脏器，使脏腑组织得以营养，筋骨得以濡润，关节得以通利。

三、抗御病邪，保卫机体

营气行于脉中，卫气行于脉外。经络"行血气"而使营卫之气密布周身，在内和调于五脏、洒陈于六腑，在外抗御病邪，防止内侵。外邪侵犯人体由表及里，先从皮毛开始。卫气充实于络脉，络脉散布于全身，密布于皮部，当外邪侵犯机体时，卫气首当其冲，发挥其抗御外邪、保卫机体的屏障作用。如《素问·缪刺论》所说："夫邪

— 21 —

客于形也，必先舍于皮毛，留而不去，入舍于孙脉，留而不去，入舍于络脉，留而不去，入舍于经脉，内连五脏，散于肠胃。"

第二节 腧穴的主治特点和规律

从针灸治疗上讲，腧穴既是疾病的反应点，又是针灸的施术部位。所有腧穴均有一定的治疗作用。通过针刺、艾灸、贴敷等对腧穴的刺激可通其经脉，调其气血，使阴阳平衡，脏腑和调，从而达到扶正祛邪的目的。腧穴的治疗作用具有明显的特点和一定的规律。

一、腧穴的主治特点

腧穴的主治特点主要表现在三个方面，即近治作用、远治作用和特殊作用。

1. 近治作用

近治作用，是指腧穴均具有治疗其所在部位局部及邻近组织、器官病证的作用。这是一切腧穴主治作用所具有的共同特点。如眼区及其周围的睛明、承泣、攒竹、瞳子髎等经穴均能治疗眼疾；胃脘部及其周围的中脘、建里、梁门等经穴均能治疗胃痛；膝关节及其周围的鹤顶、膝眼等奇穴均能治疗膝关节疼痛；阿是穴均可治疗所在部位局部的病痛等。

2. 远治作用

远治作用，是指腧穴具有治疗其远隔部位的脏腑、组织器官病证的作用。腧穴不仅能治疗局部病证，而且还有远治作用。十四经穴，尤其是十二经脉中位于四肢肘膝关节以下的经穴，远治作用尤为突出，如合谷穴不仅能治疗手部的局部病证，还能治疗本经脉所过处的颈部和头面部病证。奇穴也具有一定的远治作用，如二白穴治疗痔疾、胆囊穴治疗胆疾等。

3. 特殊作用

特殊作用，是指有些腧穴具有双向的良性调整作用和相对的特异治疗作用。所谓双向良性调整作用，是指同一腧穴对机体不同的病理状态，可以起到两种相反而有效的治疗作用。如腹泻时针天枢穴可止泻，便秘时针天枢穴可以通便；内关穴可治心动过缓，又可治疗心动过速；实验证明，针刺足三里穴既可使原来处于弛缓状态或处于较低兴奋状态的胃运动加强，又可使原来处于紧张或收缩亢进的胃运动减弱。此外，腧穴的治疗作用还具有相对的特异性，如大椎穴可退热、至阴穴可矫正胎位、阑尾穴可治阑尾炎等。

二、经穴的主治规律

经穴的治疗作用呈现出一定的主治规律，主要有分经主治和分部主治两类。大体上，四肢部经穴以分经主治为主，头身部经穴以分部主治为主。

1. 分经主治规律

分经主治，是指某一经脉所属的经穴均可治疗该经经脉及其相表里经脉循行部位的病证。"经脉所过，主治所及。"即是对这一规律的概括。古代医家在论述针灸治疗时，往往只选取有关经脉而不列举具体穴名，即所谓"定经不定穴"。如《灵枢·杂病》记载："齿痛，不恶清饮，取足阳明；恶清饮，取手阳明。"《灵枢·刺热病》亦载："热病始于头首者，刺项太阳而汗出止；热病起于手足胫者，刺足阳明而汗出止。"实践证明，同一经脉的不同经穴，可以治疗本经相同病证。如手太阴肺经的尺泽、孔最、列缺、鱼际，均可治疗咳嗽、气喘等肺系疾患，说明腧穴有分经主治规律。根据腧穴的分经主治规律，后世医家在针灸治疗上有"宁失其穴，勿失其经"之说。

经脉具有表里关系。经穴既可主治本经循行部位的病证，又可治疗相表里经脉的病证。如手太阴肺经的列缺穴，不仅主治本经的咳嗽、胸闷等病证，还能治疗与其相表里的手阳明大肠经的头痛、项强等病证。

2. 分部主治规律

分部主治，是指处于身体某一部位的腧穴均可治疗该部位的病证。腧穴的分部主治与腧穴的局部治疗作用有相关性。位于头面、颈项部的腧穴，以治疗头面五官及颈项部病证为主；位于胸腹部的腧穴，以治疗脏腑病证为主；位于四肢部的腧穴，可以治疗四肢的病证。人体某一部位出现病证，均可选取位于相应部位的腧穴治疗，或循经近道取穴，或在局部直接选取腧穴。《灵枢·终始》载："从腰以上者，手太阴阳明皆主之；从腰以下者，足太阴阳明皆主之……病生于头者头重，生于手者臂重，生于足者足重，治病者先刺其病所从生者也。"《素问·水热穴论》载："大杼、膺俞、缺盆、背俞，此八者，以泻胸中之热也。"这些都与腧穴的分部主治规律有关。

十四经腧穴的主治既各具特点，又有其共性，现分经列表简介于下。

手三阴经

	本经特点	二经相同	三经相同
手太阴经	肺、喉病	—	
手厥阴经	心、胃病	神志病	胸部病
手少阴经	心病		

手三阳经

	本经特点	二经相同	三经相同
手阳明经	前头、鼻、口、齿病	—	
手少阳经	侧头、胁肋病	目病、耳病	咽喉病、热病
手太阳经	后头、肩胛病、神志病		

— 23 —

足三阳经

	本经特点	三经相同
足阳明经	前头、口齿、咽喉病、胃肠病	
足少阳经	侧头、耳病、胁肋病	眼病、神志病、热病
足太阳经	后头、背腰病（背俞并治脏腑病）	

足三阴经

	本经特点	三经相同
足太阴经	脾胃病	
足厥阴经	肝病	前阴病、妇科病
足少阴经	肾病、肺病、咽喉病	

任、督二脉

	本经特点	三经相同
任脉	回阳固脱，有强壮作用	神志病、脏腑病、妇科病
督脉	中风、昏迷、热病、头面病	

第三节　贴敷疗法常用穴位与主治病症

一、手太阴肺经（Lung Meridian of Hand-Taiyin，LU）

（一）主治概要

本经腧穴主治咳、喘、咯血、咽喉痛等与肺脏有关的疾患，以及经脉循行经过部位的其他病症。

（二）本经腧穴

1. 中府（LU 1）肺之募穴

［定位］在胸外上方，前正中线旁开6寸，平第1肋间隙处。

［解剖］当胸大肌、胸小肌处，内侧深层为第1肋间内、外肌；上外侧有腋动、静

脉，胸肩峰动、静脉；布有锁骨上神经中间支、胸前神经分支及第1肋间神经外侧皮支。

[主治] ①咳嗽，气喘，胸痛；②肩背痛。

2. 尺泽（LU 5）合穴

[定位] 在肘横纹中，肱二头肌腱桡侧凹陷处。

[解剖] 在肘关节，当肘二头肌腱之外方，肱桡肌起始部；有桡侧返动、静脉分支及头静脉；布有前臂外侧皮神经，直下为桡神经。

[主治] ①咳嗽、气喘、咳血、咽喉肿痛等肺疾；②肘臂挛痛；③急性吐泻，中暑，小儿惊风。

3. 孔最（LU 6）郄穴

[定位] 尺泽穴与太渊穴连线上，腕横纹上7寸处。

[解剖] 有肱桡肌，在旋前圆肌上端之外缘，桡侧腕长、短伸肌的内缘；有头静脉，桡动、静脉；布有前臂外侧皮神经、桡神经浅支。

[主治] ①咳血，咳嗽，气喘，咽喉肿痛；②肘臂挛痛。

4. 列缺（LU 7）络穴；八脉交会穴（通于任脉）

[定位] 桡骨茎突上方，腕横纹上1.5寸，当肱桡肌与拇长展肌腱之间。简便取穴法：两手虎口自然平直交叉，一手食指按在另一手桡骨茎突上，指尖下凹陷处即是该穴。

[解剖] 在肱桡肌腱与拇长展肌腱之间，桡侧腕长伸肌腱内侧；有头静脉，桡动、静脉分支；布有前臂外侧皮神经和桡神经浅支的混合支。

[主治] ①咳嗽，气喘，咽喉肿痛；②头痛、齿痛、项强、口眼㖞斜等头项疾患。

5. 太渊（LU 9）输穴；原穴；八会穴之脉会

[定位] 在掌后腕横纹桡侧，桡动脉的桡侧凹陷中。

[解剖] 桡侧腕屈肌腱的外侧，拇长展肌腱内侧；有桡动、静脉；布有前臂外侧皮神经和桡神经浅支的混合支。

[主治] ①咳嗽，气喘；②无脉症；③腕臂痛。

6. 鱼际（LU 10）荥穴

[定位] 第1掌骨中点，赤白肉际处。

[解剖] 有拇短展肌和拇指对掌肌；有拇指静脉回流支；布有前臂外侧皮神经和桡神经浅支的混合支。

[主治] ①咳嗽，咳血；②咽干，咽喉肿痛，失音；③小儿疳积。

7. 少商（LU 11）井穴

[定位] 拇指桡侧指甲角旁0.1寸。

[解剖] 有指掌固有动、静脉所形成的动、静脉网；布有前臂外侧皮神经和桡神经浅支的混合支，正中神经的掌侧固有神经的末梢神经网。

[主治] ①咽喉肿痛，鼻衄；②高热，昏迷，癫狂。

二、手阳明大肠经 (Large Intestine Meridian of Hand-Yangming，LI)

(一) 主治概要

本经腧穴主治头面五官疾患、热病、皮肤病、肠胃病、神志病等及经脉循行部位的其他病症。

(二) 本经腧穴

1. 商阳 (LI 1) 井穴
[定位] 食指桡侧指甲角旁0.1寸。
[解剖] 有指及掌背动、静脉网；布有来自正中神经的指掌侧固有神经、桡神经的指背侧神经。
[主治] ①齿痛、咽喉肿痛等五官疾患；②热病，昏迷。

2. 二间 (LI 2) 荥穴
[定位] 微握拳，当食指桡侧第2掌指关节前凹陷中。
[解剖] 有指屈浅、深肌腱；有来自桡动脉的指背及掌侧动、静脉；布有桡神经的指背侧固有神经、正中神经的指掌侧固有神经。
[主治] ①鼻衄、齿痛等五官疾患；②热病。

3. 三间 (LI 3) 输穴
[定位] 微握拳，在食指桡侧第2掌指关节后凹陷处。
[解剖] 有第1骨间背侧肌，深层为拇内收肌横头；有手背静脉网，指掌侧有固有动脉；布有桡神经浅支。
[主治] ①齿痛，咽喉肿痛；②腹胀，肠鸣；③嗜睡。

4. 合谷 (LI 4) 原穴
[定位] 在手背，第1、2掌骨间，当第2掌骨桡侧的中点处。简便取穴法：以一手的拇指指骨关节横纹，放在另一手拇、食指之间的指蹼缘上，当拇指尖下即是该穴，又名虎口。
[解剖] 在第1、2掌骨之间，第1骨间背侧肌中，深层有拇收肌横头；有手背静脉网，为头静脉的起始部，腧穴近侧正当桡动脉从手背穿向手掌之处；布有桡神经浅支的掌背侧神经，深部有正中神经的指掌侧固有神经。
[主治] ①头痛、目赤肿痛、鼻衄、齿痛、口眼㖞斜、耳聋等头面五官诸疾；②诸痛症；③热病，无汗，多汗；④经闭，滞产。

5. 阳溪 (LI 5) 经穴
[定位] 腕背横纹桡侧，当拇短伸肌腱与拇长伸肌腱之间的凹陷中。
[解剖] 当拇短、长伸肌腱之间；有头静脉、桡动脉的腕背支；布有桡神经浅支。
[主治] ①手腕痛；②头痛、目赤肿痛、耳聋等头面五官疾患。

6. 偏历 (LI 6) 络穴
[定位] 屈肘，在阳溪穴与曲池穴连线上，腕横纹上3寸处。

[解剖] 在桡骨远端，桡侧腕伸肌腱与拇长展肌腱之间；有头静脉；掌侧为前臂外侧皮神经和桡神经浅支，背侧为前臂背侧皮神经和前臂骨间背侧神经。

[主治] ①耳鸣、鼻衄等五官疾患；②手臂酸痛；③腹部胀满，水肿。

7. 温溜（LI 7）郄穴

[定位] 屈肘，在阳溪穴与曲池穴连线上，腕横纹上5寸处。

[解剖] 在桡侧腕伸肌肌腹与拇长展肌之间；有桡动脉分支及头静脉；布有前臂背侧皮神经与桡神经深支。

[主治] ①肠鸣，腹痛；②疔疮；③头痛，面肿，咽喉肿痛；④肩背酸痛。

8. 手三里（LI 10）

[定位] 在阳溪穴与曲池穴连线上，肘横纹下2寸处。

[解剖] 肌肉、神经同下廉穴，血管为桡返动脉的分支。

[主治] ①手臂无力，上肢不遂；②腹痛，腹泻；③齿痛，颊肿。

9. 曲池（LI 11）合穴

[定位] 屈肘呈直角，在肘横纹外侧端与肱骨外上髁连线的中点处。

[解剖] 桡侧腕长伸肌起始部，肱桡肌的桡侧；有桡返动脉的分支；布有前臂背侧皮神经，内侧深层为桡神经本干。

[主治] ①手臂痹痛，上肢不遂；②热病，高血压，癫狂；③腹痛，吐泻；④五官疼痛；⑤瘾疹，湿疹，瘰疬。

10. 迎香（LI 20）

[定位] 鼻翼外缘中点旁开约0.5寸，当鼻唇沟中。

[解剖] 在上唇方肌中，深部为梨状孔的边缘；有面动、静脉及眶下动、静脉分支；布有面神经与眶下神经的吻合丛。

[主治] ①鼻塞，鼽衄；②口㖞；③胆道蛔虫症。

三、足阳明胃经（Stomach Meridian of Foot-Yangming，ST）

（一）主治概要

本经腧穴主治胃肠病、头面五官病、神志病、皮肤病、热病及经脉循行部位的其他病症。

（二）本经腧穴

1. 四白（ST 2）

[定位] 目正视，瞳孔直下，当眶下孔凹陷处。

[解剖] 在眶下孔处，当眼轮匝肌和上唇方肌之间；有面动、静脉分支，眶下动、静脉；布有面神经分支，当眶下神经处。

[主治] ①目疾；②口眼㖞斜，三叉神经痛，面肌痉挛；③头痛，眩晕。

2. 地仓（ST 4）

[定位] 口角旁约0.4寸，上直对瞳孔。

［解剖］在口轮匝肌中，深层为颊肌；有面动、静脉；布有面神经和眶下神经分支，深层为颊神经的末支。

［主治］①口角喎斜，流涎；②三叉神经痛。

3. 大迎（ST 5）

［定位］在下颌角前下方约 1.3 寸，咬肌附着部前缘。简便取穴法：当闭口鼓气时，下颌角前下方出现一沟形的凹陷即是该穴。

［解剖］在咬肌附着部前缘；前方有面动、静脉；布有面神经及颊神经。

［主治］口角喎斜，颊肿，齿痛。

4. 颊车（ST 6）

［定位］在下颌角前上方约一横指，按之凹陷处，当咀嚼时咬肌隆起最高点处。

［解剖］在下颌角前方，有咬肌；有咬肌动、静脉；布有耳大神经、面神经及咬肌神经。

［主治］①齿痛，牙关不利，颊肿；②口角喎斜。

5. 下关（ST 7）

［定位］在耳屏前，下颌骨髁状突前方，当颧弓与下颌切迹所形成的凹陷中。合口有孔，张口即闭，宜闭口取穴。

［解剖］当颧弓下缘，皮下有腮腺，为咬肌起始部；有面横动、静脉，最深层为上颌动、静脉；正当面神经颧眶支及耳颞神经分支，最深层为下颌神经。

［主治］①牙关不利，三叉神经痛，齿痛；②口眼喎斜；③耳聋，耳鸣，聤耳。

6. 梁门（ST 21）

［定位］脐中上 4 寸，前正中线旁开 2 寸。

［解剖］当腹直肌及其鞘处，深层为腹横肌；有第 7 肋间动、静脉分支及腹壁上动、静脉；当第 8 肋间神经分支处（右侧深部当肝下缘，胃幽门部）。

［主治］纳少、胃痛、呕吐等胃疾。

7. 天枢（ST 25）大肠之募穴

［定位］脐中旁开 2 寸。

［解剖］当腹直肌及其鞘处；有第 9 肋间动、静脉分支及腹壁下动、静脉分支；布有第 9 肋间神经分支（内部为小肠）。

［主治］①腹痛、腹胀、便秘、腹泻、痢疾等胃肠病；②月经不调，痛经。

8. 水道（ST 28）

［定位］脐中下 3 寸，前正中线旁开 2 寸。

［解剖］当腹直肌及其鞘处；有第 12 肋间动、静脉分支，外侧为腹壁下动、静脉；布有第 12 肋间神经（内部为小肠）。

［主治］①小腹胀满，小便不利，疝气；②痛经，不孕。

9. 气冲（ST 30）

［定位］在腹股沟稍上方，脐中下 5 寸，前正中线旁开 2 寸。

［解剖］在耻骨结节外上方，有腹外斜肌腱膜，在腹内斜肌、腹膜肌下部；有腹壁浅动、静脉分支，外壁为腹壁下动、静脉；布有髂腹股沟神经。

[主治] ①肠鸣腹痛，疝气；②月经不调，不孕，阳痿，阴肿。

10. 梁丘（ST 34）郄穴

[定位] 屈膝，在髂前上棘与髌骨外上缘连线上，髌骨外上缘上 3 寸。

[解剖] 在股直肌和股外侧肌之间；有旋股外侧动脉降支；布有股前皮神经、股外侧皮神经。

[主治] ①膝肿痛，下肢不遂；②急性胃痛，乳痈，乳痛。

11. 犊鼻（ST 35）

[定位] 屈膝，在髌韧带外侧凹陷中。又名外膝眼。

[解剖] 在髌韧带外缘；有膝关节动、静脉网；布有腓肠外侧皮神经及腓总神经关节支。

[主治] 膝痛，屈伸不利，下肢麻痹。

12. 足三里（ST 36）合穴；胃之下合穴

[定位] 犊鼻穴下 3 寸，胫骨前嵴外一横指处。

[解剖] 在胫骨前肌与趾长伸肌之间；有胫前动、静脉；为腓肠外侧皮神经及隐神经的皮支分布处，深层当腓深神经。

[主治] ①胃痛、呕吐、噎膈、腹胀、腹泻、痢疾、便秘等胃肠诸疾；②下肢痿痹；③心悸，高血压，癫狂；④乳痈；⑤虚劳诸症，为强壮保健要穴。

13. 条口（ST 38）

[定位] 上巨虚穴下 2 寸。

[解剖] 在胫骨前肌中；有胫前动、静脉；布有腓肠外侧皮神经及隐神经的皮支，深层当腓深神经。

[主治] ①下肢痿痹，转筋；②肩臂痛；③脘腹疼痛。

14. 丰隆（ST 40）络穴

[定位] 外踝尖上 8 寸，条口穴外 1 寸，胫骨前嵴外二横指处。

[解剖] 在趾长伸肌外侧和腓骨短肌之间；有胫前动脉分支；当腓浅神经处。

[主治] ①头痛，眩晕，癫狂；②咳嗽痰多；③下肢痿痹。

15. 内庭（ST 44）荥穴

[定位] 足背第 2、3 趾间缝纹端。

[解剖] 有足背静脉网；布有腓浅神经足背支。

[主治] ①齿痛，咽喉肿痛，鼻衄；②热病；③胃病吐酸，腹泻，痢疾，便秘；④足背肿痛，跖趾关节痛。

16. 厉兑（ST 45）井穴

[定位] 第 2 趾外侧，趾甲角旁约 0.1 寸。

[解剖] 有趾背动脉形成的动脉网；布有腓浅神经的足背支。

[主治] ①鼻衄，齿痛，咽喉肿痛；②热病，多梦，癫狂。

四、足太阴脾经（Spleen Meridian of Foot-Taiyin，SP）

（一）主治概要

本经腧穴主治脾胃病、妇科病、前阴病及经脉循行部位的其他病症。

（二）本经腧穴

1. 隐白（SP 1）井穴
[定位] 足大趾内侧，趾甲角旁0.1寸。
[解剖] 有趾背动脉；布有腓浅神经的足背支及足底内侧神经。
[主治] ①月经过多，崩漏；②便血、尿血等慢性出血；③癫狂，多梦，惊风；④腹满，暴泄。

2. 大都（SP 2）荥穴
[定位] 足大趾内侧，第1跖趾关节前下方，赤白肉际处。
[解剖] 在拇展肌止点处；有足底内侧动、静脉的分支；布有足底内侧神经的趾底固有神经。
[主治] ①腹胀，胃痛，呕吐，腹泻，便秘；②热病，无汗。

3. 太白（SP 3）输穴；原穴
[定位] 第1跖骨小头后缘，赤白肉际凹陷处。
[解剖] 在拇展肌中；有足背静脉网、足底内侧动脉及足跗内侧动脉分支；布有隐神经及腓浅神经分支。
[主治] ①肠鸣，腹胀，腹泻，胃痛，便秘；②体重节痛。

4. 公孙（SP 4）络穴；八脉交会穴（通于冲脉）
[定位] 第1跖骨基底部的前下方，赤白肉际处。
[解剖] 在拇展肌中；有跗内侧动脉分支及足背静脉网；布有隐神经及腓浅神经分支。
[主治] 胃痛，呕吐，腹痛，腹泻，痢疾。

5. 商丘（SP 5）经穴
[定位] 内踝前下方凹陷中，当舟骨结节与内踝尖连线的中点处。
[解剖] 有跗内侧动脉、大隐静脉；布有隐神经及腓浅神经分支丛。
[主治] ①腹胀，腹泻，便秘，黄疸；②足踝痛。

6. 三阴交（SP 6）
[定位] 内踝尖上3寸，胫骨内侧面后缘。
[解剖] 在胫骨后缘和比目鱼肌之间，深层有屈趾长肌；有大隐静脉，胫后动、静脉；布有小腿内侧皮神经，深层后方有胫神经。
[主治] ①肠鸣腹胀、腹泻等脾胃虚弱诸症；②月经不调、带下、阴挺、不孕、滞产、遗精、阳痿、遗尿等生殖泌尿系统疾患；③心悸，失眠，高血压；④下肢痿痹；⑤阴虚诸症。

7. 漏谷（SP 7）

[定位] 在内踝尖与阴陵泉穴的连线上，内踝尖上 6 寸。

[解剖] 在胫骨后缘与比目鱼肌之间，深层有屈趾长肌；布有大隐静脉，胫后动、静脉；布有小腿内侧皮神经，深层内侧后方有胫神经。

[主治] ①腹胀，肠鸣；②小便不利，遗精；③下肢痿痹。

8. 地机（SP 8）郄穴

[定位] 在内踝尖与阴陵泉穴的连线上，阴陵泉穴下 3 寸。

[解剖] 在胫骨后缘与比目鱼肌之间；前方有大隐静脉及膝最上动脉的末支，深层有胫后动、静脉；布有小腿内侧皮神经，深层后方有胫神经。

[主治] ①痛经，崩漏，月经不调；②腹痛，腹泻，小便不利，水肿。

9. 阴陵泉（SP 9）合穴

[定位] 胫骨内侧髁下方的凹陷处。

[解剖] 在胫骨后缘和腓肠肌之间，比目鱼肌起点上；前方有大隐静脉、膝最上动脉，最深层有胫后动、静脉；布有小腿内侧皮神经本干，最深层有胫神经。

[主治] ①腹胀，腹泻，水肿，黄疸，小便不利；②膝痛。

10. 血海（SP 10）

[定位] 屈膝，在髌骨内上缘上 2 寸，当股四头肌内侧头的隆起处。简便取穴法：患者屈膝，医者以左手掌心按于患者右膝髌骨上缘，第 2～5 指向上伸直，拇指约呈 45°斜置，拇指尖下即是该穴。对侧取法仿此。

[解剖] 在股骨内上髁上缘，股内侧肌中间；有股动、静脉肌支；布有股前皮神经及股神经肌支。

[主治] ①月经不调，痛经，经闭；②瘾疹，湿疹，丹毒。

11. 大横（SP 15）

[定位] 脐中旁开 4 寸。

[解剖] 在腹外斜肌肌部及腹横肌肌部；有第 11 肋间动、静脉；布有第 12 肋间神经。

[主治] 腹痛，腹泻，便秘。

五、手少阴心经（Heart Meridian of Hand-Shaoyin，HT）

（一）主治概要

本经腧穴主治心、胸部疾患，神志病及经脉循行部位的其他病症。

（二）本经腧穴

1. 少海（HT 3）合穴

[定位] 屈肘，当肘横纹内侧端与肱骨内上髁连线的中点处。

[解剖] 有旋前圆肌、肱肌；有贵要静脉，尺侧上、下副动脉，尺返动脉；布有前

臂内侧皮神经，外前方有正中神经。

[主治] ①心痛，癔症；②肘臂挛痛，臂麻手颤，头项痛，腋胁痛；③瘰疬。

2. 通里（HT 5）络穴

[定位] 腕横纹上1寸，尺侧腕屈肌腱的桡侧缘。

[解剖] 在尺侧腕屈肌与指浅屈肌之间，深层为指深屈肌；有尺动脉通过；布有前臂内侧皮神经，尺侧为尺神经。

[主治] ①心悸，怔忡；②舌强不语，暴喑；③腕臂痛。

3. 神门（HT 7）输穴；原穴

[定位] 腕横纹尺侧端，尺侧腕屈肌腱的桡侧凹陷处。

[解剖] 在尺侧腕屈肌与指浅屈肌之间，深层为指深屈肌；有尺动脉通过；布有前臂内侧皮神经，尺侧为尺神经。

[主治] ①心痛、心烦、惊悸、怔忡、健忘、失眠、痴呆、癫狂痫等心病与神志病变；②高血压；③胸胁痛。

4. 少府（HT 8）荥穴

[定位] 在手掌面，第4、5掌骨之间，握拳时当小指与无名指指端之间。

[解剖] 在第4、5掌骨间，有第4蚓状肌，指浅、深屈肌腱，深部为骨间肌；有指掌侧总动、静脉；布有第4指掌侧固有神经。

[主治] ①心悸，胸痛；②阴痒，阴痛；③痈疡；④小指挛痛。

5. 少冲（HT 9）井穴

[定位] 小指桡侧指甲角旁0.1寸。

[解剖] 有指掌侧固有动、静脉所形成的动、静脉网；布有指掌侧固有神经。

[主治] ①心悸，心痛，癫狂；②热病，昏迷；③胸胁痛。

六、手太阳小肠经（Small Intestine Meridian of Hand-Taiyang，SI）

（一）主治概要

本经腧穴主治头面五官病、热病、神志病及经脉循行部位的其他病症。

（二）本经腧穴

1. 少泽（SI 1）井穴

[定位] 小指尺侧指甲角旁0.1寸。

[解剖] 有指掌侧固有动、静脉，指背动脉形成的动、静脉网；布有尺神经手背支。

[主治] ①乳痈，乳汁少；②昏迷，热病；③头痛，目翳，咽喉肿痛。

2. 前谷（SI 2）荥穴

[定位] 微握拳，第5指掌关节前尺侧，掌指横纹头赤白肉际处。

[解剖] 有指背动、静脉；布有尺神经手背支。

[主治] ①热病；②乳痈，乳汁少；③头痛，目痛，耳鸣，咽喉肿痛。

3. 后溪（SI 3）输穴；八脉交会穴（通于督脉）

[定位] 微握拳，第5指掌关节后尺侧的远侧掌横纹头赤白肉际处。

[解剖] 在小指尺侧，第5掌骨小头后方，当小指展肌起点外缘；有指背动、静脉，手背静脉网；布有尺神经手背支。

[主治] ①头项强痛，腰背痛，手指及肘臂挛痛；②耳聋，目赤；③癫狂痫；④疟疾。

4. 腕骨（SI 4）原穴

[定位] 第5掌骨基底与三角骨之间的凹陷处。

[解剖] 在手背尺侧，小指展肌起点外缘；有腕背侧动脉（尺动脉分支）、手背静脉网；布有尺神经手背支。

[主治] ①指挛腕痛，头项强痛；②目翳，黄疸；③热病，疟疾。

5. 阳谷（SI 5）经穴

[定位] 腕背横纹尺侧端，当尺骨茎突与三角骨之间的凹陷处。

[解剖] 当尺侧腕伸肌腱的尺侧缘；有腕背侧动脉；布有尺神经手背支。

[主治] ①颈颌肿，臂外侧痛，腕痛；②头痛，目眩，耳鸣，耳聋；③热病，癫狂痫。

6. 养老（SI 6）郄穴

[定位] 以手掌面向胸，当尺骨茎突桡侧骨缝凹缘中。

[解剖] 在尺骨背面，尺骨茎突上方，尺侧腕伸肌腱和小指固有伸肌腱之间；有前臂骨间背侧动、静脉的末支，腕静脉网；布有前臂背侧皮神经和尺神经。

[主治] ①目视不明；②肩、背、肘、臂酸痛。

7. 支正（SI 7）络穴

[定位] 在阳谷穴与小海穴的连线上，腕背横纹上5寸。

[解剖] 在尺骨背面，尺侧腕伸肌的尺侧缘；有骨间背侧动、静脉；布有前臂内侧皮神经分支。

[主治] ①头痛，项强，肘臂酸痛；②热病，癫狂；③疣症。

8. 小海（SI 8）合穴

[定位] 屈肘，当尺骨鹰嘴与肱骨内上髁之间的凹陷处。

[解剖] 尺神经沟中，为尺侧腕屈肌的起始部；有尺侧上、下副动脉和副静脉及尺返动、静脉；布有前臂内侧皮神经、尺神经本干。

[主治] ①肘臂疼痛，麻木；②癫痫。

9. 天宗（SI 11）

[定位] 肩胛骨冈下窝中央的凹陷处，约在肩胛冈下缘与肩胛下角之间的上1/3折点处取穴。

[解剖] 在冈下窝中央的冈下肌中；有旋肩胛动、静脉肌支；布有肩胛神经。

[主治] ①肩胛疼痛，肩背部损伤；②气喘。

10. 听宫（SI 19）

［定位］耳屏前，下颌骨髁状突的后方，张口时呈凹陷处。

［解剖］有颞浅动、静脉的耳前支；布有面神经及三叉神经第 3 支的耳颞神经。

［主治］①耳鸣、耳聋、聍耳等诸耳疾；②齿痛。

七、足太阳膀胱经（Urinary Bladder Meridian of Foot-Taiyang，BL）

（一）主治概要

本经腧穴主治头面五官病，项、背、腰、下肢病症及神志病；位于背部两条侧线的背俞穴及其他腧穴主治相应的脏腑病症和有关的组织器官病症。

（二）本经腧穴

1. 睛明（BL 1）

［定位］目内眦角稍上方凹陷处。

［解剖］在眶内缘，睑内侧韧带中，深部为眼内直肌；有内眦动、静脉和滑车上下动、静脉，深层上方有眼动、静脉本干；布有滑车上、下神经，深层为眼神经，上方为鼻睫神经。

［主治］①目赤肿痛、流泪、视物不明、目眩、近视、夜盲、色盲等目疾；②急性腰扭伤，坐骨神经痛；③心动过速。

2. 攒竹（BL 2）

［定位］眉头凹陷中，目内眦直上。

［解剖］有额肌及皱眉肌；当额动、静脉处；布有额神经内侧支。

［主治］①头痛，眉棱骨痛；②眼睑𥆧动，眼睑下垂，口眼㖞斜，目视不明，流泪，目赤肿痛；③呃逆。

3. 天柱（BL 10）

［定位］后发际正中直上 0.5 寸（哑门穴），旁开 1.3 寸，当斜方肌外缘凹陷中。

［解剖］在斜方肌起始部，深层为头半棘肌；有枕动、静脉干；布有枕大神经干。

［主治］①后头痛，项强，肩背腰痛；②鼻塞；③癫狂痫，热病。

4. 肺俞（BL 13）肺之背俞穴

［定位］第 3 胸椎棘突下，旁开 1.5 寸。

［解剖］有斜方肌、菱形肌，深层为最长肌；有第 3 肋间动、静脉后支；布有第 3 或第 4 胸神经后支的皮支，深层为第 3 胸神经后支的外侧支。

［主治］①咳嗽、气喘、咯血等肺疾；②骨蒸潮热，盗汗。

5. 心俞（BL 15）心之背俞穴

［定位］第 5 胸椎棘突下，旁开 1.5 寸。

［解剖］有斜方肌、菱形肌，深层为最长肌；有第 5 肋间动、静脉后支；布有第 5

或第6胸神经后支的皮支，深层为第5胸神经后支的外侧支。

[主治] ①心痛、惊悸、失眠、健忘、癫痫、盗汗等心病与神志病变；②咳嗽，吐血。

6. 膈俞（BL 17）八会穴之血会

[定位] 第7胸椎棘突下，旁开1.5寸。

[解剖] 在斜方肌下缘，有背阔肌、最长肌；有第7肋间动、静脉后支；布有第7或第8胸神经后支的皮支，深层为第7胸神经后支的外侧支。

[主治] ①呕吐、呃逆、气喘、吐血等上逆之症；②贫血；③瘾疹，皮肤瘙痒；④潮热，盗汗。

7. 肝俞（BL 18）肝之背俞穴

[定位] 第9胸椎棘突下，旁开1.5寸。

[解剖] 在背阔肌、最长肌和髂肋肌之间；有第9肋间动、静脉后支；布有第9或第10胸神经后支的皮支，深层为第9胸神经后支的外侧支。

[主治] ①肝疾，胁痛，目疾；②癫狂痫；③脊背痛。

8. 胆俞（BL 19）胆之背俞穴

[定位] 第10胸椎棘突下，旁开1.5寸。

[解剖] 在背阔肌、最长肌和髂肋肌之间；有第10肋间动、静脉后支；布有第10胸神经后支的皮支，深层为第10胸神经后支的外侧支。

[主治] ①黄疸、口苦、胁痛等肝胆疾患；②肺痨，潮热。

9. 脾俞（BL 20）脾之背俞穴

[定位] 第11胸椎棘突下，旁开1.5寸。

[解剖] 在背阔肌、最长肌和髂肋肌之间；有第11肋间动、静脉后支；布有第11胸神经后支的皮支，深层为第11胸神经后支的肌支。

[主治] ①腹胀、纳呆、呕吐、腹泻、痢疾、便血、水肿等脾胃疾患；②背痛。

10. 胃俞（BL 21）胃之背俞穴

[定位] 第12胸椎棘突下，旁开1.5寸。

[解剖] 在腰背筋膜、最长肌和髂肋肌之间；有肋下动、静脉后支；布有第12胸神经后支的皮支，深层为第12胸神经后支的外侧支。

[主治] 胃脘痛、呕吐、腹胀、肠鸣等胃疾。

11. 三焦俞（BL 22）三焦之背俞穴

[定位] 第1腰椎棘突下，旁开1.5寸。

[解剖] 在腰背筋膜、最长肌和髂肋肌之间；有第1腰动、静脉后支；布有第12神经后支的皮支，深层为第1腰神经后支的外侧支。

[主治] ①肠鸣、腹胀、呕吐、腹泻、痢疾、水肿等脾胃疾患；②腰背强痛。

12. 肾俞（BL 23）肾之背俞穴

[定位] 第2腰椎棘突下，旁开1.5寸。

[解剖] 在腰背筋膜、最长肌和髂肋肌之间；有第2腰动、静脉后支；布有第1腰神经后支的外侧支，深层为第1腰丛。

[主治] ①腰痛；②遗尿、遗精、阳痿、月经不调、带下等生殖泌尿系疾患。③耳鸣，耳聋。

13. 气海俞（BL 24）

[定位] 第3腰椎棘突下，旁开1.5寸。

[解剖] 在腰背筋膜、最长肌和髂肋肌之间；有第2腰动、静脉后支；布有第2腰神经后支的外侧支，深层为第1腰丛。

[主治] ①肠鸣腹胀，②痛经，腰痛。

14. 大肠俞（BL 25）大肠之背俞穴

[定位] 第4腰椎棘突下，旁开1.5寸。

[解剖] 在腰背筋膜、最长肌和髂肋肌之间；有第4腰动、静脉后支；布有第3腰神经皮支，深层为腰丛。

[主治] ①腰腿痛；②腹胀，腹泻，便秘。

15. 关元俞（BL 26）

[定位] 第5腰椎棘突下，旁开1.5寸。

[解剖] 有骶棘肌；有腰最下动、静脉后支的内侧支；布有第5腰神经后支。

[主治] ①腹胀、腹泻；②腰骶痛；③小便频数或不利，遗尿。

16. 小肠俞（BL 27）小肠之背俞穴

[定位] 第1骶椎棘突下，旁开1.5寸，约平第1骶后孔。

[解剖] 在骶髂肌起始部和臀大肌起始部之间；有骶外侧动、静脉后支的外侧支；布有第1骶神经后支的外侧支、第5腰神经后支。

[主治] ①遗精，遗尿，尿血，尿痛，带下；②腹泻，痢疾，疝气；③腰骶痛。

17. 膀胱俞（BL 28）膀胱之背俞穴

[定位] 第2骶椎棘突下，旁开1.5寸，约平第2骶后孔。

[解剖] 在骶棘肌起始部和臀大肌起始部之间；有骶外侧动、静脉后支；布有臀中皮神经分支。

[主治] ①小便不利，遗尿；②腰骶痛；③腹泻，便秘。

18. 次髎（BL 32）

[定位] 第2骶后孔中，约当髂后上棘下与后正中线之间。

[解剖] 在臀大肌起始部；当骶外侧动、静脉后支处；为第2骶神经后支通过处。

[主治] ①月经不调、痛经、带下等妇科疾患；②小便不利，遗精，疝气；③腰骶痛，下肢痿痹。

19. 会阳（BL 35）

[定位] 尾骨端旁开0.5寸。

[解剖] 有臀大肌；有臀下动、静脉分支；布有尾骨神经，深部有阴部神经干。

[主治] ①痔疾，腹泻；②阳痿，带下。

20. 委中（BL 40）合穴；膀胱之下合穴

[定位] 腘横纹中点，当股二头肌腱与半腱肌腱的中间。

[解剖] 在腘窝正中，有腘筋膜；皮下有股腘静脉，深层内侧为腘静脉，最深层为

腘动脉；布有股后皮神经，正当胫神经处。

[主治] ①腰背痛，下肢痿痹；②腹痛，急性吐泻；③小便不利，遗尿；④丹毒。

21. 膏肓（BL 43）

[定位] 第4胸椎棘突下，旁开3寸。

[解剖] 在肩胛骨脊柱缘，有斜方肌、菱形肌，深层为髂肋肌；有第4肋间动、静脉背侧支及颈横动脉降支；布有第3、4胸神经后支。

[主治] ①咳嗽，气喘，肺痨；②肩胛痛；③虚劳诸疾。

22. 膈关（BL 46）

[定位] 第7胸椎棘突下，旁开3寸。

[解剖] 有背阔肌、髂肋肌；有第7肋间动、静脉背侧支；布有第6胸神经后支。

[主治] ①胸闷，嗳气，呕吐；②脊背强痛。

23. 胃仓（BL 50）

[定位] 第12胸椎棘突下，旁开3寸。

[解剖] 有背阔肌、髂肋肌；有肋下动、静脉背侧支；布有第12、13胸神经后支。

[主治] ①胃脘痛，腹胀，小儿食积，水肿；②背脊痛。

24. 肓门（BL 51）

[定位] 第1腰椎棘突下，旁开3寸。

[解剖] 有背阔肌、髂肋肌；有第1腰动、静脉背侧支；布有第12胸神经后支。

[主治] ①腹痛，痞块，便秘；②乳疾。

25. 承山（BL 57）

[定位] 腓肠肌两肌腹之间凹陷的顶端处，约在委中穴与昆仑穴之间的中点处。

[解剖] 在腓肠肌两肌腹交界处下端；有小隐静脉，深层为股后动、静脉；布有腓肠内侧皮神经，深层为腓神经。

[主治] ①腰腿拘急、疼痛；②痔疾，便秘。

26. 飞扬（BL 58）络穴

[定位] 昆仑穴直上7寸，承山穴外下方1寸处。

[解剖] 有腓肠肌及比目鱼肌；布有腓肠外侧皮神经。

[主治] ①头痛，目眩；②腰腿疼痛；③痔疾。

27. 昆仑（BL 60）经穴

[定位] 外踝尖与跟腱之间的凹陷处。

[解剖] 有腓骨短肌；有小隐静脉及外踝后动、静脉；布有腓肠神经。

[主治] ①后头痛，项强，腰骶疼痛，足踝肿痛；②癫痫；③滞产。

28. 京骨（BL 64）原穴

[定位] 第5跖骨粗隆下方，赤白肉际处。

[解剖] 在小趾外展肌下方；有足底外侧动、静脉；布有足背外侧皮神经，深层为足底外侧神经。

[主治] ①头痛，项强，腰痛；②癫痫。

29. 束骨（BL 65）输穴

[定位] 第5跖骨小头的后缘，赤白肉际处。

［解剖］在小趾外展肌下方；有第4趾跖侧总动、静脉；布有第4趾跖侧神经及足背外侧皮神经。

［主治］①头痛，项强，目眩，腰腿痛；②癫狂。

30. 足通谷（BL 66）荥穴

［定位］第5跖趾关节的前方，赤白肉际处。

［解剖］有趾跖侧动、静脉；布有趾跖侧固有神经及足背外侧皮神经。

［主治］①头痛，项强，鼻衄；②癫狂。

31. 至阴（BL 67）井穴

［定位］足小趾外侧趾甲角旁0.1寸。

［解剖］有趾背动脉及趾跖侧固有动脉形成的动脉网；布有趾跖侧固有神经及足背外侧皮神经。

［主治］①胎位不正，滞产；②头痛，目痛，鼻塞，鼻衄。

八、足少阴肾经（Kidney Meridan of foot-Shaoyin，KI）

（一）主治概要

本经腧穴主治妇科病、前阴病、肾脏病，与肾有关的肺、心、肝、脑病，以及咽喉、舌等经脉循行经过部位的其他病症。

（二）本经腧穴

1. 涌泉（KI 1）井穴（急救要穴之一）

［定位］足趾跖屈时，约当足底（去趾）前1/3凹陷处。

［解剖］有趾短屈肌腱、趾长屈肌腱、第二蚓状肌，深层为骨间肌；有来自胫前动脉的足底弓；布有足底内侧神经支。

［主治］①昏厥，中暑，癫狂痫，小儿惊风；②头痛，头晕，目眩，失眠；③咳血，咽喉肿痛，喉痹；④大便难，小便不利；⑤奔豚气；⑥足心热。

2. 然谷（KI 2）荥穴

［定位］内踝前下方，足舟骨粗隆下缘凹陷中。

［解剖］有足大趾外展肌；有跖内侧动脉及跗内侧动脉分支；布有小腿内侧皮神经末支及足底内侧神经。

［主治］①月经不调，阴挺，阴痒，白浊；②遗精，阳痿；③消渴，腹泻，小便不利；④咳血，咽喉肿痛；⑤小儿脐风，口噤。

3. 太溪（KI 3）输穴；原穴

［定位］内踝高点与跟腱后缘连线的中点凹陷处。

［解剖］有胫后动、静脉；布有小腿内侧皮神经，当胫神经经过处。

［主治］①头痛，目眩，失眠，健忘，咽喉肿痛，齿痛，耳鸣，耳聋；②咳嗽，气喘，咳血，胸痛；③消渴，小便频数，便秘；④月经不调，遗精，阳痿；⑤腰脊痛，

下肢厥冷。

4. 水泉（KI 5）郄穴

［定位］太溪穴直下 1 寸，当跟骨结节内侧上缘。

［解剖］有胫后动脉内侧支；布有小腿内侧皮神经及胫神经的跟骨内侧神经。

［主治］①月经不调，痛经，经闭，阴挺；②小便不利。

5. 照海（KI 6）八脉交会穴（通于阴跷脉）

［定位］内踝高点正下缘的凹陷处。

［解剖］在足大趾外展肌的止点处；后方有胫后动、静脉；布有小腿内侧皮神经，深部为胫神经干。

［主治］①失眠，癫痫；②咽喉干痛，目赤肿痛；③月经不调，带下，阴挺，小便频数，癃闭。

6. 复溜（KI 7）经穴

［定位］太溪穴上 2 寸，当跟腱的前缘。

［解剖］比目鱼肌下端移行于跟腱处的内侧；前方有胫后动、静脉；布有腓肠内侧皮神经、小腿内侧皮神经，深层为胫神经。

［主治］①水肿，汗证；②腹胀，腹泻；③腰脊强痛，下肢痿痹。

7. 筑宾（KI 9）郄穴

［定位］在太溪穴与阴谷穴的连线上，太溪穴直上 5 寸，约当腓肠肌内侧肌腹下缘处。

［解剖］在腓肠肌和趾长屈肌之间；深部有胫后动、静脉；布有腓肠内侧皮神经和小腿内侧皮神经，深部为胫神经干。

［主治］①癫狂；②疝气；③呕吐涎沫，吐舌；④小腿内侧痛。

8. 气穴（KI 13）

［定位］脐下 3 寸，前正中线旁开 0.5 寸。

［解剖］在腹内外斜肌腱膜、腹横肌腱膜和腹直肌中；有腹壁下动、静脉肌支；布有第 12 肋间神经及髂腹下神经。

［主治］①奔豚气；②月经不调，带下；③小便不利；④腹泻。

9. 肓俞（KI 16）

［定位］脐旁 0.5 寸。

［解剖］肌肉、血管分布同大赫穴；布有第 10 肋间神经。

［主治］①腹痛，腹胀，腹泻，便秘；②月经不调；③疝气。

九、手厥阴心包经（Pericardium Meridian of Hand-Jueyin，PC）

（一）主治概要

本经腧穴主治心、心包、胸、胃病和神志病，以及经脉循行经过部位的其他病症。

（二）本经腧穴

1. 天池（PC 1）

[定位] 乳头外侧 1 寸，当第 4 肋间隙中。

[解剖] 在胸大肌外下部，胸小肌下部起始端，深部为第 4 肋间内、外肌；有胸腹壁静脉，胸外侧动、静脉分支；布有胸前神经肌支及第 4 肋间神经。

[主治] ①咳嗽，痰多，胸闷，气喘，胸痛；②乳痈；③瘰疬。

2. 曲泽（PC 3）合穴

[定位] 肘微屈，肘横纹中，肱二头肌腱尺侧缘。

[解剖] 在肱二头肌腱的尺侧；当肱动、静脉处；布有正中神经的主干。

[主治] ①心痛，心悸，善惊；②胃痛，呕血，呕吐；③暑热病；④肘臂挛痛。

3. 郄门（PC 4）郄穴

[定位] 腕横纹上 5 寸，掌长肌腱与桡侧腕屈肌腱之间。

[解剖] 在桡侧腕屈肌腱与掌长肌腱之间，有指浅屈肌，深部为指深屈肌；有前臂正中动、静脉，深部为前臂掌侧骨间动、静脉；布有前臂内侧皮神经，其下为正中神经，深层有前臂掌侧骨间神经。

[主治] ①心痛，心悸，心烦，胸痛；②咳血，呕血，衄血；③疔疮；④癫痫。

4. 间使（PC 5）经穴

[定位] 腕横纹上 3 寸，掌长肌腱与桡侧腕屈肌腱之间。

[解剖] 在桡侧腕屈肌腱与掌长肌腱之间，有指浅屈肌，深部为指深屈肌；有前臂正中动、静脉，深部为前臂掌侧骨间动、静脉；布有前臂内侧皮神经，其下为正中神经，深层有前臂掌侧骨间神经。

[主治] ①心痛，心悸；②胃痛，呕吐；③热病，疟疾；④癫狂痫。

5. 内关（PC 6）络穴；八脉交会穴（通于阴维脉）

[定位] 腕横纹上 2 寸，掌长肌腱与桡侧腕屈肌腱之间。

[解剖] 在桡侧腕屈肌腱与掌长肌腱之间，有指浅屈肌，深部为指深屈肌；有前臂正中动、静脉，深部为前臂掌侧骨间动、静脉；布有前臂内侧皮神经，其下为正中神经，深层有前臂掌侧骨间神经。

[主治] ①心痛，心悸；②胃痛，呕吐，呃逆；③胁痛，胁下痞块；④中风，失眠，眩晕，郁证，癫狂痫，偏头痛；⑤热病；⑥肘臂挛痛。

6. 劳宫（PC 8）荥穴

[定位] 掌心横纹中，第 2、3 掌骨中间。简便取穴法：握拳，中指尖下即是该穴。

[解剖] 在第 2 掌骨间，下为掌腱膜、第 2 蚓状肌及指浅、深屈肌腱，深层为拇指内收肌横头的起点，有骨间肌；有指掌侧总动脉；布有正中神经的第 2 指掌侧总神经。

[主治] ①中风昏迷，中暑；②心痛，烦闷，癫狂痫；③口疮，口臭；④鹅掌风。

7. 中冲（PC 9）井穴

[定位] 中指尖端的中央。

[解剖] 有指掌侧固有动静脉所形成的动、静脉网；布有正中神经的指掌侧固有

神经。

[主治] ①中风昏迷，舌强不语，中暑，昏厥，小儿惊风；②热病。

十、手少阳三焦经（Sanjiao Meridian of Hand-Shaoyang，SJ）

（一）主治概要

本经腧穴主治头、目、耳、颊、咽喉、胸胁病和热病，以及经脉循行经过部位的其他病症。

（二）本经腧穴

1. 关冲（SJ 1）井穴

[定位] 无名指尺侧指甲根角旁0.1寸。

[解剖] 有指掌侧固有动、静脉所形成的动、静脉网；布有尺神经的指掌侧固有神经。

[主治] ①头痛，目赤，耳鸣，耳聋，喉痹，舌强；②热病，心烦。

2. 液门（SJ 2）荥穴

[定位] 第4、5掌指关节之间的前缘凹陷中。

[解剖] 有来自尺动脉的指背动脉；布有来自尺神经的手背支。

[主治] ①头痛，目赤，耳鸣，耳聋，喉痹；②疟疾；③手臂痛。

3. 中渚（SJ 3）输穴

[定位] 手背，第4、5掌骨小头后缘之间的凹陷中，当液门穴后1寸。

[解剖] 有第4骨间肌；皮下有手背静脉网及第4掌背动脉；布有来自尺神经的手背支。

[主治] ①头痛，目赤，耳鸣，耳聋，喉痹；②热病；③肩背肘臂酸痛，手指不能屈伸。

4. 外关（SJ 5）络穴；八脉交会穴（通于阳维脉）

[定位] 腕背横纹上2寸，尺骨与桡骨正中间处。

[解剖] 在桡骨与尺骨之间，指总深肌与拇长伸肌之间；深层有前臂骨间背侧动脉和掌侧动、静脉；布有前臂背侧皮神经，深层有前臂骨间背侧神经及掌侧神经。

[主治] ①热病；②头痛，目赤肿痛，耳鸣，耳聋；③瘰疬，胁肋痛；④上肢痿痹不遂。

5. 支沟（SJ 6）经穴

[定位] 腕背横纹上3寸，尺骨与桡骨正中间处。

[解剖] 在桡骨与尺骨之间，指总深肌与拇长伸肌之间；深层有前臂骨间背侧动脉和掌侧动、静脉；布有前臂背侧皮神经，深层有前臂骨间背侧神经及掌侧神经。

[主治] ①便秘；②耳鸣，耳聋，暴喑；③瘰疬，胁肋疼痛；④热病。

6. 肩髎（SJ 14）

[定位] 肩峰后下方，上臂外展时，当肩髃穴后寸许的凹陷中。

［解剖］在肩峰后下方的三角肌中；有旋肱后动脉肌支；布有腋神经的肌支。

［主治］肩臂挛痛不遂。

7. 翳风（SJ 17）

［定位］乳突前下方与耳垂之间的凹陷中。

［解剖］有耳后动、静脉，颈外浅静脉；布有耳大神经，深层为面神经干从茎乳突穿出的部分。

［主治］①耳鸣，耳聋；②口眼㖞斜，牙关紧闭，颊肿；③瘰疬。

8. 角孙（SJ 20）

［定位］当耳尖发际处。

［解剖］有耳上肌；有颞浅动、静脉耳前支；布有耳颞神经分支。

［主治］①头痛，项强；②目赤肿痛，目翳；③齿痛，颊肿。

十一、足少阳胆经（Gallbladder Meridian of Foot-Shaoyang，GB）

（一）主治概要

本经腧穴主治肝胆病，侧头、目、耳、咽喉、胸胁病，以及经脉循行经过部位的其他病症。

（二）本经腧穴

1. 瞳子髎（GB 1）

［定位］目外眦外侧0.5寸，眶骨外缘凹陷中。

［解剖］有眼轮匝肌，深层为颞肌；当颧眶动、静脉分布处；布有颧面神经和颧颞神经及面神经的额颞支。

［主治］①头痛；②目赤肿痛、羞明流泪、内障、目翳等目疾。

2. 听会（GB 2）

［定位］耳屏间切迹前，下颌骨髁状突后缘，张口有孔。

［解剖］有颞浅动脉耳前支，深部为颈外动脉及面后静脉；布有耳大神经，皮下为面神经。

［主治］①耳鸣，耳聋，聤耳；②齿痛，口眼㖞斜。

3. 上关（GB 3）

［定位］下关穴直上，颧弓上缘。

［解剖］在颞肌中，有颧眶动、静脉；布有面神经的颧眶支及三叉神经小分支。

［主治］①耳鸣，耳聋，聤耳；②齿痛，面痛，口眼㖞斜，口噤。

4. 率谷（GB 8）

［定位］耳尖直上，入发际1.5寸。

［解剖］在颞肌中，有颞动、静脉顶支；布有耳颞神经和枕大神经汇合支。

［主治］①头痛，眩晕；②小儿急、慢惊风。

5. 完骨（GB 12）

[定位] 耳后，乳突后下方的凹陷处。

[解剖] 在胸锁乳突肌附着部上方，有耳后动、静脉分支；布有枕小神经本干。

[主治] ①癫痫，头痛，颈项强痛；②喉痹，颊肿，齿痛，口㖞。

6. 阳白（GB 14）

[定位] 目正视，瞳孔直上，眉上 1 寸。

[解剖] 在额肌中，有额动、静脉外侧支；布有额神经外侧支。

[主治] ①头痛；②目眩，目痛，视物模糊，眼睑瞤动。

7. 风池（GB 20）

[定位] 胸锁乳突肌与斜方肌上端之间的凹陷中，平风府穴。

[解剖] 在胸锁乳突肌与斜方肌上端附着部之间的凹陷中，深部为头夹肌；有枕动、静脉分支；布有枕小神经分支。

[主治] ①中风、癫痫、头痛、眩晕、耳鸣等内风病症；②感冒、鼻塞、鼻衄、目赤肿痛、羞明流泪、耳聋、口眼㖞斜等外风病症；③颈项强痛。

8. 京门（GB 25）肾之募穴

[定位] 侧卧，第 12 肋游离端下际处。

[解剖] 有腹内、外斜肌及腹横肌；有第 11 肋间动、静脉；布有第 11 肋间神经。

[主治] ①小便不利，水肿；②腹胀，肠鸣，腹泻；③腰痛，胁痛。

9. 带脉（GB 26）

[定位] 侧腹，第 11 肋骨游离端直下平脐处。

[解剖] 有腹内、外斜肌及腹横肌；有第 12 肋间动、静脉；布有第 12 肋间神经。

[主治] ①月经不调，闭经，赤白带下；②疝气；③腰痛，胁痛。

10. 环跳（GB 30）

[定位] 侧卧屈股，当股骨大转子高点与骶管裂孔连线的外 1/3 与内 2/3 的交界处。

[解剖] 在臀大肌、梨状肌下缘；内侧为臀下动、静脉；布有臀下皮神经、臀下神经，深部正当坐骨神经。

[主治] ①腰胯疼痛，下肢痿痹，半身不遂；②遍身风疹。

11. 风市（GB 31）

[定位] 大腿外侧正中，腘横纹上 7 寸。简便取穴法：垂手直立时，中指尖下即是该穴。

[解剖] 在阔筋膜下，股外侧肌中；有旋股外侧动、静脉肌支；布有股外侧皮神经、股神经肌支。

[主治] ①下肢痿痹、麻木，半身不遂；②遍身瘙痒。

12. 中渎（GB 32）

[定位] 大腿外侧正中，腘横纹上 5 寸。

[解剖] 在阔筋膜下，股外侧肌中；有旋股外侧动、静脉肌支；布有股外侧皮神经、股神经肌支。

［主治］下肢痿痹、麻木，半身不遂。

13. 膝阳关（GB 33）

［定位］阳陵泉上3寸，股骨外上髁外上方的凹陷中。

［解剖］在髂胫束后方，股二头肌腱前方；有膝上外侧动、静脉；布有股外侧皮神经末支。

［主治］膝腘肿痛、挛急，小腿麻木。

14. 阳陵泉（GB 34）合穴；胆之下合穴；八会穴之筋会

［定位］腓骨小头前下的方凹陷中。

［解剖］在腓骨长、短肌中；有膝下外侧动、静脉；当腓总神经分为腓浅神经及腓深神经的分歧处。

［主治］①黄疸、胁痛、口苦、呕吐、吞酸等胆腑病；②膝肿痛，下肢痿痹、麻木；③小儿惊风。

15. 光明（GB 37）络穴

［定位］外踝高点上5寸，腓骨前缘。

［解剖］在趾长伸肌和腓骨短肌之间；有胫前动、静脉分支；布有腓浅神经。

［主治］①目痛，夜盲；②胸乳胀痛；③下肢痿痹。

16. 悬钟（GB 39）八会穴之髓会（绝骨）

［定位］外踝高点上3寸，腓骨后缘。

［解剖］在腓骨短肌与趾长伸肌分歧处；有胫前动、静脉分支；布有腓浅神经。

［主治］①痴呆，中风，半身不遂；②颈项强痛，胸胁满痛，下肢痿痹。

17. 丘墟（GB 40）原穴

［定位］外踝前下方，趾长伸肌腱的外侧凹陷中。

［解剖］在趾短伸肌起点处；有外踝前动、静脉分支；布有足背外侧皮神经分支及腓浅神经分支。

［主治］①目赤肿痛，目生翳膜；②颈项痛，腋下肿，胸胁痛，外踝肿痛；③下肢痿痹。

18. 足临泣（GB 41）输穴；八脉交会穴（通于带脉）

［定位］第4、5跖骨结合部的前方凹陷处，足小趾伸肌腱的外侧。

［解剖］有足背静脉网，第4跖背侧动、静脉；布有足背中间皮神经。

［主治］①偏头痛，目赤肿痛，胁肋疼痛，足跗疼痛；②月经不调，乳痈；③瘰疬。

19. 侠溪（GB 43）荥穴

［定位］足背，第4、5趾间纹头上凹陷处。

［解剖］有趾背侧动、静脉；布有足背中间皮神经的趾背侧神经。

［主治］①惊悸；②头痛，眩晕，耳鸣，耳聋；③颊肿，目外眦赤痛，胁肋疼痛，膝股痛，足跗肿痛；④乳痈。

20. 足窍阴（GB 44）井穴

［定位］第4趾外侧趾甲根角旁0.1寸。

［解剖］有趾背侧动、静脉，跖趾侧动、静脉形成的动、静脉网；布有趾背侧神经。

［主治］①头痛，目赤肿痛，耳鸣，耳聋，咽喉肿痛；②胸胁痛，足跗肿痛。

十二、足厥阴肝经（Liver Meridian of Foot-Jueyin，LR）

（一）主治概要

本经腧穴主治肝、胆、脾、胃、少腹、前阴病和妇科病，以及经脉循行经过部位的其他病症。

（二）本经腧穴

1. 大敦（LR 1）井穴

［定位］足大趾外侧趾甲根角旁约0.1寸。

［解剖］有趾背动、静脉；布有腓深神经的趾背神经。

［主治］①疝气，少腹痛；②遗尿，癃闭，五淋，尿血；③月经不调，崩漏，缩阴，阴中痛，阴挺；④癫痫，善寐。

2. 行间（LR 2）荥穴

［定位］足背，当第1、2趾间的趾蹼缘上方纹头处。

［解剖］有足背静脉网；第1跖背动、静脉；正当腓深神经分为趾背神经的分歧处。

［主治］①中风，癫痫；②头痛，目眩，目赤肿痛，青盲，口㖞；③月经不调，痛经，闭经，崩漏，带下，阴中痛，疝气；④遗尿，癃闭，五淋；⑤胸胁满痛；⑥下肢内侧痛，足跗肿痛。

3. 太冲（LR 3）输穴；原穴

［定位］足背，第1、2跖骨结合部之前的凹陷中。

［解剖］在拇长伸肌腱外缘；有足背静脉网、第1跖背动脉；布有腓深神经的跖背侧神经，深层为胫神经足底内侧神经。

［主治］①中风，癫狂痫，小儿惊风；②头痛，眩晕，耳鸣，目赤肿痛，口㖞，咽痛；③月经不调，痛经，经闭，崩漏，带下；④胁痛，腹胀，呕逆，黄疸；⑤癃闭，遗尿；⑥下肢痿痹，足跗肿痛。

4. 中封（LR 4）经穴

［定位］内踝前1寸，胫骨前肌腱内缘凹陷中。

［解剖］在胫骨前肌腱的内侧；有足背静脉网、内踝前动脉；布有足背内侧皮神经的分支及隐神经。

［主治］①疝气，遗精，小便不利；②腰痛，少腹痛，内踝肿痛。

5. 蠡沟（LR 5）络穴

［定位］内踝尖上5寸，胫骨内侧面的中央。

［解剖］在胫骨内侧面下 1/3 处；其内后侧有大隐静脉；布有隐神经前支。

［主治］①月经不调，赤白带下，阴挺，阴痒；②小便不利，疝气，睾丸肿痛。

6. 中都（LR 6）郄穴

［定位］内踝尖上 7 寸，胫骨内侧面的中央。

［解剖］在胫骨内侧面中央；其内后侧有大隐静脉；布有隐神经中支。

［主治］①疝气，小腹痛；②崩漏，恶露不尽。

7. 曲泉（LR 8）合穴

［定位］屈膝，当膝内侧横纹头上方，半腱肌、半膜肌止端前缘的凹陷中。

［解剖］在胫骨内髁后缘，半膜肌、半腱肌止点前上方，缝匠肌后缘；浅层有大隐静脉，深层有腘动、静脉；布有隐神经、闭孔神经，深向腘窝可及胫神经。

［主治］①月经不调，痛经，带下，阴挺，阴痒，产后腹痛；②遗精，阳痿，疝气，小便不利；③膝髌肿痛，下肢痿痹。

8. 章门（LR 13）脾之募穴；八会穴之脏会

［定位］第 11 肋游离端下际处。

［解剖］有腹内、外斜肌及腹横肌；有第 10 肋间动脉末支；布有第 10、11 肋间神经；右侧当肝脏下缘，左侧当脾脏下缘。

［主治］①腹痛，腹胀，肠鸣，腹泻，呕吐；②胁痛，黄疸，痞块，小儿疳积。

9. 期门（LR 14）肝之募穴

［定位］乳头直下，第 6 肋间隙，前正中线旁开 4 寸。

［解剖］在腹内外斜肌腱膜中，有肋间肌；有肋间动、静脉；布有第 6、7 肋间神经。

［主治］①胸胁胀痛，乳痈；②呕吐，吞酸，呃逆，腹胀，腹泻；③奔豚；④伤寒热入血室。

十三、督脉（Du Meridian，DU）

（一）主治概要

本经腧穴主治神志病、热病，腰骶、背、头项等局部病症及相应的内脏病症。

（二）本经腧穴

1. 长强（DU 1）络穴

［定位］跪伏或胸膝位，当尾骨尖端与肛门连线的中点处。

［解剖］在肛尾膈中；有肛门动、静脉分支，棘突间静脉丛的延续部；布有尾神经后支及肛门神经。

［主治］①腹泻，痢疾，便血，便秘，痔疮，脱肛；②癫狂痫，瘛疭，脊强反折。

2. 腰俞（DU 2）

［定位］正当骶管裂孔处。

[解剖] 在骶后韧带、腰背筋膜中；有骶中动、静脉后支，棘间静脉丛；布有尾神经分支。

　[主治] ①腹泻，痢疾，便血，便秘，痔疮，脱肛；②月经不调，经闭；③腰脊强痛，下肢痿痹。

3. 腰阳关（DU 3）

　[定位] 后正中线上，第4腰椎棘突下凹陷中，约与髂嵴相平。

　[解剖] 在腰背筋膜、棘上韧带及肌间韧带中；有腰动脉后支、棘间皮下静脉丛；布有腰神经后支的内侧支。

　[主治] ①腰骶疼痛，下肢痿痹；②月经不调，赤白带下；③遗精，阳痿。

4. 命门（DU 4）

　[定位] 后正中线上，第2腰椎棘突下凹陷中。

　[解剖] 在腰背筋膜、棘上韧带及肌间韧带中；有腰动脉后支和棘间皮下静脉丛；布有腰神经后支的内侧支。

　[主治] ①腰脊强痛，下肢痿痹；②月经不调，赤白带下，痛经，经闭，不孕；③遗精，阳痿，精冷不育，小便频数；④小腹冷痛，腹泻。

5. 筋缩（DU 8）

　[定位] 后正中线上，第9胸椎棘突下凹陷中。

　[解剖] 在腰背筋膜、棘上韧带及肌间韧带中；有第9肋间动脉后支和棘间皮下静脉丛；布有第9胸神经后支的内侧支。

　[主治] ①癫狂痫；②抽搐，脊强，背痛，四肢不收，痉挛拘急；③胃痛，黄疸。

6. 至阳（DU 9）

　[定位] 后正中线上，第7胸椎棘突下凹陷中。

　[解剖] 在腰背筋膜、棘上韧带及肌间韧带中；有第7肋间动脉后支和棘间皮下静脉丛；布有第7胸神经后支的内侧支。

　[主治] ①黄疸；②胸胁支满，咳嗽，气喘；③腰背疼痛，脊强。

7. 身柱（DU 12）

　[定位] 后正中线上，第3胸椎棘突下凹陷中，约与两侧肩胛冈的高点相平。

　[解剖] 在腰背筋膜、棘上韧带及肌间韧带中；有第3肋间动脉后支和棘间皮下静脉丛；布有第3胸神经后支的内侧支。

　[主治] ①身热头痛，咳嗽，气喘；②惊厥，癫狂痫；③腰脊强痛；④疔疮发背。

8. 陶道（DU 13）

　[定位] 后正中线上，第1胸椎棘突下凹陷中。

　[解剖] 在腰背筋膜、棘上韧带及肌间韧带中；有第1肋间动脉后支和棘间皮下静脉丛；布有第1胸神经后支的内侧支。

　[主治] ①热病，疟疾；②恶寒发热，咳嗽，气喘，骨蒸潮热；③癫狂，脊强。

9. 大椎（DU 14）

　[定位] 后正中线上，第7颈椎棘突下凹陷中。

［解剖］在腰背筋膜、棘上韧带及棘间韧带中；有颈横动脉分支和棘间皮下静脉丛；布有第 8 颈神经后支的内侧支。

［主治］①热病，疟疾；②恶寒发热，咳嗽，气喘，骨蒸潮热，胸痛；③癫狂痫，小儿惊风；④项强，脊痛；⑤风疹，痤疮。

10. 风府（DU 16）

［定位］正坐，头微前倾，后正中线上，入发际上 1 寸。

［解剖］在项韧带和项肌中，深部为环枕后膜和小脑延髓池；有枕动、静脉分支及棘间静脉丛；布有第 3 颈神经和枕大神经支。

［主治］①中风，癫狂痫，癔症；②眩晕，头痛，颈项强痛；③咽喉肿痛，失音，目痛，鼻衄。

11. 百会（DU 20）

［定位］后发际正中直上 7 寸；或当头部正中线与两耳尖连线的交点处。

［解剖］在帽状腱膜中；有左右颞浅动、静脉及左右枕动、静脉吻合网；布有枕大神经及额神经分支。

［主治］①中风，痴呆，癫狂痫，癔症，瘛疭；②头风，头痛，眩晕，耳鸣；③惊悸，失眠，健忘；④脱肛，阴挺，腹泻。

12. 上星（DU 23）

［定位］囟会穴前 1 寸；或额前部发际正中直上 1 寸。

［解剖］在左右额肌交界处；有额动、静脉分支，颞浅动、静脉分支；布有额神经分支。

［主治］①头痛，目痛，鼻渊，鼻衄；②热病，疟疾；③癫狂。

13. 水沟（DU 26）（人中）

［定位］在人中沟的上 1/3 与下 2/3 交界处。

［解剖］在口轮匝肌中；有上唇动、静脉；布有眶下神经支及面神经颊支。

［主治］①昏迷，晕厥，中风，中暑，癔症，癫狂痫，急、慢惊风；②鼻塞，鼻衄，面肿，口㖞，齿痛，牙关紧闭；③闪挫腰痛。

14. 印堂（DU 29）

［定位］在额部，当两眉头的中间。

［解剖］在掣眉间肌中，浅层有滑车上神经分布，深层有面神经颞支和内眦动脉分布。

［主治］头痛，眩晕，鼻衄，鼻渊，小儿惊风，失眠。

十四、任脉（Ren Meridian，RN）

（一）主治概要

本经腧穴主治少腹、脐腹、胃脘、胸、颈、咽喉、头面等局部病症和相应的内脏病症，部分腧穴有强壮作用或可治疗神志病。

（二）本经腧穴

1. 会阴（RN 1）

［定位］男性在阴囊根部与肛门连线的中点处；女性在大阴唇后联合与肛门连线的中点处。

［解剖］在海绵体的中央，有会阴浅、深横肌；有会阴动、静脉分支；布有会阴神经的分支。

［主治］①溺水窒息，昏迷，癫狂痫；②小便不利，遗尿，阴痛，阴痒，脱肛，阴挺，痔疮；③遗精，月经不调。

2. 中极（RN 3）膀胱之募穴

［定位］前正中线上，脐下 4 寸。

［解剖］在腹白线上，内部为乙状结肠；有腹壁浅动、静脉分支和腹壁下动、静脉分支；布有髂腹下神经的前皮支。

［主治］①遗尿，小便不利，癃闭；②遗精，阳痿，不育；③月经不调，崩漏，阴挺，阴痒，不孕，产后恶露不止，带下。

3. 关元（RN 4）小肠之募穴

［定位］前正中线上，脐下 3 寸。

［解剖］在腹白线上，深部为小肠；有腹壁浅动、静脉分支和腹壁下动、静脉分支；布有第 12 肋间神经前皮支的内侧支。

［主治］①中风脱证，虚劳冷惫；②少腹疼痛，腹泻，痢疾，脱肛，疝气；③五淋，便血，尿血，尿闭，尿频；④遗精，阳痿，早泄，白浊；⑤月经不调，痛经，经闭，崩漏，带下，阴挺，恶露不尽，胞衣不下。

4. 石门（RN 5）三焦之募穴

［定位］前正中线上，脐下 2 寸。

［解剖］在腹白线上，深部为小肠；有腹壁浅动、静脉分支和腹壁下动、静脉分支；布有第 11 肋间神经前皮支的内侧支。

［主治］①腹胀，腹泻，痢疾，绕脐疼痛；②奔豚，疝气，水肿，小便不利；③遗精，阳痿；④经闭，带下，崩漏，产后恶露不止。

5. 气海（RN 6）肓之原穴

［定位］前正中线上，脐下 1.5 寸。

［解剖］在腹白线上，深部为小肠；有腹壁浅动、静脉分支和腹壁下动、静脉分支；布有第 11 肋间神经前皮支的内侧支。

［主治］①虚脱，形体羸瘦，脏气衰惫，乏力；②水谷不化，绕脐疼痛，腹泻，痢疾，便秘；③小便不利，遗尿；④遗精，阳痿，疝气；⑤月经不调，痛经，经闭，崩漏，带下，阴挺，产后恶露不止，胞衣不下；⑥水肿，气喘。

6. 阴交（RN 7）

［定位］前正中线上，脐下 1 寸。

［解剖］在腹白线上，深部为小肠；有腹壁浅动、静脉分支和腹壁下动、静脉分

支；布有第 10 肋间神经前皮支的内侧支。

[主治] ①腹痛，水肿，疝气，小便不利；②月经不调，崩漏，带下。

7. 神阙（RN 8）

[定位] 脐窝中央。

[解剖] 在脐窝正中，深部为小肠；有腹壁下动、静脉；布有第 10 肋间神经前皮支的内侧支。

[主治] ①阳气暴脱，形寒神惫，尸厥，风痫；②腹痛，腹胀，腹泻，痢疾，便秘，脱肛；③水肿，鼓胀，小便不利。

8. 水分（RN 9）

[定位] 前正中线上，脐上 1 寸。

[解剖] 在腹白线上，深部为小肠；有腹壁下动、静脉；布有第 8、9 肋间神经前皮支的内侧支。

[主治] ①水肿，小便不利；②腹痛，腹泻，胃反吐食。

9. 下脘（RN 10）

[定位] 前正中线上，脐上 2 寸。

[解剖] 在腹白线上，深部为横结肠；有腹壁上下动、静脉交界处的分支；布有第 8 肋间神经前皮支的内侧支。

[主治] ①腹痛，腹胀，腹泻，呕吐，食谷不化；②小儿疳积，痞块。

10. 中脘（RN12）胃之募穴；八会穴之腑会

[定位] 前正中线上，脐上 4 寸；或脐与胸剑联合连线的中点处。

[解剖] 在腹白线上，深部为胃幽门部；有腹壁上动、静脉；布有第 7、8 肋间神经前皮支的内侧支。

[主治] ①胃痛，腹胀，纳呆，呕吐，吞酸，呃逆，疳疾，黄疸；②癫狂痫，脏躁，尸厥，失眠，惊悸，哮喘。

11. 上脘（RN 13）

[定位] 前正中线上，脐上 5 寸。

[解剖] 在腹白线上，深部为肝下缘及胃幽门部；有腹壁上动、静脉分支；布有第 7 肋间神经前皮支的内侧支。

[主治] ①胃痛，呕吐，呃逆，腹胀；②癫痫。

12. 膻中（RN 17）心包之募穴；八会穴之气会

[定位] 前正中线上，平第 4 肋间隙；或两乳头连线与前正中线的交点处。

[解剖] 在胸骨体上，有胸廓内动、静脉的前穿支；布有第 4 肋间神经前皮支的内侧支。

[主治] ①咳嗽，气喘，胸闷，心痛，噎膈，呃逆；②产后乳少，乳痈。

13. 天突（RN 22）

[定位] 胸骨上窝正中。

[解剖] 在胸骨切迹中央，左、右胸锁乳突肌之间，深层为胸骨舌骨肌和胸骨甲状肌；皮下有颈静脉弓、甲状腺下动脉分支，深部为气管，胸骨柄下方为无名静脉及主

动脉弓；布有锁骨上神经前支。

[主治] ①咳嗽，哮喘，胸痛，咽喉肿痛；②暴喑，瘿气，梅核气，噎膈。

14. 廉泉（RN 23）

[定位] 微仰头，在喉结上方，当舌骨体上缘的中点处。

[解剖] 在舌骨上方，左、右颏舌骨肌之间，深部为会厌，下方为喉门，有甲状舌骨肌、舌肌；有颈前浅静脉，甲状腺上动、静脉；布有颈皮神经的分支，深层为舌根，有舌下神经及舌咽神经的分支。

[主治] ①舌强不语，暴喑，喉痹，吞咽困难；②舌缓流涎，舌下肿痛，口舌生疮。

15. 承浆（RN 24）

[定位] 颏唇沟的正中凹陷处。

[解剖] 在口轮匝肌和颏肌之间；有下唇动、静脉分支；布有面神经的下颌支及颏神经分支。

[主治] ①口㖞，齿龈肿痛，流涎；②暴喑，癫狂。

十五、经外奇穴

1. 四神聪

[定位] 在头顶部，当百会穴前、后、左、右各1寸，共4穴。

[解剖] 在帽状腱膜中，布有枕大神经、滑车上神经、耳颞神经，并布有枕动脉、颞浅动脉、额动脉的吻合网。

[主治] ①头痛，眩晕，失眠，健忘，癫痫；②目疾。

2. 鱼腰

[定位] 在额部，瞳孔直上，眉毛中。

[解剖] 在眼轮匝肌中，浅层布有眶上神经，深层布有面神经颞支和额动脉。

[主治] ①眉棱骨痛；②眼睑瞤动，眼睑下垂，目赤肿痛，目翳；③口眼㖞斜。

3. 太阳

[定位] 在颞部，当眉梢与目外眦之间，向后约一横指的凹陷处。

[解剖] 在颞筋膜及颞肌中，浅层布有上颌神经颧颞支和颞浅动脉，深层布有下颌神经肌支和颞浅动脉肌支。

[主治] ①头痛；②目疾；③面瘫。

4. 耳尖

[定位] 在耳郭的上方，当折耳向前，耳郭上方的尖端处。

[解剖] 在耳郭软骨部，浅层布有颞浅动、静脉的耳前支，耳后动、静脉的耳后支，耳颞神经的耳前支；深层布有枕小神经后支和面神经耳支。

[主治] ①目疾；②头痛；③咽喉肿痛。

5. 牵正

[定位] 在面颊部，耳垂前0.5～1寸处。

［解剖］在咬肌中，浅层布有耳大神经，深层布有面神经颊支、下颌神经咬肌支和咬肌动脉。

［主治］口㖞，口疮。

6. 翳明

［定位］在项部，当翳风穴后1寸。

［解剖］在胸锁乳突肌上，穴区浅层布有耳大神经和枕小神经，深层布有副神经、颈神经后支和耳后动脉，再深层有迷走神经干、副神经干和颈内动静脉经过。

［主治］①头痛，眩晕，失眠；②目疾，耳鸣。

7. 安眠

［定位］在项部，当翳风穴与风池穴连线的中点处。

［解剖］同翳明。

［主治］①失眠，头痛，眩晕；②心悸；③癫狂。

8. 子宫

［定位］在下腹部，当脐中下4寸，中极穴旁开3寸。

［解剖］在腹内、外斜肌中，穴区浅层布有髂腹下神经和腹壁浅动脉，深层布有髂腹股沟神经的肌支和腹壁下动脉，再深层为小肠。

［主治］①阴挺；②月经不调，痛经，崩漏；③不孕。

9. 三角灸

［定位］以患者两口角之间的长度为一边，作等边三角形，将顶角置于患者的脐中，底边呈水平线，两底角处即是该穴。

［解剖］在腹直肌中，穴区布有腹壁下动、静脉和第10肋间神经。

［主治］疝气，腹痛。

10. 定喘

［定位］在背部，当第7颈椎棘突下，旁开0.5寸。

［解剖］在斜方肌、菱形肌、上后锯肌、头夹肌、头半棘肌中，穴区浅层布有颈神经后支的皮支，深层布有颈神经后支的肌支、副神经、颈横动脉、颈深动脉。

［主治］①哮喘，咳嗽；②肩背痛，落枕。

11. 夹脊

［定位］在背腰部，当第1胸椎至第5腰椎棘突下两侧，后正中线旁开0.5寸，一侧17穴，左、右共34穴。

［解剖］在背肌浅层（斜方肌、菱形肌、胸腰筋膜、后锯肌）及背肌深层（竖脊肌）中，穴区浅层布有胸或腰神经后支的皮支，深层布有胸或腰神经后支、肋间后动脉、腰动脉。

［主治］上胸部的穴位治疗心肺、上肢疾病；下胸部的穴位治疗胃肠疾病；腰部的穴位治疗腰腹及下肢疾病。

12. 腰奇

［定位］在骶部，当尾骨端直上2寸，骶角之间的凹陷中。

［解剖］在棘上韧带处，穴区浅层布有臀中皮神经，深层布有骶神经后支和骶中动

脉，再深层为骶管裂孔。

[主治] ①癫痫，头痛，失眠；②便秘。

13. 肘尖

[定位] 在肘后部，屈肘时尺骨鹰嘴的尖端处。

[解剖] 穴区布有前臂背侧皮神经和肘关节动脉网。

[主治] ①瘰疬；②痈疽；③肠痈。

14. 二白

[定位] 在前臂掌侧，腕横纹上4寸，桡侧腕屈肌腱的两侧，一侧各1穴，一臂2穴，左、右两臂共4穴。

[解剖] 在指浅屈肌、拇长屈肌（桡侧穴）和指深屈肌（尺侧穴）中，穴区浅层布有前臂内、外侧皮神经，深层有桡动脉干、桡神经浅支（桡侧穴）和正中神经（尺侧穴）经过，并布有正中神经肌支和骨间前动脉。

[主治] ①痔疾，脱肛；②前臂痛，胸胁痛。

15. 中魁

[定位] 在中指背侧，近侧指间关节的中点处，握拳取穴。

[解剖] 布有桡、尺神经的指背神经和指背动脉。

[主治] 噎膈，呕吐，食欲不振，呃逆。

16. 腰痛点

[定位] 在手背侧，当第2、3掌骨及第4、5掌骨之间，当腕横纹与掌指关节中点处，一侧2穴，左、右共4穴。

[解剖] 在桡侧腕短伸肌腱（桡侧穴）和小指伸肌腱（尺侧穴）中，穴区浅层布有桡神经浅支的手背支（桡侧穴）和尺神经手背支（尺侧穴），深层布有桡神经肌支和掌背动脉。

[主治] 急性腰扭伤。

17. 落枕

[定位] 在手背侧，当第2、3掌骨间，指掌关节后约0.5寸处。

[解剖] 在第2掌骨间背侧肌中，穴区浅层布有桡神经手背支和手背静脉网，深层布有尺神经深支和掌背动脉。

[主治] ①落枕，手臂痛；②胃痛。

18. 百虫窝

[定位] 屈膝，在大腿内侧，髌底内侧端上3寸，即血海穴上1寸。

[解剖] 在股内侧肌中，穴区浅层布有股神经前皮支，深层布有股神经肌支和股动脉。

[主治] ①虫积；②风湿痒疹，下部生疮。

19. 鹤顶

[定位] 在膝上部，髌底的中点上方凹陷处。

[解剖] 在股四头肌腱中，穴区浅层布有股神经前皮支，深层布有股神经肌支和膝关节动脉网。

［主治］膝痛，足胫无力，瘫痪。

20. 膝眼

［定位］屈膝，在髌韧带两侧的凹陷处。在内侧的称内膝眼，在外侧的称外膝眼。

［解剖］浅层布有隐神经分支和股神经前皮支，深层布有股神经关节支和膝关节动脉网。

［主治］①膝痛，腿痛；②脚气。

21. 胆囊

［定位］在小腿外侧上部，当腓骨小头前下方凹陷处（阳陵泉穴）直下2寸。

［解剖］在腓骨长肌中，穴区浅层布有腓肠外侧皮神经，深层有腓深神经干和胫前动、静脉经过，并布有腓浅神经肌支和胫前动脉。

［主治］①急慢性胆囊炎，胆石症，胆道蛔虫症；②下肢痿痹。

22. 阑尾

［定位］在小腿前侧上部，当犊鼻穴下5寸，胫骨前缘旁开一横指。

［解剖］在胫骨前肌、小腿骨间膜、胫骨后肌中，穴区浅层布有腓肠外侧皮神经，深层有腓深神经干和胫前动、静脉经过，并布有腓深神经肌支、胫神经肌支和胫前动脉。

［主治］①急慢性阑尾炎；②消化不良；③下肢痿痹。

23. 内踝尖

［定位］在足内侧面，内踝凸起处。

［解剖］布有隐神经小腿内侧皮支的分支、胫前动脉的内踝网、内踝前动脉的分支和胫后动脉的内踝支。

［主治］①牙痛，乳蛾；②小儿不语；③霍乱；④转筋。

24. 外踝尖

［定位］在足外侧面，外踝凸起处。

［解剖］布有胫前动脉的外踝网、腓动脉的外踝支和腓肠神经及腓浅神经的分支。

［主治］①脚趾拘急，踝关节肿痛；②脚气；③牙痛。

第四节　脐的经络关系

脐，是奇经八脉"任脉"的要穴，又名"脐中""气舍""维会""命蒂""前命门"等。脐与奇经八脉、十二经脉相连相通。

1. 脐与奇经八脉

奇经八脉指督、任、冲、带、阴跷、阳跷、阴维、阳维八条经脉，除任脉外，其中有三条经脉直接与脐相关联。一是督脉，《素问·骨空论》曰："其少腹直上者，贯脐中央，上贯心，入喉……"二是带脉，《灵枢·经别》曰："当十四椎，出属带脉。"三是冲脉，《素问·骨空论》曰："冲脉者，起于气街，并少阴之经，挟脐上行，至胸

中国贴敷治疗学

— 54 —

中而散。"

任脉为"阴脉之海"，对全身阴经的脉气有总揽、总任的作用，其脉气与手、足各阴经相交会。足三阴经与任脉交会于关元、中极，阴维脉与任脉交会于天突、廉泉，冲脉与任脉交会于阴交，足三阴经上交于手三阴经，故任脉联系了所有阴经。同时，任脉本身行脐中，脐便通过任脉与全身的阴经相连通。此外，据《奇经八脉考》，任脉会足少阴于阴交，会手太阳、手少阳、足阳明于中脘，会手足阳明、督脉于承浆，说明脐通过任脉与小肠经、三焦经、大肠经、胆经、胃经、督脉等相连通。

督脉为"阳脉之海"，能"总督一身之阳"，它的脉气在大椎穴处又与手足三阳经相交会，在第2腰椎处与环腰一周的带脉相交，又与阳维脉交会于风府、哑门。同时，督脉本身起于"少腹之下，循阴器……入腰络肾，循阴器上少腹，贯脐，过脐中央"，故脐可通过督脉与诸阳经相联系。

带脉横行腰腹之间，能"约束诸经"，足部的阴阳经脉均受带脉的约束。由于带脉于腰部相交于督脉，行于腰腹，使腰腹部成为冲、任、督、带脉的脉气汇集之处，故脐又可通过带脉与足三阴经、足三阳经及冲脉、督脉相联系。

冲脉上至头，下至足，贯穿全身，为"十二经之海""五脏六腑之海"，能调节十二经的气血。其脉气在头部灌注诸阳，在下肢渗入三阴，并与肾、胃经相并上行，故脐可通过冲脉与十二经脉相通。

总之，任、督、冲三脉"一源而三歧"，任、督、冲、带四脉脉气相通，共同纵横贯穿于十二经脉之间，具有调节正经气血的作用，故神阙穴可通过奇经八脉通调周身之经气。

2. 脐与十二经脉

《医学源始》说："人之始生先于脐与命门，故为十二经脉之始生，五脏六腑之成形故也。"可见，脐乃十二经之发源地。

脐与肺经：《灵枢·营气》曰："故气从太阴出……入脐中，上循腹里，入缺盆，下注肺中，复出太阴。"另据经脉循行，足少阴肾经挟脐上行，入肺中。此外，脐属任脉，而肺经之络穴列缺通于任脉。

脐与大肠经：脐之深部直接与大肠连接。《灵枢·肠胃》曰："回肠当脐。"

脐与胃经：《灵枢·经脉》曰："胃足阳明之脉……下挟脐。"《难经·二十七难》曰："冲脉者，起于气冲，并足阳明之经，挟脐上行，至胸中而散也。"

脐与脾经：《灵枢·经筋》曰："足太阴之筋……聚于阴器，上腹结于脐。"冲脉挟脐上行，脾经之公孙穴通于冲脉。又脾为后天之本，而脐为后天之气舍。

脐与心经：《灵枢·经筋》曰："手少阴之筋……下系于脐。"《素问·骨空论》曰："督脉其少腹直上者，贯脐中央，上贯心。"

脐与小肠经：《灵枢·肠胃》曰："小肠后附脊，左环回周叠积，其注于回肠者，外附于脐上。"

脐与膀胱经：《灵枢·经别》曰："足少阴经别……别走太阳而合……出属带脉。"带脉过脐，故足太阳膀胱经可通过带脉与脐相通。

脐与肾经：《灵枢·经别》曰："足少阴之正……上至肾，当十四椎，出属带脉。"

而带脉前平脐部，故肾与肾经可通过带脉通脐。另外，足少阴肾经"挟脐上行"，肾为先天之本，脐实为先天连母之根。

脐与三焦经：《难经·六十六难》曰："脐下肾间动气者，人之生命也，十二经之根本，故名曰原。三焦者，原气之别使也，主通行三气，经历五脏六腑。"《难经·三十一难》曰："中焦者……其治在脐旁；下焦者……其治在脐下一寸，故名曰三焦。"

脐与胆经：脐属任脉，任脉会足少阳于阴交；督脉贯脐中央，督脉会足少阳于大椎；带脉过脐，会足少阳于带脉、五枢、维道，故脐可通过任、督、带脉与胆相关。

脐与肝经：《灵枢·营气》曰："上行至肝……其支别者，上额，循巅，下项中，循脊入骶是督脉也，络阴器上过毛中，入脐中。"

综上所述，脐为先天生命之根，经络之总枢，经气之汇海，人体之要处。

第六章 穴位贴敷疗法的现代研究

穴位贴敷在中国的应用有数千年的历史,《内经》中记载:"从内之外者,调其内;从外之内者,治其外;从内之外而盛于外者,先调其内而后治其外;从外之内而盛于内者,先治其外而后调其内;内外不相及则治主病。"《理瀹骈文》指出药物的作用过程:"切于皮肤,彻于肉理,摄于吸气,融于渗液。"药物贴敷于体表皮肤腧穴之上,一方面药物可以透达皮肤黏膜,直接吸收入血脉而治疗疾病;另一方面,可以通过药物对腧穴的刺激和经络的传导,使中药发挥治疗相关脏腑疾病的作用。目前,穴位贴敷在临床上应用日益广泛,透皮制剂的研究已成为医学界的热点。实验研究表明,穴位贴敷疗法对各系统、器官组织有广泛的调节作用,涉及神经系统、心血管系统、呼吸系统、消化系统、免疫系统、肿瘤、骨科等疾病,在各类疾病的治疗中发挥着独特的优势。

第一节 穴位贴敷疗法对呼吸系统功能的调节作用

呼吸系统是执行机体和外界进行气体交换的器官的总称。呼吸系统的功能主要是与外界进行气体交换,呼出二氧化碳,吸进新鲜氧气,完成气体吐故纳新。呼吸系统由传送气体的呼吸道和进行气体交换的肺两部分组成。呼吸道包括鼻腔、咽、喉、气管和各级支气管。临床上把喉以上的呼吸道称为上呼吸道,包括鼻腔、咽、喉。鼻是呼吸系统的门户;咽是呼吸系统和消化系统的共同通路;喉是呼吸道上部最狭窄的部分,不仅是呼吸通道,也是一个发音器官。上呼吸道感染,就是指鼻、咽、喉等部位的感染性炎症。喉以下的部位称为下呼吸道,如气管和支气管等。穴位贴敷法常用于呼吸系统疾病的治疗,取得了较好的疗效。

一、穴位贴敷治疗哮喘的作用机制

支气管哮喘简称哮喘,是一种以嗜酸粒细胞、肥大细胞反应为主的气道变应性炎症和气道高反应性为特征的疾病,易感者对此类炎症表现为不同程度的可逆性气道阻塞症状。哮喘是全球最常见的严重危害人类健康的慢性肺部疾病,其发病率和病死率呈上升趋势,儿童是哮喘的高发人群。目前吸入糖皮质激素已成为治疗本病的主要用药方式。中药贴敷疗法可以通过经络、穴位刺激和药物渗透吸收的双重作用，达到调整人体脏腑功能、消除炎症的治疗目的。根据缓则治其本的理论，在缓解期中药穴位贴敷治疗哮喘取得了满意的效果。

1. 减轻气道炎症

哮喘是一种慢性气道炎症性疾病，以嗜酸性粒细胞（EOS）浸润为主、多种炎症细胞介导的慢性变态反应性炎症疾病。多种炎性细胞参与气道慢性炎症，是形成气道高反应性的主要原因。因此，如何消除炎性细胞、控制炎症已成为治疗哮喘的关键。

有人以矮茶风、甘遂、细辛、白芥子、白部等药物制成的药饼贴敷于慢性支气管炎大鼠"肺俞""脾俞""肾俞""膏肓俞"等穴位，结果显示穴位贴敷能阻止支气管黏膜上皮的鳞状化生、乳头增生、黏膜增生，减轻杯状细胞的增生，阻止气管的鳞状化生等，从而减少黏液（痰液）的分泌，控制咳、痰、喘症状，达到预防和治疗慢性支气管炎的作用。又有研究以秦氏哮喘膏贴敷于哮喘豚鼠后，对比观察贴敷前后肺组织病理切片的变化，发现非治疗组豚鼠的气管、支气管黏膜上皮细胞之间及黏膜下层明显充血、肿胀，气管上皮细胞排列紊乱，呈不规则脱落，基底膜增厚，可见大量炎性细胞；而治疗组豚鼠的气管上皮细胞排列整齐，偶见肿胀，局部基底膜尚见少量细胞浸润，管腔内渗出物明显减少。说明穴位贴敷疗法可以通过改善气管和支气管炎性病理形态学的变化，减轻哮喘症状。

也有人从炎性细胞变化进行研究。以"穴贴定喘膏"贴敷哮喘豚鼠背部，发现其肺灌洗液（BALF）中嗜酸性粒细胞数明显降低。又有人以麻黄、细辛、甘遂、延胡索、白芥子，按比例研成粉末，用时以老姜汁调成糊状（由广州中医药大学第一附属医院药剂科提供），贴敷于哮喘豚鼠的"大椎""肺俞（双）""肾俞（双）"上，观察对哮喘豚鼠支气管组织 EOS 浸润及外周血 EOS 水平的影响，结果表明，穴位贴敷能降低外周血 EOS 水平及支气管组织 EOS 浸润程度，具有确切的抗哮喘气道 EOS 炎症的作用。还有人将穴位贴敷药物贴敷于豚鼠下颈部至上背部处（相当于人体的定喘、风门、肺俞穴），从微观病理探讨穴位贴敷治疗哮喘的机制，结果从第 9 日始穴位贴敷组豚鼠炎性渗出及嗜酸性粒细胞数明显降低，提示穴位贴敷治疗哮喘可以通过减少肺组织水肿、渗出，降低嗜酸性粒细胞的肺系局部浸润而实现。

E 选择素属人类白细胞分化抗原 CD62E，在白细胞介素－1、肿瘤坏死因子、细菌内毒素等的刺激下，E 选择素迅速在内皮细胞表达，支持中性粒细胞与活化的内皮细胞的黏附作用，使中性粒细胞能迅速到达炎症部位，从而启动炎症反应。E 选择素的水平与炎症的范围和严重程度成正比，且有实验证实，哮喘豚鼠支气管黏膜下血管内皮细胞过度表达 E 选择素 mRNA，其表达量与支气管黏膜嗜酸性粒细胞浸润程度成显著正相关。P 选择素主要位于内皮细胞棒管状小体及血小板 α 颗粒膜上，在正常情况下低水平表达或不表达，炎症反应时可表达于细胞膜表面，并与炎症细胞膜上相应的配体路易斯寡糖类似结构结合，促进粒细胞、单核细胞、血小板与内皮细胞黏附，引起局部炎症反应，在炎症反应中发挥桥梁作用。有研究观察，穴位贴敷可明显降低哮喘豚鼠血清 E、P 选择素的水平，这是其治疗哮喘的作用机理之一。

以上研究表明，穴位贴敷治疗哮喘，可以减轻哮喘过程中炎性细胞介导的气道慢性炎症，使哮喘症状减轻。

2. 改善肺功能

在哮喘发作时，由于呼气流速受限，表现为第一秒用力呼气量（FEV_1）、一秒率（$FEV_1/FVC\%$）、最大呼气中期流速（MMER）、呼出50%与75%肺活量时的最大呼气流量（MEF50%与MEF75%）及呼气峰值流量（PEFR）均减少。同时，用力肺活量减少，残气量增加，功能残气量和肺总量增加，残气占肺总量百分比增高。有人于哮喘豚鼠的背部约$3cm \times 4cm$处贴敷穴贴定喘膏（细辛、白芥子、延胡索等），然后记录其肺溢流曲线，发现定喘膏能减少豚鼠肺溢流量值，提示穴贴定喘膏有扩张引喘豚鼠支气管平滑肌的作用。也有人于三伏天将中药贴敷于患儿的肺俞、定喘、膏肓穴，治疗组治疗前后1秒钟用力呼气容积占肺活量的比值（FZU1.0%）有明显改善。有人在三伏天以"代温灸膏"贴敷于患儿的定喘、脾俞、肾俞，连续观察3年，发现第1年后两组的最大呼气流速（PEF）变异率和PEF%预测值均无显著差异，但第2年、第3年后，PEF%预测值显著升高，PEF变异率显著降低。也有人在三伏天用"喘敷灵"贴敷于患儿的定喘、脾俞、肾俞，于治疗前后测定75%、50%最大呼气流速及25%肺活量时的最大呼气流量、FZU1.0%，发现治疗前后以上指标均有显著差异，且治疗3年者较治疗第1、2年者有显著差异，提示穴位贴敷的作用是缓慢而持久的，治疗3年以上者可以显著改善患儿的肺功能情况。又有人对哮喘缓解期患者贴敷"咳喘巴布膏"，并实测与预计两组肺活量比值、最大呼气流速、75%最大呼气流速、50%最大呼气流速、一秒率、最大呼气中期流速、流速身高比、峰流速值等，发现以上指标均有明显改善。也有人分别于春分、夏至、秋分、冬至4个节气日用灸贴法治疗支气管哮喘，以第1秒呼气容积作为客观指标，并取节气日前后为对照组，发现节气日治疗组与非节气日对照组都有显著疗效，两组间无明显差异；而节气日组之间，夏至组疗效明显好于其他3个节气日组，说明中药穴位贴敷疗法对支气管哮喘的肺功能有改善作用，且以夏至时治疗效果较佳。

3. 延长哮喘发作的潜伏期

有人将中药（麻黄、细辛、白芥子、甘遂、生姜等10味药制备的膏剂）贴敷于哮喘豚鼠背部，然后记录诱喘潜伏期，发现中药贴敷治疗后，潜伏期较治疗前明显延长。而且还有人将定喘膏贴敷于哮喘豚鼠背部，结果显示，定喘膏能对抗组胺引发的豚鼠哮喘，延长引喘潜伏期。也有人研究将"消喘膏"贴敷于哮喘豚鼠背部，发现"消喘膏"组治疗后引喘潜伏期较哮喘模型组明显延长。有人以哮喘膏（由麻黄、细辛、白芥子、甘遂、生姜等中药组成）贴敷于哮喘豚鼠背部（由颈根部起，相当于人体督脉和膀胱经处），发现治疗组较模型对照组的诱喘潜伏期明显延长。也有人用麻黄、细辛、甘遂、延胡索、柴胡、川芎、白芥子、麝香等制成膏剂，贴敷于致敏哮喘豚鼠背部，发现穴位贴敷组哮喘发作的潜伏期较致敏组明显延长。

4. 对免疫机制的影响

哮喘的发作，与变态反应有关。当变应原进入具有过敏体质的机体后，通过巨噬细胞和T淋巴细胞的传递，可刺激机体的B淋巴细胞合成特异性IgE，并结合于肥大细胞和嗜碱性粒细胞表面的高亲和性的IgE受体。若过敏原再次进入体内，可与肥大细胞和嗜碱性粒细胞表面的 IgE 交联，从而促发细胞内一系列的反应，使该细胞合成并释放多种活性介质，导致平滑肌收缩、黏液分泌增加、血管通透性增高和炎症细胞浸润等。炎症细胞在介质的作用下又可分泌多种介质，使气道病变加重，炎症浸润增加，产生哮喘的临床症状。

田从豁以炙白芥子、延胡索各 21g，甘遂、细辛各 12g，研为细末，加生姜汁调成膏状，于夏季三伏天使用，贴于肺俞、心俞、膈俞穴，3 次为 1 个疗程。观察贴敷 1 个月后治疗前后免疫指标变化，提示：该冬病夏治哮喘膏可明显提高皮泡液中巨噬细胞吞噬率和吞噬指数，明显提高皮泡液中 IgA、IgG 含量，明显提高血中 γ 球蛋白含量，提高淋巴细胞转化率；提高血浆皮质醇的含量，可能说明该疗法提高丘脑 - 垂体 - 肾上腺皮质系统的功能；血中嗜酸性粒细胞显著减少，说明机体过敏状态得到改善，血中血清淀粉酶显著升高，说明患者的消化功能有所增强。

有人以甘遂、白芥子、麻黄、细辛等药物各等份，加上 0.1g 麝香制成 1cm × 1cm 药膏于三伏天灸支气管哮喘患者的肺俞、定喘等穴位，3 次为 1 个疗程，1 个疗程后分别观察两组的 IgE、淋巴细胞转换率的变化，结果三伏天灸组血清 IgE、淋巴细胞转换率较治疗前有改善，提示三伏天灸在对免疫学方面的影响具有优势，此疗法主要通过时间、经穴及药物三重作用提高人体的免疫功能。又于每年的三九、三伏天以中药贴敷于患者的定喘、肺俞、膏肓、膻中等穴，发现治疗后患者 CD_8、CD_3 升高，CD_4/CD_8 降低，CD_4 变化不大，IgA、IgG 水平升高，IgM 变化不明显。

慢性支气管炎在病变中有病原微生物反复感染的特点。病原微生物进入体内，可作为一种抗原引起抗原抗体反应，生成免疫复合物。在正常情况下，免疫复合物的形成视为机体正常免疫反应的一部分，且代表着机体清除抗原的一种生理机能。在病理状态下，免疫复合物具有引起炎症、造成组织损伤、阻断某些免疫效应的能力。由于慢性支气管炎的反复感染，进一步导致机体的免疫功能低下。有人将白芥子、前胡、川芎、矮茶风（以 5：1：1：1 的比例）粉碎后，用生姜汁调成糊状，贴敷于慢性支气管炎大鼠的"肺俞""脾俞""肾俞""膏肓俞"，结果药物贴敷后，红细胞 C_3b 受体花环率明显提高，而红细胞免疫复合物花环率明显降低，说明应用穴位贴敷治疗慢性支气管炎，可以增强机体的红细胞免疫功能，提高机体清除免疫复合物的能力，减少炎症反应。

5. 对细胞因子的影响

气道慢性炎症被认为是哮喘基本的病理改变和反复发作的主要病理生理机制。不管哪一种类型的哮喘，哪一期的哮喘，都表现为以肥大细胞、嗜酸性粒细胞和 T 淋巴细胞为主的多种炎症细胞在气道的浸润和聚集。这些细胞相互作用可以分泌出数十种炎症介质和细胞因子。这些介质、细胞因子与炎症细胞互相作用构成复杂的网络，相互作用和影响，引起气道平滑肌收缩，黏液分泌增加，血浆渗出和黏膜水肿，使气道炎症持续存在。

（1）IL-5：白介素-5（IL-5）能增强 EOS 对血管内皮细胞的黏附能力，并对 EOS 具有强烈的趋化性，还可促使 EOS 分化及释放炎性介质。此外，IL-5 对 EOS 细胞毒性蛋白的释放及其本身细胞毒作用都有强大的增强效应。IL-5 可诱导嗜酸性粒细胞前体的生长和分化，引起气道变应性炎症中嗜酸性粒细胞数目增多，并对成熟嗜酸性粒细胞有趋化和激活作用。嗜酸性阳离子蛋白（ECP）是所有 EOS 毒性蛋白中目前研究比较清楚的一种。哮喘炎症中分泌的 ECP 能够诱导肥大细胞释放组胺，介导气道上皮损伤和角质细胞破坏。因此，降低 IL-5 和 ECP 水平，对改善哮喘的气道炎症有十分重要的临床意义。有人于发作期取肺俞、定喘、风门进行穴位贴敷，缓解期取肺俞、膏肓和肾俞进行穴位贴敷，发现穴位贴敷后患者的 IL-5 及 ECP 含量明显降低，认为穴位贴敷治疗哮喘的机制可能是通过影响患者体内的系列细胞因子及其毒性蛋白而完成。又有人采用穴位贴敷治疗寒型哮喘，并于治疗前后检测其血清 IL-5 和 ECP含量，以观察该法对哮喘气道炎症的作用，发现治疗后血清 IL-5 和 ECP 含量明显降低，进一步说明穴位贴敷的平喘机制可能与减少细胞因子的合成、释放，进而影响EOS 的聚集活化及释放系列毒性蛋白有关。

（2）IL-2：白介素-2（IL-2）是 T 淋巴细胞受抗原刺激后产生的一种淋巴因子，它对 T 细胞、B 细胞、自然杀伤细胞和单核细胞的活化和增殖起着重要的调节作用，也是气道高反应性的重要介质。降低 IL-2 水平，对改善气道高反应性有十分重要的临床意义。研究发现，将贴敷药物（麻黄、细辛、甘遂、延胡索、柴胡、川芎、白芥子等生炒共用，前 6 味药与白芥子按 1：3 的比例研成粉末，用时以老生姜末调成糊状，切成 1cm×1cm 的方块状，并撒以 1~2g 麝香待用）作用于豚鼠颈背部，相当于人体大椎穴处，每日 1 次，每次 6 小时，连续贴 6 次为 1 个疗程，能使豚鼠血浆、支气管肺泡灌洗液中内皮素水平明显降低，血清中 IL-2 水平明显降低，说明穴位贴敷可能通过降低血浆、支气管肺泡灌洗液中内皮素含量，降低血清中 IL-2 含量而达到治疗过敏性哮喘的作用。

（3）IL-3：白介素-3（IL-3）是一种强力的肥大细胞增殖因子，可以使支气管哮喘的主要效应细胞——肥大细胞的数目增加。因此，降低 IL-3 含量，就能抑制炎症介质的释放，减轻支气管的损伤，从而缓解过敏性哮喘的发作。有人以穴贴定喘膏（细辛、白芥子、延胡索等）贴敷于引喘豚鼠的"肺俞""膈俞""心俞"处，每日 1 次，连续 7 日，发现模型组血清 IL-3 明显升高，而穴贴定喘膏能明显降低 IL-3 的含量，表明该药能抑制炎症介质的释放，减轻支气管的损伤，缓解过敏性哮喘的发作。

（4）TGF-β_1：转化生长因子-β_1（TGF-β_1）属于生长因子（GF）类，GF 是具有刺激细胞生长作用的细胞因子。TGF-β_1 在哮喘发病过程中的重要调节作用主要表现为：促进平滑肌细胞增生，使肥大细胞及细胞外基质沉积，与哮喘患者气道重塑有关。曾有人研究发现，哮喘患者气道黏膜上皮及黏膜下层 TGF-β_1mRNA 表达较健康对照组显著增多，且与基底膜厚度及成纤维细胞数目显著相关，提示 TGF-β_1 参与气道重塑。有研究将药物贴敷于实验性哮喘豚鼠的"大椎""肺俞（双）""肾俞（双）"上，观察中药贴敷对实验性哮喘豚鼠血清 TGF-β_1 的影响，发现穴位贴敷可以降低支气管哮喘豚鼠血清 TGF-β_1 水平，提示这可能是其治疗哮喘获效的机理之一。

（5）前列腺素：哮喘变应性炎症反应的介质中，前列腺素作为继发介质，对变态反应的迟发相起重要作用。前列腺素对人支气管平滑肌的作用随 PG 类型而有极大差异：$PGF_{2\alpha}$ 主收缩，PGE_2 主扩张，$PGF_{2\alpha}$ 和 PGE_2 在调节活动的许多方面表现出拮抗效应。有人以麻黄、细辛、防风、延胡索、甘遂、白芥子，用微型粉碎机共研为末，充分混匀后贴敷于哮喘豚鼠背部，相当于人体大椎、肺俞、风门等部位，发现动物血浆中 $PGF_{2\alpha}$、PGE_2、$PGF_{2\alpha}/PGE_2$ 等各组之间无显著差异，但穴位贴敷治疗后可使哮喘豚鼠肺泡灌洗液中 $PGF_{2\alpha}$、PGE_2、$PGF_{2\alpha}/PGE_2$ 均明显下降，提示穴位贴敷明显改善哮喘病理变化。

6. 对受体的影响

（1）对 M 受体、β 受体的影响：气道平滑肌细胞膜上的 β－受体与激动剂结合后，激活 Gs 蛋白，使细胞内环磷酸腺苷含量增加，引起气道平滑肌的舒张。M_2 受体与 Gi 蛋白偶联，可抑制由 β－受体介导的气道舒张反应。M_3 受体与 Gq 蛋白偶联激活 Gq 后，通过细胞内信号传递，使平滑肌收缩，同时激活蛋白激酶 C，使 β－受体和活化的 Gs 蛋白磷酸化，导致受体解偶联和降解。正常情况下，两类受体保持动态平衡，维持气道正常收缩与舒张。哮喘时，反复使用 β 受体激动剂及受多种炎症介质的影响，使 β_2 受体磷酸化而失敏、降解。同时，M_2 和 M_3 受体作用增强，特别是 M_2 受体对 β_2 受体的抑制作用增强，最终导致气道反应性增高，平滑肌收缩。因此，上调 β 受体含量、下调 M 受体含量，对改善气道高反应性和降低平滑肌收缩有重要的临床意义。有人以麻黄、细辛、白芥子、甘遂、生姜等中药调成糊状，贴敷于哮喘豚鼠背部（自颈根部起，相当于人体督脉和膀胱经部位），采用放射配基竞争结合法观察对 M 受体和 β 受体表达的影响，结果表明，中药贴敷后，哮喘豚鼠肺组织 M 受体表达明显降低，β 受体含量明显升高，说明上调 β 受体含量、下调 M 受体含量是中药穴位贴敷治疗哮喘的重要机制之一。

（2）对 IL－2R 的影响：可溶性白细胞介素－2 受体（sIL－2R）是一种与细胞免疫功能密切相关，且具有免疫抑制作用的细胞膜白细胞介素－2 受体（mIL－2R）的脱落成分，由细胞膜释放入血液循环，从结构上为 mIL－2R 的 α 链，能与 mIL－2R 竞争结合 IL－2，有效中和、活化 T 细胞周围的 IL－2，抑制 IL－2 依赖性细胞增生而起类似"封闭因子"的效应。有人以麻黄、细辛、甘遂、延胡索、白芥子等制成膏状贴敷于哮喘患者的肺俞、风门、定喘（发作期），或肺俞、膏肓、肾俞（缓解期），采用双抗体夹心法（ELISA）和抗体致敏的红细胞花环（直接法）检测患者 sIL－2R 和 T 淋巴细胞亚群，发现治疗后发现患者体内 sIL－2R 明显降低，且血清 sIL－2R 与 CD_4^+ T 淋巴细胞呈显著正相关，提示 sIL－2R 可能与 CD_4^+ T 淋巴细胞具有一定的内在关系。

7. 支气管肺泡组织凋亡基因

有人以麻黄、细辛、甘遂、延胡索、白芥子等中药贴敷于哮喘豚鼠的"大椎""肺俞（双）""肾俞（双）"上，发现可以上调支气管肺泡组织促凋亡基因 Fas 及其配体 FasL 表达，下调凋亡抑制基因 bcl－2 表达，促进哮喘主要炎性细胞 EOS 凋亡，从而达到治疗哮喘的目的。

二、穴位贴敷治疗鼻炎的作用机制

变应性鼻炎（Allergicrhinitis，AR）是由多种变应原激发的、由 IgE 介导的鼻部炎症性疾病，全球及国内的发病率均逐年上升，严重影响着人们的正常生活和学习，目前尚无特效疗法。中医学称变应性鼻炎为"鼻鼽"，其中穴位贴敷法对 AR 的疗效正日益受到重视。现代药理学认为，穴位贴敷法经皮给药可提高有效血药浓度，且经皮给药避免了口服给药可能发生的肝脏首过效应和胃肠灭活，其作用不仅仅是穴位刺激和药物吸收两者功效的简单叠加，二者相互激发可产生更大的整体效应。

1. 减轻鼻黏膜炎性反应

过敏性鼻炎的发病机制复杂，目前认为是以肥大细胞、嗜酸性粒细胞（EOS）和 T 淋巴细胞为主的多种炎性细胞介导的气道慢性炎症，病理表现为鼻腔黏膜水肿、黏液分泌亢进、微血管渗漏和气道高反应性。有人以白芥子、延胡索、细辛、甘遂、苍耳子等组成的药饼贴敷于卵白蛋白（Ovalbumin，OVA）致过敏性鼻炎模型小鼠背部（相当于大椎穴），发现穴位贴敷可以明显减轻小鼠鼻黏膜 EOS 浸润，提示穴位贴敷治疗主要通过减轻小鼠鼻黏膜 EOS 浸润而达到治疗目的。进一步研究表明，此药物贴敷于 OVA 过敏性鼻炎小鼠背部的"大椎"穴，每日 1 次，每次 6 小时，连续治疗 4 周，发现穴位贴敷治疗后可以使小鼠的腹腔肥大细胞脱颗粒现象显著减轻，推测穴位贴敷抗过敏机制为稳定肥大细胞膜，抑制肥大细胞脱颗粒，减少致炎介质产生。

2. 纠正免疫球蛋白紊乱

田从豁以生姜汁调白胡椒粉，贴于迎香、风门兼肺俞、肾俞或足三里、膈俞，每日 1 次，每次 2 小时，共治疗 43 例，1 个月后结果表明，穴位贴敷法可使过敏性鼻炎患者血清及鼻分泌物中的 IgG 明显增高，使鼻分泌物中的 IgE 显著下降，且嗜酸细胞计数明显减少。有人对变应性鼻炎患者进行临床观察发现，穴位贴敷治疗后患者 IgE 显著降低，IgG、IgM 显著升高，说明穴位贴敷法可以通过调节特异性免疫以改善变应性鼻炎的症状。

第二节　穴位贴敷疗法对心血管系统功能的调节作用

心血管系统是一个"密闭"的管道系统，心脏是泵血的肌性动力器官，而运输血液的管道系统就是血管系统，它布散全身，无处不至，负责将心脏搏出的血液输送到全身的各个组织器官，以满足机体活动所需的各种营养物质，并且将代谢终产物（或废物）运回心脏，通过肺、肾等器官排出体外。心血管系统在维持人体各器官、系统乃至整体生命活动的过程中起着极为重要的作用。临床各科的许多疾病与循环系统功能失常有关，穴位贴敷在调节循环系统疾病方面有一些效果，以下分别进行论述。

一、穴位贴敷治疗高血压病的作用机制

高血压病患者的动脉压持续高于正常（收缩压≥21.3kPa，舒张压≥12.7kPa），可伴有心血管、脑、肾等器官功能或器质性改变的全身性疾病，威胁着人类的健康和生

命。高血压病属于中医"眩晕"的范畴，病之本为阴阳失调，病之标为内生之风、痰、瘀血。本病病程绵长，其最终都表现为"气滞血瘀""经络瘀阻"的病理变化。穴位贴敷实际上是经络调节与辨证论治的结合，其发挥显著的降压效果基于激发经络来调节失衡的人体阴阳以及有效中药成分入血。实验研究资料表明，穴位贴敷能降低血压，作用机制有以下几点：

1. 改善心血管功能

动脉血压的形成是心室射血和外周阻力相互作用的结果。高血压患者由于长期压力负荷而致左心室心肌肥厚、顺应性下降、舒张压上升，左心室功能测定表现为 A/H 比值升高。老年患者以低流量、高阻力型为主，其总外周阻力增加，心输出量减少，形成恶性循环，将影响心、脑、肾及全身血流灌注量而引起各种临床症状。

有人用附子、川芎和三棱等中药制成药膏，外敷于高血压患者的神阙穴，观察患者心输出量、外周血管阻力和动脉顺应性的变化，发现患者每搏心输出量增加，外周血管阻力降低，动脉顺应性亦增加。说明穴位贴敷能降低外周阻力、减轻心脏负荷、提高心输出量和改善心脏功能，对患者的低流量－高阻力的血流紊乱状态具有明显的调整和治疗作用，在改善血流动力学方面，穴位贴敷的降压作用是通过降低微小动脉外周阻力实现的，但不能排除大中动脉顺应性增加的可能性。

2. 纠正血液流变性异常

高血压病患者血液黏滞度明显升高，这是导致外周阻力升高，左心室负荷加重而发生肥厚的重要原因。有人用生白芥子研末外敷于高血压病患者的丰隆、肾俞、曲池等主穴，并随症加减用穴，结果表明，患者全血黏度、血浆黏度、红细胞压积、红细胞电泳时间均较治疗前显著下降。说明穴位贴敷法能有效调节高血压病患者的血液流变学状况，尤其是降低血液黏稠度，而且此种疗法在降压的同时，尚可升高血浆肾素活性（PRA），降低血浆血管紧张素－Ⅱ（Ang－Ⅱ），提示穴位贴敷对两者有一定的调整作用。

二、穴位贴敷治疗冠心病的作用机制

冠心病指由于冠状动脉粥样硬化导致心肌缺血、缺氧而引起的以心绞痛和心律失常为主要表现的心血管疾病，严重者可出现心肌梗死、心力衰竭和心跳骤停等危候而危及患者生命。中医临床辨证多属气虚血瘀，丹芪益心贴具有益气活血、化瘀止痛之功效，所用剂型除药物的有效成分直接透过皮肤吸收进入血液循环而发挥治疗效果外，药物还作用于腧穴，通过不断刺激胸背部特定穴位，以激发经络之气，达到疏通经络、调整脏腑气血、治疗内脏疾病的目的。这一机理与针灸疗法一样，都可能是通过经络的调衡原理而起的作用。

1. 抗血小板聚集

血栓素（TXA_2）和前列环素（PGI_2）是两种作用完全相反的生物活性物质，是花生四烯酸的降解产物。TXA_2 由血小板微粒体合成和释放，是强烈的血管收缩剂和血小板聚集剂。PGI_2 由血管内皮细胞合成，是强烈的血管扩张剂和血小板聚集抑制剂。TXA_2 和 PGI_2 两者平衡，构成了维持正常血小板功能和正常血液凝固性的极重要的内稳机制。$PGI_2 - TXA_2$ 系统失衡是冠心病发病极其重要的一个环节。已知 TXA_2 有促进血小板黏附和血栓形成并引起动脉收缩作用，而动脉内膜上的 PGI_2 有很强的抗血小板聚集及扩张血管作用。TXA_2 升高，PGI_2 合成减少，参与引起冠心病病人心肌缺血的发生；同时，冠心病患者冠状动脉内膜细胞产生 PGI_2 的能力减低，产生 TXA_2 的能力增强，TXA_2 功能占优势，又促进动脉粥样硬化的发展。动物实验证明，丹芪益心贴能调整血浆和心肌组织中 TXA_2/PGI_2 比值，延缓心肌耐缺氧作用。临床试验研究应用丹芪益心贴于冠心病心绞痛患者的膻中、神阙或左心俞、至阳，每穴 1 片，48 小时交替贴敷，4 周为 1 个疗程，结果表明，治疗后不仅 TXB_2 值明显降低，而且 $6 - Keto - PGF_{1\alpha}$ 含量和 $6 - Keto - PGF_{1\alpha}/TXB_2$ 比值也明显升高。

2. 降血脂和抗氧自由基损伤

动物实验证明，丹芪益心贴明显降低心肌缺血大鼠氧自由基的产生，降低 PLO 含量，防止脂质过氧化损伤，改善受损心肌超微结构。有人将强心贴贴敷于动脉粥样硬化家兔的"心俞""厥阴俞"穴，观察对家兔血管结构、高血脂和高胆固醇血症的影响，贴敷 3.5 个月组腹主动脉和心肌冠脉血管内膜厚度较模型组降低，且血管堵塞程度较模型组轻。贴敷 3.5 个月组大鼠血清甘油三酯（TG）、总胆固醇（TCH）和低密度脂蛋白胆固醇（LDL - C）含量明显低于模型组，并且明显低于贴敷 2.5 个月组，但对高密度脂蛋白胆固醇（HDL - C）含量无明显影响。贴敷强心贴 2.5 个月组的主动脉、腹主动脉内膜的厚度低于模型组，且血清 LDL - C 含量略低于模型组。以上研究结果表明：①强心贴穴位贴敷可在一定程度上抑制动脉粥样硬化的形成，减缓其发展的进程，从而减轻血管堵塞的状况，改善血液循环；②穴位贴敷的作用是全身性的，不仅改善心脏冠脉血管堵塞的状况，而且还可抑制全身血管粥样硬化的病理变化；③穴位贴敷 3.5 个月的效果优于 2.5 个月，说明贴敷的作用具有累积性。

3. 纠正血液生化紊乱

以黄芪、丹参、肉桂为主药提取有效成分的中药贴剂，贴敷于皮下注射异丙肾上腺素制备的心肌缺血大鼠模型的"膻中""心俞"后，观察对大鼠乳酸脱氢酶（LDH）、肌酸激酶（CK）的变化，结果显示心肌缺血大鼠的 LDH 水平明显降低，CK 未见明显变化，说明益气活血外用贴剂穴位贴敷具有改善心肌缺血的作用。也有人以强心卡贴贴敷急性心肌缺血（AMI）再灌注家兔的"心俞""厥阴俞"穴，分为 1 周贴敷组和 1 个月贴敷组，发现周实验组和月实验组 LDH、琥珀酸脱氢酶（SDH）、糖原（Glycogen）、腺苷三磷酸酶（ATPase）的反应等在一定程度上高于缺血对照组，说明穴位贴敷强心卡贴可增强缺血边缘区心肌代谢，减轻心肌的结构性损伤。

4. 改善缺血心肌的电稳定性

有人以强心卡贴贴敷急性心肌缺血（AMI）再灌注家兔的"心俞""厥阴俞"穴，分为 1 周贴敷组和 1 个月贴敷组，观察对缺血心脏电活动、机械活动、缺血边缘区心肌代谢及结构损伤的影响，结果表明，月实验组的颈 - 胸导联心电图（ECG - ST）、左心室内压（LVP）、股动脉平均压（MAP）和周实验组的 MAP 有明显恢复，提示此疗法能够改善心肌缺血动物心脏的电活动与机械活动。

第三节 穴位贴敷疗法对消化系统功能的调节作用

消化系统由消化管和消化腺两部分组成。消化管是一条起自口腔，延续为咽、食管、胃、小肠、大肠，终于肛门的很长的肌性管道，包括口腔、咽、食管、胃、小肠（十二指肠、空肠、回肠）和大肠（盲肠、结肠、直肠）等部。消化腺有小消化腺和大消化腺两种。小消化腺散在于消化管各部的管壁内，大消化腺有三对唾液腺（腮腺、下颌下腺、舌下腺）、肝和胰，它们均借导管将分泌物排入消化管内。消化系统的基本功能是通过食物的消化和吸收，提供机体所需的物质和能量。现代研究表明，穴位贴敷对消化系统的运动、分泌和吸收功能有不同程度的调整作用，在治疗慢性萎缩性胃炎方面进行了一些实验研究。

慢性萎缩性胃炎（Chronic Atrophic Gastritis，CAG）属于中医"胃痞""胃脘痛""痞满"等范畴，是慢性胃炎的一种类型，呈局限性或广泛性的胃黏膜固有腺萎缩（数量减少，功能减低），常伴有肠上皮化生及炎性反应，其诊断主要依靠胃镜发现和胃黏膜活组织检查的病理所见，是临床常见的难治胃病之一。本病的临床表现为食欲减退、恶心、嗳气、上腹部饱胀或钝痛，少数病人可发生上消化道出血、消瘦、贫血、脆甲、舌炎或舌乳头萎缩等。由于本病的发病率高，且临床上常反复发作，不易治愈，又与胃癌的发生关系密切，因而慢性萎缩性胃炎越来越受到人们的重视。穴位贴敷治疗慢性萎缩性胃炎可以通过以下机制：

1. 调节胃肠激素

胃肠道疾病的发生发展与胃肠激素的调节失常密切相关。胃动素（MTL）对胃肠道的运动和胃电有强烈的影响，它能在消化间期使食道上段收缩，胃运动增加，但却减慢胃排空。胃泌素存在于胃肠道特别是胃窦黏膜中，其主要作用是刺激胃酸分泌和胃窦平滑肌的运动，并具有营养作用。患慢性萎缩性胃炎时，由于腺体萎缩，肠上皮化生，G细胞数量减少，胃泌素分泌下降。由于失去了激素的营养作用，胃黏膜进一步萎缩，肠化加剧，形成恶性循环。有人以党参、黄芪、当归、石斛、冰片等多味中药，根据药物的有效成分，分别采用水、乙醇为溶媒提取挥发油、生物碱、苷类等成分制备成软膏，贴敷于慢性萎缩性胃炎大鼠的"足三里"和"中脘"穴，涂敷直径3～5mm，厚度2mm，外以医用纱布、胶布固定，每日上午贴敷治疗1次，连续治疗60日，发现穴位贴敷可增加CAG大鼠血清胃泌素含量，降低血浆胃动素含量，说明穴位贴敷法可促进胃泌素的分泌，具有黏膜营养作用，还可显著升高血浆胃动素水平，具有调节胃肠蠕动作用。穴位贴敷治疗慢性萎缩性胃炎的作用可能是通过调节胃肠激素，增加细胞保护作用，修复胃黏膜损伤而实现的。

2. 增加胃黏膜屏障作用

慢性萎缩性胃炎的发生机制虽然十分复杂，但其发病机制都表现为攻击因子对胃黏膜的破坏作用与胃黏膜防御机能的平衡失调。目前多数观点认为，CAG的发生与胃黏膜屏障遭到破坏，胃黏膜血流量减少，黏膜上皮细胞再生能力降低及胃壁内 pH 值下降等多种因素相关。胃黏膜屏障功能减弱，黏膜本身的抵抗力降低，上皮细胞再生不足和胃黏膜血液循环障碍，导致胃酸和胃蛋白酶等损伤因素对胃黏膜的损害加重，从而产生 CAG 的一系列临床症状。有人以党参、黄芪、石斛、肉桂等多味中药，根据药物的有效成分，分别采用水、乙醇为溶媒提取挥发油、生物碱、苷类等成分，制备成软膏，贴敷于饮用 0.02% 氨水制备的慢性萎缩性胃炎大鼠的相当于人体的足三里和中脘穴，发现穴位贴敷可以改善胃黏膜血流量，降低 H^+ 反弥散量，提示穴位贴敷对胃黏膜屏障确有保护作用，其作用可能是通过加强胃黏膜屏障功能，对抗胃黏膜损伤因子而实现的。

3. 改善胃黏膜血流量，增加前列腺素 E_2（PGE_2）的释放

胃黏膜时常受到各种因素刺激而损伤，如胃酸、胃蛋白酶、胆汁、酒精、药物等的攻击和侵蚀，在正常情况下，胃黏膜能保持其结构和功能的完整，主要是由于胃黏膜屏障的保护作用。胃黏膜屏障包括胃黏膜血流与微循环、胃黏膜上皮更新、前列腺素对胃黏膜的细胞保护作用以及超氧化物歧化酶（SOD）对氧自由基的清除作用等因素。其中，胃黏膜微循环的正常与否对于黏膜保护（即胃黏膜的防御机制）至关重要。在胃黏膜表面上皮细胞下，有密集的毛细血管网，充足的黏膜血流可迅速清除对上皮屏障具有损伤作用的物质，它可以随时带走反流入黏膜的 H^+，还保证为黏膜细胞的快速新陈代谢不断提供丰富的氧气和营养物质。胃黏膜是前列腺素主要合成场所之一，其中 PGE_2 为重要的一种，它有很强的抑制胃酸－胃蛋白酶原分泌、刺激黏液和碳酸氢盐分泌、增加黏膜血流和促使上皮再生等作用，又有增强黏膜抵抗力的作用（细胞保护作用）。PGE_2 的细胞保护作用与改善胃黏膜血流有关。PGE_2 可保持胃黏膜微血管的完整性，减少血管充血，使完好的胃小凹细胞快速移行修复破坏了的上皮。有人以党参、黄芪、石斛、肉桂等多味中药，根据药物的有效成分，分别采用水、乙醇为溶媒提取挥发油、生物碱、苷类等成分，制成软膏，贴敷于慢性萎缩性胃炎大鼠的相当于人体的足三里和中脘穴，发现可明显改善 CAG 大鼠的胃黏膜血流量，并可增加内源性保护物质 PGE_2 的释放，从而加快对胃黏膜屏障有损伤作用的物质的清除。

第四节　穴位贴敷疗法对神经系统功能的调节作用

神经系统包括中枢神经和周围神经，前者即脑和脊髓，后者有脑神经和脊神经。人体是一个极其复杂而又高度统一的整体，能够适应内外环境的多种变化，神经系统在这方面起着主导作用。人体功能的调节包括神经调节、体液调节和自身调节，其中，神经调节是人体内最主要的调节方式，故神经系统是机体生理功能的主要调节系统。

穴位贴敷给药，一方面通过药物对穴位的刺激，调整阴阳平衡，改善和增强机体的免疫力；另一方面，当药物贴敷于穴位之后，通过其渗透作用，透过皮肤而进入血液循环，到达脏腑经气失调之病所，从而缓解症状，治愈疾病。

一、穴位贴敷治疗脑血管病的作用机制

脑血管病包括脑出血、脑栓塞、脑血栓形成等，中医统称为"中风"，又称"卒中""厥证""偏枯"等。一般认为系由心、肝、脾、肾气血虚衰，阴阳失调，风、火、痰为患所致。本病以突然昏仆、不省人事、半身不遂或口角㖞斜为主症，有中经络、中脏腑两大类型。根据病因、病机不同，中脏腑又可分为闭证和脱证。现代研究表明，脑血管病发生时常出现一些病理生理改变，包括能量耗竭、酸中毒、兴奋性氨基酸毒性作用、细胞内钙离子超载、氧自由基损伤、验证细胞因子损害、一氧化氮作用等。穴位贴敷在治疗神经系统疾病方面具有一定的效应，实验研究资料表明，穴位贴敷治疗脑血管病的作用机理有以下几点：

1. 减少脑梗死体积

有人应用线栓法造成大鼠大脑中动脉暂时性局灶性脑缺血，以川芎提取物穴位贴敷膏（川芎提取物含有复杂的挥发油成分藁本内酯、3-丁叉苯酞、生物碱川芎嗪和有机酸阿魏酸等）于再灌注即时和再灌注后 6 小时各贴敷于大鼠"风府""百会"穴，每次 1 片（$0.5cm \times 0.5cm$），观察对大鼠脑梗死发生率、梗死体积的影响。结果显示，接受川芎提取物穴位贴敷的大鼠较之单纯造模者的缺血灶体积明显减少，说明川芎提取物穴位贴敷对局灶性脑缺血性损伤具有显著的保护作用。

2. 抗自由基对脑组织的损伤

脑缺血损伤发生时，自由基可引起细胞膜脂质过氧化，导致细胞膜破坏、细胞溶解、组织水肿和线粒体功能下降等一系列损害。有人以川芎提取物穴位贴敷于四血管阻断法（4VO 法）制作脑缺血再灌注损伤大鼠的"风府""百会"穴，观察对大鼠脑组织丙二醛（MDA）、超氧化物歧化酶（SOD）活性的影响。结果显示，川芎提取物穴位贴敷能显著降低脑组织 MDA 含量，并具有一定的提高脑组织 SOD 活性作用，表明该贴膏具有提高细胞抗氧化能力和抑制其脂质过氧化作用，具有抗自由基对脑组织的损伤作用。

3. 抗血小板聚集

前列腺素（PGI_2）是迄今所知可强烈抑制血小板聚集的生物活性物质，其通过抑制血小板聚集而达到抗血栓作用。血栓素 A_2（TXA_2）具有与 PGI_2 相反的作用，可诱导血小板聚集。在脑缺血再灌注过程中，PGI_2 合成相对不足，TXA_2 等产生增加，引起脑血管痉挛和血管通透性改变，加重脑缺血和脑水肿形成，导致缺血后的延迟性低灌注损伤。川芎提取物穴位贴敷可显著升高 $6-keto-PGF_{1\alpha}$ 含量，说明穴位贴敷具有抗脑血管痉挛和改善脑血管通透性的作用。

4. 纠正血液流变性异常

组织型纤溶酶原激活物（Tissueplasminogen Activator，t-PA）是纤溶过程的主要生理性激活剂，能启动生理性纤溶，清除血管床上的纤维蛋白沉积，具有高度的纤维蛋白特异性，机体通过其能清除血管内不适当的血栓形成而抗病防病。组织型纤溶酶原激活抑制物（Tissueplasminogen Activate Inhibitor，PAI）是 t-PA 快速抑制剂，PAI/t-PA平

衡失调则可能导致某些血栓性疾病或使机体处于高凝低纤溶状态。研究表明，川芎提取物穴位贴敷具有显著抑制 PAI 活性和增高 t–PA 活性的作用，调节 t–PA 与 PAI 的活性比例，提高纤溶水平。说明川芎提取物穴位贴敷可提高脑缺血再灌注损伤大鼠的纤溶水平，具有提高纤溶活性、溶栓消栓的作用。

二、穴位贴敷治疗睡眠剥夺的作用机制

睡眠剥夺（Sleep Deprivation）是指机体因环境需要而部分或全部丧失正常睡眠量的状态。长时间的睡眠剥夺会严重影响机体各项生理、心理机能，导致中枢、外周均处于极度疲劳状态。

有人以刺五加总苷为主组方而制成的复方外用制剂于"神阙"穴贴敷，可明显减轻睡眠剥夺大鼠的疲劳状态，对抗和纠正因睡眠剥夺而致的血乳酸升高和低睾酮状态，改善机体代谢失衡，减少体内致疲劳代谢产物的堆积，调节机体在应激状态下的神经内分泌系统功能，使之更有利于机体适应环境的需要，保持内环境的稳定，维持生理机能。睡眠剥夺作为一种应激因素，可引起体内一系列神经内分泌功能变化，其中下丘脑－垂体－肾上腺轴、下丘脑－垂体－性腺轴功能改变起重要作用。有人针对身体健康的男性青年同时进行 48 小时的全部睡眠剥夺，发现刺五加总苷穴位贴敷可以对抗和纠正高皮质醇和低睾酮状态，调节抑郁和焦虑情绪。睡眠剥夺也可损伤机体的免疫功能，导致机体感染的机会增加，还可使下丘脑－垂体－肾上腺皮质轴激活并引起糖皮质激素分泌增加。研究发现，48 小时睡眠剥夺后可的松水平有不同程度的上升，大蒜膏神阙穴贴敷后，在明显减轻睡眠剥夺后的疲劳状态的同时，可有效对抗和纠正因睡眠剥夺而致的尿液淀粉酶的下降及唾液可的松升高的情况，升高血清免疫球蛋白 A 值，在一定程度上提高机体的免疫力，调节机体在应激状态下的神经内分泌功能。

第五节　穴位贴敷疗法对骨伤科疾病的调节作用

一、关节炎

1. 胶原诱导性关节炎

已知 II 型胶原免疫接种可引起大、小鼠炎症性多发性关节炎，胶原诱导性关节炎（Collagen-induced Arthritis，CIA）表现为动物足爪的严重肿胀，关节局部炎症细胞的大量浸润，疾病发展可引起关节滑膜增生、关节破坏和变性。由于 CIA 的临床表现、组织病理变化、体液和细胞免疫应答与人类风湿性关节炎的特征接近，目前被认为是最适合类风湿研究的动物模型。抗 II 型胶原抗体在本病的发生中起着重要作用。外周注射白细胞介素 –1β（IL –1β）可增加 CIA 的发病率和加重病情，抗 IL –1β 抗体可减少

CIA 的发病，说明 IL－1β 与 CIA 的发生及关节破坏有关。目前的抗风湿药或因疗效不十分满意，或因毒副作用太大，难以推广或长期使用。

有人以斑蝥膏（以纯斑蝥粉按 1∶4 比例与凡士林混合制成）贴敷于胶原诱导性关节炎小鼠的"命门"和"至阳"，每次 1 穴，固定时间为 18 小时，每周施治 2 次，交替用穴，观察关节炎发病率、关节炎指数、抗 II 型胶原（CII）抗体水平、组织病理学改变等的影响，并检测胶原免疫小鼠脾脏 IL－1β 水平，发现督脉穴斑蝥贴敷治疗能明显抑制小鼠 CIA 的发生，降低关节炎指数、抗 CII 抗体水平和组织病理改变指数，并且发现此法对 CIA 的治疗作用与抑制内源性 IL－1β 的产生有关。也有人以雷马贴膏（由雷公藤、马钱子、青风藤、肉桂等中药提取物与一定比例的高分子亲水性基质配比制成）贴敷胶原性关节炎大鼠"身柱""至阳""命门"，每穴贴敷 1cm×1cm 大小，从造模第 15 日开始治疗，贴上后用脱脂纱布及胶布固定，每日 1 次，每次贴敷约 15 小时，连续治疗 14 日，观察足跖肿胀度、关节炎指数、血清及足跖炎症组织前列腺素 E_2（PGE_2）浓度、脾脏指数等，发现雷马贴膏穴位贴敷对 CIA 大鼠双后足跖平均肿胀度、关节炎指数、脾脏指数及足跖炎症组织中 PGE_2 浓度有明显的控制作用，而对其血清 PGE_2 浓度则有明显的升高作用，说明雷马贴膏对 CIA 大鼠具有较好的治疗作用。

2. 福氏完全佐剂诱导关节炎

有人以"关节炎 III 号"涂膏（由含雷公藤的复方中草药提炼成浸膏，加入一定比例的保湿、促渗、乳化剂等制成）贴敷于足跖皮内注射福氏完全佐剂诱导关节炎大鼠的穴位上，进行对比观察。系统取穴组："大椎"、双侧"肾俞"、双侧"太溪"，共 5 个穴点；远道取穴组："大椎"、双侧"肾俞"，共 3 个穴点；局部取穴组：双侧"太溪"，共 2 个穴点。观察大鼠关节炎指数、左右后肢跖围的动态变化和关节的病理变化，以及血清、脾、关节浸液中的 IL－1β 与 PGE_2 的浓度变化，发现各治疗组大鼠的关节炎指数、跖围与模型组大鼠比较均有显著降低，其中，系统取穴组见效最快，远道取穴组次之，局部取穴组见效最慢。造模后大鼠关节有明显的病理改变，经治疗，各组炎症级别有所下降，以系统取穴组最为明显。造模后大鼠各样本的 IL－1β 浓度均上升，各治疗组 IL－1β 浓度与模型组比较有一定的差异，但以关节浸液中的 IL－1β 浓度的降低最为明显，并以远道取穴的效果较好；不同组合穴位涂敷均能降低模型大鼠关节浸液中升高的 PGE_2 浓度，以局部取穴为好。说明"关节炎 III 号"穴位涂敷对大鼠佐剂性关节炎的效应与对 IL－1β 和 PGE_2 的调节有关；不同组合的穴位涂敷表现出不同的疗效，其中整体疗效以系统取穴最佳，远道取穴免疫调节作用较强，局部取穴抗炎作用较好。

二、骨质疏松症

骨钙素（Osteoalcin）又称骨 γ－羧基谷氨酸蛋白（Bone γ-carboxy Glutamic Acid-containing Protein，BGP），是由非增殖期成骨细胞特异合成和分泌的一种非胶质骨蛋白，称骨钙蛋白。血浆骨钙素随年龄的增加而增高，血浆骨钙素产生于成骨细胞，并反映骨形成。骨钙素是骨中最丰富的非胶原骨蛋白之一，一般认为与骨转化有关，血骨钙素水平与骨中钙素的含量呈正相关，凡影响骨转化的因素均伴有血骨钙素水平的改变。骨钙素是羟磷灰石结晶的强有力的抑制剂，其生理功能是保持骨的正常矿化，抑制由于异常的羟磷灰石结晶、沉积所致的生长软骨矿化加速。骨钙素的作用是维持正常的矿化速率，也反映细胞外骨基质破骨细胞在骨重吸收时降解的骨钙素的成分。有人以补血益精透皮贴（四物汤合左归丸为基础方，按膜剂工艺制成药贴）贴敷于原发性骨质疏松症患者的神阙穴，隔日贴于神阙穴，每次保留 24 小时后摘下，共治疗 6 个月，观察对原发性骨质疏松症骨钙素的影响，发现穴位贴敷组能显著提高骨钙素。其机制可能是通过补气血、益肾精的药物，透皮吸收及穴位的作用，增加有益微量元素（如钙等），增强成骨细胞的功能，从而合成更多的骨钙素。

第六节　穴位贴敷疗法治疗肿瘤的作用机制

一、穴位贴敷治疗肝癌的作用机制

肝细胞生长因子（HGF）最早是从部分肝切除的大鼠血清中分离得到的，是一种很强的刺激肝细胞增殖的分裂原。很多细胞能生成 HGF，包括成纤维细胞、上皮细胞、内皮细胞、肝脏的枯否细胞和脂肪储存细胞，以及肺癌、胰腺癌细胞和白血病细胞。HGF 在肿瘤的生成、转移和侵袭中起着重要的作用。有人以治癌灵（当归、蜈蚣、天葵子、急性子、全蝎、三棱、莪术、白花蛇舌草、人参、白术等十几味中药）制成黑膏，贴敷于前肢右腋皮下接种 0.2mL H22 肿瘤细胞悬液（浓度为 1×10^7/mL）的小鼠瘤区和"肝俞""中都""灵台"穴，隔日换 1 次，共贴 4 次。结果显示，穴贴组体内瘤组织内 HGF 蛋白表达水平降低，瘤体生长受到抑制，说明"治癌灵"穴贴可显著减轻体表瘤重量，抑制肿瘤细胞的生长，控制肿瘤的侵袭转移，显著降低体表瘤内 HGF 表达水平。穴位贴敷可以通过抑制 HGF 生成以起到治疗肿瘤的作用。

二、穴位贴敷治疗腹水癌的作用机制

1. 肿瘤坏死因子（Tumor Netrosis Factor，TNF）

癌性腹水（腹水癌）是晚期恶性肿瘤患者常见的并发症，是病至晚期的重要标志，中医学将本病归入"鼓胀""癥积"的范畴，目前本病临床缺乏明确的疗效。现代医学认为，其发生与细胞免疫功能紊乱密切相关，细胞因子有免疫调节和免疫效应双重作用，是抗肿瘤免疫的重要环节。研究证实，荷瘤状态下普遍存在细胞因子网络的失调，如 sIL-2R 过高，TNF 活性明显下降等。有人观察抗癌腹水膏（甘遂、牵牛子、大腹皮、西洋参、蜈蚣、白花蛇舌草等 50 余味中药制成）贴敷于艾氏腹水癌小鼠"水分""肝俞""脾俞""肾俞""膀胱俞""三焦俞"等处，发现荷瘤鼠外周血 TNF 杀伤明显降

— 71 —

低，而抗癌腹水膏穴位贴敷可显著提高外周血 TNF 杀伤活性，说明荷瘤鼠存在细胞因子网络的失衡、细胞免疫功能低下，抗癌腹水膏穴位贴敷可显著提高外周血 TNF 杀伤活性，从而调节细胞因子网络的失衡，促进细胞免疫功能。

2. 白细胞介素2（IL-2）及其受体（IL-2R）

抗肿瘤免疫主要由细胞免疫起主要作用，其正常功能的发挥依赖于细胞因子网络的平衡。在细胞因子调控网络中，白细胞介素2（IL-2）及其受体（IL-2R）是重要的调控因子。IL-2 生物学活性非常广泛，其作用的发挥必须和效应细胞膜上的 IL-2R 结合，并且其作用强度与靶细胞的类型及细胞因子的浓度有关。已经公认 sIL 2R 可作为肿瘤的一种生物学标志物，其水平变化可作为评估治疗效果、预后观察及早期诊断的指标，肿瘤发生转移者更为明显，与病情减轻和未转移者有显著差异。动态观察显示病情越重、病程越长，sIL-2R 水平越高。因此，sIL-2R 反映了肿瘤的负荷情况，小鼠荷瘤状态下的 sIL-2R 变化显示出与人类的一致性，并且与接种剂量在一定范围内呈正相关，与肿瘤生长部位有关，腹水癌小鼠的 sIL-2R 明显高于皮下肿瘤的小鼠。以西洋参、大腹皮、甘遂、牵牛子、蜈蚣、白花蛇舌草等十余味中药制成药膏贴敷于艾氏腹水癌小鼠背部"肝俞""脾俞""肾俞""三焦俞""膀胱俞"等穴，采用单克隆和多克隆双抗体夹心法 ELLSA，发现穴位贴敷法可以明显下调腹水癌小鼠外周血 sIL-2R 的水平，提示抗癌腹水膏贴敷能纠正 IL-2 细胞因子调节网络的失衡，保证 IL-2 抗瘤活性，从而增强细胞免疫功能。

3. 红细胞膜 C_3b 受体

有人以抗癌腹水膏贴敷于艾氏腹水癌小鼠"水分"及单侧"肝俞""脾俞""肾俞""三焦俞""膀胱俞"，"背俞穴"左、右交替使用，隔日治疗1次，共治疗7次，发现该疗法能明显改善荷瘤小鼠的一般状况，抑制荷瘤小鼠的腹水量，不同程度地延长荷瘤小鼠的生存期，使荷瘤小鼠腹水癌细胞数量减少，可明显提高红细胞膜 C_3b 受体活性，增强红细胞免疫黏附肿瘤细胞的能力，使免疫功能增强。

三、穴位贴敷治疗荷瘤小鼠的作用机制

1. NK 细胞和 IL-2 活性

NK 细胞是一类重要的免疫调节细胞，它具有抗肿瘤、抗感染、免疫调节等作用，它的抗肿瘤机制为：①通过其表面的受体，识别肿瘤细胞上的靶结构并直接杀伤之，或通过释放可溶性介质来杀伤肿瘤细胞。②NK 细胞表面有 $Fc\gamma R$ 受体，它可以与覆盖在肿瘤细胞上的抗体的 Fc 段相结合，对肿瘤细胞发挥细胞毒作用。③NK 细胞能释放 $IFN_{2\gamma}$、IL-1、IL-2 等细胞因子来加强抗瘤作用。NK 细胞处于机体抗肿瘤的第一道防线，对抑制肿瘤的生长、发展、转移都具有重要意义。

IL-2 在肿瘤免疫中也具有重要作用，其作用机制为：①刺激 NK 细胞的生长，增强 NK 细胞的溶细胞活性。②诱导 CTL、LAK 等肿瘤杀伤细胞的分化和效应功能。③诱导肿瘤杀伤细胞产生 $IFN_{2\gamma}$、$TNF_{2\alpha}$ 等细胞因子，增强抗瘤效应。④活化巨噬细胞促进杀瘤效应，临床常用IL-2注射来抑制肿瘤而取得一定的疗效。NK 细胞表面具有 IL-2

受体，在 IL－2 刺激下可出现细胞增殖反应，并产生 IFN－α 等细胞因子，IL－2、IFN－α、IFN－γ 可协同作用，提高 NK 细胞的活性，以 IL－2 作用最为突出。NK 细胞和 IL－2 之间相互促进而发挥杀瘤作用。有人以抗癌膏（由西洋参、黄芪、白花蛇舌草、山慈菇、水蛭、鹿角胶、莪术、海藻等药物组成）贴敷于 Lewis 肺癌荷瘤小鼠的"肺俞"穴，发现抗癌膏穴位贴敷能明显增强脾 NK 细胞及外周血清中 IL－2 的活性，改善免疫功能，发挥抗癌作用。

2. 肿瘤细胞周期

有人以抗癌膏贴敷于 Lewis 肺癌小鼠的"肺俞"和肿瘤接种部位，隔日 1 次，治疗 7 次后，用流式细胞技术进行癌细胞周期分析，结果抗癌膏使 G1 期细胞比例明显增加，S 期细胞比例明显减少，细胞增殖指数显著下降，细胞周期移行在 G1 期和 S 期之间发生阻滞，提示抗癌膏通过抑制癌细胞增殖起到抗癌作用。

3. 对化疗的毒副作用的影响

有人将天灸膏（由麝香、淫羊藿、三七、黄芪、辣椒组成，按 1∶20∶20∶20∶40 比例调配）贴敷于右腋皮下接种 Lewis 肺癌瘤株的荷瘤小鼠的"肾俞"穴，每日治疗 2 次，以局部红赤、不起泡为度，共治疗 11 次。各组均在造模后第 14 日取材。观察天灸后各组小鼠净体质量变化、瘤质量、抑瘤率，以及天灸对化疗小鼠骨髓有核细胞、外周血白细胞的影响，发现天灸加化疗有减轻小鼠体质量下降的趋势，瘤质量明显降低，抑瘤率升高，外周白细胞数目明显上升，骨髓有核细胞数目亦明显升高。提示天灸膏有抗肿瘤作用，可减轻化疗的毒副作用。

参考文献

1. 杨洁红，白海波，蔡宇，等 . 川芎提取物穴位贴敷对大鼠大脑中动脉局灶性缺血的保护作用 . 中国中医急症，2004，13（8）：528－529.

2. Murdoch J，Hall R. Brain protraction. physiological and pharmacological consideration part I. The physiology of brain injury. Can J Anesth，1990，37：663.

3. 杨洁红，白海波，万海同，等 . 川芎提取物穴位贴敷对大鼠脑缺血再灌注损伤的保护作用 . 中国中医药信息杂志，2004，11（9）：778－779.

4. 赵基 . t－PA、PAI 的基础与临床 . 国外医学：生理病理学与临床分册，1988，8（3）：1156.

5. 杨洁红，白海波，万海同，等 . 川芎提取物穴位贴敷对脑缺血再灌注损伤大鼠 t－PA 与 PAI 活性的影响 . 中国医药学报，2004，9（9）：526－528.

6. 李求实，王升旭 . 刺五加总苷穴位贴敷抗睡眠剥夺作用的实验研究 . 华南国防医学杂志，2002，16（2）：11－14.

7. 窦伟，赵忠新，黄流清 . 睡眠限制对机体的影响 . 中华神经医学杂志，2005，4（7）：748－751.

8. 温瑞丽，王升旭，李求实 . 刺五加总苷神阙穴贴敷抗睡眠剥夺的研究 . 上海针灸杂志，2006，25（6）：3－5.

9. 章茜，阎艳琴，乔鹏 . 部分睡眠剥夺对大鼠免疫功能的影响 . 河南医科大学学报，2001，36（5）：559－560.

10. 刘长云，周建光，季红光，等 . 睡眠剥夺对机体免疫功能的影响 . 中国行为医学科学，2002，11（5）：599－600.

11. 石娜, 王升旭, 黄泳, 等. 神阙穴外贴大蒜膏对抗睡眠剥夺所致疲劳的作用. 山东中医杂志, 2005, 24 (12): 721 – 722.

12. 汪司右, 殷之放. 穴位贴敷治疗高血压病的血流动力学研究. 上海针灸杂志, 1999, 18 (4): 8 – 9.

13. 何兴伟. 白芥子泥穴位贴敷法治疗高血压病的临床疗效和机理探讨. 江西中医学院学报, 1994, 6 (1): 21 – 24.

14. 陈琼, 周逸平. 针刺对高血压病患者血液流变学的影响. 针灸临床杂志, 1995, 11 (8): 28.

15. 张英英. 艾灸对老年人血液流变性及红细胞变形能力的影响. 上海针灸杂志, 1997, 16 (3): 3 – 4.

16. 顾力华, 周端. 纳米穴位磁贴治疗原发性高血压病的临床及实验研究. 辽宁中医药大学学报, 2007, 9 (6): 172 – 174.

17. Needleman, etal. Identification of an enzyme in platelet microsomes which generates thromboxane A2 from prostaglandin endoperoxides. Nature, 1976, 261: 558.

18. Moneada s, et al. An enzgme isolated from arteries transforms prostagland in end operoxides to an unstable substance that in hibies platelet agre. 1976, 263: 663.

19. 戴居云, 王子芳. 丹芪益心贴对冠心病心绞痛患者血浆 TXA_2 和 PGI_2 水平的影响. 上海中医药大学学报, 1998, 12 (2): 27 – 28.

20. 韩亚男, 李鼎. 中药穴位贴敷对心肌缺血大鼠心肌酶的影响. 上海中医药大学学报, 2001, 15 (3): 58 – 59.

21. 刘俊岭, 罗明富, 王志英, 等. "心俞"-"厥阴俞"贴敷强心卡帖对家兔心肌缺血时心脏功能活动的影响研究. 中国自然医学杂志, 2005, 7 (3): 217 – 221.

22. 刘俊岭, 罗明富, 王友京, 等. "心俞"-"厥阴俞"穴位贴敷对实验性动粥样硬化及高脂血症疗效的观察. 针刺研究, 2004, 29 (2): 111 – 118.

23. 张毅敏. 穴位贴敷对哮喘豚鼠外周血及支气管组织 EOS 的影响. 湖南中医学院学报, 2006, 26 (3): 1 – 3.

24. 王明明, 陈四文, 汪受传. 中药穴位贴敷对幼龄哮喘豚鼠血清超氧化物歧化酶、丙二醛和白细胞介素 – 5 的影响. 北京中医药大学学报, 2005, 12 (1): 1 – 3.

25. 闵亮, 沈慧风, 李鹤. 中药外敷对哮喘豚鼠肺组织中受体水平的影响. 成都中医药大学学报, 2002, 25 (3): 39.

26. 李月梅, 庄礼兴, 赖新生, 等. 辨证贴药对过敏性哮喘患者 IL – 5 及 ECP 的影响. 中国针灸, 2002, 22 (2): 119.

27. 赖新生, 唐纯志, 杨君军. 穴位贴敷对哮喘豚鼠血清 E、P 选择素水平的影响. 针刺研究, 2005, 30 (4): 219 – 223.

28. 张毅敏. 穴位敷贴对哮喘豚鼠嗜酸性粒细胞凋亡及其调控基因的影响. 北京中医药大学学报, 2006, 29 (6): 393 – 395.

29. 壮健, 孙秀芳, 徐孝萍, 等. 消喘膏贴敷对哮喘豚鼠 TH_1/TH_2 类细胞因子的影响. 四川中医, 2003, 6 (21): 131.

30. 成建山. 中医外治的现状与展望. 中医药杂志, 1992, 33 (12): 40.

31. 赵立岩. 经络学说在中药透皮治疗中的作用. 中国针灸, 1998, (6): 335 – 337.

32. 曾征, 刘雨星, 代勇. 穴位贴敷对实验性慢性支气管炎病理形态学的影响. 成都中医药大学学报, 1999, 22 (3): 39 – 41.

33. 秦亮甫, 沈惠风, 沈蓉, 等. 秦氏哮喘膏贴敷对豚鼠哮喘的治疗研究. 上海第二医科大学学报,

1999, 19 (1): 50.

34. 狄留庆, 许惠琴, 王维, 等. 穴贴定喘膏的平喘作用研究. 南京中医药大学学报, 2002, 18 (3): 161.

35. 张小平, 李素莉, 杨卉, 等. 哮喘膏穴贴治疗小儿支气管哮喘的疗效观察. 中国中医药信息杂志, 2003, 10 (9): 49.

36. 邓丽莎, 曾莺. 代温灸膏天灸对哮喘儿童肺通气功能的调整作用. 广州中医药大学学报, 2003, 20 (2): 127.

37. 何丽, 郭盛, 熊先敏, 等. 中药穴位贴敷治疗小儿哮喘79例临床研究. 江苏中医药, 2003, 24 (3): 65.

38. 褚东宁, 楼金吐, 贾桂变, 等. 咳喘巴布膏治疗支气管哮喘缓解期的临床与实验研究. 中国中西医结合急救杂志, 2003, 11 (2): 70.

39. 陈铭, 蔡宗敏, 卢希玲, 等. 节气灸与支气管哮喘肺功能变化关系初探. 中国针灸, 2000, 3 (2): 155.

40. 闵亮, 李鹤. 中药循经贴敷抗豚鼠实验性哮喘的作用机理初探. 上海医药, 2001, 22 (9): 417.

41. 壮健, 顾国平, 罗洪涛, 等. 消喘膏贴敷对哮喘豚鼠气道炎症的影响. 山东中医药大学学报, 2003, 27 (1): 66.

42. 李月梅, 赖新生, 苏宁. 穴位贴敷对哮喘豚鼠引喘潜伏期及肺组织病理变化的影响. 广州中医药大学学报, 2001, 18 (2): 137.

43. 崔小娜, 庄礼兴, 徐世芬. 三伏天灸与三伏针刺对免疫学影响的对比研究. 光明中医, 2007, 22 (6): 12 – 13.

44. 李杰, 王雪峰. 伏九贴膏的临床研究. 辽宁中医杂志, 2003, 30 (9): 727.

45. 张静, 于雪峰, 刘文华, 等. 伏九天中药穴位贴敷防治支气管哮喘临床观察. 辽宁中医杂志, 2001, 28 (4): 247.

46. 王淑伟, 尚德志, 罗永芬. 穴位贴敷对慢性支气管炎大鼠红细胞免疫功能的影响. 针刺研究, 1999, (1): 48 – 50.

47. 倪伟, 于素霞, 王宏长, 等. 穴位贴敷疗法治疗寒型哮喘. 上海针灸杂志, 2001, 20 (3): 10.

48. 陈喆, 赖新生. 穴位贴敷对过敏性哮喘豚鼠ET、IL – 2的影响. 上海针灸杂志, 2003, 22 (9): 23.

49. 王萍, 许惠琴, 狄留庆. 穴贴定喘膏对过敏性哮喘豚鼠IL – 3、IL – 5和IgE的影响. 江苏药学与临床研究, 2003, 11 (5): 19.

50. 唐纯志, 赖新生, 张毅敏. 穴位贴敷对哮喘豚鼠转化生长因子 – β1影响的实验研究. 新中医, 2005, 37 (4): 94 – 95.

51. 沈惠风, 闵亮, 李鹤, 等. 中药透皮疗法对哮喘豚鼠肺M受体的影响. 安徽中医学院学报, 2002, 21 (2): 47.

52. 沈惠风, 闵亮, 李鹤, 等. 中药外敷治疗哮喘对β受体的影响. 中国临床医学杂志, 2003, 12 (4): 212.

53. 赖新生, 李月梅, 张家维. 天灸对哮喘患者血清可溶性IL – 2受体及T淋巴细胞亚群的影响. 中国针灸, 2000, (1): 33.

54. 赖新生, 李月梅, 陈芝喜. 穴位贴敷对过敏性哮喘豚鼠血浆及支气管肺泡灌洗液前列腺素 $F_{2\alpha}$、E_2的影响. 中国中西医结合杂志, 1999, 19: 93 – 94.

55. 王忆勤, 朱瑞群. 中药贴敷治疗哮喘的动物实验研究. 上海中医药杂志, 1997, (6): 42 – 45.

56. 陈劼, 岳延荣, 赖新生. 穴位贴敷对变态反应性鼻炎小鼠鼻黏膜病理学变化的影响. 广州中医药

上篇　第六章　穴位贴敷疗法的现代研究

大学学报，2006，23（6）：518 - 521.

57. 陈劼，赖新生，唐纯志．穴位贴敷对过敏性鼻炎小鼠腹腔肥大细胞脱颗粒影响的实验研究．上海针灸杂志，2007，26（12）：42 - 45.

58. 章珍珍，田从豁．穴位贴敷治疗鼻鼽（过敏性鼻炎）的临床研究．北京：中国中医科学院，1984.

59. 第二次全国中医肾病专题学术讨论会．慢性原发性肾小球疾病中医辨证分型试行方案．陕西中医，1988，9（1）：4.

60. 林静，薄爱华，姚希贤，等．胃泌素、生长抑素和 5 - 羟色胺与慢性萎缩性胃炎病变关系的研究．胃肠病学和肝病学杂志，1996，5（4）：275.

61. 张桂兰．穴位贴敷对慢性萎缩性胃炎大鼠胃肠激素影响的实验研究．河南中医学院学报，2007，3（22）：21 - 22.

62. 赵欣纪，高希言，任珊．穴位贴敷对慢性萎缩性胃炎大鼠胃黏膜屏障功能的影响．河南中医学院学报，2005，2（20）：20 - 22.

63. 张桂兰，高希言，赵欣纪．穴位贴敷对慢性萎缩性胃炎大鼠胃黏膜血流量、前列腺素 E_2 的影响．河南中医学院学报，2007，1（22）：38 - 40.

64. 桑凤梅，孙六合．中药穴位贴敷抗小鼠艾氏腹水癌作用的实验研究．河南中医，2002，22（2）：18 - 19.

65. 田建辉，田建和，祝宝刚．抗癌腹水膏穴位贴敷对小鼠艾氏腹水癌 SIL - 2R 水平的影响．中医外治杂志，2001，10（2）：6 - 7.

66. 刘运霞，郜海生，田建辉．抗癌腹水膏穴位贴敷对艾氏腹水癌小鼠外周血 TNF 杀伤活性的影响．中医研究，2001，14（3）：9 - 11.

67. 龙振洲．医学免疫学．第 2 版．北京：人民卫生出版社，1997.

68. 王裕发，陈霞芳，巫协宁．可溶性白介素 - 2 受体在肿瘤诊断治疗中的价值．上海医学，1993，16（2）：1121.

69. 彭永麟．血液病患者血清可溶性白介素受体水平及其临床意义．实验血液学杂志，1996，6（17）：661.

70. 王颖，李学武，赵立岩．天灸对肺癌小鼠骨髓有核细胞和外周白细胞的影响和其抗肿瘤作用．中国临床康复，2006，10（11）：132 - 134.

71. 田水，周艳丽．"治癌灵"穴贴及针刺对 H22 肝癌小鼠 HGF 表达的影响．辽宁中医药大学学报，2007，9（5）：173 - 175.

72. 曹玉，王芳，韩锐．肝细胞生长因子在肿瘤侵袭转移中的作用．国外医学：肿瘤学分册，2003，30（1）：10.

73. Weimar I S, Jong D, Muller E J, et al. Hepatocyte growth factor/scatter factor promotes adhesion of lymphoma cells toextracellular matrix molecules via α4β1 and α5β1 integrins. Blood，1997，89（3）：900 - 1000.

74. 孙六合，杨庆有．抗癌膏穴位贴敷对 Lewis 肺癌模型小鼠癌细胞周期移行的影响．中国针灸，2000，22（9）：625 - 627.

75. 孙六合，王燕．抗癌膏穴贴对荷瘤小鼠脾 NK 细胞、IL - 2 活性的影响．北京中医杂志，2002，21（2）：117 - 119.

76. 刘云山，周学瀛．骨钙素分子生物学研究进展．国外医学：内分泌学分册，1995，15（3）：124 - 127.

77. 叶天申，蒋松鹤，谢文霞．不同组合穴位涂敷对大鼠佐剂性关节炎的疗效比较．针刺研究，28

（2）：132 – 132.

78. 方剑乔，刘金洪，赵天征．斑蝥穴位贴敷治疗小鼠胶原性关节炎的初步观察．浙江中医学院学报，2000，24（1）：72 – 73.

79. 方剑乔，吴翔，刘琼．雷马贴膏穴位贴敷对大鼠胶原性关节炎治疗作用的实验研究．中国中医药科技，2006，13（4）：226 – 227.

80. 艾双春，杨莉，廖方正．神阙穴贴敷对原发性骨质疏松症骨钙素的影响．上海针灸杂志，2003，22（3）：39 – 40.

第七章 穴位贴敷疗法目前存在的问题和开发前景

一、存在问题

穴贴给药是一种古老的给药方式，最早见于《五十二病方》，清代名医徐灵胎云："用膏贴之，闭塞其气，使药性从毛孔而入其腠理，通经贯络，或提而出之，或攻而散之，较之服药尤有力，此至妙之法也。"吴尚先在《理瀹骈文》中记载："病在外者贴敷局部，病在内者贴敷要穴。"通过近15年的文献研究不难发现，目前穴位贴敷疗法仍然被广泛地研究与应用。中医的经络学说是中药透皮治疗的主要理论基础，经络腧穴具有对药物的外敏性、放大性、储存性和整体调节性，中药透皮治疗的选穴方法有其本身特点和规律性，正确地选择透皮治疗的腧穴，直接影响疗效。取穴方法基本为局部取穴、四肢取穴，并根据皮肤结构特点选择透皮治疗的穴位。古老的中药外治法在选择腧穴上也注意到了这一点，即选择皮肤角质层较薄的穴位进行透皮治疗，具有代表性的几个部位都有这一特点，如前面介绍的神阙穴、俞募穴、手足心穴等，临床多用神阙、涌泉。除了上述的特点外，中医传统理论认为脐为先天之结蒂，后天之气舍，介于中、下焦之间，又是肾间动气之处，故与脾、胃、肾的关系密切。同时，神阙为任脉穴，又为冲脉循行之地，冲为经脉之海，内连十一经脉、五脏六腑，外用药物通过脐眼吸收，能通过脐部的经络循行速达病所，起到疏通经络、调达脏腑、通经贯络而作用于全身的作用。涌泉为足少阴肾经的井穴，肾经经气始发之处，病在脏者取之井，故刺激此穴有强肾固本之功。另一方面，从药物的选择上看，不论是单味药还是成方都离不开一些辛味芳香的药物，这是因为这类药物不仅有其特定的药物作用，还因这类药物具有透皮作用，透皮吸收早被古代医家所重视。现在国外不少研究机构受中药促透药物大多含挥发油、芳香成分的启发，从含这类成分的植物中进行提取、研制，比从几万个化学合成式中逐个筛选进行实验大大浓缩了空间，且效益匪浅。中药促透剂还具有促渗、治疗的双重作用，如薄荷具有清凉、止痛之功，丁香、肉桂有温中、散寒、止痛的作用，川芎可扩张血管，醋能与中药的生物碱结合成盐类，更易水溶、渗透。合成药因其毒副作用大，使药业界开发新药的目标转向天然药。促渗药物也是如此，如二甲基亚砜，因能引起皮肤红肿，而且气味恶臭，在美国已被停用，中药的芳香药因此而受到世界开发促渗药物者的关注。我们可以看到，随着中药提取技术、剂型以及辅料的改进与发展，结合中医传统辨证论治及经络腧穴理论，使得穴贴给药在治疗范围、治疗效果上都有了扩大和提高。但是，笔者认为目前还存在以下几个问题：

（1）实验方法不规范，研究多未遵循循证医学原则，多为经验方，多为前后自身对照，对照组选用非公认药物及方法；治疗组多为多种疗法，不能充分说明穴位贴敷的治疗作用；诊断及疗效判定标准不统一。

（2）穴位选择不规范，同种疾病选用不同穴位或选穴太多。

（3）方药选择不规范，多为自拟方，穴贴制备复杂，生物利用度低，疗效易受制备效果的影响，且重复性差。

（4）近年来对哮喘、中风、肝胆病以及癌症的实验研究有所发展，但其他疾病的实验研究较临床研究有所滞后。

（5）穴贴的副作用及药物的副作用系统研究较少。

今后研究严格按照循证医学的方法进行，选择公认的药物及疗法进行对照研究；采用统一的诊断及疗效判定标准；采用多中心、大样本及规范选穴及统一药物治疗；实验研究应在远期疗效及作用机理方面进行深入研究；改进制作工艺，充分利用现代生物技术的提取及吸收技术，提高穴贴的临床疗效。

二、开发前景

穴位贴敷疗法在发挥药物治疗作用的同时，发挥了经络腧穴对人体的调节功能，是二者相互协同、相互激发和迭加的结果，较单纯用药、针灸均有一定的优势。另外，药物（小剂量）作用于腧穴，通过经络、气血使其直达病所，可产生相对较强的治疗结果，同时避免了肠胃、静脉、肌肉等途径给药因较大剂量而产生的药物毒副作用和抗药性的弊端。穴位贴敷给药的局限在于丸、散、膏、糊制剂中药物的溶解率不高，加之药物的有效成分又很难迅速、充分地透皮、透穴，被经络吸收利用，限制药效的发挥。此外，由于人们对经络的实质、腧穴的结构基础及它们接受药物刺激引起强大效应的机制和途径缺乏足够的了解，从而限制了穴位贴敷疗法的进一步研究应用，不能充分利用药物准确有效地作用于经络、腧穴，其有效性和可靠性难以确认和提高。

因此，为了中医学走向世界，不仅需要剂型与制作工艺的改革，而且要求其疗效更迅速，使用更清洁、方便，才能有强大的生命力。应加强基础研究，注重穴位贴敷药物的体外经皮渗透性研究，并筛选出疗效好、易吸收的药物和剂型，借鉴西医透皮吸收治疗的新技术、新方法，制作高效、新型的外用贴敷药物，将会有广泛的市场前景。

中篇　贴敷常用膏药

凡病多从外入，故医有外治法。经文内取外取并列，未尝教人专用内治也……矧上用嚏，中用填，下用坐，尤捷于内服。

——《理瀹骈文·略言》

■ 第八章 常用贴敷中药 ■

1. 辛温解表药

药名	性味	归经	功　能
麻黄	辛、微苦，温	肺、膀胱	1. 发汗解表：外感风寒表实证（麻黄汤） 2. 平喘止咳：风寒外束、肺气壅遏喘咳证（三拗汤、小青龙汤、麻杏石甘汤） 3. 利水消肿：水肿兼有表证（越婢加术汤） 4. 温散寒邪：风湿痹痛（麻黄杏仁薏苡甘草汤）；阴疽证（阳和汤） 注：生用发汗力强，蜜炙发汗力弱，有润肺之功，故发汗解表生用，平喘止咳多炙用，本品发汗开肺之力较强，故用量不宜过大
桂枝	辛、甘，温	心、肺、膀胱	1. 发汗解表：风寒表虚证（桂枝汤）；风寒表实证（麻黄汤）；风寒湿痹证（桂枝附子汤、甘草附子汤） 2. 温经通阳：痰饮证（苓桂术甘汤）；水肿及小便不利证（五苓散）；胸痹心悸（枳实薤白桂枝汤、炙甘草汤）；月经不调；经闭；痛经（温经汤）；癥瘕（桂枝茯苓丸）等证
紫苏叶	辛，温	肺、脾	1. 发表散寒：外感风寒证（杏苏散、香苏散） 2. 行气宽中：脾胃气滞证（藿香正气散） 3. 安胎：胎动不安证 4. 解鱼蟹毒：鱼蟹毒引起的腹痛吐泻证
苏梗	辛、甘，微温	肺、脾、胃	宽胸利膈，顺气安胎：胸腹气滞，痞闷作胀及胎动不安，腹胁胀痛
生姜	辛，微温	肺、脾	1. 发汗解表：外感风寒表证（桂枝汤） 2. 温中止呕：胃寒呕吐证（小半夏汤） 3. 温肺止咳：风寒咳嗽痰多证（杏苏散、止嗽散） 4. 解毒：解鱼蟹及半夏、天南星毒
生姜皮	辛、凉	肺、脾、胃	和中利水，消肿：水肿小便不利（五皮散）
香薷	辛，微温	肺、胃	1. 发汗解表：暑季乘凉外感风寒证（香薷散） 2. 和中化湿：夏季饮冷内伤于湿证（香薷散） 3. 利水消肿：水肿小便不利证（香薷术丸）

药名	性味	归经	功　能
荆芥	辛，微温	肺、肝	1. 祛风解表：外感风寒或风热证（荆防败毒散、银翘散） 2. 祛风止痒：产后冒风发痉证（华佗愈风散） 3. 祛风透疹：麻疹透发不畅；风疹瘙痒证（竹叶柳蒡汤） 4. 疗疮：疮疡初起兼有表证（牛蒡解肌汤） 5. 炒炭止血：吐、衄、尿血（小蓟饮子）；便血（槐花散）；诸种出血及崩漏证（胶艾汤） 注：无汗生用，有汗炒用，止血炒炭
防风	辛、甘，微温	膀胱、肝、脾	1. 祛风解表：外感风寒或风热表证；风疹瘙痒证 2. 胜湿止痛：风寒湿痹证（蠲痹汤） 3. 解痉：破伤风抽搐痉挛证（玉真散） 注：发表当生用，止血宜炒炭
羌活	辛、苦，温	膀胱、肾	1. 解表散寒：外感风寒或夹湿之头身痛证（九味羌活汤） 2. 祛风胜湿止痛：风寒湿痹证（蠲痹汤）
白芷	辛，温	肺、胃、脾	1. 祛风除湿，通窍止痛：外感风邪；头痛；眉棱骨痛；牙痛；鼻渊（九味羌活汤、都梁丸、川芎茶调散、苍耳散）；风湿痹痛；皮肤风湿瘙痒；妇女白带过多 2. 消肿排脓：疮疡肿毒（仙方活命饮）
藁本	辛，温	膀胱	1. 发表散寒：外感风寒头痛证 2. 祛风胜湿止痛：风寒湿痹痛证
苍耳子	辛、苦，温，有毒	肺、肝	散风湿，通鼻窍，止痛：鼻渊或风寒头痛（苍耳散）；风湿痹痛；风疹湿疹
辛夷	辛，温	肺、胃	1. 散风寒：风寒表证 2. 通鼻窍：鼻渊证
葱白	辛，温	肺、胃	1. 发汗解表：感冒风寒轻证（葱豉汤） 2. 散寒通阳：阴盛格阳证（白通汤） 3. 解毒散结：疮痈疔毒
胡荽	辛，温	肺、胃	1. 发汗透疹：麻疹透发不畅 2. 消食下气：开胃；调味

中国贴敷治疗学

2. 辛凉解表药

药名	性味	归经	功　能
薄荷	辛，凉	肝、肺	1. 疏散风热，清利头目：外感风热证；风热上攻之头痛；目赤证（桑菊饮、银翘散） 2. 利咽透疹：风热壅盛之咽喉肿痛（银翘散、六味汤）；麻疹透发不畅证 3. 疏解肝郁：肝气郁滞之胸闷；胁肋胀痛证（逍遥散） 4. 辟秽气：痧胀腹痛吐泻证（甘露消毒丹）
牛蒡子	辛、苦，寒	肺、胃	1. 疏风清热：外感风热；咽喉肿痛；发热咳嗽证（银翘散） 2. 解毒透疹：麻疹初期，疹出不畅；风热疹痒证（竹叶柳蒡汤） 3. 利咽散肿：热毒疮肿；咽痛；痄腮证（牛蒡解肌汤、普济消毒饮）
蝉蜕	甘，寒	肺、肝	1. 疏散风热：外感风热及温病初期发热音哑（桑菊饮） 2. 透疹止痒：麻疹透发不畅；风疹瘙痒（竹叶柳蒡汤） 3. 明目退翳：风热目赤或翳膜遮睛证（蝉菊散） 4. 息风止痉：肝经风热之小儿惊哭；破伤风证
淡豆豉	辛、甘、微苦，寒	肺、胃	1. 解表：外感风寒或风热证（葱豉汤、银翘散） 2. 除烦：胸中烦闷证（栀子豉汤） 注：用麻黄、紫苏等同制的，药性偏于辛温，适用于外感风寒之证；用桑叶、青蒿等同制的，药性偏于寒凉，适用于外感风热或温病初起之证
桑叶	苦、甘，寒	肺、肝	1. 疏散风热：外感风热证（桑菊饮） 2. 平肝明目：肝阳上亢头晕目眩（羚角钩藤汤），肝经实热或风热之目疾（桑麻丸） 3. 清肺润燥：燥热伤肺证（桑杏汤、清燥救肺汤） 4. 凉血止血：血热吐血证 注：一般多生用，指晒干的，若肺热燥咳宜蜜炙用
白菊花	辛、甘、苦，微寒	肺、肝	1. 疏风清热：感冒风热及温病初起之证（桑菊饮） 2. 平肝明目：肝经风热或肝阳上亢之目疾、头晕（杞菊地黄丸） 3. 解毒：疔疮肿毒（菊花甘草汤） 注：外感风热、清热明目和平肝多用白菊花，热证用白菊花
金菊花	辛、甘、苦，微寒	肺、肝	平肝明目：肝经风热或肝阳上亢之目疾、头晕 注：平肝明目用黄菊花，虚证、寒证者用黄菊花
蔓荆子	苦、辛，凉	肝、胃、膀胱	1. 疏散风热：外感风热之头昏、头痛；齿龈肿痛 2. 清利头目：风热目赤肿痛、多泪

药名	性味	归经	功　能
葛根	甘、辛，凉	脾、胃	1. 发表解肌：外感表证发热；头痛项强（葛根汤、柴葛解肌汤） 2. 透发麻疹：麻疹透发不畅（升麻葛根汤） 3. 解热生津：热病烦渴；内热消渴（玉泉丸） 4. 升阳止泻：湿热泻痢（葛根芩连汤）；脾虚久泻（七味白术散） 注：葛根有发表升阳的作用，为足阳明胃经的主药，可解肌退热，生津止渴
葛花	甘，平	胃	解酒醒脾：饮酒过度；头痛；发热；烦渴；胸膈饱胀；不思饮食；呕吐酸水等（葛花解醒汤）
柴胡	苦、辛，微寒	肝、胆	1. 和解退热：伤寒邪在少阳经（小柴胡汤、柴葛解肌汤） 2. 疏肝解郁：肝郁气滞之证（柴胡疏肝散） 3. 升举阳气：气虚下陷诸证（补中益气汤） 注：柴胡有发表升阳的作用，善治往来寒热，又能疏肝解郁
升麻	辛、甘，微寒	肺、脾、大肠、胃	1. 发表透疹：外感风热所致的头痛；麻疹透发不畅证（升麻葛根汤） 2. 消热解毒：热毒所致的多种病证（清胃散、牛蒡子汤） 3. 升阳举陷：中气虚弱或气虚下陷证（补中益气汤） 注：升举阳气多用炙升麻，升麻有发表升阳的作用，散肌表风邪，善升脾胃阳气，兼清热解毒
浮萍	辛，寒	肺、膀胱	1. 发汗解表：外感风热证 2. 透疹止痒：麻疹透发不畅；风疹皮肤瘙痒 3. 利水消肿：水肿兼表证
木贼	甘、苦，平	肺、肝、胆	1. 疏散风热，明目退翳：目疾或兼有风热表证者 2. 止血：便血；痔疮出血

3. 清热泻火药

药名	性味	归经	功　能
石膏	辛、甘，大寒	肺、胃	1. 清热泻火，除烦止渴：肺胃气分实热证（白虎汤、大青龙汤、化斑汤、清瘟败毒饮、白虎加人参汤、竹叶石膏汤、石膏汤）；肺热喘咳（麻杏石甘汤）；胃热呕吐（镇逆白虎汤）；胃火头痛；牙龈肿痛；口疮等（玉女煎） 2. 清热敛疮：煅石膏外用治疮溃不敛；湿疹；烫伤
知母	苦、甘，寒	肺、胃、肾	1. 清热泻火：肺胃实热证；高热烦渴（白虎汤） 2. 滋阴润燥：肺热肺燥咳嗽（二母散）；阴虚潮热（知柏地黄丸、大补阴丸）；津伤口渴；消渴证（玉液汤） 注：清泻实火生用，盐知母较长于清下焦虚热，本品性寒质滑，故脾胃虚寒，大便溏泻者忌用

药名	性味	归经	功　能
芦根	甘，寒	肺、胃	清热生津，止呕除烦：热病伤津（桑菊饮、银翘散）；烦热口渴（五汁饮）；胃热呕逆（芦根子饮）；肺热咳嗽
天花粉	苦、微甘，寒	肺、胃	1. 清热生津：热邪伤津之口干烦渴；消渴证（沙参麦冬汤、玉液汤）；肺热燥咳（射干兜铃汤） 2. 消肿排脓：痈肿疮疡（内消散、仙方活命饮、瓜蒌散、复元活血汤）
竹叶	甘、淡，寒	心、肺、胃	1. 清热除烦，生津：热病烦热口渴（竹叶石膏汤、清暑益气汤、银翘散）；心火上炎之口舌生疮（清宫汤） 2. 利尿：热淋；小便不利（导赤散）
栀子	苦，寒	心、肺、胃、三焦	1. 泻火除烦：热病心烦（越鞠丸、栀子豉汤、丹栀逍遥散）；高热烦躁（清瘟败毒饮、黄连解毒汤） 2. 清热利湿：湿热黄疸；小便短赤（茵陈蒿汤、栀子柏皮汤）；热淋（八正散）；血淋（小蓟饮子） 3. 凉血解毒：血热出血（十灰散）；痈肿疮毒；外用治扭挫伤 注：生栀子长于清热泻火，姜汁拌炒治烦呕，焦栀子及栀子炭常用于止血，栀子仁功善清心除烦，栀子皮兼清表热
夏枯草	苦、辛，寒	肝、胆	1. 清肝火：肝火上炎之目赤、头痛 2. 散郁结：瘰疬；瘿瘤 3. 降血压：高血压病
淡竹叶	甘、淡，寒	心、胃、小肠	1. 清热除烦：烦热口渴；口舌生疮 2. 利尿通淋：小便不利；淋涩疼痛
寒水石	咸，大寒	胃、肾	清热泻火：热在气分，大热烦渴（三石汤、紫雪），亦可外用治口疮、烫伤等
鸭跖草	甘、苦，寒	肺、胃、膀胱	1. 清热解毒：热病发热；咽喉肿痛；痈肿疮毒；毒蛇咬伤 2. 利尿通淋：热淋；水肿
谷精草	甘，平	肝、胃	疏散风热，明目退翳：目赤肿痛；羞明多泪；目生翳膜（谷精草汤）
密蒙花	甘，微寒	肝	清肝，明目，退翳：肝热目赤；羞明多泪；目昏生翳（密蒙花散）
青葙子	苦，微寒	肝	清肝泻火，明目退翳：肝火上炎之目赤肿痛、目生翳膜 注：青光眼及瞳孔散大者慎用

4. 清热燥湿药

药名	性味	归经	功　能
黄芩	苦，寒	肺、胆、胃、大肠	1. 清热燥湿：湿温（黄芩滑石汤）；黄疸；泻痢（葛根芩连汤）；热淋（火府丹、清心莲子饮） 2. 泻火解毒：气分实热（黄连解毒汤、小柴胡汤、九味羌活汤）；肺热咳嗽（清气化痰丸、小黄丸）；痈肿疮毒 3. 止血：血热吐衄；咳血；便血；崩漏 4. 安胎：胎热不安（当归散） 注：清热解毒用生黄芩，安胎炒用，清肺热多用酒芩，清肠热每用生品或子芩，炒炭多用于止血
黄连	苦，寒	心、肝、胃、大肠	1. 清热燥湿：湿热下痢（白头翁汤、大香连丸、芍药汤、葛根芩连汤、半夏泻心汤）；痞满（小陷胸汤）；呕吐（黄连橘皮竹茹半夏汤、左金丸）；泄泻 2. 泻火解毒：胃火牙痛（清胃散）；消渴；肝火胁痛（戊己丸）；心火烦躁不寐（朱砂安神丸、黄连阿胶汤）；神昏谵语（黄连解毒汤）；吐衄下血（泻心汤）；痈肿疮毒；耳目肿痛（黄连解毒汤） 注：生用长于泻火解毒燥湿，清心与大肠火，酒炒引药上行，并可缓和苦寒之性，姜汁及吴茱萸炒，则苦泄辛开，缓和其苦寒害胃之性，并增强降逆止呕作用，吴茱萸制又治肝郁化火证，猪胆汁炒，长于泻肝胆火，有黄芩治上焦、黄连治中焦、黄柏治下焦之说
黄柏	苦，寒	肾、膀胱、大肠	1. 清热燥湿：泻痢（白头翁汤）；黄疸（栀子柏皮汤）；带下（易黄汤）；热淋；足膝肿痛（三妙丸、虎潜丸） 2. 泻火解毒：疮疡肿毒（黄连解毒汤）；烧伤；湿疹 3. 清退虚热：阴虚发热（知柏地黄丸、大补阴丸、当归六黄汤） 注：生用，一般都是干的，泻实火清热毒，盐黄柏，用盐水炒，泻肾火清虚热；炒炭止血
龙胆草	苦，寒	肝、胆、胃	1. 清热燥湿：湿热黄疸；阴肿阴痒；带下；湿疹 2. 泻肝定惊：高热惊厥（凉惊丸）；肝火胁痛；头痛；口苦；目赤；耳聋（龙胆泻肝汤）
苦参	苦，寒	心、肝、胃、大肠、膀胱	1. 清热燥湿：黄疸；泻痢（香参丸）；带下；阴痒 2. 祛风杀虫：皮肤瘙痒（消风散）；脓疱疮；疥癣；麻风 3. 利尿：小便不利；灼热涩痛（当归贝母苦参丸）
马尾连	苦，寒	心、肺、大肠	1. 清热燥湿：泻痢；黄疸 2. 泻火解毒：热病烦躁；肺热咳嗽；痈肿疮毒；目赤肿痛
十大功劳	苦，寒	肝、胃、大肠	1. 清热燥湿：泻痢；黄疸；湿疹；目赤肿痛 2. 凉血退蒸：肺痨咳嗽；咳血吐血；骨蒸潮热

5. 清热凉血药

药名	性味	归经	功　能
水牛角	苦、咸，寒	心、肝、胃	1. 凉血止血：血热吐衄（犀角地黄汤） 2. 解毒化斑：热毒炽盛；斑疹紫暗（化斑汤、犀角大青汤） 3. 安神定惊：邪入营血；神昏谵语；惊厥抽搐（清营汤、清宫汤、紫雪、至宝丹）
生地黄	甘、苦，寒	心、肝、肾	1. 清热凉血：温热病热入营血（清营汤）；热迫血溢之出血证（四生丸、犀角地黄汤、消风散） 2. 养阴生津：热病伤阴（益胃汤、青蒿鳖甲汤、增液汤）；消渴证；肠燥便秘 注：细生地黄滋阴力较弱，但不甚滋腻，大生地黄滋阴之力较强，生地黄酒炒可减弱寒凉腻滞之性，炒炭多用于止血
玄参	苦、甘、咸，寒	肺、胃、肾	1. 清热养阴：热入营分；伤阴口干（清营汤、清宫汤）；肺燥干咳（百合固金汤） 2. 解毒散结：热病发斑（化斑汤、玄参升麻汤）；咽喉肿痛（玄麦甘桔汤、养阴清肺汤）；痈肿疮毒（四妙勇安汤）；瘰疬痰核（消瘰丸）
牡丹皮	苦、辛、微寒	心、肝、肾	1. 清热凉血：血热发斑疹；吐衄（犀角地黄汤）；月经先期；经前发热（宣郁通经汤）；阴虚发热（青蒿鳖甲汤、丹栀逍遥散） 2. 活血散瘀：血滞经闭（桂枝茯苓丸）；癥积；外伤内痈（大黄牡丹皮汤） 注：生用长于清热凉血，酒炒长于活血散瘀，炒炭多用于止血
赤芍	苦，微寒	肝	1. 清热凉血：血热发斑疹及吐衄（犀角地黄汤）；热淋；血淋 2. 祛瘀止痛：血滞经闭（滋血汤）；痛经；跌打损伤（血府逐瘀汤、膈下逐瘀汤、通窍活血汤、补阳还五汤）；痈肿（仙方活命饮）
紫草	苦，寒	心、肝	1. 凉血活血透疹：麻疹不透；温热病发斑疹（紫草快斑汤、紫草消毒饮） 2. 解毒疗疮：疮疡；湿疹；阴痒；烫伤（生肌玉红膏）

6. 清热解毒药

药名	性味	归经	功　能
金银花	甘，寒	肺、胃、大肠	清热解毒：外感风热或温病初起（银翘散）；暑热（清络饮、清营汤）；外疡内痈（五味消毒饮、仙方活命饮、清肠饮、四妙勇安汤）；热毒泻痢 注：通常生用，解表轻用，解毒宜重用，银花炭用于治疗血痢及便血
忍冬藤	甘，寒	肺、胃、大肠	性味及功效均与金银花相似，尤多用于痈肿疮毒，又能祛风湿通经络，可用于风湿热痹，以及皮肤风痒，但疏散风热表邪的作用较弱
连翘	苦，微寒	肺、心、胆	1. 清热解毒：外感风热或温病初起（银翘散、桑菊饮、清宫汤） 2. 消痈散结：外疡内痈；瘰疬（消瘰丸）；痰核；喉痹
蒲公英	苦、甘，寒	肝、胃	1. 清热解毒：痈肿疮疡（五味消毒饮）；乳痈；肠痈；喉痹；目赤肿痛 2. 利湿通淋：湿热黄疸；热淋
紫花地丁	苦、辛，寒	心、肝	清热解毒：疔疮；痈肿；丹毒（五味消毒饮、顾步汤）；毒蛇咬伤；目赤肿痛 注：阴证疮疡慎用
大青叶	苦，大寒	心、肺、胃	1. 清热解毒：外感风热或温病初起；口疮；喉痹 2. 凉血消斑：血热发斑；丹毒；吐衄（犀角大青汤）
板蓝根	苦，寒	心、胃	清热解毒：热毒壅盛；温热病气血两燔；发热；喉痛；斑疹；大头瘟（普济消毒饮）；痈肿疮毒
青黛	咸，寒	肝、肺、胃	1. 清热解毒：肝热惊搐（凉惊丸、当归龙荟丸）；热咳痰稠（青蛤丸、黛蛤散、青黛海石丸）；湿疹；口疮 2. 凉血散肿：血热发斑及吐衄（青黛石膏汤）；痄腮；疮痈
穿心莲	苦，寒	肝、胃、大肠、小肠	1. 清热解毒：温病初起；肺热喘咳；喉痹；痈肿；蛇伤 2. 燥湿止痢：泻痢；热淋；湿疹
牛黄	苦，凉	肝、心	1. 清热解毒：咽喉肿痛；溃烂；口舌生疮（牛黄解毒丸）；痈疽疔毒（犀黄丸） 2. 息风止痉：温热病；小儿惊风；壮热神昏；痉厥抽搐（至宝丹、安宫牛黄丸）；癫痫（牛黄散） 3. 豁痰开窍：中风昏迷（牛黄散）

药名	性味	归经	功　能
蚤休 （七叶一 枝花）	苦，微 寒，有 小毒	肝	1. 清热解毒，消肿止痛：痈肿疮毒；虫蛇咬伤；外伤出血；瘀肿 　疼痛 2. 息风定惊：肝热生风；惊风；癫痫
拳参	苦，凉	肝、胃、 大肠	清热解毒利湿：湿热泻痢；热毒痈肿；口舌生疮；水肿；兼治血热 吐衄
半边莲	辛，寒	心、小 肠、肺	1. 清热解毒：毒蛇咬伤；蜂蝎刺螫；痈肿疔毒 2. 利水消肿：水肿；鼓胀
垂盆草	甘、淡、 微酸，凉	肝、胆、 小肠	1. 清热解毒：痈疽疮疡；毒蛇咬伤；烫伤；喉痹 2. 利湿退黄：湿热黄疸
土茯苓	甘、淡， 平	肝、胃	清热解毒，除湿，利关节：梅毒；痈疖；湿疹；热淋
鱼腥草	辛，微寒	肺	1. 清热解毒，排脓：肺痈；疮痈 2. 利尿通淋：热淋；小便涩痛
射干	苦，寒	肺	1. 清热解毒：咽喉肿痛（射干消毒饮） 2. 祛痰利咽：痰盛咳喘（射干兜铃汤、射干麻黄汤）
山豆根	苦，寒	肺	清热解毒，利咽散肿：咽喉肿痛（清凉散）；痈肿；癌瘤
马勃	辛，平	肺	1. 清肺，利咽，解毒：咽喉肿痛（射干汤）；咳嗽失音（普济消毒饮） 2. 止血：吐血；衄血；外伤出血
马齿苋	酸，寒	大肠、肝	1. 清热解毒凉血：湿热泻痢；热毒痈疖；赤白带下 2. 止血通淋：崩漏；血淋；热淋
白头翁	苦，寒	大肠	清热解毒凉血：热毒泻痢脓血（白头翁汤）；瘰疬；痔疮；疟疾
秦皮	苦，寒	肝、胆、 大肠	1. 清热解毒燥湿：湿热泻痢（白头翁汤）；湿热带下 2. 清肝明目：目赤肿痛；生翳 3. 平喘止咳：肺热喘咳
鸦胆子	苦，寒	大肠、肝	1. 清热解毒，截疟治痢：疟疾；痢疾；肿瘤 2. 腐蚀赘疣：瘊疣；鸡眼（至圣丹）
红藤	苦，平	大肠	1. 清热解毒：肠痈（红藤煎）；痈肿 2. 祛瘀止痛：风湿痹痛；跌打伤痛；妇女痛经
败酱草	辛、苦， 微寒	胃、大 肠、肝	1. 清热解毒，消痈排脓：肠痈（薏苡附子败酱散）；肺痈；疮痈肿毒 2. 祛瘀止痛：胸腹疼痛
白花蛇 舌草	微苦、 甘，寒	胃、小肠、 大肠	1. 清热解毒，消痈抗癌：痈肿疮毒；肠痈；咽喉肿痛；毒蛇咬伤；癌症 2. 利湿：热淋；小便不利

药名	性味	归经	功　能
熊胆	苦，寒	肝、胆、心	1. 清热解毒：热毒疮痈；痔疮肿痛；咽喉肿痛 2. 止痉：肝热生风；惊风；癫痫；子痫 3. 明目：目赤肿痛；翳障
白蔹	苦、辛，微寒	心、胃、肝	清热解毒，敛疮生肌：疮痈肿毒（白蔹散）；烧烫伤
白鲜皮	苦，寒	脾、胃	清热解毒，除湿止痒：湿热疮疹；皮肤瘙痒；黄疸；湿痹
漏芦	苦，寒	胃	清热解毒，消痈下乳：疮痈肿痛；乳痈初起；乳汁不下
山慈菇	辛，寒，有小毒	肝、胃	清热解毒，消痈散结：痈疽发背；疔肿恶疮；瘰疬结核（紫金锭）
四季青	苦、涩，寒	肺、心	清热解毒，凉血止血敛疮：烧伤；疮疡；下肢溃疡；湿疹；外伤出血
白毛夏枯草	苦，寒	肺、肝、心	1. 清热解毒：咽喉肿痛；痈肿疮疔；肺痈；肠痈 2. 祛痰止咳：肺热咳嗽 3. 凉血止血：咳血；衄血；外伤出血
绿豆	甘，寒	心、胃	1. 清热解毒：痈肿疮毒 2. 消暑止渴：暑热烦渴
肿节风	辛、苦，平	肝、大肠	1. 清热解毒：泻痢；肠痈；脓肿；癌症 2. 祛风止痛：风湿痹痛；跌打损伤；胃痛
半枝莲	辛、微苦，凉	肝、肺、胃	1. 清热解毒：肺痈；毒蛇咬伤 2. 利尿消肿：水肿；小便不利
金莲花	苦，寒	肺、心、胃	清热解毒：咽喉肿痛；口疮；目赤

7. 清虚热药

药名	性味	归经	功　能
青蒿	苦、辛，寒	肝、胆、胃	1. 清热截疟：疟疾寒热（蒿芩清胆汤） 2. 退虚热：阴虚发热，无汗骨蒸（清骨散） 3. 凉血：夜热早凉（青蒿鳖甲汤） 4. 解暑：暑热外感
白薇	苦、咸，寒	胃、肝	1. 清热凉血：邪入营血；久热不退；阴虚内热（白薇汤）；阴虚外感发热（加减葳蕤汤） 2. 利尿通淋：热淋；血淋 3. 热毒疗疮：疮痈肿痛；咽喉肿痛

药名	性味	归经	功　能
地骨皮	甘、淡，寒	肺、肾	1. 凉血退蒸：阴虚血热；骨蒸潮热；小儿疳热（地骨皮散、清骨散）；血热吐衄；消渴 2. 清泻肺热：肺热咳喘（泻白散）
银柴胡	甘，微寒	肝、胃	退虚热，清疳热：阴虚发热；骨蒸盗汗（清骨散）；小儿疳热；外感风寒 注：银柴胡与柴胡均能退热，不同的是，银柴胡能凉血除蒸，退虚热，除疳热，略兼益阴，善治阴虚发热、骨蒸劳热及小儿疳热等证，多以虚热为治；而柴胡能发表退热，善治邪在足少阳胆经往来寒热、外感高热及疟疾寒热等证，多以实热为治。此外，柴胡又能疏肝解郁，升举清阳，而银柴胡则不能
胡黄连	苦，寒	心、肝、胃、大肠	1. 退虚热，除疳热：阴虚发热；骨蒸潮热（清骨散）；小儿疳热（肥儿丸） 2. 清湿热：泻痢；痔疮

8. 泻下药

药名	性味	归经	功　能
大黄	苦，寒	脾、胃、大肠、肝、心	1. 泻下攻积：积滞实证（大承气汤、麻子仁丸、黄龙汤、增液承气汤、温脾汤）；痢疾（大黄汤） 2. 泻火：实火头痛；目赤；咽痛；口疮（凉膈散）；热性出血（泻心汤） 3. 清热解毒：热毒疮疡（双解贵金丸、如意黄金散）；烧伤；肠痈（大黄牡丹皮汤） 4. 活血祛瘀：经闭；产后恶露不下；癥瘕；跌打损伤（桃核承气汤、抵当汤、下瘀血汤） 5. 利水，清化湿热：水肿（己椒苈黄丸、大陷胸汤）；黄疸（茵陈蒿汤）；淋证（八正散）
芒硝	咸、苦，寒	肺、胃、大肠	1. 泻下软坚：热结便秘（大承气汤、硝朴通结汤） 2. 清热泻火：外感热病（凉膈散）；痰热之咳嗽；臂痛；癫狂（节斋化痰丸、茯苓丸）；痈肿；丹毒；咽痛；口疮（冰硼散）；牙龈肿痛 注：哺乳妇女患乳痈外敷时，见效即停用
番泻叶	甘、苦，寒	大肠	泻下清热：实积便秘
芦荟	苦，寒	肝、大肠	1. 泻下：热结便秘（更衣丸） 2. 清肝火：肝经实火证（当归龙荟丸） 3. 杀虫：小儿疳积（肥儿丸）；顽癣（外用）

药名	性味	归经	功　　能
巴豆	辛，热，有毒	胃、大肠	1. 泻寒积：寒积便秘（三物备急丸）；小儿乳食停积 2. 逐水：大腹水肿（含巴绛矾丸） 3. 祛痰：喉痹痰壅；肺痈（三物白散） 4. 炒炭止泻：寒性久泻 5. 外用蚀疮、杀虫：痈肿；恶疮疥癣

9. 润下药

药名	性味	归经	功　　能
火麻仁	甘，平	脾、胃、大肠	1. 润肠通便：肠燥便秘（麻子苏子粥、麻子仁丸） 2. 润燥杀虫：发落不生；疮癞
郁李仁	辛、苦、甘，平	脾、大肠、小肠	1. 润肠通便：肠燥便秘（五仁丸） 2. 利水消肿：水肿（郁李仁汤） 3. 咳嗽气逆：郁李仁煎

10. 峻下逐水药（中病即止）

药名	性味	归经	功　　能
甘遂	苦、甘，寒，有毒	肺、肾、大肠	1. 泻下逐水：水肿（腹水二气散、十枣汤）；胸胁停饮（控涎丹、大陷胸汤、甘遂通结汤） 2. 逐痰：风痰癫痫；癫狂（遂心丹） 注：生品毒性较大，应用制甘遂为宜
大戟	苦、辛，寒，有毒	脾、肾、大肠	1. 泻下逐水：水肿（大戟散、十枣汤、舟车丸）；腹水（大戟煎）；胸胁停饮 2. 消肿散结：痈肿疮毒；瘰疬
芫花	辛、苦，温，有毒	肺、肾、大肠	1. 泻下逐水：水肿；腹水；胸胁停饮（十枣汤、小消化丸、枳壳丸） 2. 祛痰止咳：咳嗽气喘 3. 杀虫、消痈：头疮；顽癣；痈肿
牵牛子	苦、辛，寒，有毒	肺、肾、大肠	1. 泻下利尿：水肿；腹水（禹功散） 2. 泻肺气，逐痰饮：痰湿壅肺之咳嗽气喘（牛黄夺命散） 3. 消积通便：食积；便秘 4. 驱虫：蛔虫病；绦虫病
商陆	苦，寒，有毒	肺、肾、大肠	1. 利尿逐水：水肿；腹水（疏凿饮子） 2. 消肿散结：痈肿（外用）

11. 祛风湿药

药名	性味	归经	功　能
独活	辛、苦，温	肝、肾、膀胱	1. 祛风湿，止痛：风湿痹痛（独活寄生汤）；少阴头痛（独活细辛汤）；皮肤湿痒 2. 解表：风寒表证兼有湿邪者（羌活胜湿汤）
威灵仙	辛、咸，温	膀胱	1. 祛风湿，通经络，止痹痛：风湿痹痛；筋脉拘挛（神应丸） 2. 治骨鲠：诸骨鲠咽
防己	苦、辛，寒	膀胱、肾、脾	1. 祛风湿，止痛：风湿痹痛（宣痹汤、防己汤） 2. 利水：水肿；脚气浮肿（己椒苈黄丸、防己黄芪汤、防己茯苓汤）
秦艽	苦、辛，微寒	胃、肝、胆	1. 祛风湿，通经络：风湿痹痛（独活寄生汤、大秦艽汤） 2. 清虚热：骨蒸潮热（秦艽鳖甲散）
豨莶草	苦，寒	肝、肾	1. 祛风湿，通经络：风湿痹证；麻木不遂（豨桐丸） 2. 清热解毒：痈肿疮毒；湿疹瘙痒
木瓜	酸，温	肝、脾	1. 舒筋活络：风湿痹痛；筋脉拘挛（木瓜煎）；脚气肿痛（鸡鸣散） 2. 化湿和胃：吐泻转筋（木瓜汤）
络石藤	苦，微寒	心、肝	1. 祛风通络：风湿痹痛；筋脉拘挛 2. 凉血消肿：喉痹；痈肿（止痛灵宝散）
徐长卿	辛，温	肝、胃	1. 祛风止痛：风湿痹痛；跌打损伤 2. 止痒，解毒：皮肤瘙痒；毒蛇咬伤
桑枝	苦，平	肝	祛风通络：风湿痹痛；四肢拘挛 注：治疗四肢疼痛的常用药有桑枝、桂枝、牛膝、木瓜，前二药尤多用于上肢痛，但桑枝宜于热证而桂枝宜于寒证，牛膝及木瓜则多用于下肢，木瓜更长于治拘挛疼痛，牛膝则兼能补益肝肾
桑寄生	苦，平	肝、肾	1. 祛风湿，补肝肾，强筋骨：风湿痹痛；腰膝酸痛（独活寄生汤） 2. 安胎：胎动不安（桑寄生散）
五加皮	辛、苦，温	肝、肾	1. 祛风湿，强筋骨：风湿痹痛；腰膝软弱 2. 消水肿：水肿；小便不利（五皮散）
豹骨 （代用品）	辛，温	肝、肾	祛风定痛，强筋健骨：风湿痹痛；腰膝痿软
白花蛇	甘、咸，温，有毒	肝	1. 祛风活络：风湿痹痛；麻木不遂；皮肤瘙痒（白花蛇酒、驱风膏） 2. 定惊：破伤风；惊风（定命散）
蛇蜕	甘、咸，平	肝	搜风定惊，止痒退翳
海桐皮	苦、辛，平	肝	祛风湿，通经络：风湿痹痛；疥癣

药名	性味	归经	功　能
蚕砂	甘、辛，温	肝、脾、胃	1. 祛风除湿：风湿痹痛（宣痹汤）；湿疹瘙痒 2. 和胃化浊：吐泻转筋（蚕矢汤）
寻骨风	辛、苦，平	肝	祛风湿，通络止痛：风湿痹痛；跌打损伤
海风藤	辛、苦，微温	肝	祛风湿，通经络：风湿痹痛；跌打伤痛
千年健	苦、辛，温	肝、肾	祛风湿，健筋骨：风湿痹痛；拘挛麻木
青风藤	苦，平	肝	祛风止痛：风湿痹痛；脚气肿痛
雷公藤	苦、辛，凉，有毒	肝	1. 祛风除湿：风湿痹痛 2. 杀虫解毒：灭蛆毒鼠；治蛇伤
伸筋草	苦、辛，温	肝	祛风除湿，舒筋活络：风湿痹痛；筋脉拘急
老鹳草	辛、苦，平	肝、大肠	1. 祛风除湿：风湿痹痛 2. 止泻：湿热泻痢
鹿衔草	甘、苦，温	肝、肾	1. 祛风湿，健筋骨：风湿痹痛；筋骨痿软；肾虚腰痛（骨质增生丸） 2. 补肺肾：肺虚久咳；肾虚气喘 3. 止血：吐衄；崩漏

12. 芳香化湿药

药名	性味	归经	功　能
苍术	辛、苦，温	脾、胃	1. 燥湿健脾：湿阻中焦证（平胃散）；泄泻（曲术丸、椒术丸）；饮癖（苍术丸） 2. 发汗，祛风湿：风寒夹湿表证（神术散）；湿痹（白虎加苍术汤）；痿躄等下焦湿热证（二妙散） 3. 明目：雀盲；两目干涩（抵散散）
厚朴	苦、辛，温	脾、胃、肺、大肠	1. 行气消积：脾胃气滞证；积滞（大承气汤、小承气汤、厚朴三物汤） 2. 行气燥湿：湿阻中焦证（平胃散、厚朴温中汤）；泄泻（王氏连朴饮） 3. 下气消痰平喘：咳嗽气喘（苏子降气汤、桂枝加厚朴杏子汤） 注：厚朴能行气温中，消积燥湿，为消除胀满的要药
厚朴花	辛，温	脾、胃、肺、大肠	行气化湿

中国贴敷治疗学

药名	性味	归经	功　能
藿香	辛，微温	脾、胃、肺	1. 化湿解表祛暑：湿阻中焦；暑湿证；湿温证（金不换正气散） 2. 止呕：呕吐（藿香正气散、甘露消毒丹） 3. 治癣：手癣；脚癣
佩兰	辛，平	脾、胃、肺	化湿祛暑：湿阻中焦证；湿温证；暑湿证；脾瘅证
砂仁	辛，温	脾、胃	1. 行气，化湿，健脾：脾胃气滞、湿阻之证（香砂枳术丸） 2. 温中止泻：脾寒泄泻 3. 安胎：恶阻；胎动不安（独圣散）
白豆蔻	辛，温	肺、脾、胃	1. 行气，化湿，健脾：湿阻中焦证；湿温证（三仁汤、黄芩滑石汤） 2. 温胃止呕：呕吐
草豆蔻	辛，温	脾、胃	温中燥湿：脾胃寒湿证
草果	辛，温	脾、胃	1. 燥湿温中：脾胃寒湿证 2. 截疟：疟疾（草果饮）

13. 利水渗湿药

药名	性味	归经	功　能
茯苓	甘、淡，平	心、脾、肾	1. 利水渗湿：小便不利；水肿（五苓散、苓桂术甘汤）；痰饮 2. 健脾：脾气虚弱证（四君子汤） 3. 安神：心悸；失眠 注：临床应用三部分：除去外皮之后的外层呈淡红色者，称赤茯苓；内层白色者，称白茯苓；中间有细松根穿过者，称茯神或抱木神。赤茯苓偏于利湿，白茯苓偏于健脾，茯神用以安神
猪苓	甘、淡，平	肾、膀胱	利水渗湿：小便不利；水肿；淋病；泄泻（猪苓汤、猪苓丸）
泽泻	甘、淡，寒	肾、膀胱	1. 利水渗湿：小便不利；水肿；淋病；湿泻；停饮眩晕（泽泻汤） 2. 清肾火：遗精
薏苡仁	甘、淡，微寒	脾、胃、肺	1. 利湿健脾：水肿；脚气；淋病；湿温病（参苓白术散、三仁汤） 2. 利湿除痹：痹证（麻黄杏仁薏苡甘草汤、四妙丸） 3. 清热排脓：肺痈；肠痈（苇茎汤）
车前子	甘，寒	肾、肝、肺	1. 利水，清湿热：水肿；淋病（八正散） 2. 渗湿止泻：湿胜泄泻 3. 清肝明目：目赤；目暗（驻景丸） 4. 清肺化痰：肺热咳嗽

药名	性味	归经	功 能
滑石	甘、淡，寒	胃、膀胱	1. 清热利湿：淋病（滑石散、八正散） 2. 清暑湿：暑湿证；湿温病（六一散、黄芩滑石汤） 3. 外用清热收湿：湿疹；湿疮；痱子
木通	苦，寒	心、小肠、膀胱	1. 利水通淋：淋病（八正散） 2. 泻心火：口舌生疮 3. 通血脉，通乳：痹痛；产后乳少（木通汤）
通草	甘、淡，微寒	肺、胃	1. 利水渗湿：淋病；湿温证（三仁汤） 2. 通乳：乳汁不通
灯心草	甘、淡，微寒	心、肺、小肠	1. 利尿通淋：热淋（淡竹叶汤）；水肿 2. 清心降火：心烦失眠；小儿夜啼；喉痹
金钱草	甘、咸，微寒	肝、胆、肾、膀胱	1. 清热利湿通淋：热淋；石淋（尿石1号） 2. 清肝胆湿热：肝胆结石；黄疸（利胆排石片） 3. 清热解毒：热毒痈肿；毒蛇咬伤 注：金钱草是治疗结石病的常用药，应用于泌尿系结石和肝胆结石病证
海金沙	甘、淡，寒	膀胱、小肠	1. 利水通淋排石：淋病；肝胆结石（海金沙散） 2. 利水消肿：脾湿肿满（海金沙散）
石韦	苦、甘，微寒	肺、膀胱	1. 利水通淋：淋病；水肿 2. 化痰止咳：咳嗽（石韦散） 3. 止血：崩漏；吐血；衄血
地肤子	甘、苦，寒	肾、膀胱	1. 清热利湿：淋病 2. 利湿止痒：湿疮；疥癣
萹蓄	苦，微寒	膀胱	1. 利水通淋：淋病（八正散） 2. 杀虫止痒：蛔虫病；钩虫病；湿疮；疥癣
瞿麦	苦，寒	心、小肠、膀胱	1. 利水通淋：淋病（八正散） 2. 活血通经：瘀滞经闭
萆薢	苦，平	肝、胃、膀胱	1. 利湿，分清去浊：膏淋（萆薢分清饮）；白带 2. 祛风湿：痹证
茵陈蒿	苦，微寒	脾、胃、肝、胆	清热利湿退黄：黄疸（茵陈蒿汤）；胆结石症；湿温病（茵陈五苓散、甘露消毒丹）；湿疮；疥癣；风疹（茵陈蒿散）
冬瓜子	甘，寒	肺、胃	清肺化痰排脓：肺热咳嗽；肺痈；肠痈

药名	性味	归经	功　能
赤小豆	甘、酸，平	心、小肠	1. 利水消肿：水肿；脚气（赤小豆汤） 2. 利湿退黄：黄疸（麻黄连翘赤小豆汤） 3. 解毒排脓：热毒痈肿；丹毒
泽漆	辛、苦，微寒，有毒	大肠、小肠、肺	1. 利水消肿：水肿；腹水 2. 化痰止咳：咳嗽气喘（泽漆汤） 3. 化痰散结：瘰疬
玉米须	甘、淡，平	肾、膀胱	1. 利水消肿通淋：水肿；淋病 2. 清肝胆湿热：肝胆湿热证
冬葵子	甘，寒	大肠、小肠、膀胱	1. 利水通淋：淋病；水肿（葵子茯苓散） 2. 下乳：乳汁不行；乳房胀痛 3. 润肠通便：便秘

14. 温里药

药名	性味	归经	功　能
附子	辛，热，有毒	心、肾、脾	1. 回阳救逆：亡阳证（四逆汤、参附汤） 2. 补火助阳：各种阳虚证（右归丸、附子理中丸、真武汤） 3. 温经散寒，除湿止痛：寒痹（甘草附子汤） 4. 散寒通络：阴疽 注：附子辛热雄烈，温阳散寒之功颇著，为治疗阳虚诸证及痛证属寒盛者之要药，尤能救治亡阳重症，拯生命于垂危
乌头	辛、苦，热，有大毒	心、肝、脾	1. 祛风散寒止痛：痹痛；头痛；腹痛（乌头汤、活络丹、黑神丸、乌头赤石脂丸、乌头煎） 2. 消肿溃坚祛腐：阴疽（四虎散、草乌揭毒散，外用）；不省人事（三生饮） 注：川乌、草乌的毒性与附子相似而过之，尤以草乌的毒性最强，应慎用
肉桂	辛、甘，热	肾、脾、心、肝	1. 补命门火：命门火衰证（右归丸、黑锡丹） 2. 散寒温脾止痛：脘腹冷痛或吐泻（大已寒丸、圣术煎）；寒疝疼痛 3. 温煦气血：妇女经寒血滞诸证；产后瘀滞腹痛（殿胞煎）；阴疽；痈疡脓成不溃或久溃（阳和汤、内托黄芪散）；气血虚证（十全大补汤、人参养荣汤） 注：桂枝辛温，偏于上行而散寒解表，走四肢而温通经脉，肉桂辛热而偏于温暖下焦，为温补命火之要药

药名	性味	归经	功　能
干姜	辛，热	脾、胃、心、肺	1. 温中：脾胃寒证（理中丸、驻车丸、半夏干姜散） 2. 回阳：亡阳证（四逆汤、干姜附子汤） 3. 温肺化饮：寒饮咳喘（小青龙汤） 4. 温经止血：虚寒性出血 5. 祛寒湿：寒湿下停之肾着病（甘草干姜茯苓白术汤） 注：生姜用鲜品，味辛性温，长于发散外寒，又能止呕，多用于风寒表证及呕吐之证；干姜为生姜的干燥品，味辛性热，走散之力已减，温中之功为强，为治疗脾胃寒证之要药，并能回阳，温肺化饮；炮姜经过火炮，辛味减弱，味转苦涩，温经止血是其所长，多用于虚寒性出血证，故有生姜走而不守、干姜能走能守、炮姜守而不走之说
吴茱萸	辛、苦，热，有小毒	肝、脾、胃	1. 散寒行气，燥湿止痛：脘腹疼痛；脚气；厥阴头痛（吴茱萸汤） 2. 疏肝下气：吞酸；呕吐（左金丸） 3. 温中止泻：寒湿泄泻，痢疾（四神丸、戊己丸） 4. 外用引火下行：口疮；高血压
细辛	辛，温，小毒	肺、心、肾	1. 祛风散寒止痛：头痛；痹痛；腹痛；牙痛（川芎茶调散、独活寄生汤） 2. 散寒解表：风寒表证（九味羌活汤、麻黄附子细辛汤） 3. 温肺化饮：痰饮咳喘（小青龙汤） 4. 通窍：鼻渊；窍闭神昏
花椒	辛，热，有小毒	脾、胃、肾	1. 温中止痛，止泻：脘腹冷痛；牙痛；泄泻（大建中汤） 2. 杀虫：蛔虫痛（乌梅丸）；皮肤湿痒
椒目	苦，寒，有毒	脾、膀胱	1. 利水消肿：小便不利；水肿胀满；腹大如鼓 2. 平喘：水饮犯肺；喘不得卧
高良姜	辛，热	脾、胃	温脾胃：脘腹冷痛（二姜丸、高良姜汤、良附丸）；呕吐；泄泻（理中汤）
丁香	辛，温	脾、胃、肾	温中止痛，降逆：脘腹冷痛；呕吐；呃逆
荜茇	辛，热	胃、大肠	温中止痛：脘腹冷痛（大已寒丸）；呕吐；泄泻
小茴香	辛，温	肝、肾、脾、胃	1. 散寒暖肝，温肾止痛：寒疝腹痛；睾丸偏坠；肾虚腰痛 2. 理气开胃：脘腹胁肋疼痛；呕吐食少

15. 理气药

药名	性味	归经	功 能
橘皮	辛、苦，温	脾、肺	1. 理气调中：脾胃气滞证（橘皮汤、痛泻要方）；脾胃气虚；运化不良证（异功散） 2. 燥湿化痰：湿浊中阻证；痰湿壅滞、肺失宣降证（平胃散、二陈汤）
橘核	苦，平	肝、肾	行气散结止痛：疝气；睾丸肿痛；乳房结块
青皮	苦、辛，温	肝、胆、胃	1. 疏肝破气：肝气郁滞胁肋；乳房胀痛；疝气疼痛 2. 散结消滞：食积气滞证
枳实	苦、辛，微寒	脾、胃、大肠	1. 破气消积：食积停滞（枳术丸）；腹痛便秘（小承气汤）；泻痢不畅（枳实导滞丸）；里急后重证 2. 化痰除痞：痰浊阻塞、胸脘痞满证（枳实薤白桂枝汤、枳实消痞丸、枳实栀子豉汤）
枳壳	苦、辛，微寒	脾、胃、大肠	1. 破气消积：食积停滞；腹痛便秘；泻痢不畅；里急后重证 2. 化痰除痞：痰浊阻塞、胸脘痞满证 注：作用较枳实缓和，长于行气宽中
佛手	辛、苦，温	肝、脾、胃、肺	1. 疏肝理气：肝郁气滞证；脾胃气滞证 2. 和中化痰：咳嗽痰多证 注：佛手花药力较为缓和
香橼	辛、微苦、酸，温	肝、脾、肺	疏肝理气，和中化痰：肝失疏泄；脾胃气滞证；痰湿壅滞；咳嗽痰多之证
木香	苦、辛，温	脾、胃、大肠、胆	行气调中止痛：脾胃气滞证；积滞泻痢；里急后重（香连丸、木香槟榔丸）；脾运失常；肝失疏泄证；脾胃气虚不运证（香砂六君子汤） 注：木香辛散，苦降温通，芳香而燥，可升可降，通理三焦，尤善治脾胃气滞所致痛、闷、胀，为行气止痛的要药
香附	辛、微苦、微甘，平	肝、三焦	1. 疏肝理气：肝郁气滞证；疝气痛证 2. 调经止痛：月经不调；痛经；乳房胀痛等证 注：香附生用上行达表，醋炒消积止痛，酒炒通行经络，姜汁炒可化痰饮，为疏肝解郁及调经要药
乌药	辛，温	肺、脾、肾、膀胱	1. 行气止痛：寒郁气滞证（天台乌药散、乌药汤） 2. 温肾散寒：肾阳不足、膀胱虚寒证（缩泉丸） 注：乌药入上肺脾，下入肾与膀胱，既可行脾胃气滞，又可疏肝气郁滞，兼能温肾散寒，与木香、香附比较，乌药长于治下焦寒湿气滞，香附善于行肝郁气滞，木香善调肠胃气滞

药名	性味	归经	功　能
沉香	辛、苦，温	脾、胃、肾	1. 行气止痛：寒凝气滞、胸腹胀闷作痛证（六磨汤、沉香桂附丸） 2. 温中止呕：胃寒呕吐、呃逆证 3. 温肾纳气：肾气不纳证（黑锡丹） 注：沉香体重而沉，行而不泄，降多升少，最宜于气滞上逆之证，其降逆作用比降香强
川楝子	苦，寒，有小毒	肝、胃、小肠、膀胱	1. 行气止痛：肝气郁滞或肝胃不和证（金铃子散）；疝气疼痛证（导气汤） 2. 杀虫疗癣：虫积腹痛证；头癣
荔枝核	甘、涩，温	肝、胃	理气止痛，祛寒散滞：寒疝腹痛；睾丸肿痛（疝气内消丸）；肝气郁滞；胃脘久痛；气滞血瘀经前或产后腹痛（蠲痛散） 注：入肝经血分，善行血中之气，故为小肠寒疝及睾丸冷痛之专用药
青木香	辛、苦，微寒	肝、胃	1. 行气止痛：肝胃气滞；胸胁或脘腹胀痛 2. 解毒消肿：痧胀腹痛；毒蛇咬伤
薤白	辛、苦，温	肺、胃、大肠	1. 通阳散结：痰浊胸痹证（栝蒌薤白白酒汤、栝蒌薤白半夏汤、枳实薤白桂枝汤） 2. 行气导滞：泻痢后重证 注：薤白上可温通胸阳而散阴寒之结，下能通滞行气以治痢，为治胸痹要药，与檀香比较，薤白长于温通胸阳，散结之力较优，配伍治疗胸痹能增强温阳行滞、散结通痹的作用，上开胸痹，下泄气滞，均取薤白善于条达凝郁之故
檀香	辛，温	脾、胃、肺	理气调中，散寒止痛：寒凝气滞胸腹疼痛；胸痹绞痛 注：本品辛散温通，气味芳香，善调膈上诸气，畅脾肺，利胸膈，有理气散寒止痛开胃之功，为理气要药，檀香偏治胸膈气滞兼见寒象者，木香偏于疏理脾胃气滞，且有止泻之功
柿蒂	苦，平	胃	降气止呃：胃失和降所致的呃逆证（柿蒂汤） 注：柿蒂善降逆气，故为治呃逆之专用药，与丁香比较，柿蒂性平，寒、热、虚、实之呃逆均可应用，而丁香性温，偏治寒呃
玫瑰花	甘、微苦，温	肝、脾	1. 行气解郁：肝胃不和；胸胁或胃脘胀痛 2. 和血散瘀：月经不调；经前乳房胀痛；损伤瘀痛

16. 消食药

药名	性味	归经	功　能
山楂	酸、甘，微温	脾、胃、肝	1. 消食化积：食滞不化；脘腹胀痛或泄泻 2. 活血散瘀：产后瘀阻腹痛；恶露不尽；疝气或睾丸偏坠疼痛

药名	性味	归经	功　能
山楂	酸、甘，微温	脾、胃、肝	注：山楂长于消肉积，消积力较好，且长于活血化瘀，莱菔子长于治积滞腹胀痛较重者，攻积力强而兼降气消痰
神曲	甘、辛，温	脾、胃	消食和胃：食积不化；脘腹胀满食少；或肠鸣泄泻证（磁朱丸） 注：善消谷积，常与山楂、麦芽同用，称焦三仙
麦芽	甘，平	脾、胃、肝	1. 消食和中：食积停滞；消化不良 2. 回乳：妇女断乳；乳房胀痛
谷芽	甘，平	脾、胃	1. 消食和中：食积停滞证（谷神丸） 2. 健脾开胃：脾虚食少证（健脾止泻汤） 注：谷芽生用长于和中，炒用偏于消食，炒焦用善化积滞
莱菔子	辛、甘，平	脾、胃、肺	1. 消食除胀：食积不化、中焦气滞证（保和丸、大安丸） 2. 降气化痰：痰壅气喘咳嗽证（三子养亲汤）
鸡内金	甘，平	脾、胃、小肠、膀胱	1. 运脾消食：消化不良；食积不化；小儿疳积证 2. 固精止遗：遗尿；遗精等证（鸡肶胵散）

17. 驱虫药

药名	性味	归经	功　能
使君子	甘，温	脾、胃	杀虫消积：虫积腹痛；小儿疳积（使君子散）
苦楝皮	苦、寒，有毒	脾、胃、肝	1. 杀虫：蛔虫病；钩虫病；蛲虫病（抵圣散、楝皮杀虫丸） 2. 疗癣：头癣；疥疮（备急葛氏疗疥疮方）
槟榔	辛、苦，温	胃、大肠	1. 杀虫：绦虫等多种肠寄生虫病（化虫丸） 2. 消积行气：食积气滞；腹胀便秘或泻痢后重证（木香槟榔丸、芍药汤） 3. 利水：水肿；脚气肿痛（疏凿饮子、鸡鸣散） 4. 疟疾（截疟七宝饮）
大腹皮	辛，微温	脾、胃、大肠、小肠	下气宽中，利水消肿：湿阻气滞；脘腹痞闷胀满；大便不爽；水肿；脚气等症
南瓜子	甘，平	胃、大肠	杀虫：绦虫病，蛔虫病 注：本品有驱虫之功，对产妇乳汁不通亦有明显的通乳作用
雷丸	苦、寒，有小毒	胃、大肠	杀虫：绦虫病；钩虫病；蛔虫病（追虫丸、雷丸散）

药名	性味	归经	功　能
鹤虱	苦、辛，平，有小毒	脾、胃	杀虫：蛔虫、蛲虫、钩虫、绦虫等多种肠寄生虫病（安虫散）
榧子	甘，平	肺、大肠	1. 杀虫：多种肠寄生虫病 2. 润肺止咳：肺燥咳嗽证
芜荑	辛、苦，温	脾、胃	杀虫消积：虫积腹痛；小儿疳积或泄泻等证（芜荑散、芜荑丸）
贯众	苦，微寒	肝、脾	1. 杀虫：多种肠寄生虫病 2. 清热解毒：风热感冒（预防流感方）；温热斑疹（预防麻疹方）；痄腮（预防流脑方） 3. 止血：吐血、衄血、便血及崩漏等出血证（贯众散、管仲汤、经效散）

18. 止血药

药名	性味	归经	功　能
大蓟	甘、苦，凉	心、肝	1. 凉血止血：咯血、崩漏、尿血等血热妄行之证（大蓟汁饮、十灰散） 2. 散瘀消痈：疮痈肿毒
小蓟	甘，凉	心、肝	1. 凉血止血：咯血、衄血、吐血、尿血及崩漏等证（十灰散、藕汁饮子、三鲜饮、清心散、小蓟饮子、小蓟饮） 2. 解毒消痈：热毒疮痈（神效方） 注：生小蓟凉血解毒力胜，多用于热毒疮痈，又能凉血止血，可用于血热妄行诸证，用于降压，亦以生药为佳
地榆	苦、酸，微寒	肝、胃、大肠	1. 凉血止血：咯血、吐血、尿血、便血、痔血、血痢、崩漏（地榆甘草汤、约营煎、槐角丸、地榆汤、地榆丸） 2. 解毒敛疮：烫伤；湿疹；皮肤溃烂；痈肿疮毒 注：生用味苦酸，性微酸，以凉血解毒力胜，炭药味苦酸涩，性微寒偏平，止血力强。对于大面积烧伤，不宜使用地榆制剂外涂，地榆性寒而降，功能凉血止血，可用于各种出血证，而尤以治下焦热出血诸证为主
苎麻根	甘，寒	心、肝	1. 凉血止血：咯血、吐血、尿血、崩漏及紫癜等证（苎根散） 2. 清热安胎：胎动不安，胎漏下血（苎根汤） 3. 清热利尿：小便淋漓不畅 4. 解毒：热毒疮痈；蛇虫咬伤

药名	性味	归经	功　能
槐花	苦，微寒	肝、大肠	1. 凉血止血：便血、痔血、尿血、崩漏、咯血、衄血等证（槐花散、槐香散） 2. 清肝泻火：肝热目赤；头胀头痛；眩晕 注：凉血泻火及降血压宜生用，止血宜用槐花炭或炒槐花，生用能降血压及降毛细血管的通透性和脆性，能保持毛细血管的正常抵抗力，故近年临床常用于高血压病，但限于热证的高血压
槐角	苦，寒	肝、大肠	功用与槐花相似，但止血作用较槐花为逊
侧柏叶	苦、涩，微寒	肺、肝、大肠	1. 凉血止血：咯血、吐血、鼻衄、尿血、崩漏、外伤出血（四生丸、柏叶汤、芍药汤） 2. 祛痰止咳：咳喘痰多 注：生用长于凉血清热止血，止咳祛痰力胜，多用于血热妄行出血及咳喘痰多之证，炭药以止血为主，各种出血证均可选用。治血热妄行，常与大蓟、小蓟、茅根等配合，治出血不止，每与仙鹤草、藕节、蒲黄等伍用，治虚寒性出血，又可与艾叶炭、炮姜炭共投，皆可增强其止血功效
仙鹤草	苦、涩，平	肺、肝、脾	1. 收敛止血：咯血、吐血、衄血、尿血、便血、崩漏 2. 止痢：腹泻；痢疾 3. 杀虫：滴虫性阴道炎；疟疾
白及	苦、甘、涩，微寒	肺、肝、胃	1. 收敛止血：咯血、吐血、外伤出血；肺痈（白及枇杷丸、疗肺宁） 2. 消肿生肌：疮痈肿毒；手足皲裂（铁箍散、生肌干脓散） 注：白及苦甘性凉，质极黏腻而涩，为止肺胃出血之要药，是美容的必用药，可以漂白、美容
棕榈炭	苦、涩，平	肺、肝、大肠	收敛止血：衄血、咯血、吐血、崩漏、血淋、便血、痔漏（十灰散、棕榈散、棕榈皮散、棕毛散、固冲汤、如圣散、棕灰散、黑玉丹、棕艾散、黑圣散、黑丸子）
百草霜	辛，温	肺、胃、大肠	1. 止血：吐血、衄血、便血、崩漏（疏血丸、小蓟散、黑圣散、黑丸子、黑龙丹） 2. 化积止泻：食积；泻痢（驻车丸、神应丸）
藕节	甘、涩，平	肝、肺、胃	收敛止血：吐血、咯血、尿血、便血等证（双荷散、白及枇杷丸、疏血丸、小蓟饮子）
三七	甘、微苦，温	肝、胃	1. 化瘀止血：人体内外各种出血证（保元寒降汤、补络补管汤、胜金散） 2. 活血定痛：跌打损伤；瘀滞肿痛（山黎峒丸、三七散、三七伤药片、腐尽生肌散）

药名	性味	归经	功　能
血余炭	苦，平	肝、胃	1. 止血散瘀：衄血、咯血、吐血、血淋、便血、崩漏（化血丹、黑散子、发灰散、三灰散、黑玉丹、黑丸子、久痢神验方） 2. 补阴利尿：小便不通（滑石白鱼散）
茜草	苦，寒	肝	1. 凉血止血：血热所致的各种出血证（茜梅丸、茜草丸、吐血神方、茜根散、固冲汤、茜根丸） 2. 活血祛瘀：血滞经闭；跌打损伤；关节疼痛 注：生用本品，既能活血祛瘀，又能止血，炒用则偏于止血
蒲黄	甘，平	肝、心包	1. 收涩止血：咯血、吐血、尿血、便血、崩漏、创伤出血（蒲黄散、蒲黄丸） 2. 行血祛瘀：心腹疼痛；产后瘀痛；痛经（失笑散、黑神散、蒲黄散） 3. 利尿：血淋涩痛 注：生用行血祛瘀，利尿，并能止血，炒炭收涩止血
卷柏	辛，平	肝、心	1. 止血：吐血、崩漏、便血、尿血 2. 活血通经：经闭痛经；癥瘕痞块；跌打损伤 注：生用活血行瘀力胜，适用于各种瘀阻之证；炭用功专止血，适用于各种出血病证。卷柏性平而辛，侧柏苦寒而涩。卷柏辛而能散，功能止血行血；侧柏苦涩收敛，专于止血
艾叶	苦、辛，温	肝、脾、肾	1. 温经止血：崩漏、妊娠下血、衄血、咯血（胶艾汤、四生丸） 2. 散寒止痛：下焦虚寒；腹中冷痛；月经不调；经行腹痛；宫冷不孕以及带下证（艾附暖宫丸、艾姜丸、香艾丸） 3. 除湿止痒：皮肤湿疹瘙痒 4. 用作温灸 注：炒炭，用以止血；生用，用以散寒止痛
灶心土	苦，微温	脾、胃	1. 温中止血：吐血、衄血、便血、崩漏（伏龙肝散、犀角散、黄土汤） 2. 止呕：中焦虚寒之呕吐、妊娠恶阻（比和饮） 3. 止泻：脾虚久泻（伏龙肝汤丸）

19. 活血祛瘀药

药名	性味	归经	功　能
川芎	辛，温	肝、胆、心包	1. 活血行气：月经不调（益母胜金丹）；经闭；痛经（桃红四物汤、温经汤）；难产（生化汤）；产后瘀阻腹痛（柴胡疏肝散）；胁肋疼痛（血府逐瘀汤）；肢体麻木（补阳还五汤）；跌打损伤；疮痈肿痛（托里消毒散） 2. 祛风止痛：头痛（川芎茶调散、川芎散）；风湿痹痛（羌活胜湿汤、蠲痹汤）

药名	性味	归经	功　能
乳香	辛、苦，温	心、肝、脾	1. 活血止痛：痛经；经闭；胃脘痛；风湿痹痛（蠲痹汤）；跌打损伤（七厘散）；肠痈（红藤煎） 2. 消肿生肌：疮痈久溃不敛（海浮散）
没药	苦，平	心、肝、脾	1. 活血止痛：痛经；经闭；胃脘痛；风湿痹痛；跌打损伤；肠痈 2. 消肿生肌：疮痈久溃不敛
延胡索	辛、苦，温	心、肝、脾	活血行气止痛：心腹及肢体疼痛等证（金铃子散） 注：本品的止痛作用较乳香、没药、五灵脂为强，凡气滞血瘀所致的胃脘作痛，胸腹诸痛，经行腹痛及四肢疼痛，皆可应用
郁金	辛、苦，寒	心、肝、胆	1. 活血止痛，行气解郁：胁痛；痛经；月经不调（宣郁通经汤）；癥瘕积块 2. 清热凉血：吐血；衄血；尿血；倒经 3. 清心开窍：神志不清证（菖蒲郁金汤）；癫痫；癫狂证（白金丸） 4. 利胆退黄：湿热黄疸
姜黄	辛、苦，温	肝、脾	破血行气，通经止痛：胁痛；经闭腹痛；风湿痹痛（舒筋汤）；疮痈（如意金黄散）
莪术	辛、苦，温	肝、脾	1. 破血祛瘀：经闭腹痛；癥瘕积聚 2. 行气止痛：脘腹胀满疼痛 注：用莪术治癌症，颇有效用，尤其对子宫颈癌有较好的疗效
三棱	苦，平	肝、脾	1. 破血祛瘀：经闭腹痛；癥瘕积聚（三棱丸） 2. 行气止痛：食积脘腹胀痛 注：醋制有加强止痛之作用，三棱偏入血分，破血之力较莪术佳，而莪术则偏入气分，行气消积之力大于三棱
丹参	苦，微寒	心、心包、肝	1. 活血祛瘀：月经不调；血滞经闭；产后腹痛；心腹痛（丹参饮）；癥瘕积聚；跌打损伤；热痹关节红肿疼痛 2. 凉血消痈：温病热入营血；疮痈肿毒（消乳汤） 3. 养血安神（清营汤）：心悸；失眠（天王补心丹）
虎杖	苦，寒	肝、胆、肺	1. 活血定痛：经闭；风湿痹痛；跌打损伤 2. 清热利湿：湿热黄疸（排石汤）；湿热带下；淋浊 3. 解毒：水火烫伤；疮痈肿毒；毒蛇咬伤 4. 化痰止咳：肺热咳嗽
益母草	辛、苦，微寒	心、肝、膀胱	1. 活血祛瘀：月经不调；经闭（益母草流浸膏、益母胜金丹）；产后腹痛；跌打伤痛 2. 利尿消肿：小便不利；水肿 3. 清热解毒：疮痈肿毒；痒疹

药名	性味	归经	功　能
鸡血藤	苦、微甘，温	肝	1. 行血补血：月经不调；痛经；经闭 2. 舒筋活络：风湿痹痛
桃仁	苦，平	心、肝、肺、大肠	1. 活血祛瘀：痛经；闭经；产后腹痛（生化汤）；癥瘕积聚（桃红四物汤）；跌打损伤（复元活血汤、桃仁汤）；肺痈（苇茎汤）；肠痈（大黄牡丹皮汤） 2. 润肠通便：肠燥便秘（五仁丸）
红花	辛，温	心、肝	活血祛瘀通经：痛经；经闭（桃红四物汤）；产后瘀阻腹痛（红花散、脱花煎）；癥瘕积聚；关节疼痛；斑疹（当归红花饮） 注：红花活血祛瘀，近年来常用于治疗冠心病、心绞痛，以及血栓闭塞性脉管炎，红花与桃仁皆为活血祛瘀之品，用治瘀阻病证，多配合同用，桃仁善疗肺痈、肠痈，质润多脂有润肠通便之效，红花则善于活血通经
番红花	甘，寒	心、肝	活血祛瘀、通经作用与红花相似，而力量较强，又兼有凉血解毒之功，尤宜于斑疹大热，疹色不红及温病热入血分之证
五灵脂	苦、甘，温	肝	1. 活血止痛：痛经；经闭（失笑散）；产后腹痛；胸脘痛（手拈散） 2. 化瘀止血：崩漏 3. 解毒：蛇、虫咬伤
牛膝	苦、酸，平	肝、肾	1. 活血祛瘀：月经不调；痛经；经闭；产后腹痛；跌打伤痛 2. 补肝肾强筋骨：腰膝酸痛乏力证（虎潜丸、四妙丸） 3. 利尿通淋：尿血；小便淋痛（牛膝汤） 4. 引血引火下行（镇肝息风汤）：吐血；衄血；齿痛；口舌生疮（玉女煎）；头痛眩晕；难产 注：补肝肾强筋骨，多用制怀牛膝，活血祛瘀，利尿通淋，引血下行，多用生川牛膝
土牛膝	苦、酸，平	肺、脾、肝、膀胱	1. 活血散瘀：妇女经闭 2. 清热解毒：风湿痹痛；咽喉肿痛；白喉 3. 利尿：脚气水肿；尿血；跌打损伤
穿山甲（代用品）	咸，微寒	肝、胃	1. 活血通经：经闭；癥瘕；风湿痹痛 2. 下乳：乳汁不下 3. 消肿排脓：痈肿初起或脓成未溃；瘰疬
蟅虫	咸，寒，有小毒	肝	1. 破血逐瘀：经闭（大黄蟅虫丸）；产后腹痛（下瘀血汤）；癥瘕痞块（鳖甲煎丸） 2. 续筋接骨：骨折伤痛

药名	性味	归经	功　能
水蛭	咸、苦，平，有毒	肝	破血逐瘀：经闭（化癥回生丹）；癥瘕积聚（抵当汤）；跌打损伤（夺命散）
虻虫	苦，微寒，有小毒	肝	破血逐瘀：经闭；癥瘕积聚；跌打损伤 注：本品为破血逐瘀之品，虻虫、蟅虫、水蛭均为破血逐瘀之品，虻虫的破血力最强，水蛭次之，蟅虫则较缓和
降香	辛，温	心、肝、脾	1. 活血祛瘀，止血定痛：胸胁痛；跌打伤痛；创伤出血 2. 辟秽和中止呕：秽浊内阻；呕吐腹痛
泽兰	苦、辛，微温	肝、脾	1. 活血祛瘀：经闭（泽兰汤）；痛经；月经不调；产后腹痛；跌打伤痛；胸胁痛；痈肿 2. 行水消肿：小便不利；水肿
月季花	甘，温	肝	活血调经，消肿：经闭；月经不调；瘰疬
凌霄花	辛，微寒	肝、心包	1. 活血破瘀：血滞经闭（紫葳散）；癥瘕（鳖甲煎丸） 2. 凉血祛风：皮肤瘙痒；湿癣
自然铜	辛，平	肝	散瘀止痛，接骨疗伤：跌打骨折（八厘散）；瘀阻肿痛（自然铜散）
王不留行	苦，平	肝、胃	1. 活血通经：痛经；经闭 2. 下乳：乳汁不下（涌泉散）；乳痈
刘寄奴	苦，温	心、脾	1. 破血通经：经闭；产后腹痛 2. 散瘀止痛：跌打损伤；创伤出血 3. 消食化积：食积腹痛
苏木	甘、咸、微辛，平	心、肝、脾	活血通经，祛瘀止痛：经闭；产后腹痛；跌打伤痛（八厘散） 注：苏木为通经活血之品，秉辛散之性，功擅活血，能通行经脉，又能祛瘀消肿以止痛
干漆	辛、苦，温，有小毒	肝、胃	1. 破血祛瘀通经：经闭；癥瘕（大黄蟅虫丸） 2. 杀虫：虫积腹痛
水红花子	咸，微寒	肝、胃	1. 散血消癥：癥瘕痞块；瘿瘤 2. 消积止痛：食积脘痛
夜明砂	辛，寒	肝	1. 散瘀消积：跌仆损伤；疳积 2. 清肝明目：目赤；白睛溢血

20. 化痰药

药名	性味	归经	功　　能
半夏	辛，温，有毒	脾、胃、肺	1. 燥湿化痰：湿痰（二陈汤）；寒痰上扰动风（半夏白术天麻汤）；痰浊胸痹（栝蒌薤白半夏汤） 2. 降逆止呕：寒饮呕吐（小半夏汤）；胃虚呕吐；胃热呕吐；妊娠呕吐（干姜人参半夏丸） 3. 消痞散结：结胸证（小陷胸汤）；梅核气（半夏厚朴汤）；瘿瘤痰核、痈疽肿毒等证 注：法半夏，长于燥湿和胃，适于脾虚湿困、脾胃不和之证。法半夏由半夏和甘草水来炮制，竹沥半夏由竹沥和半夏来炮制，温燥之性大减，适于胃热呕吐，或肺热咳痰黄稠而黏，或痰热内闭，中风不语等症。半夏曲能化湿健脾，消食止泻，适用于脾胃虚弱，湿阻食滞，苔腻呕恶等症。姜半夏功用跟半夏曲一样
天南星	苦、辛，温，有毒	肺、肝、脾	1. 燥湿化痰：湿痰壅滞或痰热咳嗽（导痰汤） 2. 祛风止痉：风痰眩晕；中风痰壅（青州白丸子、开关散）；癫痫、破伤风证（玉真散） 3. 散结止痛：痈疽痰核；宫颈癌；跌打损伤；关节肿痛 注：天南星与半夏同属天南星科，皆有毒性，但生南星毒性较大，天南星全株有毒，根头含有毒性生物碱，根、叶、茎都含苛辣性毒素。生南星与皮肤、黏膜接触能发生瘙痒肿胀，可用水或稀醋或鞣酸洗之。半夏与天南星皆能燥湿化痰，为治湿痰、寒痰的要药，然半夏以治湿痰为主，天南星则治风痰为主，半夏尚有和胃降逆，辛开痞结之功，南星兼有消肿止痛的作用，制南星与胆南星的药性不同，前者苦温燥烈，重在燥湿化痰祛风，后者苦凉性润，主在清化热痰定惊
白附子	辛、甘，温	脾、胃	1. 燥湿化痰，祛风止痉：湿痰壅盛；破伤风（玉真散）；偏头痛 2. 解毒散结：瘰疬痰核；毒蛇咬伤 3. 燥湿止痛止痒：风寒湿痹；阴囊湿疹
白芥子	辛，温	肺	1. 温肺祛痰：寒痰壅肺（三子养亲汤）；痰饮气逆（控涎丹） 2. 利气散结通络止痛：痰湿阻滞经络（白芥子散）；阴疽流注（阳和汤）；瘰疬痰核 注：本品辛散，外敷有发泡作用
皂荚	辛，温，有小毒	肝、大肠	1. 祛痰：胸中痰盛（钓痰膏）；咳逆上气症（皂荚丸） 2. 开窍：中风牙关紧闭者；癫痫痰盛、口噤不开者（通关散、稀涎散） 3. 散结消肿：痈疽疮肿未溃者
皂角刺	辛，温	肺、肝	托毒排脓，活血消肿：痈疽疮毒初起或脓成不溃者
桔梗	苦、辛，平	肝	1. 宣肺祛痰利咽：咳嗽痰多（杏苏散、桑菊饮）；咽痛音哑（清音丸） 2. 排脓：肺痈胸痛（桔梗汤、三物白散）；喉痹肿痛 3. 开提肺气：痢疾；小便癃闭 注：炙桔梗，润肺祛痰之功尤优

药名	性味	归经	功　能
旋覆花	苦、辛、咸，微温	脾、肺、胃、大肠	1. 消痰行水：痰涎壅肺（金沸草散）；痰饮蓄积证 2. 降气止呕：呕吐噫气症（旋覆代赭汤） 注：炙旋覆花，性甘润，温燥之性缓和，宜用于肺虚气喘夹痰饮者
白前	辛、甘，平	肺	降气祛痰止咳：肺气壅实；痰多咳喘证（白前汤）；外感风寒证（止嗽散） 注：蜜炙白前，性较缓和，长于润肺止咳，无耗气伤阴之弊，故可用于肺阴不足
前胡	苦、辛，微寒	肺	1. 降气祛痰：痰浊壅肺；痰黏喘咳证（前胡散） 2. 宣散风热：外感风热证 注：前胡与柴胡，素有二胡之称，前胡主入肺经以主降，下气祛痰为其主要功效，柴胡主入肝胆经以主升，升发肝经阳气，并疏泄半表半里之邪为其主要功效，如患寒热错杂之症，兼有咳逆上气，胸闷者，两药可相须为用
瓜蒌皮	甘，寒	肺、胃、大肠	清肺化痰，利气宽胸：肺热咳嗽；胸痹证；结胸证 注：瓜蒌皮，功专清肺化痰，利气宽中，适用于痰热咳嗽、胸痹、胁痛等症
全瓜蒌	甘，寒	肺、胃、大肠	清肺化痰，利气宽胸，滑肠通便：肺热咳嗽；胸痹证（小陷胸汤）；结胸证（瓜蒌薤白半夏汤）；肠燥便秘；乳痈；肠痈；痈疽肿毒（四圣散） 注：全瓜蒌，则上清肺胃之热而化痰散结，下润大肠之燥而滑肠通便
川贝母	苦、甘，微寒	肺、心	1. 化痰止咳：肺虚久咳（贝母散） 2. 清热散结：瘰疬疮痈（消瘰丸、崔氏海藻散、海藻玉壶汤）；乳痈；肺痈（四顺汤）等 注：川贝母性凉而甘，甘能润肺，以润肺化痰，开郁止咳之功为胜，多用于肺虚久咳，痰少咽燥或痰中带血等症，治痰热较甚
浙贝母	苦，寒	肺、心	1. 化痰止咳：外感风热或痰火郁结（二母散） 2. 清热散结：瘰疬疮痈（消瘰丸、崔氏海藻散、海藻玉壶汤）；乳痈；肺痈（四顺汤）等 注：浙贝母性寒味苦，开泄力大，清火散结作用较强，多用于外感风热或痰热郁肺的咳嗽，适于肺热痰咳之证。川贝、浙贝皆有清热散结的功效，但浙贝功效较优，治瘰疬痈肿之未溃者，多与软坚散结、凉血解毒药同用
天竺黄	甘，寒	心、肝、胆	清肺化痰，凉心定惊：痰热惊搐；中风痰壅；小儿急惊风等证（天竺黄散）

药名	性味	归经	功　能
竹茹	甘，微寒	肺、胃、胆	1. 清热化痰：肺热咳嗽证；胆火夹痰证（温胆汤） 2. 除烦止呕：胃热呕吐（黄连竹茹橘皮半夏汤、橘皮竹茹汤）；妊娠呕吐 注：鲜竹茹性较寒凉，清热除烦之力强，每多用于肺热盛的咳嗽，痰稠，或痰热交阻，神昏狂乱，烦躁不宁之证
竹沥	甘，寒	心、肺、胃	清热滑痰：肺热痰壅；风痰迷；痰热惊痫等证
海浮石	咸，寒	肺	1. 清肺化痰：痰热咳嗽（清膈煎）；肺热久咳等证 2. 软坚散结：瘰疬结核
海蛤壳	苦、咸，寒	肝、胃	1. 清肺化痰：痰热喘咳；痰火郁结 2. 软坚散结：瘰疬痰核；瘿瘤（含化丸） 3. 制酸止痛：胃痛泛酸证 注：生用，清化热痰功佳；煅用，制酸收敛力胜，本品总以治热邪痰结为主
礞石	甘、咸，平	肺、肝	1. 下气消痰：顽痰喘咳证（滚痰丸） 2. 平肝镇惊：痰热惊搐证
海藻	咸，寒	肝、胃、肾	1. 消痰软坚：瘿瘤（海藻玉壶汤）；瘰疬（内消瘰疬丸） 2. 利水消肿：脚气浮肿；水肿
昆布	咸，寒	肝、胃、肾	1. 消痰软坚：瘿瘤（昆布丸）；瘰疬 2. 利水退肿：脚气浮肿；水肿
黄药子	苦，寒	肺、肝	1. 散结消瘿：瘿瘤结肿证 2. 清热解毒：疮疡肿毒；咽喉肿痛；毒蛇咬伤；各种肿瘤 3. 凉血止血：吐血、衄血、咯血等证
胖大海	甘，寒	肺、大肠	1. 清宣肺气：痰热咳嗽；肺热音哑 2. 润肠通便：热结便秘证
猪胆汁	苦，寒	肝、胆、肺、大肠	1. 清肺化痰：肺热咳嗽；百日咳 2. 清热解毒：目赤肿痛；喉痹；黄疸；痢疾；疮疡肿毒；热结便秘
凤凰衣	甘，平	肺	润肺止咳：肺虚久咳；久咳失音；白喉

21. 止咳平喘药

药名	性味	归经	功　能
杏仁	苦、微温，有小毒	肝、大肠	1. 止咳平喘：风寒咳嗽（杏苏散）或风热咳嗽（桑菊饮、三拗汤）；燥热咳嗽（桑杏汤）；肺热咳喘（麻杏石甘汤） 2. 润肠通便：肠燥便秘证（麻子仁丸、五仁丸）

药名	性味	归经	功 能
杏仁	苦、微温，有小毒	肝、大肠	注：炒杏仁，经炒后微去油脂，其苦泄之性减缓，多用于体虚脾弱者之咳喘证；杏仁霜，除去油脂，几乎无润肠通便的作用，多用于大便易动者的咳喘证
百部	甘、苦，平	肺	1. 润肺止咳：伤风咳嗽（止嗽散）；百日咳；肺痨咳嗽 2. 灭虱杀虫：蛲虫病；头虱；体虱；体癣等 注：蜜炙百部，润肺止咳功效增强，尤宜于久咳、燥咳、劳嗽及小儿痉咳等；蒸百部，药性较平和，滋腻性小，无留邪泥膈之虑
紫菀	甘、苦，平	肺	化痰止咳：风寒咳嗽（止嗽散）；风热咳嗽（紫菀茸汤）；肺虚痨嗽 注：蜜炙紫菀，润燥益肺较好，常用于肺虚久咳，尤宜于肺燥伤阴者
款冬花	辛，温	肺	润肺下气，止咳化痰：肺寒咳嗽；肺热咳嗽（款冬花散）；肺虚劳嗽（百花膏） 注：蜜炙款冬花，功偏润肺止咳，尤宜于肺虚咳喘之证
苏子	辛，温	肺、大肠	1. 止咳平喘：痰涎壅盛气逆喘咳（三子养亲汤、苏子降气汤） 2. 润肠通便：肠燥便秘证 注：紫苏素有苏叶、苏梗、苏子之分，其功用各有所偏，苏叶以疏散表邪见长，苏梗以利气宽中功专，苏子则以降逆消痰为优。苏子与麻黄两药皆有平喘作用，然苏子为降逆气以平喘，多用于寒痰壅肺喘促咳嗽之证；麻黄可发散风寒，宣肺以定喘，多用于风寒闭肺喘促之证
桑白皮	甘，寒	肺	1. 泻肺平喘：肺热咳喘证（泻白散） 2. 利尿消肿：面目浮肿；水肿实证（五皮饮） 注：蜜炙桑白皮，其凉泻之性减缓，而润肺止咳作用增强，生桑白皮功偏于泻肺行水，利水消肿
葶苈子	苦、辛，大寒	肺、膀胱	1. 泻肺平喘：痰涎壅肺咳喘（葶苈大枣泻肺汤） 2. 利尿消肿：胸腹积水实证（己椒苈黄丸、大陷胸丸）
枇杷叶	苦，平	肺、胃	1. 化痰止咳：肺热咳嗽（枇杷清肺饮）；燥热咳喘 2. 和胃降逆：胃热呕哕证 注：炙用化痰止咳功胜，生用和胃降逆效良
马兜铃	苦、微辛，寒	肺、大肠	1. 清肺化痰，止咳平喘：肺热咳嗽；肺虚久咳（补肺阿胶散） 2. 清肠疗痔：痔疮肿痛
白果	甘、苦、涩，平，有小毒	肺	1. 敛肺平喘：哮喘痰嗽（鸭掌散）；肺热痰喘（定喘汤）；肺虚咳喘 2. 收涩止带：湿热或脾虚带下（易黄汤）；白浊小便频数等症
银杏叶	甘、苦、涩，平	心、肺	功能敛肺，平喘止痛：肺虚咳喘、胸闷心痛等症

药名	性味	归经	功 能
洋金花	辛，温，有毒	心、肺、脾	1. 止咳平喘：哮喘证；寒痰喘咳证 2. 祛风止痛：胃痛腹痛；风寒湿痹；骨折损伤 3. 镇痉止搐：癫痫；慢惊风等证（干蝎天麻散） 注：洋金花叶外敷可被吸收发生急性中毒，中毒表现有口干、皮肤潮红、瞳孔散大、心动过速、眩晕头痛、烦躁、谵语、幻觉、甚至昏迷、最后呼吸麻痹而死亡。解救方法：绿豆、金银花、连翘、甘草水煎分次服

22. 安神药

药名	性味	归经	功 能
朱砂	甘，寒	心	1. 镇心安神：心火亢盛；心神不安（朱砂安神丸）；惊悸；癫痫（磁朱丸、五色丸）等证 2. 清热解毒：疮疡肿毒（太乙紫金丹、生肌定痛散）；咽喉肿痛（冰硼散）；口舌生疮等证
磁石	辛、咸，寒	肝、心、肾	1. 潜阳安神：阴虚阳亢；烦躁失眠；癫痫（磁朱丸）；小儿惊风等证 2. 聪耳明目：肝肾阴虚；耳鸣；耳聋目昏（耳聋左慈丸）等证 3. 纳气平喘：肾虚喘息证
龙骨	甘、涩，微寒	心、肝	1. 平肝潜阳：肝阴不足，虚阳浮越证（镇肝息风汤） 2. 镇静安神：神志不安；惊痫；癫狂等证（孔圣枕中丹） 3. 收敛固涩：遗精（金锁固精丸）；带下（固冲汤）；虚汗；崩漏；久泻；久痢；吐血；便血等证
琥珀	甘，平	心、肝、膀胱	1. 定惊安神：惊风（琥珀抱龙丸）；癫痫（寿星丸）；惊悸失眠等证（琥珀定志丸） 2. 活血散瘀：血滞经闭；外伤瘀痛；癥瘕疼痛；冠心病等 3. 利尿通淋：血淋；热淋；石淋（琥珀散）；癃闭等证 4. 收敛生肌：治溃疡久不收口（珍珠散）
酸枣仁	甘，平	心、肝	1. 养心安神：血虚心烦失眠证（酸枣仁汤、归脾汤、天王补心丹） 2. 敛汗：体虚自汗、盗汗等证 注：生用性偏凉，宜于阴虚失眠有热象者，炒用性偏温，适于心脾两虚之心悸、纳少、多汗者
柏子仁	甘，平	心、肾、大肠	1. 养心安神：血虚不眠；惊悸怔忡等证（柏子仁丸、养心汤） 2. 润肠通便：肠燥便秘证（五仁丸）
远志	辛、苦，微温	肺、心	1. 宁心安神：惊悸失眠；心肾不交等证（远志丸、开心散） 2. 祛痰开窍：痰阻心窍；惊痫；寒痰咳嗽 3. 消痈肿：痈疽肿毒；乳房肿痛等证
合欢皮	甘，平	心、肝	1. 安神解郁：忿怒忧郁；虚烦失眠症 2. 活血消肿：肺痈；跌打骨折；痈疽疮肿等证（合欢汤）

中国贴敷治疗学

23. 平肝息风药

药名	性味	归经	功　能
羚羊角	咸，寒	肝、心	1. 平肝息风：惊风抽搐（羚角钩藤汤）；癫痫（羚羊角散） 2. 平肝潜阳：肝阳上亢证 3. 清肝明目：肝火上炎证（羚羊角散） 4. 清热解毒：温热病痉厥抽搐；高热神昏（紫雪）；斑疹痘毒等证
山羊角	咸，寒	肝	平肝镇惊：肝阳上亢，头目眩晕；肝火上炎；目赤肿痛；惊风抽搐等症。
石决明	咸，寒	肝	1. 平肝潜阳：阴虚阳亢或肝阳独亢证 2. 清肝明目：肝火上炎（黄连羊肝丸）；肝虚目暗等证 注：生用，平肝潜阳，清热明目之功较优；煅用，寒凉之性减，平肝之力弱，而兼有收涩作用
牡蛎	咸，微寒	肝、肾	1. 平肝潜阳：肝阳上亢；热邪伤阴；虚风内动；惊痫（三甲复脉汤） 2. 软坚散结：瘰疬瘿瘤；痰核肿块（消瘰丸）；肝脾肿大 3. 收敛固涩：虚汗（牡蛎散）；遗精（金锁固精丸）；带下；崩漏等滑脱证 注：生牡蛎，平肝镇静之功见长，适于阴虚阳亢证；煅牡蛎，功偏收敛固涩，制酸止痛，适用于滑脱证及胃脘痛。牡蛎与龙骨二药功效相近，均有平抑肝阳、重镇安神、收敛固涩的作用，同治阴虚阳亢，头目眩晕，惊悸狂躁，心烦不眠，以及各种体虚滑脱证。然而，龙骨入心经为主，以镇静安神见长，固涩之功优于牡蛎，而无软坚散结作用；牡蛎入肝经为主，以平肝潜阳，清热益阴为胜，收敛固涩之力逊于龙骨，并有软坚散结的作用
珍珠	甘、咸，寒	心、肝	1. 镇心定惊：惊悸；癫痫；惊风等证（金箔镇心丸） 2. 清肝除翳：肝热目赤（真珠散）；肝虚目昏等证 3. 收敛生肌：溃疡不敛（生肌散）；喉痛腐烂（珠黄散）；皮肤湿疹等
珍珠母	咸，寒	肝、心	1. 平肝潜阳：肝阳上亢（甲乙归藏汤）；癫狂惊痫；心悸失眠 2. 清肝明目：肝虚目暗；肝热目赤等证
玳瑁	甘、咸，寒	心、肝	1. 平肝定惊：温热病高热烦躁；急惊风（至宝丹）；惊痫；中风（玳瑁丸） 2. 清热解毒：痘毒；疔疮肿毒等证
代赭石	苦，寒	肝、心	1. 平肝潜阳：阴虚阳亢（镇肝息风汤）；头目眩晕证 2. 降逆平喘：呃逆；呕吐（旋覆代赭汤）；气逆喘息（参赭镇气汤） 3. 凉血止血：血热妄行的各种出血证（震灵丹）
钩藤	甘，微寒	肝、心包	1. 息风止痉：热盛动风；惊痫抽搐；小儿惊风（钩藤饮子）；破伤风证 2. 清热平肝：肝经有热；肝阳上亢等证

药名	性味	归经	功　能
天麻	甘，平	肝	1. 息风止痉：惊风抽搐（钩藤饮子、醒脾丸）；破伤风（玉真散）等证 2. 潜阳：肝阳上亢；眩晕头痛等证（天麻钩藤饮、半夏白术天麻汤） 注：天麻甘平，多脂质润，清热之力不及钩藤，功偏平肝息风而兼止痛，为治肝风抽搐及多种原因引致的头痛、眩晕常用之品
刺蒺藜	苦、辛，平	肝	1. 平肝潜阳：肝阳上亢；头痛眩晕 2. 疏肝解郁：肝气郁结诸证 3. 祛风明目：风热目赤多泪证（白蒺藜散） 4. 祛风止痒：风疹瘙痒；湿疹等
决明子	甘、苦，微寒	肝、大肠	1. 清肝明目：肝热或风热的目赤肿痛（决明子散）；青盲内障（决明丸）；雀目 2. 平肝潜阳：肝阳上亢之头目眩晕 3. 润肠通便：热结或肠燥便秘 注：生品，性较凉，清肝明目，祛风散热之力较强，多用于实证目疾，炒用，清肝疏风之力略减。石决明与决明子，两药均有平肝潜阳、清肝明目之功，对肝阳上亢或肝火上扰的头目眩晕、目赤肿痛等症，皆可用治。但石决明咸寒质重，以平抑肝阳为胜，兼有滋养肝阴作用；决明子苦寒，功偏清肝，疏风，多用于肝经实火目赤肿痛之症，如结膜炎、角膜炎，且有润肠通便的作用
全蝎	辛，平，有毒	肝	1. 息风止痉：急慢惊风（止痉散）；中风面瘫（牵正散）；破伤风证（撮风散） 2. 解毒散结：疮疡肿毒（小金散）；瘰疬结核 3. 通络止痛：偏正头痛；风湿痹痛等证
蜈蚣	辛，温，有毒	肝	1. 息风止痉：急慢惊风；破伤风（撮风散）；中风；癫痫 2. 解毒散结：疮疡肿毒（不二散、结核散、瘰疬散）；瘰疬恶疮；毒蛇咬伤 3. 通络止痛：顽固性头痛；风湿痹痛等证 注：全蝎与蜈蚣，均系节肢动物，二者皆有息风止痉、解毒散结、通络止痛三大功效，均为治风要药，两药常同用，以加强止痉定搐之力，但全蝎产于北方，性平，息风止痉作用稍弱，毒力较小，攻毒散结之功不及蜈蚣，蜈蚣产于南方，力猛性燥，善走窜通达
白僵蚕	咸、辛，平	肝、肺	1. 息风止痉：痰热惊风（千金散）；慢惊抽搐；中风面瘫（牵正散） 2. 祛风止痛：头痛目赤（白僵蚕散）；咽喉肿痛（六味汤）；风虫牙痛 3. 解毒散结：瘰疬痰核；疔肿丹毒等证 注：白僵蚕、全蝎、蜈蚣均为治风常用药，但僵蚕息风作用不及蝎、蜈，所以临床上见肝风抽搐轻症者，以僵蚕、全蝎同用，抽搐重症者，则须全蝎、蜈蚣配用

药名	性味	归经	功能
地龙	咸，寒	肝、脾、膀胱	1. 清热息风：壮热狂躁；惊痫抽搐；癫痫 2. 平喘：肺热喘咳；哮喘；百日咳等证 3. 通络：风湿热痹；风寒湿痹（小活络丹）；中风半身不遂（补阳还五汤）；骨折肿痛（地龙接骨丸、地龙散） 4. 利尿：热结膀胱；砂石淋证

24. 开窍药

药名	性味	归经	功能
麝香	辛，温	心、肝、脾	1. 开窍醒神：温热病热入心包（至宝丹、安宫牛黄丸）；惊风（紫雪、牛黄抱龙丸、小儿回春丹）；癫痫；中风等证（苏合香丸） 2. 活血散结：疮疡肿毒（醒消丸、六神丸）；癥瘕；经闭（化癥回生丹、小金丹） 3. 止痛：心腹暴痛；跌打损伤（七厘散、八厘散）；痹痛（麝香汤） 4. 催产：胎死腹中；胞衣不下
冰片	辛、苦，微寒	心、脾、肺	1. 开窍醒神：神昏痉厥（至宝丹、安宫牛黄丸、苏合香丸） 2. 清热止痛：咽喉肿痛；口疮；目赤肿痛（牛黄上清丸、八宝眼药）；疮疡肿毒（冰硼散、四宝丹）
苏合香	辛，温	心、脾	1. 开窍辟秽：中风痰厥（苏合香丸）；惊痫 2. 止痛：胸腹冷痛（苏合香丸）
石菖蒲	辛，温	心、胃	开窍宁神，化湿和胃：痰浊蒙蔽之神志昏乱诸证（菖蒲郁金汤、生铁落饮）；健忘（定志小丸、开心散）；耳鸣耳聋；湿阻痞满；噤口痢（开噤散）

25. 补气药

药名	性味	归经	功能
人参	甘、微苦，微温	脾、肺	1. 大补元气：气虚欲脱；脉微欲绝证（独参汤、参附汤、生脉散、两仪膏） 2. 补脾益肺：脾气亏虚证（参术膏、四君子汤、参苓白术散、补中益气汤）；肺气虚弱证（人参蛤蚧散、人参胡桃汤） 3. 生津止渴：气津两伤之口渴证（白虎加人参汤）；消渴证 4. 安神增智：气血双亏、神志失养诸症（归脾汤、天王补心丹、令人不忘方）；血虚萎黄（参归汤、八珍汤）；阳痿（人参鹿茸丸、参茸卫生丸） 注：同解表、攻里等祛邪药同用，以扶正祛邪（人参败毒散、黄龙汤）

药名	性味	归经	功　能
西洋参	苦、微甘，寒	心、肺、肾	1. 补气养阴：肺肾阴虚证；气阴两虚证 2. 清火生津：津液亏虚之肠热便血
党参	甘，平	脾、肺	1. 补中益气：中气不足证（健脾丸、四君子丸）；肺气亏虚证 2. 生津养血：气津两虚证；血虚或气血双亏证（八珍丸） 注：同解表、攻里药同用，扶正以祛邪（参苏丸）
黄芪	甘，微温	脾、肺	1. 补气升阳：脾气虚弱证（黄芪膏、参芪膏）；气不摄血证（归脾汤）；中气下陷证（补中益气汤）；脾肺气虚证（肺脾益气汤）；气血双亏证（当归补血汤）；气虚发热证 2. 益卫固表：体虚多汗证（牡蛎散、玉屏风散、芪附汤） 3. 托疮生肌：痈疽日久不溃或溃后久不生肌收口（透脓散、十全大补汤、保元汤） 4. 利水退肿：气虚水肿证（防己黄芪汤、防己茯苓汤） 5. 血痹麻木证（黄芪桂枝五物汤、蠲痹汤）；中风后遗症（补阳还五汤）；消渴证（玉液汤、滋膵饮）
白术	苦、甘，温	脾、胃	1. 补气健脾：脾胃气虚证（白术膏、参术膏、四君子汤、枳术丸、理中丸、参苓白术散、完带汤） 2. 燥湿利水：水肿证（四苓散、五苓散、真武汤）；痰饮证（苓桂术甘汤、半夏白术天麻汤） 3. 止汗：气虚自汗证（玉屏风散） 4. 安胎：胎动不安证（安胎丸）
山药	甘，平	脾、肺、肾	1. 益气养肺：脾胃虚弱证（山芋丸、参苓白术散、清带汤、易黄汤、完带汤）；肺虚证（资生汤、薯蓣纳气汤） 2. 补脾肺肾：消渴证（玉液汤）；肾阴虚证（六味地黄丸、金锁玉关丸、缩泉丸）
扁豆	甘，微温	脾、胃	健脾化湿：脾虚夹湿证（参苓白术散）；暑湿证（香薷散） 注：生用清热养胃，炒用健脾止泻
甘草	甘，平	脾、胃、肺、心	1. 补脾益气：脾胃虚弱证（四君子汤）；心虚动悸脉结代证（炙甘草汤）；脏躁证（甘麦大枣汤） 2. 润肺止咳：诸咳喘证（三拗汤、桑菊饮、麻杏甘石汤） 3. 缓急止痛：脘腹或四肢挛急作痛（芍药甘草汤、小建中汤、芍药汤、逍遥散） 4. 清热解毒：痈疽疮肿（阳和汤、甘草膏）；咽喉肿痛（甘草汤、桔梗汤、甘桔汤） 5. 食物、药物及农药中毒缓和药性，调和百药 注：本品生用性偏凉，炙用性偏温，故清热解毒宜用生甘草，补脾益气，缓急止痛宜用炙甘草，若用于润肺止咳或缓和药性，可酌情生用或炙用

药名	性味	归经	功　能
大枣	甘，温	脾、胃	1. 补中益气：中气不足证（大枣粥、参枣丸、益脾饼） 2. 养血安神：血虚证；脏躁证（甘麦大枣汤） 3. 缓和药性：与峻烈药同用，以缓和药性（葶苈大枣泻肺汤、十枣汤）
饴糖	甘，温	脾、胃、肺	1. 补脾益气：脾胃虚弱证 2. 缓急止痛：虚寒腹痛证（小建中汤、黄芪建中汤、当归建中汤、大建中汤） 3. 润肺止咳：肺虚咳喘证 4. 用于误吞异物
蜂蜜	甘，平	脾、肺、大肠	1. 补中缓急：中虚腹痛证（大乌头煎） 2. 润肺止咳：肺虚咳嗽证（琼玉膏）；燥邪犯肺证（杏仁膏） 3. 滑肠通便：肠燥津亏证 4. 解毒：疮疡；烫伤；目疾 5. 用于炮制中药，解乌头毒

26. 补阳药

药名	性味	归经	功　能
鹿茸、麋茸	甘、咸，温	肝、肾	1. 补肾阳益精血：肾虚阳痿（鹿茸酒、参茸卫生丸）；不孕；崩漏带下（鹿茸散）；血虚证 2. 强筋健骨：筋骨痿软；骨折久不愈合
鹿角胶	甘、咸，温	肝、肾	1. 补肝肾，益精血：肾阳不足；精血亏虚；虚劳羸瘦 2. 止血：吐、衄、崩、漏、尿血之偏于虚寒者及阴疽等证
鹿角霜	咸，温	肝、肾	1. 益肾助阳：补力虽弱，但不滋腻，且兼收敛作用，肾阳不足又兼脾胃虚寒，呕吐食少或便溏，以及妇女子宫虚冷之崩漏、带下等证 2. 外用治创伤出血，疮疡多黄水或久不愈合，又有止血敛疮之效
紫河车	甘、咸，温	肺、肝、肾	补精养血益气：精亏不孕；阳痿；气血双亏；产后乳少；虚喘劳嗽；癫痫
蛤蚧	咸，平	肺、肾	1. 补肾气，助肾阳：虚喘劳嗽 2. 益精血，定喘嗽：肾虚阳痿
冬虫夏草	甘，温	肾、肺	1. 益肾补肺：肾虚阳痿；肺虚久咳 2. 止血化痰：病后体虚、自汗
肉苁蓉	甘、咸，温	肾、大肠	1. 补肾阳益精血：阳痿；不孕 2. 润肠通便：肠燥便秘
锁阳	甘，温	肝、肾、大肠	1. 补肾助阳：阳痿；不孕 2. 润肠通便：肠燥便秘

药名	性味	归经	功　能
巴戟天	辛、甘，微温	肾	1. 补肾助阳：阳痿；宫冷不孕 2. 祛风除湿：风寒湿痹证
淫羊藿	辛、甘，温	肝、肾	补肾壮阳，祛风除湿：阳痿不育；风寒湿痹；偏枯不遂
仙茅	辛，热，有毒	肾	1. 温肾壮阳：阳痿 2. 祛寒除湿：寒湿痹证
杜仲	甘，温	肝、肾	1. 补肝肾，强筋骨：肾虚腰痛；阳痿 2. 安胎：胎动不安；胎漏；胎坠
续断	苦、甘、辛，微温	肝、肾	1. 补肝肾：肝肾虚之腰痛脚弱 2. 安胎止漏：胎漏；胎坠 3. 活血，续筋骨：肠燥便秘
狗脊	苦、甘，温	肝、肾	补肝肾，强腰膝，祛风湿：肾虚腰痛脊强；小便不禁；白带过多
骨碎补	苦，温	肝、肾	1. 补肾强骨：肾虚腰痛；齿痛；耳鸣 2. 止痛，续筋骨：跌打闪挫；筋骨折伤
补骨脂	苦、辛，大温	肾、脾	1. 补肾壮阳，固精缩尿：阳痿滑精；遗尿尿频 2. 温脾止泻：脾虚泄泻
益智仁	辛，温	脾、肾	1. 温脾开胃摄涎：泄泻；脘腹冷痛；口多唾涎 2. 温肾固精缩尿：肾虚遗尿；遗精；崩中漏血
沙苑子	甘，温	肝、肾	1. 补肾固精：肾虚腰痛；遗精；带下 2. 养肝明目：肝肾亏损；目昏不明
菟丝子	辛、甘，平	肝、肾	1. 补阳益阴：肾虚阳痿失溺；崩漏；带下过多 2. 明目：肝亏目昏 3. 止泻：脾虚溏泻 4. 消渴
阳起石	咸，微温	肾	温肾壮阳：阳痿；宫冷不孕

27. 补血药

药名	性味	归经	功　能
当归	甘、辛，温	肝、心、脾	1. 补血：心肝血虚证（四物汤、当归补血汤、归脾汤、芩连四物汤、当归生姜羊肉汤、当归建中汤）

药名	性味	归经	功　能
当归	甘、辛，温	肝、心、脾	2. 活血止痛：月经不调；痛经（桃红四物汤、少腹逐瘀汤、温经汤、逍遥散、丹栀逍遥散）；经闭（八珍散、二仙汤）；胎前产后诸疾（佛手散、当归芍药散、保产无忧散、当归黄芪汤、生化汤）；跌仆损伤（复元活血汤、活血止痛汤、接骨丹）；痹痛麻木（蠲痹四物汤、当归四逆汤、蠲痹汤、独活寄生汤）；痈疽疮疡（神仙枣、透脓散、十全大补汤、仙方活命饮、四妙勇安汤、当归膏） 3. 润肠：血虚肠燥证（济川煎） 4. 兼治咳喘（苏子降气汤、金水六君煎）
熟地黄	甘，微温	肝、肾	1. 养血滋阴，补精益髓：血虚证（四物汤、两仪膏、八珍汤）；妇女月经不调（加减四物汤、泰山磐石散、肠宁汤）；崩漏等证；肝肾阴亏证（六味地黄丸、大补阴丸、右归丸、知柏地黄丸）；消渴证；精血亏虚证 2. 用于肾虚喘咳（贞元饮、都气丸、金水六君煎）
何首乌	苦、甘、涩，微温	肝、肾	1. 补益精血（制用）：精血亏虚证（何首乌丸、七宝美髯丹、首乌延寿丹） 2. 解毒截疟（生用）：久疟（何首乌丸、何人饮）；痈疮肿毒（何首乌散、何首乌汤、荣卫返魂汤）；瘰疬 3. 润肠通便（生用）：肠燥便秘 注：补益精血当用制首乌；截疟解毒、润肠通便宜用生首乌
夜交藤	甘、微苦，平	心、肝	养心安神，通络祛风：失眠；劳伤；多汗；血虚肢体酸痛；外洗治皮肤疮疹作痒
白芍	苦、酸，微寒	肝、脾	1. 养血敛阴：肝血亏虚证（四物汤）；月经不调；胎产诸证；体虚多汗（桂枝加龙骨牡蛎汤、桂枝汤、桂枝附子汤） 2. 平抑肝阳：阴虚动风证（二甲复脉汤、大定风珠）；肝阳上亢证（黄芪桂枝五物汤、建瓴汤、镇肝息风汤、羚角钩藤汤） 3. 柔肝止痛：肝急诸痛证（芍药甘草汤、逍遥散、小建中汤、白术芍药散、芍药汤、三痹汤） 注：本品生用敛阴平肝作用较强，故治肝阳上亢，虚风内动及血虚有热者宜用生白芍；酒白芍善于和中缓急，多用于胁肋疼痛、腹痛，产后腹痛尤需酒制；炒白芍药性缓和，善于养血敛阴，多用于肝旺脾虚之证
阿胶	甘，平	肺、肝、肾	1. 补血止血：血虚证（阿胶四物汤）；吐血、崩漏等出血证（生地黄汤、黄土汤） 2. 滋阴润肺：阴虚证（黄连阿胶汤、加减复脉汤、大定风珠）；虚劳喘咳（补肺阿胶散、阿胶饮、九仙散、月华丸）；阴虚燥咳（清燥救肺汤）

药名	性味	归经	功　能
阿胶	甘，平	肺、肝、肾	3. 用治虚秘（胶蜜汤、阿胶枳壳丸）；血痢；阴血被伤及阴虚小便不利等证（猪苓汤） 注：和血，酒蒸；止血，蒲黄炒；止咳，蛤粉炒；清火，童便化
龙眼肉	甘，温	心、脾	补心脾益气血：心脾两虚证（归脾汤）；气血双亏证（玉灵膏、龙眼酒）

28. 补阴药

药名	性味	归经	功　能
南沙参	甘、微苦，微寒	肺、胃	1. 养阴清肺祛痰：肺燥（桑杏汤、沙参麦冬汤）或肺热咳嗽；阴虚劳嗽（月华丸） 2. 益胃生津：胃阴虚证（益胃汤） 注：鲜南沙参清热生津力较强，多用于热盛津伤者
北沙参	甘，微寒	肺、胃	1. 养阴清肺：肺燥或肺热咳嗽证；阴虚劳嗽 2. 益胃生津：胃阴虚证 3. 肝肾阴虚、血燥气郁之胸脘胁痛（一贯煎）
麦门冬	甘、微苦，微寒	脾、胃、心	1. 润肺养阴：燥邪伤肺证（清燥救肺汤）；阴虚劳嗽证（二冬膏、二冬二母汤） 2. 益胃生津：胃阴不足证（益胃汤、麦门冬汤、生脉散）；内热消渴证（麦门冬汤） 3. 清心除烦：心烦失眠证（清营汤、竹叶石膏汤、天王补心丹、柏子养心丸） 4. 兼能润肠：肠燥便秘（增液汤） 5. 滋阴清热：阴虚有热之咽喉肿痛及吐衄下血等（养阴清肺汤、麦门冬饮子）
天门冬	甘、苦，大寒	肺、肾	清肺降火，滋阴润燥：燥热咳嗽证（天门冬膏、二冬膏）；虚劳咳嗽证（月华丸）；热病伤阴证（三才封髓丹、三才汤）；内热消渴证（二冬汤、三才汤）；肠燥便秘证；咽喉肿痛证
石斛	甘，微寒	胃、肾	1. 养胃生津：热病伤津证；胃阴虚证 2. 滋阴除热：阴虚发热证 3. 明目强腰：阴虚视物昏花（石斛夜光丸、石斛散）；腰膝软弱证 注：鲜石斛清热生津力强，热病伤津者多用
玉竹	甘，平	肺、胃	1. 滋阴润肺：燥咳证（沙参麦冬汤）；劳嗽证 2. 生津养胃：胃阴虚证（玉竹麦门冬汤）；阴虚外感证（加减葳蕤汤）；消渴

药名	性味	归经	功 能
黄精	甘，平	脾、肺、肾	1. 滋阴润肺：阴虚劳嗽证；肺燥咳嗽证；肾虚精亏证（黄精膏、九转黄精丹）；消渴 2. 补脾益气：脾胃虚弱证
百合	甘，微寒	肺、心	1. 润肺止咳：肺虚劳嗽证（百花膏、百合固金汤） 2. 清心安神：心神不安证（百合地黄汤、百合知母汤、滑石代赭汤、百合鸡子黄汤、百合滑石散）
枸杞子	甘，平	肝、肾、肺	1. 滋肾补肝明目：肝肾阴虚诸证（二精丸、枸杞丸、左归丸、杞菊地黄丸、龟鹿二仙胶、右归丸、右归饮）；阴血亏虚证（杞圆膏）；消渴证 2. 润肺：阴虚劳嗽证
桑椹	甘，寒	心、肝、肾	1. 滋肾补血：阴亏血虚证（首乌延寿丹） 2. 生津：津伤口渴证；消渴证 3. 润肠：肠燥便秘
墨旱莲	甘、酸，寒	肝、肾	1. 滋阴益肾：肝肾阴虚证（二至丸） 2. 凉血止血：血热出血证
女贞子	甘、苦，凉	肝、肾	补肝益肾，清热明目：肝肾阴虚证（二至丸）；阴虚内热证；阴虚视力减退证
龟板	甘、咸，寒	肝、肾、心	1. 滋阴潜阳：阴虚阳亢证（镇肝息风汤）；虚风内动证（三甲复脉汤、大定风珠）；阴虚发热证（大补阴丸） 2. 益肾健骨：肾虚骨软证（虎潜丸、龟鹿二仙胶） 3. 养血补心：心虚惊悸；失眠健忘（枕中方） 4. 止血：血热崩漏、月经过多等出血证
鳖甲	咸，寒	肝	1. 滋阴潜阳：虚风内动证（二甲复脉汤、三甲复脉汤、大定风珠）；阴虚发热证（青蒿鳖甲汤、秦艽鳖甲散、清骨散） 2. 软坚散结：久疟疟母（鳖甲煎丸）；经闭癥瘕证（鳖甲丸）
黑芝麻	甘，平	肝、肾	1. 补益精血：精血亏虚证（桑麻丸） 2. 润燥滑肠：肠燥便秘

29. 收涩药

药名	性味	归经	功 能
五味子	酸，温	肺、肾、心	1. 敛肺滋肾：虚喘久咳（五味子丸、都气丸、小青龙汤） 2. 生津敛汗：津伤口渴；自汗盗汗（生脉散、黄芪汤） 3. 涩精止泻：遗精滑精；久泻不止（四神丸） 4. 宁心安神：心悸；失眠多梦（天王补心丹）

药名	性味	归经	功　能
乌梅	酸，平	肝、脾、肺、大肠	1. 敛肺：肺虚久咳（一服煎） 2. 涩肠：久泻久痢（固肠丸、乌梅丸） 3. 生津：虚热口渴（玉泉丸） 4. 安蛔：蛔厥腹痛（乌梅丸）
五倍子	酸、涩，寒	肝、大肠、肾	1. 敛肺降火·肺虚久咳 2. 涩肠：久泻久痢；脱肛 3. 固精：遗精滑精（玉锁丹） 4. 敛汗：自汗盗汗 5. 止血：崩漏下血
浮小麦	甘，凉	心	益气除热止汗：自汗；盗汗（独圣散、牡蛎散）；骨蒸劳热
麻黄根	甘，平	肺	止汗：自汗；盗汗（麻黄根散）
椿皮	苦、涩，寒	大肠、胃、肝	1. 清热燥湿涩肠：久泻久痢；便血 2. 止血：崩漏（固经丸）；赤白带下 3. 杀虫：蛔虫；疮癣
石榴皮	酸、涩，温	胃、大肠	1. 涩肠止泻：久泻久痢（黄连汤）；脱肛 2. 杀虫：蛔虫症；绦虫症
诃子	苦、涩，平	肺、大肠	1. 敛肺下气，利咽：肺虚喘咳；失音 2. 涩肠止泻：久泻脱肛（诃梨散、诃子皮散、诃子散） 注：涩肠止泻宜煨用，清肺开音宜生用，藏青果为未成熟的诃子果实
肉豆蔻	辛，温	脾、胃、大肠	1. 涩阳止泻：久泻不止 2. 温中行气：脘腹冷痛胀满
赤石脂	甘、酸、涩，温	大肠、胃	1. 涩阳止泻：泻痢不止；脱肛（赤石脂禹余粮汤、桃花汤） 2. 止血：崩漏带下 3. 外用生肌敛疮：溃疡不敛
罂粟壳	酸、涩，平，有毒	肺、大肠、肾	1. 敛肺：肺虚久咳 2. 涩肠：久泻久痛 3. 止痛：心腹筋骨诸痛
莲子	甘、涩，平	脾、肾、心	1. 补脾止泻：脾虚久泻（石莲散、参苓白术散） 2. 益肾固精：肾虚遗精；滑精；带下 3. 养心安神：虚烦；惊悸；失眠
芡实	甘、涩，平	脾、肾	1. 补脾去湿：久泻久痢 2. 益肾固精：滑精（水陆二仙丹）；遗溺；白带多
山茱萸	酸，微温	肝、肾	1. 补益肝肾：肝肾亏损；眩晕；阳痿 2. 收敛固涩：滑精遗尿；虚汗；崩漏

药名	性味	归经	功　能
金樱子	酸、涩，平	肾、膀胱、大肠	1. 固精缩尿：滑精；尿频（水陆二仙丹）；白带过多 2. 涩肠止泻：久泻；久痢
桑螵蛸	甘、咸，平	肝、肾	助阳固精缩尿：滑精；尿频；白带过多
覆盆子	甘、酸，微温	肝、肾	助阳固精缩尿：肾虚滑精；尿频
乌贼骨	咸、涩，微温	肝、肾	1. 收敛止血：肺胃出血；崩漏（固冲汤） 2. 固精止带：遗精；带下（白芷散） 3. 制酸止痛：胃痛吐酸 4. 收湿敛疮：湿疹湿疮；溃疡多脓

30. 涌吐药

药名	性味	归经	功　能
瓜蒂	苦，寒，有毒	胃	1. 涌吐：热痰；宿食（瓜蒂散） 2. 吹鼻中，祛湿热：黄疸（瓜丁散、瓜蒂汤）；湿邪头痛
常山	辛、苦，寒，有毒	肺、心、肝	1. 涌吐痰饮：胸中痰饮 2. 截疟：疟疾（胜金酒） 注：涌吐宜生用，就是晒干；截疟宜酒炒用，就是用酒炮制过。本品涌吐作用强烈，能伤正气，体虚者慎用
蜀漆	辛、苦，寒，有毒	肺、心、肝	功效与常山同，而涌吐、截疟之力胜常山
胆矾	酸、辛，寒，有毒	肝、胆	1. 涌吐：风痰壅塞（二圣散）；误食毒物 2. 解毒收湿：口疮；牙疳；风眼赤烂 3. 蚀疮去腐：肿毒不破；胬肉
藜芦	辛、苦，寒，有毒	肺、肝、胃	1. 涌吐：痰涎涌盛；误食毒物 2. 杀虫：疥癣、蚊、蝇、虱等 注：可外用

31. 其他

药名	性味	归经	功　能
硫黄	酸，温，有毒	肾、大肠	1. 杀虫止痒：疥癣（如圣散）；湿疹；皮肤瘙痒 2. 壮阳通便：肾火虚衰诸证（金液丹、黑锡丹）；虚冷便秘证（半硫丸） 注：有毒，外用适量

药名	性味	归经	功　能
雄黄	辛、苦，温，有毒	心、肝、肾	1. 攻毒燥湿杀虫：痈疽疔疮（二味拔毒散、醒消丸）；疥癣（二味拔毒散）；虫毒蛇伤（雄灵散）；梅毒、麻风（雄漆丸）；虫积腹痛（安虫丸） 2. 祛痰截疟定惊：哮喘；疟疾（太乙紫金丹）；惊痫；破伤风（发表雄黄散） 注：雄黄含砷，对人体有毒，能从皮肤吸收，故局部外用不宜大面积涂搽或长期持续使用，忌火煅，因煅烧后即分解氧化为三氧化二砷与硫，前者即砒霜的主要成分，有剧毒，中毒症状主要为上吐下泻，轻者可用防己或生甘草、绿豆，煎浓汁频服
砒石	辛，大热，有大毒	肺、肝	1. 蚀疮去腐杀虫：瘰疬；恶疮腐肉不脱（三品一条枪）；痔肿（枯痔散）；走马牙疳（牙疳散）；癣疾（红油、砒霜散） 2. 劫痰平喘截疟：寒痰哮喘（紫金丹）；疟疾（一剪金、久疟丸）
轻粉	辛，寒，有毒	肝、肾	攻毒杀虫，利水通便：疮疡溃烂（蛤粉散、粉香散）；梅毒；疥癣疹痒（如圣散）；酒糟鼻；痤疮（加味颠倒散）；水肿鼓胀（三花神佑丸、舟车丸） 注：有毒，外用适量
升药	辛，热，有大毒	肺、脾	拔毒提脓去腐：痈疽疮毒；梅毒
铅丹	辛、咸，寒，有毒	心、肝、脾	拔毒收湿，敛疮生肌（外用）：痈疽疮疡；湿疹癣痒；狐臭 注：有毒，外用适量
密陀僧	咸、辛，平，有毒	肝、脾	攻毒杀虫，收敛防腐：疮疡脓多；湿疹流水；狐臭；汗斑；酒糟鼻 注：有毒，外用适量
炉甘石	甘，平	肝、胃	解毒明目退翳，收湿止痒敛疮：目赤肿痛；眼缘赤烂；翳膜胬肉；皮肤湿痒；溃疡不收；脓水淋漓 注：外用，忌内服
硼砂	甘、咸，凉	肺、胃	1. 清热解毒，消肿防腐：咽喉肿痛；口舌生疮；目赤肿痛；翳障 2. 清肺化痰：痰热咳嗽 注：外用的皮肤药，忌内服
白矾	酸，寒	肺、肝、脾、胃、大肠	1. 解毒杀虫，燥湿止痒：疮疡疥癣；湿疹瘙痒 2. 止血止泻：吐血；泻痢 3. 清热消痰：癫痫发狂；湿热黄疸
皂矾	酸、涩，凉	肝、脾	解毒敛疮，燥湿杀虫，补血：疮疡溃烂；疥癣瘙痒；喉痹口疮；烂弦风眼；虫病黄肿；贫血

药名	性味	归经	功　能
石灰	辛，温，有毒	肝、脾	1. 解毒蚀疮，燥湿杀虫：烧烫伤；痈疽丹毒；瘰疬痰核；恶疮赘疣鸡眼；湿疹疥癣 2. 止血：外伤出血
火硝	咸，温，有小毒	胃、大肠、三焦	攻毒消肿，利水泻下，破坚散积：疮疖肿毒；目赤喉痹；淋证涩痛；黄疸；霍乱痧胀腹痛；癌肿 注：外用适量
硇砂	咸、苦、辛，温，有毒	肝、脾、胃	破瘀散结，消积软坚：痈疮；瘰疬；喉痹；翳障；息肉赘疣；虫咬伤；癥瘕积聚；噎膈反胃；癌肿 注：外用，忌内服
毛茛	辛，温，有毒	肺、肝	发泡攻毒，止痛截疟，定喘杀虫：风湿痹痛；外伤痛；头痛；胃脘痛；疟疾；喘咳；目赤肿痛；痈肿疮毒；瘰疬；癣癞 注：内服容易中毒
大蒜	辛，温	脾、胃、肺	消肿解毒杀虫：痈疖疮肿；皮肤癣痒；肺痨；顿咳；痢疾；泄泻；钩虫或蛲虫病；防治流感
斑蝥	辛，寒，有毒	大肠、小肠、肝、肾	攻毒蚀疮：痈疽；顽癣；瘰疬；狂犬咬伤；破血散结；经闭；癥瘕
马钱子	苦，寒，有大毒	肝、脾	消肿散结，通络止痛：风湿痹痛；肌肤麻木；肢体瘫痪；跌打损伤；痈疽疮毒；喉痹；牙痛；疠风；顽癣；恶性肿瘤 注：外用适量
蛇床子	辛、苦，温	肾	1. 燥湿杀虫：湿疹湿疮；疥癣瘙痒 2. 散寒祛风：寒湿带下；湿痹腰痛 3. 温肾壮阳：阳痿宫冷
露蜂房	甘，平，有毒	胃、肝	攻毒祛风，杀虫止痛：痈疽疮毒；喉痹；牙痛；风疹癣痒；瘰疬；癌肿；风湿痹痛；绦虫病、蛔虫病
血竭	甘、咸，平	心、肝	1. 外用止血生肌敛疮：外伤出血；溃疡不敛；痔漏肿痛 2. 内服活血化瘀止痛：瘀血肿痛；经闭；痛经
儿茶	苦、涩，凉	肺	1. 收湿敛疮：湿疮流水；溃疡不敛；牙疳口疮 2. 生肌止血：多种出血症 3. 清热化痰：肺热咳嗽 4. 生津止渴：暑热津伤口渴；湿热泻痢
瓦楞子	咸，平	肺、胃、肝	消痰化瘀，软坚散结：瘰疬；瘿瘤；癥瘕痞块；顽痰久咳 注：煅用可制酸止痛，治胃痛吐酸症

■ 第九章　常用贴敷膏药的剂型、分类及功用主治 ■

第一节　敷药剂型

贴敷药物的常用剂型有泥剂、浸剂、散剂、糊剂、药饼、丸剂、锭剂、膏剂等。

1. 泥剂

这种剂型多用单味药，是将鲜生药捣碎成泥状，直接贴敷在穴位上，如用白芥子泥贴肺俞等穴治疗哮喘，用蒜泥贴涌泉穴治疗咯血，用鲜薄荷叶捣泥贴迎香、合谷穴治疗感冒等。

2. 浸剂

该剂型将所用药物浸泡在白酒或酒精中3日以上，然后取其浸出液直接点于穴位上，用纱布覆盖固定，或滴点在小块胶布中心，贴于穴位上，如治疗哮喘的斑蝥发泡液。此外，用于伤科局部涂擦的"活血酒"也属于浸剂。

3. 散剂

该剂型是将所用多种药物粉碎后过筛制成细末。如"定痛散"是用药末填平脐窝（神阙），"腰痛散"是将药末撒在黑膏药中间，然后将膏药贴敷在肾俞或腰眼穴处。

4. 糊剂

该剂型是把散剂用生姜汁、白酒、米醋、鸡蛋清等调成糊状，进行穴位贴敷。如"冬病夏治消喘膏"是用生姜汁调敷，"腹痛糊"是用米醋调敷，"痛经糊"是用白酒糊敷等。

5. 药饼

该剂型是将所用药物粉碎成细末后兑入适量的面粉，调和制成小饼状，用锅蒸熟后，趁热贴敷在穴位上，冷后再换，如"疟疾饼"贴大椎穴。

6. 丸剂

该剂型是将药末用水或胆汁、乳汁等，调和制成小丸，一般为梧桐子大，以新作的未干者为好。把丸药用普通膏药或胶布固定在穴位上，如"久痢丸"贴神阙穴。

7. 锭剂

该剂型是将药末加水调合成半个枣核大的锭剂，晾干，用时加水磨糊涂敷穴位，如治疗疖肿的"紫金锭"，治疗哮喘的"痰饮锭"等。

8. 膏剂

该剂型是在常温下为固体、半固体或半流体的制品，一般分为煎膏、药膏、膏药三种。

（1）煎膏：是将药物用水煎煮，去渣浓缩，制成半流体。主要供内服，如"益母草膏""夏枯草膏"等，外敷用的如"鼻眼膏"也属于这一剂型。

（2）药膏（又称油膏）：制作方法分热法与冷法两种，即用植物油、蜂蜡、凡士林等为基质，加入药物细末捣搅均匀者为冷法；把药末用油炸枯，去渣加热者为热法。前者如"臁疮膏"，后者如"活血膏"。

（3）膏药：膏药的种类很多，如"暖脐膏""固本膏""保胎膏""定喘膏"等，这些都是黑膏药，又称铅膏。它的制作过程包活油浸、油炸、熬膏、下丹、摊膏等几个步骤。另一类橡皮膏状的膏药，如"伤湿止痛膏""消炎镇痛膏""鸡眼膏"等，是20世纪50年代后期发展起来的，它的应用更为方便。

第二节　常用贴敷剂型制法、贴敷方法及注意事项

一、散剂

1. 散剂制法

将配方中的某些药物按要求进行炮制，然后混合加工研成细末。也可把配方中的每一味药材单独进行加工研细，然后酌量调匀。在用白开水或白酒、油料调拌时，应根据患者的症状、皮肤干湿燥润等实际情况，分别将药料调拌为稀湿状、黏稠状等。临床上常把药物调拌至湿润为度。

2. 散剂特点

散剂的特点是制作方法简便，贴敷时药量增减可灵活掌握。凡贴敷穴位，由于药散集中于穴位，故用量不宜过多。凡贴敷患部，药散应散布四周，用量可多些。散剂研成细末后，瓶装密封可长期存放，需要时随调随用。由于散剂的药性在肌肤上透络传经效果迅速，常用于治疗外伤、疮疡等。

3. 贴敷方法

患部或穴位先用酒精擦洗，再贴敷药物，也可先进行推拿、刺血、拔罐施术后敷药，把贴敷的药物用纱布扎好。对于胸、腹或活动关节处可选用胶布贴于药上，但胶布上要剪几个小孔，以便通气，隔1日或3日更换敷药1次。根据病情需要，可在敷药外面进行熨烫或渗透洒药，以增强药效。

4. 疗效反应

一般用水调拌的散剂，其药性渗透力较弱，开始贴敷无明显反应，仅患部有冷凉

之感。如用的是消肿散热解毒药，贴敷 1 日即有疗效反应。

5. 注意事项

（1）散剂一定要研成细末，不可有粗粒存在。

（2）散剂一般应加入芳香开窍、具有渗透皮肤能力的药物。

（3）凡患者皮肤有外伤出血、溃烂等，不宜直接用散剂贴敷。

（4）散剂敷料在存放中注意防潮、防霉、防虫蛀等。凡调拌后的敷料在临床上只使用一次，如药性较强的敷药，可连续使用两次。

二、糊剂

1. 糊剂制法

药物加工研成细末后，用黏合剂（如酒精、醋、蛋清、麻油等辅料），或用白开水冷却后调拌药末成糊状；或用新鲜药物洗净后直接捣烂成糊状贴敷于患处。外盖纱布，胶布固定。糊剂多选用易溶解、易研成细末的药物，临床常用新鲜草药。

2. 糊剂特点

糊剂药物取材方便，制作简单，糊剂可使药物缓缓释放药效，可延长药物的效果，缓和药物的毒性。在临床上对热证、肿毒、损伤等疗效明显；贴敷后，患者皮肤顿感冷凉退热，更有健肤活络、消肿泻热、美容养颜的功效。另外，糊剂对外伤性皮肤溃烂、疮疡肿毒等有润肤祛毒、生肌收口的作用。

3. 贴敷方法

在贴敷的患部或穴位，先用姜汁或白酒擦洗，消除皮肤上的不洁之物，如遇皮肤溃烂或疮毒红肿，应先进行清洗或拔毒处理，然后贴敷糊剂药物。凡在四肢部位及关节部位包扎不宜太紧。

4. 疗效反应

用糊剂贴敷治疗高热发烧、红肿疼痛、中暑昏迷、实热急症等，其疗效反应快，在 3 小时内即有疗效反应；而跌打损伤、内科疾患，疗效要在 3 日以后才可见到；疑难杂症要连续贴敷数次，才略见疗效反应。

5. 注意事项

（1）糊剂药物一定要加工研细，捣烂为准。

（2）凡对皮肤有刺激性的药物或患者皮肤对药物过敏者，均不宜过久贴敷。

（3）糊剂贴敷后，为加强药物的渗透性，可以根据病情变化，在包扎纱布外面适当地淋洒白酒、醋或其他药液等。

三、膏剂

1. 膏剂制法

一般将配方中的药料先用香油浸渍一段时间，然后放入锅内加入植物油（香油或菜油等），用文火慢慢熬炼，待药料焦黄，起锅过滤去药渣，再放入一定量的铅丹熬炼。待油脂渐渐变黑、滴入布皮上成珠状不散（即软硬适度）时，摊涂在一定规格（尺寸）的布、皮、牛皮纸、软胶纸等上面，即可使用。

2. 膏剂特点

膏剂可保持较长的药性，制作良好的膏剂可存放数十年之久。在贴敷一定穴位或部位时，可以根据临床需要延长贴敷时间，或用一张膏剂反复多次贴敷。

另外，根据临床辨证，将膏药烤化后再加入一些丹药，可进一步提高膏剂的药效。如患部疼痛，可加镇痛丹药等。也可加入散末药物，然后烤化揉搓拌匀后贴敷之。

3. 贴敷方法

临床上使用时，首先应将膏药烤软，然后进行搓揉，将四周药料调揉厚薄匀称。根据患者病况，在贴敷膏药内还可添加丹药。丹药一般是在揉搓膏药时加入少许，待膏药微凉后贴敷于患部。

4. 疗效反应

膏药的疗效观察分两种，一种是见效块，凡是跌打损伤、红肿胀痛的患者，药贴后 1~3 日内就见疗效，开始时患处疼痛减轻，然后红肿渐消，即活络镇痛，活血化瘀。另一种是见效慢，凡是内科疾病、风湿痹证，贴敷后 1 周或 2 周内才有所反应，开始皮肤痒痛，然后皮肤发泡，药性渗透入里，一般要在 3 日以后。

5. 注意事项

（1）膏药的熬炼一定要掌握火候，用火不可太猛或太弱，不然膏药会粘不牢，药性发挥的效果差。

（2）要在贴敷膏药中掺入丹药时，丹药不可太多。根据病情，适当增加少量镇痛或祛风、散寒或芳香类丹药即可。

（3）贴敷时，应掌握膏药的温度，切忌过热而烫伤皮肤。

（4）贴敷膏药后皮肤呈水泡状，可用消过毒的针点破水泡，隔 2 日后再贴敷膏药。

四、饼剂

1. 饼剂制法

将药物研成细末，调拌敷料做成饼；也可将药物用水直接煎烂或将新鲜药物捣烂，调拌面粉做成饼并放入笼上蒸熟。而捣烂新鲜药物或调拌油料类药物可直接捏饼贴敷，成形的饼可放在日光下晒干或用文火烘干，以不散为度。在临床上根据患者的病情需要，可在饼外层喷上一些药末或药汁，以增强饼剂的药性。

饼剂的制作：可先用一个画形的套圈，将调拌好的药物放置其中，稍加挤压成形，其体积应根据疾病的轻重与腧穴部位而定。

2. 饼剂特点

饼剂药性较缓，药物多选用草药或蔬菜、水果等。特别适宜于老年人和婴儿，或有皮肤过敏者使用。饼剂贴敷对皮肤刺激性不强，贴敷时间为 1~2 日，治疗时可根据病情随时换药。另外，饼剂贴敷后可适当配合艾条温灸，以使药性较快传导入里，温灸可一日数次，每次时间不宜过长。

3. 贴敷方法

贴敷时，可以将饼剂加热后贴敷，然后用纱布或胶布包扎固定。隔1日或2日更换1次，如将饼剂放置在腰带或绷带中包扎一定部位可10日更换1次。

4. 疗效反应

饼剂多采用新鲜药物配制，在临床上对部分急性症状贴敷后，在5分钟至1小时内就有疗效反应。其他慢性疾病，一般在2~3日后才有所反应。饼剂贴敷初期，皮肤有冷凉感，中期皮肤瘙痒，后期皮肤有水泡或瘾疹，个别患者对皮肤刺激性较强的新鲜药物不适应，不宜过久贴敷，应在一次贴敷后间隔2日再贴敷。

5. 注意事项

（1）因饼剂药物多选用新鲜药物配制，有些应蒸熟贴敷，但不能久蒸，以蒸熟为度，以免药性走失。

（2）凡外伤出血或皮肤溃烂等，不宜用饼剂贴敷。如用饼剂作拔毒或急诊止血，在药物配伍上应慎重考虑。

（3）贴敷饼剂后，患者应少走动，避免饼剂散落。

五、丸剂

1. 丸剂制法

将一定配方研细成药末，用辅料（如蜂蜜、蜡、凡士林等）调匀后做成丸粒，然后晒干或烘干。丸药的大小可根据患者的临床症状灵活掌握。民间传统制丸方法，用工具一面旋转滚动丸子，一面喷辅料或其他药末穿衣。另外，在做丸药时，可放入一根线嵌在丸子内，留出一段线头，以便在丸子入窍（如鼻部、肛部、女子阴窍等处）后，可缓缓拉出来。

2. 丸剂特点

丸剂多选用药性较强，毒性或开窍芳香性强的药物作配方。在临床使用中，其主要施治于各窍，如耳、鼻、肛、口、肚脐、女子阴窍、腋窝等，有一定的回阳救逆作用，但丸剂在制作和治疗上有一定的局限性。

3. 贴敷方法

定型后的丸剂直接贴敷于一定部位或穴位上，然后用胶布固定。凡鼻窍、耳窍、肛窍、口窍、女子阴窍等部位施治时，可用麻油或蛋清等先润滑窍部，然后将丸剂缓缓塞入其内，治疗完毕，慢慢滑动取出。

4. 疗效反应

丸剂直接放入窍部，疗效迅速。如腹泻、便秘时塞肛，鼻血时塞鼻，一般在1小时内就有反应。在贴敷其他部位时，如药物中含有丹药或剧毒药，药性传导快，疗效反应亦在1~2日内。一般药物的药性可维持3~4日。

5. 注意事项

（1）丸剂药物配方多采用药性强、有毒性的药物。所以，在临床施治中应慎重，切不可内服。

（2）用丸剂贴敷窍部时，如对耳部、鼻部可稍做大一点，恰好在孔外而不往里掉。而对肛窍、女子阴窍，可稍小一点，正好滑入肛内或阴窍内。

（3）对于小儿贴敷，应特别小心，因小儿多不愿施治，丸剂放置于窍外为好。

第三节　膏药的分类

中医所用的膏药，从广义上说可分为内服和外用两种。内服膏滋，是由汤剂、煎剂浓缩成煎膏或膏滋，如《本草纲目》中所载的内服膏"益母膏"，《张氏医通》中的"二冬膏"等。外用膏药类型很多，有水调药末的膏药，有鸡蛋清调药粉的膏药，有用植物油或动物油调药的油膏。油膏应用很早，《灵枢》里已载有"马膏""豕膏"。秦汉以后，油膏应用逐渐加多。唐代孙思邈的《千金翼方》里载有不少由猪脂或胡麻油浸药微火熬制而成的油膏，如"蛇衔生肉膏""野葛膏""丹参膏"等。我们现在所用的膏药，基本上是由油膏逐渐演变而来的。

膏药古时叫做薄贴，多以植物油、铅丹为基质，经过熬制掺以其他药味而成。膏药的含义有二，其一为膏，其二为药。古人于熬者谓膏，撮者谓药。后人以膏为基质，固定不变，膏掺以药遂成膏药。明清以前，膏药并无专书，自然谈不上分类。明朝朱橚等所辑《普济方》曾附膏药一节，所列各方则以痈疮肿疡、瘰疬头癣、折伤金创、消肿止痛等外治为主，初示分类轮廓。清朝徐大椿在其所著《医学源流论》里论薄贴谓："其用大端有二，一以治表，一以治里。治表者如呼脓去腐，止痛生肌，并撼风护肉之类……治里者或祛风寒，或和气血，或消痰癖，或壮筋骨。"概分膏药为治表治里两类。清朝吴尚先著《理瀹骈文》，首创膏药外治一门，亦言古无专书，重在立法，提出膏药有两大功用："一是拔，一是截。凡病所结聚之处，拔之则病自出，无深入内陷之患；病所经由之处，截之则邪自断，无妄行传变之虞。"就其膏药立方，根据用药八法，可以归纳为以下各类：

（1）汗法：多用发汗之膏来开泄腠理，逐邪外出。因外邪侵犯人体大多始于皮膜，然后由表入里。当邪在皮膜肌表，还没有入里之时，就应采用发汗之膏，使邪自外御，从而控制疾病转变，达到早期治愈的目的。其主要作用是驱逐外表的病邪，适用于一些外感疾病的初期，如"花翘膏""叶胡膏"等。

（2）吐法：是外用具有涌吐性能的药物，将病邪或有害物质使之从口吐出，以缓和病势，达到治愈疾病的目的，如"二丑膏""神曲膏"等。但常用从鼻取嚏及内服涌吐之药较多。

（3）下法：是一种攻逐体内结滞的方法。凡邪在肠胃、燥火停滞、热邪搏结及蓄水蓄血等疾患，可用此法，如"猪龙膏""归红膏"。

（4）和法：邪在半表半里之间者用此法，以疏泄和解，如"肉果膏""白山膏"等。

（5）温法：是用温性或热性药物以消除病人的沉寒阴冷，补益气血，如"马鞭膏"

"归片膏"等。

（6）清法：是用寒冷的药物达到退热的目的，如"黄蓂膏""射干膏"等。

（7）补法：主要是补益体质和机能的不足，消除亏衰症状，如"二冬膏""海马膏"等。

（8）消法：有消散和破削两种作用。凡因气、血、痰、湿、食等所形成的积聚凝滞，一切肿疡、溃疡、痈疮，皆用消散之膏，如"香槟膏""文术膏"等。

根据药物四气——寒、热、温、凉四种不同的药性，可将膏药分为寒凉膏与温热膏两类：

（1）寒凉膏：多为寒性和凉性药物，具有清热降火等作用，适用于盈盛的热证，如"栀子软膏""竹叶膏"等。

（2）温热膏：多为热性和温性药物，有祛寒助阳等作用，适用于亏衰的寒证，如"苏香膏""川楝膏"等。

轻工业部医药工业管理局编的《中药成药配制经验介绍》中，对膏药进行如下分类：

（1）黑膏药：以植物油与铅丹经高热炼制成黑色，是最为常用的膏药，如"青乳膏""香附膏"等。密陀僧与植物油化合所起的作用同铅丹，亦可列于此类。

（2）白膏药：植物油熬炼后待凉到100℃左右，徐徐加入铅粉，则与植物油化合。但铅粉氧化作用不如铅丹剧烈，反应生成的药为浅黄色，另有部分过量的铅粉未分解，掺合于膏中，故成品一般为黄白色，与黑膏药对比，称为"白膏药"，如"鲫鱼膏"等。

（3）油膏药：以植物油或含油的药料为基质，与其他药料混合，是为"油膏药"，如"丹珠软膏"。

（4）胶膏药：如"五皮膏"系动物胶熔化后，加入药料搅拌均匀，刷于纸上，阴干后即得。

（5）松香膏药：植物油与松香加热混合后，再掺入药料，以提高膏药的硬度，便于应用，如"香朱膏"。

（6）绿松膏、银黝膏药：如用植物油与铜化合物制成的"绿松膏"，植物油与含银化合物制成的"银黝膏"。

下篇　常见病症治疗

上焦之病，以药研细末，嗜鼻取嚏为第一捷法。不独通关，急救用闻药也。

中焦之病，以药切粗末，炒香，布包缚脐上，为第一捷法。

下焦之病，以药或研或炒，或随证而制，布包坐于身下为第一捷法。

——《理瀹骈文·续增略言》

第十章　呼吸系统病症

第一节　感　冒

一、概述

感冒，又称伤风、冒风，是风邪侵袭人体所致的常见外感疾病。临床表现以鼻塞、咳嗽、头痛、恶寒发热、全身不适为特征。全年均可发病，尤以春季多见。由于感邪不同、体质强弱不一，证候可表现为风寒、风热两大类，并有夹湿、夹暑的兼证，以及体虚感冒的差别。如果病情较重，在一个时期内广泛流行，称为"时行感冒"。

感冒的发生主要由于体虚、抗病能力减弱所致，当气候剧变时，人体卫外功能不能适应，邪气趁虚由皮毛、口鼻而入，从而引起一系列肺卫症状。偏寒者，则致寒邪束表，肺气不宣，阳气郁阻，毛窍闭塞；偏热者，则热邪灼肺，腠理疏泄，肺失清肃。感冒虽以风邪多见，但随季节不同，多夹时气或非时之气，如夹湿、夹暑等。

二、辨证

主症为恶寒发热，头痛，鼻塞流涕，脉浮。兼见恶寒重，发热轻或不发热，无汗，鼻痒喷嚏，鼻塞声重，痰液清稀，肢体酸楚，苔薄白，脉浮紧，为风寒感冒；微恶风寒，发热重，有汗，鼻塞浊涕，痰稠或黄，咽喉肿痛，口渴，苔薄黄，脉浮数，为风热感冒。夹湿则头重如裹，胸闷纳呆；夹暑则汗出不解，心烦口渴。

三、贴敷治疗处方

1. 葱姜豉盐熨（《中华脐疗大成》）

主治： 风寒感冒。

处方： 小葱、生姜、淡豆豉、食盐各适量。

用法： 将小葱切碎，生姜捣融，淡豆豉碾成细末，然后和食盐混合均匀，在锅内炒热，用布包裹，趁热熨脐上，外用绷带包扎固定，药冷则更换新炒热药，再继续熨，

— 137 —

以汗出为度。每日2~3次。

2. 复方杏苏散（《中华脐疗大成》）

主治： 风寒感冒。

处方： 紫苏叶、杏仁、白芷各15g，葱白5根（连须），生姜2片，蜂蜜、萝卜汁各适量。

用法： 先将紫苏叶、葱白和生姜捣烂如泥，次将杏仁、白芷共碾成极细粉末，加入紫苏叶泥中调匀，再取蜂蜜和萝卜汁加入，调和成膏状备用。用时取药膏如蚕豆大，捏成圆形药团，贴入脐内，外盖以纱布，胶布固定，每日换药1次。贴药后嘱患者覆被而卧，令发微汗，汗后即收效。

3. 葱鸡酒饼（《中华脐疗大成》）

主治： 风寒发热。

处方： 葱白7个（洗净），鸡蛋清半茶匙，白酒10g，面粉适量。

用法： 葱白切细，连用蛋清、白酒、面粉放入小碗内做成面饼，以不甚粘手为度，放在脐上（冬季要略加温），再用绷带或手帕固定，待患儿有喷嚏时，病情已大有好转。每日1次，连用2~3日。

4. 葱姜麻黄糊（《韩明本医案》）

主治： 风寒感冒，恶寒发热，头痛无汗者。

处方： 生姜10g，葱白30g，麻黄6g。

用法： 上药共捣烂如泥状，敷脐部，其上置热水袋熨之，盖被取汗。

5. 椒豉香葱糊（《民间敷灸》）

主治： 风寒感冒，寒邪偏胜者。

处方： 胡椒15g，淡豆豉30g，丁香10g，葱白20g。

用法： 将前3味药物研细末，用时加捣烂葱白调匀如糊。每穴用药5g，先贴大椎、神阙，用纱布覆盖，再加橡皮膏固定，令患者脱衣而卧，再取药糊10g，涂于两手心的劳宫穴，两手合掌放于两大腿内侧，侧位屈腿夹好，卷卧将被盖严，取其汗出。每日2次，每次4~6小时。

6. 芥子发汗法（《本草纲目》）

主治： 外感风寒，恶寒明显而身无汗出。

处方： 白芥子适量。

用法： 白芥子研末备用，每取适量（1~2g），以水调为糊状填脐内，以热物隔衣熨之，取汗出为佳。

7. 麻黄石葱散（《中华脐疗大成》）

主治： 风热感冒。

处方： 生麻黄、生石膏各30g，葱白适量。

用法： 先将生麻黄、生石膏共研成粉末，筛过贮入瓶中，密封备用。临用时取药末15~30g同葱白适量，共捣烂成膏状。取药膏贴于脐中，外用纱布覆盖，加胶布固定。每日换药1次。

8. 复方板蓝根散（《中医药物贴脐疗法》）

主治： 流行性感冒。

处方：板蓝根、生石膏、马勃、淡豆豉各 15g，连翘、薄荷各 10g，葱白（去泥）5 根，鲜生姜 3 片，蜂蜜适量。

用法：先取前 6 味药混合碾成细末，用筛筛过，贮瓶密封备用。临用时取药末 15g，加入葱白、生姜片共捣烂，再加入蜂蜜适量，共捣成稠膏状，取药膏敷于脐上，覆盖上纱布，以胶布固定。

9. 复方紫苏膏（《中华脐疗大成》）

主治：流行性感冒。

处方：紫苏叶、贯仲、薄荷、生姜、葱白各等量。

用法：取上药各 15～30g，共捣烂如厚膏状，贮藏备用。需要时，取上药膏 15～20g，敷在脐上，外覆以纱布，加胶布固定。每日换药 1 次。

10. 避瘟散贴敷（《中国灸法集粹》）

主治：流行性感冒。

处方：绿豆粉 300g，白芷 30g，生石膏 300g，滑石 30g，麝香 3g，甘油 45g，冰片 24g，薄荷水 36g。

用法：先将前 4 味药共研微细末，再兑入后 4 味药，调匀密贮备用。如用于治疗，取 1g 药粉用冷水或白酒调膏，分别贴敷于囟会、太阳穴处，用胶布固定即可，每日贴敷 1 次，如用于本病的预防，取药粉 0.3g，用绢包塞入鼻腔，左右交替，每日 2 次。

11. 风热散（《穴位贴药疗法》）

主治：外感风热或温病初起，发热怕风，咽喉不利之症。

处方：淡豆豉 30g，连翘 15g，薄荷 9g。

用法：上药共研细末备用。每次取药粉 20g，加入葱白适量，捣烂如膏，敷风池、大椎穴上，再用药粉 15g，冷水调为糊，填脐上，外用纱布、胶布固定，3～8 小时去药。每日 1 次。

12. 退热糊（《中华脐疗大成》）

主治：感冒高热不退。

处方：雄黄、朱砂各 10g，玄明粉 30g，生葱白、生姜片各适量，青皮鸭蛋清适量。

用法：先将前 3 味药混合研成细末，次将生葱白、生姜片捣烂绞汁和入药末拌匀，再加鸭蛋清适量调如厚糊备用。用时，将药糊适量徐敷入脐中，外以纱布盖上，再以宽布带束紧固定。每日换药 1 次，至病愈为度。

13. 经期感冒方（《中医药物贴脐疗法》）

主治：经期感冒。

处方：柴胡 9g，当归、川芎、白芍、桂枝各 6g，葱白适量。若寒凝血脉伴少腹胀痛者，加桃仁、制香附各 6g。

用法：上药除葱白外，其余药物共碾成细末，贮瓶备用。用时取药末 15g，同葱白适量共捣烂如膏状，敷于脐孔上，外盖纱布，胶布固定。每日换药 1 次。

14. 藿香正气散（《太平惠民和剂局方》）

主治：胃肠型感冒。

处方：藿香 3g，白芷 3g，苏叶 3g，陈皮 1.5g，白术 1.5g，厚朴 5g，半夏曲 1.5g，

大腹皮 1.5g，茯苓 1.5g，生姜 3 片，大枣 3 枚，甘草 1g，桔梗 1g。

　　用法：上药共研为散，以水调敷于脐。

15. 实表膏（《理瀹骈文》）

　　主治：体虚感冒，表虚自汗。

　　处方：羌活、防风、川芎、白芷、白术、黄芪、桂枝、白芍、甘草、柴胡、黄芩、半夏各等份。

　　用法：将上药研为粗末，用麻油熬，入黄丹收膏。取药膏适量，做成小饼，贴于心口上，外用纱布盖上，胶布固定。每日换药 1 次。

16. 防感冒膏（《贴敷疗法》）

　　主治：用于治疗气虚易感冒的病人。

　　处方：生黄芪 20g，炒白术 10g，板蓝根 15g，防风 10g，葱白 10g，香醋 10g。

　　用法：将前 4 味药研细末，与葱白、香醋捣烂成膏，于流感发作期涂敷于脐周，并用麝香膏外贴，每晚 1 次，连续 5 日。

17. 麻杏甘葱散（《民间敷灸》）

　　主治：外感风寒，头痛身痛，咳嗽痰白，气喘胸闷。

　　处方：麻黄 3g，杏仁 3g，甘草 1g，葱白头 3 根。

　　用法：麻黄、杏仁、甘草各等份，碾成细末，加入葱白头 3 根，捣烂如泥，贴敷脐孔，盖上不透水的油纸或塑料薄膜，胶布固定，半日取下。每日 2 次，以治疗喘息。

【古代文献选录】

　　感寒无汗：水调白芥子末填脐内，以热物隔衣熨之，取汗出妙。（《简便单方》）

　　发散寒邪：胡椒、丁香各七粒碾碎，以葱白捣膏，和涂两手心，合掌握定，夹于大腿内侧，温覆取汗则愈。（《伤寒蕴要》）

【点评】

　　感冒与某些传染病早期症状十分相似，临床应加以鉴别。感冒以早期治疗效果较好，辨别感冒的寒热属性以区别对待，是治疗感冒取得良好效果的关键。

　　风寒感冒方中，辛温之胡椒、丁香助散寒之力，善治风寒表起，头痛、腹痛明显者。

　　风热感冒方中雄黄、朱砂清热解毒，开窍定惊，玄明粉、鸭蛋清通便泻热，善治感冒过程中的高热神昏，甚则抽搐之症。贴敷后宜静卧调养，通常于用药 2 小时左右热度开始下降，随之神志清醒。

　　夹湿、夹暑感冒方中，藿香既能疏散外感之表邪，又能芳化胃肠之湿浊，尤其适宜于夏、秋季节的胃肠型感冒，或急性胃肠炎兼恶寒发热者。

　　体虚感冒方中，防感冒膏方用黄芪、防风，可增强机体防御功能，减轻或减少呼吸道感染症状，葱白、香醋增加膏药的扩散能力。经期感冒方加桃仁、香附，则增强活血调经、理气止痛之功，善治经期感冒、少腹冷痛之症。

"时行感冒"方中，板蓝根、连翘清热解毒，以抗流感病毒为主，故善治流行性感冒，亦可治风热感冒。敷脐后若能喝热粥一碗，则能加强药力，疗效更佳。

第二节 咳 嗽

一、概述

咳嗽是肺系疾病的主要症状。"咳"指有声无痰，"嗽"指有痰无声，临床一般声痰并见，故并称咳嗽。根据发病原因，可分为外感咳嗽和内伤咳嗽两大类。外感咳嗽是由六淫外邪侵袭肺系引起，内伤咳嗽则为脏腑功能失调，内邪扰肺所致。咳嗽多见于西医疾病上的呼吸道感染、急慢性支气管炎、支气管扩张、肺炎、肺结核等。

咳嗽的病因，临床分为外感、内伤两类。外感咳嗽指六淫之邪（风、寒、暑、湿、燥、火）侵袭肺系所致，而六淫外邪中，常以风邪为先导，夹杂其他外邪共同致病。外邪多从口鼻或皮毛而入，因肺合皮毛，开窍于鼻，肺卫受邪，肺气壅塞不宣，清肃功能失常，影响肺气出入，而致咳嗽。内伤咳嗽，多因脏腑功能失调，如肺阴亏损，失于清润；或脾虚失运，聚湿生痰，上渍于肺，肺气不宣；或肝气郁结，气郁化火，火盛灼肺，或阻碍清肃；或肾虚而摄纳无权，肺气上逆，均可导致咳嗽。

咳嗽虽有外感、内伤之分，但可互相影响为病，外感咳嗽迁延日久，可致脏腑病变，转为内伤咳嗽；肺虚卫外不固，则易受外邪而引发外感咳嗽，故两者可互为因果。

二、辨证

1. 外感咳嗽

多为新病，病程较短，起病急骤，或兼有表证。兼见咳嗽声重，咽喉作痒，咯痰色白、稀薄，恶寒，发热，无汗，鼻塞，流清涕，头痛，肢体酸楚，苔薄白，脉浮紧者，为外感风寒；咳嗽，咯痰黏稠、色黄，咽痛，身热，恶风，汗出，鼻流黄涕，头痛，苔薄黄，脉浮数者，为外感风热；干咳，无痰或少痰，痰黏不易咯出，喉痒，咽干痛，口鼻、皮肤干燥，微恶风寒，身热，鼻塞，头痛，舌苔薄白或薄黄，脉浮数者，为外感风燥。

2. 内伤咳嗽

多为久病，常反复发作，病程较长，可兼脏腑功能失调症状。兼见咳嗽痰多，色白，黏稠，胸脘痞闷，神疲纳差，苔白腻，脉濡滑者，为痰湿侵肺；咳嗽，气粗，痰多，色黄，黏稠，不易咳出，面赤，身热，口干欲饮，苔黄腻，脉滑数者，为痰热蕴肺；气逆咳嗽，引胁作痛，痰少而黏，面赤咽干，口苦，苔黄少津，脉弦数者，为肝火灼肺；干咳，咳声短，以午后黄昏为剧，少痰，或痰中带血，潮热盗汗，形体消瘦，两颊红赤，神疲乏力，舌红少苔，脉细数者，为肺阴亏虚。

三、贴敷治疗处方

1. 糖地龙膏（《中医外治法集要》）

主治： 感冒咳喘。

处方： 鲜地龙 10 条，白糖适量，面粉适量。

用法： 把地龙放在碗内，撒上白糖，片刻地龙体液外渗而死，入面粉和成膏，制成直径为 3cm 的药饼。将药饼贴于脐孔上，每次贴 4～6 小时，每日 2 次，连贴 2～3 日。

2. 莱决散（《中医简易外治法》）

主治： 痰多黏稠，咳嗽胸闷。

处方： 草决明 90g，莱菔子 30g。

用法： 上药共捣碎为末，敷脐部，外用纱布包扎。

3. 温肺散（《中华脐疗大成》）

主治： 肺寒咳嗽，喘息。

处方： 制半夏 10g，白果仁 9g，杏仁 6g，细辛 6g。

用法： 以上诸药共研末，用姜汁调为糊状，外敷脐部，纱布包扎。每日换药 1 次。

4. 寒咳散（《民间敷灸》）

主治： 肺寒咳嗽。

处方： 白芥子 3g，半夏 3g，公丁香 0.5g，麻黄 5g，细辛 2g，麝香少许。

用法： 将上药研细为末，神阙常规消毒后，取药粉适量填满脐中，鲜姜 1 片（厚约 0.3cm，用针扎数孔），盖于药粉上，上置大艾炷施灸，每日 1 次，每次灸 3～5 壮。

5. 安咳膏（《中药制剂汇编》）

主治： 慢性气管炎。

处方： 川乌、草乌、麻黄、桂枝各 200g，白芥子 100g，干姜 200g。

用法： 上药用麻油煎熬，去渣，入黄丹收膏。摊成黑膏药，每张 15g。单纯型贴敷膻中、肺俞穴（双），喘息型贴敷膻中、定喘穴。每次贴敷 2 日，持续换药，10 日为 1 个疗程。

6. 天竺止咳散（《敷脐妙法治百病》）

主治： 风痰型咳哮证。

处方： 天竺黄 10g，雄黄 1g，朱砂 1g，天南星 10g，丁香 2g。

用法： 诸药共研为细末，过筛后入瓶，密封备用。临用时取药末适量，填入患者脐中穴，外以胶布固定。每日换药 1 次，10 日为 1 个疗程。

7. 风热咳嗽糊（《敷脐妙法治百病》）

主治： 风热型咳嗽。

处方： 白毛夏枯草 30g（鲜），青蒿 30g（鲜）。

用法： 共捣如泥，敷脐。如为干者，粉碎后用醋调和，敷脐。

8. 清燥润肺糊（《敷脐妙法治百病》）

主治：肺燥咳嗽。

处方：麦冬、玉竹、北沙参、杏仁、浙贝母各10g，栀子9g，白蜜适量。

用法：前6味药共研为细末，过筛后，备用。用时取适量，蜜调成糊状，贴敷于脐上，外以纱布覆盖，胶布固定。每日换药1~2次，2周为1个疗程。

9. 润肺止咳糊（《敷脐妙法治百病》）

主治：干咳无痰，少痰。

处方：生地黄、百合、麦冬、五味子各10g，人参6g。

用法：上药共为细末，瓶贮备用。用时取适量，用凉开水调成糊状，贴敷于脐孔上，外以纱布覆盖，胶布固定。每日换药1次，直至病愈为止。

10. 罂壳散（《理瀹骈文》）

主治：久咳痰少。

处方：罂粟壳少许，研末备用。

用法：每次取罂粟壳末3g，敷脐上，外贴胶布密封。每日换药1次。

11. 呼感散（《家庭脐疗》）

主治：呼吸道易感症。

处方：吴茱萸、红参、鹿茸、生甘草、防风各等量压粉。

用法：每次取药粉0.5g，以凡士林调膏涂脐。2日换药1次，1个月为1个疗程。

12. 复方麻味散（《家庭脐疗》）

主治：慢性气管炎。

处方：麻黄、甘草、五味子各50g，杏仁、黄芩、鱼腥草、细辛、枇杷叶、黄精各10g。

用法：用5000mL水浸上药2小时，煎30分钟，取滤液，再加水复煎1次，2次滤液混合，浓缩成稠液，加细辛粉100g，烘干压粉。用时每次取200mg药粉，放入脐中，上压一干棉球，以胶布固定。24小时换药1次，用5日，停2日，2周为1个疗程，连用1~4个疗程。

13. 五倍子散（《理瀹骈文》）

主治：久嗽不止。

处方：五倍子若干。

用法：上药1味，研粉，掺膏药中贴脐部。

14. 止咳糊（《中华脐疗大成》）

主治：咳嗽。

处方：蜂房6g，杏仁9g，钩藤9g，米壳6g，百部20g。

用法：上药共研细末备用。用时取温水调为稠糊状，敷脐部，纱布包扎，每日换药1次。

15. 痰热咳嗽糊（《中医脐疗大全》）

主治：痰热咳嗽。

处方：鱼腥草15g，青黛10g，蛤壳10g，葱白3根，冰片0.3g。

用法：将前 3 味药研碎为末，取葱白、冰片与药末捣烂如糊状，涂布于脐窝内，盖以纱布，胶布固定。每日换药 1 次，10 次为 1 个疗程。

16. 叶胡膏（《中国膏药学》）

主治：伤风咳嗽（流感、气管炎）。

处方：苏叶 12g，前胡 12g，枳壳 12g，半夏 12g，广陈皮 12g，桔梗 12g，云苓 12g，葛根 12g，木香 12g，甘草 12g，瓜蒌 12g，党参 12g。

用法：用麻油 150mL 熬药去渣，加黄丹 120g 收膏，摊贴支气管区和锁骨切迹上方。

17. 贝红膏（《中国膏药学》）

主治：久咳病（慢性气管炎）。

处方：川贝 9g，橘红 9g，款冬花 9g，党参 9g，远志 9g，麻黄 10g，前胡 10g，杏仁 6g，五味子 6g，马兜铃 6g。

用法：上药用香油 150mL 炸枯去渣，用黄丹收膏，摊贴支气管区。

18. 复方炙白芥子膏（《中国灸法集粹》）

主治：久咳病（慢性气管炎）。

处方：炙白芥子 21g，延胡索 21g，甘遂 12g，细辛 12g。

用法：上药共研细末，密贮备用。以上为 1 人 3 次用药量，贴敷前将上约 1/3 的药面，加鲜生姜汁调成稠膏状，并加麝香少许，分别摊在 6 块直径约为 5cm 的油纸上，贴于肺俞（双）、心俞（双）、膈俞（双）处，胶布固定即可。一般每次贴敷 4～6 小时，每隔 10 日贴敷 1 次。此法多在夏季三伏天使用，即初伏、中伏、末伏各 1 次，共贴敷 3 次。一般连续贴敷 3 年。

19. 三白膏敷灸（《中国灸法集粹》）

主治：久咳病（慢性气管炎）。

处方：白芥子、白矾各 30g。

用法：上药共研细末，加适量白面粉，用米醋调成糊状。于每晚临睡前取少许贴敷于穴位上。每次选用涌泉、定喘、天突，痰多加丰隆，贴敷 12 小时后去掉，3～12 次为 1 个疗程。

20. 斑蝥散（《中国灸法集粹》）

主治：久咳病（慢性气管炎）。

处方：斑蝥 1g，冰片 0.15g，明矾 0.2g，细辛 0.2g，薄荷 0.2g，麻黄 0.2g。

用法：上药共研细末，密贮备用。先于选定穴位上行快速针刺法（强刺激不留针），后用 3cm² 胶布，中间剪一个直径 1cm 左右的圆孔，使胶布孔对准针孔，将胶布贴好，再取比豆粒大些的药末倒入孔中，然后将一块同样大小的不剪孔的胶布贴在上面，谨防药粉漏出。敷药 7 日后取下，局部可起水疱。每次选用肺俞、膏肓、天突穴。

21. 咳嗽膏（《穴位贴药疗法》）

主治：久嗽，热嗽，干咳，虚痨咳嗽。

处方：瓜蒌 1 枚（大者），贝母 50g，青黛 15g，蜂蜜 120g。

用法：先将贝母、青黛混合碾为细末，再将瓜蒌（连籽皮）捣碎（如系干瓜蒌亦可碾为细末），放蜂蜜入锅内加热，炼去浮沫，入以上 3 味药，调和如膏。取药膏分别摊贴于肺俞、大杼、后溪穴，盖以纱布，胶布固定，1 日 1 换或 2 日 1 换。

22. 痰饮饼（《穴位贴药疗法》）

主治：痰涎壅塞，肢厥昏迷。

处方：生附子 130g，大蒜 120g，米醋适量。

用法：将生附子研为末，大蒜捣融，加醋放锅内加热熬稠。用时每取 20g，捣制成一个圆形如五分硬币大的药饼，趁热贴于双侧涌泉穴，绷带固定，冷后再换，1 日数次。

23. 痰饮膏（《穴位贴药疗法》）

主治：痰饮过多，时常壅塞咽喉，致呼吸不利。

处方：皂角 500g，生甘草 30g，党参 15g，陈酒适量。

用法：诸药放入陈酒内，入锅加热，浓煎取汁，过滤去渣，再将药汁熬如膏状。取药膏一小匙，再加姜汁调匀，涂于天突、膻中穴上，盖以纱布、胶布固定，1 日 1 换。

24. 痰饮锭（《穴位贴药疗法》）

主治：痰热黏稠，咯吐不利，时时气逆。

处方：延胡索 10g（煅），牙皂 14 个，青黛 2g，麝香 0.3g。

用法：先将前 2 味药粉碎为末过筛，取药末加入青黛、麝香同研极细，以清水适量混和制成锭形，晾干。取药锭临时加少量水于碗内，磨成糊状，涂布于膻中、上脘，干后再涂。

25. 痰饮糊（《穴位贴药疗法》）

主治：痰饮积于胸膈，吐不出，咽不下，时时呛咳，食欲不振，胸闷不舒。

处方：葱白 10~20 茎。

用法：捣融放锅内，加温炒热。取葱糊一团，趁热贴于膻中、上脘，30 分钟后，积痰徐徐自下，胸膈舒适。

26. 肺热膏（《贴敷疗法》）

主治：用于风热犯肺、肺气不宣之风热咳嗽。

处方：牛蒡子、鱼腥草各 20g，葱白 5g，冰片 0.5g。

用法：将牛蒡子、鱼腥草研末，与葱白、冰片共捣烂成泥，用之前以 75% 的酒精消毒脐部，然后取药泥涂于脐中，胶布外贴敷盖，每日 1 次，连用 1 周。

27. 麻黄饼（《贴敷疗法》）

主治：用于素体阳虚、感受风寒之久咳不愈者。

处方：麻黄 20g，细辛、芫花、肉桂各 10g，白芥子、杏仁各 30g。

用法：将上药研末，装瓶密封备用。用时以酒调为药饼，如铜钱大小，烘热贴敷肺俞、天突穴，每晚 1 次，10 日为 1 个疗程。

【现代临床报道】

李氏观察寒咳贴（由麻黄、细辛、白芷、皂角、郁金、前胡、百部、川椒、附子、干姜、龙脑冰、薄荷冰组成）治疗慢性支气管炎的疗效。每对大贴30g（成人用），小贴20g（儿童用），每包1对，贴于前胸膻中至天突穴，后背大椎、大杼到肺俞穴，每贴连续使用10日，隔日再用第2贴，疗程治疗时间多集中在每年10月至次年4月之间的寒冷季节。结果：有效率为80%，且病程在5年以内者有效率86%，而20年以上患者有效率57%。

按释：方中麻黄、细辛、白芷温肺经，散寒邪，宣肺平喘，解除支气管平滑肌痉挛，减少支气管黏膜肿胀；附子、干姜、川椒温通三经，祛寒解凝；皂角利气化痰散结，能治顽痰胶固；郁金行气散瘀；前胡增强呼吸道分泌，利痰排出，使肺部瘀痰、毒素、致敏物质随痰排出体外；百部为止咳良药；龙脑冰、薄荷冰芳香利窍，增强体表通透性，利于药物吸收以达病所。诸药合用，共奏温经散寒、化瘀祛痰、止咳平喘之效。本膏前贴膻中至天突穴，涵盖玉堂、紫宫、华盖、璇玑，后贴大杼至肺俞穴，涵盖风门、定喘、大椎、身柱、陶道，均为止咳平喘主穴；膻中为心包之募，气之所会；肺俞乃肺经经气的输注之穴；身柱"身之支柱也"，内应肺系，外在肺俞之中。

李勇. 寒咳贴治疗慢性支气管炎280例. 河南中医学院学报，2007，22（5）：56－57.

章氏对120例慢性支气管炎患者在夏季三伏天穴位贴敷肺俞、风门、膏肓（双侧）治疗。将白芥子2g、延胡索2g、生甘遂1g、生川乌1g、牙皂1g、桂枝1g研粉后，用生姜汁加麻油（或菜油）调成药饼，在药饼中间加公丁香粉0.2g，隔10日外敷1次，连敷3次为1个疗程。结果：临床有效率达70.8%，红细胞C_3b受体花环率、淋巴细胞绝对值及植物血凝素皮肤试验均有不同程度的提高，表明其具有调节免疫功能。

按释：据现代研究，肺俞穴可使肺功能得到良好改善，增加肺通气量。风门穴具有益气固表、祛风解表的作用，可调整肺通气量。膏肓穴具有补虚益损、调理肺气的作用。

章惠陵，陈松泉，张润玉. 穴位贴敷治疗慢性支气管炎的临床研究. 中国针灸，1995，（3）：9－10.

孙氏在三伏天运用中药贴敷穴位治疗慢性支气管炎328例。甘遂1份，细辛1份，延胡索、白芥子各2份，混合干燥研成淡黄色粉末备用，丁桂散（丁香、肉桂等份研末）适量，另取生姜（以老姜为优）洗净捣烂榨汁，瓶装冷藏备用。用时取淡黄色药粉，放入碗中，加入生姜汁调匀，将调匀之药泥分别置于塑料盖，在中间撒上少许丁桂散。然后把塑料盖贴敷于双侧定喘、肺俞、膏肓穴。结果：总有效率89.94%。

按释：方中白芥子、细辛、生姜均辛温，有温肺化饮、散寒止咳之功；延胡索有解痉平喘的作用；丁香、肉桂亦有辛温之性，肉桂还有温肾之用。肺俞为足太阳膀胱经穴位，属于背俞穴，是治疗呼吸系统疾病的重要穴位；膏肓穴主治咳嗽、气喘；定喘穴属经外奇穴的背部穴，对肺脏具有相对的特异性，三穴相配可宣肺降气平喘。

孙文嘉. 中药贴敷穴位治疗慢性支气管炎328例疗效观察. 浙江中医学院学报，2003，27（5）：63.

慈氏等研究中药（炙麻黄30g、杏仁35g、生石膏50g、桔梗20g、甘遂20g、白芥子30g、山豆根15g、生半夏30g、桑白皮30g、冰片20g，共为细末）贴敷天突、中府、定喘、肺俞穴治疗急性支气管炎73例的疗效。每6日1次，2次为1个疗程。结果：痊愈41例，总有效率97.2%。

按释：方中炙麻黄宣肺平喘；杏仁、生石膏、桔梗、甘遂、白芥子、山豆根、生半夏、桑白皮止咳化痰降逆；冰片芳香走窜，尽快引药直达病所；姜汁调药可增强化痰的作用。诸药配伍，收到了清热宣肺、止咳平喘、降气化痰之功效。

慈玉莹，张婧，王淑荣. 贴敷治疗急性支气管炎73例. 针灸临床杂志，2003，19（1）：13.

【点评】

咳嗽作为肺系疾病的主要症状之一，有外感、内伤之分，外感咳嗽多属邪实，应以祛邪宣肺为主；内伤咳嗽多属邪实正虚，在祛邪的同时，应扶正补虚。贴敷部位以手太阴肺经穴位、足太阴脾经穴位、背俞穴为主，并根据证型的不同，分别配合其他穴位。针对一到寒冷季节就出现咳嗽或病情加重的患者，可利用"冬病夏治"的原理，在三伏天进行贴敷，通过鼓舞正气，达到祛病防病的目的，但过敏体质、瘢痕体质患者应慎用贴敷疗法。

风寒咳嗽药物多用麻黄、杏仁疏风散寒，宣肺化痰止咳，如兼见寒饮伏肺，症见咳嗽遇冷加重，或平素伏而不作，每遇寒即发，咳痰量多，清稀者，可加用干姜、细辛、白芥子等药，以温肺化痰止咳；风热咳嗽药物可选用牛蒡子、青蒿等药，以增强疏风清热，止咳化痰之效；痰湿咳嗽多选用半夏、茯苓等健脾燥湿、化痰止咳的药物；痰热蕴肺之咳嗽多用鱼腥草、海蛤壳、青黛等清肺化痰之品；阴虚燥咳可选用沙参、麦冬、玉竹等药，可起到滋阴润肺、化痰止咳的目的，兼有气虚之证，可加用党参、红参等健脾益气之药。

对于咳嗽的预防，平时注意保暖，慎避风寒。嗜烟、酒者，应戒绝。

第三节　哮　喘

一、概述

哮喘是一种常见的反复发作性痰鸣气喘疾患。临床以呼吸急促，喉间哮鸣，甚则张口抬肩，不能平卧为主症。哮与喘都会有呼吸急促的表现，但症状表现略有不同。"哮"是指喉间有哮鸣音；"喘"是指呼吸急促困难。正如明代虞抟的《医学正传》说："大抵哮以声响名，喘以气息言。"临床所见哮必兼喘，喘未必兼哮。两者每同时举发，其病因病机也大致相同，故合并叙述。

本病一年四季均可发病，尤以寒冷季节和气候急剧变化时发病较多。男女老幼皆可罹患。哮喘多见于西医的支气管哮喘、慢性喘息性支气管炎、肺炎、肺气肿、心源性哮喘等。

本病之基本病因为痰饮内伏。小儿每因反复感受时邪而引起；成年者多由久病咳嗽而形成。脾失健运，聚湿生痰，或偏嗜咸味、肥腻或进食虾蟹鱼腥，以及情志、劳倦等，均可引动肺经蕴伏之痰饮，痰饮阻塞气道，肺气升降失常，而发为痰鸣哮喘。发作期可气阻痰壅，阻塞气道，表现为邪实证；如反复发作，必致肺气耗损，久则累及脾肾，故在缓解期多见虚象。

二、辨证

发作期：哮喘声高气粗，呼吸深长，呼出为快，表现为实证，需辨寒热。兼见喉中如水鸡声，咯痰稀薄，形寒无汗，口不渴，脉浮紧，苔薄白，为内外皆寒，称冷哮；兼有胸高气粗，咳喘痰黏，咯痰不爽，胸中烦闷，咳引胸胁作痛，或见身热口渴，纳呆，便秘，脉滑数，苔黄腻，为痰热阻肺，称热哮。

缓解期：表现为虚证，主症为病程反复发作或当哮喘间歇期，哮喘声低气怯，气息短促，体质虚弱，脉象无力。兼见喘促气短，喉中痰鸣，语言无力，吐痰稀薄，动则汗出，舌质淡，或微红，脉细数，或软而无力，为肺气不足；气息短促，动则喘甚，汗出肢冷，舌淡，脉沉细，为久病肺虚及肾。

三、贴敷治疗处方

1. 复方麻黄散（《脐疗治百病》）

主治：哮喘，症见胸闷气紧，咳嗽，吐清稀白色痰，喉间痰鸣，伴恶寒，舌淡，苔薄白，脉浮滑。

处方：麻黄15g，细辛4g，苍耳子4g，延胡索4g（醋炒），公丁香3g，吴茱萸3g，白芥子3g，肉桂3g。

用法：诸药共研为细末，取药末适量，用脱脂药棉薄裹如小球，塞入患者脐孔内，以手压紧使其陷牢，外以胶布贴紧。隔2日换药1次，10日为1个疗程。一般贴药1~2个疗程可痊愈。如贴药未满1日，脐孔灼热发痒时，应立即揭下贴药，待过1~2日，脐孔不痒时再换药球续贴之。

2. 复方白龙苏散（《家庭脐疗》）

主治：哮喘。

处方：白果、苏子、地龙、佩兰、川椒、野荞麦根各等份。

用法：诸药压粉，装瓶备用。每次取药粉1g，以白酒调成膏状，纳入脐中，常规方法固定。每日用药1次。

3. 加味麻膏散（《敷脐妙法治百病》）

主治：热性哮喘。

处方：麻黄、生石膏、甘遂、杏仁、白芥子、明矾各等量，米醋适量。

用法：将前6味药物混合共碾成细末，贮瓶密封备用。用时取药末适量，以陈醋调和如泥状，敷于脐上，盖以纱布，胶布固定。每日换药1次，7次为1个疗程。

4. 麻萸芥姜糊（《中华脐疗大成》）

主治：支气管哮喘。

处方：麻黄、吴茱萸、白芥子各15g，姜汁适量。

用法：将前3味药共碾成细末，过筛，贮瓶备用。用时取药末适量，以姜汁调和成糊状，塞入脐孔内，外以胶布固定。每2日换药1次，6次为1个疗程。

5. 加味麻黄香桂散（《敷脐妙法治百病》）

主治：慢性支气管哮喘。

处方：白芥子、半夏、麻黄、公丁香、肉桂各12g。

用法：将以上诸药混合共碾成细末，过筛，贮瓶密封备用。临用前，取药末适量，填满脐窝，外以敷料覆盖，胶布固定。每日换药1次，7次为1个疗程。

6. 麻杏石甘散（《中华脐疗大成》）

主治：肺热喘咳。

处方：麻黄10g，杏仁9g，生石膏15g，甘草6g。

用法：上药共研末，每次取药末3g，温水调糊敷脐部。每日换药1次。

7. 茸桂膏（保肺膏）（《中国膏药学》）

主治：哮喘（支气管喘急）。

处方：鹿茸60g，上肉桂12g，防风90g，生绵黄芪90g，党参90g，炮姜18g，酒炒黄芪18g，苏叶12g，母丁香18g，明附片60g，白术30g。

用法：肉桂、丁香研末，余药用清水280mL浸一宿，次日入锅中煎，至水干之后，再将药倾入菜油2000mL同煎至药枯，过筛去渣，再煎沸，入黄丹610g，然后将肉桂、丁香末加入和匀，收膏摊布上。贴背部第4、5胸椎体交界处两侧。

8. 毛茛膏（《中国灸法集粹》）

主治：喘息性支气管炎缓解期及轻度发作的患者。

处方：取毛茛全草洗净阴干，研末，密贮备用。

用法：每人每次取药粉4~6g，以鲜生姜汁调成稠膏状。用正中剪有绿豆大孔的胶布数块，将小孔对准定喘、肺俞、膈俞（脾虚者加脾俞，肾虚者加肾俞）等穴位贴好。再取药膏如绿豆大，放于穴位上，上贴敷胶布以防药膏脱落，至局部有灼痛感，即可揭下药膏。于夏季初伏、中伏、末伏各贴敷1次，晴天中午12点前后贴疗效最好，一般连续贴敷3次为1个疗程。

9. 白芥子糊（《中国灸法集粹》）

主治：喘息性支气管炎缓解期。

处方：生白芥子末适量。

用法：用清水或生姜汁调成糊状，贴敷于上背部肩胛间区，每次敷灸30~60分钟，每日或隔日1次，3次为1个疗程。敷灸时患者局部皮肤红晕、发热、微痛，有时可起泡。

10. **止咳平喘膏（《穴位贴敷治百病》）**

主治：哮喘。

处方：黄芩、大黄各30g，麻黄20g，细辛6g，葶苈子24g，丹参15g。

用法：将上药研为细末，取药粉适量，用鲜生姜汁调拌成糊状，制成约0.5cm×1cm×2cm大小，敷于大杼、定喘、肺俞（双）、天突、膻中穴上（每次6~7穴），贴8~12小时取下。每日1次，6次为1个疗程。

11. **复方灸白芥子膏（又名冬病夏治消喘膏）（《中国灸法集粹》）**

主治：哮喘发作期或缓解期的治疗。

处方：炙白芥子21g，延胡索21g，甘遂12g，细辛12g。

用法：将上药共研细末，制成散剂，装塑料袋备用。以上为1人1次用药量，在夏季三伏天使用。使用时每次用上药1/3的药面，加生姜汁调成稠糊状，并加麝香少许，分别摊在6块直径约5cm的油纸（或塑料布）上，贴敷于肺俞、心俞、膈俞处，最后用胶布固定。一般贴敷4~6小时，如果敷后局部有烧灼疼痛感，可提前取下，如果敷后局部有发痒、发热舒适感，也可多贴敷几个小时，等药物干燥后再揭下。每隔10日敷灸1次，即初伏、中伏、末伏各1次，共敷灸3次。可用于哮喘发作期或缓解期的治疗，一般连续贴敷3年。

12. **麝香大蒜贴（《中国灸法集粹》）**

主治：哮喘发作期或缓解期的治疗。

处方：麝香1~1.5g，紫皮蒜10~15头。

用法：取麝香1~1.5g，研成细末，再将紫皮蒜10~15头捣成蒜泥，于农历五月初五（端阳节）中午近12点，让患者俯卧，以肥皂水、盐水清洁背部皮肤，中午12点整，先将麝香均匀地撒在第7颈椎棘突至第12胸椎棘突宽8分~1寸的脊背中线长方形区域内，继将蒜泥敷于麝香上，贴敷60~75分钟后，将麝香及蒜泥取下（小儿患者如不能耐受疼痛，可于敷药后30~40分钟取下），清洗局部，然后涂以消毒硼酸软膏，再覆以塑料薄膜，胶布固定即可。每年敷灸1次，可连续贴敷3年。

13. **复方桃仁糊（《中国灸法集粹》）**

主治：哮喘发作期。

处方：桃仁60g，杏仁6g，栀子20g，胡椒3g，糯米2g。

用法：上药共研细末，用鸡蛋清调制成糊状。将药糊分成4份，贴敷于双侧涌泉及与涌泉相对的足背阿是穴处，用油纸覆盖，胶布固定，敷灸12小时后去药洗净，然后隔12小时再贴敷第2次，贴敷3次为1个疗程。

【古代文献选录】

冷哮灸肺俞、膏肓、天突，有应有不应。夏月三伏中，用白芥子涂法，往往获效。方用白芥子净末一两，延胡索一两，甘遂、细辛各半两，共为细末。入麝香半钱，杵匀，姜汁调涂肺俞、膏肓、百劳等穴。涂后麻蜇疼痛，切勿便去，候三炷香足，方可去之。十日后涂一次，如此三次，病根去矣。（《张氏医通》）

治哮吼妙法，喉内有声而气喘者是，病发先一时，用凤仙花连根带叶熬出浓汁，趁热蘸汁在背心上，用力擦洗，冷则随换，以擦至极热为止（无则用生姜擦之），再用白芥子三两，轻粉、白芷各三钱，共研为末，蜂蜜调匀作饼，火上烘热，贴背心第三节骨上，热痛难受，正是拔动病根，务必极力忍耐，切勿轻易揭去，冷则将药饼启下，烘热再贴，不可间断。轻则贴一二日，重则贴五六日，虽患此数十年者，贴至数日断根。（《验方新编》）

痰喘上气，南星或白芥子，用姜汁调敷足心。（《外治寿世方》）

【现代临床报道】

据中国中医科学院广安门医院报道，采用复方灸白芥子敷灸（即冬病夏治消喘膏）治疗本病289例，年龄最大80岁，最小5岁，以20～50岁居多；本组病例一般病程较长，曾用过多种方法治疗。按上法敷灸后，随访1～3年的疗效，280例中，治愈40例，显效98例，好转104例，无效47例。显效以上率为47.8%，总有效率为83.7%。敷灸1、2、3年的疗效比较，显效以上率分别为34.4%、46.7%和69.9%，疗效随敷灸年限而逐渐提高，以连续灸治3年的疗效最好，经统计学处理，$P < 0.005$，有非常显著的差异。通过观察提示，以寒证型的疗效较好，热证型次之，而寒热夹杂型较差，经统计学处理，$P < 0.05$，亦有显著性差异。敷灸后有效病例食欲改善，体力增加，感冒次数减少，并能使多年服用的平喘西药明显减少或停用，但对长期服用激素的患者疗效较差。

本法是田从豁根据"预防为主"的方针和中医"春夏养阳"的治则，参照清代张璐《张氏医通》的记载研究而成的，有较好的扶正固本的作用。通过敷灸前后皮泡液巨噬细胞吞噬能力，皮泡液中免疫球蛋白A、G的含量和淋巴细胞转化率等检查表明，贴敷后能增强机体非特异性免疫能力，敷灸后血中嗜酸性细胞明显减少，说明敷灸可降低机体过敏状态，敷灸后血浆皮质醇有非常显著的提高，说明敷灸使丘脑－垂体－肾上腺皮质系统的功能得到改善，本法在夏季三伏天灸治，对缓解期病例疗效较好，有预防其他季节发病的作用。

中国中医科学院广安门医院. 冬病夏治消喘膏治疗喘息型气管炎和支气管哮喘的临床研究. 新医药学杂志，1978，5：28.

尹氏采用一贴灵（白砒30g、白芥子15g、芫花15g、川乌头15g、草乌头15g、丁香15g、铅丹400g、菜籽油1000g）贴穴（膻中、身柱穴）治疗冷哮100例。结果：共治愈52例，显效35例，有效10例，无效3例，总有效率97%。

按释：治宜温肺散寒，宣肺利气，豁痰平喘。白砒辛，大热，有大毒，能劫痰平喘，且具强刺激作用，对哮喘有特效；白芥子"味极辛，气温，能搜剔内外痰结及胸膈寒痰，冷涩壅塞者特效"；芫花泻水逐饮，祛痰止咳；川乌头、草乌头辛，苦，温，有大毒，祛风散寒除湿；丁香辛、温，有理气降逆之功。膻中属任脉，气会膻中，为八会穴之一，有降逆平喘之效；身柱为督脉腧穴，宣肺镇痉，善治咳嗽痰喘。

— 151 —

尹庆伟. 一贴灵贴穴治疗冷哮100例. 河北中医, 2004, 26 (5): 371.

樊氏等根据中医传统"冬病夏治"的原理, 分组观察在不同季节与不同证型的支气管哮喘患者, 在每年夏季三伏期间及冬季按时用膏药(麻黄20g、白芥子20g、延胡索18g、细辛10g、甘遂20g、麝香少许)进行穴位(胸及背部两侧对称的心俞、肺俞、膈俞、肾俞、脾俞及风门、大椎、定喘、天突、膻中等穴位交替使用)贴敷治疗。结果: 夏季组近、远期疗效(总有效率分别为89.7%、68.2%)明显优于冬季组, 表明在夏季哮喘缓解期进行中药穴位贴敷治疗为冬季临床奠定了基础。

按释: 《素问·咳论》云: "治脏者, 治其俞。" 取胸及背部的腧穴治疗哮喘。夏天气温较高, 药物刺激穴位后容易激发经气, 能更好地发挥调阴阳、补虚损之功能。膏药以麻黄、细辛为主, 开腠理之结而散寒平喘; 白芥子、延胡索、甘遂等药为辅, 豁痰、利气、逐饮, 佐以芳香走窜之品, 全方具有祛风散寒、宣肺平喘、化痰止咳之功。

樊学忠, 刘建平. 中药穴位贴敷治疗支气管哮喘不同季节不同证型的疗效分析. 中国针灸, 2001, 21 (3): 138－140.

徐氏观察"辛日辛时贴辛穴"治疗哮喘197例的临床疗效。将穿山龙30份、麝香1份、制半夏30份、细辛40份、白芥子30份、甘遂30份烘干、粉碎, 过120目筛备用。用时将药物与氮酮、鲜生姜汁按10: 1: 3比例, 配制成膏状; 麝香随用随加。贴敷中府、肺俞、膻中、大椎、定喘。痰多者加丰隆; 外感风寒者加大杼、风门; 寒热虚实错杂者加脾俞、肾俞。治疗3次, 每次间隔10日, 连续治疗3年。总有效率为91.88%。

按释: 笔者以"子午流注"理论中"辛日辛时开辛穴"理论为指导, 辛日乃肺所主, 辛时乃肺经气血流通旺盛之时, 在其相对应的时辰该经的所有经穴皆为开穴。中府为手太阴肺经穴位, 乃肺之募穴, 主治咳嗽、哮喘; 肺俞穴是背俞穴之一, 主治咳嗽、气喘, 位于足太阳膀胱经, 肺主皮毛, 膀胱经为一身之藩篱, 两经在生理上有着极为密切的联系, 病理上也相互影响, 是治疗哮喘不可或缺的重要穴位, 为俞募开穴法; 膻中为气之会穴, 豁痰利窍, 调气降逆; 定喘是经外奇穴, 长于平喘; 大椎主治恶寒发热、咳嗽喘促; 丰隆祛痰; 脾俞、肾俞补中健脾, 养肾纳气, 乃治本之图。

方中穿山龙祛痰止咳, 活血通络, 痰瘀同治; 麝香芳香走窜, 透达经络, 诚为引经圣药; 细辛、白芥子温化寒痰; 半夏燥湿化痰; 甘遂逐痰, 符合香药猛药之要求。总之, 择时辨证取穴, 病穴相应, 通其经络, 畅通气血, 扶助正气, 有利于肺气宣通输布。

徐磊. "辛日辛时贴辛穴"治疗哮喘197例. 中医外治杂志, 2006, 15 (6): 17－18.

陆氏观察穴位贴敷疗法对80例支气管哮喘病人细胞因子的影响。从阴历初伏开始, 用中药白芥子、延胡索、甘遂、细辛、干姜、麝香适量打粉, 用水调和做成一元硬币大小，分别敷于病人大椎、双肺俞、双膏肓穴，其上用一炷艾绒加热，完毕后用胶布固定，保留24小时，10日后再次用药，3次为1个疗程。结果：穴位贴敷可以降低细胞因子IL-4及IL-13的水平，并提高IL-10的水平。近期疗效有效率81.25%。

按释： 白芥子温中散寒，利气豁痰；甘遂、延胡索破血逐瘀；细辛宣通肺卫；干姜温肺散寒；麝香开窍走窜，促进药力。诸药合用，温阳祛寒，温肺化饮。选用背部与肺、脾、肾有关的腧穴，在阳气最旺的三伏天治疗，可以助阳祛寒，扶正祛邪。

陆伟珍．中药穴位贴敷对哮喘病人细胞因子IL-4、IL-10及IL-13的影响．辽宁中医杂志，2007，34（2）：129-130.

倪氏采用"阳虚哮喘贴敷方"（熟附子、巴戟天、补骨脂、麻黄、丁香、吴茱萸、肉桂、桑寄生、淫羊藿等）贴敷天突、大椎穴治疗寒型哮喘患者96例。结果：治疗后总有效率为89.6%；患者咳嗽、咯痰、气喘症状明显改善，有效率分别为93.8%、91.9%、88.0%；患者血清IL-5和PCP含量明显降低，可明显改善气道变应性炎症。

按释： 穴位贴敷所选药物多为温阳补肾祛寒之品，并在伏季暑热环境下施治，具有温补阳气、透里达表、祛除病根的作用。

倪伟，于素霞，王宏长，等．穴位贴敷疗法治疗寒型哮喘．上海针灸杂志，2001，20（3）：10-11.

王氏采用中药穴位贴敷预防支气管哮喘发作45例。将黄芪、麻黄、枸杞子、地龙、生姜各等份，共研成细末，生姜捣汁调稠糊状，分别贴于双侧肺俞、肾俞、涌泉、足三里。在每年初伏、中伏、末伏的第一日贴敷，连续贴3日，3日为1个疗程，共3个疗程。结果：治疗后较治疗前肺功能有所改善；治疗当年发作次数与治疗前一年对比有明显减少。

按释： 方中黄芪具有补肺气、固卫表、增强免疫的作用；枸杞子具有补肾之功能；地龙祛风平喘；麻黄宣肺平喘。肺俞为肺气输注之处，能顺畅肺气、清利化痰、定喘止咳；肾俞补肾纳气；涌泉在足底，其意是上病下取，以敛肺固肾；足三里具有调节阴阳平衡的作用。

王玮．防喘膏穴位贴敷预防支气管哮喘发作疗效观察．河南中医，2004，24（12）：58.

徐氏等自拟平喘散贴敷天突和大椎穴治疗哮喘86例。将白芥子、延胡索、法半夏、甘遂、细辛、生甘草、百部、肉桂、葶苈子，依次按8：8：8：5：4：4：5：5：3的比例组成。常选择夏季三伏天和冬季寒九天，每周贴敷2次，4周为1个疗程，一般使用1~2个疗程。结果：总有效率为84.88%。

按释： 方中白芥子、甘遂、法半夏为攻化痰水之要药；细辛、百部、肉桂三药相伍，共奏温肺散寒之功。取穴以天突、大椎穴为主，取天突以清痰水、搏寒水；取大椎以温督脉、养一身之阳，从而达温肺气、消寒痰之效。在贴敷时间上，以三九、三伏天为佳，因三九为寒气至盛，在此时间治疗，以断其发病之源；三伏天为暑热隆盛，此令治疗最易驱逐寒气，以祛除病之宿根。

徐重明，汪自源，吴循敏．平喘散贴敷治疗哮喘86例．中医外治杂志，2000，9（6）：19．

张氏等观察中药辛桂散（细辛5份、白芥子5份、苍术5份、公丁香3份、肉桂3份、法半夏3份、人造麝香1份）夏季敷脐治疗24例支气管哮喘缓解期的疗效。结果：治疗后哮喘病情分级与治疗前比较明显降低，说明中药辛桂散夏季敷脐，可显著提高支气管哮喘患者的免疫功能，减少感冒发作的次数，减轻和控制哮喘发作。

按释： 方中药物主要为温阳散寒、祛痰化饮之品，方中细辛祛风散寒，温肺化饮；肉桂补火助阳，温通经脉；白芥子利气豁痰，温中散寒，利膈宽胸而化痰饮；苍术燥湿健脾，外祛风湿，内化脾胃之湿；公丁香温中降逆，温肾助阳；法半夏燥湿化痰，为治湿痰的要药；人造麝香善走窜，通诸窍，开经络，透肌骨，使诸药之性易透过皮肤渗入脉络而发挥作用。脐为神阙穴，乃人体至阴之穴，喜温而恶寒，且穴位敏感，外敷药物很易吸收进入穴位，通过经络气血的运行，到达相关脏腑。

张瑜，张忠德，邓屹琪，等．中药辛桂散敷脐治疗支气管哮喘缓解期45例．辽宁中医杂志，2007，34（4）：442－443．

张氏等探讨穴位贴敷平喘膏治疗慢性喘息型支气管炎的临床疗效及其对患者免疫功能的影响。中药主要成分为蛤蚧10g、麦冬12g、五味子6g、百合90g、苦杏仁6g、瓜蒌9g、麻黄6g、紫菀9g、甘草6g。治疗组42例、对照组39例，两组均口服六味地黄丸，治疗组穴位贴敷平喘膏，对照组穴位贴敷安慰剂。结果：治疗组有效率85.71%，高于对照组；CD_4^+、CD_4^+/CD_8^+、$IFN-\gamma$、$IL-2$明显高于对照组，CD_8^+、$IL-4$、$IL-10$明显低于对照组；IgM、IgA、IgG、C_3、C_4明显高于对照组，IgE水平明显低于对照组。表明其疗效确切，可显著改善患者细胞免疫及体液免疫功能。

按释： 方中蛤蚧、麦冬滋阴益肺平喘；五味子敛肺止咳，益肾固精，共为君药；百合养阴润肺止咳；苦杏仁、瓜蒌清肺祛痰，止咳平喘，共为臣药；麻黄、紫菀辛温入肺，止咳平喘，得苦寒缓润之品之助，则增清肺平喘之力，为方中佐药；甘草甘缓，调和药性，为方中使药。全方共奏滋阴清热、止咳平喘之功。

张才擎，梁铁军，张伟，等．穴位贴敷平喘膏对慢性喘息型支气管炎迁延期患者免疫功能的影响．山东医药，2007，47（5）：12－14．

【点评】

哮喘是一种发作性的痰鸣气喘疾患，以喉中哮鸣，呼吸急促困难，甚则张口抬肩，鼻翼扇动，不能平卧为特征。其病主要与肺、脾、肾等脏有关，因此，在选择贴敷穴位时以手太阴肺经、足太阴脾经、足少阴肾经及相应的背俞穴为主。哮喘有虚、实之分，实证多属邪气壅阻，肺失宣降所致，病程较短，较易治疗；虚证则多由于平素发作，正气虚弱，再感受外邪所致，病程较长，不易治疗。

寒性哮喘可选用麻黄、半夏、细辛、干姜、肉桂、白芥子等温肺化痰、止咳平喘之药，兼有肾阳虚之证，可加用丁香、吴茱萸、鹿茸等补肾壮阳之品；热性哮喘可选用杏仁、生石膏等药，以增强宣肺泻热之效，如痰多可加用明矾、甘遂等逐饮祛痰之品；喘证明显，可加用白果、苏子、地龙等药，可解痉定喘。

平时应避风寒，节饮食，忌烟酒，属过敏体质者，注意避免接触致敏原和进食过敏食物。目前提倡冬季易发作或夜间发作重者采用冬病夏治的方法治疗，可取得良好的效果。

第四节 肺结核

一、概述

肺结核中医称"肺痨"，是具有传染性的慢性虚损性疾患。以咳嗽、咯血、潮热、盗汗及身体逐渐消瘦等为特征，由于劳损在肺，故称肺痨。历代有"痨瘵""骨蒸""传尸""虚劳"等之称。西医学的肺结核属中医"肺痨"的范畴。

二、辨证

肺痨的致病因素，一为外因感染，"痨虫"伤人；一为内伤体虚，气血不足，阴精耗损。其病位在肺，病理性质主要为阴虚。本病多由禀赋不足，感染痨虫，或常与肺痨病人接触，始则肺阴受损，久则肺肾同病，阴虚火旺，烁伤肺络，亦有肺病及脾，导致气阴两虚者。

三、贴敷治疗处方

1. 倍砂糊（《民间敷灸》）
主治：肺痨盗汗。
处方：五倍子 5 份，辰砂 1 份。
用法：上药均研成细末，加水适量调成糊状。将药涂在纱布上敷于脐窝，用胶布固定，24 小时换 1 次。用塑料膜代替纱布可使药物保持湿润，疗效更佳。

2. 刺五加灸脐法（《中华脐疗大成》）
主治：早期肺痨。
处方：刺五加适量。
用法：研末填脐，以艾灸之。

3. 瓜蒌贝黛散（《中医脐疗大全》）
主治：肺痨干咳。

处方：瓜蒌1枚（大者），贝母50g，青黛15g，蜂蜜120g。

用法：先将青黛、贝母混合研为细末，再将瓜蒌（连籽、皮）捣烂（如系干瓜蒌可研为细末），放蜂蜜入锅内加热，炼去浮沫，加入以上3味药，调和如膏备用。用时，取药膏摊于2块纱布上，以1块贴于脐孔，另1张贴肺俞穴，盖以纱布，胶布固定，1~2日换药1次。

4. 肺痨膏（《中国灸法集粹》）

主治：肺痨干咳。

处方：白鸽粪15g，五灵脂15g，白芥子15g，大蒜15g，醋化麝香0.3g。

用法：先将以上前3味药共研细末，再将大蒜捣成泥膏，最后把用米醋融化之麝香兑入，调和均匀，密贮备用。选用穴位为肺俞、膏肓、百劳、结核穴。贴敷时取绿豆大药膏放于2cm直径的圆形胶布中心，贴敷于穴位上，每次选用1对穴，每次贴敷30~60分钟，每周贴敷1次，上穴依次选用。贴敷后可能起水泡，能自然吸收。

5. 白芥子贴敷（《中国灸法集粹》）

主治：肺痨。

处方：将白芥子研成细末，用米醋调成糊状。

用法：选用穴位为结核穴、风门、肺俞、心俞、膏肓。贴敷时取药糊约2g，摊于3~4cm直径的膏药上，贴敷在穴位上。每次选1对穴，诸穴交替使用，每次贴敷1~3小时，局都有烧灼感时即取下，局部可有皮肤发红、发痒，继而可能起小水泡。4~5日贴1次，共治疗3个月。

6. 斑蝥丸（《穴位贴敷治百病》）

主治：肺结核。

处方：斑蝥、麝香各适量。

用法：将斑蝥阴干，研为细末，以酒调制成黄豆大药丸，备用。取1粒药丸加少许麝香于穴位上，上放药丸，胶布固定。主穴：结核穴、肺俞、膏肓、足三里。每次3个穴位，1~2小时除去。若出现水泡，挑破后涂甲紫药水。每5日贴敷1次。3个月为1个疗程。

【点评】

肺痨是一种具有传染性的慢性虚损性疾患，临床以咳嗽、咯血、潮热、盗汗及身体逐渐消瘦等为特征。其发病机理主要因为正气虚弱，感染"痨虫"所致，涉及脏腑多与肺、肾、脾、胃有关，故贴敷穴位以手太阴肺经、足少阴肾经、足阳明胃经为主，通过"金水相生""培土生金"治法，可起到滋阴润肺、健脾补肺的作用。

肺痨病理性质以阴虚为主，故选用瓜蒌、贝母、蜂蜜等滋阴润肺之品；阴虚火旺迫津外泄可加用朱砂、五倍子等清热敛汗之药；阴虚日久导致气阴两伤，可选用刺五加等益气健脾之品。

肺痨属慢性虚损性疾患，病程较长，在治疗的同时，在日常生活中应处理好患者痰液，消毒其餐具，以防传染。给予合理的营养，饮食可多食用具有健脾润肺功效之品，如山药、百合、藕、银耳等，忌食辛辣，戒绝烟酒。

第五节　肺脓疡

一、概述

肺脓疡中医称"肺痈"，是肺叶生疮，形成脓疡的一种病症，属内痈之一。临床以咳嗽、胸痛、发热、咯吐腥臭浊痰，甚则脓血相间为主要特征。肺脓肿、化脓性肺炎、肺坏疽、支气管扩张症、支气管囊肿、肺结核空洞伴化脓感染而表现为肺痈者，也可参照本节辨证论治。

病因为感受风热邪气或痰热素盛、饮食不节等，痰热与瘀血互结，酝酿成痈，血败肉腐化脓，肺络损伤，脓疡内溃外泄，发为肺痈。

二、辨证

本病为热毒痰瘀蕴肺，成痈酿脓，属于邪盛的实热证。初起及成痈期属于热毒瘀结在肺，邪盛正实；溃脓期出现大量腥臭脓痰排出，因热久蕴，肺之气阴耗伤，属虚实夹杂证；恢复期属于阴伤气耗，兼余毒不净。

三、贴敷治疗处方

1. 云母膏（《实用中医外敷验方精选》）
主治：肺痈。

处方：云母、硝石、甘草各128g，槐枝、桑白皮、柳枝、侧柏叶、橘皮各64g，川椒、白芷、没药、赤芍、肉桂、当归、黄芪、血竭、石菖蒲、白及、川芎、白蔹、木香、防风、厚朴、桔梗、柴胡、党参、苍术、黄芩、龙胆草、合欢皮、乳香、茯苓各25g。

用法：麻油熬，黄丹收，加松香32g搅匀，将云母膏贴于患侧。

2. 贴敷方（《古今外治灵验单方全书》）
主治：肺痈。

处方：山栀子30g，桃仁、明矾各3g。

用法：共为细末，醋调敷胸部。

3. 肺痈膏（《穴位贴敷治百病》）
主治：肺痈，已溃、未溃者均可用之。

处方：金银花120g，玄参、麦冬、瓜蒌仁、桔梗各15g，百部10g，贝母、天花粉、当归各9g，蒲公英50g，苍术、生甘草各15g，皂角刺5g。

用法：将上药研为细末，加鲜马齿苋汁调拌成糊状，均匀敷于胸部、肺俞和阿是穴（压痛点）上，外以纱布盖上，每日换药1次。

4. 敷胸散（《当代中药外治临床大全》）

主治：肺痈，热壅肺络型。

处方：①大蒜100g，芒硝50g；②大黄200g。

用法：处方1中，将大蒜和芒硝混合捣如泥。敷药时，下垫油纱布2~4层，均匀敷于肺俞穴及胸背部阿是穴区（湿性啰音区），每次2小时，胸背轮换敷，敷毕，去掉蒜硝糊，洗净，再将处方2敷上，即大黄饼细粉，醋调成糊，敷于阿是穴区，8小时后去掉，每日1次。

【点评】

肺脓疡属中医学"肺痈"的范畴，临床以咳嗽、胸痛、发热、咯吐腥臭浊痰，甚则脓血相间为主要特征。其病理性质多属实热证，病位主要在肺，病理阶段包括初期、成痈期、溃脓期、恢复期。在治疗时应根据不同分期，采用不同治法，溃脓期是病情转归的关键期，如失治误治，病情可迁延难愈。

■ 第十一章　心血管系统病症 ■

第一节　心　悸

一、概述

心悸指患者自觉心中悸动，甚则不能自主的一类症状。本病证可见于多种疾病过程中，多与失眠、健忘、眩晕、耳鸣等并存，凡各种原因引起的心脏频率、节律发生异常，均可导致心悸。

西医学中某些器质性或功能性疾病，如冠心病、风湿性心脏病、高血压性心脏病、肺源性心脏病、各种心律失常，以及贫血、低血钾症、心神经官能症等，均可参照本篇治疗。

本证的发生常与平素体质虚弱、情志所伤、劳倦、汗出受邪等有关。平素体质不强，心气怯弱，或久病心血不足，或忧思过度，劳伤心脾，使心神不能自主，发为心悸；或肾阴亏虚，水火不济，虚火妄动，上扰心神而致病；或脾肾阳虚，不能蒸化水液，停聚为饮，上犯于心，心阳被遏，心脉痹阻，而发本病。

二、辨证

主症为自觉心跳心慌，时作时息，并有善惊易恐，坐卧不安，甚则不能自主。

兼见气短神疲，惊悸不安，舌淡苔薄，脉细数，为心胆虚怯；头晕目眩，纳差乏力，失眠多梦，舌淡，脉细弱，为心脾两虚；心烦少寐，头晕目眩，耳鸣腰酸，遗精盗汗，舌红，脉细数，为阴虚火旺；胸闷气短，形寒肢冷，下肢浮肿，舌淡，脉沉细，为水气凌心；心痛时作，气短乏力，胸闷，咳痰，舌暗，脉沉细或结代，为心脉瘀阻。

三、贴敷治疗处方

1. 南乌方（《中医外治法简编》）
主治： 心悸怔忡，夜寐不安。

处方：南星、川乌各半。

用法：共为细末，用黄醋融化摊于手、足心。每日 1 次，晚敷晨取。10 次为 1 个疗程。

2. 贴敷方 1 （《经穴贴敷疗百病》）

主治：心悸。

处方：白檀香、制乳香、川郁金、醋炒延胡索、制没药各 12g，冰片 2g。

用法：将上药共研细末，另加麝香末 0.1g，调匀装瓶备用。用时取少许，用二甲基亚砜调成软膏状，放在杏桂活血膏或消炎止痛膏上，贴膻中、内关（双），每日换药 1 次，连贴 3 ~ 14 日。

3. 贴敷方 2 （《经穴贴敷疗百病》）

主治：心悸。

处方：丹参 250g，红花 150g。

用法：上述两药水煎煮 2 小时，去渣浓缩成膏状。涂敷于心前区（面积约为 7cm × 15cm）处，2 日换药 1 次，3 周为 1 个疗程。本方能活血化瘀，复脉通络止痛。最快 12 分钟即可有效，药效可维持 48 小时。

4. 心律十二贴 （《集验百病良方》）

主治：心律失常。

处方：丹参、三七、檀香各 12g，莪术、郁金各 9g，冰片 2g，桃仁、红花、乳香、没药、王不留行、血竭各 6g。

用法：将上药研为细末，用米醋适量调拌成糊膏状，均匀敷于左心俞和心前区。每周换 1 张，一般用 3 ~ 4 张为 1 个疗程。

【点评】

心悸可见于多种疾病，临床以心中悸动，甚则不能自主为主要特征。其病变部位主要在心，故贴敷穴位以手少阴心经穴位为主。心悸有虚、实之分，初期以实证为主，治疗及时，容易恢复；如失治或误治，病情加重，由实转虚，较难恢复。

心悸患者多见瘀血阻络之证，可选用乳香、没药、郁金、檀香、延胡索等活血化瘀之药；如兼有寒痰内阻，可加用川乌、生南星等祛风散寒、燥湿化痰之品。

心悸患者应保持精神乐观，情绪稳定，避免精神刺激，同时注意休息，保证生活规律。在饮食上多以清淡为主，忌高盐高脂食品，忌辛辣油腻之品。

第二节　心绞痛

一、概述

心绞痛中医称"胸痹"，是指以胸部闷痛，甚则胸痛彻背，喘息不得卧为主症的一种疾病，轻者仅感胸闷如窒，呼吸欠畅，重者则有胸痛，严重者心痛彻背，背痛彻心。后世医家或以心痛、胸痹称本病，均指以左胸膺或膻中部发作性憋闷或疼痛为主要临床表现的一种病症。

西医学中，缺血性心脏病中的心绞痛、心肌梗死、心包炎、二尖瓣脱垂综合征、病毒性心肌炎、心肌病、慢性阻塞性肺气肿、慢性胃炎等出现胸闷、心痛彻背、短气、喘不得卧等症状者，也可参照本节内容辨证论治。

其主要病机为心脉痹阻，病理性质有虚实两端，且常相兼为病。寒凝、气滞、血瘀、痰浊等痹阻胸阳，阻滞心脉；或气虚、阴亏、阳衰致心脉失养，临床常相兼为病，或表现为本虚标实，证型有气滞血瘀、寒凝气滞、痰瘀交阻、气虚血瘀、阳虚痰凝、阴虚痰热等。

二、贴敷治疗处方

1. 菖蒲郁金散（《家庭脐疗》）

主治： 冠心病，胸痹。

处方： 石菖蒲、生山楂、川芎、赤芍、党参、葶苈子各100g，郁金150g。

用法： 前6味药共用4000mL水浸2小时，煎30分钟，取滤液，再加水复煎1次，两次滤液混合，浓缩成稠液，加郁金粉150g，烘干压粉，装瓶备用。用时每次取药粉0.1~0.2g，放入脐中，上压一干棉球，胶布固定。24小时换药1次，用5日停2日。2周为1个疗程，连用1~4个疗程。

2. 冠心药袋方（《民间敷灸》）

主治： 冠心病。

处方： 细辛50g，荜茇30g，当归、藿香、半夏各40g，乳香、没药各10g，红花、白胡椒、冰片各20g。

用法： 将上药研为细末，布袋包装备用。取布袋外敷于心前区阿是穴处，外加包扎固定。每次贴5~8小时，每日1次，布袋可连用7日。

3. 活血止痛膏（《中国灸法集粹》）

主治： 冠心病，胸痹。

处方： 大黄、独活、丹皮、苍术、白芷、荆芥、川芎、当归、五加皮、乳香、没药、干姜、南星、桂枝、冰片、山奈、细辛、陈皮、半夏、胡椒、辣椒等。

用法： 将诸药提取物，混入基质，搅匀涂布，制成4cm×6cm橡皮膏，备用。每次选用穴位为内关（双）、膻中、心俞、厥阴俞、阿是穴（左侧腋前线第5肋间水平上，心电图胸前导联取V_5处），隔日贴敷1次，每次贴敷24小时，15次为1个疗程，疗程间隔3~5日。

4. 川芎散（《中国灸法集粹》）

主治： 冠心病心绞痛。

处方： 取川芎3g，冰片1g，硝酸甘油1片。

用法： 将诸药共研细末，制成黄豆大丸剂，备用。敷灸时取药丸各1粒，分别贴敷于膻中、内关穴处，用胶布固定即可。每日贴敷 1 次，5 次为 1 个疗程。

5. 檀香散（《经穴贴敷疗百病》）

主治： 冠心病心绞痛。

处方： 白檀香、制乳香、川郁金、醋炒延胡索、制没药各 12g，冰片 2g。

用法： 将上药共研细末，另加麝香末 0.1g，调匀装瓶备用。用时取少许，用二甲基亚砜调成软膏状，放在消炎止痛膏上，贴膻中、内关（双穴），每日换药 1 次，连贴 3～14 日。能活血、通窍、止痛。

6. 丹红膏（《经穴贴敷疗百病》）

主治： 冠心病心绞痛。

处方： 丹参 250g，红花 150g。

用法： 上述两药水煎煮 2 小时，去渣浓缩成膏状。涂敷于心前区处（面积约为 7cm×15cm）。2 日换药 1 次，3 周为 1 个疗程。穴位：心俞、内关、神门、三阴交、足三里。

7. 心舒散（《民间简易疗法·穴位贴敷》）

主治： 心绞痛。

处方： 白檀香、制乳香、制没药、川郁金、醋炒延胡索各 24g，冰片 4g，麝香 0.2g。

用法： 前 5 味药先研细末，然后与后两味研匀，以 15% 的二甲基亚砜适量调成软膏，每穴取 1g，置肤疾宁贴膏中心，贴于膻中、内关（双）穴，每日换药 1 次，一般贴 3～5 日后，心绞痛发作次数明显减少，疼痛显著减轻。

8. 贴敷方（《民间简易疗法·穴位贴敷》）

主治： 心绞痛。

处方： 丹参 12g，三七 12g，檀香 12g，乳香 6g，没药 6g，广郁金 9g，冰片 2g，桃仁 6g，红花 6g，王不留行 6g，莪术 9g，血竭 6g。

用法： 先将上药共研细末，和入溶解的膏药肉 500g 内，拌匀后，用绒布制成 4cm×3cm 大小的膏药备用之。将备好的膏药先烊化，然后贴在选择好的左心俞和左乳根穴。4 日后，将膏药撕下，重新烊化后，再贴在原处。1 周后更换 1 张，一般贴 3～4 张后，患者症状改善。以贴敷 8～10 次为 1 个疗程。

9. 麝香止痛散（《实用中医外敷验方精选》）

主治： 心绞痛。

处方： 降香 1 份，檀香 1 份，田七 1 份，冰片 1/4 份，胡椒 1 份，麝香 1/10 份。将上药研末，密封备用。

用法： 取药末 2g，用酒调成药饼，分成 5 小块，贴膻中、内关（双）、心俞（双），2 日换药 1 次，5 次为 1 个疗程。

【现代临床报道】

戴氏等用丹芪益心贴（为丹参、黄芪等提取物组成，每片含生药 5g）贴膻中、神阙或左心俞、至阳穴，每次2片，每穴1片，48小时交替，4周为1个疗程。结果：治疗后，患者的全血黏度前后对比差异显著；对血脂胆固醇和甘油三酯均有明显降低作用；铜的含量下降，锌和硒含量明显升高，并可降低铜/锌比值。提示丹芪益心贴通过降低血液黏稠性，使血流加速、冠脉流量增多，有利于心肌缺血的恢复；对患者微量元素的代谢紊乱、失衡有较好的调整作用。

按释： 黄芪具有补气作用，丹参具有活血化瘀作用。膻中为气之会穴和心包募穴，有益气宽胸、理气降逆的作用；心俞为背俞穴，是心气转输、输注于体表之处，与膻中前后俞募相配，使心痛得缓，心悸得平。神阙属任脉，为经气之汇海；至阳穴属督脉，督脉总领一身之阳气，任督两脉首尾相连，与心、气相关。且膻中、心俞、至阳三穴与心脏的传入传出神经密切相关，神阙为命蒂，布有丰富的动静脉网络和神经末梢。

戴居云，王子芳. 丹芪益心贴治疗冠心病心绞痛的临床研究. 上海针灸杂志，1997，16（5）：2－3.

范氏等将185例心绞痛患者分为3组，采用宁心膏穴位贴敷，3组分别取穴神阙、至阳、虚里。宁心膏由丹参、当归、川芎、红花、羌活各10份，丁香5份，苏合香0.2份，氮酮1份，蜂蜜适量组成。将前5味药水煎、浓缩、干燥，其干燥提取物与丁香、苏合香共研为面，加入氮酮及蜂蜜，使成稠膏。用时将穴位皮肤擦净，把药物涂于穴位，外用胶布固定。穴位组药量均为5g。2日换药1次，7次为1个疗程。治疗1个疗程后统计疗效，结果在改善症状（总有效率83.3%）、心电图改善及减少用药量等方面，神阙组均明显优于其他组（$P < 0.05$）。

按释： 方中丹参、当归、川芎、红花活血化瘀；丁香芳香温通代替麝香，并同苏合香一起芳香开窍；加入羌活疏散风邪，使疗效明显提高；加入皮肤渗透促进剂氮酮，用于外敷。神阙为任脉与心经交会，且任、督、冲"一源三歧"，并可调理诸经。脐为先天赋予生命之根蒂，位居中焦，主先后天疾病。用宁心膏贴敷脐部，是借气味俱厚的中药激发其腧穴功能，把中药效应和经络效应融于一体。

范准成，李密英，奚正隆，等. 穴位贴敷治疗处方心绞痛的疗效观察. 中国针灸，1997，9：527－529.

刘氏采用药物穴位贴敷治疗胸痹心痛41例，同时与单纯针刺对照组30例相比较，选取主穴膻中、心俞、厥阴俞、巨阙、阴郄、郄门、神阙。辨证加减：心血瘀阻加膈俞、通里；寒凝心脉加关元、内关；痰浊内阻加中脘、丰隆；心气虚弱加气海、足三里；心肾阴虚加肾俞、三阴交；心肾阳虚加关元、命门、大赫。贴敷药物由瓜蒌、薤白、白芷、赤芍、川芎、陈皮、青木香、檀香各2份，桃仁、红花、乳香、没药、附子、朱砂、冰片各1份组成。观察1个月后，两组总有效率分别为92.7%和93.3%（$P > 0.05$）；随访1年复发率分别为5.3%和14.3%（$P > 0.05$）。结果提示，穴位贴敷治疗胸痹心痛与针刺疗效相仿，但效果稳定，复发率低，无毒副作用。

按释： 根据辨证选经取穴施行穴位贴敷。穴位贴敷疗法主要具有调节机体免疫功能和内分泌功能，并具有增强网状内皮系统吞噬功能，从而促进炎症消散吸收的作用，通过药物持续刺激穴位，不断地作用于经络脏腑全身，以疏通经络，调和气血，扶正祛邪，调节脏腑功能，平衡阴阳，达到治疗目的。

刘广霞. 穴位贴敷治疗胸痹心痛41例疗效观察. 中国针灸，2001，21（3）：146 – 148.

潘氏用中药穴位贴敷的方法治疗冠心病36例。将肉桂、檀香各1份，桂枝、丹参、川芎、降香、桃仁、乳香、没药、延胡索、薤白各2份，按比例研细为末，再加入麝香0.2份，以生姜汁调成糊状，做成直径约1cm的圆形小药饼。选取6组穴位：①心俞、足三里；②膻中、三阴交；③内关、脾俞；④心俞、涌泉；⑤膻中、肾俞；⑥内关、肾俞。把小药饼贴于穴位上，每次贴1组穴位，隔日1次，6次为1个疗程，共12日。治疗期间停用其他中西药物。经1个疗程的治疗，治疗组显效20例，其显效率55.1%、总有效率97.2%，明显高于对照组，有统计学意义。

按释：选用具有理气活血、温经止痛的中药进行穴位贴敷，以刺激某些强壮穴位，达到调补心脾肾的作用。通过药物渗透于穴位中，经过经络传导，作用于心，达到理气活血、化瘀止痛的功效。在穴位搭配上，我们注意每组穴位尽量做到上下穴位结合或前后穴位组合，心相关穴或邻近穴（如心俞、膻中、内关、虚里等）与具有补益脾肾作用的穴位（如足三里、三阴交、肾俞等）结合，以达到标本同治的目的。

潘善余. 穴位贴敷治疗冠心病36例疗效分析. 浙江中医学院学报，1998，22（1）：34.

邢氏观察通心贴治疗冠心病心绞痛患者40例的临床疗效。采用通心贴穴位外敷（细辛20g、制附子15g、补骨脂15g、肉桂15g）心俞、内关穴位，每日1次，30日为1个疗程。结果：通心贴治疗后，心绞痛显效率22.5%，总有效率为82.5%；心电图改善显效率17.5%，总有效率为67.5%；与对照组相比无显著差异；而患者甘油三酯、胆固醇、低密度脂蛋白、内皮素得到降低，高密度脂蛋白、一氧化氮升高，与对照组相比有显著差异。表明温阳补肾法作用于心俞、内关外治冠心病心绞痛疗效明显，具有调脂、改善血液流变学指标的作用，并可改善NO、ET指标，调节内皮功能，从而达到抗动脉粥样硬化、保护缺血心肌的作用。

按释：补骨脂有补肾助阳、纳气止泻之功能。其主要药效成分包括黄酮类、呋喃香豆精等。现代研究证实，补骨脂具有多重药理活性，如光敏作用、抑菌、抗病毒、抗肿瘤、扩冠、增强免疫功能、补骨等药理活性，其中，补骨脂乙素对离体豚鼠心脏有明显增加冠状动脉流量作用；补骨脂甲素开环生成查耳酮也有扩冠作用；补骨脂素衍生物也能增加冠状动脉及末梢血管血流量。附子具有回阳救逆、补火助阳、散寒止痛的功效，具有上助心阳、中温脾阳、下补肾阳之功。现代药理研究表明，附子可增强免疫功能、抗肿瘤、抗炎、镇痛。在心血管系统的作用方面，其有正性肌力作用，抗心律失常，预防室颤，抗心肌缺血缺氧。细辛具有祛风、散寒、行水、开窍、通闭、止痛、行气通脉等多种功效。现代药理研究表明，细辛含多种挥发油，具有强心、扩张血管、松弛平滑肌等作用。肉桂具有补火助阳、引火归源、散寒止痛、活血通经之功效。现代药理证实，肉桂中含有挥发油（桂皮油、桂皮醛、桂皮酸）、桂皮对糖等多种成分。桂皮油能扩张血管，调节血液循环，使血液流向体表及末梢毛细血管。内关穴是厥阴心包经的别行络穴，连络于心系。中医学认为，"阴维为病苦心痛"，"实则心暴痛，虚则烦心……内关主之"，故内关穴主治心痛、心悸、胸闷、失眠、眩晕、偏头痛、上肢痹痛等症。心俞是心的背俞穴。《素问·长刺节论》："迫脏刺背，背俞也。"故心俞为历代医家治心胸病症之要穴。

邢洁. 温阳补肾法内关、心俞外治冠心病心绞痛临床研究 [D]. 广州：广州中医药大学，2006.

孙氏采用自制"活血化瘀散"贴敷治疗冠心病30例。药物（川芎1g，丹参1g，三七1g，水蛭0.8g，葛根1g，麝香0.2g等）每剂5g，纱布包贴敷左膻中、左心俞、虚里、内关等穴，外用关节止痛膏固定，5日换药1次，5次为1个疗程。结果：显效最快5分钟，最慢12小时，通过2~4个疗程的治疗，痊愈13例，好转17例，均有很好的疗效。

按释： 方中川芎、丹参、三七、水蛭活血化瘀，通络止痛；葛根化瘀通脉；麝香芳香开窍，引药自达病位。药物贴敷在有冠心病的体表反应点上（冠心病体表压痛点在膻中穴和左侧心俞穴偏左1.5cm处最为明显，自称左膻中和左心俞穴），药物通过皮肤的毛窍渗达血液淋巴，加之经络的传导，使药物自达病处，迅速起到治疗作用。

孙艳林. 冠心病外治疗法. 中医外治杂志，1999，8（4）：32.

【点评】

心绞痛属中医学"胸痹""心痛"的范畴，临床以胸部闷痛，甚则胸痛彻背，背痛彻心，喘息不得卧为主症。因病变部位主要在心，故贴敷穴位多选用手少阴心经、手厥阴心包经以及背俞穴，如神门、内关、膻中、心俞穴等。心绞痛的病理性质多属虚实夹杂，并根据不同虚实的程度而补虚泻实。其中，活血化瘀治法尤为关键，中医认为，气滞血阻，或阴寒凝结，血脉滞涩，或正气亏虚，无力推动血液运行而致血脉不畅；或病久入络，络脉瘀阻，故心绞痛不同阶段，无论新发或久病，均有不同程度的瘀血征象，同时，现代医学研究也已证实，运用活血化瘀药物可改善患者血流变、血小板功能、血凝状态等。

阴寒凝结者，可选用附子、肉桂、细辛、吴茱萸等温阳散寒之品；气滞者，多选用延胡索、降香、檀香、厚朴等芳香行气之品；血瘀者，多选用具有活血化瘀作用的药物，其中以丹参、乳香、没药、桃仁、红花、当归、川芎、三七最为常用；兼有痰浊者，可加用陈皮、苍术、葶苈子等燥湿化痰之品；兼见气虚征象者，加用党参、黄芪、太子参、炒白术、茯苓等益气健脾之品；疼痛明显者，可加用麝香、冰片开窍，止痹痛。

心绞痛患者发作时，应绝对卧床休息。在稳定期时，应适时调整心情，避免过度精神刺激，同时还要注意寒冷刺激以及饱餐也可诱发心绞痛。

第三节 高血压

一、概述

高血压病是指在静息状态下动脉收缩压和（或）舒张压增高（≥140/90mmHg），常伴有脂肪和糖代谢紊乱以及心、脑、肾和视网膜等器官功能性或器质性改变，以器官重塑为特征的全身性疾病。休息5分钟以上，2次以上非同日测得的血压≥140/90mmHg可以诊断为高血压。其症状表现为头晕、头痛、心悸气短、耳鸣、失眠等。

二、贴敷治疗处方

1. 吴萸山药散（《脐疗》）

主治：头晕头痛，高血压。

处方：吴茱萸、山药各20g。

用法：上药研末备用。取药末5～10g，纳于脐中，上盖用麝香止痛膏固定。3日换敷1次，1个月为1个疗程。

2. 平肝降压膏（《中华脐疗大成》）

主治：高血压，肝阳上亢之眩晕等。

处方：珍珠母、槐花、吴茱萸各等量，米醋适量。

用法：将方中前3味药共研为细末，过筛，贮瓶密封备用。用时取药末适量，以米醋调和成膏状，分别敷于患者脐孔及双侧涌泉穴，盖以纱布，胶布固定。每日换药1次，10次为1个疗程。

3. 萸桂磁石饼（《中华脐疗大成》）

主治：原发性高血压病。

处方：吴茱萸、肉桂、磁石各30g，蜂蜜适量。

用法：上药共研为细末，密封保存。临用时每次取药末5～10g，调蜂蜜使之软硬适度，制成药饼2个，分别贴于脐中、涌泉穴上，贴药后以胶布固定，再以艾条点燃悬灸20分钟。每日1次，10次为1个疗程。

4. 杜仲膏（《中国膏药学》）

主治：头昏头晕（高血压）。

处方：杜仲9g，川芎9g，附子9g，牡蛎9g，枣仁9g，陈皮9g，茯苓9g，龙骨9g，桑寄生6g，狗脊6g，党参6g，熟地黄6g，川楝子4.5g（炮），远志4.5g，香油300mL，黄丹120g。

用法：上药用香油300mL炸枯去渣，熬沸加黄丹收膏。贴肾区（第11胸椎至第2腰椎体两侧）。

5. 复方桃仁糊（《中国灸法集粹》）

主治：头昏头晕（高血压）。

处方：取桃仁、杏仁各 12g，栀子 3g，胡椒 7 粒，糯米 14 粒。

用法：上药共捣烂，加一个鸡蛋清调成糊状，分 3 次敷用，于每晚临睡时贴敷于涌泉穴，翌日晨除去。每日 1 次，每次贴敷 1 侧，两足交替敷灸，6 次为 1 个疗程。

6. 眩晕糊（《中国灸法集粹》）

主治：头昏头晕（高血压）。

处方：吴茱萸 100g（胆汁拌制），龙胆草 50g，土硫黄 20g，朱砂 15g，明矾 30g，小蓟根汁适量。

用法：先将前 5 味药研为细末，过筛，加入小蓟根汁调和如糊。贴敷时将药糊敷于神阙、涌泉穴（双），每穴用 10～15g，上盖纱布，胶布固定即可。2 日换药 1 次，1个月为 1 个疗程。

7. 桂芎膏（《中华脐疗大成》）

主治：头昏头晕（高血压）。

处方：桂枝 3g，川芎 2g，罗布麻叶 6g，龙胆草 6g。

用法：上方共研细末，然后以酒调为膏状，敷脐部，外以伤湿止痛膏固定，每日换药 1 次，连续用药 10 次为 1 个疗程。

8. 茱菊散（《贴敷疗法》）

主治：头昏头晕（高血压）。用于肝阳上亢型高血压病。

处方：吴茱萸 15g，菊花 15g，醋适量。

用法：前 2 味药研细末，加适量食用醋调成糊状，于睡前敷于双足涌泉穴，用纱布包扎固定，次晨去除，每日 1 次，2 周为 1 个疗程，间歇 1 周再贴敷 1 个疗程，连续贴 3 个疗程。

9. 天麻白芥膏（《贴敷疗法》）

主治：头昏头晕（高血压）。用于痰浊型高血压。

处方：天麻 10g，白芥子 30g，胆南星、苍术、白术、川芎各 20g，生姜汁适量。

用法：将诸药共研细末，装瓶备用。治疗时约取 20g 药末，用姜汁调和成膏状，睡前贴敷于中脘穴及双侧内关穴，并用胶布覆盖贴牢，次晨去除洗净。每日 1 次，2 周为 1 个疗程，一般 1 周就有效，可连续使用 5～6 个疗程，以巩固疗效。

【现代临床报道】

殷氏等观察穴位贴敷与针刺对高血压病的影响。将 87 例高血压病人随机分为针刺组和穴位贴敷组。膏药方由益肾养肝、活血通络的附子、川芎、三棱等中药组成。治疗时将神阙穴常规消毒，取药膏敷上，以桑皮纸和橡皮膏固定，每周敷药 2 次，5 周为1 个疗程。结果：治疗后穴位贴敷组每搏心输出量平均增加 11.12mL，每分心输出量平均增加 0.70L，外周血管阻力平均降低 0.06kPa·S/mL，动脉顺应性平均增加 5.80mL/kPa，虽无显著差异，但有明显增加趋势。提示了穴位贴敷治疗高血压病比针刺组更持久，其降压作用主要是通过降低细小动脉的外周阻力实现的，但不排除大中动脉顺应性增加的可能性。

按释： 穴位贴敷的降压作用主要也是通过降低细小动脉的外周阻力实现的，但不能排除大中动脉顺应性增加的可能性。穴位贴敷疗法既有穴位刺激效应，又能通过经络发挥明显的药理作用，具有降压效果好、维持时间长、副作用少等特点，同时又有与针刺相似的疗效，是不宜多服降压药或久服不能耐受者的可取疗法。

殷之放，汪司右. 针刺与穴位贴敷治疗高血压病的临床比较. 上海针灸杂志，2000，19（5）：9-11.

余氏等采用吴茱萸研末用醋调成糊状贴敷涌泉穴治疗高血压病31例。将吴茱萸10g研末，用醋调糊，用纱布包后敷涌泉穴，胶布固定24小时更换1次，双侧穴位同用，10次为1个疗程，隔1周进行下一个疗程的治疗，4个疗程观察疗效。结果：共治愈2例，显效18例，好转9例，无效2例，总有效率93.5%。

按释： 涌泉穴为足少阴经之井穴，具有滋肾水、引火下行的作用，吴茱萸药性辛、苦、热，李时珍曾云："其性虽热，而能引热下行，盖亦从治之义。"吴茱萸调糊贴敷涌泉穴，可引热下行，引阳归根，补阳助阴，由阳生阴正中高血压病的病因。

余学燕，朱晓梅. 吴茱萸贴敷涌泉穴治疗高血压病31例. 河北中医，2004，26（10）：757.

何氏用白芥子泥穴位贴敷治疗高血压病32例。选取丰隆、肾俞、曲池为主穴。阳亢型加肝俞、太冲；阴虚阳亢型加足三里、三阴交；阴阳两虚型加命门、三阴交；阳虚型加命门。将生白芥子研末备用，治疗时将穴位皮肤擦净或常规消毒，取适量药末以75%的酒精调成糊状物，每次每穴取糊状物约绿豆大小敷于穴位上，以3cm×3cm普通橡皮膏固定，3~4小时可去除，每次选用4~6个穴位，每日1次，连续观察1个月。第2个月治疗时可改为隔日1次或隔3日1次。长期依赖药物或严重高血压病患者可同时按原量继服降压药物，待穴位贴敷法取得疗效后酌情减停（本组6例属此情况）。

按释： 结果表明，穴位贴敷组总有效率达78.13%，降压疗效并不逊于针刺组和药物组，肾素活性较治疗前轻度升高，血管紧张素Ⅱ较治疗前轻度下降；治疗后的血液流变学得到明显改善，尤其是血液黏稠度的下降。其降压机理为通过经穴刺激作用调整了自主神经功能，抑制了交感神经兴奋性和增强了副交感神经兴奋性而实现的；同时还可能与经穴刺激作用改善或恢复了大脑皮层和皮层下中枢对皮层下血管舒缩中枢的调节作用而使血压下降有关。

何兴伟. 白芥子泥穴位贴敷法治疗高血压病的临床疗效和机理探讨. 江西中医学院学报，1994，6（1）：21-24.

采用中药平肝降压贴片（由钩藤15g，菊花15g，白蒺藜15g，川芎15g，冰片15g组成）贴敷神阙穴治疗高血压病44例，每周贴敷2次，15日为1个疗程。结果：有效率为 86.4%，以 1 级疗效最好，2 级次之，3 级疗效最差。且治疗后收缩压平均下降 2.25kPa，舒张压平均下降 1.42kPa，有统计学意义。

按释：方中钩藤、菊花、白蒺藜均入肝经，能平肝息风潜阳；川芎入肝经，祛风活血止痛，又味辛，善走窜，与冰片共为引经之使；冰片开窍醒神，清热止痛，走而不守。且钩藤中的钩藤碱和异钩藤碱等能抑制血管运动中枢，扩张外周血管，阻滞交感神经和交感神经节，并能抑制神经末梢递质的释放，从而达到降血压的作用；川芎中的有效成分为川芎嗪、阿魏酸等，川芎嗪对心血管系统有强大活性，能解除血管平滑肌痉挛，阿魏酸对 α 受体有阻断作用，能对抗甲氧胺、苯肾上腺素及肾上腺素等的升压效应，且川芎嗪与阿魏酸均有不同程度的抗血栓形成作用；动物实验证明，菊花能减慢心率，与其他药物合用可影响小鼠血液谷胱甘肽过氧化物酶活性和过氧化脂质的含量，达到降低血压、保护靶器官的目的；白蒺藜通过扩张外周血管和轻微的利尿作用，显示缓和的降压效果；冰片可以增加血脑屏障通透性和促进其他物质的吸收。神阙穴属任脉，与诸经百脉相通，故药敷神阙穴可调和阴阳而直达病所。现代医学认为，脐在胚胎发育中为腹壁最后闭合处，屏障作用较差，皮肤筋膜和腹壁直接相连，且脐下布有丰富的动静脉网，药物分子易透过脐部进入细胞间质或血液，不经口服，就不会被消化液部分破坏而直接吸收，使血内保持全部有效成分，充分发挥其药力。

李东晓. 平肝降压贴片治疗高血压病 44 例临床观察. 国医论坛，2001，16（2）：31－32.

张氏等对 80 例高血压患者采用降压稳贴片（由天麻、钩藤、吴茱萸、川芎、菊花、白蒺藜、石菖蒲、磁石等组成）进行穴位贴敷。高血压病 1 级取神阙、涌泉；高血压病 2～3 级加内关、曲池、合谷、足三里、三阴交等穴。隔日更换 1 次，4 周为 1 个疗程，1 个疗程后评定疗效；在治疗观察期间，均停用其他降压药物。结果：显效 48 例，有效 29 例，无效 3 例，总有效率达 96.25%。

按释：高血压病证属肝阳上亢，故选钩藤、天麻、吴茱萸等平肝潜阳。且吴茱萸、川芎经动物实验证实其有效成分较其他降压中药易溶于水，易被人体吸收。加石菖蒲芳香走窜，开窍宁神；磁石具有镇静安神、平肝潜阳的作用，能与经络相互作用，从而激发经络的功能。《医宗金鉴》谓神阙穴能"主治百病"，脐可联系全身经络，交通五脏六腑、四肢百骸、五官九窍、皮肉筋膜。将药物贴于脐部，不但可通过经络的气血流注，使药性随气血运行而分布，直达病所，达到治疗之目的，同时，亦可疏达经络气血，调和阴阳，故神阙、涌泉为贴剂常用选穴。大肠经、胃经为多气多血之经，故取曲池、合谷、足三里以泻人体有余之气血，调和阴阳。

张小斌，陈书存. 降压稳贴片的制备及临床观察. 中国针灸，2008，28（2）：156－158.

【点评】

高血压属中医学"眩晕""头痛"的范畴，临床以头晕眼花、视物不清、昏暗发黑、视物旋转、不能站立、头痛等为特征。高血压病变脏腑主要与肝、脾、肾有关，因此，贴敷穴位主要选用足厥阴肝经、足阳明胃经以及足少阴肾经的穴位，如太冲、足三里、丰隆、涌泉等。

属肝阳上亢者，可选用天麻、钩藤、珍珠母、磁石、牡蛎等药平肝潜阳；痰浊内阻者，可选用白芥子、胆南星、苍术燥湿化痰；如心肾不交者，加用吴茱萸、肉桂温阳降浊，引火归元。

■ 第十二章　消化系统病症 ■

第一节　疟　疾

一、概述

疟疾俗称"打摆子"，是感染"疟邪"所致的传染病，好发于夏、秋季节。临床以间歇性、定时性、发作性的寒战、高热、大汗及贫血和脾肿大为主要特征，以一日一发和间日一发为多数。发作时，寒热往来的称为"正疟"；但寒不热者称为"牝疟"；但热不寒者称为"瘅疟"；热多寒少者称为"温疟"；久疟不愈，胁下有痞块者称为"疟母"。

本病由感受"疟邪"所致，可兼受风寒、暑湿等邪气。邪伏于少阳半表半里，出入于营卫之间，邪正交争而发病。少阳为枢，疟邪入于阴，与之相争则寒，疟邪出于阳，与之相争则热，疟邪伏藏则寒热休止，故可见寒热交作，起伏有时。

由于发病的诱因和体质的差异，临床症状亦有不同。若感受暑邪或素体阴虚者，发作时热多寒少或但热不寒；若感受风寒或平素阳虚者，发作时则寒多热少或但寒不热。若感受的疟邪深重，正不敌邪，或内陷心包，引动肝风，则出现神昏、谵语、痉厥等危重症候。若久疟不愈，则可耗伤气血，邪阻气机，津液凝聚成痰，瘀结少阳之络，形成胁下痞块，发为疟母。

二、辨证

主症为寒热往来，发作有时，先有呵欠乏力，寒战鼓颔，肢体酸楚；寒去则内外皆热，体若燔炭，头痛如裂，面赤唇红，烦渴引饮，胸胁苦满，口苦而干，继则汗出，热退身凉，苔白腻或黄腻，脉象寒战时弦紧，发热时滑数或弦数。兼见热多寒少或但热不寒，汗出不畅，口渴欲饮，大便干结，小便短赤，舌质红，苔黄腻，脉弦滑者，为温疟；寒多热少，口不渴，胸胁痞闷，时有呕恶，神疲乏力，面色少华，舌质淡，苔薄白，脉弦迟者，为寒疟；久病疟疾，左胁下有痞块，隐隐作痛，或有寒热时作，肌肉瘦削，神疲倦怠，甚则唇甲色白，舌质多淡，脉弦细者，为疟母。

— 171 —

三、贴敷治疗处方

1. 常山散（《中华脐疗大成》）

主治：疟疾。

处方：常山适量。

用法：将常山研为细末，在疟疾发作前 2 小时炒热，填入脐孔内，外用胶布封贴。发作后 10 小时揭去敷药。

2. 斑蝥白芥散（《中华脐疗大成》）

主治：疟疾。

处方：斑蝥 1 只，白芥子 0.6g，小膏药 1 贴。

用法：将前 2 味药研为细末，放在小膏药中央，在疟疾发作前 2 小时贴于脐处，发作后揭去。

3. 芩梅平胃熨（《中华脐疗大成》）

主治：疟疾。

处方：黄芩 15g，乌梅 12g，苍术、厚朴、陈皮、炙甘草各 30g。

用法：将上药烘干共碾成粗末，在疟疾发作前 2～3 小时炒热，用布包裹，趁热熨于脐部，药冷则再炒再熨。

4. 荜辛散（《中华脐疗大成》）

主治：疟疾。

处方：荜茇 3g，细辛 3g。

用法：混合，烘干，共研细末，填入脐眼，以膏药贴盖，或用布袋裹腹 24 小时，连用 2～3 次。

5. 牙皂细辛饼（《中华脐疗大成》）

主治：疟疾。

处方：牙皂、细辛各等份。

用法：用高粱酒适量，制成饼子，扎在肚脐上。

6. 端午丸（《增广验方新编》）

主治：疟疾。

处方：桃仁 7 个（向天者），独头蒜 7 个，胡椒 49 粒。

用法：端午节午时共捣为丸，雄黄为衣，扎肚脐内。

7. 胡椒硫黄饼（《慈禧光绪医方选议》）

主治：疟疾。

处方：白胡椒 15g，硫黄 0.21g，火药 0.21g。

用法：共研极细末，用陈醋和匀成膏，敷脐，外用暖脐膏盖贴，务须过 3～4 次者，方可用之，早恐变证。

8. 青蒿草果糊（《常见病民间传统外治法》）

主治：疟疾。

处方：青蒿 5g，草果 3g。

用法：上药洗净，捣烂，于发作前 2 小时敷脐上。每日 1 次，连敷数日。

9. 奈松散（《万病验方大全》）

主治：疟疾。

处方：山奈、甘松各 3g。

用法：上药共研末，用时纳少许于脐内，外以膏药贴之，是日即不复发，唯愈后须隔 1 周方可揭去膏药。

10. 复方疟疾散（《理瀹骈文》）

主治：疟疾。

处方：常山、草果、陈皮、甘草、苍术、槟榔、半夏、川芎、当归、荆芥、防风、知母、杜仲各 3g，乌梅 15g。

用法：上药共混匀打碎压粉，装瓶备用。于疟发前 2 小时，脐内放药粉 1g，再将其他药炒热装布袋敷脐上，其发必轻，再发再敷。

11. 椒砂丸（《中药外治法》）

主治：疟疾。

处方：白胡椒 15g，辰砂 3g。

用法：上药共研细末，面糊为丸如黄豆大，于疟发前 2 小时用 1 丸置膏药上，灼热贴脐中。

12. 雄黄散（《中华脐疗大成》）

主治：疟疾。

处方：雄黄 3g，威灵仙 3g，胡椒 6g。

用法：将以上 3 味药研成细粉。用时取药粉 0.3g，加水调匀，于发作前 2 小时敷于脐部，用布包扎固定。

13. 疟疾敷脐法（《理瀹骈文》）

主治：疟疾。

处方：草果、常山、丁香各 15g。

用法：上药共混匀打碎，并取少量压粉。于疟发前 2 小时，脐内先放药粉 1g，再将其他药炒热装布袋敷脐上，如再发再敷，法同前。

14. 遂夏雄黄散（《穴敷疗法聚方镜》）

主治：疟疾。

处方：生甘遂、生半夏各等份，雄黄 6g。

用法：上药共研细末，贮瓶备用，用药末 0.6～0.9g 敷脐，用膏药盖贴。

15. 半夏椒桃泥（《穴敷疗法聚方镜》）

主治：疟疾。

处方：生半夏 3g，红辣椒 3g，桃叶 3g。

用法：生半夏研细末，同后 2 味药共捣如泥，放脐眼上，用小膏药贴盖。

16. 劳疟膏（《理瀹骈文》）

主治：劳疟。

处方：醋炙鳖甲 125g，川芎、当归、青皮、陈皮、白芍、半夏、茯苓、乌梅、生姜各 30g。

用法：上药用麻油熬，黄丹收膏，贴脐上。

17. 二甲膏（《理瀹骈文》）

主治：疟母。

处方：全鳖 1 个，醋炒青皮、醋炒莪术、当归各 90g，土炒穿山甲 30g。

用法：上药用麻油熬，黄丹收膏，贴肚脐上。

18. 椒硫桂麝散（《理瀹骈文》）

主治：久疟。

处方：川椒、硫黄、桂心各等份，麝香少许。

用法：上药 4 味研末，敷脐部以膏盖之。

19. 截疟膏（《穴位贴敷治百病》）

主治：疟疾。

处方：槟榔 21g，吴茱萸 9g。

用法：将上药研为细末，装瓶备用。用茶水适量调拌成糊膏状，于发作前 3 小时，取蚕豆大药泥置双侧内关穴上，外用纱布盖上，胶布固定，10 小时后取下。每日换药 1 次，连用 3 次。

20. 二母散（《河南省秘验单方集锦》）

主治：各种疟疾。

处方：生知母、生贝母、生半夏各等量。

用法：上药共研细末，于发病前 1 个半小时，脐部洗净，再用生姜汁涂数次，然后将药粉 0.5 ~ 1g 置肚脐上，外用胶布固定。

21. 二椒散（《河南省秘验单方集锦》）

主治：寒疟。

处方：白胡椒 10g，花椒 10g，硫黄 10g，生半夏 10g。

用法：上药共研细末，在疟疾发作前 4 小时，用药粉如黄豆大，放在脐内，用胶布敷盖，待疟疾过后第 2 日去药。

22. 雄椒丸（《串雅外编》）

主治：疟疾寒甚热微。

处方：胡椒、雄黄各等量。

用法：上药共研末，用面糊调和，做丸如桐子大，朱砂为衣。将 1 丸放脐中，外用膏药贴之即可。

23. 截疟散（《理瀹骈文》）

主治：瘴疟。

处方：川椒 0.5g，雄黄 1g，桂心 0.6g，麝香 0.15g。

用法：上药共研末纳脐内，外用普通膏药盖之。

24. 寒疟散（《民间敷灸》）

主治：寒湿偏胜之疟疾。

处方：苍术、白芷、川芎各等量。

用法：将等份上药研末填入神阙，3 日 1 次。

25. 截疟丹（《串雅内编》）

主治：疟疾。

处方：荜茇9g，雄黄6g。

用法：上药研细和匀，用膏药 2 张，取药 1g，用生姜汁调合，做成 2 饼，一贴脐上，一贴项后天柱骨下第一节，均以膏药盖之。

26. 阿魏散（《中华脐疗大成》）

主治：疟疾。

处方：阿魏少许，普通膏药 1 张。

用法：阿魏研细末，置膏药上。在发作前 2～4 小时贴肚脐上，发作过后去掉。

27. 青豆膏（疟疾膏）（《丹方精华续集》）

主治：打摆子（疟疾）。

处方：青蒿 60g，巴豆 60g（去壳捣细末筛用 15g），白胡椒 60g，草果 60g（去壳）。

用法：上药共研细末，掺入膏药基质中，于临发前 2 小时，将膏贴于背部第 3 胸椎处，1 日后取下。

28. 马齿苋泥（《中国灸法集粹》）

主治：疟疾。

处方：取马齿苋未开花的含苞枝头 7 枚，红糖 25g，共捣成药泥备用。

用法：将药泥敷于内关穴上，用敷料或手帕固定 24 小时后，则可去除之。

29. 巴豆仁饼（《中国灸法集粹》）

主治：疟疾。

处方：巴豆仁 10 粒，天南星 5g。

用法：共研细末，加入少量白面粉，用水调和，制成直径 2cm，厚约 2mm 的圆形小饼。于发病前 2 小时，将药饼贴敷在大椎穴上，胶布固定即可。每次敷 4～6 小时取下，隔日可贴敷陶道穴。也可取巴豆霜、雄黄各等份，研细混匀，发作前 5～6 小时，取绿豆大小药面，放在 1.5cm 方胶布中心，敷于患者两耳后的乳突部（相当于完骨穴处），7～8 小时后取下。

30. 白胡椒丸（《中国灸法集粹》）

主治：疟疾。

处方：白胡椒、附子、肉桂各等份。

用法：上药共研细末，加水调和制成小丸如梧桐子大，晾干，密贮备用。于发病前 2～3 小时，将药丸放在穴位上（内关或陶道），再压一枚 2 分硬币或其他硬物，然后用胶布固定即可。每日敷 1 次。亦可取白胡椒细末 0.5g 敷大椎穴 24 小时。

31. 毛茛叶敷（《中国灸法集粹》）

主治：疟疾。

处方：取新鲜的毛茛叶 3～6 片。

用法：捣烂如泥，于发病前2~4小时贴敷于内关或大椎穴，使之起泡，每日敷灸1次。亦可用独头大蒜捣烂贴内关或间使穴，用朝天辣椒贴大椎穴，固定3~4小时。

【古代文献选录】

斑蝥截疟丹：斑蝥、巴豆肉、朱砂（各一钱）、麝香（二分）、雄黄（一钱五分）、蟾酥（五分），上用黑枣三枚，捣丸如绿豆大。贴眉心一周时，揭下投长流水中。椒雄贴脐丸：胡椒、雄精，上二味等份饼末，将饭研烂为丸，如桐子大，外以朱砂为衣。将一丸放在脐中，外以膏药贴上，疟即止。桂麝椒雄膏：治虚寒疟，孕妇忌贴。桂心（一分）、麝香（三厘）、雄黄（七厘）、川椒（七枚），共研极细末，纳脐中，外以膏药贴之。（《医学从众录》）

截疟：大枣（三个去皮核）、斑蝥（二个焙干），同研匀，以熟猪油调，捏成饼如指头大，贴在印堂，一宿而愈。（《上仪堂施送方》）

用旱莲草椎碎，置在手掌上一夫，当两筋中以古文钱压之，系之以故帛，未久即起小泡，谓之天灸，尚能愈疟。（《备急千金要方》）

截疟方：用桃仁半片，放在内关穴上，再用独蒜一个捣烂，掩在桃仁上，以布条缚之，男左女右，临发日先一二时，行之即止。（《经验良方》）

【点评】

疟疾发病机理主要是因为邪伏于少阳半表半里，邪正交争而发病。故治疗大法以和解少阳，祛邪解疟为主，贴敷穴位主要选用督脉及手太阳、手厥阴经穴位。

贴敷治疗间日疟效果较好，对恶性疟宜配合药物治疗。治疗疟母患者，患侧肿块处穴位不可配合针刺，以防误伤脾脏。

寒疟者，药物可选用草果、丁香、荜茇、白芥子、胡椒、硫黄、半夏等药散寒燥湿；温疟者，药物可选用青蒿、知母、马齿苋、黄芩等清热泻火之品；日久痰瘀阻络，形成疟母者，可加用鳖甲、穿山甲、莪术等活血化瘀、燥湿化痰之品；其中，无论寒疟、温疟及疟母，都可选用常山，其为解疟要药；若出现神志昏迷，可加用牙皂、细辛、麝香等芳香开窍药。

发作时应卧床休息，做好降温、补液、抗休克和预防并发症等护理。

第二节　呕　吐

一、概述

呕吐是临床常见病症，既可单独为患，亦可见于多种疾病。古代文献以有声有物谓之呕,有物无声谓之吐,有声无物谓之干呕。因两者常同时出现,故称呕吐。呕吐可见于西医学的急慢性胃炎、胃扩张、贲门痉挛、幽门痉挛、胃神经官能症、胆囊炎、胰腺炎等。

胃主受纳,腐熟水谷,以和降为顺,若气逆于上则发为呕吐。导致胃气上逆的原因很多,如风、寒、暑、湿之邪或秽浊之气,侵犯胃腑,致胃失和降,气逆于上则发为呕吐;或饮食不节,过食生冷肥甘,误食腐败不洁之物,损伤脾胃,导致食滞不化,胃气上逆而呕吐;或因恼怒伤肝,肝气横逆犯胃,胃气上逆,或忧思伤脾,脾失健运,使胃失和降而呕吐;或因劳倦内伤,中气被耗,中阳不振,津液不能四布,酿生痰饮,积于胃中,饮邪上逆,也可发生呕吐。

二、辨证

实证:主症为发病急,呕吐量多,吐出物多酸臭味,或伴寒热。兼见呕吐清水或痰涎,食久乃吐,大便溏薄,头身疼痛,胸脘痞闷,喜暖畏寒,舌白,脉迟者,为寒邪客胃;食入即吐,呕吐酸苦热臭,大便燥结,口干而渴,喜凉恶热,苔黄,脉数者,为热邪内蕴;呕吐清水痰涎,脘闷纳差,头眩心悸,苔白腻,脉滑者,为痰饮内阻;呕吐多在食后精神受刺激时发作,吞酸,频频嗳气,平时多烦善怒,苔薄白,脉弦者,为肝气犯胃。

虚证:主症为病程较长,发病较缓,时作时止,吐出物不多,腐臭味不甚。兼见饮食稍有不慎,呕吐即易发作,时作时止,纳差便溏,面色㿠白,倦怠乏力,舌淡苔薄,脉弱无力者,为脾胃虚寒。

三、贴敷治疗处方

1. 莱倍樱子膏(《中华脐疗大成》)

主治:呕吐。

处方:莱菔子、五倍子各 12g,金樱子 21g,葱白、生姜各适量。

用法:将方中前 3 味药物混合共碾成细末,与生姜和葱白共捣烂如膏状,敷于脐上,外以纱布覆盖,胶布固定。每日换药 1 次。

2. 吴茱萸姜汁膏(《中华脐疗大成》)

主治:呕吐。

处方:吴茱萸 15g,生姜汁 1 小杯。

用法:将吴茱萸研为细末,取 3~5g 调生姜汁如膏状敷在脐孔上,外以胶布贴紧之。每日换药 1 次。

3. 丁香胡椒膏(《中华脐疗大成》)

主治:胃寒呕吐。

处方:丁香 5g,胡椒 5g,酒曲 3 个,生姜汁适量。

用法:诸药混合捣烂如膏备用,用时取药膏加黄酒适量炒热,贴于脐孔上,覆以纱布，胶布固定。每日 1 换。

4. 桂附贯艾散（《中国民间敷药疗法》）

主治：呕吐。

处方：桂枝 12g，附子 10g，老贯草 20g，艾叶 30g。

用法：把上药共研成细末，取药末适量，敷于脐中，外用纱布覆盖，胶布固定。

5. 复方附姜熨（《中华脐疗大成》）

主治：脾胃虚寒型呕吐。

处方：附片、炮姜、厚朴、半夏、陈皮、当归、川椒各 3g。

用法：将以上诸药混合共碾成细末。在锅内炒热，用布包裹，趁热熨于脐上，药冷则再炒再熨，持续 40 分钟，每日 2～3 次。

6. 萸姜饼（《中华脐疗大成》）

主治：胃寒呕吐。

处方：炒吴茱萸 30g，生姜 1 块，香葱 10 余根。

用法：上药共捣成饼，蒸热，敷于脐腹，1 小时左右，呕吐可止。上方加盐其效也佳，或吴茱萸一味亦效。亦可换良姜 15g。

7. 半夏阴阳水（《理瀹骈文》）

主治：呕吐。

处方：半夏、阴阳水（即生熟水）各适量。

用法：将半夏研末，浸阴阳水，填脐内。

8. 明矾膏（《穴位贴敷治百病》）

主治：各种呕吐。

处方：明矾研末，陈醋、面粉各适量。

用法：取适量药膏，敷于两足底涌泉穴上，外用纱布盖上，胶布固定，2 小时后取下。

9. 消滞止呕糊（《敷脐妙法治百病》）

主治：食积呕吐。

处方：大黄、芒硝各 6g，枳实 5g，丁香 3g，灶心土 10g。

用法：将前 4 味药共研为末，灶心土煎汤备用。用时取药末适量，然后用灶心土汤调成糊状，贴于脐上，外盖纱布，胶布固定。每日换药 1～2 次，病愈为止。

10. 止吐糊（《中国灸法集粹》）

主治：呕吐。

处方：胡椒 10g，绿茶 3g，酒曲 2 个，葱白 20g。

用法：将诸药混合捣烂成糊状，分别摊于 4 块 3cm 直径的圆形塑料布或油纸上，贴敷于中脘、膻中、期门（双）穴处，外以胶布固定即可。每次敷灸 6～12 小时，每日 1 次。

11. 呕吐糊（《穴位贴药疗法》）

主治：呕吐，嗳气。

处方：金沸草、代赭石各等份，米醋适量。

用法：将药物碾为细末，加醋调如糊状，取药糊分别涂于中脘、胃俞穴，每日3～5次。

【点评】

贴敷治疗呕吐效果良好，因妊娠或药物反应引起的呕吐，亦可参照本节治疗。但上消化道严重梗阻、癌肿引起的呕吐以及脑源性呕吐，有时只能做对症处理，应重视原发病的治疗。

胃寒呕吐者多以吴茱萸、生姜等辛散温通之品温中止呕，加丁香温中降逆，五倍子、金樱子酸涩收敛，兼有寒食积滞者加莱菔子消化食积，辅以胡椒、酒曲暖胃止痛，寒邪凝滞较重者加附子、川椒辛热祛寒。贴药期间忌食生冷、辛辣及酸品，如在敷脐的同时用艾条悬灸，其效更佳。

胃热呕吐者可用黄连、栀子清热，食积不化所致者加大黄、枳实、芒硝化积消滞，食积化则腑气通顺。

暑湿呕吐者用半夏（为止呕良药），薄荷油、小茴香、樟脑皆辛香走窜，具有健胃祛风辟秽之功，配以大黄清热解毒利湿，可防止诸药过温之弊，能解暑辟秽，止呕。

第三节　胃　痛

一、概述

胃痛又称胃脘痛，是以上腹胃脘反复发作性疼痛为主的症状。由于疼痛位近心窝部，古人又称"心痛""胃心痛""心腹痛""心下痛"等。《医学正传》说："古方九种心痛……详其所由，皆在胃脘而实不在心也。"后世医家对胃痛与心痛有了明确的区分。胃痛病位在胃，而及于脾，与"真心痛"发生于心系等病证有本质的不同，临床应加以区别。胃痛多见于西医学的急慢性胃炎、消化性溃疡、胃肠神经官能症、胃黏膜脱垂等病。

胃痛发生的常见原因有寒邪客胃、饮食伤胃、肝气犯胃和脾胃虚弱等。胃主受纳，腐熟水谷，若寒邪客于胃中，寒凝不散，阻滞气机，可致胃气不和而疼痛；或因饮食不节，饥饱无度，或过食肥甘，食滞不化，气机受阻，胃失和降而引起胃痛；肝对脾胃有疏泄作用，如因恼怒抑郁，气郁伤肝，肝失条达，横逆犯胃，亦可发生胃痛；若劳倦内伤，久病脾胃虚弱，或禀赋不足，中阳亏虚，胃失温养，内寒滋生，中焦虚寒而痛；亦有气郁日久，瘀血内结，气滞血瘀，阻碍中焦气机，而致胃痛发作。总之，胃痛发生的总病机分为虚实两端，实证为气机阻滞，不通则痛；虚证为胃腑失于温煦或濡养，不荣则痛。

二、辨证

实证：主症为上腹胃脘部暴痛，痛势较剧，痛处拒按，饥时痛减，纳后痛增。兼见胃痛暴作，脘腹得温痛减，遇寒则痛增，恶寒喜暖，口不渴，喜热饮，或伴恶寒，苔薄白，脉弦紧者，为寒邪犯胃；胃脘胀满疼痛，嗳腐吞酸，嘈杂不舒，呕吐或矢气后痛减，大便不爽，苔厚腻，脉滑者，为饮食停滞；胃脘胀满，脘痛连胁，嗳气频频，吞酸，大便不畅，每因情志因素而诱发，心烦易怒，喜太息，苔薄白，脉弦者，为肝气犯胃；胃痛拒按，痛有定处，食后痛甚，或有呕血便黑，舌质紫暗或有瘀斑，脉细涩者，为气滞血瘀。

虚证：主症为上腹胃脘部疼痛隐隐，痛处喜按，空腹痛甚，纳后痛减。兼见泛吐清水，喜暖，大便溏薄，神疲乏力，或手足不温，舌淡苔薄，脉虚弱或迟缓者，为脾胃虚寒；胃脘灼热隐痛，似饥而不欲食，咽干口燥，大便干结，舌红少津，脉弦细或细数，为胃阴不足。

三、贴敷治疗处方

1. 萸桂姜陈散（《中华脐疗大成》）
主治：寒性胃痛。

处方：吴茱萸 24g，肉桂、高良姜各 20g，陈皮 15g，金仙膏 1 贴。

用法：将前 4 味药混合共碾成细末，贮瓶密封备用。用时取药末适量，加入温开水调和如膏状，敷于脐上，外用金仙膏封贴。每 2～3 日换药 1 次。金仙膏可用普通膏药代替。

2. 温胃丸（《中医脐疗大全》）
主治：胃脘寒痛。

处方：附子、肉桂、炮姜、小茴香、丁香、木香、香附、吴茱萸各 2g，麝香 0.3g，生姜汁适量。

用法：除麝香（另研末）外，其余药物共研成细粉末，加入姜汁调和成厚膏状，制成桂圆大小的药丸备用。临用时，先取麝香少许（约 0.1g）填入脐中，再将药丸压碎纳入麝香上面，外以胶布贴紧。每日换药 1 次，10 日为 1 个疗程。

3. 麝香暖脐膏（《中医外治法集要》）
主治：寒凝气滞所致胃腹疼痛或胀满腹泻等。

处方：当归 4g，白芷 4g，乌药 4g，小茴香 4g，大茴香 4g，香附 4g，木香 2g，乳香 1g，没药 1g，丁香 1g，肉桂 1g，沉香 1g，麝香 0.15g。

用法：该膏为成药，把它烘热，敷于神阙穴。

4. 香附良姜散（《中华脐疗大成》）
主治：虚寒胃痛。

处方：香附、高良姜各等量，蜂蜜适量。

用法：将前 2 味药混合研为细末，过筛后，加入蜂蜜适量调和，制成药饼分别贴于脐中（神阙）、中脘上，盖以纱布，胶布固定。每日换药 1 次，10 日为 1 个疗程。

5. 良姜熨（《中华自然疗法》）

主治：胃脘痛、食积腹痛等。

处方：高良姜、干姜各 45g，荜茇 25g，枳实 12g。

用法：上药共研为粗末，加酒适量拌炒，分装数袋，趁热熨引脐周、中脘、气海、涌泉等穴。

6. 吴萸香连散（《中医脐疗大全》）

主治：胃痛吞酸。

处方：吴茱萸 12g，丁香 1.5g，黄连 2g，黄酒适量。

用法：诸药混合研为细末，用时取药末 10g，加黄酒炒热，分别贴于脐中（神阙）、肝俞，外加胶布固定。每日换药 1 次。

7. 木香食盐熨（《中华脐疗大成》）

主治：寒性胃痛。

处方：木香 30g，食盐 250g。

用法：将木香碾成细末，取少量加少量水调和填满脐孔，纱布覆盖，胶布固定。再将食盐炒热，用布包裹，趁热熨于肚脐处。每日换药热熨 1 次。

8. 安胃熨（《家庭脐疗》）

主治：寒性胃痛，气滞胃痛，血瘀胃痛。

处方：当归、川椒各 30g，香附 40g，白芷 60g，艾叶 200g。

用法：上药分作两份，先取 1 份炒热装布袋熨脐，冷则更换。每次熨 20 分钟，日熨 2 次。

9. 温胃泥（《中医外治法集要》）

主治：寒湿胃痛。

处方：吴茱萸叶、橘子叶、香薷叶各 60g，大葱 120g。

用法：上药共捣如泥，烘热，纱布包裹，敷神阙穴，外用暖水袋熨之，1 次 30 ~ 60 分钟，1 日数次，痛止为度。

10. 芩连栀芍散（《敷脐妙法治百病》）

主治：热性胃痛。

处方：黄芩、黄连、栀子各 9g，白芍、甘草各 15g，金仙膏 1 贴。

用法：将方中前 5 味药共碾成细末，贮瓶备用。用时取药末适量，以凉水调和成膏状，涂于脐内，外用金仙膏封贴。每 2 日换药 1 次，病愈方可停药。

11. 香附栀豉散（《中华脐疗大成》）

主治：热性胃痛。

处方：香附、栀了、淡豆豉各 3g，生姜汁适量。

用法：将前 3 味药物碾为细末，加入生姜汁调和成膏状，敷于脐内，盖以纱布，胶布固定。每日换药 1 次。

12. 黄芍乳没散（《中医脐疗大全》）

主治：胃热疼痛，胃炎。

处方：大黄 15g，赤芍 3g，制乳香、制没药各 6g，米醋适量。

用法：诸药混合研为细末，过筛，入瓶贮存备用。临用时取药末 10～15g，加米醋适量，调成厚膏敷于脐孔中心、足三里穴上，外加胶布固定。每日 1 次。

13. 清胃膏（《理瀹骈文》）

主治：胃痛。

处方：大黄、玄明粉、栀子、香附、郁金各 30g，滑石、甘草、黄芩各 15g。

用法·上药共研为细末，姜汁调成糊膏状，敷肚脐或胃脘部。

14. 仙掌糊（《中医外治法集要》）

主治：热性胃痛。

处方：仙人掌适量。

用法：去刺捣烂，纱布包裹，敷神阙穴，胶布固定。

15. 健脾膏（《中医外治法集要》）

主治：胃脘胀痛。

处方：黄芪 20g，党参 15g，白术 120g，茯苓 60g，山药 20g，炙甘草 20g，半夏 60g，陈皮 20g，香附 60g，木香 15g，六神曲、麦芽、焦山楂、枳实各 60g，黄连、吴茱萸、白蔻仁、益智仁各 20g，当归、白芍各 60g。

用法：将上药用麻油熬，黄丹收膏，敷神阙、中脘穴。

16. 加味失笑散（《中华脐疗大成》）

主治：瘀阻胃痛。

处方：五灵脂、蒲黄、木香、乳香、没药各 12g。

用法：将上药共碾成极细粉末，加少量温开水调和，趁热将药末填满脐孔，盖以软纸片，外用胶布封固。每 2 日换药 1 次。

17. 栀姜膏（《穴位贴敷治百病》）

主治：胃脘痛。

处方：山栀子 4 份，生姜 1 份。

用法：上药研细，捣烂，和匀，以白酒调成糊状，敷于疼痛处，外用纱布盖上，胶布固定，每日换药 1 次。

18. 胃气痛散（《中华脐疗大成》）

主治：气滞胃痛。

处方：青皮、川楝子、吴茱萸、延胡索各 12g。

用法：将以上诸药共碾成细末，加少量水调湿，填满脐孔，盖以纱布，胶布固定。每日换药 1 次。

19. 皂角香附散（《中华脐疗大成》）

主治：气滞胃痛。

处方：皂角 15g，香附 30g，食盐 90g，生姜、葱白各适量。

用法：将皂角、香附碾成粗末，与生姜、葱白共捣烂，再加入食盐均匀混合，在锅内炒热，用布包裹，趁热敷于脐上，外用绷带包扎固定。每日换药 1 次。

20. 寒瘀痛消方（《中华脐疗大成》）

主治：瘀阻胃痛。

处方：艾叶 20g，牛膝 15g，茴香根 12g，生姜 12g，食盐 50g。

用法：将上药混合共捣碎，在锅内炒热，用布包裹，趁热熨于脐处，外用胶布固定。每日换药 1 次。

21. 郁金粉（《中华脐疗大成》）

主治：气滞胃痛。

处方：郁金 30g。

用法：将郁金研成极细粉末，贮瓶密封备用。用时取药末 6g，以水调成糊状，涂于脐内，外以纱布覆盖，胶布固定。每日换药 1 次。

22. 胃痛糊（《中国灸法集粹》）

主治：虚寒胃痛。

处方：川椒 150g，炮姜 100g，生附子 100g，檀香 100g，苍术 200g。

用法：上药共研细末，混匀，贮瓶备用。敷灸时每次取药末 30g，用生姜汁调和成稠膏状，分别贴敷在穴位上，上用油纸或塑料布覆盖，胶布固定即可。每日 1 次，一般第 1 日贴中脘、足三里，第 2 日贴脾俞、胃俞，两组穴位交替应用。

23. 威灵仙叶膏（《中国灸法集粹》）

主治：胃痛。

处方：新鲜威灵仙叶（以嫩为佳）。

用法：上药捣成泥膏状，再加入少量红糖，捣融。取药膏团（直径 1 ~ 1.5cm）分别贴于足三里、中脘等穴处，敷灸部位有风行蚁动感，略停两三分钟，即可将药膏弃去，用净洁的水清洁局部。如部位出现水泡，可任其自行吸收，不必刺破，以防感染。

24. 丹归膏（《穴位贴药疗法》）

主治：胃痛。

处方：当归 30g，丹参 20g，乳香 15g，没药 15g，姜汁适量。

用法：诸药粉碎为末，加姜汁调如糊状，将药糊分别涂布于上脘、中脘、足三里，每日 3 ~ 5 次。

25. 溃疡膏（《中国灸法集粹》）

处方：生附子 30g，巴戟天 30g，炮姜 30g，炒茴香 30g，官桂 21g，党参 15g，白术 15g，当归 15g，吴茱萸 15g，炒白芍 15g，白茯苓 15g，良姜 15g，甘草 15g，木香 12g，丁香 12g，沉香末 9g，麝香 1g。

用法：将前 15 味药粉碎，把麻油加热至沸后，放入诸药炸枯，过油去渣，再熬炼成膏状至滴水成珠为度，加入黄丹，兑入麝香和沉香末捣搅均匀，摊成膏药，备用。贴敷时可将膏药温化，趁热贴敷于中脘或脾俞（双）穴。每日换敷 1 次。中脘、脾俞可交替选用，也可同时贴敷。一般连续较长时间敷用。

【现代临床报道】

梁氏等用代针膏（丁香、干姜、白芷、吴茱萸、麝香等药）穴位贴敷消化性溃疡患者 33 例。取中脘、足三里、胃俞；虚寒证加脾俞；气滞证加肝俞。每日 1 次，经治疗 1 个月，结果：中医证候总有效率 87.88%；胃镜总有效率 84.85%；可明显减少溃疡面积，使幽门螺杆菌明显减少；使血清 IgG、IgM 明显升高。说明代针膏具有类似针灸的抑制胃酸分泌、促进溃疡愈合的作用。

按释： 取脾胃本经及其俞穴、胃之募穴、肝之俞穴，具有温和健脾、行气和胃止痛之效。加之代针膏所含药物多为辛味，辛以行气，且诸药多苦温燥热，具有温中散寒、健脾除湿、通络止痛之功。药理实验证明，各药物提取物均有抑制溃疡的作用；其中，麝香、干姜能抑制胃酸分泌，促进溃疡愈合；吴茱萸、白芷、干姜能抑制胃的自发运动，具有解痉止痛的作用；丁香酚可使胃黏液分泌显著增加，且具有强烈的抗组胺作用。另外，吴茱萸、丁香等均有芳香健胃的作用，加以麝香等药具有促进药物透皮吸收的作用。诸药通过穴位和药物作用的双重效应作用于足三里、中脘、胃俞等穴位，不仅通调足阳明胃经及胃腑的气血，而且使各药物循经达胃肠，起到温中健脾除湿、行气和胃止痛之效，终使外邪得去，内邪得解，胃腑气机通畅，和降有方，而胃痛得止。

梁繁荣，鄢路洲，朱慧民，等. 代针膏穴敷治疗消化性溃疡临床研究. 中国针灸，2001，21（1）：7-9.

于氏将吴茱萸 30g、高良姜 30g、白胡椒 15g、细辛 15g、五倍子 30g、砂仁 20g、沉香 20g，置 60℃干燥，混匀后研细粉备用；取以上药粉 10g，以食醋适量调成薄饼样为溃疡膏，贴于双侧涌泉穴，治疗消化性溃疡 78 例。结果：治愈 55 例，好转 14 例，无效 9 例，总有效率为 88.5%。

按释： 肾与脾胃有非常重要的关系，脾主土，土恶湿，肾主水，肾水太旺则反侮于脾土，故从肾入手医治脾胃之病；"肾出于涌泉"，以诸温辛芳香走窜之药贴敷于涌泉穴，通过足少阴肾经，由外及里，温补肾阳之气，肾气充盛，上达于脾胃，后天之本得以温煦，中焦、下焦之气机条达，脏腑阴阳功能平衡，才能使体内之病邪得以祛除。高良姜、吴茱萸、白胡椒可温中散寒，细辛散寒止痛，沉香、砂仁则行气和中，五倍子可敛溃疡，这些药物均入肾或脾胃经，醋有局部刺激、加强渗透性的作用。

于月华. 溃疡膏穴位贴敷治疗消化性溃疡 78 例临床观察. 现代中西医结合杂志，1999，8（11）：1822-1823.

【点评】

胃痛初起与情志不遂及饮食不洁有关，平时应注意饮食规律，忌食刺激食物。胃痛的临床表现有时可与肝胆疾患及胰腺炎相似，须注意鉴别。溃疡病出血在穿孔等重症时，应及时采取措施或外科治疗。

贴敷治疗辨证分虚、实两大类，虚证以脾胃虚寒为主，可兼夹有食滞。选药以干姜、附子、吴茱萸、肉桂、茴香等药辛热散寒，温中止痛为主，辅以陈皮、木香理气和中，治疗寒凝气滞的脘腹疼痛；实证以胃火炽盛多见，兼夹有肝胃不和或气滞血瘀。

选药以大黄、玄明粉、栀子、黄芩、滑石等清热消积通便，辅以郁金、香附等行气之品。对于病程久者，加入五灵脂、蒲黄、乳香、没药等活血祛瘀止痛之品。贴敷部位主要以局部中脘或神阙及脾俞、足三里为主。另外，仙人掌汁、威灵仙叶可清热止痛，善治胃痛便秘之症；郁金辛寒入肝，善治肝郁气滞所致的胃痛胁胀；芒硝外用，消肿止痛之力较强，敷脐可治术后残留胃炎、局部肿胀渗出多者。

第四节　腹　痛

一、概述

腹痛指胃脘以下，耻骨毛际以上部位发生的疼痛症状。可见于多种脏腑疾患，其中，痢疾、泄泻、肠痈、妇科经带病症等另见各篇，可参照施治。腹部内有肝、胆、脾、肾、大小肠、膀胱等脏腑，体表为足阳明、足少阳、足三阴经、冲任带脉所过，若外邪侵袭，或内有所伤，以致上述经脉气血等受阻，或气血不足以温养均能导致腹痛。腹痛多见于内、妇、外科等疾病，而以消化系统和妇科病更为常见。

寒湿暑热之邪侵入腹中，使脾胃运化功能失调，邪滞于中，气机阻滞，不通则痛。若外感寒邪，或过食生冷，寒邪内阻，气机壅滞，可以引起腹痛。若感受湿热之邪，或恣食辛热厚味，湿热食滞交阻，导致传导失职，气机不和，腑气不通，亦可引起腹痛。或情志抑郁，肝气横逆，气机阻滞，或因腹部手术后，或跌仆损伤，导致气滞血瘀，络脉阻塞而引起腹痛。若素体阳虚，脾阳不振，气血不足，脏腑经脉失于温养，腹痛而作。足太阴经、足阳明经别入腹里，足厥阴经抵小腹，任脉循腹里，因此，腹痛与这四条经脉密切相关。

二、辨证

急性腹痛：主症为胃脘以下、耻骨毛际以上部位疼痛，发病急骤，痛势剧烈，伴发症状明显，多为实证。兼见腹痛暴急，喜温怕冷，腹胀肠鸣，大便自可或溏薄，四肢欠温，口不渴，小便清长，舌淡，苔白，脉沉紧者为寒邪内积；腹痛拒按，胀满不舒，大便秘结或溏滞不爽，烦渴引饮，汗出，小便短赤，舌红，苔黄腻，脉濡数者为湿热壅滞；脘腹胀闷或痛，痛引少腹，得嗳气或矢气则腹痛酌减，遇恼怒则加剧，舌紫暗，或有瘀点，脉弦涩者为气滞血瘀。

慢性腹痛：主症为胃脘以下、耻骨毛际以上部位疼痛，病程较长，腹痛缠绵，多为虚证，或虚实兼夹。兼见腹痛缠绵，时作时止，饥饿劳累后加剧，痛时喜按，大便溏薄，神疲怯冷，舌淡，苔薄白，脉沉细者为脾阳不振。

三、贴敷治疗处方

1. 大八香散（《中药外治疗法》）

主治：寒凝腹痛。

处方：当归120g，白芷120g，小茴香120g，木香60g，大茴香120g，香附120g，乳香30g，没药30g，母丁香30g，肉桂30g，沉香30g，麝香4.5g。

用法：上药共研末。以水调少许贴肚脐、天枢、中脘及关元穴。

2. 腹痛泥敷法（《中华自然疗法》）

主治：虚寒性腹痛。

处方：补骨脂、吴茱萸、煨豆蔻、附子、五灵脂、炒蒲黄、赤石脂、罂粟壳各30g，五味子、白芍各20g，乌药60g。

用法：上药研成细末，并制成药泥，加热，敷于脐腹部。隔日1次，每次30分钟。

3. 羌姜葱熨腹法（《中药外治疗法》）

主治：寒凝腹痛。

处方：葱白10根，羌活、生姜各30g。

用法：上药和麸炒熟，熨脐腹上，冷再炒热换敷。

4. 椒丁萸辛熨（《中华自然疗法》）

主治：寒凝腹痛，虫积腹痛，胃脘痛等。

处方：川椒、公丁香、吴茱萸、细辛各等量。

用法：上药为末，再纳入脐中，取青盐250g炒烫，分装于布袋，热熨脐周、中脘及疼痛处，盐袋冷则更换。若疼痛剧烈，出冷汗者，加熨膻中、气海、脾俞、胃俞、大肠俞等穴。

5. 蒜泥膏（《穴位贴敷治百病》）

主治：一切腹胀痛及结胸胀痛。

处方：大蒜适量。

用法：将上药捣烂如泥备用。取蒜泥3g敷于中脘穴上，外用纱布盖上，胶布固定，1~3小时后取下。通常贴敷1次或2次即可缓解。

6. 腹痛熏洗法（《中药外治疗法》）

主治：虚寒腹痛，适用于妇女下焦虚冷腹痛，崩漏，带下。

处方：吴茱萸、杜仲、蛇床子、五味子、木香、丁香各15g。

用法：上药绢包，煎汤熏洗脐及下腹，再用药纳下部。

7. 丁桂硫蒜膏（《敷脐妙法治百病》）

主治：寒性腹痛。

处方：母丁香、肉桂各6g，硫黄18g，大蒜适量，麝香少许。

用法：将前3味药碾成细末，加入麝香再研匀，贮瓶密封备用。用时取药末1.5g，与大蒜共捣烂如膏状，敷于脐孔内，外用胶布封贴。每日换药1次。

8. 枣矾椒葱膏（《中医脐疗大全》）

主治：寒积腹痛。

处方：大枣1枚（去核），枯矾6g，胡椒（按患者年龄，每岁1粒），葱白5寸（连根须，不去泥）。

用法：诸药混合捣融如膏，取药膏约5分硬币略大而稍厚，贴敷脐中穴及中脘穴，盖以纱布，胶布固定，一般3~4小时即效。

9. 葱姜橘（《理瀹骈文》）

主治：风寒腹痛。

处方：葱白、生姜、橘皮各适量。

用法：将橘皮研末，与葱、姜同捣，炒熨脐部。

10. 姜附熨法（《敷脐疗法》）

主治：寒性腹痛。

处方：鲜姜片、鲜附片各适量。

用法：炒热熨脐。

11. 椒茴熨（《中药外治疗法》）

主治：虚寒腹痛。

处方：花椒、茴香、盐各30g。

用法：上药共捣碎，以醋炒热，装入布袋敷熨脐部。

12. 五香贴（《中药外治疗法》）

主治：气滞腹痛。

处方：木香、丁香、沉香、香附、小茴香、陈皮、芍药各12g，生姜6g。

用法：上药共为细末，炒热后贴敷脐腹痛处。每日2次。

13. 萸酒熨法（《理瀹骈文》）

主治：冷极腹痛、唇青、厥逆无脉、阴囊内缩者。

处方：吴茱萸750g。

用法：将上药用酒拌，蒸热、绢包熨脐下，并用艾灸脐中及气海、关元各三五十壮。

14. 姜附桂萸散（《理瀹骈文》）

主治：阴证腹痛。

处方：炮姜、附子、肉桂、吴茱萸各等量，麝香少许。

用法：将上药共研为末，放脐内，上盖生姜片，以葱切成碗粗一大束，扎好放姜上，熨斗熨之，或铁烙烙之，葱烂再易。

15. 附姜萝卜膏（《中医外治法集要》）

主治：腹痛。

处方：香附30g，鲜生姜、白萝卜各适量。

用法：香附烘干，研为细末；鲜生姜、白萝卜适量，捣烂取汁，用其汁调成膏，纱布包裹，敷神阙穴，并敷阿是穴，外盖铝纸、纱布，胶布固定。

16. 皮硝敷（《中华脐疗大成》）

主治：食滞腹痛，湿热腹痛。

处方：皮硝50g。

用法： 皮硝打碎，装入布袋中，稍加水湿润，敷脐或兼敷痛处，常规法固定。每日用药1次，连用5日。

17. 接命丹（《理瀹骈文》）

主治： 寒腹痛。

处方： 附子1枚，甘遂4.5g，甘草3g。

用法： 将附子挖空，入甘遂末、甘草末，以火酒煮，烘干研末，纳脐中。

18. 理气熨（《中药外治疗法》）

主治： 气滞腹痛（适用于肝气不疏者）。

处方： 柴胡、陈皮、青皮各30g，川芎、当归、白芍、枳壳、香附、瓜蒌、丹皮、乌药、延胡索各15g。

用法： 同麸皮醋炒熨患处。

19. 灵砂矾麝饼（《理瀹骈文》）

主治： 虚寒腹痛。

处方： 五灵脂10g，夜明砂10g，枯矾5g，麝香0.5g。

用法： 温水洗脐眼，纳麝香少许，用面圈围脐，填上药末，灸之，灸后以荞面为饼盖药，待冷取下。忌茶。

20. 萸蛇散（《中华脐疗大成》）

主治： 寒腹痛。

处方： 吴茱萸15g，蛇床子5g。

用法： 将上药研末，醋调，敷脐，纱布包扎，令药性上达。

21. 朴香散（《理瀹骈文》）

主治： 气滞血瘀型腹胀痛。

处方： 淡水膏1张，厚朴6g，木香6g，乌药6g，枳壳3g，姜黄3g，红花3g，桃仁3g，韭菜10g。

用法： 先将后8味药研细末，煎汤抹腹部，药渣炒热熨之，再用药末掺淡水膏中，贴心口、脐部。

22. 朴棱散（《理瀹骈文》）

主治： 食积腹痛。

处方： 淡水膏6g，厚朴6g，三棱6g，莪术6g，槟榔6g，神曲6g，麦芽6g。

用法： 先将后6味药共研为散，煎汤抹腹部，药渣炒热熨之，再用药末掺淡水膏中，贴心口、脐部。

23. 消胀糊（《民间敷灸》）

主治： 食积痞满，脘腹胀痛。

处方： 厚朴2g，枳壳2g，香附1g，柴胡1g，半夏1g，茯苓1g，姜汁少量。

用法： 上述药物共研细末，姜汁调拌成糊状，贴敷于神阙穴，纱布覆盖，胶布固定。每次12~18小时，每日1次。

24. 硝茴散（《民间敷灸》）

主治： 食积腹痛。

处方：芒硝 15g，小茴香 2g。

用法：上药研末调匀，放置纱布袋内，两边缝上绷带，捆于新生儿的脐上，袋内玄明粉受热后熔化吸收。以治疗新生儿腹胀。

25. 大黄石膏散（《中华脐疗大成》）

主治：实热腹痛。

处方：大黄、生石膏各 30g，桐油适量。

用法：将大黄、生石膏共碾成细末，贮瓶备用。用时取药末适量，以桐油调和如膏状，直接敷于脐孔上，盖以纱布，胶布固定。每日换药 1 次。

26. 降香散（《中华脐疗大成》）

主治：瘀阻腹痛。

处方：降香 30g。

用法：将降香研为极细粉末，贮入瓶中密封备用。用时取药末适量，以水调和成膏状，敷于脐孔上，以纱布覆盖，胶布固定。每日换药 1 次，6 次为 1 个疗程。

27. 失笑散（《中华脐疗大成》）

主治：瘀滞腹痛。

处方：五灵脂、蒲黄各等量，麝香 0.3g（如无麝香可用公丁香代之）。

用法：将五灵脂和蒲黄混合研为细末，麝香另研为细末备用。用时，先取麝香末 0.15g 纳入脐孔中，再取失笑散加之，外盖以纱布，胶布固定。每日换药 1 次。

28. 川椒乌梅散（《理瀹骈文》）

主治：虫积腹痛。

处方：川椒、乌梅各 30g。

用法：上药共研细末，炒热熨脐腹部，待冷再炒热熨之，虫即下。

29. 雄黄鸡清糊（《民间敷灸》）

主治：虫积腹痛。

处方：雄黄、鸡蛋清各适量。

用法：雄黄调适量鸡蛋清贴于神阙，治疗虫积腹痛。

30. 九痛丸（《理瀹骈文》）

主治：各种痛证。

处方：雄黄、朱砂、木香、沉香、丁香、麝香、桂皮、鸦片灰各等量，人乳和丸如豆大。

用法：取上丸纳脐中，用暖脐膏盖之。

31. 花椒贯楝膏（《贵州民间方药集》）

主治：虫积腹痛。

处方：花椒 15g，贯众、苦楝皮各 30g。

用法：上药加水煎煮，去渣，将药汁浓缩成膏，外敷脐部，即下蛔虫。

32. 槟榔散（《理瀹骈文》）

主治：虫积腹痛。

处方：槟榔适量。

用法：上药1味，研为散，醋调，敷脐及患处。

33. 萸葱熨法（《理瀹骈文》）

主治：阴证腹痛。

处方：吴茱萸500g，葱白若干支，麦麸、食盐各等量。

用法：将吴茱萸用酒拌蒸，取一半敷脐；再以一半和三味炒热熨之，尤佳。

34. 宽胸熨（《增广验方新编》）

主治：伤寒，胸腹作痛，兼有大便结者。

处方：连须葱头1大把，老生姜2块，生萝卜4~5个。

用法：3味共捣烂炒热（酒炒更妙），用布包作两包，轮换久久熨脐腹。

35. 正阳散（《理瀹骈文》）

主治：中寒、脾虚。

处方：麻黄、附子、干姜、吴茱萸、半夏、大黄各等量。

用法：上药研末后调匀，敷脐。

36. 温中散寒法（《理瀹骈文》）

主治：中寒。

处方：干姜、制附子、制川乌、良姜、吴茱萸、官桂各等量。

用法：上药共压粉，取药粉2g，以醋调为丸放脐中，常规法固定。

37. 干姜白术散（《敷脐妙法治百病》）

主治：寒中太阴。

处方：干姜、白术各30g，散阴膏1贴。

用法：将前2味药共研为细末，贮瓶备用。用时取药末10g，以温开水调如膏状，敷于脐孔内，外用散阴膏封贴。每3日更换1次。

38. 萸硫蛇蒜膏（《敷脐妙法治百病》）

主治：寒中太阴。

处方：吴茱萸、硫黄、蛇床子、大蒜各适量。

用法：将前3味药共碾成细末，同大蒜共捣烂如膏状，涂于脐部，盖以纱布，胶布固定。再用热水袋熨于脐处。每日换药热熨1次。

39. 附子汤（《理瀹骈文》）

主治：寒邪直中少阴，心肾阳虚，四肢逆冷，脉微细欲绝，蜷卧，出冷汗者。

处方：附子5g，人参3g，白术9g，茯苓9g，炒白芍9g，散阴膏1贴。

用法：上药5味，煎汤抹心腹及四肢，并炒熨之，散阴膏贴脐部及对脐处。

40. 当归四逆汤（《理瀹骈文》引仲景方）

主治：寒邪直中厥阴，四肢逆冷，蜷卧，或腹痛，脉微欲绝者。

处方：当归9g，桂枝9g，木通3g，细辛3g，芍药9g，甘草3g，大枣25枚，散阴膏1贴。

用法：上药8味煎汤抹心腹及四肢，并炒熨之。散阴膏贴脐部及对脐处。

【古代文献选录】

封脐艾：治腰膝痛，脐腹冷痛；老人、弱人、妇人、小儿泄泻，又宜用之。每日熨烙为效。海艾、蛇床子各一两，木鳖子两对（生用，带壳用），上为细末，与艾叶三味相和匀。做一纸圈，于内可以容熨斗，将药可用绵包裹定，安在纸圈内，放在脐上，用熨斗熨之。（《医方类聚》）

代灸涂脐膏：治下元虚寒，脐腹冷痛腹痛：附子、马蔺子、蛇床子、肉桂、吴茱萸各等份，上六味细末。用面一匙、药一匙，或各半匙，生姜汁和，煨成膏，摊纸上，圆三寸许，贴脐下关元、气海，自晓至晚，其火力可代灸百壮。（《卫生宝鉴》）

心腹冷痛：以布裹椒安痛处，用熨斗熨，令椒出汗即止。（《本草纲目》）

【点评】

腹痛可由多种疾病引起，所对应的西医疾病较多，如属急腹症，尽早转外科治疗。

贴敷治疗辨证大致有实寒、虚寒、气滞、虫积、瘀血之分，药物选择亦有温阳、健脾、理气、消积、杀虫、活血之别。对于虚实夹杂者，根据情况寒热并用。贴敷部位选择疼痛局部或神阙穴。实寒、虚寒、气滞、瘀血各证处方与胃痛大致相仿，可酌加米壳、白芍镇痛解痉，枯矾涩肠止泻；唯虫积所致腹痛，当尊"得酸则静，得辛则伏"的原则，用乌梅、川椒酸辛之品，配贯众、苦楝皮、雄黄等杀虫止痛。

《理瀹骈文》中记载九痛丸。九种心痛，乃虫痛、疰痛、气痛、血痛、食痛、饮痛、冷痛、热痛、悸痛（一说有风痛、去来痛、无气痛、血痛）。此方用雄黄能解毒驱虫，木香、沉香、丁香能理气止痛，桂皮祛寒止痛，麝香开窍行气血而止痛，阿片灰收敛止痛，人乳养血，朱砂安神，可用治多种痛证。

第五节 黄 疸

一、概述

黄疸是以目黄、肤黄、尿黄为主要症状，尤以目睛黄染为其主要特征。历来对黄疸的分类较为繁复，一般分为阳黄和阴黄两类，阳黄以湿热为主，阴黄以寒湿为主。本病与西医学论述的黄疸含义相同，包括胆源性黄疸、阻塞性黄疸和溶血性黄疸等。

黄疸的发病原因虽有外感、内伤之分，致病因素主要是湿邪为患，而病变的脏腑多在肝胆、脾胃，且往往由脾胃涉及肝胆。若外感湿热之邪，郁而不达，外湿化热，蕴结脾胃，熏蒸肝胆，以致胆汁不循常道，浸淫肌肤而引起黄疸；脾主运化而恶湿，如饮食不节，嗜酒肥甘，脾胃受损，健运失职，湿邪阻滞中焦，肝胆之气疏泄失常，胆汁浸入血液，溢于肌肤，因而发黄。临床有阳黄、阴黄之别，阳黄则为阳盛热重，湿从热化，湿郁热蒸，疏泄失常，胆汁不循常道所致。如火热极盛，热毒壅盛，邪入营血，内陷心包，可发为急黄。阴黄则由于阴盛寒重，湿从寒化，或素有脾阳不足，或阳黄日久，损伤脾阳，湿从寒化，亦可转为阴黄。如因砂石、虫体阻滞胆道，使胆汁外溢而发黄者，除肝胆症状外，临床表现常以热证为主，亦属阳黄范围。

二、辨证

1. 阳黄

主症为起病速，病程短，身目俱黄，黄色鲜明，腹部胀满，呕恶欲吐，大便秘结，发热口渴，心中懊恼，小便短少色黄，舌红，苔黄腻，脉弦数。发病急骤，热毒内陷，则黄疸迅速加深，黄色如金，高热烦渴，腹满胁痛，神昏谵语，或肌肤发斑，衄血便血，舌绛，苔黄燥，脉滑数或细数，为急黄。

2. 阴黄

主症为起病缓，病程长，身目黄色晦暗，脘痞腹胀，食少便溏，神疲乏力，畏寒肢冷，舌淡，苔腻，脉濡缓或迟沉。胁下癥积胀痛，腹胀形瘦，舌质紫暗有瘀斑，脉细涩，为瘀血内阻。

三、贴敷治疗处方

1. 茵陈三黄平胃散（《敷脐妙法治百病》）

主治： 阳黄。

处方： 醋大黄 60g，茵陈 30g，黄连、黄芩各 12g，陈皮、厚朴、苍术、甘草各 18g，姜汁适量。

用法： 上药除姜汁共碾成细末，贮瓶备用，用时取药末适量，以姜汁调和如膏状，敷于脐眼下，盖以纱布，胶布固定。每日换药 1 次。

2. 茵陈术黄散（《敷脐妙法治百病》）

主治： 阳黄。

处方： 白术 30g，大黄、黄芩、茵陈各 24g，膏药肉适量。

用法： 将前 4 味药共碾成细末，贮瓶备用。用时将膏药肉置水浴上溶化后，加入适量药末，搅匀，分摊于布上，每贴重 20～30g，分别贴于脐中及胃脘部，每 3 日更换 1 次。

3. 瓜蒂散（《理瀹骈文》）

主治： 黄疸，亦治水肿。

处方： 瓜蒂散。

用法： 先用瓜蒂散搐鼻，再用湿面为饼，穿孔放脐上，以黄蜡卷纸为筒，长 6 寸，插孔内以火头点烧至根，剪断另换，取尽黄水为度。

4. 田螺敷法 (《理瀹骈文》)

主治：湿热黄疸。

处方：田螺数个。

用法：上药 1 味，捣烂，敷于脐部。

5. 栀子鸡蛋面 (《中华脐疗大成》)

主治：黄疸。

处方：黄栀子 16g，鸡蛋 1 个，面粉 6g。

用法：栀子研末，调蛋清与面粉成饼，包脐眼。每日换药 1 次。

6. 肝炎黄疸方 (《中华脐疗大成》)

主治：阳黄。

处方：甜瓜蒂 3g，虎杖 6g，垂柳叶 9g，石韦 3g，上药共研细末备用。

用法：每次取药末 5g。用醋调为糊，敷脐部，纱布包扎。每日换药 1 次。

7. 鲫鱼胡椒香 (《理瀹骈文》)

主治：黄疸小便不利。

处方：鲫鱼背肉 2 块，胡椒、麝香各少许。

用法：上 3 味，同捣烂，放入蚌壳内，覆盖脐部。

8. 平胃散 (《太平惠民和剂局方》)

主治：黄疸、泄泻、痢疾。

处方：平胃散 (苍术、厚朴、陈皮、甘草) 100g。

用法：上药醋调敷脐腹，睡片刻，战汗，或泻黄水，即愈。

9. 矾石散 (《理瀹骈文》)

主治：黄疸日久。

处方：明矾 15g，滑石 9g，大麦芽 9g。

用法：上药共研末，温水调成稠膏敷脐部。每日换药 1 次。

10. 茵陈鲫鱼糊 (《民间敷灸》)

主治：阴黄。

处方：白胡椒 30 粒，丁香 30g，茵陈 30g，鲜鲫鱼 1 条 (60~120g)。

用法：先将白胡椒、丁香、茵陈共研细末，再和捣烂的鲜鲫鱼并兑入白酒适量，调成糊泥状，分成 5 份，分别贴于神阙、肝俞、脾俞，用纱布覆盖，橡皮膏固定。

11. 南星散 (《理瀹骈文》)

主治：阴黄。

处方：胆南星 30g。

用法：将胆南星捣碎，放于茶杯内，扣脐上，3~5 小时去药，脐部皮肤起泡，用消毒过的针挑破，让泡中水流尽即可。

I2. 茵陈丁香擦法 (《理瀹骈文》)

主治：阴黄。

处方：茵陈 30g，丁香 10g。

用法：上药 2 味，同捣烂，擦脐部。

13. 茵陈姜附散 （《理瀹骈文》）

主治：阴黄。

处方：茵陈蒿、附子、干姜各等量，金仙膏。

用法：将前 3 味研为散，掺金仙膏上，贴心口、脐上，或炒熨敷脐部。

14. 慢肝糊 （《常用新医疗法手册》）

主治：慢性肝炎。

处方：桃仁 30g，杏仁 30g，栀子 15g，桑椹 15g。

用法：上药烘干，共研为细末，醋调成糊状，纱布包裹上药，贴肚脐中。每 2 日换药 1 次。

15. 软肝膏 （《中华脐疗大成》）

主治：黄疸肝炎后期、肝硬化。

处方：黄芪、当归、熟地黄、柴胡、桃仁、三棱各适量。

用法：制成外用膏药，贴敷在神阙穴、期门穴。每日换药 1 次。

16. 酒疸方 （《中华脐疗大成》）

主治：酒疸。

处方：大黄、栀子、枳实、葛根、淡豆豉各 15g。

用法：将上药混合共碾成细末，贮瓶密封备用。用时取药末 15g，以温开水调如糊状，涂于脐上，外盖纱布，胶布固定。每日换药 1 次，10 日为 1 个疗程。

17. 荡黄膏 （《肝胆病外治独特新疗法》）

主治：用于治疗淤胆型肝炎。

处方：莪术 12g，丹参、泽泻各 25g，茵陈 30g，甘草 6g。

用法：上药共研细末，用麻油熬，加黄丹收为膏备用。加温后贴于右肝区、肝俞穴、右章门穴。每 2 日更换 1 次，12 次为 1 个疗程。

18. 虎杖膏 （《肝胆病外治独特新疗法》）

主治：用于治疗淤胆型肝炎。

处方：虎杖 30～50g，马鞭草 30～60g，丹参 20～30g，香橼皮、香附、穿山甲各 10～15g，茯苓 15～20g。

用法：上药共研细末，加麻油熬，用黄丹收为膏备用。加热后贴于右肝区、右胆区、胆俞穴、肝俞穴、神阙穴。每 2 日更换 1 次，12 次为 1 个疗程。

【古代文献选录】

遍身黄疸：茵陈蒿一把，同生姜一块，捣烂，于胸前四肢，日日擦之。（《三十六黄方》）

急黄病：苦瓜一枚开孔，以水煮之，绞取汁，滴入鼻中，去黄水。（《本草纲目》）

遍身如金：瓜蒂、丁香各四十九枚，砂锅内烧存性为末，每用一字吹鼻，取出黄水；亦可揩牙追涎。（《伤寒类要》）

【点评】

黄疸的病因与湿有关，湿从热化为阳黄，湿从寒化为阴黄，湿热夹毒为急黄。病机为肝脾失调，湿热蕴蒸。贴敷药物选择清热利湿、疏肝健脾之品。贴敷部位可选择右肝区、右胆区、胆俞穴、肝俞穴、脾俞穴、神阙穴、章门穴等。

常用药物茵陈为清热利湿退黄的要药，配伍山栀、大黄、黄芩等治疗阳黄证，配伍附子、干姜等治疗阴黄证。瓜蒂能升能降，其升则吐，善治湿热顽痰积饮，其降则泻，善逐水湿痰饮。唐代的《外台秘要》早有记载用瓜蒂散搐鼻治黄疸，今敷脐，从脐部取出黄水，在用法上又有了发展；田螺利水道而清湿热，故善治湿热黄疸；鲫鱼补脾行水，使水湿之邪从小便去而退黄疸；南星温化寒湿，外用起泡可使湿邪有外出之路，故可治阴黄。

酒疸是因饮酒过度，湿热郁蒸，胆热泄液所致，方用葛根清热解酒毒，枳实消积导滞，大黄、栀子、淡豆豉清郁热，退黄疸，诸药合用，共奏退黄解酒之功。新生儿黄疸属胎毒炽盛者，宜加水牛角、天麻清热凉血止痉。黄疸日久需酌加益气养血活血之品，后期出现肝硬化者酌加活血消癥之药物。

第六节　腹　泻

一、概述

腹泻亦称"泄泻"，是指排便次数增多，粪便稀薄，或泻出如水样。古人将大便溏薄者称为"泄"，大便如水注者称为"泻"。本病一年四季均可发生，但以夏、秋两季多见。本证可见于多种疾病，临床可概分为急性泄泻和慢性泄泻两类。泄泻多见于西医学的急慢性肠炎、胃肠功能紊乱、过敏性肠炎、溃疡性结肠炎、肠结核等。

泄泻病变脏腑主要在脾、胃和大小肠。其致病原因，有感受外邪、饮食不节、情志所伤及脏腑虚弱等，脾虚、湿盛是导致本病发生的重要因素，两者互相影响，互为因果。

急性泄泻，因饮食不节，进食生冷不洁之物，损伤脾胃，运化失常；或湿暑热之邪，客于肠胃，脾受湿困，邪滞交阻，气机不利，肠胃运化及传导功能失常，以致清浊不分，水谷夹杂而下，发生泄泻。慢性泄泻，由脾胃素虚，久病气虚或外邪迁延日久，脾胃受纳，运化失职，水湿谷滞内停，清浊不分而下；或情志不调，肝失疏泄，横逆乘脾，运化失常，而成泄泻；或肾阳亏虚，命门火衰，不能温煦脾土，腐熟水谷，而致下泄。

二、辨证

急性泄泻：主症为发病势急，病程短，大便次数显著增多，小便减少。兼见大便清稀，水谷相混，肠鸣胀痛，口不渴，身寒喜温，舌淡，苔白滑，脉迟者，为感受寒湿之邪；便稀有黏液，肛门灼热，腹痛，口渴喜冷饮，小便短赤，舌红，苔黄腻，脉濡数者，为感受湿热之邪；腹痛肠鸣，大便恶臭，泻后痛减，伴有未消化的食物，嗳腐吞酸，不思饮食，舌苔垢浊或厚腻，脉滑者，为饮食停滞。

慢性泄泻：主症为发病势缓，病程较长，多由急性泄泻演变而来，便泻次数较少。兼见大便溏薄，腹胀肠鸣，面色萎黄，神疲肢软，舌淡苔薄，脉细弱者，为脾虚；嗳气食少，腹痛泄泻与情志有关，伴有胸胁胀闷，舌淡红，脉弦者，为肝郁；黎明之前腹中微痛，肠鸣即泻，泻后痛减，形寒肢冷，腰膝酸软，舌淡苔白，脉沉细者，为肾虚。

三、贴敷治疗处方

1. 樟矾枳砂膏（《中华脐疗大成》）

主治：泄泻。

处方：樟脑60g，明矾50g，松香50g，朱砂50g。

用法：将上药分别研细，然后混合均匀，收瓷瓶内，勿令泄气。3日之后即溶成膏状，挑取少许，捻如绿豆大，置于神阙，用暖脐膏覆盖固定。每日换药1次，每次6～12小时。

2. 寒泻散（《中医脐疗大全》）

主治：寒湿泄泻。

处方：白胡椒6粒，炮干姜1g，炒雄黄粉1g，肉桂1g，吴茱萸1g。

用法：将药物共碾碎为极细粉末，以脱脂棉薄裹如小球状，用时将药棉球填入脐中，以手按紧，使药球紧贴脐孔后壁，外加胶布覆盖贴紧。贴后用手指在胶布上对准脐孔按下，使之贴牢。通常上午填药后，下午即止泻。过24小时后可揭掉药物。

3. 丁茴散（《中华脐疗大成》）

主治：虚寒泄泻。

处方：丁香3g，大茴香6g，伤湿止痛膏1贴。

用法：将丁香和大茴香共碾成细末，贮瓶备用。用时将患者脐孔用温开水洗净，取药末填满脐孔，外用伤湿止痛膏封贴。每日换药1次。

4. 胃苓散（《中华脐疗大成》）

主治：泄泻。

处方：苍术、陈皮、厚朴、炙甘草、猪苓、云苓、白术、泽泻、肉桂各15g。

用法：将以上各药混合共研成细末，在锅内炒热，用布包裹，趁热敷于脐上，外用绷带包裹固定。每日换药1次。

5. 术芷丁姜糊（《中华脐疗大成》）

主治：虚寒泄泻。

处方：白术、白芷各 5g，丁香 3g，生姜 10g。

用法：将上药共捣调成糊状，敷脐上 1 昼夜。

6. 黄连良附散（《民间敷灸》）

主治：腹痛便泄。

处方：黄连、香附、高良姜各等量。

用法：黄连、香附、良姜等比例捣汁填脐。

7. 五五白矾膏（《腧穴敷药疗法》）

主治：腹泻。

处方：白矾 15g，五味子 25g，五倍子 15g。

用法：将上药共研为细末，用醋调成膏。把药膏贴于脐中，外覆以纱布，胶布固定。每日换药 1 次。

8. 附香熨（《杨氏家藏方》）

主治：虚寒性腹泻、腹痛。

处方：木香、制附子、蛇床子、吴茱萸、制川乌、胡椒各 6g，白面、生姜各适量，熨斗 1 个。

用法：共压细粉备用。每次取 9g 药粉和 6g 白面，用生姜汁和少量水调成糊状，摊在纸上，外贴脐部，上盖一毛巾，再用适温的熨斗外熨。

9. 桂朴姜汁膏（《理瀹骈文》）

主治：寒泻。

处方：官桂、厚朴各适量，姜汁少许。

用法：研细末，用姜汁调成膏，敷脐。

10. 车前肉桂散（《理瀹骈文》）

主治：寒湿中阻，便溏泄泻。

处方：车前子、肉桂各等量。

用法：上药均研末备用。临用时，用药粉 5g 敷脐上，外用胶布固定。每日换药 1 次。

11. 大顺散（《理瀹骈文》）

主治：寒泄。

处方：干姜 10g，杏仁 10g，肉桂 10g，甘草 10g。

用法：上药 4 味，共研为散，炒熨胸背，并敷脐部。

12. 温寒泻散（《中华脐疗大成》）

主治：寒泻。

处方：盐制附子 10g。

用法：研末备用。将附子末填脐内，外用纱布包扎。并用暖水袋热敷，敷药 24 小时后去药。

13. 久泻晨泄熨（《中华自然疗法》）

主治：久泻不止，五更泄泻等。

处方：大葱适量，肉佳 20g，干姜 45g，破故纸、吴茱萸各 15g。

用法：先将后 4 药研为细末，再加入大葱一同捣烂，和匀后装入药袋，置于神阙、关元、气海以及肾俞、脾俞等穴。以熨斗熨 5～10 分钟，再用热水袋温熨 10 分钟以上，每晚 1 次。

14. 久泻膏（《中医脐疗大全》）

主治：久泻。

处方：生黄芪、补骨脂、乌梅炭、五倍子各 30g，米壳、肉桂各 15g，川黄连、冰片各 6g。

用法：上药共研细末，贮瓶备用，每取 3g，用生姜汁调成膏状，填敷神阙穴，伤湿止痛膏固定，3 日换药 1 次。

15. 艾柿榴姜熨（《中华脐疗大成》）

主治：寒湿泄泻。

处方：艾叶、柿蒂各 20g，石榴树叶 60g，生姜 15g，食盐 30g。

用法：将以上诸药混合共碾成细末，在锅内炒热，用布包裹，趁热熨于脐上，药冷则再炒再裹，持续 40 分钟，每日 2～3 次。

16. 热泻散（《穴位贴药疗法》）

主治：热泻。

处方：黄连 12g，滑石 30g，木香 15g，吴茱萸 10g。

用法：上药共研细末，贴神阙穴及大肠俞，胶布固定。

17. 乳没膏（《中华脐疗大成》）

主治：泄泻。

处方：乳香、没药各 30g，米粉、陈醋各适量。

用法：将乳香和没药共碾成细末，贮瓶备用。用时取药末 6g 加入米粉混合均匀，以陈醋调和如膏状，敷于肚脐上，盖以纱布，胶布固定。再用热水袋熨 40 分钟。每日用药熨 1 次。

18. 猪龙葱针法（《本草纲目》）

主治：热泻。

处方：猪苓 9g，地龙 6g，针砂末 3g，葱汁 1 匙。

用法：上药 4 味，调敷脐部。

19. 虚泻兜（《中药外治疗法》）

主治：虚泻。

处方：补骨脂 30g，吴茱萸 30g，煨肉蔻 30g，附子 30g，五味子 20g，白芍 20g。

用法：上药共研细末，做成棉兜。令患者将棉兜日夜紧护少腹部。

20. 牵牛子糊（《中华脐疗大成》）

主治：食积泄泻。

处方：牵牛子 7 粒。

用法：捣碎，用温开水调成糊状，临睡前用纱布和胶布固定。

21. 连柏止泻糊（《敷脐妙法治百病》）

主治：湿热泄泻。

处方：黄连 10g，黄柏 15g，砂仁、米壳各 6g，焦山楂 20g，五倍子 5g。

用法：将上药共研末，混合贮瓶备用。用时取药面适量，以陈醋调成糊状，填满脐窝，胶布固定，24 小时后去掉，一般贴 2 次即愈。

22. 木香苦参散（《中华脐疗大成》）

主治：湿热泄泻。

处方：木香 10g，苦参 60g。

用法：将上药共碾成细末，贮瓶备用。用时取药末 1～2g，温开水调如糊状，敷于肚脐上，外盖以纱布用，胶布固定。每日换药 1 次。

23. 参附丸（《理瀹骈文》）

主治：暴泻。

处方：人参、附子、肉桂、炮姜各 3g。

用法：上药共研细末，纳脐内，外用胶布固定。

24. 枯矾米醋糊（《中华脐疗大成》）

主治：湿热泄泻。

处方：枯矾 50g。

用法：将枯矾研为细末，加入白面 20g 和米醋适量，调和如糊状，贴敷于双侧涌泉、神阙，以治久泻不愈。

25. 田螺敷法（《本草纲目》）

主治：湿热泄泻、痢疾。

处方：大田螺 1 枚。

用法：田螺捣碎敷脐部。

26. 石榴皮敷脐法（《穴敷疗法聚方镜》）

主治：久泻。

处方：鲜石榴果皮 30g。

用法：捣成泥状，敷于肚脐，外盖铝纸、纱布，胶布固定。2 小时换药 1 次。

27. 肾泻散（《中医脐疗大全》）

主治：五更泄泻。

处方：吴茱萸、补骨脂、五味子、生硫黄各 30g，带根须葱白 10 根。

用法：葱白切碎，余药共为粗末。将上药放铁锅内，加黄酒适量，炒热，纱布包裹，热熨脐中穴，每次 30 分钟，每日 1～2 次，1 剂药可用 3 日。

28. 肠腹熨（《中华脐疗大成》）

主治：慢性非特异性溃疡性结肠炎。

处方：艾叶 3g，荜澄茄 1.5g，吴茱萸 1g，细辛、防风、公丁香各 10g，川椒、干姜、香附各 15g，大青盐 20g。

用法：将上药加工成粗末，炒热，装入 30cm×20cm 的布袋中，放脐部，以患者感觉温热舒适为宜，稍凉时可用电熨斗反复熨药袋，以保持药袋温度，施治时间最好在晚间进行。每日治疗 1 次，每次 40～60 分钟，连治 4 周为 1 个疗程，1 剂药可用 2 次。

29. 二茴膏（暖脐膏）（《全国中药成药处方集》）

主治：腹痛泄泻（腹泻、急慢性肠炎等）。

处方：大茴香120g，小茴香120g，当归120g，白芷120g，肉桂6g，乳香6g，没药6g，木香9g，沉香6g，母丁香6g，麝香3g（共研成细末）。

用法：香油7500mL熬沸，加黄丹3120g搅匀收膏。每500g膏药基质，兑上药研成细料粉末15g。微火化开贴脐上，忌食生冷。

30. 天香膏（《全国中药成药处方集》）

主治：胃肠炎，久泻，腹痛。

处方：天麻90g，小茴香60g，附子60g，菟丝子60g，川芎60g，木香30g，川乌30g，草乌30g，干姜30g，白芷30g。

用法：用香油1500mL和诸药熬枯去渣，再入黄丹熬膏，摊时每600g入丁香、乳香、没药、肉桂面各3g，每贴1.2g（净油）。摊布贴脐部。

禁忌：孕妇忌用。

【古代文献选录】

治寒泄，胡椒末和饮作饼，贴敷脐上，或胡椒大蒜作饼敷，又车前子肉桂等份研末纳脐。治热泄，车前子捣汁，调甘草末滑石末等份敷脐。（《外治寿世方》）

虞恒德治一人，泄泻日夜无度，诸药不效。偶得一方，用针沙、地龙、猪苓三味，共为细末，生葱捣汁，调方匕，贴脐上，小便长而泻止。（《名医类案》）

下利虚寒：硫黄半两，蓖麻仁七个为末，填脐中，以衣隔热汤熨之，利止乃已。（《仁存方》）

泄泻暴利：大蒜捣贴两足心，亦可贴脐中。（《备急千金要方》）

【现代临床报道】

黄氏等观察温灸合穴位贴敷法治疗脾虚泄泻证，将健脾益气止泻药物（南沙参、茯苓、炒石榴皮等）打成粉末（过70目）备用，治疗时用透皮剂把药末调成膏状，填入已常规消毒后的神阙穴内，并用艾灸盒温灸已填满药膏的神阙穴，30分钟后，取下灸盒后再用胶布把药膏固定，5～8小时后取下。每日1次，7次为1个疗程。有效率100%。

按释：健脾益气止泻膏贴敷在神阙穴上，加之艾条的温热芳香之力，可改善局部微循环，使胃肠道血管扩张，皮肤血管充血，血流量增加，有利于小肠对水分的加快吸收，从而达到健脾止泻、升清降浊、益气固托、温补下元的目的，促进脾胃运化功能恢复。

黄映君，刁本恕．温灸合穴位贴敷法治疗脾虚泄泻证60例．上海针灸杂志，2004，23（11）：27.

【点评】

贴敷治疗急慢性泄泻的效果较好，但对严重失水或由恶性病变所引起的腹泻，则应采用综合性治疗。

贴敷治疗分虚、实两类，实者多为寒湿或湿热内蕴，或肝气乘脾所致，多选用大田螺、黄柏、黄连等清热，木香理气，牵牛子消积等。虚者多为脾肾阳虚所致，多选用附子、乌头、干姜、肉桂、大小茴香等温阳。无论虚实，均可用五味子、五倍子燥湿祛邪，涩肠止泻。久泻者与枯矾、石榴皮、米壳等收涩止泻之品或补涩相兼，寒热并用，以补脾肾、止泻痢。贴敷部位多选神阙、关元、气海、肾俞、脾俞、大肠俞。

另外，田螺敷法中，田螺甘咸性寒，功能清热利湿，捣烂敷脐，可引热下行，治湿热下注大肠之泄泻腹痛，此方也可治痢。牵牛子糊敷脐具有消滞通积之功，善治小儿食积、腹胀、腹泻。泻痢日久，腹痛不止有血瘀之象时，加乳香辛香活血散瘀，通络止痛，同时乳香又擅长止泻痢，古人谓："赤白痢腹痛不止者，加入乳香无不效。"

第七节 病毒性肝炎

一、概述

一般人所说的肝炎在临床上通常是指病毒性肝炎，即由肝炎病毒所致的一种消化道传染病，所以又叫传染性肝炎，是由肝炎病毒引起的传染病，临床主要以食欲减退、恶心、乏力、腹胀和肝区痛等为特征。目前公认最多见的有甲型肝炎、乙型肝炎和丙型肝炎三种，其他还有丁型和戊型肝炎。依黄疸之有无可分为黄疸型和无黄疸型。实验室检查多有谷丙转氨酶升高，而乙型肝炎又可见表面抗原阳性，黄疸型肝炎有尿三胆试验阳性等表现。

甲型肝炎，简称甲肝，主要是甲肝病毒（HAV）经粪－口途径传播所引起的急性肝脏病变，潜伏期 2~6 周，临床特征是乏力、食欲不振、肝脏肿痛、肝功能异常（如转氨酶升高等），部分病例有发热、黄疸，病程有自限性，预后较好。

乙型肝炎，简称乙肝，是由乙型肝炎病毒（HBV）经血传染或母婴"垂直感染"、性行为传染而成。其临床症状常见的有全身乏力，食欲不振，厌油腻，恶心甚至呕吐等外，有时可有血清病样表现，如荨麻疹、血管神经性水肿、关节痛、关节炎等。

慢性乙肝可由急性乙肝演变而来，但更多的病人起病隐渐，病人常不自知何时得病，就诊时已呈明显的慢性活动性肝炎，甚至已合并有肝硬化。慢性迁延性肝炎表现较轻；慢性活动性肝炎较重，有时还有自身免疫的各种表现。

丙型肝炎，过去被称为非甲非乙型肝炎，以输血等非经粪－口方式传染上丙肝病毒（HCV），症状与乙肝类似。但其后果严重，易演化为肝硬化。

二、贴敷治疗处方

1. 桃杏糊（《俞穴敷药疗法》）

主治：慢性肝炎。

处方：桃仁30g，杏仁30g，栀子15g，桑枝15g。

用法：上方共研为末，加醋适量，调成糊状，敷神阙穴，每2日换药1次。

2. 敷脐方1（《肝胆病外治独特新疗法》）

主治：肝炎后阴黄证，其黄疸色黄灰暗不鲜明，不发热，便稀乏力，四肢不温者。

处方：干姜、白芥子各适量。

用法：共研细末，贮瓶备用。每取药末适量加温开水调如膏状敷脐孔，上盖纱布，胶布固定，口中觉有辣味时除去。每日1次，10次为1个疗程。

3. 敷脐方2（《肝胆病外治独特新疗法》）

主治：肝炎后阴黄证。

处方：茵陈60g，附子、干姜各30g。

用法：共研细末炒热，填满脐孔，取剩余部分布包裹于脐上，外用布包扎固定。每日换药1次。

4. 慢性丙型肝炎膏方（《肝胆病外治独特新疗法》）

主治：用于治疗慢性丙型肝炎。

处方：生黄芪、丹参、连翘、赤芍各30g，生首乌、生山楂、丹皮、炒栀子、蒲公英各15g，柴胡10g，白芍30g，厚朴10g。

用法：上药共研细末，加麻油熬，用黄丹收为膏备用。临用时加热后贴在右肝区、肝俞穴，每2日更换1次，12次为1个疗程。

5. 穿山甲散（《贴敷疗法》）

主治：用于治疗慢性肝炎。症见胁痛隐隐，稍劳尤甚，神倦乏力，自觉烦热，头晕目眩，肝功能检查不正常。

处方：穿山甲10g，青黛、栀子、冰片各6g，乳香、没药各5g。

用法：将前6味药研末，喷入乳香，和冰片末配用，同时贴脐，胶布固定，每日1次，15日为1个疗程。因穿山甲为保护动物，现多以龟甲代用。

6. 贴敷方1（《肝胆病外治独特新疗法》）

主治：急性黄疸型肝炎。

处方：紫皮大蒜4~6枚，益肝散（青黛4g，甜瓜蒂2g，冰片1g，茵陈末0.5g）。

用法：共捣如泥，放玻璃器皿内，倒扣于臀三角肌上端皮肤上，绷带固定，24小时取下，皮肤上出现水泡。常规消毒后，将水泡中液体用无菌注射器吸出，涂上1%龙胆紫，加盖消毒敷料保护，胶布固定，一般3~5日愈合。每2~3周治疗1次，每3次为1个疗程。左右臀交替贴敷，一般不超过2个疗程，每次应偏离上次瘢痕。一般治疗3次，未满3次而肝功已恢复正常者，停用。

7. 贴敷方2（《民间简易疗法·穴位贴敷》）

主治：慢性乙肝。

处方： 丹参20g，黄芩15g，五味子10g，虎杖15g，茵陈15g，大黄10g。

用法： 共研为末，少量水调匀，铺在麝香止痛膏上，约8cm×8cm。在患者神阙、肝区、肝俞穴交替敷药，每2日换药1次，90日为1个疗程。

8. 贴敷方3（《民间简易疗法·穴位贴敷》）

主治： 适用于肝炎引起的谷丙转氨酶升高者。

处方： 瓜蒂、秦艽各10g，青黛、紫草、黄芩、丹参各30g，铜绿15g，冰片6g，共研细末，装瓶备用。

用法： 每次用1.5g贴敷于神阙穴，外用4cm×4cm胶布固定，每2日换1次。

【现代临床报道】

崔氏等将慢性病毒性肝炎患者随机分为治疗组（中药穴位贴敷治疗组）292例和对照组（基础保肝治疗组）286例，两组均给予甘草酸二胺及谷胱甘肽静点，治疗组同时给予中药穴位贴敷治疗，方药由柴胡、郁金、茯苓、白术、丹参、山楂、泽泻、川楝子、延胡索、白及、冰片、酒大黄组成，上药共研细末，以蜂蜜调和。贴于双侧章门、期门、京门等足胆经穴位，每日1次，30次为1个疗程，1个疗程后总结治疗结果。结果示：中药穴位贴敷对慢性病毒性肝炎在缓解症状、改善肝功能及改善肝纤维化指标方面均是非常有效的。

按释： 本方以柴胡疏肝散合金铃子散为主方，取其疏肝、理气、止痛之功效，且柴胡为肝经的引经药，辅以丹参、郁金活血散瘀；大黄具有活血通便、祛湿消黄等作用；茯苓、泽泻健脾利湿；山楂化瘀健脾，降转氨酶；川楝子、延胡索合为金铃子散，是疏肝泻热、理气止痛的基本方剂；而冰片是很好的促透剂，可以促进药物的透皮吸收，而且无毒。

崔丽萍，张明香，侯岩，等. 中药穴位贴敷治疗慢性病毒性肝炎的疗效观察. 辽宁中医杂志，2008，35（1）：90-91.

华氏等通过护肝拔毒软膏（由黄芪、苦参、青蒿、狼毒、赤芍、石菖蒲等药物组成）穴位贴敷肝区局部治疗慢性乙型肝炎30例临床观察，表明该方有较好的改善症状与体征、降酶、退黄、抑制乙肝病毒复制的作用，1个疗程（3个月）后，ALT复常率、HBeAg、HBV-DNA阴转率分别为96.4%、57.9%、63.6%，经统计学处理，其疗效优于西药甘草甜素片对照组。

按释： 本方以益气健脾、解毒祛湿、疏肝化瘀为大法而制定。将药物敷于肝区日月、期门等体表部位，因日月、期门二穴为足少阳胆经、足厥阴肝经之要穴，其经气与肝胆相通，中药贴敷其上，可使中药之性味直达病所而发挥治疗作用。上药能增加肝脏血流量，增强肝脏新陈代谢能力，促进肝细胞复活、再生，调整和增强机体免疫功能，有效地清除乙肝病毒，从而达到改善肝脏病理、恢复肝功能的目的。

华海清，杨进，邹逸天，等. 护肝拔毒软膏穴贴治疗慢性乙型肝炎30例疗效观察. 江苏中医，1999，20（12）：20-22.

王氏等采用乙肝转阴散贴敷治疗乙肝大三阳。1号方：金银花100g，虎杖100g，黄连50g，苦参100g，田基黄100g，丹参100g，藿香50g。2号方：何首乌100g，五味子50g，当归50g，沙苑子50g，肉桂20g，人参20g，赤芍50g。将上两组药分别烘干，研细末，分装各用。使用时取装好的药物加醋适量调成直径约1.5cm的圆饼，前2个月用乙肝转阴散1号贴敷双侧的脾俞和肝俞穴，第3个月用乙肝转阴散2号贴敷肾俞和肝俞，外用伤湿膏固定。每3日1次，以上3个月为1个疗程。结果：60例中有19例全部转阴，治愈率为31.67%；表面抗原转阴21例，转阴率35.00%；E抗原有37例转阴，转阴率61.67%，表面抗体阳性者为8例，占13.33%；E抗体产生者占26.67%；HBV－DNA转阴者为35例，占53.33%。

按释：从药物配伍上看，乙肝转阴散1号采用清热利湿、化瘀解毒的治法组方，以金银花、虎杖为君药，兼清气血疫毒；黄连、苦参、田基黄为臣药，化痰燥湿解毒；丹参活血行气，为使药。乙肝转阴散2号采用扶正祛邪、培补肝肾的治法组方，以何首乌、五味子、当归为主药，滋补肝肾；人参、肉桂、沙苑子扶正祛邪。从取穴来看，乙肝转阴散1号选用双侧脾俞和肝俞，起到清热利湿解毒、直达病所的目的；乙肝转阴散2号选用双侧肾俞和肝俞，可起到药补加穴位双补肝肾的作用。

王金林，李保国．乙肝转阴散贴敷治疗乙肝大三阳60例．中医外治杂志，2003，12（6）：44．

【点评】

贴敷治疗急性黄疸性肝炎效果较好，对其他原因引起的黄疸，贴敷也可配合使用。病毒性肝炎的急性患者应及时隔离治疗，严格消毒医疗器械。

穴位取肝区日月、期门等体表部位，因日月、期门二穴为足少阳胆经、足厥阴肝经之要穴，其经气与肝胆相通，可护肝解毒。

急性肝炎的治疗应清热利湿、芳香化浊、调气活血。热偏重者可用茵陈蒿汤、栀子柏皮汤加减，板蓝根、紫皮大蒜、大黄清热解毒利湿。

慢性肝炎的治疗原则为祛邪、补虚及调理阴阳气血，用丹参、虎杖、乳香、没药以活血化瘀，穿山甲可以活血柔肝通络，山楂化瘀健脾，降转氨酶，选用人参、黄芪、当归、灵芝以益气养血滋阴，附子、干姜、白芥子可以温阳祛湿，适宜阴黄患者。

第八节　痢　疾

一、概述

痢疾是夏、秋季常见的肠道传染病，以腹痛腹泻，里急后重，痢下赤白脓血为主症。一般分为湿热痢、寒湿痢、疫毒痢、噤口痢、休息痢五种类型。急性细菌性痢疾、中毒性菌痢、阿米巴痢疾，均可参照本节论治。

痢疾多由饮食生冷、不洁之物，或感受暑湿疫毒所致。外邪与食滞阻碍肠腑，气机不利，大肠传导功能失职，湿热相搏，气血阻滞，肠络受损，而致下痢脓血，形成湿热痢；脾胃素虚，脏腑气弱，而贪凉受寒，湿浊趁虚而入，以致寒湿不化，形成寒湿痢；感受疫毒之邪，毒邪熏灼肠道，热毒内盛，引动内风，蒙蔽清窍，而成疫毒痢；湿热蕴结中焦，脾胃功能失其升降功能，以致呕恶不能食，为噤口痢；若痢疾迁延日久，中焦虚弱，命门火衰，正虚邪恋，常因受凉或饮食不当而反复发作，成为休息痢。

二、辨证

主症为大便次数增多，粪中带有黏液脓血，腹痛，里急后重。兼见下痢赤白相杂，肛门灼热，小便短赤，或恶寒发热，心烦，口渴，舌红，苔黄腻，脉滑数者，为湿热痢；痢下赤白黏冻，或纯为白冻，胃脘痞闷，喜暖畏寒，头身困重，苔白腻，脉濡缓者，为寒湿痢；发病急骤，腹痛剧烈，痢下脓血，里急后重甚，壮热口渴，烦躁不安，甚则神昏、痉厥，舌红绛，苔黄燥，脉滑数者，为疫毒痢；痢下时发时止，日久不愈，发则下痢脓血或黏液，临厕腹痛里急，饮食减少，神疲乏力，畏寒，舌淡苔腻，脉濡软或虚数者，为休息痢。

三、贴敷治疗处方

1. 诸葛行军散（《中医外治法集要》）

主治：痢疾。

处方：生姜 1.5g，硝石 1g，牛黄 15g，雄黄 25g，硼砂 18g，冰片 15g，麝香 15g，珍珠 15g。

用法：共研成细末，装瓶密封备用。临用时，取药适量，填入脐中，以填满为度，上置姜片 1 枚。用枣核大艾炷放姜片上灸 5~9 壮。灸毕，药末用膏药固定脐内。

2. 苦参马齿苋饼（《中华脐疗大成》）

主治：细菌性痢疾。

处方：干苦参 90g，干马齿苋 90g。

用法：把上 2 味药放入砂锅中烘脆，共碾成细末，收入瓶中封存备用。临用时，取药末 15g，以温开水调和拌匀做成小药饼，贴敷于患者脐孔上，外用橡皮膏贴紧。每日换药 1 次。

3. 平胃桂姜熨（《中华自然疗法》）

主治：痢疾。

处方：平胃散 120g，肉桂 15g，生姜 90g。

用法：上药装入药袋，置于神阙及脐周，上覆以毛巾，用熨斗热熨。每日 2 次，每次 30~45 分钟。

4. 加味平胃熨（《理瀹骈文》）

主治： 痢疾。

处方： 苍术、厚朴、陈皮、炙甘草、羌活、炙草乌、黄连、吴茱萸、大黄、枳壳、当归、白芍、黄芩、木香、槟榔各10g。

用法： 上药共压粗末，装入布袋中备用。

5. 大黄丸（《理瀹骈文》）

主治： 热痢。

处方： 大黄。

用法： 上药1味研细末，水和为丸，纳脐孔中。

6. 香连散（《理瀹骈文》）

主治： 赤白痢疾。

处方： 木香、黄连各6g，吴茱萸3g。

用法： 上药3味，共研为散，水调敷脐部。

7. 大蒜饼（《备急千金要方》）

主治： 泻痢、噤口痢。

处方： 大蒜。

用法： 上药1味捣烂为饼，贴脐中及两足心。

8. 石榴子膏（《中医外治法集要》）

主治： 寒湿痢。

处方： 石榴子适量。

用法： 捣烂，拧出汁熬膏，敷神阙穴。

9. 苦参敷剂（《中华脐疗大成》）

主治： 湿热痢，细菌性痢疾。

处方： 苦参2~5g（研细末）。

用法： 温水调为糊状，敷脐部，外用胶布固定。每日换药1次。

10. 吴萸六一散（《中医外治法简编》）

主治： 痢疾。

处方： 吴茱萸6g，六一散100g。

用法： 2药和匀，水调敷脐部。又方单用吴茱萸亦效。

11. 痢疾塞肚法（《串雅外编》）

主治： 痢疾。

处方： 绿豆7粒，胡椒7粒，麝香0.1g，酸枣1枚。

用法： 上药共捣烂，制成丸，放瓶内，包好。用时取1丸，塞脐上。

12. 桂椒芥黄散（《中医脐疗大全》）

主治： 寒性泻痢。

处方： 正官桂、白胡椒、白芥子、吴茱萸各等量，生姜汁适量。

用法： 将以上药混合共研为细末，过筛，贮瓶密封，备用。临用时取药末25g，以生姜汁调和成厚膏状，把药膏贴敷于脐内。每日换药1次。

13. 香附蛇萸散（《敷脐妙法治百病》）

主治：虚寒性痢疾。

处方：木香、附片、蛇床子、吴茱萸、胡椒、川乌各 1g。

用法：将上药碾为细末，贮瓶备用。用时取药末 12g，加入面粉 3g 混合均匀，以生姜汁调和如泥状，敷于脐上，盖以纱布，胶布固定。每日换药 1 次。

14. 慢性泻痢饼（《敷脐妙法治百病》）

主治：慢性泻痢。

处方：羌活、白胡椒、肉桂、丁香、青皮、肉果、木香各 2g，去核大枣 4 枚，生姜、小葱各 10g。

用法：将前 7 味药研成细末，和后 3 味共捣如泥，再掺入适量炼蜜，做成钱币大小之药饼，贴于脐上，以绷带围腰一周固定脐上，每 6～8 小时换药饼 1 个，已经用过的药饼可再掺入适量炼蜜，保持一定湿度再次使用。一般 1 个药饼可反复使用 3 次。

15. 椒鱼膏（《理瀹骈文》）

主治：虚体虚痢。

处方：胡椒粉 1.5g，鲫鱼 500g。

用法：上药 2 味，捣烂敷脐。

16. 白头翁散（《脐疗》）

主治：小儿泻痢。

处方：白头翁 15g，黄连 10g，白胡椒 6g。

用法：上药共研细末备用。每次取药粉 2g，水调为糊，填脐中，外用纱布固定。每日换药 1 次。

17. 噤痢膏（《中国中医独特疗法大全》）

主治：小儿噤口痢。

处方：田螺、细辛、皂角各 9g，葱 3 根。

用法：将上药捣烂调和备用。敷脐。

18. 止痢粉（《敷脐妙法治百病》）

主治：热毒痢。

处方：槐花 6g，黄连、雄黄各 6g，枳壳 15g，黄柏 80g，白头翁 15g。

用法：上药共为末。用黑砂粉调 3g，贴脐上，候半日后，大便下清水时，即去之。

19. 附子片（《增广验方新编》）

主治：噤口痢。

处方：生大附子 1 个。

用法：切片，用附片贴无根火上，候热贴病人脐上，冷则再换。

【古代文献选录】

禁口痢疾：用大田螺二枚，捣烂，入麝香三分，作饼烘热，贴脐间，半日热气下行，即思食矣，甚效。（《丹溪心法》）

冷痃痢下：莨菪子为末，腊猪脂和丸，绵裹枣许，导下部。因病出，更纳新者，不过三度，瘥。（《必效方》）

毒痢禁口：水蛙一个，并肠肚捣碎，瓦烘热，入麝香五分，作饼贴脐上，气通即能进食也。（《肘后备急方》）

【现代临床报道】

汪氏等中药贴敷神阙穴治疗腹泻型肠易激综合征 17 例，取白术、白芍、蛇床子、延胡索 2 份，黄连、淫羊藿 1 份，按此比例研成细末备用。治疗时取上述药粉 3g，加少量凡士林，填充于神阙穴，用胶布封贴，48 小时更换 1 次，1 个月为 1 个疗程，观察 1~2 个疗程。结果：治愈 9 例，显效 4 例，好转 3 例，总有效率 94%。

按释：神阙穴具有回阳固脱、补益肠胃、升阳举陷之功，能调节胃肠功能紊乱而止泻。方中白术、白芍健脾柔肝，黄连清热燥湿，延胡索活血行气，蛇床子、淫羊藿温肾阳燥湿，诸药配合有疏肝健脾、温肾燥湿止泻的作用。且白芍、黄连、蛇床子、延胡索等药物的主要成分具有钙拮抗作用，能够通过阻滞钙离子进入平滑肌内，解除肠道平滑肌异常收缩，减少腺体细胞的分泌水平而达到治疗作用。

汪慧敏，蔡明华．中药贴敷神阙穴治疗腹泻型肠易激综合征．上海针灸杂志，1998，17（3）：22－23.

【点评】

贴敷治疗急性菌痢和阿米巴痢疾，均有显著疗效。但中毒性菌痢，病情急暴险恶，应采取综合治疗和抢救措施，病人应进行隔离，注意饮食。

感受疫毒所致的泻痢腹痛，方用珍珠、硼砂、生姜辟秽解毒；牛黄、麝香、冰片开窍通闭。雄黄解毒，槐花凉血，具有清热燥湿、凉血解毒之效。

细菌性痢疾，泻下赤白黏冻，马齿苋为清热解毒治痢要药，苦参药性苦寒而入大肠经，为治痢要药，具有较强的清热燥湿止痢之功，白头翁、黄柏、黄连苦寒清热解毒、燥湿止痢。大蒜有很好的杀菌作用，既可治泄泻，又能治痢疾；不但取材方便，而且效用可靠，值得推广应用。

寒湿痢，方以苍术、陈皮燥湿健脾；胡椒、蛇床子、草乌、吴茱萸祛除寒湿；木香、槟榔、枳壳行气导滞；肉果温中涩肠，脏寒化散，气机畅通；石榴子苦温入肠，为止泻疗痢要药，故善治寒湿泻痢之症。

噤口痢，以生附子大辛大热，通达周身，温散寒湿，皂角通关透窍，消积开噤，辅以细辛、葱白温里通阳，故可治寒湿痢疾、泻下过度所致的不能进食者。

第九节 便 秘

一、概述

便秘是指大便秘结不通，患者粪质干燥、坚硬，排便坚涩难下，常常数日一行，甚至非用泻药、栓剂或灌肠不能排便。便秘可见于多种急慢性疾病。便秘主要为大肠传导功能失常，粪便在肠内停留时间过久，水液被吸收，以致便质干燥难解。本证的发生与脾胃及肾脏关系密切，可分为实证和虚证两类。

实证便秘，多由素体阳盛，嗜食辛辣厚味，以致胃肠积热，或邪热内燔，津液受灼，肠道燥热，大便干结；或因情志不畅，忧愁思虑过度，或久坐少动，肺气不降，肠道气机郁滞，通降失常，传导失职，糟粕内停，而成便秘。虚证便秘，多由病后、产后，气血两伤未复，或年迈体弱，气血亏耗所致，气虚则大肠传导无力，血虚则肠失滋润；或下焦阳气不充，阴寒凝结，腑气受阻，糟粕不行，凝结肠道而成便秘。

二、辨证

主症为大便秘结不通，排便艰涩难解。兼见大便干结，腹胀腹痛，身热，口干口臭，喜冷饮，舌红，苔黄或黄燥，脉滑数者，为热邪壅盛（热秘）；欲便不得，嗳气频作，腹中胀痛，纳食减少，胸胁痞满，舌苔薄腻，脉弦者，为气机郁滞（气秘）；虽有便意，临厕努挣乏力，挣则汗出气短，便后疲乏，大便并不干硬，面色㿠白，神疲气怯，舌淡嫩，苔薄，脉虚细者，为气虚（虚秘）；大便秘结，面色无华，头晕心悸，唇舌色淡，脉细者，为血虚（虚秘）；大便艰涩，排出困难，腹中冷痛，面色㿠白，四肢不温，畏寒喜暖，小便清长，舌淡苔白，脉沉迟者，为阳虚阴寒内盛（冷秘）。

三、贴敷治疗处方

1. 补血润便糊（《敷脐妙法治百病》）
主治： 肠燥便秘。
处方： 当归、生地黄各12g，何首乌、火麻仁、肉苁蓉、郁李仁各10g。
用法： 上药共为细末，用蜂蜜适量调成糊状，敷于脐上，外盖纱布，胶布固定。每日1次。

2. 朴连散（《理瀹骈文》）
主治： 邪热积滞，腹胀便秘。
处方： 淡水膏、厚朴各6g，黄连3g，山栀3g，大黄3g，枳实3g，芍药6g，知母3g。

用法：先将后 7 味药共研为散，煎汤抹腹部，药渣炒热熨之。再用药末掺淡水膏药中，贴心口、脐部。

3. 加味承气散（《中华脐疗大成》）

主治：热秘，气秘。

处方：陈皮、厚朴各 12g，芒硝、大黄、生地黄、当归、枳实各 25g。

用法：将以上诸药混合共碾成细末，过筛，贮瓶备用。用时取药末适量，填入脐内（2/3 即可），滴以麻油，外用胶布封固。每日换药 1 次。

4. 黄芪皂黄膏（《中华脐疗大成》）

主治：气虚便秘。

处方：黄芪 30g，皂角 12g，大黄 10g。

用法：将以上诸药混合共碾成细末，贮瓶备用。用时取药末适量，以蜂蜜调和如膏状，敷于脐孔内，外用敷料覆盖，胶布固定。每日换药 1 次。

5. 归蓉皂黄膏（《中华脐疗大成》）

主治：血虚便秘。

处方：当归 30g，肉苁蓉、皂角、大黄各 9g。

用法：将以上药物混合共碾成细末，装瓶密封备用。用时取药末适量，以蜂蜜调和如膏状，敷于脐孔上，盖以纱布，胶布固定。每日换药 1 次。

6. 黄蒜栀糊（《穴敷疗法聚方镜》）

主治：便秘。

处方：大蒜、大黄、山栀子仁各 9g。

用法：上药共捣烂，摊在厚纸上。贴脐。

7. 肉苁蓉散（《理瀹骈文》）

主治：虚秘。

处方：肉苁蓉适量。

用法：制成粗末，炒热，布包。敷脐。

8. 皂黄散（《理瀹骈文》）

主治：大便秘结。

处方：皂角、大黄各适量。

用法：上药 2 味同研为散，掩于脐部或涌泉。

9. 芥香丸（《理瀹骈文》）

主治：便秘者，寒热腹痛，肠缩则绞。

处方：白芥子、郁金、乌药、细辛、木香、降香、沉香、砂仁各适量。

用法：上药 8 味，研末水和为丸，纳脐部。再用炒盐布包熨胸部，或掩脐部，以碗盖之。

10. 皂松倍豉膏（《敷脐妙法治百病》）

主治：虚便。

处方：皂角刺 12g，松子仁 9g，五倍子 6g，淡豆豉 6g，葱白适量。

用法：将前 4 味药混合共碾成细末，加入葱白共捣烂如膏状，敷于脐上，外盖纱布，胶布固定。每日换药 1 次。

11. 腑行膏（《理瀹骈文》）

主治：热秘腹胀。

处方：大黄、玄明粉、生地黄、当归、枳实各 30g，厚朴、陈皮、木香、槟榔、桃仁、红花各 15g。

用法：上药用麻油熬，黄丹收膏备用。用时烘热摊纸上贴脐即可。

12. 皂蒜敷法（《本草纲目》）

主治：便秘。

处方：皂荚子 150g，大蒜 5 只。

用法：上药 2 味同捣。敷脐部。

13. 大黄粉（《中华脐疗大成》）

主治：热结便秘。

处方：大黄粉 10g。

用法：大黄粉 10g，加白酒适量调成糊状，放于神阙，纱布覆盖固定，热水袋热敷 10 分钟，每日 1 次，以治疗小儿便秘。亦可贴敷涌泉穴。

14. 当归大黄膏（《中华脐疗大成》）

主治：热结或食积便秘。

处方：当归 60g，大黄 30g，芒硝、甘草各 1.5g。

用法：上药熬膏贴脐上。

15. 润枯通秘汤（《理瀹骈文》）

主治：津少便秘。

处方：生地黄、麦门冬、火麻仁各 15g，当归、白芍、桃仁各 10g，川芎、甘草各 6g，韭汁若干。

用法：上药 9 味，煎汤抹脐部。以清胃膏贴胸部，滋阴膏贴脐下。

16. 紫苏熨法（《增广验方新编》）

主治：伤寒积滞，二便不通，神志恍惚，手足强直。

处方：紫苏一大把（100～200g）。

用法：煎滚热汤，将手巾在汤内泡热，榨干。摊于病人脐腹及小肚上，令人以手在手巾上盘旋摩擦，冷则随换，如此数次。

【古代文献选录】

大肠虚闭：用连须葱一根，姜一块，盐一捻，淡豉三七粒，捣作饼，烘掸脐中，系定良久，气通，不通再作。（《直指方》）

人便不迪：生姜削长二寸，涂盐，纳下部，立通。（《外台秘要》）

大便不通，气奔欲死者：乌梅十颗，汤浸去核，丸枣大，纳入下部，少时即通。（《食疗本草》）

大便不通：瓜蒂七枚，研末绵裹，塞入下部，即通。（《必效方》）

【点评】

便秘可分为急性与慢性两类。急性便秘由肠梗阻、肠麻痹、急性腹膜炎、脑血管意外等急性疾病引起；慢性便秘病因较复杂，一般可无明显症状。按中医辨证宜分型论治。

热邪壅盛（热秘）：方用大黄、枳实攻积导滞，泻下通便为主，以黄连、山栀泻火解毒，清泻里热。皂荚塞肛门，可以通便，今用以敷脐，可泄痰通下窍，槟榔、厚朴、木香行气消积，共奏清热攻积通便作用。大黄药性苦寒而归大肠经，具有较强的荡涤肠胃积滞、清泻大肠热结之功，另方以皮硝替大黄，取其软坚泻下之功，也同。

气虚（虚秘）：方用黄芪补中益气，促进运行为主；皂角泄浊通窍导便，善治临厕努挣、排便困难之症。

血虚（虚秘）：当归、何首乌、肉苁蓉滋补阴血，润燥通便；火麻仁、郁李仁以加强润下之功，故善治血虚肠燥所致的便秘。

阴虚（虚秘）：以四物汤养血为基础；加麦门冬养阴生津，桃仁活血润肠，使阴血津液充足，则肠得滋润，大便自能通畅。

阳虚（虚秘）：肉苁蓉为温润之品，又入肾经，故能温肾助阳而润肠通便，尤善治年老阳衰所致的虚寒便秘之症。

阳虚阴寒内盛（冷秘）：白芥子、乌药、细辛、沉香辛散祛寒，温通行滞，紫苏辛温发散而入肺、脾两经，趁热敷擦于少腹则渗透力增强，既驱散阴寒之邪，又宽肠通阳消滞，故可用于外受寒邪、阴寒内结、阳气阻隔所致的二便不通。

第十节　霍　乱

一、概述

霍乱系中医病名，多发于夏、秋季节，以发病急骤、来势凶猛、剧烈而频繁的上吐下泻、腹痛或不痛为特征。清代以前所论的霍乱，是指无流行传染性的急性吐泻疾病，清代开始论及的霍乱，既包括了前者，又含有现代医学的肠道烈性传染病的霍乱。中医的霍乱，包括现代医学的霍乱、副霍乱、急性胃肠炎、细菌性食物中毒等。有人将霍乱、副霍乱称为"真霍乱"，将急性胃肠炎、细菌性食物中毒等称为"类霍乱"。

中医分型，主要有热霍乱，症见发热口渴，吐泻物腐臭，腹中绞痛，小便黄赤，泄物灼肛，舌苔黄腻；寒霍乱，症见泄物清稀，不甚臭秽，喜热恶寒，四肢清冷；干霍乱，症见猝然腹中绞痛，欲吐不得吐，欲泻不得泻，烦躁闷乱。

霍乱转筋，指霍乱吐利后，筋脉挛急，症以两腿挛缩，或手脚筋转，重则腹部拘急为特征。由于大吐大泻、津液暴失、血气亏损、筋脉失养所致，或复感风冷而作。

二、贴敷治疗处方

1. 滑萸香连散（《中华脐疗大成》）

主治：热霍乱。

处方：滑石 30g，吴茱萸 6g，木香 15g，黄连 12g，生姜汁适量。

用法：将前 4 味药共碾成细末，贮瓶备用。用时取药末 24g，以生姜汁调如泥状，分别敷于脐中及大肠俞上，盖以纱布，胶布固定。每日换药 1 次。

2. 姜术附萸熨（《敷脐妙法治百病》）

主治：寒霍乱之重症。

处方：干姜、白术、附片、吴茱萸、肉桂、当归、厚朴、陈皮各适量。

用法：将上药混合共碾成细末，在锅内炒热，取适量药末填满脐孔，剩余部分用布包裹，趁热熨于脐处。每日换药热熨 1 次。

3. 雄黄倍矾散（《敷脐妙法治百病》）

主治：寒霍乱。

处方：雄黄、五倍子各 30g，枯矾 15g，肉桂 3g，麝香 1.5g，葱头 1 个。

用法：将前 4 味药研为细末，加入麝香研匀，贮瓶密封备用。用时取药末 6g，同葱头共捣烂如泥状，敷于脐孔上，盖以纱布，胶布固定。每日换药 1 次。

4. 理气丸（《理瀹骈文》）

主治：霍乱腹痛。

处方：郁金、乌药、细辛、木香、降香、沉香、砂仁各适量。

用法：上药共研细末，制成丸，纳脐。

5. 附子理中汤（《理瀹骈文》）

主治：霍乱吐痢。

处方：附子 10g，干姜 6g，人参 3g，白术 10g，炙甘草 3g。

用法：上药研末，煎汤抹腹部，并炒熨之，以麝香虎骨膏贴脐。

6. 芥末敷法（《圣济总录》）

主治：霍乱吐泻。

处方：白芥子若干。

用法：上药捣细末，水和敷脐上。

7. 朱蜡熏法（《理瀹骈文》）

主治：转筋已死，心下尚温者。

处方：朱砂 6g，黄蜡 9g。

用法：上药 2 味，烧烟熏口鼻及脐孔，更贴手足取汗。

8. 霍乱转筋敷熨法（《敷脐妙法治百病》）

主治：霍乱转筋。

处方：硫黄 9g，母丁香、肉桂各 3g，麝香 1g，独头蒜适量，伤湿止痛膏 1 贴。

用法：将前 3 味药共研为细末，加入麝香再研匀，贮瓶密封备用。用时取药 2g，同大蒜共捣烂如膏状，涂于脐孔内，外用伤湿止痛膏封贴，再用热水袋熨于脐部。每日换药热熨 1 次。

9. 盐茱熨（《中医外治法类编》）

主治： 寒霍乱，暴起吐痢，泻物如米泔。

处方： 食盐 12g，吴茱萸 30g。

用法： 吴茱萸研细末，与食盐共炒热。将炒热之药末用布包好，熨脐，可使腹中热有汗，寒邪可散，每次 10 分钟，每日 3 次，3 日为 1 个疗程。

【古代文献选录】

霍乱转筋，入腹杀人：以小蒜、盐各一两，捣傅脐中，灸七壮，立止。（《圣济总录》）

干湿霍乱转筋：用大蒜捣涂足心立愈。（《永类钤方》）

霍乱吐泻：白芥子捣细，水和，敷脐上。（《圣济总录》）

霍乱转筋：皂角末吹豆许入鼻，取嚏即安。（《梅师方》）

【点评】

中医所言霍乱属剧烈吐泻且有传染性的病症，治宜温阳散寒为主，危重时宜中西医结合抢救。属严重吐泻的病症，多因暑天感湿，或饮食失节所致，根据病因与症状的不同，又分干霍乱、湿霍乱、暑霍乱、热霍乱等，宜分寒热治之。贴敷部位以腹部神阙及大肠俞为主。

暑湿偏重患者多以黄连、滑石苦寒泻热，清暑化湿，木香、姜汁和中降浊，硫黄、独头蒜解毒辟浊，朱砂解毒清心，通脉定魄。《医学入门》曰其能"辟邪恶瘟疫"，故善治秽浊疫疠之邪所致的霍乱转筋、神志不清之症。

寒证者加附子、干姜辛热入脏，回阳救逆，肉桂、吴茱萸温中暖肠，驱逐寒凝；雄黄解毒开窍，五倍子、枯矾涩肠止泻，人参大补元气，具有温里止泻、解毒开窍之功。《理瀹骈文》并注云："服药缓不济急，用热手搓擦周身外皮令热，浓芥末略用面粉滚水搅和，贴肚脐；或布包裹热砖足踏之，以传温热，盖热则血脉通行可救。"

第十一节　呃　逆

一、概述

呃逆俗称"打呃"，由气机逆乱所致，可分虚、实两类。实证者，如胃寒，则呃逆声音沉缓有力，喜热饮，中脘冷胀，纳呆便溏，苔白润，脉迟缓；如胃热，则呃逆声音响亮，连续有力，喜冷饮，烦渴，便秘，苔黄，脉滑数；肝气犯胃，则呃逆常因情志而作，睡时停止，醒时又作，胸脘痞闷胁痛，苔薄白，脉弦。虚证者，脾胃阳虚，则呃逆声低弱，气不持续，面色少华，手足欠温，纳呆便溏，舌淡胖，脉濡；胃阴亏耗，则呃逆断续而急促，口干烦渴，饮食不进，形体消瘦，躁动不安，舌红少苔，脉细数。

现代医学认为，呃逆是一个生理上常见的现象。打嗝是因为横膈膜痉挛收缩而引起的。胃、食管功能或器质性改变，外界物质，生化、物理刺激均可引起呃逆。

二、贴敷治疗处方

1. 丁香姜附散（《中华脐疗大成》）

主治：虚寒呃逆。

处方：丁香、木香、干姜、附片、羌活、茴香各12g，食盐适量。

用法：将前6味药混合共碾成细末，贮瓶密封备用。用时取药末适量，以温开水调成糊状，敷于脐孔上，盖以纱布，胶布固定。再将食盐炒热，用布包裹，趁热熨于脐上，冷则再炒再熨，持续40分钟。每日2~3次。

2. 丁柿韭积散（《家庭脐疗》）

主治：胃寒呃逆。

处方：丁香、柿蒂、韭菜子、枳壳各等量。

用法：上药共压粉。取药粉10g，以醋调为膏涂脐。

3. 复方丁香散（《中医脐疗大全》）

主治：呃逆。

处方：公丁香、母丁香、刀豆壳、柿蒂、油官桂各10g，面粉适量，黄酒适量。

用法：将上5味中药混合研为细末，过筛后加入面粉适量拌匀，再加入黄酒适量调和，使软硬适度，制成2个小圆形药饼分别贴于脐中、肾俞穴上，盖以纱布贴紧固定。每日换药1次，10日为1个疗程。

4. 丁姜蜜（《中华脐疗大成》）

主治：呃逆久发不愈。

处方：丁香10g，姜汁、蜂蜜各等量。

用法：混合捣烂成膏贴于脐孔上，盖以纱布，胶布固定。每日换药1次，10日为1个疗程。

5. 丁香桂沉散（《中华脐疗大成》）

主治：脾胃阳虚型呃逆。

处方：母丁香、肉桂、沉香各15g，食盐、麦麸各适量。

用法：将前3味药混合共碾成细末，贮瓶备用。用时取药末适量，填满脐孔，盖以纱布，胶布固定。再将食盐和麦麸合在锅内炒热，用布包裹，趁热熨于肚脐处，冷后再炒热再熨。

6. 二香萸姜散（《中华脐疗大成》）

主治：顽固性呃逆。

处方：丁香、沉香、吴茱萸各 15g，生姜汁、蜂蜜各适量。

用法：将方中前 3 味药混合共碾成细末，贮瓶密封备用。用时取药末适量，加入姜汁和蜂蜜调成膏状，直接敷于脐孔上，外以纱布覆盖，胶布固定。每日换药 1 次。

7. 乌附子敷灸（虚呃散）（《中国灸法集粹》）

主治：虚寒呃逆。

处方：乌附子、小茴香、广木香、羌活、干姜、母丁香、食盐各等份，上药共研细末，混匀贮瓶备用。

用法：贴敷时取药粉 45g，撒于 5cm^2 胶布 3 张，分别贴敷丁中脘、阴都、胃俞穴。上盖净布 1 块，用麦麸炒布包，轮换熨以上 3 穴。每日 1 次，每次熨敷 30 ~ 40 分钟。

8. 丁香柿蒂膏（《经穴贴敷疗百病》）

主治：虚寒呃逆。

处方：丁香 64g，旋覆花 64g，柿蒂 64g，肉桂 64g，乌药 18g，沉香 18g。

用法：将上药共研细末，用麻油熬，黄丹收。贴敷于足三里、中脘、膈俞、太冲、上脘、关元、脾俞、胃俞、内关等穴位处，每日 1 次，每次 3 ~ 5 小时，疗程 5 ~ 10 日。

【点评】

呃逆病位主要在中焦，由于胃气上逆动膈而成。呃逆的辨证施治，须先辨虚实寒热。常见证型有：胃中寒滞型、胃火上逆型、气逆痰阻型、脾胃阳虚型、胃阴不足型。本病轻者可自愈。少数危重病人晚期出现呃逆者，是元气衰败，胃气将绝之征象，预后不良。

本病以胃中寒凝为多见，处方以温中行气为主法，方以公丁香、母丁香、刀豆壳、柿蒂、木香、沉香行气降逆止呃，配以附片、茴香、干姜、肉桂、食盐温阳祛寒，蜂蜜补脾和中，调和诸药。兼夹胃阴不足、痰阻酌加对症药物，胃火上逆者加黄连、栀子等清火之药。嘱患者配合深吸气，然后憋住，尽量憋长一些时间，然后呼出，反复进行几次，疗效益佳。

第十二节　胃下垂

一、概述

胃下垂系指胃下降到不正常的位置。本病多由于胃膈韧带，肝胃韧带及腹肌松弛无力，不能使胃固托于原来的位置，而引起的一种内脏下垂疾患。一般说来，人在正常的情况下直立时，胃的最低位置不超过脐下二横指。当胃的上界（胃小弯）位置在两侧髂嵴连线以下时，即称胃下垂。本病常见于瘦长体型患者，多由腹壁的紧张度发生变化，腹壁脂肪缺乏和肌松弛，腹压减低所引起。多由于禀赋薄弱，或因病致虚，使脾胃不健，升提失司，而致虚损下坠。患者消瘦，乏力，纳呆，恶心呕吐，嗳气，矢气多，便溏或便秘，胸脘胀闷不舒，食后更甚，平卧时症状减轻，舌苔薄腻，脉濡软无力。

二、贴敷治疗处方

1. 升垂熨（《家庭脐疗》）
主治：胃下垂。
处方：生黄芪、党参、山萸肉各100g，吴茱萸、干姜各30g，升麻、柴胡各20g。
用法：1次取上药一半，炒热或蒸热，装布袋外熨脐部。每日1~2次。

2. 麻仁五倍熨法（《中国灸法集粹》）
主治：胃下垂。
处方：蓖麻仁10g，五倍子5g。
用法：将五倍子研为细末，和蓖麻仁共捣如泥状，敷于脐上，外盖敷料，胶布固定。每日早、中、晚用热水袋放在脐处热熨，每次30~60分钟。每4日换药1次，4~6次为1个疗程。亦可将患者百会穴处头发剃去如药饼大一块，把药紧贴百会穴上，外用约9cm的方形塑料薄膜覆盖，再用纱布绷带扎好，不使移动。贴后每日早、中、晚各1次，以铁皮水壶或盐水瓶盛开水置于药饼上进行热熨，每次15分钟，以温热而不烫痛皮肤为度。2日更换1次药饼，连续贴6日为1个疗程，疗程间停贴1日。治疗期间应放松衣带，热敷时均取仰卧位。

3. 提气吹脐法（《中华自然疗法》）
主治：胃肠下垂。
处方：党参、黄芪、白术、甘草、当归、陈皮、升麻、柴胡各15g。
用法：上药共煎汤取液，用电吹风吹射脐腹部。每日1次，每次15分钟。

4. 温提膏（《外治心悟》）
主治：胃下垂。
处方：附子120g，五倍子90g，大麻子150g，细辛10g。
用法：将上药分别捣烂，混合研匀，装瓶备用。用时先用生姜将涌泉穴和百会穴摩擦至发热，再取上药适量，用黄酒或温水调成膏状，做成直径1~1.5cm的药饼，分别敷于涌泉穴和百会穴，外用伤湿膏固定。2日换药1次，3次为1个疗程。

【现代临床报道】

贾氏应用五倍子膏穴位贴敷治疗胃下垂13例，将五倍子5g、蓖麻子10粒揭烂如泥，空腹贴敷百会穴，胶布固定，每日3次，每次7分钟，7日为1个疗程。1个疗程治愈者7例，2个疗程治愈者5例，无效1例。

贾士斌. 五倍子膏穴位贴敷治疗胃下垂. 山西中医，1991，（6）：22.

李氏用鲜石榴皮与升麻粉同捣，制成一直径 1cm 球形物，置于神阙，用胶布固定。将热水袋熨烫脐部，每次 30 分钟以上，每日 3 次，10 日为 1 个疗程。共治疗 50 例，临床治愈 20 例，显效 15 例，有效 12 例，无效 3 例，总有效率 94%。

李贯彻. 熨敷神阙穴治疗胃下垂 50 例. 中医杂志，1992，33（11）：42.

【点评】

中医治疗多以补中益气、升阳举陷为法，兼顾疏肝和胃，固肠化瘀。贴敷治疗胃下垂有较好的疗效。在治疗中，须劝患者少吃多餐，食后宜卧床片刻，防止暴饮暴食和食后强体力劳动或强烈运动，这样有助于疗效的巩固和防止复发。此外，还须鼓励患者进行适当的体育锻炼，以提高腹肌的紧张力。

处方用黄芪、升麻、柴胡、陈皮益气升阳举陷为主要部分；当归养血和络，五倍子酸涩入肠而固脱，蓖麻子利肠通积而不伤气，具有补脾肾、暖中州、举下垂的作用，故善治胃下垂。如配合内服补中益气丸，局部热熨则效力更强。

第十三节　腹　胀

一、概述

腹胀是常见的消化系统症状。可以是一种主观上的感觉，感到腹部的一部分或全腹部胀满；也可以是一种客观上的检查所见，发现腹部一部分或全腹部膨隆。腹胀是一种常见的消化系统症状，引起腹胀的原因主要见于胃肠道胀气、各种原因所致的腹水、腹腔肿瘤等。中医认为，腹部胀满大多由于肝胆、脾胃等病变引起，初起属于气分不畅，或因饮食积滞；随其兼证不同，还有寒胀、热胀之分，久病有夹气虚者，或有水湿之邪者。病情不同，须辨证选方。

临床上常见的引起胃肠道胀气的疾病有吞气症、急性胃扩张、幽门梗阻、肠梗阻、肠麻痹、顽固性便秘、肝胆疾病及某些全身性疾病。晚期妊娠也可引起腹胀，但属生理性的。

二、贴敷治疗处方

1. 补虚消胀散（《敷脐妙法治百病》）

主治：脾虚腹胀。

处方：厚朴、党参、麦芽、神曲、三棱、金仙膏药肉各适量。

用法：将前 5 味药混合共碾成细末，过筛，装瓶密封备用。用时将金仙膏药肉置水浴溶化后，加入适量药末，分摊于纸上或布上（每贴重 20～30g），趁热贴于脐及胃脘两个部位。每3日更换1次。

2. 朴萸夏姜散（《中华脐疗大成》）

主治：寒湿困脾型腹胀。

处方：厚朴、吴茱萸、半夏、干姜各适量，金仙膏2贴。

用法：将方中前4味药混合共碾成细末，过筛，贮瓶备用。用时取药末适量，以温开水调成糊状，敷于脐孔内，外用金仙膏封贴，同时将另一贴金仙膏贴于胃脘处。每3日换药1次。

3. 化瘀消胀散（《中华脐疗大成》）

主治：瘀血停滞型腹胀。

处方：厚朴、当归、川芎、五灵脂、桃仁、红花各适量，金仙膏2贴。

用法：将方中6味药混合共碾成细末，装瓶备用。用时取药末适量，加入温开水调成糊状，直接敷于脐孔内，外用金仙膏封贴，同时将另一贴金仙膏贴于胃脘处。每3日换药1次，3次为1个疗程。

4. 消鸣膏（《家庭脐疗》）

主治：肠鸣，腹胀。

处方：党参、制附子、干姜、生白芍、生甘草各等量。

用法：上药压粉。取药粉1g，以蜂蜜调膏，敷脐，常规法固定。每日用药1次。

5. 腹鸣熨（《家庭脐疗》）

主治：腹鸣，腹胀。

处方：半夏、黄芩、黄连、干姜、甘草、党参、艾叶、吴茱萸各50g。

用法：上药均分两份装入布袋，以水浸湿，蒸热敷脐。每日1~2次，每次20~30分钟，两袋药轮熨。

6. 枳朴冰片散（《中华脐疗大成》）

主治：腹胀，腹泻。

处方：枳壳、厚朴、冰片各等量。

用法：诸药混合共研为细末，贮瓶密封备用，每次取药末0.2~0.5g填入脐内，外用胶布固定之。每日换药1次。

7. 良姜熨（《中华自然疗法》）

主治：胃肠胀气。

处方：高良姜、干姜各45g，荜茇25g，枳实12g。

用法：各药共研为粗末，加酒适量拌炒，分装数袋，趁热敷熨于脐周、中脘、气海、涌泉等穴。

8. 加味萸茴散（《中华脐疗大成》）

主治：顽固性腹胀。

处方：吴茱萸10g，小茴香10g，干姜8g，胡椒、乌药各5g，木香2g。

用法：将上药烘干，研为细末，装瓶备用。用时取药末适量，加入食醋调成糊状，以脐为中心将药摊开，药上加盖纱布或塑料布后，放置热水袋热敷，用药10分钟后，稍加压按摩腹部，以协助肠管蠕动排气，敷药时间一般持续4~6小时，此间如敷药干燥，可用醋调后再继续使用。

9. 桂萸膏（《中医脐疗大全》）

主治：阑尾切除术后肠功能紊乱。

处方：肉桂、吴茱萸各等量。

用法：上药共研极细末，过20目筛，将适量凡士林加热，药末渐倒入调匀成膏即可。将药膏适量涂于纱布中央（约2cm×2cm），稍烘热后对准脐部贴敷，一般术毕即敷，24小时换1次。

【点评】

《张氏医通·胀满》："腹胀诸证，属寒者多，属热者少，有气虚不能裹血，有血虚不能敛气。"临证当细辨病机。

腹胀属脾虚体弱，寒邪凝滞者多以用厚朴、神曲行气滞，消食积；党参、附子、干姜健脾胃，和中焦，白芍、甘草缓和拘急，小茴香、胡椒、乌药、木香散寒理气，肉桂、吴茱萸辛热温通，促进肠运恢复蠕动之功，善治阑尾切除术后肠功能紊乱所致的腹胀肚冷、便秘作痛之症。

腹胀属热积，方用黄芩、黄连清肠止痢；半夏、吴茱萸化湿降逆。腹胀日久留瘀，方用当归、川芎、五灵脂、桃仁、红花活血通经，散瘀止痛，促进气血畅行而达到消除气滞作胀之目的。

第十四节　胁　痛

一、概述

胁痛泛指一侧或两侧的胁肋部疼痛而言。主要由肝胆经脉气滞，血运不畅或精血亏损，络脉失养所致。肝郁者，胁痛无定处，情志郁怒而发作，胸闷嗳气，苔薄白，脉弦；瘀血者，胁痛如刺，痛处不移，有跌仆闪伤史，舌质有瘀斑，脉细涩；湿热者，胁痛如刺灼，口苦心烦，纳呆呕恶，苔黄腻，脉弦数；阴虚者，胁痛隐隐，劳累痛甚，头晕目眩，舌红少苔，脉细数。

西医的肝胆疾患、肋间神经痛、干性胸膜炎等，表现以胁痛为主症者，可参照本证辨证论治。

二、贴敷治疗处方

1. 胁痛散（《敷脐妙法治百病》）

主治：气滞血瘀、痰郁寒凝、肝脉不利之胁痛。

处方：当归、川芎、白芷、陈皮、苍术、厚朴、半夏、麻黄、枳壳、桔梗各3g，吴茱萸1.5g，羌活、独活、牛膝各2g，甘草1g，散阴膏药肉适量。

用法：以上诸药除散阴膏药肉外，混合共碾成细末，贮瓶密封备用。用时将散阴膏置水浴中溶化，加入适量药末，搅匀，分摊于纸上或布上，每贴重20～30g，贴于脐上。每2～3日更换1次。

2. 山甲行瘀散（《敷脐妙法治百病》）

主治：瘀滞胁痛。

处方：穿山甲100g，乳香、没药醇浸液70mL，鸡血藤挥发油0.5mL，冰片0.5g。

用法：将穿山甲研为细末，喷入乳香、没药醇浸液70mL，烘干研为细末，再加入鸡血藤挥发油、冰片调和均匀，贮瓶密封备用。用时取药粉0.2g，以陈醋调和成膏状，敷于脐内，盖以软纸片、棉球，外用胶布封贴。每3日换药1次，4次为1个疗程。

3. 连翘龙栀散（《中华脐疗大成》）

主治：湿热型胁痛。

处方：连翘、龙胆草、栀子各等量，清阳膏1贴。

用法：将连翘、龙胆草和栀子共碾成细末，以水调成膏状，涂于脐孔内，外用清阳膏封固。每2日换药1次。

4. 二胡膏（《穴位贴敷治百病》）

主治：胁痛，肋间神经痛。

处方：柴胡10g，青皮30g，龙胆草、延胡索各50g。

用法：将上药研为细末，用米醋适量调拌成糊膏状，均匀敷于阿是穴（痛点）、患侧期门穴，外用纱布盖上，胶布固定。每日换药1次。

【古代文献选录】

心胸胁下有邪气结实硬痛胀满者：用生姜一斤，捣渣留汁，慢炒待润，以绢包于患处，款款熨之；冷再以汁炒，再熨，良久豁然宽快也。（《伤寒蕴法》）

【现代临床报道】

余氏运用刁本恕主任医师经验方柴胡运脾汤配合药棒灸、穴位贴敷治疗肝气郁结型胁痛32例。行气止痛贴由当归、赤芍、柴胡、茯苓、白术、薄荷、川芎、香附、川楝子、延胡索、吴茱萸、青木香、乳香、没药、沉香、檀香、木香等组成。用时将药末加透皮剂调成膏状，用胶布固定在中脘、神阙、章门、期门、日月等穴上。每次贴8小时，每日1次，5日为1个疗程。结果：治疗1个疗程后总有效率为96.88％。

按释：章门、期门为足厥阴肝经之穴，日月为足少阳胆经之募穴，均有疏肝行气、除胀止痛的作用。药棒点灸诸穴，既有穴位本身的经络效应，又有中药的药效作用。穴位贴敷更是直接经皮给药，使药力直达病所。

余波，刁本恕．内外合治法治疗肝气郁结型胁痛 32 例．新中医．2006，38（6）：76－77.

【点评】

肝居胁下，其经脉布于两胁，胆附于肝，其脉亦循于胁，所以，胁痛多与肝胆疾病有关。辨证时，应先分气血虚实，取穴多以神阙及肝胆经穴位为主。

方用当归、川芎、牛膝活血通络；苍术、厚朴、白芷、羌活、独活、麻黄温燥寒湿；穿山甲、鸡血藤活血通经，逐瘀止痛；乳香、没药祛瘀消肿，通经止痛；冰片清热通络，消肿定痛；龙胆草、栀子苦寒入肝胆，清化湿热，通利小便，善治胁痛之症。

清阳膏、散阴膏均出自《理瀹骈文》，清阳膏主治上焦风热及内外热证；散阴膏主治下焦寒湿，可斟酌选用。

第十五节　食道梗阻

一、概述

食道梗阻中医称"噎膈"，噎指进食吞咽困难，膈是指饮食梗阻胸膈。噎证既可单独发生，又可为膈证的前兆，两者常同时出现，因此并称噎膈，多为痰气、瘀滞、积热浸淫胃脘食道所致。初期每饮食哽噎，硬物难下，胸膈闷痛，可随情绪而变化，继则梗阻渐重，流汁难咽，食入呛咳，呃逆嗳气，口吐稀涎，终以水饮不入，形体羸瘦。颜面枯槁，便如羊屎，舌红苔剥，脉细涩。久之阴竭阳微，亦可出现气短，畏寒，肢冷浮肿，脉沉细无力。包括西医的食道癌、贲门癌、胃底癌、贲门痉挛、食道贲门失弛缓症、食道炎、食道狭窄、食管憩室、食管裂孔疝、纵隔肿瘤、主动脉瘤、心脏增大等压迫食管所致之症。

病机为痰、气、瘀交阻于食道、胃脘，以致食道狭窄。病位在食道，属胃气所主。病变脏腑关键在胃，与肝、脾、肾密切相关。

二、辨证

本病多由忧思郁怒，酒食所伤而引起。其病位在食道，属胃气所主。气滞、痰凝、血瘀是本证的主要病机，属本虚标实之证。

临床辨证应察其虚实。实者是指气、痰、血三者互结于食道，虚者是属津血日渐枯槁。一般初期以标实为主，根据气结、痰阻、血瘀的不同，分别进行治疗，但均需加入滋阴养血润燥之品；后期以本虚为主，应根据津血枯涸及阳气衰弱的程度，给予不同的调治。

三、贴敷治疗处方

1. 启膈糊（《增广验方新编》）

主治：噎膈。

处方：桑树皮、茶叶、四季葱、皂角水、黄糖水各适量。

用法：前 3 味药捣烂，炒热。贴心窝，加以皂角灰，黄糖水调贴肚脐。

2. 噎膈方（《增广验方新编》）

主治：噎膈呕吐，小便不利者。

处方：枫树浆、皂角灰各适量。

用法：以枫树浆作膏，掺入皂角灰，贴脐眼。

3. 噎膈丸（《实用中医外敷验方精选》）

主治：噎膈。症见饮食不下，呕吐白沫，粪如羊屎。

处方：胆南星 1 个，瓦楞子 5g，生白矾 2g，枯矾、雄黄、牛黄、琥珀、乳香、没药、珍珠、白降丹各 1.5g，白砒 2.5g，麝香 0.3g，青鱼胆 2 个。

用法：除鱼胆外，混合研细末，加入青鱼胆汁调和，丸如芥菜子大。每穴取药 1 丸，放在黑膏药中间，贴敷上脘、中脘、膻中，2 日 1 换，半个月为 1 个疗程，至愈为止。如果连贴 2 个月无效，可另采取方法治疗。

4. 五膈方（《当代中药外治临床大全》）

主治：噎膈反胃。

处方：杏仁去皮尖，香豉熬曲，干姜、吴茱萸、川椒各等份。

用法：将上药分炒去汁，共研为细末，炼蜜和丸，用以擦敷胸口，每日数次。

【点评】

噎膈是指吞咽困难，饮食难下，或食入即吐的一类疾病，属于西医的食道病变。气滞、痰凝、血瘀是本证的主要病机，属本虚标实之证。

方用皂角消肿通窍，茶叶消积化滞，桑树皮下气消肿，四季葱通阳温中。诸药合用有消肿通窍、和中顺气之功，故可治噎膈不能进食者。枫树浆：用刀将枫树皮砍破，待树汁流出，《增广验方新编》曰："如呕后小便不利者，枫树浆作膏，用皂角灰掺土，贴脐眼，用灯火在喉下烧三次。"青鱼胆：《本草纲目》曰："苦，寒，无毒，治喉闭及骨哽。"白砒剧毒，临床宜慎用。

第十六节　消化不良

一、概述

消化不良者出现不思饮食，恶心呕吐，嗳气腐臭，胸脘痞闷，腹痛便秘或腹泻，苔腻等胃肠道症状，中医称"伤食"。发病的主要原因是饮食失节，暴饮暴食，损伤脾胃，以致脾胃运化功能失职，升降不调，清浊不分。此外，脾胃素虚，加之稍有饮食不当，也会导致食物难于腐熟，停滞不消，形成虚中夹实证。治疗以消食导滞为主，虚实夹杂者，佐以健脾和中。

现代医学认为，消化不良是一种由胃动力障碍所引起的疾病，也包括胃蠕动不好的胃轻瘫和食道反流病。症状表现为断断续续地有上腹部不适或疼痛、饱胀、烧心（反酸）、嗳气等。常因胸闷、早饱感、腹胀等不适而不愿进食或尽量少进食，夜里也不易安睡，睡后常有恶梦。到医院检查，除胃镜下能见到轻型胃炎外，其他检查如 B 超、X 光造影及血液生化检查均正常。

二、贴敷治疗处方

1. 莱菔枳实熨（《中华脐疗大成》）

主治： 伤食。

处方： 莱菔子、枳实、麸皮、食盐各适量，金仙膏 1 贴。

用法： 将金仙膏加温软化，贴于患者的肚脐上（每 2～3 日更换 1 次）。再将莱菔子和枳实混合共碾成粗末，加入食盐、麸皮，在锅内炒热，用布包裹，趁热熨于脐腹部，冷则再炒再熨，持续 40 分钟。每日 2～3 次。

2. 伤食熨敷法（《敷脐妙法治百病》）

主治： 伤食，消化不良。

处方： 苍术、香附、厚朴、半夏、陈皮、枳壳、山楂、麦芽、神曲、莱菔子、紫苏、生姜、食盐各适量，金仙膏 1 贴。

用法： 将金仙膏加温软化，贴于脐上（每 2～3 日更换 1 次）。剩余的药物混合共碾成粗末，在锅内炒热，用布包裹，趁热熨于脐腹部，冷则再炒再熨，持续 40 分钟，每日 2～3 次。

3. 加味香砂熨敷法（《敷脐妙法治百病》）

主治： 伤冷食。

处方： 木香、丁香、砂仁、草果、莱菔子、枳实、麸皮、食盐各适量，金仙膏 1 贴。

用法： 将金仙膏加温软化，贴于患者脐上（每 2～3 日更换 1 次）。剩余药物共碾成粗末，在锅内炒热，用布包裹，熨于脐腹部，冷则再炒再熨，持续 40～60 分钟。每日热熨 2~3 次。一方加附片、巴豆。

4. 复方棱莪熨敷法（《敷脐妙法治百病》）

主治：伤食。

处方：三棱、莪术、大黄、槟榔、苍术、香附、厚朴、半夏、陈皮、枳壳、山楂、麦芽、神曲、莱菔子、紫苏、生姜、食盐各适量，金仙膏 1 贴。

用法：将金仙膏加温软化，贴于脐上（每 2~3 日更换 1 次）。剩余药物共碾成粗末，在锅内炒热，用布包裹，趁热熨于脐腹部，冷则再炒再熨，持续 40 分钟，每日热熨 2~3 次。

5. 补中消食散（《敷脐妙法治百病》）

主治：脾胃虚弱型伤食。

处方：党参、白术、炙甘草、半夏、陈皮、香附、木香、砂仁、益智仁、厚朴、神曲、干姜各适量，金仙膏 2 贴。

用法：以上药物除金仙膏外，混合共碾成细末，贮瓶备用。用时取药末适量，在锅中炒热，填满脐孔，再将金仙膏加温软化，分别贴于肚脐及上脘穴。每 2 日换药 1 次。

【点评】

消化不良大都由于情绪不好、工作过于紧张、天寒受凉或多食不易消化的食物所引起，治疗时需从病因论治。

方用莱菔子、枳实消食积，行气滞；麸皮、食盐和中养胃；山楂、麦芽、神曲消食化积为主；辅以莱菔子、厚朴消食除胀；苍术健脾助运。若食积腹满、大便不通、恶心呕吐、舌苔厚腻之症，以大黄、槟榔、三棱、莪术攻积导滞，半夏、陈皮、燥湿健脾奏消积导滞、和中除满之功。寒食凝滞不化伤食可加附片、巴豆祛寒化饮。若脾胃虚弱、消化不良所致的体虚萎黄、食后腹胀、喜暖喜按、苔白、脉细之症，则以香砂六君子汤化湿健脾，加干姜、益智仁温补脾阳，具有补中益气、消食除满之功，脾阳温振，运化复常则食消湿化。

金仙膏出自《理瀹骈文》，又名开郁消积膏，主治中焦郁积，能和气血，疗脾胃诸病。

第十七节　高脂血症、脂肪肝

一、概述

高脂血症是指血浆或血清中一种或多种脂质的含量超过正常高限时的病症，一般以总胆固醇、低密度脂蛋白胆固醇增高，高密度脂蛋白胆固醇降低和（或）甘油三酯增高为主要特征。上述血脂代谢异常，是动脉粥样硬化、冠状动脉硬化性心脏病及急性心肌梗死等的主要危险因素。高脂血症是现代医学的病名，中医学虽然没有高脂血症的病名记载，但历代医家对其内容早有一定的认识，这些论述散见于胸痹、心痹、中风、血瘀证、痰证、眩晕等病症中。

脂肪肝是指各种原因引起的肝细胞内脂肪堆积所致的疾病。一般在做 B 超或彩超检查时便能发现。本病可由高脂血症进一步发展导致，高脂血症和脂肪肝多伴随发生，临床贴敷治疗可互相参照。

二、贴敷治疗处方

1. 外用克脂膏（《中国膏药学》）

主治：用于脂肪肝。

处方：吴茱萸 100g，乌贼骨 100g，三七 50g，血竭 50g，鸡内金 50g，法半夏 50g，陈皮 20g，莪术 15g，生山楂 30g。

用法：上药麻油熬，黄丹收膏。按常规法贴于肝区，鸠尾、中脘、神阙、胃俞、脾俞，以及胃、脾经有关穴位，每 2 日更换 1 次，12 次为 1 个疗程，中间可间歇 6 日。

2. 砂鱼贴（《穴位贴敷治百病》）

主治：高脂血症、脂肪肝（湿热阳黄）。

处方：砂仁 30g，鲜鲫鱼 1 条，白糖 50g。

用法：先将砂仁研细为末，鲜鲫鱼捣烂去刺，再加白糖，混合共捣和匀如膏状，装瓶备用。用时取膏 1/4 量，分别敷于神阙、至阳、期门、阳陵泉穴上，用纱布覆盖，外用胶布固定。每日换药 1 次，7 次为 1 个疗程。

3. 泽泻降脂膏（《集验百病良方》）

主治：高脂血症、脂肪肝。

处方：泽泻 30g，丹参 20g，生山楂 30g，黄精、虎杖、荷叶、莱菔子各 15g，龙胆草 30g。

用法：将上药研为细末，用米醋适量调拌成糊膏状，均匀敷于神阙、期门、中脘、阳陵泉穴上，用纱布覆盖，外用胶布固定。每日换药 1 次，10 次为 1 个疗程。

【现代临床报道】

韩氏穴位贴敷治疗高脂血症 60 例，取足三里、丰隆、三阴交、脾俞、中脘。中药由麝香 20%、沉香 65%、冰片 15% 组成。先把沉香粉碎后，再按配方将其他药材放入研钵中反复研磨，混合均匀后储瓶备用。用时取药粉 0.5g 放在所选穴位上，用胶布固定。每周敷药 3 次，一般 21 日为 1 个疗程。结果：治疗后血脂的改善有显著或极显著意义。

按释：高脂血症多与脾胃不和、脾虚痰盛有关，故治疗以健脾胃、化痰湿为主，取穴以胃经、脾经为主，配以化痰之丰隆穴，共奏化痰祛痰消浊之效。

韩丽英. 穴位贴敷治疗高脂血症临床观察. 辽宁中医杂志, 2003, 30 (6): 462.

【点评】

高脂血症及脂肪肝主要属于中医的"痰湿""血瘀"的范畴，可从肝、肾、脾三脏论治。治以养肝、柔肝、补肾、滋阴之法，常可达到降低血脂的目的。有一定降脂作用的中药有：泽泻、姜黄、蒲黄、大黄、生首乌、虎杖、生决明子、番泻叶、山楂、丹参、桑寄生、海藻、昆布等。足三里、丰隆、三阴交、脾俞、中脘等穴均有化痰活血降脂的疗效，可进一步加强药物的作用。限制高脂肪食品，加强运动，改变不良嗜好，可使贴敷疗效益佳。

第十八节　肝硬化

一、概述

肝硬化是一种以肝实质细胞广泛破坏、变性、坏死与再生，纤维组织增生，以致正常结构紊乱为主要病理变化的影响全身的慢性病症。主要的病理组织学变化有广泛的肝细胞变性、坏死，肝细胞结节性再生，纤维组织增生及纤维间隔形成，导致肝小叶结构破坏及假小叶形成，临床上有多系统病变，以肝功能损害和门静脉高压为主要表现。早期无症状，晚期常出现上消化道出血、肝性脑病等严重并发症。中医学认为，形成肝硬化的病机早期主要是肝、脾的功能失调，气滞、血瘀、水停是肝硬化的3种重要病理变化。晚期肝硬化的临床治疗是比较困难的，常用的治疗方法有时难以收效，有的治疗方法容易诱发并发症。属于中医学"积聚""胁痛""黄疸""鼓胀"等病的范畴。

各种肝炎如治疗不彻底、不及时或自身抵抗力差均可向肝硬化方向发展。肝硬化症状可以表现为乏力、食欲减退、恶心、营养不良、腹胀、腹痛、腹泻，晚期可出现发热、黄疸、门静脉高压、腹水、脾功能亢进、上消化道出血等。

二、贴敷治疗处方

1. **敷脐方1（《肝胆病外治独特新疗法》）**
主治：肝硬化腹水。
处方：田螺4个，大蒜5个，车前子6g。
用法：共捣烂，贴脐。

2. **敷脐方2（《肝胆病外治独特新疗法》）**
主治：用于治疗肝硬化有腹水者。
处方：车前草30g，大蒜20g。

用法： 捣烂，贴脐上。

3. 克坚膏（《肝胆病外治独特新疗法》）

主治： 用于治疗慢性肝炎及早期肝硬化、肝脾肿大等。

处方： 夏枯草 100g，生牡蛎 100g，黄药子 50g，皂角刺 50g，昆布 100g，海藻 100g，玄参 50g，路路通 50g，龟板 50g，鳖甲 100g，穿山甲 100g，三棱 50g。

用法： 上药按常法做成膏药外用，将膏药烤热后贴在肝区、脾区、肝俞、脾俞，以及肝经上的有关穴位，每 2 日更换 1 次，12 次为 1 个疗程，中间可间歇 6 日。如有剩余膏药粘在皮肤上，可将膏药袋撕开，用内面粘卜残留在皮肤上的膏药。

4. 仿阿魏膏（《肝胆病外治独特新疗法》）

主治： 肝硬化积聚痞胀。

处方： 阿魏 5g，芒硝 9g，人造麝香 1.5g。

用法： 共研细末，和葱白同捣为糊。将药糊放于痞块上，加盖青布，随用内装热水的茶缸慰热，使药力透过皮肤直达肝脏。

5. 三子消水丸（《中华脐疗大成》）

主治： 肝硬化腹水。

处方： 牵牛子 30g，枸杞子 15g，莲子心 5g。

用法： 上药共压粉，每次取药粉 2g，用适量凡士林调膏制丸，纳入脐部，外盖塑料薄膜和纱布，周边以胶布固定。每日 1 换，敷药 1 周后可改用日贴夜去，或敷 2 日停 3 日的间歇敷药法。

6. 软肝利水散慰脐法（《中华自然疗法》）

主治： 肝硬化及肝硬化腹水。

处方： 川椒 100g，炙鳖甲、三棱、莪术、阿魏、白术各 15g，黑白丑各 15g，桂心 10g。

用法： 上药共研为细末，白酒调匀，涂抹于剑突下（上脘、中脘），胁肋部（期门、梁门、章门）及脐中，然后覆以纱布，以熨斗或热水袋温熨 30～60 分钟。每日 1 次。

7. 车前桂遂慰法（《中华脐疗大成》）

主治： 肝硬化腹水。

处方： 车前草 30g，肉桂 9g，甘遂 6g，独头蒜 2 个，葱白 3 根。

用法： 将方中前 3 味药共碾成细末，加入蒜、葱白，共捣烂如膏状，敷于脐上，盖以纱布，胶布固定，再用热水袋熨于脐处。每日换药热熨 1 次，10 次为 1 个疗程。

8. 二甘粉（《民间简易疗法·穴位贴敷》）

主治： 晚期肝硬化腹水。

处方： 甘草 15g，甘遂 15g，共研为细粉并分 8 等份，每份含甘草 1.8g，甘遂 1.8g。

用法： 每次用鲜姜 9g 去皮捣烂为糊，与 1 份二甘粉调在一起，分置于 2 块 5cm×5cm 大小的胶布上，然后分别敷在双侧曲泉穴上。外敷后局部有灼痛感，但能忍受。一般 4 小时后尿量开始增多，12 小时达高峰。可根据病人一般情况及尿量灵活掌握外敷时间，一般在 24 小时内除去外敷药。局部常有色素减退，一般没有水泡、溃疡等。可以连续外敷 3 次，间隔 3~5 日再敷。

【古代文献选录】

遍身黄肿：掘新鲜百条根，洗捣掩脐上，以糯米饭半升，拌水酒半合揉软，在药上，以帛包住，待一二日后，口内作酒气，则水从小便中出，肿自消也。百条根，一名野天门冬，一名百奶，状如葱头，其苗叶柔细，一根下有百余个数。（《经验方》）

治小便不通，腹胀如鼓：田螺二枚，盐半匙。生捣敷脐下一寸三分。（《医钞类编》）

治黄疸病：田螺肉一二十个，作刴酒服之。（《小儿卫生总微论方》）

【现代临床报道】

高氏用自制健脾软肝膏（由党参、白术、桃仁、郁金、薄荷、鸡内金等组成）敷于脐部，其量与腹面平，上用纱布或肤疾宁覆盖后，点燃艾条灸敷药处 15 分钟，每日加灸（灸神阙穴）3 次，48 小时换药 1 次。结果：34 例病毒性乙型肝炎后肝硬化患者的临床症状如乏力、食欲不振、腹胀、胁痛等明显改善，肝硬化体征如肝掌、面色黧黑、脾大也有不同程度的改善。实验室检查 A/G 比值升高（$P < 0.05$），总有效率为 85.3% 。

按释：健脾软肝膏具有健脾益气、理气解郁、活血化瘀的作用，对于肝郁脾虚的早期肝硬化较为适宜。神阙穴属任脉，为诸阴经交会之所，药物在神阙穴通过刺激局部皮下各层组织丰富的神经末梢、神经丛和神经束，而起到促进人体神经、体液调节和免疫功能的作用，达到防病治病的目的。加灸可进一步疏通经络，促进和加快药物的吸收。

高荣慧. 神阙穴敷灸治疗早期肝硬化的临床观察. 中国针灸，1996，9：25 - 26.

黄氏等用健脾补肝肾、破血祛瘀的中药（由黄芪、当归、熟地黄、柴胡、桃仁、三棱等组成）制成外用膏药，取期门、神阙穴进行穴位贴敷，对 34 例肝炎后肝硬化进行观察。结果：患者中药穴位贴敷 3 个月后，自觉神疲乏力、纳呆、腹胀、肝脾区胀痛、大便稀薄、齿龈出血等症状改善。蛋白电泳清蛋白、γ - 球蛋白、麝浊、锌浊及血小板、补体 C_3 治疗前后相差显著（$P < 0.05$），提示中药穴位贴敷可以改善肝炎后肝硬化患者的肝功能。

按释：黄芪健脾益气，熟地黄养肝益肾，补血滋阴，当归、桃仁、三棱三药同用，功在破血祛瘀，共奏补脾益肝肾、破血祛瘀之效。脐是冲脉循行之处，冲、任、督"一源三歧"，三脉经气相通，串于十二经脉之间，具有溢蓄经脉气血的作用。期门穴为足厥阴肝经的募穴，脏腑之气与募穴相互贯通，《通玄指要赋》曰："期门罢胸满血膨而可已。"

黄琴峰，翟道荡，顾法隆，等. 中药穴位贴敷治疗肝炎后肝硬化临床研究. 上海中医药杂志，1991，3：17-19.

鲁氏用中药膏剂贴敷为主治疗肝炎后肝硬化20例，膏剂由红花、姜黄、赤芍、紫草、山栀、川楝子、香附、猪肝（焙干）各等量，研细末，用蜂蜜、15%乙醇按2：1的比例调成糊状，加入少许月桂氮唑酮透皮促进剂，贮棕色瓶备用。以肝区间章门穴为主穴，配以日月、期门穴。贴敷时将上述药膏摊在麝香膏的黏性面区中，贴于章门穴，6日换1次，15次为1个疗程。有些病人贴敷后会出现小水泡，可再以配穴贴敷，待水泡自然干瘪后，再贴主穴。结果：显效16例（80%），好转4例。20例HBsAg阳性患者有8例全部转阴。

按释：红花、姜黄能疏通经络，攻逐瘀血，消坚破结；山栀以清泻三焦火邪为主，凉血止血，消肿止痛；再配以猪肝，可消痞，调节免疫功能，改善肝功能。且肝区章门、日月、期门三穴为足少阳胆经、足厥阴肝经之要穴，其经气与肝胆相通；加之一定量的药物渗透剂使之强化透入，可使中药之性达疾病之所而发挥治疗作用。

鲁庆林．穴位贴敷为主治疗肝炎后肝硬化．中医外治杂志，1996，4：41.

【点评】

在我国，病毒性肝炎是引起肝硬化的主要原因，定期检查十分重要，肝硬化的原则是合理饮食，改善肝功能，抗肝纤维化治疗，积极防治并发症。《灵枢·水胀》曰："色苍黄，腹筋起。"即与肝硬化腹水吻合。

田螺味甘，性寒，无毒，外用取涎涂或捣敷，《本草纲目》曰："利湿热，治黄疸；捣烂贴脐，引热下行，止噤口痢，下水气淋闭。"可治疗肝硬化腹水。牵牛子泻水消肿，退腹水，甘遂通利二便，独头蒜软坚消积，攻逐水饮，车前草清利水道，消除水肿，肉桂、葱白温阳化气，导引药势，善治肝硬化日久、腹水等症。用药健脾补肾、活血疏肝、利水化瘀，可以明显改善肝功能，消除腹水。

阿魏体性极臭，外用宜少量。

第十九节　腹部肿块（癥瘕积聚）

一、概述

腹部肿块，中医据性质不同分称为癥瘕积聚。癥瘕大抵属于积聚之类。如《诸病源候论》指出："癥瘕者，皆由寒温不调，饮食不化，与脏气相搏结所生也。其病不动者，直名为癥。若病虽有结瘕而可推移者，名为癥瘕。"《合类医学入门》也说："有积聚成块不移动者曰癥，言坚硬贞固也。或有或无，或上或下，或左或右者曰瘕。"由此可见，癥与积为同一类，都是有形有征，坚硬不移；瘕与聚为同一属，都有聚散无常的特点。由于癥瘕的发病与气滞血瘀、元气不足有关，因而治疗总以活血行气，调和五脏为主。

积聚是以腹内结块，或胀或痛为主要临床特征的疾病。情志抑郁，气滞血瘀；酒食内伤，滋生痰浊；邪毒侵袭，留着不去是引起积聚的主要原因，常交错夹杂，混合致病。但积与聚之间又有一定的区别，积证具有积块明显，固定不移，痛有定处，病程较长，病情较重，多属血分的特点。初期积块不大，软而不坚，正气尚未大虚，治宜行气活血，软坚消积为主；中期积块渐大，质渐坚硬，正气渐伤，治宜攻补兼施；末期积块坚硬，形瘦神疲，正气伤残，治宜扶正为主，酌加理气、化瘀、消积之品。聚证常无明显积块，腹中胀气时聚时散，痛无定处，病程较短，病情较轻，多属气分，治疗以疏肝理气，行气消聚为主要原则。

现代医学的腹部肿瘤、肝脾肿大、胃肠功能紊乱、不完全性肠梗阻等症，可参考本篇施治。

二、贴敷治疗处方

1. 化瘀癥瘕膏（《敷脐妙法治百病》）

主治：癥瘕。

处方：苏木 18g，土元（炒熟）2 个，三棱（酒炒）、肉桂、莪术（酒炒）、木香、鸡骨炭、京丹（炒）各 30g，干漆、牛膝（酒炒）、牙皂 15g，细辛、硇砂各 12g，白胡椒 9g，麝香 1.5g，香油 1000g。

用法：将上药共为细末，加香油及黄丹收成膏。取膏药 60g，用温水温软后，摊在布上，将脐用黄酒洗之贴膏药，保留半个月，如不愈再贴，效果极佳。

2. 八反膏（《穴位贴敷治百病》）

主治：痞块。

处方：鳖头、苋菜、甘草、甘遂、芫花、海藻、阿魏、鳖甲、水红花子、葱白、蜂蜜各等份。

用法：上药应为末者为末，应捣烂者捣烂，入末再捣，加烧酒调匀。用时先以水调白面粉做圈，围痞上，六七分厚，取膏药敷痞上，外用锡壶两把，放烧酒熨痞，冷则更换（可用热水袋），痞内痛方止。待大便下脓血即除根。

3. 硝蒜阿魏饼（《中华脐疗大成》）

主治：肝脾肿大。

处方：朴硝、独蒜头、阿魏各等量。

用法：诸药混合捣至极融，制成药饼 2 个，1 个贴于脐窝上，另一个贴于痞块表面上，盖以纱布，胶布固定。每隔 3 日换药 1 次，至愈为度。

4. 散积消肿膏（《脐疗》）

主治：脾肿大。

处方：云南白药 1g，阿魏 1.5g（研末）。

用法：将上药混合填于脐内，外用胶布固定。隔日换药 1 次。

5. 川椒消水膏（《中医外治法集要》）

主治： 肝脾肿大，瘀滞疼痛者。

处方： 川椒100g，炙鳖甲、三棱、莪术、阿魏各15g。

用法： 上药共研为细末，过筛，白酒调成膏，纱布包裹。敷神阙穴，外加热敷。肝脾肿大者，再敷肝脾区，加热水袋熨之，每次30分钟，每日2~3次。热敷毕，药膏外盖纱布，胶布固定。1~2日换药1次。

6. 神仙化痞膏（《贴敷疗法》）

主治： 用于治疗各种慢性肝炎、晚期血吸虫病等所致的肝脾硬化肿大。

处方： 大黄、黄柏、当归、秦艽、三棱、莪术各15g，炙全蝎14个，山甲片14个，木鳖子仁7个，蜈蚣5条。

用法： 上药加麻油1200g，浸泡煎熬，用黄丹收膏，入乳香、没药各25g，风化硝15g拌匀，摊贴备用。取膏贴患处，先用姜擦后贴敷，贴敷处加温敷更好。

7. 甲鱼膏（二龙膏）（《北京同仁堂制药厂方》）

主治： 癥瘕痞块，婴儿积痞，肚胀腹痛，腹泻痢疾，干血痨症（子宫内膜结核）。

处方： 活甲鱼500g，苋菜500g，三棱30g，莪术30g，乳香150g，没药150g，木香6g，沉香135g，肉桂135g，麝香1g，香油7500mL，漳丹3120g。

用法： 用香油先将前4味药炸枯去渣，下漳丹熬成膏药基质；再取乳香、没药及木香共研细末，每1500g膏药基质中兑入上细末30g，再将沉香、肉桂、麝香混合研细，每大张贴掺细料0.3g、中贴掺细料0.18g、小贴掺0.09g。贴肚脐上。

禁忌： 生冷油腻，孕妇勿贴。

8. 加味三子散（《中华脐疗大成》）

主治： 积聚。

处方： 苏子、白芥子、莱菔子、香附、山楂核各15g，七宝膏药肉适量。

用法： 将前5味药混合共碾成细末，贮瓶密封备用。用时将七宝膏药肉置水浴上溶化，加入适量药末，搅匀，分摊于布上，每贴重20~25g。贴于脐上，每3日更换1次，5次为1个疗程。

9. 消积散聚方（《敷脐妙法治百病》）

主治： 积聚。

处方： 川芎、大黄、当归、皂角、香附、五灵脂、土木鳖、僵蚕、二丑、炮山甲、木香、麻油、黄丹各适量。

用法： 将上药加麻油熬，用黄丹收成膏。每贴重20~30g，贴于脐处。每2~3日更换1次，7次为1个疗程。

10. 麝香芥椒膏（《民间敷灸》）

主治： 脘胁痞满胀痛。

处方： 白芥子10粒，白胡椒5粒，麝香0.3g。

用法： 先将白芥子10粒和白胡椒5粒研细，与麝香0.3g混匀，用蒸馏水调成膏状，填入脐中，纱布覆盖。

11. 化积膏（《理瀹骈文》）

主治： 瘀滞痞满腹胀。

处方：香附 240g，五灵脂 240g（半生半熟），黑丑、白丑各 30g。

用法：以上诸药用麻油熬，黄丹收，再兑入木香末 30g 搅匀，摊纸上贴肚脐。3 日换药 1 次。

12. 水红花膏（《中医脐疗大全》）

主治：腹部痞块。

处方：水红花或其种子 50g，阿魏 30g，樟脑 10g。

用法：将水红花或其种子捣碎，水煎浓汁，加入阿魏樟脑粉，熬稠成膏，取适量，用厚布摊膏药分贴脐部，肝脾肿块处，外以胶布固定。贴至脐部皮肤发痒时揭掉膏药，休息 1~2 日皮肤不痒时，再更换贴 1 次。

13. 穿山膏（消痞膏）（《全国中药成药处方集》）

主治：积聚痞块，腹胀疼痛。

处方：穿山甲 18g，羌活 60g，红花 60g，密陀僧 360g，麻油 1500mL。

用法：以麻油 1500mL，将上药泡 5 日后，置火上熬枯，去渣滤尽，加密陀僧 360g，熬搅收膏，将膏药放入盆中，浸水数日，涂于红布上。小张 15g，大张 30g。视病变大小，贴于患处。

禁忌：孕妇忌用。

14. 化痞膏方（《中医脐疗大全》）

主治：腹中痞块，或胁下结块坚硬。

处方：阿魏 45g，雄黄 30g，白矾 30g，炮山甲 15g，鳖甲 15g，土鳖虫 10g，木鳖子 10g，面粉适量。

用法：诸药共碾研成极小粉末，瓶贮密封备用。用时取药末适量与面粉拌匀，加温水少量调和成厚膏状。取药膏 10~15g 直接敷布在脐孔上，外用蜡纸或纱布覆盖，再以胶布固定。每日换药 1 次。同时也要将膏药敷于包块上。敷药后脐部皮肤发痒时，可揭掉膏药，频敷频换。敷至大便次数增多时，即为药效的表现。

15. 化痞丹（《中华脐疗大成》）

主治：腹中痞块，肝脾肿大。

处方：桃仁、杏仁、小枣各 7 个，栀子 30g，朴硝 9g，川军 9g。

用法：将以上诸药共研末，用鸡子清和蜜调匀为糊，摊在布上，贴脐部。7 日换药，连贴 3 次。

16. 白玄膏（百效膏）（《中国膏药学》）

主治：破积痞块（肝脾肿大）、月经不调等症。

处方：白芷 120g，玄参 120g，木鳖子 120g，大黄 120g，赤芍 120g，官桂 330g，当归 330g，生地黄 330g。

用法：用香油 7200mL 将上药炸枯去渣，入黄丹 3000g，熬搅匀成膏。另兑入细料（阿魏、乳香、没药各 60g），共研细粉，每 500g 膏内兑细料 15g，搅匀摊贴，每贴重 4.5g 左右。用时微火熔开，贴患处及小腹。

17. 花草膏（消痞狗皮膏）（《全国中药成药处方集》）

主治：适用于肝气郁结等。

处方：水红花子 90g，透骨草 90g，京三棱 90g，大黄 90g，莱菔子 90g，穿山甲 90g，蜈蚣 45g，全当归 90g，大蒜头 90g，杏仁 90g，莪术 90g，木鳖子 90g，全蝎 45g。

用法：用麻油 7500mL，熬枯去渣再加漳丹 1800g，阿胶 90g 熬搅收膏。临摊时，取净药膏 500g，再加麝香 1.2g，芦荟、制乳香、制没药各 9g，阿魏 30g，梅冰片 1.5g，各研细粉，入膏药内搅匀，摊于狗皮膏上。用时将膏在滚水茶壶上烘热熔化，贴于患处，再用暖手揉百余转，能作寒热，腹痛下秽，其疾自愈。

禁忌：百日内忌酒色，气恼，劳役，发物。

18. 魏蚣膏（《丹溪精华》）

主治：痞块（肝脾肿大）。

处方：阿魏 9g，蜈蚣 3 条，麝香 1g（另研），全蝎 7 个，鸡蛋 1 个，蜂蜜 60g，葱白 3 根，皂角 21g。

用法：以上共为细末，用酒糟拳大一块，将前药捣和成膏，加葱白 7 根，入蜜少许，搅和成膏。量痞大小以红布摊贴在患处。

19. 羌活膏（阿魏膏）（《中国膏药学》）

主治：痞块（肝脾肿大）。

处方：羌活 15g，独活 15g，玄参 15g，官桂 15g，赤芍 15g，穿山甲 15g，生地黄 15g，两头尖 15g，大黄 15g，白芷 15g，天麻 15g，桃枝 9g，柳枝 9g，槐枝 9g，木鳖子仁 20 枚，血余炭 15g，红花 12g。

用法：以上用香油 120mL，煎黑去渣，徐徐下黄丹煎，软硬适中，入芒硝、阿魏、苏合油、乳香、没药各 15g，麝香 9g 调匀，即成膏，摊贴患处。凡贴膏药，先用朴硝敷患处。

20. 大皂膏（五仙膏）（《中国膏药学》）

主治：痞块（肝脾肿大）。

处方：大黄 250g，皂角 250g，生姜 250g，生葱 250g，大蒜 250g。

用法：上药共捣烂，水煎取汁去渣，再熬成膏。摊绢绵上，先针轻刺患处，后贴膏药。

21. 莪棱消积散（《中医脐疗大全》）

主治：腹中痞块。

处方：莪术、三棱、川芎、赤芍、当归各 6g，米醋适量。

用法：将诸药混合研为细末，过筛后装入瓶中，密封备用。取药 10~15g，以米醋调和成厚膏，以膏适量敷布于脐中和痞块局部，盖以纱布，胶布固定。一般 2 日换药 1 次，10 日为 1 个疗程。

【古代文献选录】

腹中痞块：皮硝一两，独蒜一个，大黄末八分，捣饼贴患处，以消为度。（《经验方》）

腹中癥块：茱萸三升捣，和酒煮熟，布裹熨症上，冷更炒热，更番熨之，癥移走，逐熨之，消乃止。（《集验方》）

二仙膏治痞气腹中作块。明矾、雄黄（各二两）研细，先将二两水糊和成膏，纸摊贴患处即效。不效，再以后二两摊贴，须看贴药之后大便如脓下，即愈。（《古今医统大全》）

三圣膏贴痞块，化为脓血。用未化石灰（半斤）为末，瓦上微炒红提出，候热稍减，入大黄末一两炒热，仍提出，入桂心末五钱略炒，以米醋熬成膏，厚摊烘热，贴上即愈。（《古今医统大全》）

四圣膏专贴痞块。黄芪叶、独蒜、盐、穿山甲，上以好醋捣成饼，量痞大小贴之，两炷香为度。痞化为脓水，从大便中出。（《古今医统大全》）

【点评】

癥瘕治疗均以活血破血药物为主，化瘀消癥。方用苏木、土元、京丹、干漆、硇砂活血破瘀，消坚化癥；牙皂、麝香锐利走窜，通络散结。甲鱼活血通经，养阴消癥，阿魏破瘀化癥，鳖甲消积破癥，善治肝脾肿大，腹腔内癥瘕积块。

积聚治疗均以行气导滞，化痰消瘀药物为主，化积消聚。苏子、白芥子、莱菔子辛散温通，祛痰利气，消肿散结；香附、山楂治血化瘀，消肿通络。大黄、炮山甲、土木鳖活血破瘀，散结消肿；二丑、木香泻积化滞，宽肠止痛；皂角走窜通络，加强药力；僵蚕辛散通透。阿魏、鳖甲软坚化结，消癥破瘕；雄黄、木鳖子、白矾攻毒散结。加小枣、蜂蜜和理脾胃；鸡子清清热除烦。辅以川芎、赤芍活血化瘀；当归养血通络。综合应用则药力明显提高，且能防止耗散太过所致血亏，故善治腹中结块积聚之症。

第二十节　结　胸

一、概述

结胸指胃脘部甚至腹部按之硬满而痛为主要临床表现的病症，多由于痰、热、水、食、气结于胸腹，类似现代医学的急性胸腹膜炎、胃穿孔、胸腔积液等症。

二、贴敷治疗处方

1. 结胸膏（《敷脐妙法治百病》）

主治： 结胸症。

处方： 大黄、芒硝、甘遂、枳实各 6g，清阳膏 2 贴。

用法： 将前 4 味药共碾为细末，贮瓶备用。用时取药末 3g，以蜂蜜调和成膏状，涂于脐孔内，外用清阳膏封贴，同时将另一贴清阳膏贴于胃脘部。每 2～3 日换药 1 次。

2. 硝黄葶杏糊（《家庭脐疗》）

主治： 结胸。

处方： 生大黄、芒硝、葶苈子、杏仁各3g。

用法： 上药共压细粉。以水调上药成糊状敷脐，常规法固定。

3. 泻肺逐饮膏（《穴位贴敷治百病》）

主治： 胸膜炎、胸腔积液。

处方： 葶苈子、桑白皮、白芥子、猪牙皂、丹参、桃仁、瓜蒌皮、香附、延胡索各50g，生甘草10g。

用法： 将上药研为细末，用蜂蜜、米醋各半调拌成糊膏状，均匀敷于前胸和两胁部上，用纱布覆盖，外用胶布固定。每日换药1次。

【点评】

结胸指邪气结于胸中的病症。主要症状有两类：一类为胸胁部有触痛，头项强硬，发热有汗，脉寸浮关沉等；一类为从心窝到少腹硬满而痛，拒按，大便秘结，口舌干燥而渴，午后稍有潮热，脉沉结等。急性胸膜炎：上消化道穿孔引起的弥漫性腹膜炎的病人与此症相类。本病属外科急症，禁食并做胃肠减压及抗感染手术治疗当为首选。

方用甘遂峻下通便逐饮，葶苈子、杏仁泻肺通腑，下气通便达到消积滞、逐痰饮、泻实火之功，故善治痰热内结、食积邪滞所致的腹中硬满疼痛、大便秘结之症。

■ 第十三章　神经精神系统病症 ■

第一节　头　痛

一、概述

头痛是患者自觉头部疼痛的一类病症，可见于多种急慢性疾病，如脑及眼、口鼻等头面部病变和许多全身性疾病均可出现头痛，其病因复杂，涉及面很广。头为"诸阳之会"，"清阳之府"，手、足三阳经和足厥阴肝经均上头面，督脉直接与脑府相联系，因此，各种外感及内伤因素导致头部经络功能失常，气血失调，脉络不通或脑窍失养等，均可导致头痛。本文主要讨论外感和内伤杂病以头痛症状为主症者，若为某一疾病发生过程中的兼症，可参照本篇治疗。

本病的病因分外感、内伤两个方面。"伤于风者，上先受之"，故外感头痛主要是风邪所致，每多兼寒、夹湿或兼热，上犯清窍，经络阻遏，而致头痛。内伤头痛可因情志、饮食或体虚久病等所致，有实证、虚证之分；实证多因情志不遂，肝失疏泄，肝阳妄动，上扰清窍；或恣食肥甘，脾失健运，痰湿内生，阻滞脑络；或外伤跌仆，气血瘀滞，脑络被阻所致；虚证多为肾阴不足，脑海空虚，清窍失养；或禀赋不足，久病体虚，气血不足，脑失所养所致。

二、辨证

临床上头痛总体上分为外感和内伤头痛两大类。按照头痛的部位辨证归经，前额痛为阳明头痛，侧头痛为少阳头痛，后枕痛为太阳头痛，巅顶痛为厥阴头痛。

1. 外感头痛

主症为头痛连及项背，发病较急，痛无休止，外感表证明显。兼见恶风畏寒，口不渴，苔薄白，脉浮紧，为风寒头痛；头痛而胀，发热，口渴欲饮，小便黄，苔黄，脉浮紧，为风热头痛；头痛如裹，肢体困重，苔白腻，脉濡，为风湿头痛。

2. 内伤头痛

主症为头痛发病较缓，多伴头晕，痛势绵绵，时止时休，遇劳或情志刺激而发作、加重。实证兼见头胀痛目眩，心烦易怒，面赤口苦，舌红苔黄，脉弦数，为肝阳上亢头痛；头痛昏蒙，脘腹痞满，呕吐痰涎，苔白腻，脉滑，为痰浊头痛；头痛迁延日久，或头有外伤史，痛处固定不移，痛如锥刺，舌暗，脉细涩，为瘀血头痛。虚证头痛兼头晕耳鸣，腰膝酸软，神疲乏力，遗精，舌红苔少，脉细无力，为肾虚头痛；头部空痛兼头晕，神疲无力，面色不华，劳则加重，舌淡，脉细弱，为血虚头痛。

三、贴敷治疗处方

1. 决明子散（《中华脐疗大成》）

主治：风热头痛，肝阳头痛，头风头痛。

处方：炒决明子 30g。

用法：将决明子研为细末，贮瓶备用。用时取药 6g，以清茶水调如糊状，分别敷于患者脐孔及双侧太阳穴上，盖以纱布，胶布固定。药干则更换新药。

2. 芥菜子散（《理瀹骈文》）

主治：寒湿头痛。

处方：芥菜子适量。

用法：研细末，温水调稠，填脐内，隔衣以壶盛热汤熨之，汗解。

3. 白芥子散（《外治寿世方》）

主治：热病初起，症见头痛。

处方：白芥子 5g。

用法：白芥子压粉后用温水调，填脐部，隔布 2 层，以壶盛热水熨，至汗出可愈。

4. 芎芷萸散（《敷脐妙法治百病》）

主治：头痛。

处方：川芎、白芷、吴茱萸各等量。

用法：将上药混合共碾成细末，用温水调成糊状，敷于脐上，纱布覆盖，胶布固定。每 2 日换药 1 次，病愈方可停药。

5. 吴茱萸散（《敷脐疗法》）

主治：厥阴头痛。

处方：吴茱萸适量。

用法：将上药研末，醋调敷脐，纱布包扎，敷于脐上，令药性上达。

6. 三白膏（《中医验方》）

主治：头痛发凉，遇风痛甚。

处方：白附子、川芎、白芷各 30g，细辛 10g，葱白 5 茎。

用法：先将前 4 味药粉碎为末，加葱白捣融如膏，取药膏如蚕豆大一粒，压扁分贴于太阳、神阙、关元上，每穴 1 粒。胶布固定，每日换药。

7. 薄荷叶膏（《中国灸法集粹》）

主治：外感头痛。

处方：鲜薄荷叶适量。

用法：捣烂如泥膏状，制成蚕豆大药团数枚，敷灸时用手指轻压贴于穴位上，选用太阳、阳白、印堂，每日贴敷1~2次。每次4~6个小时。

8. 生姜膏（《中国灸法集粹》）

主治：风寒头痛。

处方：鲜姜适量。

用法：取鲜姜适量，捣如泥膏状，成黄豆大姜团数枚（不要去姜汁），贴于太阳穴，上盖油纸固定即可，每日1次，每次1~2个小时。

9. 山豆根膏（《中国灸法集粹》）

主治：风热头痛。

处方：山豆根适量。

用法：取山豆根适量，研为细末，用香油调如糊状，分别摊于油纸上（药面如1分硬币大），贴双侧太阳穴，固定即可。每日1次。

10. 头痛药饼（《贴敷疗法》）

主治：头部胀痛较甚，有灼热感。

处方：桑叶、菊花、川芎、白芷各15g，生川乌、生草乌各10g，地龙3条，酒、米粉适量。

用法：上药共研细末，加面粉、酒适量，调制成小药饼，睡前贴敷于太阳穴，用胶布固定，次晨揭去，每日1次。至头痛消除后继续贴敷1周，以巩固疗效。

11. 贴敷方1（《中医外治奇方妙药》）

主治：偏头痛。

处方：白芷10g，细辛3g，面粉6g。

用法：将前两味药研粉，加入面粉拌匀，炒热成饼，敷于患者痛处，每日换药2~3次。

12. 贴敷方2（《中医外治奇方妙药》）

主治：偏头痛。

处方：白附子3g，葱头15g。

用法：将上药捣烂如糊状，然后贴敷于痛侧太阳穴上，外面盖以红膏药或白胶布固定。

13. 三生祛痛方（《蒲辅周医疗经验》）

主治：偏头痛，痛不可忍。

处方：生乌头（草乌亦可）、生南星、生白附子各等份。

用法：将上药研为细末，每次用30g，加葱白连须7棵，生姜15g，切碎捣烂如泥，入药末和匀，用软布包好蒸热，包在痛处，其效颇速。

14. 塞鼻方（《中医外治法奇方妙药》）

主治：偏头痛。

处方：白芷10g，川芎、羌活各5g，冰片0.5g。

用法：将上药研细为末，瓶装备用。用时将少许药末置于一小块绸布上，包好后塞入鼻孔内，右侧头痛塞左鼻孔，左侧头痛塞右鼻孔。

【古代文献选录】

日华子云，治头痛，水调决明子，贴太阳穴。(《肘后备急方》)

治卒中恶风头痛方：捣生乌头，以大酢和涂，放布上敷痛处，须臾痛止，日夜五六敷，遂痛处敷之。摘乌头须去皮。(《备急千金要方》)

又熨法，治风头痛，虽重编厚帛，不能御风寒者。艾叶揉如绵，用帛夹住，包头上，用熨斗熨艾，使热气入内，良久即愈。(《备急千金要方》)

头风热痛，山豆根水，油调，涂两太阳。(《圣济总录》)

年久头痛，川乌头、天南星等分为末，葱汁调涂太阳穴。(《经验方》)

头风掣痛不可禁者，牛蒡茎叶捣取浓汁二升，无灰酒一升，盐花一匙，头火煎稠成膏，以摩痛处，风毒自散。摩时须极力令热乃效，冬月用根。(《篋中方》)

风气头痛不可忍者，乳香、蓖麻仁等分，捣饼，随左右贴太阳穴，解发出气甚验。又方，用蓖麻油纸剪花贴太阳，亦效。(《德生堂方》)

生姜贴法（种福堂），治太阳风寒头痛及半边头痛，生姜三片，将桑皮纸包好，水湿，入灰中煨熟，趁热将印堂、两太阳各贴一片，以带缠之，立愈。(《医学从众录》)

偏正头风，天阴风雨即发。桂心末一两，酒调，涂于额上及顶上。(《太平圣惠方》)

头痛饼子，有用五倍子、全蝎、土狗各七个，醋和作饼者。用南星、川芎等分同连须葱白捣烂作饼者。有用蓖麻子、乳香者。有用大黄、芒硝同井底泥捣贴者。然外治之药，无论邪之寒热，并宜辛温开达，徒用苦寒，郁闭益甚，苟非热极，不可轻用。(《金匮翼》)

偏正头风，斑蝥一个去头足翅，隔纸研细为末，筛去衣壳，将末少许点在膏药上，如患左痛贴右太阳，患右痛贴左太阳，隔足半日取下，永不再发。(《良方集腋》)

偏正头痛，用谷精草一两为末，以白面糊调摊纸花上，贴痛处，干换。(《集验方》)

止痛太阳丹（奇效）。天南星、川芎等分，为末，同莲须、葱白作饼，贴太阳痛处。(《医方大成》)

贴头痛风热病秘方。大黄、朴硝等分，为末，用井底泥捏作饼，贴两太阳穴。(《医学从众录》)

【现代临床报道】

马氏用头风膏穴位贴敷太阳穴治疗偏头痛。将川乌、白附子、生南星、川芎、细辛、樟脑、冰片等分研碎为末，过120目筛制成，使用时取其粉末适量，以蜂蜜调成糊状，置于直径约1.5cm的胶布上，将药物连同胶布一起贴于两侧的太阳穴，每次贴敷6～8小时，每日1次，5次为1个疗程，疼痛停止后继续巩固治疗1个疗程。治疗共78例，显效56例，有效16例，无效6例。

按释：太阳穴为头部重要奇穴，手足少阳和足阳明之经脉临近该部位，其经气可弥散到该穴位，手阳明、手太阳和手足少阳之经筋结于太阳部，该穴深部有颞浅动、静脉，布有三叉神经第2、3分支和面神经颞支，刺激该穴位具有调整神经和血管等多种功能。川乌温经散寒，祛风止痛；白附子辛甘大温，善治风痰；生南星清热燥湿，善治顽痰；川芎行气活血，善理血中之风；细辛辛温走窜，善治头风头痛；樟脑、冰片通透渗达，能引诸药达于疾病部位。穴位贴敷治疗偏头痛的机制可能与降低血液黏度及改善大脑血液循行作用有关。

马小平. 头风膏穴位贴敷太阳穴治疗偏头痛78例临床观察. 2003，12（1）：14－15.

曹氏等用偏头痛治疗活动带（为当归、川芎、白芷、柴胡、天麻、冰片等10味中药药粉组成）治疗偏头痛132例。佩戴时将5个药袋依次压在下列腧穴上，率谷（左）、太阳（左）、印堂、太阳（右）、率谷（右），每日佩戴4～6小时，必要时可终日佩戴；药袋10日更换1次，头痛症状缓解后仍可间断使用以预防复发。本组有效率90.15%，治疗后血流速度减慢。

按释：偏头痛属肝经风火上扰所致，疼痛部位多在前头部（阳明经）、侧头部（少阳经）。偏头痛治疗活动带基于"内病外治"的中医理论，依据药物穴位贴敷和头带加压的治疗机理设计而成，内装药粉具有活血化瘀、平肝息风、通络止痛之功。

曹金梅，毕巧莲. 偏头痛治疗活动带临床应用. 上海针灸杂志，2002，21（1）：28－29.

【点评】

贴敷治疗头痛有较好的疗效，对于多次治疗无效或逐渐加重者，要查明原因，尤其是要排除颅内占位性病变。头痛患者在治疗期间，应禁烟酒，适当参加体育锻炼，避免过劳和精神刺激，注意休息。目前认为偏头痛是不可治愈的疾病，但通过贴敷治疗可明显减轻症状和减少发作频率。

贴敷治疗头痛需先辨寒热。对于风热头痛或肝阳头痛，选取性微寒之决明子，辅以茶叶清热凉肝。对于风寒所致的头痛选用辛温之品，如白芥子、吴茱萸等药。可于发作时贴敷，出现头及后项出汗则效好，一般数分钟即缓解。现代药理证明，川芎、白芷、生川乌、生草乌、地龙等均有较强的止痛功效。可用于感冒、鼻炎、鼻窦炎、三叉神经痛、高血压、神经衰弱等引起的头痛。贴敷部位以太阳穴、印堂穴为多。

第二节　三叉神经痛

一、概述

三叉神经痛是以眼、面颊部出现放射性、烧灼样抽掣疼痛为主症的疾病，中医称"面痛""面风痛""面颊痛"，多发于 40 岁以上，女性多见，以右侧面部为主（占 60% 左右）。面部主要归手、足三阳经所主，尤其是内外因素使面部手、足阳明及手、足太阳经脉的气血阻滞，不通则痛，导致本病。

三叉神经痛多与外感邪气、情志不调、外伤等因素有关。风寒之邪侵袭面部阳明、太阳经脉，寒性收引，凝滞筋脉，气血痹阻；或因风热毒邪，浸淫面部，经脉气血壅滞，运行不畅；外伤或情志不调，或久病成瘀，使气血瘀滞；上述因素皆可导致面部经络气血痹阻，经脉不通，产生面痛。

二、辨证

三叉神经痛主要表现为面部疼痛突然发作，呈闪电样、刀割、电灼样剧烈疼痛，持续数秒到 2 分钟，发作次数不定，间歇期无症状，痛时面部肌肉抽搐，伴面部潮红、流泪、流涎、流涕等，常因说话、吞咽、刷牙、洗脸、冷刺激、情绪变化等诱发。眼部痛，主要属足太阳经病证；上颌、下颌部痛，主要属手、足阳明和手太阳经病证；兼见面部有感受风寒史，遇寒则甚，得热则轻，鼻流清涕，苔白，脉浮者，为风寒证；痛处有灼热感，流涎，目赤流泪，苔薄黄，脉数者，为风热证；有外伤史，或病变日久，情志变化可诱发，舌暗或有瘀斑，脉细涩者，为气血瘀滞。

三、贴敷治疗处方

1. 白香膏（《穴位贴敷治百病》）

主治：三叉神经痛，偏头痛。

处方：白芷、蓖麻仁、乳香、没药各 5g。

用法：将上药（为 1 次量）共捣烂为膏，或加白酒调匀为膏，敷于患侧太阳穴上，敷料包扎，胶布固定，每日换药 1 次，连用 3～5 日。

2. 山甲乳没散（《集验百病良方》）

主治：三叉神经痛，偏头痛。

处方：穿山甲、川厚朴、白芍、乳香、没药各等份。

用法：将上药研为细末，装瓶备用。将上药用黄酒调匀为膏，敷于神阙穴上，上盖纱布，胶布固定，每日换药 1 次，连用 5～7 日。

3. 贴敷方1（《民间简易疗法·穴位贴敷》）

主治：三叉神经痛。

处方：樟脑、细辛各10g，薄荷12g，五加皮15g，全蝎、龟板胶、当归、白芷、寻骨风各10g，蒲公英、紫花地丁、川芎各45g。

用法：除樟脑、龟板胶外，均经炮制，干燥粉碎，取香油500~750g在锅内烧至滴水成珠时，加入上药，充分搅拌均匀，文火至沸，冷凉即成膏状。3g为1丸，用时略加温后压成圆饼状，贴敷患侧。根据受累神经不同，选择不同的穴位，眼支可取太阳、阳白、攒竹；上颌支取四白、下关；下颌支取地仓、颊车，3日换药1次。

4. 贴敷方2（《民间简易疗法·穴位贴敷》）

主治：三叉神经痛。

处方：地龙5条，全蝎20个，路路通10g，生南星、生半夏、白附子各50g，细辛5g。

用法：共研为细末，加一半面粉，用酒调成饼摊贴于太阳穴，敷料固定，每日换药1次。

5. 贴敷方3（《民间简易疗法·穴位贴敷》）

主治：三叉神经痛。

处方：蜈蚣1条，地龙10g，蝼蛄10g，五倍子10g，生南星15g，生半夏10g，白附子10g，木香10g。

用法：共研为细末，每次取适量，用醋调成饼状，贴敷于患侧太阳穴上，纱布敷料覆盖，用胶布固定，每日换药1次，适用于各型三叉神经痛。

【现代临床报道】

刘氏等采用第2掌骨桡侧针法与中药穴位贴敷相结合的方法治疗三叉神经痛28例。针刺选取双侧第2掌骨桡侧"头"穴、"胃"穴，每日行针1次。中药贴敷药物组成为川芎、白芷、石膏各等量，细辛量减半，上药研细末备用。取患侧下关穴，第1支痛者加太阳穴。贴敷前局部皮肤常规消毒，取药末10g用温开水或白酒调成糊状敷于穴位，外用关节止痛膏固定，对皮肤过敏者换用肤疾宁固定。每日贴14~16小时，间隔6~8小时后换药再贴。结果：总有效率96.43%。

按释：川芎性味辛温走窜，功善活血祛风，解痉止痛。现代药理研究证实，川芎能缓解外周血管平滑肌痉挛，扩张血管，改善微循环，并有抗炎镇痛的作用。白芷、细辛均能祛风止痛，石膏辛甘、大寒，能清热降火，为治胃火头痛、牙痛的常用药，与白芷、细辛配伍能散经络郁火。太阳、下关穴均能疏通局部经气，散头面风热，通络止痛。用中药外敷穴位可发挥药物和穴位的双重作用，与第2掌骨桡侧针法结合应用，达到祛除风痰瘀火、疏通经络气血、解痉止痛的目的。

刘荣分，王海波，常洁. 针刺与穴位贴敷治疗三叉神经痛28例. 上海针灸杂志，2001，20（1）：31.

李氏等用白马乌钱膏（生川乌30g、生草乌30g、白芷20g、马钱子10g、黄丹

100g、香油300g）外贴治疗三叉神经痛32例，发作剧痛时将药膏放在硬纸片或者厚一点的布上，依照疼痛部位剪成圆形或方形的都可，利用气热或火热化软贴在患处，用胶布固定好，3～5日贴1次，总有效率达96.9%。

按释： 方中生川乌、生草乌、白芷、马钱子有镇静止痛和麻醉的作用。通过香油浸泡渗透，对药物大量有效成分有一定的提炼，加之将药物制成油膏持续了疗效，对末梢神经消炎止痛有一定的疗效，经反复实验，膏药中加少许麝香效果更佳。

李德富，李书珍．白马乌钱膏外用治疗三叉神经痛．中医外治杂志，1997，(5)：43.

【点评】

三叉神经痛是一种顽固难治之症，贴敷治疗有一定的止痛效果，对继发性三叉神经痛要查明原因，采取适当措施。

贴敷药物选择具有止痛、镇静作用的川乌、生草乌、白芷、川芎、地龙、全虫等，配合辨证风寒者加用生半夏、白附子等，风热者加用生石膏、蒲公英等。《本草衍义》曰："细辛，治头面风痛，不可缺也。"贴敷部位根据疼痛部位不同的神经分部，眼支取太阳、阳白；上颌支取四白、下关；下颌支取地仓、颊车。

第三节　臂丛神经痛

一、概述

臂丛神经痛是各种原因导致臂丛神经根、干出现无菌性炎症，以锁骨上窝、肩、腋、前臂尺侧等部位出现强烈的放射性甚至呈刀割样、撕裂样、烧灼样疼痛为主症，可伴有肢体运动、感觉障碍和肌萎缩，是较典型的神经疼痛，常与颈椎的退行性变、外伤或免疫接种、感受寒凉等因素有关。疼痛在几天内可减轻或消失，但有些患者可持续数周，瘫痪肢体可在几周到几个月开始好转，最终大都能显著好转。本病属中医的"肩臂痛""腋痛"等范畴。

中医理论认为，风寒湿热侵袭，稽留肩臂腋部经络；或跌打损伤，瘀血阻滞；皆可致经络不通，不通则痛。肩前部痛属手阳明大肠经证；肩后部痛属手太阳小肠经证；上肢内后廉痛属手少阴心经证；心经"下出腋下"，肺经"出腋下"，心包经"上抵腋下"，故腋下疼属手三阴经病证。兼见发病前有恶寒、发热等感受外邪病史者，为外邪侵袭；有肩臂腋部损伤或劳损史，局部压痛明显，舌暗或可见瘀斑，脉涩者，为瘀血阻滞。

二、贴敷治疗处方

贴敷方（《经穴贴敷疗百病》）

主治： 麻痹性臂丛神经炎。

处方： 干地龙 5g，乳香 6g，没药 6g，血竭 6g，红花 9g，白芷 9g，桃仁 9g，三七粉 9g，市售黑膏药 300g。

用法： 上药共研细末，将药粉和匀，溶解在黑膏药内，用油纸制成 2cm×2.5cm 大小的膏药备用。将药贴敷于肩部肩贞、肩髃穴位，每日换敷 1 次，连治 5~10 次。

【现代临床报道】

欧氏以舒筋络酊（由莪术、五味藤、虎杖、山豆根、薄荷脑等中草药组成），具有活血化瘀、舒筋活络、祛风除湿、消肿止痛的功效，每日喷涂患处 6~8 次，连用 2 日为 1 个疗程，临床治疗风寒湿痹（臂丛神经痛），总有效率为 94.4%。

欧彪，叶志文，周文元. 舒筋络酊临床疗效观察. 中成药，1997（1）：25-26.

【点评】

急性期患者要注意休息，避免提重物。

贴敷药物选用具有活血止痛作用之品，贴敷部位以局部痛点为主。地龙性咸寒，外用可治疗风湿关节疼痛、热痹红肿、半身不遂等症。

第四节　中　风

一、概述

中风是以突然晕倒，不省人事，伴口角㖞斜，语言不利，半身不遂，或不经昏仆，仅以口㖞、半身不遂为临床主症的疾病。因发病急骤，症见多端，病情变化迅速，与风之善行数变的特点相似，故名中风、卒中。本病发病率和死亡率较高，常留有后遗症；近年来发病率不断增高，发病年龄也趋向年轻化，是威胁人类生命和生活质量的重大疾患。西医学的急性脑血管病，如脑梗死、脑出血、脑栓塞、蛛网膜下腔出血等属本病范畴。

中风的发生是多种因素所导致的复杂的病理过程，风、火、痰、瘀是其主要的病因，脑府为其病位。肝肾阴虚，水不涵木，肝风妄动；五志过极，肝阳上亢，引动心火，风火相煽，气血上冲；饮食不节，恣食厚味，痰浊内生；气机失调，气滞而血运不畅，或气虚推动无力，日久血瘀；当风、火、痰浊、瘀血等病邪，上扰清窍，导致"窍闭神匿，神不导气"时，则发生中风。"窍"指脑窍、清窍；"闭"指闭阻、闭塞；"神"指脑神；"匿"为藏而不现；"导"指主导，引申为支配；"气"指脑神所主的功能活动，如语言、肢体运动、吞咽功能等。

二、辨证

1. 中经络
主症：半身不遂，舌强语謇，口角㖞斜。

兼见面红目赤，眩晕头痛，心烦易怒，口苦咽干，便秘尿黄，舌红或绛，苔黄或燥，脉弦有力，为肝阳暴亢；肢体麻木或手足拘急，头晕目眩，苔白腻或黄腻，脉弦滑，为风痰阻络；口黏痰多，腹胀便秘，舌红，苔黄腻或灰黑，脉弦滑大，为痰热腑实；肢体软弱，偏身麻木，手足肿胀，面色淡白，气短乏力，心悸自汗，舌暗，苔白腻，脉细涩，为气虚血瘀；肢体麻木，心烦失眠，眩晕耳鸣，手足拘挛或蠕动，舌红，苔少，脉细数，为阴虚风动。

2. 中脏腑
主症：神志恍惚，迷蒙，嗜睡，或昏睡，甚者昏迷，半身不遂。

兼见神昏，牙关紧闭，口噤不开，肢体强痉，为闭证；面色苍白，瞳神散大，手撒口开，二便失禁，气息短促，多汗腹凉，脉散或微，为脱证。

三、贴敷治疗处方

1. 复方菖冰散（《家庭脐疗》）
主治：中风。
处方：石菖蒲、川芎、羌活各 50g，冰片 5g，牛黄 3g。
用法：上药共压细粉，取药粉 5g，以蜂蜜调膏涂脐，常规法固定。每日用药 1 次。

2. 乌皂豨荷膏（《中华脐疗大成》）
主治：中风。
处方：乌梅 12g，皂角、豨莶草各 6g，薄荷 3g。
用法：将上药混合共研为细末，用水调和成膏状，敷于脐内盖以纱布，胶布固定。每 3 日换药 1 次，5 次为 1 个疗程。

3. 桃红龙石膏（《外治汇要》）
主治：中风后遗症。
处方：广地龙 20g，川芎、红花、石菖蒲、羌活各 12g，薄荷 8g，桃仁、冰片各 3g。
用法：将上药研为细末，用凡士林适量调拌成糊膏状，均匀敷于双足心涌泉穴上，用纱布覆盖，外用胶布固定。每日换药 1 次。

4. 中风散（《民间敷灸》）
主治：中风半身不遂，口闭，神志不清。

处方：天南星 12g，雄黄 6g，黄芪 12g，胡椒 3g。

用法：上药共研细末，用水调敷，贴敷于脐中。

5. 马钱子散 (《穴位贴敷治百病》)

主治：中风后遗症，半身不遂，偏瘫。

处方：马钱子、蔓荆子各 30g，黄芪 50g，红花、桃仁、穿山甲各 9g。

用法：将上药研为细末，装瓶备用。取本药散 30g，用白酒或清水适量调拌成糊膏状，均匀敷于患侧足心涌泉穴上，用纱布覆盖，外用胶布固定。每日换药 1 次。

6. 蛇鸡瓜蚤散 (《中华脐疗大成》)

主治：中风热毒壅盛。

处方：白花蛇舌草、鸡血藤各 20g，丝瓜络 30g，蚤休 6g，白酒、陈醋各适量。

用法：将方中前 4 味药共碾成细末，加入白酒和陈醋调成膏状，敷于患者脐部，以纱布覆盖，胶布固定。每日换药 1 次。

7. 瘫痪饼 (《中国灸法集粹》)

主治：中风半身不遂。

处方：取穿山甲、大川乌头、红海蛤各 60g，以上诸药粉碎研为细末。

用法：每用 1.5g 药末，用葱汁调和成膏状，制成一个如 5 分硬币大的圆饼，照上法制成数枚备用。贴敷时根据病情将药饼分别贴于涌泉、阳陵泉、足三里、曲池、肩髃、合谷等腧穴，上盖纱布，胶布固定。再取温水一盆，将敷灸药饼一侧的足浸入水内，微取自汗出，除去药饼。每 3 日贴洗 1 次，病愈为止。

8. 桃仁膏 (《中国灸法集粹》)

主治：中风言语謇涩。

处方：取桃仁、栀子仁各 7 枚，麝香 0.3g，上药共研细末，密贮备用。

用法：敷时取上药末，用白酒适量调如膏状，男左女右贴敷于劳宫穴，外以胶布固定即可。每周换敷 1 次，贴敷期间适当休息，减少谈话，如局部起水泡，谨防感染，忌食辛辣等。

9. 星姜膏 (《贴敷疗法》)

主治：用于突然中风致口斜，半身不遂，伴头昏眼花，呕吐痰涎，肌肤不仁，舌强语涩，舌苔白腻者。

处方：天南星适量，生姜汁酌量。

用法：天南星研细末，生姜汁调膏，摊纸上贴敷，分别贴合谷、内庭、太阳穴，左瘫贴右侧面，右瘫贴左侧面，每日 1 次，1 个月为 1 个疗程，一般需做 3 个疗程左右。

10. 菖蒲泥 (《中医外治法奇方妙药》)

主治：中风昏迷不醒。

处方：鲜石菖蒲（去叶用根）、鲜艾叶、生姜、生葱各 1 握，香油、米醋各适量。

用法：将前 4 味药捣烂如泥，然后加入香油、米醋入锅共炒，用布包好。敷于患者的头顶、胸背等部位，连熨数次，以醒为度。

【古代文献选录】

中而口眼㖞斜者，先烧皂角烟熏之，以逐去外邪；次烧乳香熏之，以顺其血脉。（《证治要诀》）

面上木处可将桂枝为末，用牛皮胶和少水化开调敷之，厚一二分。（《明医杂论》）

半身不遂……外用䂵砂二石，分作三袋，蒸热，着患处，冷再易，以瘥为度。（《医宗必读》）

中风口眼㖞僻在左，以改容膏敷其右；㖞僻在右，以此膏敷其左。今日敷之，明日改正，故曰改容。或以蜈蚣、冰片敷之，或以鳝血、冰片敷之，皆良。盖此三物者，皆引风拔毒之品，佐以冰片取其利气而善走窍，佐以姜附取其温热而散寒。冬月加之，他时弗用也。（《医方考》）

趁风膏，治中风，手足偏废不举。红海蛤（如棋子大）、川乌（去皮脐）、穿山甲各二两，生一半，酥炙一半。上为末，每服用半两糊、葱白汁和成厚饼子，约一寸半，贴在所患一边脚心中，虚虚横裹缚定，于无风密室中椅上坐，椅前用热汤一盆，将贴药脚于汤内浸，仍用人扶病人，恐汗出不能支持，候汗出急去了药。汗欲出，身麻木，得汗周遍为妙。宜谨避风，自然手足可举。如病未尽除，候半月再用一次，自除根本。仍服治风之药，补里忌口，远欲自养。（《丹溪心法》）

【现代临床报道】

杨氏等采用川芎提取物穴位贴敷辅助治疗中风后遗症40例。方法：治疗组：川芎提取物穴位敷贴膏（氮酮作为透皮吸收剂，并加丙烯酸酯、微粉硅胶等）。每日1次，贴敷于风府、百会穴，4周为1个疗程。用川芎敷贴膏的同时，可选用其他治疗方法，如内服中药等方法。对照组除不采用川芎敷贴膏外，其他治疗方法同治疗组。结果：治疗组痊愈19例，显效13例，有效5例；对照组：痊愈8例，有效8例。

按释： 川芎提取物川芎嗪能够扩张小动、静脉，间接抑制组织缺血时血小板聚集与激活，增加脑和微循环的血流量，并能明显减轻脑组织缺血性损害，改善神经系统功能障碍，同时对神经细胞树突及线粒体有保护和修复作用，还可能通过抗自由基损伤作用而保护脑组织。选取督脉穴位治疗，可使经气通畅，促使气血运行和功能恢复。实验研究表明，用督脉经穴治疗可减轻脑缺血时脑电活动的抑制和促进再灌注后脑电活动的恢复。调节脑组织和血液中一氧化氮（NO）和内皮素（ET）水平，改善脑血流量，有利于保护脑缺血后神经元的损伤。

杨洁红，别晓东，刘华．川芎提取物穴位敷贴辅助治疗中风后遗症40例．中国中医基础医学杂志，2004，10（3）：62－63.

傅氏等观察针刺配合穴位贴膜治疗中风偏瘫的临床疗效。方法：96例中风偏瘫患者随机分成3组，针刺组28例，穴位贴膜组（选用舒愈康贴膜，取穴同针刺组，均取健侧，揭下贴膜保护纸，用棉签将生理盐水点在药膜上湿润药物，将贴膜贴在健侧肢体上，用贴膜后辅以适当的功能活动，2日换贴膜1次，10次为1个疗程）27例，综合治疗组31例，分别应用针刺、穴位敷贴以及二者综合的方法同期用来治疗中风偏瘫。结果：针刺组、穴位贴膜组和综合治疗组的总有效率分别为84.4%、71.0%和93.9%，其中，综合治疗组优于其他二组，与穴位贴膜组有显著性差异（$P < 0.05$）。结论：针刺配合穴位贴膜治疗中风偏瘫疗效显著。

　　按释： 穴位贴膜选用的"舒愈康贴膜"是治疗中风偏瘫的纯中药穴位敷贴制剂。选取手足阳明、手足少阳之腧穴，以补益经气，舒经通络，将贴膜贴于患者健侧肢体之穴，则是遵循"补健侧"对应疗法的治疗原则，通过透皮吸收进入人体循环。该贴膜主要由鹿茸、黄芪、党参、桂枝、当归、天麻、川芎、丹参、羚羊角、麝香、蕲蛇、全蝎等中药组成，具有温阳益气、搜风通络、鼓舞脉气之功效，以利肢体功能恢复，肌力增加。对脑梗死、脑栓塞、脑出血等原因引起中风偏瘫肢体功能障碍有一定的疗效。

傅莉萍，项琼瑶，沈小荮. 针刺配合穴位贴膜治疗中风偏瘫的疗效观察. 上海针灸杂志，2003，22（8）：9 – 10.

【点评】

　　贴敷治疗中风疗效较满意，尤其对于神经功能的康复，如肢体运动、语言、吞咽功能等有促进作用，贴敷越早效果越好，治疗期间应配合功能锻炼。

　　贴敷治疗根据症状不同，用药和穴位也不同。神志不清者以开窍化痰为主，选用牛黄、冰片、石菖蒲等开窍醒神；口角㖞斜，半身不遂者，以通经活络为主，选用皂角、豨莶草走窜通络；言语不利者加用麝香化痰浊而通窍。也可选用治疗中风的中成药用于贴敷。

　　本病应重在预防，如年逾四十，经常出现头晕头痛、肢体麻木、偶有发作性语言不利、肢体痿软无力者，多为中风先兆，应加强防治。

第五节　眩　晕

一、概述

　　眩晕是自觉头晕眼花、视物旋转动摇的一种症状。有经常性与发作性的不同，病位主要在脑髓清窍。轻者发作短暂，平卧闭目片刻即安；重者如乘坐舟车，旋转起伏不定，以致难于站立，恶心呕吐；或时轻时重，兼见他证而迁延不愈，反复发作。眩晕见于西医学脑动脉硬化、贫血、神经衰弱、耳源性眩晕、晕动病等疾病。

　　眩晕起因多与忧郁恼怒、恣食厚味、劳伤过度等有关。情志不舒，气郁化火，风阳升动，或急躁恼怒，肝阳暴亢，而致清窍被扰；恣食肥甘厚味，滞脾而痰湿中阻，清阳不升，浊阴上蒙清窍；素体薄弱，或病后体虚，气血不足，清窍失养；过度劳伤，肾精亏耗，脑髓不充；上述因素均可导致眩晕。总之，眩晕的发生不越清窍被扰、被蒙和失养三条。

二、辨证

主症为头晕目眩，泛泛欲吐，甚则昏眩欲仆。兼见急躁易怒，口苦，耳鸣，舌红，苔黄，脉弦，为肝阳上亢；头重如裹，胸闷恶心，神疲困倦，舌胖，苔白腻，脉濡滑，为痰湿中阻；耳鸣，腰膝酸软，遗精，舌淡，脉沉细，为肾精亏损；神疲乏力，面色㿠白，舌淡，脉细，为气血两虚。

三、贴敷治疗处方

1. 痰阻眩晕膏（《中华脐疗大成》）

主治：痰浊中阻之眩晕。

处方：胆南星、明矾、川芎、郁金各12g，白芥子30g，生姜汁适量。

用法：将前5味药共碾成细末，贮瓶密封备用。用时取药末适量，加入生姜汁调和成膏状，敷于患者脐孔上，盖以纱布，胶布固定。每日换药1次，10日为1个疗程。

2. 复方吴茱萸熨（《中医脐疗大全》）

主治：湿蒙清窍之眩晕。

处方：吴茱萸30g，半夏15g，熟大黄10g，生姜30g，葱白7根（带须）。

用法：上药共为粗末，放铁锅内，加醋适量，炒热，分作两份，纱布包裹。趁热放脐上熨之，两包轮流，冷则换之，每次30～60分钟，每日2～3次，连用3～7日（1剂药可用3日）。

3. 白芥子药饼（《贴敷疗法》）

主治：用于梅尼埃病，即耳源性眩晕。

处方：白芥子、茯苓、泽泻各等份，酒适量。

用法：将诸药研细成细末，用时取5g与酒调成药饼，贴于百会、翳风穴，每日1次，严重者2次，直至症状缓解。

4. 低血压膏（《经穴贴敷疗百病》）

主治：原发性直立性低血压眩晕（气血亏虚型）。

处方：太子参200g，黄芪200g，白术200g，当归200g，熟地黄150g，半夏150g，香附150g，麦冬150g，柴胡150g，升麻150g，茯苓68g，五味子68g，益智仁68g，补骨脂68g，胡桃肉68g，肉桂68g，甘草68g。

用法：上药研细末过筛，麻油熬膏备用。膈俞、脾俞、肾俞、膻中、厥阴俞、志室，以上穴位交替使用2～3个，3日换药1次，10次为1个疗程。

5. 加味山栀散（《穴位贴敷治百病》）

主治：眩晕（肝阳上亢型）。

处方：山栀20g，大黄、黄连各10g，肉桂5g。

用法：将上药研为细末，用米醋适量调拌成糊膏状，均匀敷于双足心涌泉穴上，用纱布覆盖，外用胶布固定。每日换药1次。

6. **抗晕散（《集验百病良方》）**

主治：肾虚眩晕（偏肾阴虚者用处方1；偏肾阳虚者用处方2）。

处方：①五加皮、枸杞叶、炒杜仲、沙苑子、女贞子各等份；②沙苑子、菟丝子、肉苁蓉各10g，肉桂2g，灵磁石10g。

用法：将上药研为细末，装瓶备用。随证选方，取本散60g，装入小布袋中，分成三段，分敷双肾区及脐孔处，外用胶布固定。或用清水适量调拌成糊膏状。用药膏则每日换药1次，用药袋则10日换药1次。

【现代临床报道】

田氏用晕宁膏治疗晕动病92例。将天麻、乌梅、丁香、石菖蒲、车前子、代赭石、薏苡仁7味药，按2∶3∶1.5∶1∶2∶3∶4比例配置，先将前6味置于砂锅内，加适量水至药面上，浸泡30分钟后浓煎取汁，再加入薏苡仁细末及甘油、二甲基亚砜、吐温-80及凡士林等适量赋型剂调制成膏药备用；用时取2~3g膏药外敷脐部，用输液贴封固。结果：总有效率90.22%。

按释：天麻为治眩之君药，具有平肝抑阳之功；乌梅为臣、使药，其性微温，味酸主静，有生津养肝助运之功，入肝、胃二经；两者相配，则肝之阴阳平秘，外因引动无权，肝阳化风不能。代赭石既有平肝潜阳之功，又具重镇止呕之力，再伍以丁香醒胃降逆，共奏平肝和胃之效；车前子、薏苡仁具有健脾利湿、化痰泄浊之功，辅以石菖蒲芳香通络，清化晦浊，使脑络畅明，眩晕得除。

田华，顾小侠，许彦，等. 田氏晕宁膏治疗晕动病92例临床观察. 河北中医，2004，26（6）：417-418.

孙氏等采用定眩散（当归、川芎、葛根、丹参、延胡索、威灵仙、透骨草、天麻、穿山甲各等量）穴位贴敷（颈夹脊、扶突、风府、风池穴）治疗椎-基底动脉供血不足型眩晕40例。其总有效率为92.5%。

按释：方中当归活血化瘀，滋养脑血；川芎、丹参、延胡索活血化瘀，通经活络，祛风止痛；葛根解肌柔肌，专治颈项强痛；天麻息风止惊，治头目眩晕和肢体麻木；穿山甲善走窜，专行散，疏通经络，穿透性强，能引药直达病所。颈夹脊穴是颈椎骨质增生处，也是双侧椎动脉走行之处；扶突穴，是颈动脉硬化的部位，药物贴敷此处可通过毛窍渗达病处，起到软化血管，疏通内瘀的作用；风府穴，位于枕骨大孔处，穴下有枕大动脉和延髓；风池穴，位于颈动脉入颅动脉交接处，穴下是枕动脉；穴位给药使药物直达病所，从而扩张血管，改善脑血液循环，达到药到病除之功效。

孙艳林，李青，何君君，等. 穴位贴敷治疗椎-基底动脉供血不足型眩晕的临床研究. 河北中医，2007，29（8）：706-707.

【点评】

眩晕应查明原因，明确诊断，注意原发病的治疗。眩晕发作时，嘱患者闭目平卧，防止摔倒，保持安静，如伴呕吐应防呕吐物误入气管。

眩晕的病机，一为清窍被蒙或被扰，一为清窍失养。贴敷治疗针对前者选用化痰开窍之品，贴敷部位在颈部或头部，以通调该部气血。针对后者选用补益肝脾肾之品，贴敷部位在背俞穴以调整脏腑功能。泽泻可改善微循环，对内耳迷路水肿所致的眩晕有极好的疗效。

第六节　面　瘫

一、概述

面瘫是以口眼向一侧㖞斜为主症的病证，又称为口眼㖞斜。本病可发生于任何年龄，无明显的季节性，多发病急速，以一侧面部发病多见。

机体正气不足，脉络空虚，卫外不固，风寒或风热趁虚入中面部经络，致气血痹阻，经筋功能失调，筋肉失于约束，出现㖞僻。《灵枢·经筋》云："足之阳明，手之太阳筋急，则口目为僻……"周围性面瘫包括眼部和口颊部筋肉症状，由于足太阳经筋为"目上冈"，足阳明经筋为"目下冈"，故眼睑不能闭合为足太阳和足阳明经筋功能失调所致；口颊部主要为手太阳和手、足阳明经筋所主，因此，口㖞主要系该三条经筋功能失调所致。

二、辨证

本病常急性发作，常在睡眠醒来时，发现一侧面部肌肉板滞、麻木、瘫痪，额纹消失，眼裂变大，露睛流泪，鼻唇沟变浅，口角下垂，㖞向健侧，病侧不能皱眉、蹙额、闭目、露齿、鼓颊；部分患者初起时有耳后疼痛，还可出现患侧舌前 2/3 味觉减退或消失，听觉过敏等症。兼见面部有受凉史，舌淡，苔薄白，为风寒证；继发于感冒发热，舌红，苔黄腻，为风热证。部分患者病程迁延日久，可因瘫痪肌肉出现挛缩，口角反牵向患侧，甚则出现面肌痉挛，形成"倒错"现象。

三、贴敷治疗处方

1. 蓖麻附冰膏（《中华脐疗大成》）
主治：口眼㖞斜。

处方：蓖麻子净肉 30g，生附子 10g，冰片 2g（冬季加干姜 6g）。

用法：诸药混合捣融如膏，贴在脐中、地仓穴。左㖞贴右地仓，右㖞贴左地仓，贴药后，上盖纱布，胶布固定。1 日 1 换。病愈后即洗去。

2. 皂角艾醋糊（《中国灸法集粹》）

主治：口眼㖞斜。

处方：皂角末 50g，艾绒、米醋各适量。

用法：将皂角加醋调和成糊，再将艾绒捻制成艾炷如绿豆大小，数量不拘。取药糊敷于脐中、颊车穴上，左㖞斜者敷右边颊车，右㖞斜者敷左边颊车。敷药后令患者侧卧，在穴位上放艾炷点燃灸之，每穴灸 5～10 壮，1 日 1～2 次。

3. 面瘫方（《脐疗》）

主治：口眼㖞斜，中风后遗。

处方：马钱子 50g（炒至黄褐色），芫花 20g，雄黄 2g，川乌 3g，胆南星 5g，白胡椒 2g，白附子 3g。

用法：诸药共研末备用。每次取药末 10g，撒于胶布中间（如法制两块），分贴于脐部及牵正穴上。2 日换药 1 次，5～10 日见效。

4. 麻鳖膏（治吊斜风方）（《中国膏药学》）

主治：面神经麻痹（风热型）。

处方：蓖麻子 60g（去壳），木鳖子 60g，上官粉 60g，麻油 120mL。

用法：先将蓖麻子、木鳖子各 60g 入油内，用小火煎熬，以榆条搅之，药枯去渣，再将油入锅内熬至起烟为止，离火，将官粉放入油内收膏，即可。用时将药膏摊布或纸上，贴太阳穴、颊车穴、地仓穴三处。左㖞贴右，右㖞贴左，正则去之。

5. 苏叶膏（牵正膏）（《全国中药成药处方集》）

主治：面神经麻痹（风寒型）。

处方：苏叶 9g，沉香 6g，白芷 9g，天麻 9g，乌药 9g，薄荷 6g，羌活 9g，川芎 6g，全蝎 3g，秦艽 9g，五灵脂 9g，甘草 9g，台参 9g。

用法：用香油 1000mL 下锅熬 15 分钟，将以上各药下油炸黑取出，再入漳丹 500g 收膏。向左㖞贴右边，向右㖞贴左边。

6. 蓖麻仁松香（牵正膏）（《中国灸法集粹》）

主治：面神经麻痹（风寒型）。

处方：蓖麻仁 10g，松香 30g，分别研为细末，备用。

用法：取净水 1000g 煮沸后，倒入蓖麻仁细末，煮 5 分钟后，入松香，小火煮 3～4 分钟。倒入已备好之冷水盆中（水 1000g），捻成收膏。切成块状（约 3g）备用。贴敷时先取药块 1 个，用热水烫软后，摊于小圆布上，贴于患侧下关或颊车穴上，胶布固定，每 5 日换贴 1 次。

7. 马钱子粉（《中国灸法集粹》）

主治：面神经麻痹（风寒型）。

处方：取马钱子适量，研为细末，贮瓶备用。

用法：贴敷时取药粉 0.2g（每个穴用量），撒于消炎镇痛膏（或胶布）中央，敷于面都患侧穴位上。每次贴敷 5 日，至痊愈。

8. 鹅不食草膏 (《中国灸法集粹》)

主治：面神经麻痹。

处方：鹅不食草适量。

用法：取干鹅不食草 9g，研为细末，用凡士林调细软膏状，备用。贴敷时将软膏均匀摊于纱布（或油纸）中央，再取新鲜鹅不食草 15g 捣烂如糊状，摊于软膏上，敷于患侧面颊部，2 日贴敷 1 次。

9. 复方川乌膏 (《中国灸法集粹》)

主治：面神经麻痹（风寒阻络型）。

处方：取生川乌、生草乌、生半夏、威灵仙、白及、全虫、僵蚕、陈皮各等份，共研细末，密贮备用。

用法：敷灸时取药末 15g，用生姜汁适量调如糊膏状，摊于油纸（或塑料布）中央，敷于患侧面部，胶布固定。每次贴敷 3 ~ 5 日换药 1 次。

10. 鲜姜泥 (《中国灸法集粹》)

主治：面神经麻痹（风寒初期）。

处方：取新鲜生姜适量，捣如泥糊状，备用。

用法：先用三棱针于印堂穴点刺出血，再取蚕豆大鲜姜泥一团，贴敷于点刺之穴位上，时间 10 ~ 15 分钟，患者面部有发热感时，即可将姜泥去掉，隔 3 日治疗 1 次。

11. 天南星膏 (《中国灸法集粹》)

主治：面神经麻痹。

处方：取天南星适量，研为细末，贮瓶备用。

用法：敷灸时取药粉 10g，加生姜汁适量调成膏状，摊于油纸（或塑料布）中央，敷于患侧面都，胶布固定。每 3 日换药 1 次。

12. 芥末糊敷灸 (即针挑加芥末糊外敷法) (《中国灸法集粹》)

主治：面神经麻痹。

处方：芥末适量，研为细末，贮瓶备用。

用法：先用 30% 硼酸水（食盐水亦可）含嗽口腔后，于麻痹侧内颌线上，相当于第 2 白齿及其前后各 0.3 ~ 0.5cm 处 3 个挑刺点，以及此 3 点上下各 0.5 ~ 1cm 平行线上各 3 点，由浅而深地每点雀啄挑刺 10 ~ 30 次，深度可达黏膜下，挑刺出血后漱口。然后取芥末面 20 ~ 30g，以温水适量调成糊膏状，摊于纱布（或油纸）中央，厚约 0.5cm，敷于麻痹侧地仓、下关及颊车穴之间，胶布固定。视病人面部感受情况，敷数小时至数日后取下。敷灸 1 次不愈，可于 3 周后进行第 2 次治疗。如局部起水泡，可按烫伤处理。如局部皮肤色素沉着，数日后可自行消退。

13. 鳝鱼血贴敷 (《中国灸法集粹》)

主治：面神经麻痹。

处方：取活鳝鱼 1 ~ 2 条，麝香少许，备用。

用法：先于健侧口角外约 1 寸处局都常规消毒，再用三棱针迅速点刺出血（或用三棱针挑刺），将麝香少许放入刺破口内。然后用刀迅速将鳝鱼头割去，将鱼身的断端，立即对紧刺破口处片刻，再取干净白纸一小块，用鱼血浸湿，紧贴在挑刺口上，最后以鱼血涂纸上一遍即可。一般 5~7 日治疗 1 次。

14. 贴敷方（《中医外治法奇方妙药》）

主治：中风口眼㖞斜者。

处方：制马钱子 25g，芫花 10g，白附子 10g，白僵蚕 10g，全蝎梢 10g，白胡椒 3g，川乌 5g，明雄黄 5g，胆南星 5g。

用法：将诸药研成细粉末，装瓶备用。用时取药末 10~15g，调黄酒适量，拌匀制成膏药贴敷于脐孔上，外以胶布固定。隔日换药 1 次，一般敷 10 日奏效。

【古代文献选录】

治中风口㖞，巴豆七枚，去皮烂研，㖞左涂右手心，㖞右涂左手心，仍以暖水一盏，安向手心，须臾即便正，洗去药，并频抽掣中指。又方，主卒中风头面肿，杵杏仁如膏，傅之。外台秘要治卒中风口㖞，皂角五两，去皮为末，三年大醋和，右㖞涂左，左㖞涂右，干又傅之，差。（《肘后备急方》）

眼𥆧动，口唇偏㖞，皆风入脉，急与小续命汤，附子散，摩神明膏，丹参膏，依穴灸之，喉痹舌缓，亦然。风入脏使人暗哑猝死。口眼相引，牙车急，舌不转，㖞僻者，与伏龙肝散和鸡冠血及鳖血涂，干复涂，并灸吻边横纹赤白际。（《备急千金要方》）

中风㖞斜，用瓜蒌绞汁，和大麦面作饼，炙热熨之，正便止，勿令太过。（《本草纲目》）

口眼㖞斜，巴豆三粒，麝香三分共研，将热水两钟，药藏钟底放手心，右斜放左手心，左斜放右手心。（《串雅外编》）

如口㖞斜未正者，以蓖麻去壳烂捣，右㖞涂左，左㖞涂右；或鳝鱼血入麝香少许涂之，即正。（《丹溪心法》）

【现代临床报道】

马氏将南星、防风、全蝎、川芎、白及各 10g 研细粉，用生姜汁调糊备用。取太阳、下关、颊车、地仓、颧髎、四白穴，每次选 2 穴，先用棉球蘸姜汁反复擦穴位处皮肤至红，再涂以上述糊剂，其直径约 2cm、厚约 3mm，外贴 3 层纱布。糊剂将干时不断从纱布外滴加姜汁，保持糊剂湿润，每日换药 1 次。治愈率 94.77%，总有效率 100%。

按释：南星燥湿化痰，祛风止痉；全蝎搜剔攻窜，通达经络，止痛解痉；白及消肿生肌，增加糊剂黏度。从纱布外不定时地补充姜汁，使血药浓度保持高效，从而达到事半功倍的效果。

马海林，刘明锁，袁迎春，等. 中药穴位贴敷治疗贝尔面瘫 38 例. 武警医学，1999，10（12）：710.

吴氏应用自制的三白小膏药（由白花蛇10条、白芷100g、白附子40g、冰片5g组成，每张膏药含上述药粉1g）于下关穴贴敷治疗周围性面瘫100例，患侧面部无膏药处可用湿毛巾热敷，并辅以按摩，1日数次。结果：治愈率85%，总有效率97%。

按释：白花蛇祛风通络；白附子温经祛风，逐痰镇痉；冰片芳香走窜，以助药力。下关穴乃足阳明、少阳之会，有面神经颧眶支及耳颞神经分支，最深层为下颌神经，用三白膏药贴此穴治疗周围性面瘫故获良效。

吴有窗．三白膏药下关穴贴敷治疗面瘫100例．中医外治杂志，2000，9（2）：25.

邵氏等用朱砂蓖麻膏贴敷治疗顽固性面瘫36例，取3：10的朱砂面和去皮蓖麻子，用药钵先将蓖麻子捻碎，然后将朱砂与捻碎的蓖麻子用钵杵将两者充分捻匀、捻细制成膏药。用时取米粒大的朱砂蓖麻膏放于剪好的敷料中央，然后贴敷于患侧阳白、四白、下关、地仓、颊车、翳风穴，每次穴位一般不超过6个，24小时后由患者自行摘除，隔日贴敷1次。

按释：朱砂具有镇静、安神、解痉的作用，蓖麻子既具活血化瘀的功能，又因其丰富的油脂成分而兼备基质的作用，两药配伍，共奏镇静解痉、活血化瘀的功效，因此，使用该药穴位贴敷治疗难治性面瘫，特别是继发面肌痉挛者可以取得一定的疗效。

邵淑娟，王卫红，李其英，等．穴位贴敷朱砂蓖麻膏治疗顽固性面瘫36例．中国针灸，2000，3：159－160.

杨氏采用纯中药穴位贴敷法对40例面神经炎患者进行治疗。将马钱子与麝香按5：1的比例配制，研细末后贮瓶内密闭保存，每次取药末1.2g，醋调敷（有条件者亦可用鳝鱼血调敷）翳风、下关、颊车3个穴位，每日1次，半个月为1个疗程。临床有效率达97.5%。

按释：马钱子可通经络，祛风湿，消肿止痛；麝香具有辛香走窜通络的作用。全方药力较强，且无使皮肤起泡的副作用。在治疗中选择翳风穴，因为此穴为面神经干出面神经孔处；下关、颊车是面神经呈放射状分布的区域，外敷以上穴位能通络祛风，消除水肿，从而促进神经组织的功能恢复。

杨东东．面瘫一贴灵治疗神经性面瘫40例．成都中医药大学学报，1999，12（2）：33.

王氏将巴豆1个（去皮），斑蝥1个（去翅、去足），生姜1块（如枣大）切碎，将以上3味药共捣碎，制成约0.5cm大小的药饼，贴敷在患侧牵正穴上，用麝香虎骨膏固定，2.5~3小时即可取下，以局部微发泡为宜。如一次不愈，可在1周后重复贴敷。总有效率为97.37%。

按释：牵正膏中巴豆辛热，有辛散破结、祛痰消肿之功效；斑蝥辛寒有毒，可攻毒蚀疮，破血通络，消瘀散结。本品既可通络散寒，又具有发泡作用，一是起到了类似局部热敷或红外线照射的作用；二是发泡后可持续刺激牵正穴（乃经外奇穴，以功能而命名，主治口眼㖞斜），起到持续温灸的作用；三是药物通过肌肤渗透可自达病变部位，起到融理疗、针灸、药物为一体的综合治疗作用。

王君．中药穴位贴敷治疗面神经炎 76 例临床观察．中医外治杂志，2004，13（3）：28．

【点评】

患侧耳面部应避免风寒，同时避免疲劳。必要时应戴口罩及眼罩；每日点眼药水 2～3 次，以预防感染。加强患侧肌肉的锻炼。

贴敷治疗可应用于面瘫急性期、恢复期和后遗症期。临床根据辨证选择药物。药物选择可分为 3 组，一为温经散寒之品，如附子、干姜、白胡椒等，二为解毒通络之品，如马钱子、白僵蚕、全蝎、白附子、雄黄等，三为通关走窍之品，如皂角、蓖麻子、冰片等。马钱子粉多用于顽固性面瘫。面瘫所用药物如马钱子、巴豆、斑蝥等均为剧毒药物，调敷时切忌勿入眼中，注意比例。贴敷部位多选在瘫痪的肌肉表面。贴敷时间以皮肤不起泡为度。

第七节　面肌痉挛

一、概述

面肌痉挛又称面肌抽搐症或面神经痉挛症。主要症状是半侧面部表情肌不自主地阵发性不规则抽搐，常先开始于眼轮匝肌，表现为一侧眼睑闪电样不自主地抽搐，较重者则扩展到同侧的其他面部表情肌，而以牵引口角肌肉的颤搐最为明显可见，每日可发作数十次，甚至上百次。极个别的可有睡眠中发作，或两侧同时发生，病程长的患者，可伴有头晕、头痛、失眠、多梦、记忆力减退等症状。

中医认为，本病的致病因素，常因情志刺激、精神紧张、劳累伤脾、气血虚少或肝阴不足，筋脉失养，以致肝风内动而致肉𥄉筋惕，遂发肌肉抽搐痉挛。

二、贴敷治疗处方

1. 面痉散（《清代宫廷医话》）

主治：面肌痉挛。

处方：天麻、防风、白芷、荆芥穗、羌活、辛夷、细辛、全蝎、僵蚕、白附子各等量。

用法：上药共研末，瓶贮密封备用。取药末 10～15g 填塞入脐部，胶布固定。1 日 1 换。

2. 息痉散（《敷脐妙法治百病》）

主治：面肌痉挛。

处方：全蝎、僵蚕、防风、白芷、羌活、荆芥穗、天麻各15g。

用法：将上述药物混合共研成细末，瓶贮密封备用。临用前先用75% 医用乙醇或温开水洗净患者脐孔皮肤，趁湿取药末填满脐孔，外用胶布封贴。每 2 日换药 1 次，病愈停药。

3. 齐痉散（《外治汇要》）

主治：口眼㖞斜，面肌痉挛。

处方：胆南星8g，明雄3g，醋芫花50g，黄芪30g，马钱子生物总碱 0.1mg，共烘干研末，再喷入白胡椒挥发油0.05mL混匀。如肝阳上扰加羚羊角粉3g，钩藤20g；血瘀加乳香15g，没药15g，冰片10g，并合齐痉散为 1 料药备用。

用法：每次取药粉 250mg，填入脐内按紧，胶布密封固定。2～5 日换药 1 次，直至病愈。

4. 贴敷方（《脐疗》）

主治：面肌痉挛。

处方：全虫10g，蜈蚣6g，安定12 片，卡马西平16 片，地巴唑10 片。

用法：上药共研极细末，密贮备用。用时，每次取药粉 0.3g，填于脐内。外用伤湿止痛膏贴固，每日换药 1 次，15 次为 1 个疗程。

5. 四味热敷散（《外治心悟》）

主治：面肌痉挛。

处方：威灵仙、白芍、川芎、炙甘草各20g。

用法：将上药研为细末，用纱布包裹，蒸 30 分钟备用。取布包，趁热敷于地仓、颊车、下关、阿是穴，每次敷 20 分钟。每日 2 次，10～15 日为 1 个疗程。

【点评】

面肌痉挛为一难治的疾病，贴敷治疗可缓解症状。同时应注意保持心情舒畅，保证睡眠。

贴敷治疗药物以息内风、祛外风、止痉挛为主，如天麻、全蝎、僵蚕、白附子等，有气虚者加黄芪益气通络。严重者可加用雄黄、马钱子通利经络。可贴脐部，也可贴于痉挛的局部皮肤。

第八节　痿　证

一、概述

痿证是指肢体筋脉弛缓，痿软无力，日久不能随意活动，或伴有肢体麻木、肌肉萎缩的一类病证。临床上以下肢痿弱无力较为多见，故又称"痿躄"。

西医学的感染性多发性神经根炎、多发性末梢神经炎、运动神经元病、重症肌无力、肌营养不良及周围神经损伤等引起的肢体瘫痪属于"痿证"的范畴。

病因有外邪侵袭（湿热毒邪）、饮食不节、久病体虚。外感湿热毒邪，或高热不退，或病后余热燔灼，伤津耗气，使肺热叶焦，不能输布津液；坐卧湿地或冒雨涉水，湿邪浸淫，郁而化热，湿热阻闭经络；饮食不节，脾胃虚弱，气血津液生化不足；或久病体虚，或劳伤过度，精血亏虚；上述因素均可使经络阻滞，筋脉功能失调，筋肉失于气血津液的濡养而成痿证。

二、辨证

主症为肢体软弱无力，筋脉弛缓，甚则肌肉萎缩或瘫痪。兼见发热多汗，热退后突然出现肢体软弱无力，心烦口渴，小便短黄，舌红，苔黄，脉细数，为肺热伤津；肢体逐渐痿软无力，下肢为重，微肿而麻木不仁，或足胫热感，小便赤涩，舌红，苔黄腻，脉细数，为湿热浸淫；肢体痿软无力日久，食少纳呆，腹胀便溏，面浮不华，神疲乏力，为脾胃虚弱；起病缓慢，下肢痿软无力，腰脊酸软，不能久立，或伴眩晕耳鸣，甚至步履全废，腿胫肌肉萎缩严重，舌红少苔，脉沉细数，为肝肾亏损。

三、贴敷治疗处方

1. 二冬丹参五味方（《民间简易疗法·药浴》）

主治：筋脉痿软无力。

处方：麦门冬、天门冬、枸杞子各10g，当归12g，丹参、五味子各30g。

用法：取上药加水煎煮30分钟，去渣，取液，浸浴，每日1次，每次20～30分钟。

2. 黄芪当归杜仲方（《民间简易疗法·药浴》）

主治：筋脉弛缓，痿软无力。

处方：黄芪30g，升麻10g，柴胡9g，太子参30g，丹参20g，杜仲10g，川续断10g，何首乌12g，生甘草9g，当归10g。

用法：取上药加水煎煮30～40分钟，去渣，取药液，浸浴，每次25～30分钟，每日1次。

3. 痿证方（《经穴贴敷疗百病》）

主治：重症肌无力。

处方：白术500g，茯苓500g，怀山药300g，川牛膝300g，麦冬300g，锁阳300g，龟板300g，黄芪200g，太子参200g，肉桂60g，干姜60g。

用法：上药共研细末过筛，麻油熬膏备用。穴位：足三里、关元、大椎、气海、丹田、肾俞。每次选3～4个穴位，隔日敷1次，连敷10～30次。

4. 神经炎方（《经穴贴敷疗百病》）

主治：多发性末梢神经炎。

处方：川续断 30g，山药 30g，当归 30g，浙贝 30g，乳香 30g，没药 30g，黄芩 36g，独活 36g，生大黄 50g，冰片 2g。

用法：上药共研细末过筛，用蜂蜜调成糊状备用。敷脐部，隔日换 1 次，连敷10～30 次。

【古代文献选录】

足蹙筋急：桂末白酒和涂之，一日一上。(《针灸甲乙经》)

【点评】

痿证为一类难治性疾病，应加强主动及被动的肢体功能锻炼，以助及早康复。

凡起病急，发展较快者，多属湿热浸淫，治宜清利湿热，养肺益胃；病史较久或起病缓慢与发展较慢，多为脾胃虚弱或肝肾亏损，治宜健脾益气或补益肝肾。贴敷治疗或药浴依据辨证选用补益肝肾和（或）活血清热之品。可同时口服中药治疗。

贴敷选穴多以阳明经、任脉、督脉及膀胱经穴为主，以补益气血，荣养筋脉。

第九节　癫　痫

一、概述

癫痫又称痫证，俗称"羊痫风"，是一种发作性神志异常的疾病，本病具有突然性、短暂性、反复性发作的特点。以突然昏仆，口吐涎沫，两目上视，四肢抽搐，或有鸣声，醒后神志如常为特征的病证。多与先天因素有关，或有家族遗传史。

本病的发生多与先天因素、精神因素、脑部外伤及六淫之邪、饮食失调等有关。母孕受惊或高热、服药不慎，或胎儿头部受损；情志刺激，肝郁不舒，肝、脾、肾等脏气机失调，骤然阳升风动，痰气上壅；上述因素可导致机体气机逆乱，痰浊壅阻经络，扰乱清窍神明，神失所司，脉络失和，产生痫证。

二、辨证

发作期分为阳痫和阴痫，发作前常感头晕头痛、胸闷不舒、神疲乏力等预兆，阳痫者突然昏仆，喉中可有高声尖叫，不省人事，两目上视，牙关紧闭，四肢抽搐，口吐白沫，面色先为潮红，渐转为青紫，可有二便失禁，舌红，苔黄腻，脉弦滑数。一般 5～15 分钟即清醒，发作过后则觉头昏，精神恍惚，乏力欲寐。阴痫者可见失神呆滞，不动不语，动作突然中断，手中物件落地，或头突然向前倾下而后迅速抬起，或两目上吊多在数秒至数分钟即可恢复，舌淡，苔白腻，脉沉细迟。

间歇期兼见急躁易怒，心烦失眠，咯痰不爽，口苦咽干，目赤，舌红，苔黄腻，脉弦滑，为痰火扰神；发病前多有眩晕，胸闷，痰多，舌红，苔白腻，脉弦滑有力，为风痰闭阻；痫病日久，神疲乏力，面色苍白，体瘦，纳呆，大便溏薄，舌淡，苔白腻，脉沉弱，为心脾两虚；痫病日久，神志恍惚，面色晦暗，头晕目眩，两目干涩，健忘失眠，腰膝酸软，舌红，苔薄黄，脉细数，为肝肾阴虚；中风或脑外伤后出现痫病者，为瘀阻脑络。

三、贴敷治疗处方

1. 吴茱萸定痫散（《中华脐疗大成》）

主治：痫证。

处方：吴茱萸60g。

用法：将吴茱萸研为极细粉末，装瓶备用。用药前先用温开水将患者脐孔洗净，取药末适量，趁湿填满脐窝，外用脐布封固。每3～5日换药1次，5次为1个疗程。

2. 复方芫花止痫散（《中华脐疗大成》）

主治：痫证。

处方：醋芫花10g，胆南星、雄黄各3g，白胡椒挥发油0.05mL。

用法：将前3味药混合共研为细末，加入白胡椒挥发油再研匀，贮瓶密封备用。用药前先将患者脐孔皮肤用温开水洗净擦干，取药末0.15g填入脐孔。盖以棉球，外用胶布封贴。第1次敷药12小时后换药，以后每日换药1次，病愈方可停药。

3. 定痫膏（《中医验方》）

主治：癫痫。

处方：制马钱子、僵蚕、胆南星、明矾各15g。

用法：上药共合研末，每次取药粉5～10g，用生姜10g，艾叶3g合捣为膏，贴于脐部，再用艾绒炷放药膏灸之，按年龄，1岁灸1壮，每日灸治1次。

4. 定痫丸（《中华脐疗大成》）

主治：癫痫。

处方：巴豆、麦冬、薄荷各15g，茯苓、生半夏、天南星、橘核、大贝母各7.5g，广郁金18g，明矾、牙皂各7.5g，雄黄、朱砂各6g，石菖蒲30g，琥珀3g，鸡蛋1个。

用法：诸药混合，共研为细末，过筛备用。临用时取药末半匙，把鸡蛋穿一孔取蛋清与药末调拌匀，制成如弹子大药丸，并先用生姜片擦脐，继取药丸纳入脐中，以手按压使之陷紧，外以胶布固定之。每日换药1次，长期使用至能控制发作为度。

5. 阴痫糊（《敷脐妙法治百病》）

主治：阴痫。

处方：白颈蚯蚓1条（焙干），白矾3g，胆南星10g，白附子、半夏各9g，白胡椒、川乌各5g，芭蕉根汁1小杯。

用法：将诸药共为细末，以芭蕉根汁调和成稠糊状。用时取药糊适量，填满脐中，外盖纱布，胶布固定。每日换药 1~2 次。用药至控制发作为止。

6. 二石药饼方（《穴位贴敷治百病》）

主治：癫痫。

处方：石菖蒲、代赭石、地龙、僵蚕各等份。

用法：将上药研为细末，用面粉少许拌匀，用清水调拌成饼状，敷于丹田（关元穴）上，外用绷带固定。3 日换药 1 次，7~10 次为 1 个疗程，一般连用 2~3 个疗程。

【古代文献选录】

来苏膏：治远年近日风痫，心恙，风狂，中风，涎沫潮闭，牙关不开，破伤风搐，并皆治之。皂角一斤，用好肥实无虫蛀者，去皮弦。将皂角去皮弦切碎，用浆水一大碗，春秋浸三四日，冬浸七日，夏浸一二日，揉取净浆水浸透皂角汁入银器或砂锅，以文武慢火熬，用新柳条槐枝搅，熬似膏药，取出，摊于夹纸上，阴干收顿。如遇病人，取手掌大一片，用温浆水化在盏内，用竹筒儿盛药水，将病人扶坐定，头微抬起，将药吹入左右鼻孔内，良久扶起，涎出为验。欲要涎止，将温盐汤令病人服一二口便止。（《奇效良方》）

惊风痫疾，喉闭牙紧：铅白霜一字，蟾酥少许为末，乌梅肉蘸药于龈上揩之，仍吹通关药，良久便开。（《普济方》）

【点评】

贴敷治疗癫痫能改善症状，减少发作次数。对于继发性癫痫须详细询问病史，进行专科检查，明确诊断，积极治疗原发病。癫痫大发作时，宜尽快控制发作，癫痫发作后的头痛乏力等症状可参考缓解期辨证贴敷治疗。

阳痫证多属风阳内动，贴敷治疗药物选择镇静定惊，息风化痰之品；阴痫证多因痰气郁结所致，兼有心脾或肝肾不足，贴敷治疗多用化痰解郁、补益心脾等药物。贴敷部位可选用脏腑俞募穴。白颈蚯蚓即地龙，性咸寒，具有清热镇痉之效，可治疗热病惊狂、小儿惊风，与川乌、白附子相配，可治阴痫。治疗期间应禁食辛辣、腥味等刺激性食物。

第十节　精神失常

一、概述

精神失常中医称"癫狂"，是癫证、狂证的总称。根据临床表现，癫与狂有所区别，沉默静呆，表情淡漠，语无伦次者为癫证，属阴证；狂躁不安，甚则打人毁物者为狂证，属阳证。二者在病因和病机方面有相似之处，又可以相互转化，故临床上常癫狂并称，本证多见于青壮年。癫狂与先天禀赋和心理素质有密切关系，与家族遗传亦有一定关系。西医学的狂躁型及抑郁型精神分裂症、反应性精神病均属本证的范畴。

本证由七情内伤所致。癫证多由所愿不遂，思虑太过，脾虚肝郁，脾虚则痰浊内生，肝郁则气机失调，气滞痰结，蒙蔽心窍，神明失常；思虑过度，暗耗心血，心虚神耗，或脾虚而化源不足，心神失养；上述因素均可导致癫证。情志所伤，肝失条达，气郁化火，灼津成痰，痰热互结，或胃火亢盛，夹痰上扰，均可扰动心神，而发狂证。总之，癫狂的病理因素不离乎痰，癫因痰气，狂因痰火。

二、辨证

1. 癫证

主症精神抑郁，表情淡漠，沉默痴呆，语无伦次，静而少动，喃喃自语。兼见善怒易哭，时时太息，胸胁胀满，舌淡，苔薄白，脉弦，为肝郁气滞；喜怒无常，秽洁不分，不思饮食，舌红，苔白腻，脉弦滑，为痰气郁结；神思恍惚，心悸易惊，善悲欲哭，体倦纳差，脉沉细无力，为心脾两虚。

2. 狂证

主症喧闹不宁，躁动妄言，叫骂不避亲疏，逾垣上屋，登高而歌，弃衣而走，甚者持物伤人。兼见两目怒视，面红目赤，狂乱无知，气力逾常，不食不眠，舌红绛，苔黄腻或黄燥，脉弦大滑数，为痰火扰神；狂病日久，其势较缓，呼之能止，时多言善惊，时烦躁不宁，形瘦面红而秽，舌红少苔，脉细数，为火盛伤阴；燥扰不安，恼怒多言，或妄闻妄见，面色暗滞，头痛心悸，舌紫暗有瘀斑，脉弦或细涩，为气血瘀滞。

三、贴敷治疗处方

1. 癫狂散（《当代中药外治临床大全》）

主治：癫狂。

处方：甘遂、艾叶、大戟、黄连、石菖蒲各10g，白芥子6g。

用法：上药共压细粉。取适量药粉，以水调和成糊状，贴敷于脐。盖以纱布，胶布固定。每日1次。

2. 精分泥敷法（《中华自然疗法》）

主治：癫狂。

处方：磁石30g，胆南星、朱砂各15g，石菖蒲30g，远志、茯神各60g，琥珀20g，橘红、川贝各50g，生铁落500g。

用法：前9味药研细末，加有机泥和生铁落，研碎水煎取液，调匀，制成药物泥，分2次敷于神阙穴周围。每日3次，每次20分钟，1次敷料10g左右。

3. 增液止狂散（《中华脐疗大成》）

主治：狂证。

处方：生地黄、玄参、麦冬各15g，炒枣仁18g，膏药肉适量。

用法：除膏药肉外，其余药物共研为细末，装瓶备用。用时将膏药肉置水浴上溶化，加入适量药末，搅匀，摊涂布上，每贴重20~30g，贴于患者肚脐及胃脘部。每3日更换1次，5次为1个疗程。

4. 复方生铁落散（《中华脐疗大成》）

主治：癫狂。

处方：生铁落、胆南星、远志、麦冬、生地黄各12g，麝香膏2贴。

用法：将方中前5味药共研为细末，贮瓶备用。用时取药末9g以温开水调和如膏状，敷于患者脐孔内，外用麝香膏封贴，同时将另一贴麝香膏贴于胃脘部。每3日更换1次，5次为1个疗程。

【点评】

在贴敷治疗过程中，要对患者进行严密监护，防止自杀及伤人毁物。本病易复发，尤其在精神刺激及春季时更易复发，因此，病情缓解后应连续治疗，以巩固疗效。

本病辨证不离痰，贴敷治疗重镇安神，祛痰开窍，清心火滋阴安神。朱砂、生铁落、磁石、琥珀均为重镇安神、养心宁志之品，治疗期间避免情绪刺激。

第十一节 失 眠

一、概述

失眠中医称为"不寐""不得卧"等，是以经常不能获得正常睡眠，或入睡困难，或睡眠时间不足，或睡眠不深，严重者彻夜不眠为特征的病证。

本证与饮食、情志、劳倦、体虚等因素有关。情志不遂，肝阳扰动；思虑劳倦，内伤心脾，生血之源不足；惊恐、房劳伤肾，肾水不能上济于心，心火独炽，心肾不交；体质虚弱，心胆气虚；饮食不节，宿食停滞，胃不和则卧不安；上述因素最终导致邪气扰动心神或心神失于濡养、温煦，心神不安，阴跷脉、阳跷脉功能失于平衡，而出现不寐。

二、辨证

主症为经常不易入睡，或寐而易醒，甚则彻夜不眠。兼情志波动，急躁易怒，头晕头痛，胸胁胀满，舌红，脉弦，为肝阳上扰；心悸健忘，面色无华，易汗出，纳差倦怠，舌淡，脉细弱，为心脾亏虚；头晕耳鸣，腰膝酸软，五心烦热，遗精盗汗，舌红，脉细数，为心肾不交；心悸多梦，善惊恐，多疑善虑，舌淡，脉弦细，为心胆气虚；脘闷噫气，嗳腐吞酸，心烦口苦，苔厚腻，脉滑数，为脾胃不和。

三、贴敷治疗处方

1. 味元丹（《家庭脐疗》）

主治：失眠。

处方：五味子、玄参、丹参各 100g，党参、淫羊藿各 50g，肉桂粉、黄连粉各 50g。

用法：用 3000mL 的水浸 2 小时，煎 30 分钟，取滤液，再加水复煎 1 次，两次滤液混合，浓缩成稠液，加肉桂、黄连粉，烘干压粉，装瓶备用。用时每次取药粉 0.1 ~ 0.2g，放入脐中，上压一干棉球，胶布固定，24 小时换药 1 次，用 5 日停 2 日，1 周为 1 个疗程，连用 1 ~ 4 个疗程。

2. 交泰丸（《理瀹骈文》）

主治：失眠。

处方：黄连、肉桂各适量。

用法：上药共研细末，蜜调为丸，填脐内。

按释：交泰丸辛开苦降，苦温并用，既清心又暖肾，功能交通心肾，故善治心肾不交、心火上迫、烦躁不安、命门不热、下肢不温而不能入睡之症。

3. 黄连朱味散（《中华脐疗大成》）

主治：失眠，烦躁。

处方：黄连 6g，朱砂 5g，五味子 5g。

用法：上药共研细粉，备用。每次取药粉 0.3g，填脐内，外贴胶布。每日换药 1 次。

按释：方用黄连、朱砂清心安神；五味子宁心安神。三药合用具有清心宁神之功，心火清则心神安，故可治心火偏旺、失眠不安、烦躁不宁、舌红、脉数之症。

4. 朱珀安神丹（《中华脐疗大成》）

主治：烦躁，失眠。

处方：朱砂 10g，琥珀 12g，丹参 15g，枣仁 12g，茯神 10g。

用法：上药共研末备用。用时每次取药粉 2g，蜂蜜调为膏，敷脐部。每日换药 1 次。

5. 珍珠层粉（《中国灸法集粹》）

主治：失眠。

处方：珍珠层粉、丹参粉、硫黄粉、冰片各等量混匀，贮瓶备用。

用法：上药适量，纳入脐窝（神阙），使之与脐平，胶布固定即可。5 ~ 7 日换敷 1 次。

6. 菖蒲郁金散（《经验方》）

主治：各种原因引起的顽固性失眠。

处方： 石菖蒲 6g，郁金 6g，枳实 6g，沉香 6g，朱砂 2g，琥珀 2g，炒枣仁 6g。

用法： 上方共研细末，混匀备用。每次取药末，填敷脐中，滴生姜汁适量，外盖纱布，胶布固定。24 小时换药 1 次，1 周为 1 个疗程。

7. 磁朱胶连膏（《贴敷疗法》）

主治： 用于失眠阴虚火旺者。

处方： 磁石 30g，朱茯神 15g，黄连、阿胶各 10g。

用法： 将磁石、朱茯神先煎取汁，再加黄连稍煎后去渣取汁，阿胶烊化，混匀，睡前趁热摊贴于胸前，每晚 1 次，每次 20 分钟后擦净入寐。

【古代文献选录】

昼夜不眠，以新布火灸熨目，并蒸大豆，更番囊盛枕之，冷即易，终夜常枕之即愈。（《肘后备急方》）

【现代临床报道】

谢氏取雄黄 4g、百草霜 1g、大蒜 10g，捣碎混匀后贴敷于太冲（双侧）、冲阳（右侧）穴 24 小时，采用发泡治疗肝郁化火型失眠 43 例。结果：痊愈 33 例，占 76.7%；总有效率 95.3%。

按释： 太冲穴为足厥阴肝经的原穴，足厥阴之脉所注为输，平肝解郁安神；冲阳穴为足阳明胃经的原穴，调节阳明气血。药物强烈刺激穴位，通过药物和穴位的共同作用，从而调节阴阳、气血、虚实，达到治疗疾病的目的。

谢福利，孙宁，潘怀义，等. 发泡治疗肝郁化火型失眠 43 例临床观察. 河北中医，2007，29（10）：895.

许氏取朱砂 2g、黄连 2g、吴茱萸 1g 研末，加食醋适量调成糊状，睡前贴敷于涌泉穴，治疗失眠 60 例。结果：总有效率 95.0%。

按释： 方中朱砂微寒，入手少阴心经，具安神定志之功；黄连苦寒，善清心火，而此二药，以吴茱萸为引，上入巅顶，又寓引阴入阳，上病下取之意。涌泉穴为足少阴肾经之首穴，药与穴配，遂使心火下温肾水，肾水上济心火，心肾相交，水火即济，其寐自安。

许幸仪，王春雷. 足底穴位贴敷治疗失眠 60 例. 现代中西医结合杂志，2003，12（21）：2344.

【点评】

贴敷治疗不寐效果良好，尤其是在下午或晚上贴敷治疗，效果更好。由其他疾病引起不寐者，应同时治疗其原发病。本病病因与情志精神因素关系密切，心理治疗尤为重要。同时注意生活规律，养成良好的睡眠习惯。病程长者，证多虚实夹杂，病情易于反复，疗效欠理想。

治疗辨证重在虚实之别。虚证多因肝脾肾气血不足，实证多因心肝之火及痰浊上扰，可配合重镇安神之品。

第十二节　抑郁症

一、概述

抑郁症是以心情抑郁，情绪不宁，胸部满闷，胁肋胀满，或易怒易哭，或咽中如有异物梗塞等为主症的一类病症。本病是内科常见的病症，近年来，随着现代社会的竞争和精神压力的增大，发病率不断上升，多发于青中年女性。本病属于中医"郁证"的范畴。据统计，类属郁证的病例，占综合性医院内科门诊人数的10%左右；有医院报道，在内科住院病例中，有肝郁证表现者占21%左右。郁有积、滞、蕴结等含义，有广义和狭义之分。广义的郁包括外邪、情志等因素所致的郁在内；狭义的郁，即单指情志不舒为病因的郁。明代以后及现代的郁证多单指情志之郁而言。

该病主要与情志内伤和脏气素弱有关。情志不遂，肝失疏泄，气机不畅，肝气郁结，而成气郁；气郁日久化火，则肝火上炎，而成火郁；思虑过度，精神紧张，或肝郁横犯脾土，使脾失健运，水湿停聚，而成痰郁；情志过极，损伤心神，心神失守，而成精神惑乱；病变日久，损及肝肾心脾，使心脾两虚，或肝肾不足，心失所养；总之，当肝失疏泄，脾失健运，脏腑阴阳气血失调，而使心神失养或被扰，气机运行失畅，均可出现郁证。

二、辨证

主症为精神抑郁善忧，情绪不宁或易怒易哭。兼见胸胁胀满，脘闷嗳气，不思饮食，大便不调，脉弦，为肝气郁结；性情急躁易怒，口苦而干，或头痛、目赤、耳鸣，或嘈杂吐酸，大便秘结，舌红，苔黄，脉弦数，为气郁化火；咽中如有物梗塞，吞之不下，咯之不出，苔白腻，脉弦滑，为痰气郁结（梅核气）；精神恍惚，心神不宁，多疑易惊，悲忧善哭，喜怒无常，或时时欠伸，或手舞足蹈等，舌淡，脉弦，为心神惑乱（脏躁）；多思善疑，头晕神疲，心悸胆怯，失眠健忘，纳差，面色不华，舌淡，脉细，为心脾两虚；眩晕耳鸣，目干畏光，心悸不安，五心烦热，盗汗，口咽干燥，舌干少津，脉细数，为肝肾亏虚。

三、贴敷治疗处方

1. 礞石丹（《图解贴敷疗法》）

主治： 抑郁。

处方： 石菖蒲 10g，礞石 20g，郁金 10g，胆南星、茯苓、法半夏、远志、艾叶各 10g，透骨草 20g。

用法： 将礞石先煎 30 分钟，再加入余药煮 30 分钟，去渣，将一块洁净纱布浸泡于药汁中，取出敷于患者神阙、气海、关元 15 分钟，然后再敷心俞 15 分钟，每日 1 次。

2. 贴敷方 1（《经穴贴敷疗百病》）

主治： 癔症，抑郁。

处方： 生地黄 64g，茯苓 64g，黄芪 64g，白术 64g，当归 64g，远志 64g，茯神 64g，益智仁 30g，天门冬 30g，麦门冬 30g，柏子仁 30g，半夏 30g，广陈皮 16g，生甘草 15g，黄连 15g，陈胆南星 24g，夜交藤 24g。

用法： 上药研细末过筛，麻油熬膏备用。外敷膻中、中脘、期门、章门，2～3 日换药 1 次，10 日为 1 个疗程。长期使用至控制发作为止。

3. 贴敷方 2（《经穴贴敷疗百病》）

主治： 癔症，抑郁。

处方： 磁石 30g，胆南星、朱砂各 16g，石菖蒲 30g，远志、茯神各 60g，琥珀 20g，橘络、川贝各 50g。

用法： 上药研细末，加有机泥或生铁屑 500g，研碎水煎取液，调匀，制成药物泥。分两次敷于神阙穴周围，每日 3 次，每次 20 分钟，1 次敷料 10g 左右。

4. 贴敷方 3（《经穴贴敷疗百病》）

主治： 神经衰弱，抑郁。

处方： 黄连 10g，肉桂 5g，炒酸枣仁 20g，牡丹皮 10g。

用法： 上 4 药共研细末，每次取 10g 混合药末，加酒、水各半调膏状，临睡前敷在脐部，外用塑料薄膜遮盖，再加胶布固定，次晨取下，每日 1 次，直至睡眠改善为止。此方有安神、镇静、催眠的作用。

5. 安神膏（《穴位贴敷治百病》）

主治： 情志内伤所致的脏躁。

处方： 丹参、远志各 12g，百合 6g，炒酸枣仁、柏子仁各 9g。

用法： 将上药研为细末，用米醋调拌成糊膏状，均匀敷于双足心涌泉穴和三阴交（双）穴上，外用包扎固定。每日换药 1 次。

【现代临床报道】

阮氏用中药舒解散内服结合自制药膏穴位贴敷治疗抑郁症 34 例，与内服百忧解对照比较。舒解散药物组成：羚羊角粉 0.6g（另吞），野百合、茯神各 20g，淮小麦、生地黄、生龙骨、生牡蛎、珍珠母各15g，苦参、制香附、夏枯草、知母、合欢皮、女贞子各12g。药物加减：兼有血瘀加川芎12g，丹参20～30g；痰湿重加陈皮10g，半夏10g；兼有口干、心烦急躁等阴虚火旺者重用百合30g等；气虚者，加太子参15g；便秘者加火麻仁10g，或制大黄10g。每日1剂，水煎服，日服3次。贴敷选穴：心俞、肝俞及双侧内关。贴敷药膏由酒曲、红花、酸枣仁、沙棘藤组成，用量按4：1：2：3投料，经科学加工提纯后加入氮酮渗透剂制成药膏，再装入渗透膜中。使用前清洁局部皮肤，再用手指在穴位上摩擦10秒钟，以皮肤红热为度，将膜面对准穴位，适当加力加压半分钟即可。每48小时更换1次，每6周为1个疗程。结果：两组治疗后SDS评分比较，有显著差异性；本组总有效率为94.12%，优于对照组；两组间副作用发生率比较差异也有显著性。

按释： 舒解散中羚羊角粉平肝息风，安神解郁；野百合、淮小麦、生地黄、女贞子、夏枯草、知母养心阴，清虚火，宁心神，柔肝解郁；茯神、合欢皮健脾养心安神；苦参、制香附渗湿宽胸宁心；生龙骨、生牡蛎、珍珠母重镇潜阳，宁心安神。穴位贴敷心俞、肝俞、内关均有良好的宁心安神、舒解忧郁之功；中药穴位贴敷，不仅依靠药物的功能产生作用，更是借助穴位、经络原理的发挥来扩大疗效。内外调合，共奏疏肝解郁、健脾益心、清热除烦、安神定志之效。

阮继源．中药结合穴位贴敷治疗抑郁症34例．浙江中医学院学报，2002，26（3）：59－60.

【点评】

贴敷治疗过程中，解除情志致病的原因可大大提高贴敷的疗效。应鼓励患者做适度的体育锻炼。本病治疗疗程较长，应鼓励患者坚持。

本病临床表现复杂，辨证多为肝郁、脾虚、痰郁。贴敷治以安神解郁，健脾化痰。贴敷部位以肝脾背俞穴或募穴为主。

第十三节　痴　呆

一、概述

痴呆又称呆病，是以呆傻愚笨为主要临床表现的神志病。痴呆有从幼年起病者，多渐成白痴之证；也有因老年精气不足，发为呆痴之证；或由精神因素及外伤、中毒引起者。先天性或精神病之后出现的痴呆或老年性痴呆（包括大脑发育不全、脑萎缩、帕金森病等），可参照本篇治疗。

本病由禀赋不足、痰浊阻窍、肝肾亏虚等引起。自幼痴呆者多与先天禀赋不足有关，也有由于出生时产伤，损及脑髓，使瘀血阻滞清窍而成痴呆。中老年人多由于五脏皆虚，尤其是肝肾亏虚，精血不足，使髓海空虚，神明失用；或脾虚失运，痰浊内生，上蒙清窍；或脏气虚衰，运血无力，使瘀血阻滞脑络所致。本病病位在脑，涉及五脏，尤与肾、脾、心、肝有关，病变多见虚实夹杂证。

二、辨证

主症轻者可见神情淡漠，寡言少语，善忘，迟钝等症；重者可表现为终日不语，或闭门独处，或口中喃喃，或言辞颠倒，举动不经，或忽哭忽笑，或不欲食，数日不知饥饿。此类患者多数不能自理生活，甚至不能抵御伤害。

兼见头晕耳鸣，怠惰思卧，智能下降，神情呆滞愚笨，记忆力、判断力降低，或半身不遂，肢体不用，步履维艰，语言謇涩，齿枯发落，骨软萎弱，舌瘦质淡红，脉沉细尺弱者，为肝肾不足，髓海空虚；表情呆滞，智力衰退，或哭笑无常，倦怠思卧，不思饮食，脘腹胀满，口多涎沫，头重如裹，舌淡，苔白腻，脉濡滑者，为痰浊阻窍；神情呆滞，智力减退，语言颠倒，善忘易惊恐，思维异常，行为怪僻，口干不欲饮，或肢体麻木不遂，肌肤甲错，皮肤晦暗，舌质暗或有瘀点，脉细涩者，为瘀血阻络。

三、贴敷治疗处方

补髓开窍膏（《穴位敷药巧治病》）

主治：痴呆。

处方：补骨脂15g，肉苁蓉12g，赤芍10g，白芍10g，穿山甲10g，芡实15g，地龙15g，黄芩10g，水蛭6g，白术10g，益智仁12g，丹参15g。

用法：上药制成黑膏药，贴风府、风池、大椎、心俞、膈俞、脾俞、肾俞。

【点评】

本病症较为顽固，贴敷疗程一般较长。需配合训练和教育，合理安排生活和工作。重症要注意生活护理，防止跌倒、迷路、褥疮及感染等异常情况的发生。

贴敷药物选用补益肝肾，益智通络之品。痴呆为髓海病，病位在脑，且与肾、脾、心有关，督脉入络脑，故贴敷部位选取风府、大椎及背俞穴，调补脏腑功能，益精填髓。

第十四节　奔　豚

一、概述

奔豚是病人自觉气从少腹上冲胸咽的一种病症，状如豚之奔突，时发时已，故名奔豚。如肝肾气逆，则自觉气从少腹上冲咽喉，发作欲死，惊悸不宁，恶闻人声，腹痛呕吐，喘逆烦渴，气还则止，苔白或黄，脉弦数；如寒水上逆，则先脐下悸动，旋即逆气上冲，心慌不安，形寒肢冷，苔白腻，脉弦紧。

二、贴敷治疗处方

1. 消豚膏（《穴位贴药疗法》）

主治：奔豚气。

处方：吴茱萸（米醋炒）、陈皮、黑附子各 30g，肉桂 10g，丁香 6g。

用法：烘干，共研为细末，过筛，加生姜汁调成糊膏，纱布包裹。敷神阙、关元、肾俞穴。上盖铝纸、纱布，胶布固定。1 日换药 1 次。

2. 温降气逆法（《理瀹骈文》）

主治：奔豚气。

处方：干姜、附子、桂心、吴茱萸、橘核、川楝子、小茴香各等量。

用法：上药共研细末，敷于脐部，并热熨之。

【点评】

奔豚之症与现代病部分神经症及肠道功能失调症状相似。贴敷治疗考虑温阳散寒，疏肝理气，多以附子、肉桂温阳，吴茱萸、丁香、陈皮降气，热熨疗效益佳。

■ 第十四章　风湿免疫系统病症 ■

第一节　风湿性关节炎

一、概述

风湿性关节炎（rheumatic arthritis）是一种常见的急性或慢性结缔组织炎症。通常所说的风湿性关节炎是风湿热的主要表现之一，临床以关节和肌肉游走性酸楚、红肿、疼痛为特征；与 A 组乙型溶血性链球菌感染有关，寒冷、潮湿等因素可诱发本病。下肢大关节如膝关节、踝关节最常受累。每个关节的关节炎持续数日后可自行好转，不会遗留后遗症，但常反复发作。风湿性关节炎可同时伴有风湿热的其他表现，如心脏炎、舞蹈病、皮下结节以及环形红斑等。

风湿性关节炎中医称"痹证"，临床以关节疼痛、僵硬、肿大和活动受限为主要特征，晚期可有关节畸形。本病多累及颈椎、腰椎、膝及指间关节。中医认为其病机是由风、寒、湿、热等邪痹阻局部经脉或年老肝肾气血不足致关节失养所致。古代痹证的概念比较广泛，包括内脏痹和肢体痹，本节主要讨论肢体的痹证。骨性关节炎可参考治疗。

本病与外感风寒湿热等邪和人体正气不足有关。风寒湿等邪气，在人体卫气虚弱时容易侵入人体而致病。汗出当风，坐卧湿地，涉水冒雨等，均可使风寒湿等邪气侵入机体经络，留于关节，导致经脉气血痹阻不同，不通则痛，正如《素问·痹论》所说："风寒湿三气杂至，合而为痹。"根据感受邪气的相对轻重，常分为行痹（风痹）、痛痹（寒痹）、着痹（湿痹）；风邪善行数变，故可见疼痛游走不定；寒性收引，故见疼痛较剧，得热痛减；湿性重浊，故见疼痛困重，或伴关节肿胀。若素体阳盛或阴虚火旺，复感风寒湿邪，邪从热化，或感受热邪，留注关节，可见关节红肿热痛兼发热，为热痹。总之，风寒湿热之邪侵入机体，痹阻关节肌肉筋络，导致气血痹阻不通，产生本病。

二、辨证

本病主症为关节肌肉疼痛，屈伸不利。若疼痛游走，痛无定处，时见恶风发热，舌淡，苔薄白，脉浮，为行痹（风痹）；疼痛较剧，痛有定处，遇寒痛增，得热痛减，局部皮色不红，触之不热，苔薄白，脉弦紧，为痛痹（寒痹）；若肢体关节酸痛重着不移，或有肿胀，肌肤麻木不仁，阴雨天加重或发作，苔白腻，脉濡缓，为着痹（湿痹）；关节疼痛，局部灼热红肿，痛不可触，关节活动不利，可累及多个关节，伴有发热恶风，口渴烦闷，苔黄燥，脉滑数，为热痹。

三、贴敷治疗处方

1. 行痹散（《敷脐妙法治百病》）

主治：行痹。

处方：附片、木香、炒吴茱萸、马兰子、蛇床子、肉桂各12g，生姜汁适量。

用法：将前6味药共碾成细末，装瓶备用。用时取药末6g，以生姜汁调如膏状，敷于脐内，外盖以纱布，胶布固定。每日换药1次，10次为1个疗程。

2. 痛痹散（《敷脐妙法治百病》）

主治：痛痹。

处方：当归、川芎、白芷、陈皮、苍术、厚朴、半夏、麻黄、枳壳、桔梗各3g，干姜、桂枝、吴茱萸各1.5g，羌活、独活各6g，散阴膏药肉适量。

用法：除散阴膏药肉外，其余药物共碾成细末，贮瓶备用。用时将散阴膏药肉置水浴上融化，加入适量药末，搅匀，滩涂于布上，每贴重20～30g，贴于脐中及命门穴上。每3日更换1次。

3. 韭蛇膏（《丹方精华》）

主治：痹痛。

处方：韭子30g，蛇床子30g，附子30g，官桂30g，独头蒜500g，川椒90g。

用法：上药用香油1000mL浸10日，加黄丹熬膏，硫黄、母丁香各18g，麝香1g，上药共研末，与蒜捣为丸，如豆大，先取药丸1粒填脐内，外贴韭蛇膏。3日换药1次。

4. 当归四逆汤（《理瀹骈文》引仲景方）

主治：四肢痹痛。

处方：当归10g，桂枝10g，木通3g，细辛3g，芍药3g，甘草3g，大枣25枚，麝香膏1贴。

用法：前药8味煎汤抹心腹及四肢，并炒熨之。麝香膏贴脐部及对脐处。

5. 附子汤（《理瀹骈文》引仲景方）

主治：寒痹。

处方：附子10g，人参3g，白术10g，茯苓10g，炒白芍10g，麝香膏1贴。

用法：上药5味，煎汤抹心腹及四肢，并炒熨之，麝香膏贴脐部及对脐处。

6. 青艾膏（红花活血膏）（《全国中药成药处方集》）

主治：风寒湿痹。

处方：青艾9g，当归9g，川芎9g，血竭花9g，穿山甲9g，地龙9g，海马9g，没药9g，乳香9g，杜仲9g，防风9g，麻黄9g，木瓜9g，牛膝9g，木香9g，川椒9g，马钱子15g，麻油500mL，漳丹250g。

用法：上药用麻油炸枯去渣，入黄丹熬搅收膏，收瓷器中保存。贴患处。

7. 透骨草膏（《中国灸法集粹》）

主治：风寒湿痹。

处方：适量透骨草。

用法：取鲜透骨草适量，捣烂如泥膏状，敷于患处，油纸覆盖，胶布固定，每次贴敷 1~2 小时，如起泡者，效果较佳，避免感染。

8. 牛膝软膏（神经摩风毒膏）（《中国膏药学》）

主治：风毒，四肢抽筋。

处方：牛膝 30g，赤芍 30g，当归 30g，白术 30g，白芷 30g，川椒 30g（去目），厚朴 30g（去粗皮），雷丸 30g，半夏 30g，桔梗 30g（去芦头），细辛 30g，吴茱萸 30g，附子 30g（生去皮脐），木香 30g，大腹皮 30g，槟榔 30g，牛酥 60g，猪脂 150g。

用法：上药细切，以酒渍一宿，先煎猪脂，然后入诸药，以慢火煎之，以绵滤去清，即入锅中，立即下酥，其膏即成，待稍冷收于瓷盒中。每取如枣大于患处摩之，仍须避风。

9. 头子软膏（《中国膏药学》）

主治：痛风，顽痹，四肢拘挛，白癜疮（代谢性关节炎、慢性麻木、四肢痉挛、白癜风）。

处方：乌头 60g，附子 60g（生用），当归 60g，羌活 30g，细辛 30g，桂心 30g，防风 30g（去芦头），白术 30g，川椒 30g，吴茱萸 30g，猪脂 500g（腊月者，若能得驼脂，去脂膜，去渣放冷）。

用法：上药细切如大豆，以醋微淹之，经一宿，煎猪脂化，去渣，内药微火煎之，候附子色黄即膏成，收瓷盒中。患者频取摩之。宜用衣裹，切避风寒。贴患处。

10. 豨草膏（追风逐湿膏）（《外科正宗》）

主治：风湿寒痹，筋脉挛痛（风湿性关节炎、筋血管痉挛疼痛）。

处方：豨莶草 90g，麻黄 90g，川乌 90g，草乌 90g，风藤 90g，半夏 90g，南星 90g，羌活 90g，蓖麻子 90g（打碎），桂枝 90g，独活 60g，细辛 60g，当归 60g，白芷 60g，苍术 60g，大黄 60g。

用法：上药切片，用葱汁、姜汁各 300mL 拌药，先浸一宿，次日用香油 250mL 同药入锅，慢火熬至葱姜汁将干时，油与药相煎渣枯为度，细绢滤清，每油 500mL，下飞过炒丹 300g 为准配用，再将前油入锅内煎滚，方下黄丹，徐徐搅入，待膏成，再下碾净松香末 620g，再同熬化，取下锅来，以盆顿稳，再下乳香、木香、胡椒、轻粉各末 60g，白芥子细末 120g，渐入搅匀，倾入瓷内盛贮。渐用热水炖化，绫缎摊贴。

11. 松川膏（七制松香青）（《串雅内编》）

主治：风湿寒痹（风湿性关节炎）。

处方：松香 1500g（第 1 次姜汁煮，第 2 次葱汁煮，第 3 次白凤仙汁煮，第 4 次烧酒煮，第 5 次闹羊花煮，第 6 次商陆根煮，第 7 次醋煮），桐油 1500mL，川乌 120g，草乌 120g，白芥子 120g，蓖麻子 120g，干姜 120g，官桂 120g，苍术 120g。

用法：加桐油熬至药枯，滤去渣，入牛皮 120g，烊化，用制过的松香渐渐收之，离火，加樟脑 30g，麝香 9g，厚纸摊之，贴患处。

12. 甲蚣膏（湿毒膏）（《丹方精华》）

主治： 风湿寒痹毒（风湿性关节炎）。

处方： 麻油 330mL，当归 6g，白芷 3g，独活 3g，穿山甲 2 片，蜈蚣 1 条，血余炭 15g。

用法： 上药熬枯，去渣，入红丹 60g，杭粉 60g，轻粉 1.5g，铜绿 0.6g，白蜡 4.5g（刮），共末收膏。用时摊贴。

13. 黑附软膏（治风毒脚弱痹满上气方）（《葛洪肘后备急方》）

主治： 风湿寒痹（风湿性关节炎）。

处方： 黑附子 30g（去皮脐）。

用法： 将上药捣为散，生姜汁调如膏涂敷患部，药干再调涂之，肿消为止。

14. 乌芎膏（神秘万金膏）（《中国膏药学》）

主治： 风湿寒痹（风湿性关节炎）。

处方： 草乌 18g，川芎 18g，大黄 18g，当归 24g，赤芍 24g，白芷 24g，连翘 24g，白及 24g，白蔹 24g，乌药 24g，官桂 24g，木鳖子 24g，槐枝 12g，柳枝 12g，桃枝 12g，桑枝 12g，枣枝 12g。（一方加苦参、皂荚各 15g，一方加苏合香油 0.9g，名万应紫金膏）

用法： 上药细切，用麻油 1000mL 浸药一宿，用火熬至药焦色，用生丝绢滤去渣，将油再入锅，以火熬沸后入乳香、没药末各 12g 搅匀，摊贴患处。

15. 箭芪膏（追风除湿膏）（《中国膏药学》）

主治： 瘫痪，风湿寒痹（半身不遂、风湿性关节炎）。

处方： 生箭芪 24g，全当归 30g，羌活 30g，独活 24g，防风 24g，透骨草 24g，怀牛膝 24g，生杜仲 24g，千年健 18g，钻地风 18g，川厚朴 18g，麻黄 12g，制乳香 12g，没药 12g，自然铜 9g（煅），香油 1000mL，黄丹 420g。

用法： 前 11 味切片入香油内泡，用大火熬药枯去渣，待冷入丹熬沸，待凉下研细的乳香、没药、自然铜，调匀贴患处。

禁忌： 中风血冲脑者禁用。

16. 辛桂软膏（活络镇痛软膏）（《祖国医学采风录》）

主治： 风湿寒痹痛麻（风湿性关节炎之疼痛麻木）。

处方： 北细辛 15g，上肉桂 15g，生草乌 15g，甘松根 15g，麻黄 15g，干姜 15g。

用法： 上药研细末，凡士林 500g，药粉 60g 拌成膏，剩余者贮瓶备用。用时以棉垫括上软膏，敷患处，胶布或绷带包扎。

17. 补骨膏（狗皮膏）（《北京同仁堂经验方》）

主治： 风湿寒痹（风湿关节炎），腰腿疼痛，闪腰岔气，跌打损伤。

处方： 补骨脂 30g，枳壳 30g，青皮 30g，川楝子 30g，大枫子 30g，赤石脂 30g，僵蚕 30g，赤芍 30g，官桂 30g，天麻 30g，小茴香 30g，蛇床子 30g，甘草 30g，乌药 30g，牛膝 30g，羌活 30g，黄柏 30g，威灵仙 30g，生川乌 30g，当归 30g，木香 30g，细辛 30g，续断 30g，菟丝子 30g，白蔹 30g，桃仁 30g，生附子 30g，川芎 30g，生草乌 30g，生杜仲 30g，远志 30g，穿山甲 30g，香附 30g，白术 30g，橘皮 30g，青风藤 30g。

用法：上药用香油 7500mL 炸枯去渣，炼沸，入丹 3120g，搅匀成膏。另轻粉、儿茶、公丁香、樟脑、乳香、没药、血竭各 15g 共研细末重 105g，每 7500g 膏中加以上细料 105g，搅匀摊贴患处。

18. 秦艽膏（金不换膏）（《天津市达仁堂制药厂方》）

主治：风湿寒痹（风湿性关节炎），四肢麻木，腰腿疼痛，跌打损伤，伤筋伤骨，筋骨疼痛。

处方：秦艽 45g，当归 45g，独活 45g，苍术 45g，白芷 45g，生杜仲 45g，羌活 45g，生川乌 45g，干姜 45g，良姜 45g，荆芥 45g，防风 45g，生草乌 45g，川芎 45g，玄参 45g，生地黄 45g，甘草 45g，生穿山甲 21g，麻黄 18g。

用法：以上药料用香油 7500mL，炸枯、去渣、滤净、微炼，再入漳丹 2700g 搅匀成膏。每膏药油 7500mL 兑肉桂面 45g，麝香 1.5g，乳香面 30g，没药面 60g，血竭面 15g，樟脑 30g，去壳海螵蛸面 15g，煅龙骨 18g，贴患处。

19. 雷丸软膏（涂摩膏）（《圣济总录》）

主治：风湿寒痹，四肢抽筋（风湿性关节炎、四肢痉挛）。

处方：雷丸 30g，牛膝 30g，芍药 30g，当归 30g，白芷 30g，川芎 30g，白术 30g，蜀椒 30g，厚朴 30g（去粗皮），半夏 30g，桔梗炒 30g，细辛 30g（去苗叶），吴茱萸 30g，桂 30g（去粗皮），附子 30g（炮制去皮脐），木香 30g，大腹皮 30g，槟榔 30g，牛酥 60g，猪脂 1500g。

用法：上 19 味，除后两味外，并将上药切细，量药多少以酒渍一宿，先炼猪油成膏去渣后，再入群药以慢火从早煎至晚，其膏成，以绵裹滤去渣，再入锅中投酥候清搅匀，以瓷器盛，不拘多少以药摩之，摩经七日，即歇二三日再摩之。

20. 姜葱软膏（葱姜敷方）（《中国膏药学》）

主治：风湿寒痹（风湿性关节痛）。

处方：生姜 60g，葱子 60g，川乌 9g，草乌 9g，麻黄 9g，北细辛 9g，白芷 9g，羌活 12g。

用法：前 6 味药共为细末，生姜、葱子共捣绒，用酒水各拌调匀，炒热熨敷痛处。如令再炒再熨，连熨敷 3 次。不可内服。

21. 川乌散（《万病验方》）

主治：瘫痪、筋骨疼痛、手足拘挛。

方药：川乌 500g。

用法：研为细末，用隔年陈醋，入砂锅内，慢火熬如酱色敷患处。如病有 1 年，敷后 1 日发痒；病 2 年，2 日发痒。痒时令人以手拍，以不痒为度。先用升麻、皮硝、贯众洗后敷。勿见风。

【古代文献选录】

治寒湿气，疼痛不已。用姜汁半碗，米醋一盏，水胶四两，熬成稠，入肉桂末、花椒末、皂角末各二两，搅成膏，以绢摊贴患处。（《古今医统大全》）

拈痛散，治肢节疼痛熨烙药。羌活、独活、防风、细辛、肉桂、白术、良姜、麻黄（不去节）、天麻、川乌（生去皮）、葛根、吴茱萸、乳香（研）、川椒（去目）、全蝎（生）、当归各一两，川姜半两。上十七味，为粗末，入乳香研匀，每抄药十钱，痛甚者十五钱，同细盐一升，炒令极热，熟绢袋盛，熨烙痛处，不拘时，早、晚顿用。药冷，再炒一次。用毕甚妙。药不用，弃之。（《卫生宝鉴》）

筋骨疼痛：猩红三钱，枯矾四钱，为末，作三纸捻，每旦以一捻蘸油点火熏脐，被覆卧之，取汗。（《纂要奇方》）

膝风作痛：草乌、细辛、防风为末，掺靴袜中及安护膝内，能除风湿，健步。（《奇疾方》）

【现代临床报道】

王氏等用中药穴位贴敷治疗本病60例，其中，增生性膝关节炎35例，风湿性关节炎10例，单纯性膝关节滑膜炎6例，外伤性膝关节炎9例。将马钱子、乳香、甘草各9g，麻黄12g，透骨草30g，细辛10g，研细为末，装瓶备用。用香油将药粉调成糊状，取药糊敷于患侧犊鼻、膝眼、鹤顶穴，1次/日，3次为1个疗程。治疗5个疗程后，总有效率为91.7%。

按释：方中马钱子解毒散结，活血止痛；乳香辛温走窜，调气活血定痛。有关药理证明，其消炎作用为减轻炎症水肿，其活血作用为改善局部血液循环，使痛、肿迅速减轻；麻黄、细辛、透骨草祛风胜湿，通络止痛。其中，细辛有较强的镇痛作用，且对溶血性链球菌有抑制作用，故对风湿性关节炎的病情控制甚为有益；甘草清热解毒，调和诸药。诸药合用，共奏祛风胜湿、清热解毒、通络止痛之功。

王慧，刘学军．中药穴位贴敷治疗膝关节疼痛．湖北中医杂志，2002，24（3）：47.

【点评】

风湿性关节炎是一种常见的急性或慢性结缔组织炎症，可反复发作，累及心脏。临床以关节和肌肉游走性酸楚、重着、疼痛为特征，属变态反应性疾病，是风湿热的主要表现之一。病情常反复，治疗的同时应防止关节过度负重，注意保暖，肥胖者应减轻体重。关节疼痛严重时减少活动。平时可适当锻炼，活动时注意保护关节。本病应注意排除骨结核、肿瘤，以免延误病情。贴敷治疗痹证有较好的效果，该病古书中记载贴敷验方较多，对久病顽痹、衰老稚弱及胃不纳药者尤为适宜。

本病病机以正虚为本，风寒湿痹阻局部为标。临床上以虚寒证多见。治疗上多应用祛风散寒，活血化湿，益气养血温阳之品。但在关节炎急性期有关节红肿者，应酌加清热解毒之品。贴敷部位多为局部痛点。部分药物如草乌等局部刺激性较强，注意贴敷时间，勿使皮肤起泡。散阳膏源自《理瀹骈文》，主治下焦寒湿。马兰子为马蔺子的别名，主清热解毒，凉血祛湿。

第二节　类风湿性关节炎

一、概述

类风湿关节炎（rheumatoid arthritis，RA）是一种病因未明的慢性、以炎性滑膜炎为主的系统性疾病。其特征是手、足小关节的多关节、对称性、侵袭性关节炎症，经常伴有关节外器官受累及血清类风湿因子阳性，可以导致关节畸形及功能丧失。RA 的发病可能与遗传、感染、性激素等有关。RA 关节炎的病理主要有滑膜衬里细胞增生、间质大量炎性细胞浸润，以及微血管的新生、血管翳的形成及软骨和骨组织的破坏等。严重的还会引起关节以外的脏器损伤，比如血管炎、肺纤维化、贫血、脾功能亢进等，危害患者的身体健康。中医认为，类风湿性关节炎属"痹证"的范畴，痹者，闭也，风寒湿热等病邪侵入肢体关节，导致经脉气血痹阻不通，不通则痛，发为痹证。根据临床表现不同，分为行痹、痛痹、着痹、热痹、顽痹等。

二、贴敷治疗处方

1. 斑蝥散（《中国灸法集粹》）

主治：风寒湿痹，风湿或类风湿性关节炎。

处方：适量斑蝥。

用法：将斑蝥研为极细末，密贮备用。贴敷前先用 1 寸左右见方胶布，中央剪一小孔如黄豆大，贴在阿是穴、大椎、身柱、腰阳关、肾俞、气海、曲池、足三里、三阴交等穴位上，每次 2~6 个。然后取斑蝥粉适量放于剪孔上，上盖胶布固定即可。根据病情、部位及患者施灸处感应，贴敷 0.5~2.5 小时，若出现水泡，须抽出液体，外用消毒纱布包扎，防止感染。

2. 川槿皮膏（《中国灸法集粹》）

主治：风寒湿痹，类风湿性关节炎。

处方：川槿皮 100g，白芷 30g，川羌 60g，桃仁 120g。

用法：上药共研极细末，用香油或蓖麻油适量调如膏状，备用。贴敷时取药膏适量敷于大椎、身柱、腰阳关、肾俞、气海、曲池、足三里、三阴交及阿是穴上，每次 2~6 个。外盖以塑料布（或油纸）。胶布固定即可。每次选用 2~6 个穴位，多选用病变局部阿是穴。每日敷灸 1 次，5 次为 1 个疗程。

3. 雷公藤膏（《穴位贴敷治百病》）

主治：类风湿性关节炎。

处方：雷公藤 50g，生川乌 30g，蜂房、地龙、桂枝各 30g。

用法：将上药研为细末，用蜂蜜、白酒各半调拌成糊膏状，均匀敷于患处、压痛点和循经取穴上，用纱布覆盖，外用胶布固定。并常加入白酒数滴于敷料上，保持药层湿润。每日换药1次，15次为1个疗程。

【古代文献选录】

或问两膝肿痛，股渐小何如？曰：此名鹤膝风，一名鼓槌风，起于中湿，或因痢后脚弱缓痛，不能行履，名曰痢风，或伤寒余毒，不能发散，风寒湿气结于经络，血脉不流，以致筋愈缩而股愈瘦，属足少阳、足阳明经。宜用玉龙膏酒调敷腿上，以住痛回阳；又宜冲和膏涂足跗，以引气行血；服大防风汤、追风丸，倍加乳香以住痛舒筋。亦宜隔蒜灸之。若坚如石者，用生樟陆根擦之，效。（《古今图书集成·医部全录》）

治鹤膝风病酒方：酒醅糟四两，肥皂一个（去子），芒硝一两，五味子一两，砂糖一两，姜汁半瓶，研匀，日日涂之，加入烧酒尤妙也。（《本草纲目》）

【现代临床报道】

叶氏等观察类风湿巴布剂穴位贴敷类风湿关节炎（RA）的疗效。将33例患者采用穴位贴敷（主穴取大椎、外关、足三里）类风关巴剂（由雷公藤、白花蛇、乳香、没药、生川乌、生草乌、马钱子、洋金花等药组成，每1g巴布剂含雷公藤甲素1.71mg）完成3个月的治疗，观察疗效、治疗前后的有关指标及不良反应情况。结果：临床缓解15例，显效12例，有效5例，无效1例，总有效率为97.0%；对照组总有效率为96.8%，两组比较差异无显著性。治疗前后有关指标自身比较均有显著性差异，治疗后两组间比较：晨僵、关节肿胀数、ESR值、RF值有显著性差异，以穴敷组为优。不良反应：穴敷组8例，对照组20例。表明雷公藤穴位贴敷法对RA活动期在改善主要临床表现及检验指标方面比口服给药更为明显，且不良反应较少。

按释：雷公藤为我国最著名的改变病情抗风湿药之一，但长期口服可导致肝肾损害及生育功能的抑制等较严重的毒副作用，使患者难以坚持用药；故用小剂量的雷公藤辅以多种中草药对病变局部涂敷治疗，主穴中大椎为诸阳之会，有疏风散邪、通督振阳之功；外关可祛风寒湿邪，疏经通络；足三里则可益气扶正。三穴共用，有良好的疏经通络、祛邪扶正之功，将针灸与药物有机结合，使药力直达病所，并减少大剂量口服所致的毒副作用，其机理可能发挥了穴位与中药的协同作用及通过经络腧穴给药对药物的放大作用而提高疗效。

叶天申，谢文霞，张劲军. 巴布剂穴位贴敷治疗活动期类风湿性关节炎33例临床研究. 江西中医学院学报，2005，17（6）：23-24.

叶氏等以自制关节炎Ⅱ号中药酊剂穴位贴敷治疗类风湿性关节炎患者59例。酊剂主要由雷公藤、地龙、蜈蚣、白花蛇、细辛、乳香、没药、丁香、威灵仙、独活、生川乌、生草乌、生南星、生半夏、生麻黄、马钱子、红花、肉桂、三七、洋金花、川芎、土鳖虫、生姜汁、当归、丹参、桑枝、白芥子、花椒、冰片、薄荷脑、麝香、樟脑等中药组成。主穴取大椎、外关、足三里；配穴行痹取风门、膈俞、阳陵泉；着痹取肾俞、气海、关元；痛痹取关元、肾俞、昆仑、阿是穴；热痹取身柱、曲池、内庭；正虚邪留取肝俞、脾俞、肾俞、三阴交、阴郄。并按病位配穴。每位患者每次选 10 ~ 12 个穴位（双侧同名穴记为 2 个），将关节炎Ⅱ号注射于特制的贴膏中（每膏含药液 0.5mL），每穴 1 膏，贴敷 48 小时后取下，停 24 小时继续贴敷；3 次为 1 个疗程，可选 2 组穴位交替使用。经 5 ~ 10 个疗程后观察疗效。结果：13 例近期控制，25 例显效，14 例有效，7 例无效。

按释：将针灸取穴与中药外治有机结合，所取的 3 个主穴中，大椎为诸阳之会，有疏风散邪、通督振阳之功；外关祛风寒湿邪，疏经通络；足三里则可益气扶正。3 穴共用，有良好的疏经通络、祛邪扶正之功，故选为主穴。而关节炎Ⅱ号方集祛邪扶正、通络止痛、活血温阳作用于一身，通过穴位贴敷给药，不仅可提高疗效，且可避免服用雷公藤等药造成的毒副作用。

叶天申，谢文霞，李建东，等. 关节炎Ⅱ号穴位贴敷治疗类风湿性关节炎 59 例. 浙江中医杂志，2000，2：64.

【点评】

类风湿性关节炎是以关节组织慢性炎症病变为主要表现的自身免疫性疾病，主要侵蚀软骨及骨组织。风湿热在急性期要应用西药迅速控制，以免心脏出现严重的损伤，贴敷对疼痛的缓解有确切的疗效。

该病临床实际证候错综复杂，根据关节肿胀的特点，可参考骨性关节病贴敷治疗。

川槿皮辛、苦、温，活血理气，祛风通络止痛，可治关节肿痛，跌仆损伤。

第三节　痛　风

一、概述

痛风常见于 30 岁以上的男性，可有阳性家族史。急性痛风性关节炎多在夜间或凌晨突出，70% 以上发生于拇指和第 1 跖趾关节的单关节，关节红肿热痛，活动受阻在 1 ~ 2 周内可完全缓解。可以因创伤后急性感染而诱发。反复发作后可以发展为慢性关节炎，导致关节肿大、畸形和活动障碍。

此外，尚有痛风性关节炎，好发于跖趾、趾间、掌指及耳外郭等处，可以导致肾结石及肾病。

二、贴敷治疗处方

1. 痛风膏（《古今外治灵验单方全书》）

主治：痛风。

处方：芙蓉叶、生大黄、赤小豆各等份。

用法：上药共研细末，按 4∶6 之比例加入凡士林，调和为膏，敷于患处，每日 1 次，10 次为 1 个疗程。

2. 风火软膏（防风敷方）（《中国膏药学》）

主治：陈年痛风（老年性代谢性关节炎）。

处方：防风 60g，大葱 60g，白芷 60g，川乌 60g。

用法：共捣为膏，调热黄酒敷冷痛处。二三日后用大红椒，艾叶煎汤敷洗再敷药，包好。若皮肉热痛用清油搽之。

3. 天雄软膏（摩风膏）（《全国中药成药处方集》）

主治：痛风（代谢性关节炎）。

处方：天雄 90g（生去皮脐），当归 90g，白芷 30g，附子 90g（去皮脐），细辛 60g，桂心 30g，干姜 60g，川芎 60g，川乌头 60g（去皮脐），朱砂 30g（细研），醋 210mL，松脂 250g，生地黄 90g（捣后取汁），猪脂 2500g（炼成者），雄黄 210mg（细研）。

用法：上药细切，以地黄汁及醋浸一宿，滤出，入猪脂，用慢火煎之，候白芷色黄，膏成绵滤去渣，入朱砂、雄黄及松脂等，以柳枝搅匀，于瓷器中盛。每取少许摩于患处。若面目黧黑消瘦，似心腹中冷，酒调半匙，每日三服。

4. 黄芪痛风膏（《经穴贴敷疗百病》）

主治：痛风（代谢性关节炎）。

处方：黄芪 15g，党参 15g，熟地黄 15g，当归 15g，续断 15g，制附子 15g，肉桂 15g，川膝 15g，徐长卿 15g。

用法：上药共研细末过筛，麻油熬膏。将上药敷于疼痛处，每日换敷 1~2 次。

5. 苍柏白芷散（《外治心悟》）

主治：痛风。

处方：黄柏、苍术、大黄各 20g，青黛、冰片各 10g。

用法：将上药研为细末，装瓶备用。局部常规消毒，用蜂蜜调拌成糊膏状，均匀敷于患处，外盖油光纸，用纱布包裹，外用胶布固定。每日换药 1 次，3 次为 1 个疗程。

6. 痛风灵（《内病外治贴敷灵验方集》）

主治：痛风。

处方：独活、苍术、黄柏、丹皮、泽泻各 15g，白芷、郁金、大黄、牛膝各 25g，板蓝根 30g。

用法：制成浸膏，用 3 层无菌纱布浸渍成效贴，每贴含生药 10g，外贴患处。绷带包扎，每日 1 次，7 日为 1 个疗程。

【现代临床报道】

晏氏等采用自制的乐尔膏（由生马钱子、生川乌、生草乌、生乳香、细辛、麝香、蟾酥、延胡索等药组成）穴位外贴治疗痛风性关节疼痛60例。按部位选穴，膝关节：膝眼、梁丘、阳（阴）陵泉、膝阳关、血海；踝关节：申脉、照海、昆仑、丘墟；腕关节：阳池、外关、阳溪、腕骨；指（趾）关节和掌指（趾）关节则以乐尔膏包裹，每次取2~3个穴位或压痛点。每次1~3个膏药，48小时更换。6日为1个疗程，观察2个疗程，并以车前子30g、葛根50g煎煮10分钟后取汁当茶喝，每人1剂，治疗1个月后检验结果。总有效率95%，治疗后血尿酸、血沉均下降明显，有统计学意义；血尿酸下降与服用车前子、葛根有关。

按释： 方中马钱子苦寒，能通络散结，消肿定痛；生川乌、生草乌、细辛能祛风湿，散寒止痛；蟾酥能消肿止痛；生乳香、延胡索活血祛瘀，通经止痛，全方共奏祛风除湿、活血祛瘀、消肿止痛之效。药理实验研究证明，乐尔膏贴敷剂的镇痛活性成分马钱子碱、蟾酥灵均可作用于感觉神经末梢感受器；生川乌、生草乌所含的生物碱有镇痛作用，其生物碱对皮肤、黏膜的感觉神经末梢产生刺激作用，然后抑制而呈局部麻醉作用，乌头碱小剂量时使皮肤血管扩张，体温降低，由此更能使其他药物发挥作用；细辛所含的挥发油有解热、镇痛及局部麻醉作用；延胡索全碱及延胡索甲素、乙素、丑素均能提高痛阈，呈现良好的镇痛作用。诸药综合，具有较强的、快速的抗炎消肿止痛作用，并能较快地恢复关节功能。

晏建立，程繁荣，王新建，等.乐尔膏穴位贴敷治疗痛风性关节疼痛60例.新中医，2000，32（6）：22-23.

【点评】

本病患者宜低嘌呤饮食，防止肥胖，定期门诊复查。

本病病机重点为湿热痹阻，气血不畅，病久则痰瘀互结，留滞关节，损伤肝肾。贴敷治疗清热利湿，同时化瘀止痛。药物直接贴于疼痛处，注意贴敷时间，勿伤局部皮肤。

天雄辛温，有大毒，可祛风散寒，益火助阳，主治风寒湿痹，历节风痛，四肢拘挛，心腹冷痛。外用研末调敷，宜适量。

第十五章　内分泌代谢系统病症

第一节　糖尿病

一、概述

糖尿病表现为多饮、多食、多尿、形体消瘦，或尿有甜味为特征的病症，中医称为"消渴"，其主要病理变化为阴虚燥热。本病的病变脏腑主要在肺、胃、肾，又以肾为关键。本病病机以阴虚为本，燥热为标，两者又往往互为因果，病初以燥热为主，继则阴虚燥热互见，病久则以阴虚为主。临床上根据患者的症状不同，病变轻重程度不同，可分为上、中、下三消。病变脏腑各有侧重，上消属肺燥，中消属胃热，下消属肾虚，亦可肺燥、胃热、肾虚三焦同病。

本病主要由禀赋不足，饮食不节，情志不调，劳欲过度所致。先天禀赋不足，五脏虚羸，精气不足，复因调摄失宜，终至精亏液竭而发为消渴；饮食不节，过食肥甘、醇酒厚味，以致脾胃受损，内蕴积热，消谷伤津，发为消渴；情志失调，五志过极，郁而化火，消灼津液，引发消渴；房事不节，纵欲过度，耗伤肾精，则下焦生热，热则肾燥，肾中燥热则为消渴。

本病迁延日久，燥热阴虚可阴损及阳，导致气阴两虚、阴阳两虚之证，或气虚血瘀等病理变化，而产生多种变证，如肾阴不足导致肝阴不足，使精血不能上承于目，可并发白内障，甚至失明；燥热内结，营阴被灼，络脉瘀阻，蕴毒成脓，可发为疮疖、痈、黄疸；阴虚燥热，灼津为痰，痰火交炽，络脉瘀阻，变生中风偏瘫；或可见脾肾两虚，阳虚水泛，发为水肿；病变后期阴液极度耗损，导致阴竭阳亡，阴阳离决而见四肢厥冷，神志昏迷，脉微欲绝等危候。

二、辨证

主症为多饮、多食、多尿，形体消瘦，或尿有甜味。兼见烦渴多饮，口干舌燥，尿量频多，舌边尖红，苔薄黄，脉洪数者，为肺热津伤，属上消；多食善饥，口渴尿多，形体消瘦，大便干燥，苔黄，脉滑实有力者，为胃热炽盛，属中消；尿频尿多，混浊如膏脂，或尿甜，腰膝酸软，乏力，头晕耳鸣，口干唇燥，皮肤干燥，瘙痒，舌红苔少，脉细数者，为肾阴亏虚，属下消；小便频数，混浊如膏，甚至饮一溲一，面容憔悴，耳轮干枯，腰膝酸软，四肢欠温，畏寒怕冷，阳痿或月经不调，舌淡，苔白而干，脉沉细无力者，为阴阳两虚。

三、贴敷治疗处方

1. 复方消渴膏（《敷脐妙法治百病》）

主治：上、中、下三消。

处方：党参、苦参、黄芪、生地黄、熟地黄、天冬、麦冬、五味子、枳壳、天花粉、黄连、知母、云苓、泽泻、山药、牡蛎、乌梅、葛根、浮萍草各 30g，雄猪肚 1个，麻油、黄丹各适量。

用法：除黄丹外，其余药物装入猪肚内，浸入麻油中半日，移入锅中，用文武火煎熬，至枯黄色后，过滤去渣。再熬油至滴水成珠时离火，徐徐加入黄丹和益元散（滑石 36g，炙甘草 6g），用力搅拌至白烟冒尽，收膏。倒入冷水中浸泡 3～5 日以去火毒，每日换水 1 次，然后取出膏药肉置阴凉处贮存。用时将膏药肉置水浴上溶化，摊涂布上，每贴重 20～30g。上消贴脐部和第 6、7 胸椎处；中消贴脐部和胃脘处；下消贴脐部。每 3 日更换 1 次。

2. 降糖散（《穴位贴敷治百病》）

主治：消渴。

处方：石膏 5g，知母 2g，生地黄、党参各 0.6g，炙甘草、玄参各 1g，天花粉 0.2g，黄连 0.3g，粳米少许。

用法：经提炼制成粉剂，放阴凉处保存备用。每次取药粉 250mg，加盐酸二甲双胍 40mg。混匀，敷脐，盖以药棉，胶布固定。每 5～7 日换药 1 次，每 6 次为 1 个疗程。

3. 地肉膏（《中国膏药学》）

主治：消渴。

处方：熟地黄 10g，山萸肉 10g，山药 10g，茯苓 9g，泽泻 9g，丹皮 9g，牛膝 9g，车前子 9g，白术 9g。

用法：用麻油 200mL，将上药熬枯去渣，加黄丹 150g 收膏。摊贴腰部肾区。

4. 降糖丸（《穴位贴敷治百病》）

主治：糖尿病。

处方：当归、牛膝、冰片各 10g，芒硝 6g，赤芍 20g，蜈蚣 20 条。

用法：将上药研为细末，加牛胆汁适量，水泛为丸如白芥子大小。每穴取 1 丸，放置穴位上（主穴膈俞、足三里，多饮加承浆、肺俞；多食加丰隆、中脘；多尿加气海、关元），外用胶布固定。2～3 日换药 1 次。

5. 治疗腰带

主治：糖尿病。

处方：①人参、黄连、苍术、天花粉、泽泻、荔枝干、干姜、白芥子、冰片；②生地黄、杞果、山萸肉、丹皮、泽泻、茯苓、菟丝子、知母。

用法：先制有可装 3 个药芯的治疗腰带，前药芯盛方 1，药末正对脐部神阙穴，方 2 为后药芯，正对肾俞穴、命门穴。昼夜连续佩带，3 个月换 1 次药芯。

【现代临床报道】

邵氏等将 90 例 2 型糖尿病患者随机分成治疗 I 组、治疗 II 组和纯西药对照组，其中，I 组为贴敷配合减量西药组；II 组为贴敷配合等量西药组。I 组与 II 组均取肾俞、脾俞和气海穴，用本院自制贴敷膏（主要成分为丁香、肉桂、细辛、冰片、姜汁等）行穴位贴敷，3 日 1 次，每周 2 次，第 7 日为皮肤休息，5 周为 1 个疗程。同时口服美吡达，I 组每日 1 次，每次 5mg；II 组每日 2 次，每次 5mg。结果：总有效率 I 组为 86.7%，II 组 93.3%，III 组 60.0%。治疗 I 组、治疗 II 组优于对照组，且临床症状改善，血糖、尿糖下降，血脂代谢紊乱的纠正均较对照组优，说明穴位贴敷配合小剂量降糖药能有效治疗 2 型糖尿病，并能减少药物副反应及并发症的发生。

按释：肾虚脾弱是糖尿病重要的病因病机，故选脾俞、肾俞以补益脾肾。糖尿病还常见气阴不足、瘀血阻滞的证候，配以气海穴调气、主气、补气，主治"脏气虚惫，真气不足，一切气疾久不瘥"，通过培补元气、补益脾气，达到益气生津、行气活血之功。穴位贴敷正是通过芳香走窜药物对相关穴位维持较长久的刺激，起到针刺特定穴位的类似功效，达到降低血糖的目的。

邵敏，王祥珍，吴春欢，等．穴位贴敷为主治疗 2 型糖尿病的临床研究．中国针灸，1999，(8)：453.

吴氏等采用穴位贴敷治疗老年葡萄糖耐量低减，将患者随机分为两组，各 32 例。观察组在控制饮食干预治疗的同时，选用胰俞、脾俞、三阴交、足三里等穴位外敷治疗贴（云南思茅金利湾生物科技有限公司提供）外敷；对照组进行控制饮食干预治疗。共 2 个疗程。结果：干预后，两组餐后血糖均显著降低，但观察组干预后餐后血糖比对照组低（$P < 0.05$）。

按释：采用循经取穴和辨证配穴相结合的方法，取各脏腑转输之穴胰俞、脾俞、肺俞、肾俞、胃俞等背阳之穴，从阳引阴，使阴生以除燥热；取足阴经之交会穴三阴交、足阳明胃经之合穴足三里以补肾健脾。

吴玉泉，费明峰，何永生，等．穴位贴敷治疗老年葡萄糖耐量低减患者临床研究．上海中医药杂，2004，38，(9)：41 - 42.

郭氏等采用糖尿病贴膏（由黄芪、山药、白术、葛根、补骨脂、金樱子、何首乌、鹿角霜、丹参、穿山甲、血竭、三七、麝香、冰片等组成）穴位外敷治疗 2 型糖尿病 30 例，贴敷三阴交、足三里穴，每贴保留 3 日，双侧穴位交替使用；每日配合优降糖 2.5mg，晨起顿服，连续用药 4 周为 1 个疗程，总有效率达 93.34%。

按释：方中黄芪、山药、白术具有益气健脾之功；葛根生津止渴，升阳健脾，常用于消渴；补骨脂、金樱子、何首乌益肾填精，固精缩尿；鹿角霜为血肉有情之品，功能补肝肾、固精气、益精血；丹参、三七、穿山甲、血竭具有活血止痛、散瘀止血之功；麝香、冰片辛散温通，芳香走窜，穿透力强，能通达十二经脉，率诸药循经络运行周身。全方共奏健脾益肾、补气养阴、活血通络之功。外贴于多气多血的阳明经合穴足三里与三阴经交会的强壮穴三阴交，足三里功能健脾和胃，调补气血，扶正培元；三阴交功能健脾化湿，疏肝益肾。

郭宝荣，程益春，钱秋海，等．糖尿病贴膏治疗糖尿病临床研究小结．山东中医学院学报，1995，19（6）：388－390.

赵氏观察糖痹通膏穴位贴敷治疗糖尿病性周围神经病的临床疗效。共 32 例，糖痹通膏（由川芎、桂枝、丹参、红花、细辛、冰片等多味中药组成）取双侧足三里、三阴交，隔日贴敷 1 次。结果：治疗后穴贴组的中医证候疗效及综合疗效、神经传导速度均有显著改善。

按释： 方中以川芎活血行气开郁，温通血脉止痛为君，红花、丹参助川芎活血通经之效为臣，佐以桂枝、细辛辛散走窜，温阳通络，散寒止痛；冰片芳香辟秽，又可清热止痛，防腐止痒，调于诸药中，行孔窍而直达肌肤为使。实验研究表明：丹参、川芎有效成分能抗氧自由基、扩张血管、改善微循环、降低血黏度、改善血管情况和营养神经。桂枝、红花主要成分可改善血液循环，抑制醛糖还原酶，改善神经传导功能。细辛主要成分为细辛挥发油，具有镇痛和中枢镇静作用，可明显减少糖尿病大鼠坐骨神经 AGES 含量。冰片主要成分对感觉神经有一定的刺激，起到一定的止痛作用，增加药物透皮吸收。三阴交与足三里合用，具有补脾胃、助纳运、通经络、调气血之效能。

赵璐．糖痹通膏穴位贴敷治疗糖尿病性周围神经病的临床研究．辽宁中医杂志，2007，34（7）：925－927.

【点评】

贴敷对糖尿病有一定的疗效，对其并发症的治疗亦有很好的效果。因糖尿病患者的皮肤容易化脓感染，用穴要少而精，注意严格消毒。患者应控制饮食，多食粗粮和蔬菜，节制肥甘厚味和面食，严禁烟酒，保持精神的调养，避免过度劳累，参加适当的体育锻炼。注意监测血糖，必要时应配合口服降糖药物或胰岛素治疗。

本病阴虚为本，燥热为标，早期以阴虚热盛为多，中期多为气血不足，晚期阴阳皆虚。贴敷选药要标本兼顾，扶正为主。酌加活血及理气化湿之品。贴敷部位以背俞穴、足三里及三阴交为主。本病迁延难愈，易化生他疾，病情复杂多变，常兼夹瘀血、痰湿，注意用药时加以兼顾。

第二节　甲状腺功能亢进或低下

一、概述

甲亢是由于甲状腺功能亢进，甲状腺激素分泌过多而导致的综合征。临床表现为多系统症候群或一系统症候群。甲状腺肿大呈弥漫性，质软。高代谢症候群有疲乏无力、怕热、低热。可发生浸润性突眼或非浸润性突眼。神经精神系统症状有焦虑、烦躁、神经过敏、多动不宁、言语增多。心血管系统症状有心悸、心动过速、脉律增快至每分钟 90 ~ 120 次，睡眠时脉律亦快。本病特征，收缩压上升，舒张压下降，脉压差增大，消化系统可出现食欲亢进，排便次数增多，肝肿大，可伴有多种维生素缺乏症状。内分泌系统可出现月经量减少、闭经等症状。

甲减是由于甲状腺合成或分泌不足引起的疾病，严重时表现为黏液性水肿。原发性甲减病变位于甲状腺；继发性甲减则有下丘脑性甲减及垂体性甲减之不同，多由于肿瘤、炎症、出血等所致。临床多见于中年女性，男女之比为 1：5。起病隐匿，早期有乏力、少汗、畏寒、食少、水肿、便秘，以后出现全身症状和特殊面容。

甲减的主要临床特征有面色苍黄、水肿、表情淡漠、嗜睡、记忆力和理解力减退、头晕、耳鸣、脉率慢、血压低；食少、腹胀、便秘；肌肉软弱无力，关节疼痛；月经失调或男子性功能障碍；部分患者可出现呼吸系统及泌尿系统症候群。

二、贴敷治疗处方

1. 甲亢贴（《经穴贴敷疗百病》）

主治：甲亢。

处方：生地黄 120g，玄参 120g，夏枯草 20g，龙胆草 20g，天门冬 100g，茯神 100g，南沙参 100g，天花粉 20g。

用法：上药研细末过筛，麻油煎膏。取穴：肾俞、内关、足三里、三阴交、太溪、太冲。以上穴位每次交替选用 3 ~ 4 穴，胶布固定，隔 3 日换药 1 次。

2. 甲减贴（《经穴贴敷疗百病》）

主治：甲减。

处方：党参 60g，白术 60g，炮姜 30g，黄芪 100g，熟地黄 100g，茯苓 100g，陈皮 100g，制附子 100g，肉桂 36g，生姜 100g，当归 80g。

用法：上药研细末过筛后，麻油熬膏备用。取穴：肾俞、内关、关元、足三里、手三里、气海、阴陵泉。以上穴位交替选用 3 ~ 4 穴，胶布固定，隔 3 日换药 1 次。

3. 贴敷方 1（《内病外治贴敷灵验方集》）

主治：甲亢、甲状腺大之肝火亢盛证。

处方：黄药子、生大黄各30g，全蝎、僵蚕、土鳖虫各10g，蚤休15g，明矾5g，蜈蚣5条。

用法：上药共研细末，用醋、酒各半调敷，保持湿润，每料药可用3次，7料为1个疗程。敷患处。

4. 贴敷方2（《内病外治贴敷灵验方集》）

主治：甲亢、甲状腺大之痰湿凝结证。

处方：鲜山药1块，蓖麻子3粒。

用法：洗净后同捣烂调匀，贴敷丁患处，每口更换2次。

【点评】

甲减病机以阳虚为主，久可伤阴，治疗时应兼顾。甲亢证候复杂，变证多，表现虚实夹杂。实为肝郁痰结，虚以心肝肾阴虚为多。临床根据辨证选取药物。贴敷部位可交替应用背俞穴及脾、胃、肝、肾经原穴、合穴。

第三节 肥胖症

一、概述

人体脂肪积聚过多，体重超过标准体重的20%以上时即称为肥胖症。肥胖症分为单纯性和继发性两类，前者不伴有明显神经或内分泌系统功能变化，临床上最为常见；后者常继发于神经、内分泌和代谢性疾病，或与遗传、药物有关。贴敷减肥，以治疗单纯性肥胖为主。

轻度肥胖常无明显症状，重度肥胖多有疲乏无力，动则气促，行动迟缓，或脘痞痰多，倦怠恶热，或少气懒言，动则汗出，甚至面浮肢肿等。肥胖症容易合并发生糖尿病、高血压、动脉粥样硬化、冠心病和各种感染性疾病。

肥胖多因年老体弱，过食肥甘，缺乏运动，先天禀赋等导致气虚阳衰、痰湿瘀滞形成。

二、辨证

肥胖病有在脾、在肾、在心肺的不同，临证时需加详辨。肥胖病变与脾关系最为密切，临床症见身体重着，神疲乏力，腹大胀满，头沉胸闷，或有恶心，痰多者，病变主要在脾。病久累及于肾，症见腰膝酸软疼痛，动则气喘，嗜睡，形寒肢冷，下肢浮肿，夜尿频多。病在心肺者，则见心悸气短，少气懒言，神疲自汗等。

三、贴敷治疗处方

1. 加味冬瓜皮茯苓方（《民间简易疗法·药浴》）

主治：适用于单纯性肥胖症。

处方：冬瓜皮500g，茯苓300g，木瓜100g，猪苓60g。

用法：上药加水煎煮，取液，温热全身洗浴，每日1次，20~30日为1个疗程。

2. 减肥贴敷方（《经穴贴敷疗百病》）

主治：肥胖症。

处方：泽泻128g，丹皮128g，大黄128g，广木香32g，苦参32g。

用法：上药共研细末，用麻油熬，黄丹收。调敷于中脘、足三里、丰隆、气海、梁丘、列缺穴位处，每日1次，每次2~5小时，1~3个月为1个疗程。

3. 减肥散（《刺血疗法治百病》）

主治：肥胖症。

处方：半夏、荷叶各10g，茯苓、泽泻各15g，焦三仙9g，二丑、槟榔各5g。

用法：将上药研为细末，装瓶备用。用时取药末15~30g，用鲜荷叶捣烂取汁，或用大黄15g水煎取汁调成膏状，敷于脐部，外用纱布覆盖，胶布固定。每日换药1次。

4. 花黄减肥膏（《穴位贴敷治百病》）

主治：肥胖症。

处方：厚朴花、代代花、枳壳、苍术各30g，小茴香、大黄各150g。

用法：将上药加清水煎3次，3次煎液合并，浓缩成膏状，制成6cm² 药饼，装入薄布袋里备用。用时取药袋贴敷于中脘、神阙穴上，外用包扎固定。15~20日换药1次。

5. 归芎药袋贴（《穴位贴敷治百病》）

主治：肥胖症（气滞血瘀型）。

处方：当归30g，川芎15g，细辛、三棱、莪术各10g，乳香、没药、丁香各5g，冰片3g（另研粉）。

用法：将上药加清水煎3次，3次煎液合并，加热浓缩，烘干研粉，制成8cm² 药饼，装入薄布袋里备用。用时取药袋贴敷于神阙穴上，外用包扎固定。15~20日换药1次，3次为1个疗程。

【现代临床报道】

尹氏穴位贴敷治疗单纯性肥胖的临床研究，将108例患者随机分为2组，其中治疗组58例，对照组50例。治疗组将制南星、大黄、三棱、莪术、冰片，按3：3：3：3：1的比例研成粉末，加甘油调成膏状，大小约1.5cm×1.5cm，厚度约0.3cm，敷于中脘、关元、气海、天枢、水道、大横穴上。用胶布固定。每日1次，每次6~8小时。对照组采用针刺治疗，每日1次，每次30分钟。疗程为3个月。结果：治疗组58人，总有效率 84.48%；对照组 50 人，总有效率 86.00%。经统计学处理，差异无显著性意义（$P > 0.05$）。肥胖指标方面，两组体重、体重指数、腰围、臀围治疗后较治疗前均有下降，两组比较，下降程度无差别，腰臀比无明显变化。症状积分方面，两组治疗后均有下降，组间比较无统计学意义。生化指标方面，治疗组治疗后空腹血糖下降，血脂变化不明显；对照组各项生化指标改变均不明显。故穴位贴敷治疗单纯性肥胖具有确切的疗效，兼有药物和贴敷穴位两方面的作用，是一种使用方便、疗效快捷、无毒副作用、适于推广应用的方法。

尹朋朋．穴位贴敷治疗单纯性肥胖的临床研究［D］．广州：广州中医药大学，2006.

郭氏腹针结合中药敷脐治疗单纯性肥胖，腹针取穴中脘、关元、天枢、气海、水分、梁门、滑肉门、外陵、腹结、大横，每 15 分钟行针 1 次，留针 30 分钟；并配合中药贴敷，药用黄芪、白术、茯苓、藿香、肉桂、陈皮、车前子、茵陈、杜仲、续断、菟丝子，将上药煎浓汁，以凡士林收膏，把药敷于神阙穴后，用 TDP 治疗仪照射 30 分钟后，用胶布贴敷。以上治疗每日 1 次，10 次为 1 个疗程，连续治疗 3 个疗程。本组 59 例中，体重减轻 20kg 以上 21 例，占 35.6%；体重减轻 15～20kg 10 例，占 17.0%；体重减轻 10～15kg 17 例，占 29.0%；体重减轻 5～10kg 6 例，占 10.2%；体重减轻 1～5kg 5 例，占 8.5%。

郭国田．腹针结合中药敷脐治疗单纯性肥胖 59 例．上海贴敷杂志，2006，25（7）：32.

【点评】

治疗的同时要一直坚持低热量饮食，并适当增加体育活动。如跑步，但跑步时间必须超过半小时，只有这样才能引起体内堆积的脂肪开始分解。

本病病机虚实夹杂，实以痰湿中阻为多，虚多为脾虚失运或兼杂血瘀所致。临床选药应标本兼顾。

第十六章　泌尿生殖系统病症

第一节　水肿、鼓胀

一、概述

水肿，又名"水气"，多由肺失通调，脾失输布，肾失气化，从而使水湿内停，泛溢肌肤所致。根据临床表现可分阳水和阴水两类。阳水发病较急，初起面目浮肿，继则遍及全身，皮肤光亮，胸闷气急，尿短色黄，苔白滑或腻，脉浮滑；阴水发病较缓，初起足跗微肿，继则面腹部浮肿，时肿时消，肤色晦暗，尿清长或短涩，便溏，喜暖畏寒，舌淡苔白，脉沉细。

鼓胀是指腹部肿胀膨隆如鼓之类的病症，临床上根据证候表现不同，分为气鼓、血鼓、水鼓三类。气鼓，表现为腹部气胀，叩之如鼓，肤色不变，按之陷而即起，恼怒胀剧，嗳气矢气则舒，脘胁痞满，苔薄白，脉弦细；水鼓，表现为腹部胀大，皮肤光亮，按之凹陷不起，下肢浮肿，脘痞腹满，苔白腻，脉沉缓；血鼓，表现为脘腹胀大坚硬，脐周青筋暴露，胁下癥结，皮肤甲错，面色晦暗，舌质紫暗或有瘀斑，脉细涩。

对于现代医学所述的急慢性肾炎、营养不良、充血性心力衰竭、肝硬化腹水、腹腔肿瘤等均可参考本症治疗。

二、贴敷治疗处方

1. 蝼蛄敷脐法（《腧穴敷药疗法》）
主治：一切水肿，小便不利。
处方：蝼蛄5个。
用法：捣烂，纱布包裹，敷神阙穴，胶布固定。每2日换药1次。

2. 利水方（《腧穴敷药疗法》）
主治：全身浮肿，肝硬化腹水，肾炎腹水。
处方：大戟、芫花、甘遂、海藻各等量。

用法：前 3 味药醋制，烘干，研为细末，用酒调成膏。将药膏敷神阙穴，以纱布、胶布固定。每日换药 1 次。

3. 温阳利水散（《中华脐疗大成》）

主治：脾肾阳虚型水肿，腰以下肿甚。

处方：桂枝、干姜、党参、白术、硫黄、白芍、白矾各等量。

用法：上药共研细末，每次取药粉 0.5 ~ 1g 纳脐中，胶布贴固。1 周更换 1 次。

4. 遂丑散（《类经图翼》）

主治：眼睑浮肿，遍及全身。

处方：甘遂、黑白丑各适量。

用法：上药共研细末，炒热，敷脐上，胶布密封，上用热水袋熨之。每日换药 1 次。

5. 消水膏（《敷脐妙法治百病》）

主治：水肿。

处方：菟丝子、地龙各 15g，蓖麻子 27g，葱白 1 根，蜂蜜适量。

用法：将前 4 味药混合共捣烂，加入蜂蜜调和成膏状，敷于脐上，盖以纱布，胶布固定。每日换药 1 次，10 次为 1 个疗程。

6. 利水兜（《中药外治疗法》）

主治：水肿，阴水。

处方：白术、厚朴、独活、吴茱萸、官桂、木香、茴香、川椒、肉蔻仁、陈皮、槟榔各 3g，附子、泽泻各 9g。

用法：上药共研细末，撒在薄棉布上，缝制成药兜，令患者系缚于脐腹。

7. 硫矾理中散（《中药外治疗法》）

主治：脾肾阳虚之水肿。

处方：党参 10g，白术 7g，干姜 5g，炙甘草 3g，硫黄、石矾各等量。

用法：上药共研细末，敷脐中。

8. 芒硝敷法（《中华脐疗大成》）

主治：腹水。

处方：芒硝。

用法：上药少许敷脐，用纱布包扎，水会渗出，湿后即换。

9. 危氏复元丹（《理瀹骈文》）

主治：真火亏，土弱不能制水，水肿胀满者。

处方：白术、厚朴、肉桂、吴茱萸、川椒、木香、茴香、独活、陈皮、槟榔、肉豆蔻各 3g，附子 6g，泽泻 9g。

用法：上药 13 味，同炒热熨关元穴，并煎抹、敷脐部。

10. 驱鼓膏（《理瀹骈文》）

主治：腹水。

处方：大蒜头、车前子各 15g。

用法：上药共合捣烂敷脐上，布包扎。每日换药 2 次。

11. 滑石汤 （《外台秘要》）

主治：腹水。

处方：滑石30g，葶苈子20g（纸上熬，令紫色，捣），大黄10g（切）。

用法：上3味，以水一大碗，煎成一小碗，顿服，兼捣葱敷小腹，干即易之。

12. 接命丹 （《东医宝鉴》）

主治：阳虚水肿。

处方：大附子1枚（切作8片，以布包定），甘草、甘遂各60g（捶碎），烧酒1000g。

用法：上药共浸半日，文武火煮，酒干为度，取出附子，去甘草、甘遂，加麝香1g，捶千余下，分作2丸，阴干，纳1丸于脐中，7日1换。

13. 利水消肿汤 （《理瀹骈文》）

主治：水肿。

处方：木通、车前子、黑丑各10g，椒目1.5g，葱白30g。

用法：上药5味，煎汤抹腰腹，并用麝香膏贴于脐部。

14. 螺盐贴脐法 （《中药大辞典》）

主治：腹水，小便不利，脚气冲心。

处方：鲜田螺2~3只，食盐3茶匙。

用法：取鲜田螺2~3只洗净，和食盐3茶匙捣烂，贴于脐中，外以纱布护之，治疗肾性腹水。

15. 硫萸散 （《理瀹骈文》）

主治：水湿肿满，小便不通。

处方：硫黄1g，吴茱萸5g，大蒜3枚，蛇床子10g。

用法：前2味共研为散，同大蒜捣涂脐，炒蛇床子布包熨之。

16. 胃苓散 （《理瀹骈文》）

主治：水肿腹胀。

处方：苍术9g，厚朴7g，陈皮9g，甘草10g，白术9g，泽泻9g，猪苓12g，茯苓12g。

用法：以上诸药共研末，炒热，布包熨脐部。

17. 石蒜蓖麻糊 （《常见病民间传统外治法》）

主治：肾炎水肿。

处方：石蒜（解鳞茎）120g，蓖麻子8粒。

用法：上药共捣烂，贴肚脐，小便通则去药。每日1次，连贴数日。

18. 桂附八味丸 （《理瀹骈文》）

主治：肾炎水肿，肾虚水肿。

处方：桂附八味丸15g，车前子15g，牛膝10g。

用法：上药炒熨关元穴，并煎抹、敷脐部。

19. 甘遂散 （《中华脐疗大成》）

主治：肝硬化腹水。

处方：甘遂粉 20g。

用法：研末备用。每次取甘遂粉 2g 填脐内，外贴胶布固定。一般贴 12～24 小时去药。

20. 阿魏硼砂散（《中华脐疗大成》）

主治：肝硬化腹水。

处方：阿魏、硼砂各 30g。

用法：上药共研末。用白酒调为糊状，敷脐部，外用布带束住。敷药后不久，尿量就开始增加。

21. 治癌消水膏（《民间敷灸》）

主治：癌性腹水。

处方：白芥子 10 粒，白胡椒 10 粒，麝香 0.3g。

用法：前 2 药研细末，与麝香 0.3g 混匀，用蒸馏水调成膏状，贴于脐中。

22. 赤小豆散（《中华脐疗大成》）

主治：水肿。

处方：赤小豆 100g。

用法：将赤小豆研成极细粉末，贮瓶备用。用时取药末 30～50g，以水调和成糊状，敷于脐上，外用纱布覆盖，胶布固定。每日换药 1 次，10 次为 1 个疗程。

23. 姜葱大蒜糊（《中华脐疗大成》）

主治：肾炎水肿。

处方：生姜、青葱、大蒜各 24g。

用法：将上药共捣烂如糊状，敷于脐孔上，盖以纱布，胶布固定。每日换药 3 次，10 次为 1 个疗程。

24. 鞭草乌萱敷熨法（《中华脐疗大成》）

主治：肾炎水肿。

处方：马鞭草、乌柏叶、萱草根各 36g，生姜 9g，葱白 3 根。

用法：将上药混合共捣烂如膏状，敷于脐上，以塑料布覆盖，绷带包扎固定，再用热水袋熨肚脐处，持续 30 分钟。每日换药热熨 2 次。

25. 五子消鼓散（《中华脐疗大成》）

主治：鼓胀，痰食结胸。

处方：白芥子、苏子、莱菔子、香附子、山楂子各等量。

用法：将上药混合，放入砂锅中炒过，共碾碎成细末，备用。用时取药末适量，裹如小球状，纳脐中，外用胶布固定。每日换药 1 次，待脐孔灼热或发痒时去掉药球。本法宜多次换药，直待鼓胀消失。

26. 莪术消痞饼（《穴敷疗法聚方镜》）

主治：妇人血痞。

处方：莪术 30g，木香 15g，大黄 30g，鳖甲 15g。

用法：上药共研末，调如饼。贴脐眼，24 小时后有效。

27. 血竭散（《药治通义》）

主治：妇人血蛊腹痛。

处方： 生姜 3 片，大葱 1 根，麝香 0.5g，真血竭 3g。

用法： 上药共为末，敷熨脐。

28. 逐水膏（《周小农医案》）

主治： 鼓胀。

处方： 甘遂、大戟、蝼蛄、车前子、黑白丑、芫花各适量。

用法： 上药共研为细末，放脐上，并贴以膏药。

29. 鼓胀膏（《敷脐妙法治百病》）

主治： 鼓胀。

处方： 鸡内金、陈香橼各 10g，砂仁、沉香各 3g，生姜 30g，大蒜 27g，葱白 1 根，猪肚适量。

用法： 将前 4 味药研为细末，与其余药物共捣烂如膏状，敷于患者的肚脐上，盖以油纸及敷料，胶布固定。每 2 日换药 1 次，8 次为 1 个疗程。

【古代文献选录】

涂脐膏：治水肿，小便绝少。地龙生研，猪苓、甘遂、针砂各五钱。上为末，搋葱涎调成膏，敷脐中，约一寸，以绢帛束之，以小便多为度，日两易之。（《得效方》）

消河饼：治水肿鼓胀。大田螺四个，大蒜五个，车前子末三钱。上研成饼，贴脐中，以手帕缚之，少时尿出如注。一二饼即愈。（《古今医鉴》）

遍身黄肿：掘新鲜百部根洗捣，掩脐上，以糯米饭半升，拌水酒半合，揉软，盖在药上，以帛包住。待一二日后，口内作酒气，则水从小便中出，肿自消也。（《经验方》）

身面浮肿：取瓜蒂、丁香、赤小豆各七枚为末，吹豆许入鼻，少时黄水流出，隔日一用，瘥乃止。（《食疗》）

【现代临床报道】

詹氏等观察敷脐消水方（甘遂、甘草、肉桂、冰片、沉香等中药）贴敷神阙穴配合利尿剂（速尿针 100mg + 5% 葡萄糖注射液 100mL ivgtt qd）对 33 例肾病综合征难治性腹水的临床疗效。结果：总有效率 93.9%。

按释： 中药神阙穴（脐眼）外敷可通过皮肤的刺激作用，渗透效应及应激效应发挥作用。方中甘遂峻下逐水，合用反药甘草，相反相激为用；肉桂益阳助阴，疏通百脉，宣导诸药；沉香祛湿气；冰片走窜通彻。诸药合用，共奏逐水消肿，温经通阳，理气化湿之功。

詹继红，王松，毕莲，等. 中药穴位贴敷治疗肾病综合征难治性腹水疗效观察. 四川中医，2006，24（12）：97 - 98.

【点评】

水肿、鼓胀二病，归根结底，都是由于脏腑气机不利，气血津液代谢失常而停聚体内所致。神阙穴能够"通调三焦，利水消肿"，对水肿、鼓胀二病有一定的治疗作用。

外用利水药与内服利水药有不同之处，一是多用芳香温通之品，有助于促进皮肤吸收和流通气血，以便发挥疗效，正如吴师机所言"须知外治者，气血流通即是补"，该类药物以温阳利水类方剂多见；二是多用生猛峻烈之品，药力要远远强于内服中药，以峻下逐水类方剂多见；三是配伍辛温走窜之品，有助于透皮吸收，如麝香、白芥子、大蒜等。蝼蛄咸寒，有小毒，可利水通便，治水肿、石淋、小便不利等症；田螺甘、咸，性寒，清热利水，除湿解毒，主治热结小便不通。

第二节　关　格

一、概述

关格是指小便不通与呕吐不止并见的病症，如张仲景《伤寒论》中所说："关则不得小便，格则吐逆。""关格"的产生总因各种疾病发展到脾阳亏损，肾阳衰微，阳不化湿，使水浊内生，壅塞三焦，气化功能不得升降所致，故治以通降。

关格的前期阶段以脾肾阳虚为主，表现为浮肿，尿少或无尿，呕吐频繁，形寒肢冷，面色㿠白，腰酸，纳呆，舌淡薄，脉濡细，治疗以温补脾肾为主，兼用化浊利水之法。后期阶段以浊邪壅滞三焦为主，表现为无尿或少尿，全身浮肿，恶心呕吐，呼吸气急，面色惨白无华，口腻，烦躁，甚则神昏抽搐，舌苔腻浊，脉沉细，治疗应补泻并重，温暖脾肾，祛浊降逆。

现代医学的急性肾功能衰竭、慢性肾功能减退者，可参考本篇内容辨证施治。

二、贴敷治疗处方

1. 升降法（《理瀹骈文》）
主治：关格虚证。
处方：黄芪6g，白术9g，升麻3g，柴胡6g，木香6g，槟榔9g。
用法：以上诸药共研为末，布包放脐上，热熨斗熨之。

2. 关格熨治法（《理瀹骈文》）
主治：阴寒内盛之关格。
处方：葱白500g，麝香1.5g。
用法：葱白切细，麝香1.5g，拌匀分两包。先以一包置脐部，热熨斗熨之，半时后另换一包（熨剂不温时则可换之），至愈为度。

3. 冰麝皂角散（《理瀹骈文》）
主治：血瘀痰结之关格。

处方：皂角、冰片、麝香各1g。

用法：上药共研末，酒调为糊纳脐中，通窍后，继用祛寒降火之剂即可。

4. 关格良方（《中华脐疗大成》）

主治：阳气虚之关格。

处方：人参3g，附子3g，麝香0.5g。

用法：上药3味，共研为散，纳脐中，布膏盖之。

5. 二石通葵散（《理瀹骈文》）

主治：急性癃淋热闭而呕。

处方：寒水石10g，滑石、发灰、车前子、木通、冬葵子各30g，葱白15g。

用法：先将前6味药研为散，再将葱捣烂，绞取汁调药敷脐。

【古代文献选录】

关格胀满，大小便不通：独头蒜烧熟，去皮绵裹，纳下部，气立通也。（《外台秘要》）

阴阳关格，前后不通，乃转胞之证，诸药不效，无救则胀满闷乱而死。予曾以甘遂末水调敷脐下，内以甘草节汤饮之，药汁至脐，二药相反而胞自转矣。小水来如涌泉，此急救之良法也。（《丹溪心法》）

【点评】

神阙穴能够"健脾和胃，升清降浊，通调三焦，利水消肿"，对关格一病，甚为适宜。

在用药方面遵循内服用药的基本原则，然而关格的基本病机是脾肾虚衰，气化不利，浊邪壅塞三焦，因而出现小便不通与呕吐并见的症状。因此，在固护脾肾的同时，作为外治疗法，更要注重辛散通阳之品，比如葱白、麝香、冰片等，葱白通阳消阴，上能散寒和中而降逆止呕，下助膀胱气化而通利小便，在方中无论是君药还是作为佐使之剂，均有重要的意义；麝香、冰片除了可以增强药物的透皮吸收外，其辛散走窜之性也是推动三焦气机运行的一个动力，具有重要的临床价值。

关格前期经过积极治疗，预后较好，而延至后期，病情危笃，预后差，最终可导致内闭外脱，阴竭阳亡，必要时应配合中西医疗法予以抢救。

第三节　泌尿系感染

一、概述

泌尿系感染出现小便频数，短涩淋漓，小腹尿道刺痛胀痛，中医称为"淋证"。根据病机和症状的不同，有热淋、石淋、血淋、气淋、膏淋 5 种类型。临床表现或小便频数，尿路灼热刺痛，或少腹及茎中胀急刺痛，点滴难下。或突然腰痛，尿中夹石，尿中带血，或排尿乏力，余沥淋漓不尽，或尿液混浊，黏稠如膏，劳累即发。

二、贴敷治疗处方

1. 硝石葱盐膏（《中华脐疗大成》）

主治：石淋。

处方：硝石 30g，生葱白 5 茎，食盐 10g。

用法：先将硝石粉碎为末，与葱白、食盐混合，捣融如膏备用。用时取膏一块如蚕豆大，摊于蜡纸或纱布中间，贴在脐孔上。每日换药 1 次。

2. 消淋饼（《中华脐疗大成》）

主治：淋病，小便点滴刺痛。

处方：田螺肉 7 个，淡豆豉 10 粒，连须葱头 3 个，车前草 3 棵（鲜），食盐少许。

用法：上药共捣成饼，敷脐。

3. 蚯蚓蒜薯糊（《虫类药的应用》）

主治：泌尿系结石，血淋。

处方：小红蚯蚓、大蒜子、红薯叶各适量。

用法：上药共捣烂，敷肚脐处。每日 1 次。

4. 淋症膏（《穴位贴药疗法》）

主治：尿路感染，尿痛淋漓。

处方：葱白 5 支（带须，去土，勿洗），萹蓄 3g，大黄 2g，木通 2g，瞿麦 6g。

用法：上药共捣烂为膏。用时取药膏（如枣大）1 块，放于脐中，上盖纱布，再用胶布固定。每日 1 换。

5. 通淋膏（《理瀹骈文》）

主治：膀胱积热、淋秘、尿血等症。

处方：玄参、麦冬、当归、赤芍、知母、黄柏、生地黄、黄连、黄芩、栀子、瞿麦穗、萹蓄、赤苓、猪苓、木通、泽泻、车前、甘草、木香、郁金、萆薢、乱发各 30g。

用法：上药 22 味先用油熬，黄丹收膏，滑石 240g 搅匀，摊贴脐下。

6. 莴苣车虎膏（《中华脐疗大成》）

主治：血淋。

处方：莴苣 1 握，车前草 1 株（鲜品），虎杖根 100g（鲜品）。

用法：先取前 2 味药混合捣融如膏，再取虎杖研为细末，把药膏与药末混合再捣烂搅匀，制成膏备用，用时取药膏如红枣大 1 块，贴敷于脐窝内，盖以纱布，胶布固定。每日换药 1 次。

7. 地骨血淋方（《中华脐疗大成》）

主治：血淋。

处方：地骨皮 60g，车前子 24g，麻黄根、发灰各 6g。

用法：将上药煎取药液，反复抹洗脐腹及腰部。每次 30 分钟，每日 2～3 次。

8. 柏栀通苴膏（《中华脐疗大成》）

主治：血淋。

处方：黄柏、栀子各 30g，木通 10g，莴苣菜适量。

用法：将前 3 味药共碾成细末，与莴苣菜共捣烂如膏状，敷于脐上，盖以纱布，胶布固定。每日换药 1～2 次，病愈为止。

9. 小蓟益母散（《敷脐妙法治百病》）

主治：血淋。

处方：小蓟、益母草、牛膝、车前子、发灰各适量，清阳膏 1 贴。

用法：将前 5 味药共碾成细末，贮瓶备用。用时取药末适量，用凉开水调如糊状，涂于脐孔内，外用清阳膏封贴。

10. 芩连热淋散（《中华脐疗大成》）

主治：热淋。

处方：黄芩、栀子各 12g，车前子、木通各 9g，膏药肉适量。

用法：将方中前 4 味药混合共碾成细末，贮瓶备用。用时将膏药肉置水浴上溶化后，加入适量药末搅匀，分摊于布上，每贴重 20～30g。贴于脐上，每 3 日更换 1 次。

11. 翘栀竹通散（《中医验方》）

主治：热淋。

处方：连翘、栀子、竹叶、木通各 12g，膏药肉适量。

用法：将前 4 味药共碾成细末，过筛，贮瓶备用。用时将膏药肉置水浴上溶化后，加入适量药末，搅匀，分摊于纸上或布上。每贴重 20～30g。贴于脐中及小腹部，每 3 日更换 1 次。

12. 益智附姜散（《敷脐妙法治百病》）

主治：劳淋。

处方：益智仁、附片、干姜、山茱萸各 15g，麝香 0.2g，黄酒适量。

用法：将前 4 味药共碾成细末，贮瓶密封备用。用时取药末适量，加入麝香研匀，用黄酒调和如膏状，敷于脐孔内，外以纱布覆盖，胶布固定。每日换药 1 次，10 次为 1 个疗程。

13. 消浊膏（《理瀹骈文》）

主治：赤白浊。

处方：椿根白皮 90g，干姜、白芍、黄柏各 30g。

用法：上药用麻油熬成膏，贴脐部。

14. 萹蓄车丁泥（《家庭脐疗》）

主治：尿浊。

处方：鲜萹蓄、鲜车前草各 50g，鲜紫花地丁 30g。

用法：上药共捣如泥，外敷脐部，盖以塑料薄膜和纱布，胶布固定。每日用药 3 次，连用 10 日。

15. 龙牛糊（《湖南中医单方验方》）

主治：热淋涩痛。

处方：地龙 1 条，蜗牛 1 个。

用法：上药共捣烂，敷脐上。

16. 通尿消石膏（《中医脐疗大全》）

主治：泌尿结石，小便不利，少腹疼痛。

处方：滑石、硝石、生乳香、琥珀、小茴香各 30g，冰片 15g。

用法：上药共研细末，瓶贮备用。每用 3g，温开水调成糊膏状，外敷脐部，麝香膏固定，上加艾条悬灸 30 分钟。每日 1 次，2 日换药 1 次。

17. 尿结石膏（《脐疗》）

主治：尿路结石。

处方：小茴香 3g，金钱草 6g，葱白 5 支，蓖麻子 7 粒，食盐 6.5g。

用法：以上诸药共捣烂如泥，每次取一块放在脐中，如枣大，外用纱布、胶布贴固。每日换药 1 次。如果同时加贴膀胱俞穴，效果更好。

18. 虎杖消石饼（《中医外治法集要》）

主治：尿路结石，小便涩痛。

处方：鲜虎杖根 100g，乳香 15g，琥珀 10g，麝香 1g。

用法：虎杖根捣极烂；乳香、琥珀研为细末。再把虎杖和此药调均匀，制成药饼，麝香放于药饼中央。敷神阙穴，并敷双侧肾俞、膀胱俞。

19. 发灰（《理瀹骈文》）

主治：血淋。

处方：头发 10g，炙灰存性。

用法：上药 1 味，煎汤抹小腹，并用渣贴脐部。

20. 益母草贴法（《理瀹骈文》）

主治：血淋，急慢性肾炎水肿。

处方：益母草 30g。

用法：上药 1 味，煎汤抹小腹，并用渣贴脐部。

21. 澄浊散（《中华脐疗大成》）

主治：尿浊日久。

处方：石菖蒲 12g，木通、大黄、五倍子、诃子、杜仲、小茴香各 6g。

用法：上药共研末备用。每次取药粉 2～4g，温开水调为稠糊状，填脐，外用纱布覆盖，胶布固定。每日换药 1 次，8～15 次为 1 个疗程。

22. 白矾散（《俞穴敷药疗法》）

主治：急性尿道炎。

处方：白矾适量。

用法：研为细末，加小麦面粉或大葱，贴脐。

23. 固泉膏（《家庭脐疗》）

主治：尿频。

处方：益智仁、乌药、桑螵蛸、生龙骨、远志各等量。

用法：上药共压粉。用时取药粉 10g，以蜂蜜调为膏状，涂脐内，常规方法固定。每日用药 1 次，连用 5 日。

【古代文献选录】

急淋阴肿：泥葱半斤，煨熟杵烂，贴脐上。（《外台秘要》）

张文学道卿传治血淋方：独蒜一枚，山栀子七枚，盐少许，三物共捣如泥，贴患人脐上。所亲患血淋二年余，殊甚，诸医治之，罔效。一日张过视，漫试以前方，即时去紫黑血片碗许，遂愈。（《名医类案》）

【点评】

淋证根据病机和症状的不同，有热淋、石淋、血淋、气淋、膏淋 5 种类型，其用药原则可与内科用药原则相参。滑石、硝石咸苦软坚通泄而助于排石，金钱草清热利水通淋排石，善治石淋之症，亦可治前列腺肿大所致的小便淋沥不畅之症；田螺肉、蚯蚓、蜗牛、萹蓄、竹叶寒滑爽利，主治热淋；小蓟、地骨皮凉血止血，麻黄根、发灰收敛止血，益母草止血而不留瘀，主治血淋；附子、干姜补肾助阳以助膀胱气化，山茱萸、益智仁温肾敛阴缩尿而治疗劳淋；木通、石菖蒲清湿热，利水道，别清浊，可治疗膏淋。清阳膏源自《理瀹骈文》，主治上焦风热及内外热证，用治血淋，起辅助清热的作用。

第四节　癃　闭

一、概述

排尿困难，点滴而下，甚至小便闭塞不通的疾患，中医称为"癃闭"。"癃"是指小便不利，点滴而下，病势较缓；"闭"是指小便不通，欲溲不下，病势较急。癃与闭虽有区别，但都是指排尿困难，只是程度上的不同，故常合称"癃闭"。癃闭可见于西医学的膀胱、尿道器质性和功能性病变及前列腺疾患等所造成的排尿困难和尿潴留。

本病由于膀胱湿热互结，导致气化不利，小便不能，而成癃闭；或肺热壅盛，津液输布失常，水道通调不利，热邪闭阻而成癃闭；或跌仆损伤，以及下腹部手术，引起经脉瘀滞，影响膀胱气化而致小便不通，此属实证。或脾虚气弱，中气下陷，清阳不升，浊阴不降，则小便不利；或年老肾气虚惫，命门火衰，不能温煦并鼓舞膀胱气化，使膀胱气化无权，形成癃闭，此属虚证。

二、辨证

实证：主症为发病急，小便闭塞不通，努责无效，小腹胀急而痛，烦躁口渴，舌质红，苔黄腻。兼见口渴不欲饮，或大便不畅，舌红，苔黄腻，脉数者，为湿热内蕴；呼吸急促，咽干咳嗽，舌红苔黄，脉数者，为肺热壅盛；多烦善怒，胁腹胀满，舌红，苔黄，脉弦者，为肝郁气滞；有外伤或损伤病史，小腹满痛，舌紫暗或有瘀点，脉涩者，为外伤血瘀。

虚证：主症为发病缓，小便淋沥不爽，排出无力，甚则点滴不通，精神疲惫，舌质淡，脉沉细而弱。兼见气短纳差，大便不坚，小腹坠胀，舌淡苔白，脉细弱者，为脾虚气弱；若面色㿠白，神气怯弱，腰膝酸软，畏寒乏力，舌淡苔白，脉沉细无力者，为肾阳虚。

三、贴敷治疗处方

1. 芒硝冰片散（《中华脐疗大成》）
主治： 热性癃闭。
处方： 芒硝30g，冰片20g，伤湿止痛膏1张。
用法： 将上2味药共研为细末，调少量温开水，敷脐。

2. 猪车龙针膏（《敷脐妙法治百病》）
主治： 热性癃闭。
处方： 猪苓、车前子、地龙各10g，针砂12g（醋煮炒干），葱汁适量。
用法： 将前4味药共研为细末，贮瓶备用。用时取药末9g，以葱汁调和如膏状，敷于脐部，盖以纱布，胶布固定。

3. 加味双石散（《中华脐疗大成》）
主治： 热性癃闭。
处方： 寒水石60g，滑石、发灰、车前子、木通各20g，葱白适量。
用法： 将前5味药共碾成细末，加入葱白共捣烂如膏状，敷于脐上，盖以敷料，胶布固定。

4. 葱螺糊（《中药外治疗法》）
主治： 热结癃闭。
处方： 生葱白30g，田螺7~8个。
用法： 上药共捣敷脐部，分数次敷，热则更换。

5. 硝葱熨（《中药外治疗法》）
主治： 热结癃闭。
处方： 皮硝60g，连须葱白10g。
用法： 上药共捣贴敷脐腹，热水袋熨之。

6. 热癃贴（《中药外治疗法》）
主治： 热结癃闭。

处方：田螺 3 粒，朴硝 9g，槟榔 3g，鲜车前草 30g，生葱白 1 段（25cm 长），冰片 0.3g。

用法：前 5 味药共捣后加冰片，贴脐中。

7. 虚癃散（《中药外治疗法》）

主治：虚弱癃闭。

处方：党参 10g，白术 7g，干姜 5g，炙甘草 3g，硫黄、白矾各等量。

用法：上药共研细末，敷脐中。

8. 附桂葱白丸（《中药外治疗法》）

主治：虚寒癃闭。

处方：肉桂 15g，附子 15g，葱白 30g，面粉少许。

用法：先将附子、肉桂碾成粉末，加入葱白捣烂如泥，再掺入面粉，调匀做成桂圆大之药丸备用。用时取丸 1 粒填脐中，胶布固定。2 日换药 1 次，直至小便通下为止。

9. 车前葱白敷（《中药外治疗法》）

主治：气滞癃闭。

处方：车前草 60g，连须葱白 60g。

用法：上药共捣，敷脐上。热水袋热敷。

10. 姜附补骨脂散（《中药外治疗法》）

主治：虚弱癃闭。

处方：干姜、附子、补骨脂各等量。

用法：上药共研末，水调涂脐中。

11. 鲫鱼敷法（《理瀹骈文》）

主治：热闭，小便不通。

处方：鲫鱼 1 条。

用法：将鱼捣烂，加蜜，敷脐部。

12. 癃闭散（《穴位贴药疗法》）

主治：小便闭塞不通，寒热通用。

处方：甘遂 15g，生姜 3g，葱白适量。

用法：将甘遂 1 味碾成细末，再将葱、姜捣融如膏。用时先将甘遂末撒于脐中（只取 5g 即可），以葱姜膏贴在上面，盖以纱布，胶布固定。

13. 复方吴茱萸散（《中国灸法集粹》）

主治：小便不通。

处方：吴茱萸、干姜、丁香各 50g，小茴香 75g，肉桂、生硫黄各 30g，山栀子 20g，胡椒 5g，荜茇 25g。

用法：上药共为细末混匀，贮瓶备用。贴敷时取上药末 25g，加等量面粉调成糊状，敷于脐部，上以温水袋热敷，每日 1 次，排尿后取下。

14. 车前六一散（《理瀹骈文》）

主治：小便不通。

处方：鲜车前子 9g，滑石 9g，甘草 1.5g。

用法：甘草、滑石研为细末，用车前子捣汁调，敷脐。

15. 车前肉桂散（《理瀹骈文》）

主治：小便不通。

处方：肉桂、车前子各适量。

用法：上药共为细末，敷脐中。

16. 葱椒敷灸（《中国灸法集粹》）

主治：小便不通。

处方：连须葱白250g，川椒末15g。

用法：上药放锅中炒热后捣匀，趁热贴敷于中极或关元穴，每日敷灸1～2次，排尿后即可取下。

17. 麝竭散（《民间敷灸》）

主治：小便不通。

处方：麝香0.3g，血竭1g；或麝香0.3g，肉桂粉1g。

用法：分别共研细末。实证取前者粉末，虚证取后者粉末，填入脐中，橡皮膏固定。

18. 逐水散（《中国灸法集粹》）

主治：小便不通，产后尿潴留。

处方：磁石、商陆各5g。

用法：研成极细粉末后，兑入麝香0.1g，研匀，将上药分成2份，分别摊放于神阙及关元穴处，外以胶布覆盖固定即可。每日贴敷1次，排尿后即可取下。

19. 蝼蛄散（《陕西中医验方选编》）

主治：小便不通。

处方：蝼蛄5个，大蒜头1个。

用法：上药共捣烂如泥，贴脐中约半小时即可见效。

20. 甘遂膏（《中国灸法集粹》）

主治：小便不通。

处方：将甘遂研为细末，密贮备用。

用法：取甘遂末9g，兑入麝香少许（或冰片），面粉适量，用温开水调成糊膏状，贴敷中极穴处，敷药面直径约2寸，外以塑料布覆盖，胶布固定即可。每日贴敷1～2次，排尿后取下。不效时可加热敷。

21. 鲜青蒿敷灸（《中国灸法集粹》）

主治：小便不通。

处方：鲜青蒿200～300g。

用法：上药捣细碎（注意勿让汁水流掉），随即放于脐窝（神阙），外面覆盖25cm×30cm塑料薄膜及棉垫各一块，胶布固定即可。待排尿后，即可去药。

【古代文献选录】

敷脐法，治小便不通，独囊蒜一个，栀子三个，青盐少许，若捣敷脐中，良久即

304

通，若不通，敷阴囊上立愈。(《医宗必读》)

小便不通，甘遂末水调敷脐下一寸三分，内以甘草梢煎汤饮之。又方，韭白煎浓汁，洗脐下一寸三分即通。又蜗牛捣，贴脐下一寸三分。以手摩之，加麝香少许更妙。妊娠小便不通，葱白二十根细切，和盐炒熨脐下。(《外治寿世方》)

存仁方云，尝记一人小便闭不通者三日，小腹胀几死，百药不效。余用甘遂末大蒜捣细和成剂，安脐中，令资以艾灸二七壮，随后通用此方，无不效。(《普济方》)

小便不通，其因有二。热郁不通，用田螺捣朴硝，少加麝香如泥，贴脐上自通。寒凝小水不利者，用炒盐熨脐下当通。然则寒热不可不详审也。(《古今医统大全》)

【点评】

《景岳全书·癃闭》曰："小水不通是为癃闭，此最危最急症也。"辨证治疗多从肺、脾、肾、湿热、痰瘀入手，以治标为先。通过外敷用药的使用可以看出，外敷中药与内服中药的处方原则基本相同，外敷中药用量大，新鲜中药多见，如田螺、鲫鱼、连须葱白、蝼蛄、大蒜头、鲜青蒿等，其药力之猛，非常规口服中药所达。甘遂、商陆等峻下逐水药物，用宜适量，有效即可，无效可加热敷。

膀胱过度充盈时，经贴敷治疗后，1小时左右不能排尿者，应进行导尿处理。

第五节　尿失禁

一、概述

尿失禁中医称"小便不禁"，又称为"小便失禁"，是指小便不能控制而自行排出，或小便频数，滴沥失禁为主要症候的一种疾病。中医认为，本病的发生多因下元衰惫，肾气不足，膀胱虚寒，失却固摄之权；或因脾胃虚弱，中气不足，摄纳功能失调，以致膀胱气化功能失常，失去应有的约束作用，从而形成小便失禁。

本病以身体虚弱的老年人，久病体虚患者，以及禀赋不足、身体稚弱的小儿为多见。

二、贴敷治疗处方

1. 涩尿糊 (《中国民间敷药疗法》)

主治：小便不禁，夜梦遗尿。

处方：五味子12g，桑螵蛸10g，车前草20g，延胡索12g，桂枝6g，青木香20g，牛膝20g，桃仁6g。

用法：将上药共研细末，调拌葱水或姜水成糊状。贴于神阙穴，外覆纱布，胶布固定。每日换药 1 次。

2. 五倍子散（《中华脐疗大成》）

主治：遗尿，尿不禁。

处方：五倍子粉。

用法：上药 1 味，口津调敷脐部。

3. 倍乌散（《中国民间敷药疗法》）

主治：老人肾虚小便不禁，腰膝酸软，乏力。

处方：五倍子 12g，何首乌 10g。

用法：上药共研细末，用醋调拌。贴敷脐部，覆以纱布，胶布固定。每日换药 1 次。

4. 龙骨散（《理瀹骈文》）

主治：遗尿，尿不禁。

处方：龙骨适量。

用法：上药 1 味，煅研为散，醋调敷脐部。

5. 桂韭益参散（《家庭脐疗》）

主治：尿失禁。

处方：肉桂、韭菜子、益智仁、白人参各等量。

用法：上药共压粉。用时取药粉 3g，以白酒调成膏状，敷脐，常规方法固定。每日用药 1 次，连用 10 日。

6. 温肾涩尿散（《敷脐妙法治百病》）

主治：遗尿，尿不禁。

处方：丁香、肉桂各 1 份，五味子、菟丝子、覆盆子、金樱子、仙茅、山萸肉、桑螵蛸、破故纸各 2 份。

用法：将上药混合共碾成细末，贮瓶备用。用时取药末适量，用水调如糊状。敷于脐孔上，外盖纱布，胶布固定。每日换药 1 次，14 次为 1 个疗程。

7. 附桂香脂散（《中医脐疗大全》）

主治：老人夜尿频数，小便不禁。

处方：附子、肉桂、丁香、赤石脂各等量，黄酒适量。

用法：将诸药共研为细末，过筛后，装入瓶内，密封备用。取适量调以少量黄酒，揉和如厚膏，制成如蚕豆大小的药丸，填入脐中央，盖以纱布，胶布固定。每日换药 1 次，10 次为 1 个疗程。

8. 葱硫膏（《中华脐疗大成》）

主治：小便失禁，老人尿崩，小儿遗尿。

处方：洋葱头 30g，硫黄 15g。

用法：将 2 味药混合捣至极融，调和如膏备用。用时取适量，贴敷于脐中，盖以纱布，胶布固定。每日换药 1 次，敷药至病愈为度。

9. 姜附赤脂散（《理瀹骈文》）

主治：小便失禁或尿频。

处方：附子、干姜、赤石脂各等量。

用法：上药共研为末。用时将药末水调为糊，每次用如枣大一块，敷脐部，外用纱布固定。

10. 固孵膏（《中医脐疗大全》）

主治：小便失禁。

处方：山萸肉 30g，龙骨 15g，小茴香 6g，肉桂 9g。

用法：上药烘干共研末备用。每次取药粉 1g，蜂蜜调为膏，外用纱布、胶布包扎。每日换药 1 次，10～15 日为 1 个疗程。

【现代临床报道】

卢氏针灸配合穴位贴敷治疗尿失禁 24 例。针灸取穴 I 组：中极、关元、足三里、三阴交；II 组：肾俞、膀胱俞、次髎、委阳、太溪。两组穴位交替使用，根据所选穴位，让患者采取适当体位，针刺得气后用补法，关元、肾俞、膀胱俞留针 40 分钟，针后局部加艾条灸。穴位贴敷用陈醋配五倍子细末，填脐，外用纱布封后，用胶布固定，每日更换 1 次。以针灸加贴敷 10 次为 1 个疗程，疗程间隔 3～5 日，2 个疗程后统计疗效。结果：痊愈 12 例，显效 8 例，无效 4 例。

按释：中极为膀胱募穴，关元、足三里、肾俞可补气温阳；三阴交健脾化湿；委阳为三焦的下合穴，太溪为肾经的原穴，诸穴合用可起补益肾气、固涩小便之效，中药五倍子入肺、肾、大肠经，有收敛抗菌的作用。脐为肾内神气，气通百脉，布五脏六腑，针灸配合神阙贴敷药饼可起协同作用，增强疗效。

卢勤妹. 针灸配合穴位贴敷治疗尿失禁 24 例. 2001，10（5）：32.

【点评】

神阙穴具有调理冲任、温补下元的作用，以温阳补肾、收涩止遗之中药敷脐对小便失禁有很好的疗效。其中，桑螵蛸益肾止遗缩尿，覆盆子补肾涩精缩尿，五倍子、龙骨收敛固涩，硫黄辛热，可温补命门。近代研究发现，洋葱头对内脏平滑肌有增强作用，善治小便失禁。

尿失禁患者应当注意养成一定的日常生活习惯，比如睡前减少饮水，不饮酒精、咖啡饮料，睡前要排空小便等，有助于减少不必要的麻烦。

第六节　阳　痿

一、概述

阳痿是指青壮年时期，由于虚损、惊恐或湿热等原因，使宗筋失养而弛纵，引起阴茎痿弱不起，临房举而不坚的病证。

西医学的性神经衰弱和某些慢性疾病表现以阳痿为主者，可参考本篇施治。

本病由房劳纵欲过度，久犯手淫，以致精气虚损，命门火衰，引起阳事不举；或思虑忧郁，伤及心脾，惊恐伤肾，使气血不足，宗筋失养而导致阳痿；亦有湿热下注，宗筋受灼而弛纵者，但为数较少。

二、辨证

主症为阳事不举，不能进行正常性生活。阴茎勃起困难，时有滑精，头晕耳鸣，心悸气短，面色㿠白，腰酸乏力，畏寒肢冷，舌淡白，脉细弱，为虚证；如阴茎勃起不坚，时间短暂，每多早泄，阴囊潮湿、臊臭，小便黄赤，舌苔黄腻，脉濡数，为实证。

三、贴敷治疗处方

1. 滋肾兴阳膏（《敷脐妙法治百病》）
主治：阳痿。

处方：大附子、马蔺子、蛇床子、木香、肉桂、吴茱萸各等量。

用法：上药共为细末，加白面姜汁调成膏。取药膏 1 片贴脐上，用布包扎。

2. 起阳带（《中药外治疗法》）
主治：阳痿。

处方：巴戟肉 10g，淫羊藿 10g，胡芦巴 10g，柴胡 6g，阳起石 12g，金樱子 10g。

用法：上药共研细末，做成药带，令患者系缚于脐腹或少腹。

3. 痿遗兜（《中药外治疗法》）
主治：阳痿，遗精。

处方：白檀香 30g，羚羊角 30g，沉香 15g，白芷 15g，马兜铃 15g，木鳖仁 15g，甘松 15g，升麻 15g，血竭 15g，丁香 15g，麝香 1g，艾绒 60g。

用法：上药除麝香另研、艾绒另捣碎外，余药共研细末，拌入麝香和匀，最后入艾绒调拌，做成肚兜，令患者兜护脐腹及丹田穴。

4. 阳痿散（《中医脐疗大全》）
主治：阳痿。

处方：白蒺藜 30g，细辛 30g，生硫黄 30g，吴茱萸 15g，穿山甲 10g，制马钱子 10g，冰片 5g。

用法：上药共研细末，每用 3g 津液调敷脐，并敷曲骨穴，胶布固定。2 日 1 换，上用暖水袋熨之。

5. 贴脐膏（《中华脐疗大成》）
主治：阳痿。

处方：阳起石、蛇床子、香附、韭子各 3g，蝼蛄 7 个（去翅足，煅），大枫子（去壳）、麝香、硫黄各 1.5g。

用法： 上药共为细末，炼蜜为丸如指顶大，同床前 1 小时以油纸护贴在肚脐上。外用绢带固定，房事毕即去药。

6. 行房饼 (《敷脐妙法治百病》)

主治： 阴茎举而不坚。

处方： 甘遂、甘草、干姜、日砂、龙骨、附子、白矾、海螵蛸、蛇床子、乳香、木鳖子各等量。

用法： 上药共为细末，生蜜为饼子，临行房事用油纸贴脐中，绷带固定，候药力到，方可行房事。

7. 阳痿丸 (《验方新编》)

主治： 阳痿，遗精。

处方： 急性子 10g，鸦片 3g，蟾酥 2.4g，麝香 0.6g，葱白适量。

用法： 先将前 6 味药研为细末，加入麝香，再研极细，滴水和成丸药 1 粒，用葱白捣烂包住，外用湿纸再包一层，放炭火中煨 3~5 分钟，取出换纸，再包再煨。如此反复 7 次，去掉纸和葱，将药制成丸，如绿豆大小备用。睡前取药丸 3 粒，用白酒化开，一丸填脐内，一丸敷曲骨穴，一丸涂阴茎头上，每晚 1 次。

8. 双茸丸 (《理瀹骈文》)

主治： 阳痿，遗精。

处方： 鹿茸、麋茸各 60g（浸捣），肉苁蓉、五味子、茯苓、山药、龙骨、沉香各 60g，熟地黄 60g，麝香少许。

用法： 上药 10 味，共研末为丸如弹子大，每用 1 丸研，掺麝香膏贴脐。

9. 复方雄阳膏 (《张氏医通》)

主治： 阳痿。

处方： 天雄、附子、川乌各 6g，桂心、官桂、桂枝、细辛、干姜、川椒各 60g。

用法： 上药共切片，麻油浸（春天浸 5 日，夏天浸 3 日，秋天浸 7 日，冬天浸 10 日），煎熬去渣。滤净再熬，徐徐下黄丹，不停地手搅，滴水不散为度，摊膏贴敷。贴脐中及丹田处。

10. 阳痿膏 (《中国灸法集粹》)

主治： 阳痿。

处方： 乌附子 1 个（重约 45g），挖成空壳，并入阿片 1.5g，穿山甲 3g，土硫黄 6g。

用法： 上药粉碎为末，与挖出的附子末混合后再填入附子壳内，然后用好酒250mL，放锅内入附子加热，用文武火煎熬至酒干，将附子取出。最后取麝香 0.3g，与附子捣融如膏，备用。敷灸时取药膏如黄点大，分别置于神阙、曲骨穴，上盖纱布，胶布固定即可。3 日贴敷 1 次。

【点评】

外治法对虚证阳痿疗效较好，多选用温阳补肾之品，如附子、肉桂、巴戟天、淫羊藿、阳起石、韭子、鹿茸、肉苁蓉等，对湿热内蕴所致阳痿者，其外治疗法还需要不断总结经验。《日华子本草》曰："（蟾酥）治腰肾冷，并助阳气。"马蔺子性甘平，可清热解毒，活血行气。

阳痿除了药物治疗外，还应注意生活、饮食、情绪等方面的调节。生活上要节房事，增强夫妻间的感情交流，避免给丈夫造成精神压力；饮食上多吃温阳补肾之品，如羊肉、狗鞭、牛鞭等，多吃含锌丰富的食物，如牡蛎、牛肉、鸡肝、蛋、花生米等。此外，还要保持积极乐观的情绪，积极锻炼身体，对治疗阳痿均有益处。

第七节　早　泄

一、概述

早泄是男子性功能障碍中仅次于阳痿的最常见的症状，大多数专家学者认为，持续地或经常地在自我意愿之前发生射精和在最小的性刺激下于插入前、插入时或刚刚插入后便射精的病症称为早泄。新婚早泄，或婚前首尝"禁果"失败者，其性生活射精过早不算什么病。

早泄大多由于精神心理紧张或阴茎包皮系带过短、包皮过长、精囊炎、精阜炎、前列腺炎或增生等器质性原因所致。

二、贴敷治疗处方

1. 龙牡罂粟膏（《男性病治疗》）

主治：早泄。

处方：罂粟壳粉、柯子肉粉、煅龙骨粉、煅牡蛎粉各等份。

用法：用冷开水调成稀糊状，每于性交前半小时涂在龟头部。临房事前用温热水洗去。

2. 贴脐膏（《中医外治疗法集萃》）

主治：用于早泄，对阳痿亦有效。

处方：阳起石、蛇床子、香附、韭菜子各3g，蝼蛄7个（去翅、足，煅），大枫子（去壳）、麝香、硫黄各1.5g。

用法：共研细末，加蜂蜜炼为如指顶大的蜜丸。性交前1小时以油纸或塑料薄膜护贴肚脐上，外用纱布、胶布固定，房事毕即去药。

3. 五萸膏（《中医外治疗法集萃》）

主治：用于早泄，对阳痿亦有效。

处方：五倍子、吴茱萸各等份。

用法：上药研末，每取 6g 左右醋调成糊状，睡前敷于神阙穴，晨起去掉，每日 1 次，7 日为 1 个疗程。

注意：用药期间禁止房事。

4. 蜂芷膏（《中医外治疗法集萃》）

主治：适用于肾阳不足之早泄。

处方：露蜂房 10g，白芷 10g，食醋适量。

用法：以上前 2 味烘干发脆，共研细末，用醋调成糊，敷于脐部，外用消毒纱布覆盖，再用胶布固定。每日换药 1 次，连用 3 ~ 5 次。

5. 肚兜敷（《中医外治疗法集萃》）

主治：早泄。

处方：金樱子、芡实、莲子肉、益智仁、生牡蛎、白蒺藜各 12g。

用法：上药碾成细末，做成兜肚，10 日换 1 次，每晚用热水袋敷药兜 15 ~ 30 分钟。

6. 熏洗方（《中医外治疗法集萃》）

主治：早泄。

处方：蛇床子、生地黄、五倍子各 15g，花椒、明矾各 10g，黄柏 12g。

用法：水煎，趁热熏洗龟头为主的外阴部，每晚入睡前洗 1 次，15 日后，每于性交前洗 1 次，至痊愈。

7. 久乐洗剂（《中医外治疗法集萃》）

主治：肾阳不足、固涩无权的早泄。

处方：淫羊藿、五倍子、益母草、薄荷各 50g。

用法：前 3 味加水 3000mL，煎至 2500mL 时加入薄荷，烧开后即将药汁倒入盆中，先熏阴部，待药汁变温时将阴部浸入，至药汁变凉时为止。熏洗过程中同时用手搓擦外生殖器，每日 1 剂，每晚 1 次。

8. 蜂白散（《外治汇要》）

主治：早泄，阳事不坚。

处方：露蜂房、白芷各 10g。

用法：烘干发脆，共研细末，醋调成面团状。临睡前敷肚脐上，外用纱布盖上，橡皮膏固定。1 ~ 2 日 1 次，连续 3 ~ 5 次。

【点评】

早泄的外治中药要遵循辨证的原则，然而，固敛收涩之剂是方中必不可少之品，如五倍子、金樱子、芡实、龙骨、牡蛎等。贴脐膏既可治阳痿，又可治早泄；露蜂房可治阳痿无子、早泄。

根据早泄的原因不同，相关的其他疗法也是非常必要的，如与包皮过长有关的早泄可以配合包皮过长手术，与精囊炎、精阜炎、前列腺炎有关的早泄要针对以上炎症进行治疗等。

早泄患者还应注意多食一些具有补肾固精作用的食物，如牡蛎、胡桃肉、芡实、栗子、甲鱼、猪腰等。

第八节 遗 精

一、概述

遗精是指不因性生活而精液遗泄的病证，因梦而泄称"梦遗"；无梦或清醒时精液自行流出为"滑精"。梦遗多因相火妄动，其证属实；滑精多为肾虚，精关不固，其证属虚。青壮年偶有遗精，过后无其他症状者，多属精满自溢现象，不需治疗。

本病多由情志失调，或劳伤过度，或饮食不节，湿热下注等，使肾气不能固摄而致遗精。若劳神太过，思慕不已，心火亢盛，肾阴暗耗，心肾不交，引动相火，扰动精室，可致遗精；若嗜食甘肥辛辣，蕴湿生热，湿热下移，淫邪发梦，精室不宁，导致遗精；若恣情纵欲，房室无度，或梦遗日久，或频犯手淫，以致肾气虚惫，阴虚则虚火妄动，精室受扰，阳虚则封藏失职，精关不固，均可导致遗精。

二、辨证

主症为每周两次以上，或一日数次，在睡梦中发生遗泄，或在清醒时精自滑出，并有头昏，耳鸣，精神萎靡，腰酸腿软等。兼见少寐多梦，梦则遗精，小便短赤，精神不振，体倦乏力，善恐健忘，头晕目眩，心中烦热，心悸，口干，舌红，脉细数者，为心肾不交；遗精频作，或尿时少量精液外流，小便热赤混浊，或尿涩不爽，口苦或渴，心烦少寐，口舌生疮，大便臭溏，后重不爽，或见脘腹痞闷，恶心，苔黄腻，脉濡数者，为湿热下注；遗精频作，甚至滑精，头晕目眩，面色少华，耳鸣健忘，失眠，畏寒肢冷，舌淡苔薄，脉沉细者，为肾精亏损，精关不固。

三、贴敷治疗处方

1. 丁硫椒菟丸（《敷脐妙法治百病》）

主治：遗精。

处方：母丁香、硫黄、胡椒、菟丝子各15g，麝香2g，大蒜适量，朱砂少许。

用法：将前4味药混合共研成细末，加入麝香研匀，贮瓶密封备用。用时取药末适量，加入大蒜共捣烂成丸，如蚕豆大，以朱砂为衣，于睡前纳入脐中，外用胶布封固。每晚换药 1 次，10 次为 1 个疗程。

2. 止遗兜（《中药外治疗法》）

主治：遗精。

处方：大附子 20g，大茴香 20g，小茴香 20g，公丁香 10g，母丁香 10g，木香 10g，升麻 10g，五味子 10g，甘遂 10g，沉香 10g，麝香 1g，艾绒 60g。

用法：上药除麝香另研、艾绒捣碎外，余药共研细末，依次加入麝香、艾绒，拌匀，做成肚兜，令患者兜护脐腹及丹田。

3. 五倍龙蛤糊（《中华脐疗大成》）

主治：遗精，滑精。

处方：五倍子、煅龙骨、煅文蛤各 20g。

用法：诸药共研为细末，加醋少量调和如糊，于睡前取药糊适量，涂敷于脐中，盖以纱布，胶布固定。每日睡前换药 1 次，10 日为 1 个疗程。

4. 硫香椒杏散（《理瀹骈文》）

主治：遗精。

处方：硫黄 6g，母丁香 5g，胡椒 3g，杏仁 10g，麝香 1g，枣肉少许。

用法：上药共压细粉，与适量枣肉共捣制丸，如小花生米大。取药丸 1 粒放脐中，外贴红缎膏或暖脐膏。

5. 龙倍散（《串雅内编》）

主治：遗精。

处方：煅龙骨、五倍子各适量。

用法：上药共研为细末，取适量药末水调涂满脐，上覆麝香虎骨膏。2 日换药 1 次。

6. 梦泄方（《串雅内编》）

主治：梦遗频作。

处方：紫花地丁 80g（鲜品）。

用法：上药捣烂如膏，贴脐上。

7. 乾坤丹（《脐疗》）

主治：遗泄。

处方：黄连 6g。肉桂 3g，黄柏 6g，制附子 3g，五倍子 15g。

用法：上药共研末备用。每次取药粉 1～2g，用温开水调糊，填敷脐部，外用纱布、胶布固定。每日换药 1 次，连用 7～10 次。

8. 温阳固精散（《中华脐疗大成》）

主治：遗精、遗尿等。

处方：韭菜子 10g，小茴香 3g，五倍子 3g。

用法：上药 3 味，共研为散，敷脐部。

9. 二子涩精饼（《中华脐疗大成》）

主治：遗精。

处方：五倍子、女贞子各 30g，醋适量。

用法： 上药共研细末，醋调成饼，敷脐。每日 1 次，7 次为 1 个疗程。

10. 菟苓韭龙散（《中华脐疗大成》）

主治： 遗精，滑精。

处方： 菟丝子、云苓、韭子、龙骨各 30g。

用法： 将以上诸药混合共研为细末，贮瓶备用。用时取药末 12g 以温开水调如糊状，敷于患者肚脐上，盖以纱布，胶布固定。每日换药 1 次，10 次为 1 个疗程。

11. 止遗带（《中药外治疗法》）

主治： 遗精，早泄。

处方： 金樱子 10g，芡实 20g，生牡蛎 15g，白蒺藜 15g，莲子肉 10g，益智仁 10g。

用法： 上药共研细末，做成药带，令病者系带于腰脐、少腹部或丹田穴。

12. 滋阴清火膏（《敷脐妙法治百病》）

主治： 遗精。

处方： 生地黄、白芍、川芎、当归、麦冬、黄柏、知母、黄连、栀子、炮姜、山萸肉、煅牡蛎各 30g，麻油、黄丹各适量。

用法： 上药混合，麻油熬，黄丹收。贴脐上。每 2～3 日更换 1 次，5 次为 1 个疗程。

13. 滑精膏（《穴位贴药疗法》）

主治： 遗精。

处方： 硫黄 18g，母丁香 15g，麝香 3g，朱砂 3g，独头蒜 2 枚（去皮）。

用法： 先将以上诸药粉碎为细末（其中朱砂另研细），以独头蒜与诸药末混合，捣融如膏，制丸如黑豆大，朱砂为衣，备用。再将川椒 50g，韭菜籽、附片、肉桂、蛇床子各 20g，独头蒜 300g，放入芝麻油内（约 500mL），入锅加热，将药炸枯，过滤去油，再将油熬至滴水成珠，加入广丹 250g，搅拌收膏后待用。可将熬制的黑膏，摊于 6～8cm² 牛皮纸上，贴敷时取药丸 1 粒，研碎，放膏药中央，分别贴敷于曲骨、神阙、关元穴处。3 日贴敷 1 次。

【点评】

遗精的外治中药处方要遵循辨证的原则，并配合涩精止遗之品，常收良效。方中朱砂可镇静安神，龙骨、牡蛎、五味子、五倍子均可固涩止遗。《明医杂著》曰："梦遗滑精……痰火湿热之人多有之。"紫花地丁、黄柏等均可清利湿热，湿热清则精室宁。在实施外治疗法的同时，还应该向患者作出一定的解释，避免因为不理解而导致思想压力增大，从而加重病情。精液遗失后不要用冷水洗涤，以防寒凝肝脉，出现阴缩症。同时要消除杂念，不看色情作品。适当参加体育活动、体力劳动和文娱活动，增强体质，陶冶情操。

第九节　阴茎异常勃起

一、概述

阴茎异常勃起中医称"阳强"，是指经数小时、数日，甚至数月而不衰，多由于心肝火旺或阴虚火亢、相火妄动所致。患者阴茎勃起不倒，坠胀疼痛，不能近衣，有碍行走。肝旺实热型，则兼见烦躁易怒，神经紧张，夜寐不安，口苦咽干，尿浊疼痛，苔黄，脉弦数；肾虚火旺型，则兼见形体消瘦，头晕耳鸣，腰膝酸软，小便色黄，精液时泄，舌红少苔，脉细数。

二、贴敷治疗处方

1. 强中散（《家庭脐疗》）

主治：阳强。

处方：黄连、知母、栀子、青皮、白芷各10g，川楝子20g，丁香6g。

用法：上药共压细粉。取药粉适量，以水调成糊，填入脐中，盖纱布，胶布固定。每日用药1次。

2. 硝冰散（《家庭脐疗》）

主治：阳强。

处方：芒硝、冰片各等量。

用法：研粉，装瓶备用。水调药粉和成面团，搓条围于脐周，面圈内放芒硝、冰片粉各5g，渐滴冷水于药，令药溶。

3. 麝香散（《中华脐疗大成》）

主治：不射精。

处方：麝香0.3g。

用法：研为末，敷脐心，外盖纱布，胶布固定。

4. 缩阳丹（《中医外治疗法集萃》）

主治：阳强不射精。

处方：水蛭9条，麝香、苏合香各3g。

用法：共为细末，和蜜少许为饼。阳兴时以饼擦脚心。

5. 涂敷方1（《男性病外治法800种》）

主治：阳强肝阳上亢型，伴阴囊胀痛者。

处方：生石膏、芒硝各100g，大黄汁适量。

用法：把前2味药研末，以大黄汁调成糊，涂敷阴茎上。

6. 涂敷方2（《男性病外治法800种》）

主治：阳强阴虚火旺型，伴潮热多汗者。

处方： 芒硝 50～100g。

用法： 把芒硝炒热，用白棉布包好，趁热敷于关元、中极穴，每次 30 分钟，每日 1～2 次。

7. 透骨桂芷洗足方（《阳痿中医独特疗法》）

主治： 虚火妄动之阳强。

处方： 肉桂 30g，透骨草 40g，白芷 20g。

用法： 水煎去渣取汁，将两足浸泡于药汁中 15 分钟，每日 1 次。

【古代文献选录】

阴囊或玉茎肿痛：葱白、乳香捣涂，即时痛止肿消。又方：用煨葱入盐，杵如泥，涂之。（《山居四要》）

平江王氏子年三十岁，忽阴挺长，肿而痛，脉数而实，用朴硝、荆芥汤浸洗，又用三一承气汤大下之，愈。（《证治准绳》）

【点评】

阴茎异常勃起的外治中药处方要遵循辨证的原则。方以清热消肿止痛为大法，以芒硝、冰片、石膏等外敷，同时亦佐以活血化瘀的药物，因阴茎长时间异常勃起，可能会导致生殖系统海绵体内血液瘀滞，如不及时处理则进一步引起海绵体间质水肿，最终导致主要输出静脉的血栓形成，故以麝香、水蛭等活血化瘀通窍。

阴茎异常勃起患者要注意：

（1）应尽量转移注意力，使全身处于放松状态。

（2）青壮年人勿随意服用温补肾精的中药，如人参、鹿茸、鹿鞭等。

（3）少食动火助欲的食品，如酒、辣、羊鞭、海狗肾、狗肉、羊肉等。

（4）少食荤腥，多吃蔬菜。一些性凉退火的食品可以适量多吃，如苦瓜、黄瓜、冬瓜、蕨菜、黑木耳等。

第十节　男子不育

一、概述

男子不育是指女方健康，婚后同居 3 年以上，未用避孕措施而不育者，多由于精液异常或性功能障碍所致。如脾肾阳虚，不能温煦，则精液清稀冰冷，或凝敛不散，活力下降，表现为精液异常；如肾气衰惫，则精关不固，遗精早泄，或有欲无力，痿软不用；相火独炽，精液暗耗或气郁湿滞，精络受阻，则射精不能，表现为性功能障碍，患者常兼见腰膝酸软、头晕耳鸣、神疲乏力、心烦少寐、面色㿠白、多汗、舌淡苔薄、脉细弱。

精子缺乏症，系指精液内精子缺乏、稀少或精子畸形，多由不同原因引起睾丸组成萎缩，生精细胞退行性病变的结果，是造成男性不育的常见原因。属中医学"不育"的范畴。诊断则根据化验精液中精子数目以及观察其形态而定。

正常精液在射出后 30 分钟内液化，变成稀薄的液体，以利于精子在精液内的活动，如射出后 60 分钟内精液仍不液化，或液化不全，称为精液不液化症，或精液液化不良。

二、贴敷治疗处方

1. 补气赞育膏（《敷脐疗法治百病》）

主治： 男子不育。

处方： 杜仲，小茴香，川楝子，牛膝，续断，甘草，大茴香，天麻子，紫梢花，补骨脂，肉苁蓉，熟地黄，锁阳，龙骨，海马，沉香，乳香，母丁香，没药，木香，鹿茸。

用法： 如法制成膏药。温热化开后，贴于肾俞穴和脐中穴。3～5 日换药 1 次。

2. 温脐种子方（《串雅外编》）

主治： 不育。

处方： 五灵脂、白芷、盐各 6g，麝香 0.3g，荞麦面、艾炷各适量。

用法： 荞麦面水调搓成条状，圈于脐周，将上药压粉，放入脐内，用艾炷灸，以腹内感觉微温为度。

3. 生精洗剂（《当代中药外治临床大全》）

主治： 脾肾阳衰之精子缺乏症。

处方： 附子 9g（炮），肉桂 9g，淫羊藿 10g，白芷 9g，丹皮 5g，赤芍 6g，透骨草 10g，大青盐 10g。

用法： 上药煎煮至沸 10 分钟左右，滤出药汁，趁热熏洗阴部及腹部，每日 1 次。

4. 黄芪促睾生精液（《中医男科研究新进展》）

处方： 穿山甲 30g，沉香 15g，蛇床子 15g，紫珠 15g，淫羊藿 30g，肉苁蓉 15g，蜈蚣 10g，炒地龙 30g，雀粉 15g，菟丝子 15g。

用法： 上药用凉水浸泡，用文火水煎 500 分钟左右，浓缩至 200mL。使用时每次用 100mL 加 10 倍的凉水，外洗睾丸 3～10 分钟（最好把睾丸浸泡在药液内）。24 日为 1 个疗程。

注意： 皮肤过敏者慎用，忌烟酒、辛辣之品。

5. 敷脐方 1（《中医外治疗法集萃》）

主治： 阴阳两虚之精子缺乏症。

处方： 熟地黄 15g，枸杞子 15g，山药 15g，楮实子 15g，菟丝子 15g，淫羊藿 12g，泽泻 10g，山茱萸 10g，丹皮 10g，茯苓 10g，丁香 9g，透骨草 10g。

用法：上药加水 2000mL 煎煮，煎到约 1000mL，用毛巾蘸以上煎出的药液（以毛巾不自然滴水为度），将其敷于脐下丹田穴。毛巾凉后再浸泡再敷，共 3 次。然后以同样方法热敷命门、肾俞，共 3 次，1 日 1 剂。

6. 敷脐方 2（《中医外治疗法集萃》）

主治：肝肾精亏型精子缺乏症。

处方：熟地黄 15g，破故纸 15g，蛇床子 15g，枸杞子 15g，菟丝子 15g，淫羊藿 15g，肉苁蓉 15g，牛膝 15g，五味子 15g，莲须 15g，金樱子 15g，煅牡蛎 15g，鹿角胶 15g，龟板胶 15g，大青盐 10g。

用法：用 1000mL 凉开水浸泡上述药物 30 分钟左右，然后文火煎煮成 300mL，取药汁，将两个洁净口罩浸泡于药汁中，使之湿透（干湿以不自然滴水为宜）。待浸温之口罩温度适中后分别放在腹部中极、关元及背部命门、肾俞处，再将电极板置于两口罩上调节电流，使患者不感针刺样疼痛。每次治疗 20 分钟，1 日 1 次。

7. 熏洗方 1（《男性病外治法 800 种》）

主治：精液冷而不液化，兼有性欲淡漠、阳痿或早泄者。

处方：熟附子 10g，肉桂 10g，小茴香 15g，吴茱萸 10g，干姜 10g，乌药 15g。

用法：上药加水煎煮成 2000mL，趁热熏洗外阴，每日 1~2 次，10 日为 1 个疗程。

8. 熏洗方 2（《男性病外治法 800 种》）

主治：精液不液化属于湿热型，精液黄稠，内有白细胞。

处方：土茯苓 30g，石菖蒲 10g，黄柏 20g，大黄 50g，银花藤 50g。

用法：上药水煎成 2000mL，趁热熏洗外阴，每次 20~30 分钟，每日 1~2 次，10 日为 1 个疗程。

9. 男性不育方（《经穴贴敷疗百病》）

主治：精子产生障碍。

处方：熟地黄 90g，山药 90g，茯神 90g，巴戟天 90g，当归 30g，淫羊藿 30g，泽泻 30g，山萸肉 30g，牛膝 30g，丹皮 30g，黄连 30g，生甘草 30g，龟板 30g，枸杞子 30g，鹿角 30g。

用法：上药共研细末过筛，麻油熬膏备用。每次任选 2 穴，如命门、肾俞、关元、中极等，外敷。每日换药 1 次，7 日为 1 个疗程，间歇 5 日，再进行第 2 个疗程的治疗。

【点评】

男子不育主要由精液异常或性功能障碍两方面原因所致。从外治选药看，滋阴潜阳、温肾壮阳为大法，同时适量配伍牛膝、地龙、丹皮等活血药物，精液不液化属湿热型，酌加清热利湿药物。从外治作用的部位看，除了以腧穴（如神阙、命门、肾俞、关元等）为主外，外阴也是非常重要的部位，外阴熏洗法可以通过局部渗透作用直接发挥药效，也是非常有效的外治疗法。

男性不育患者要注意适度性生活，每次射精的精子数量较少，也是导致不育的原因。另外，性欲过盛、性交中断、手淫或性生活不规则等，可导致慢性前列腺充血，发生无菌性前列腺炎，诱发不育，平时应当予以重视。

第十一节　缩　阳

一、概述

缩阳又称阳缩，是以阴茎、睾丸、阴囊内缩，伴有少腹拘急或剧烈疼痛为特征的一种病症。古人又称"阴缩""外肾缩入""阴中拘挛"，多发于青壮年，由于病情危重，必须及时进行治疗。

缩阳多因寒凝肝脉，或热郁厥阴，或肾阳不足，导致宗筋失养而发病。如伴有少腹抽痛，甚或见全身战栗、蜷缩、口鼻冷气、呕吐清水、舌淡、苔薄白、脉沉弦或弦紧者为寒滞肝脉；若伴有四肢厥冷、心慌气短、声低息微、腹痛下坠、干呕、欲吐不吐、欲泻不泻、头汗如珠、面青唇紫、脉微欲绝者为肾阳不足、阴盛阳衰之象；如伴心烦易怒、怒则痛剧、溲赤便坚、胸闷口苦、舌红苔黄、脉弦滑数为湿热郁于厥阴之症。治法当分别用温暖肝肾、温补肾阳和清热利湿之法。

二、贴敷治疗处方

1. 复方黑附膏（《俞穴敷药疗法》）

主治：缩阳症。

处方：黑附子 12g，山萸肉、胡椒、干姜各 10g。

用法：上药共研细末，用开水调成膏，敷神阙穴，外加热敷。内服成药桂附理中丸。

2. 硫黄吴萸散（《中医外治法集要》）

主治：缩阳症。

处方：硫黄、吴茱萸各等量。

用法：烘干，共研为细末，过筛，加大蒜适量，共捣为膏，纱布包裹，敷神阙穴，胶布固定，再加热敷。

3. 鲜葱熨剂（《陕西中医验方选编》）

主治：阴囊紧缩。

处方：鲜葱 1000g。

用法：将葱用陈醋炒热，再用布包好，熨脐周围，待腹内作响，病退为止。

4. 胡椒蒜盐饼（《中华脐疗大成》）

主治：缩阳症。

处方：白胡椒 3g，大蒜 1 个（去皮），食盐 1 小撮，冷水饭 1 小团。

用法：先将白胡椒研为细末，把大蒜、食盐加入药末中捣烂拌匀，再加入冷米饭共捣至极烂，捏成小圆形药饼，放入笼内蒸熟，备用。用时取药饼 1 个贴于患者脐孔中央，外以纱布覆盖，胶布固定之。每日换药 1 次，频贴至病愈方可停药。

5. 伸阳定痛丸（《敷脐妙法治百病》）

主治：房后缩阳腹痛症。

处方：麻黄 30g，白芥子 15g，肉桂 15g，绿豆粉 30g，百草霜 30g。

用法：上药共研末，水调和成饼，敷脐上，覆被汗出为度。

【点评】

《素问·至真要大论》言："诸寒收引，皆属于肾。"《灵枢·经筋》言："足厥阴之筋……上循阴股，结于阴器，伤于寒则阴缩入。"因此，中医认为，寒凝肝脉和肾阳不足是引发缩阳症的主要病机。中医外治疗法以温阳补肾、暖肝散寒为主要治疗原则。鲜葱辛温，散寒通阳，通利二便，可治房事后恣食生冷所致的阴囊紧缩，小便抽痛。

现代医学认为，缩阳症属于一种性色彩非常浓厚的癔症，因此，在施用外治疗法的同时，还要配合心理疏导，对预防本病的复发有重要的作用。

第十二节　夹阴伤寒

一、概述

伤寒有广义、狭义之分，广义伤寒是指诸般热病而言；狭义的伤寒，是指伤于寒邪而发病者。夹阴伤寒又称夹色伤寒，是指在房事中受寒所致的病症。主要表现为身寒肢冷、口吐寒气、腹痛茎痿、苔白、脉细等症。

二、贴敷治疗处方

1. 葱饼熨法（《圣济总录》）

处方：葱白 1 撮。

用法：将葱白团成饼状，先以火烘一面令通热，放病人脐中，连及脐下，熨斗熨之，令葱饼之热气入肌肉中，饼坏即易。须预做三四个饼子，换用之。良久病人渐醒，手足温有汗。更服四逆汤辈温其内。

2. 葱椒膏（《理瀹骈文》）

主治：夹阴伤寒。

处方：葱白连须 7 棵，胡椒 30 粒，枯矾 0.5g。

用法：上药共捣成膏敷脐，常规方法固定。

3. **芥姜饼熨**（《外台寿世方》）

主治：夹阴伤寒。

处方：白芥子20g，干姜9g。

用法：上药共压粗末备用。用水调和药末，捏成饼状，外包一层纱布放脐，撒一层盐，用熨斗熨，至汗出为度。

4. **麻桂芥霜饼**（《敷脐妙法治百病》）

主治：房事后腹痛。

处方：麻黄、绿豆粉、百草霜各30g，白芥子、桂丁各15g。

用法：上药共研末，水调和成饼，敷脐上，覆被汗出为度。

5. **朱雀散**（《理瀹骈文》）

主治：房事后腹痛。

处方：肉桂、丁香、附子、吴茱萸、胡椒各等量，麝香少许。

用法：上药6味，共研为散，掺散阴膏上，贴背心、脐上。再用吴茱萸、葱白、麦麸、食盐，炒热熨脐并缚。

【古代文献选录】

凡阴寒腹痛，因房事之后，中寒而痛极者，此阴寒也，宜先用葱姜捣烂炒热，或热砖之属熨其脐腹，以解其寒极凝滞之气，然后用理阴煎，或理中汤、四逆汤之类加减治之。（《景岳全书》）

【点评】

葱白辛温发散，能通上、下阳气，具有散阴寒止阳脱之功，用治伤寒阳厥、气虚阳脱之症。华佗用此方治脱阳危症、外肾囊缩、冷汗厥逆，直至手足转温，身有微汗时止。神阙穴具有调理冲任、温补下元的作用，神阙穴辨证外敷中药或膏药发挥了穴位和药物的双重作用，对夹阴伤寒证有很好的疗效。

第十三节　房事晕厥

一、概述

房事晕厥，俗称"色厥"，是指在性交过程中或性欲高潮时突然出现的面色苍白、冷汗神昏、四肢厥冷等症。多由精泄气脱所致。以中青年男子为多见。其因为肾精暴脱，气随精脱，或欲火上炎，血随火逆或情郁气乱所为。如伴见面白肢厥，息微脉细无力或脉虚大散乱为精泄气脱；如伴见昏厥面赤或鼻衄不止，舌红苔少脉细数者为血随火逆；如伴见气憋唇青，胸腹胀满，脉沉弦或结代为情郁气乱。分别以益气固脱、滋阴降火、疏肝理气为治。

二、贴敷治疗处方

1. 还元育（《中华脐疗大成》）

主治：房事后晕厥。

处方：胡椒 1g，丁姜 2g，细辛 1g。

用法：上药共研末。将药末放碗内，用白酒调为糊状，填脐中，外用纱布包扎，再用暖水袋熨之。至出汗则愈。

2. 葱姜盐熨（《中华脐疗大成》）

主治：房事后昏厥。

处方：食盐适量，生姜 15g，葱白 15g。

用法：将食盐炒热熨脐。生姜、葱白打碎，冲热酒灌之，再以药渣熨脐。

3. 回阳救急汤（《理瀹骈文》）

主治：房事后虚厥。

处方：人参 9g，白术 9g，茯苓 5g，甘草 5g，陈皮 3g，半夏 3g，附子 6g，肉桂 6g，吴茱萸 6g，五味子 6g，生姜 9g，麝香 0.3g，麝香膏 1 贴。

用法：将上药 11 味研末，煎汤抹心腹及四肢，并炒熨之。麝香纳脐中，盖上麝香膏，并贴对脐处。

4. 热熨回阳法（《陕西中医验方选编》）

主治：房事后阳脱而厥。

处方：生姜 120g，大葱 240g，胡椒 1g，硫黄 30g。

用法：将前 3 味药炒热，用硫黄装入袋内，热熨脐部及脐下 1 寸处，并用烧酒壶热熨。

【点评】

房事晕厥属于急症，中药外敷治疗有非常好的疗效。食盐、生姜、葱白、胡椒等家庭常备品，均具温阳固脱、散寒通窍之效，可有效治疗此症。

发生房事晕厥时，应当立即采取必要的救急措施。首先应立即停止性交，然后用拇指尖掐按人中、十宣穴，促使苏醒。并用药物贴脐，经急救脱险后，应立即去医院就诊，以便查明原因，及时治疗。

第十四节　下焦蓄血

一、概述

下焦蓄血是因阳邪入府，热与血结，病在下焦血分的病证，临床以少腹急结硬满，发狂或如狂，发热恶寒或有或无为主症。治疗以通瘀逐血为基本原则。

二、贴敷治疗处方

1. 下焦蓄血膏（《敷脐妙法治百病》）

主治：下焦蓄血。

处方：苏木、当归、大黄、赤芍、桃仁、五灵脂、红花各6g，清阳膏药肉适量。

用法：上方除清阳膏药肉外，其余药物共研为细末，贮瓶备用。用时将清阳膏药肉置水浴上溶化后，加入适量药末，搅匀，分摊于布上，每贴重20～30g，分别贴于脐处及小腹部。每3日更换1次。

2. 蓄血膏（《敷脐妙法治百病》）

主治：蓄血。

处方：生地黄60g，白芍、黄芩、黄柏、栀子、甘草各30g，丹皮15g，水牛角100g，麻油300g，黄丹210g，生石膏120g。

用法：上药共用黄丹、麻油收成膏。用时将膏药肉置水浴上溶化后，摊涂厚纸或布上，每贴重20～30g，贴于脐部，每3日更换1次。

【点评】

下焦蓄血一证首见于《伤寒论》，"其人如狂，少腹急结"，用抵当汤、桃核承气汤有非常好的疗效。神阙穴具有通调三焦、温补下元的作用，神阙穴辨证外敷中药或膏药发挥了穴位和药物的双重作用，对下焦蓄血证有很好的疗效。

下焦蓄血当以活血逐瘀为先，兼见发狂者，加水牛角、生地黄、丹皮清热凉血，止痉定惊。一些精神病患者出现少腹急结硬满时，也可用此方贴敷治疗。

清阳膏出自《理瀹骈文》，主治上焦风热及内外热证。

第十七章　急　症

第一节　晕　厥

一、概述

晕厥是指骤起而短暂的意识和行动的丧失。其特征为突感眩晕，行动无力，迅速失去知觉而昏倒，数秒至数分钟后恢复清醒。西医学的一过性脑缺血发作可见晕厥症状。

晕厥多由元气虚弱，病后气血未复，产后失血过多，每因操劳过度、骤然起立等致使经气一时紊乱，气血不能上充于头，阳气不能通达于四末而致；或因情志异常波动，或因外伤剧烈疼痛，以致经气逆乱，清窍受扰而突然昏倒。

二、辨证

实证：突然昏仆，面红气粗，声高息促，口噤拳握，或夹痰涎壅盛，舌红，苔黄腻，脉洪大有力。

虚证：眩晕昏厥，面色苍白，声低息微，口开手撒，或汗出肢冷，舌胖或淡，脉细弱无力。

三、贴敷治疗处方

1. 葱萸盐酒熨（《家庭脐疗》）
主治：昏迷厥脱。
处方：葱白50g，吴茱萸10g，盐30g，白酒10mL。
用法：先将盐放锅中炒热，依顺序加入吴茱萸、葱白、白酒，炒热装入布袋，外熨脐部。每次熨1小时，日熨2次，熨时药冷重新加温，装袋再熨。

2. 丁姜萸灸（《家庭脐疗》）
主治：厥脱。

处方：丁香 6g，干姜 10g，吴茱萸 12g。

用法：上药共压细粉。将药粉填满脐孔，上放艾炷灸，壮数不限，灸至患者苏醒为止。

3. 回阳糊敷熨法（《中华脐疗大成》）

主治：厥证。

处方：葱白 1 握（连根须，不水洗），麝香 0.3g。

用法：将葱白捣碎，再加麝香共捣烂如黏糊状涂在脐上，以纱布包扎，再用电熨斗熨至患者手足汗出，病即告愈。

4. 附蒜膏（《穴位贴敷治百病》）

主治：厥证，痰涎壅盛，肢厥昏迷。

处方：生附子 130g，大蒜 120g。

用法：先将附子研末，大蒜捣烂，同加醋放锅内加热、拌匀，熬成糊膏状备用。用时每取药膏 20g，捏成两个圆形 5 分硬币大小的药饼，趁热分贴于双涌泉穴上，冷后更换，每日数次。

【古代文献选录】

救卒死方，薤捣汁，灌鼻中。（《医学纲目》）

或牙关紧强不得开，心头闷乱气绝者，或用皂角末吹喉中。（《疮疡全书》）

如口噤，抉开灌之，或用三生饮一两，加人参一两，煎成入竹沥二三杯，姜汁少许。如抉不开，不可进药，急以生半夏为末，吹入鼻中，或用细辛、皂角、石菖蒲为末，吹入得嚏则苏。（《证治准绳》）

救卒死而目闭者：骑牛临面捣薤汁灌耳中，吹皂荚末鼻中，立效。（《金匮要略》）

【点评】

晕厥为西医病名，包括心源性、脑源性、血管反射性、血源性及药源性晕厥，本部分所指主要为血管反射性晕厥而言，即于疼痛、起坐、劳累、情志刺激后出现的一过性意识和（或）行动丧失，相当于中医"厥证"之"气厥"，为气机逆乱，阴阳之气不相顺接所致。贴敷对情绪激动、外伤疼痛引起的晕厥效果良好，其他原因反复发作者可作为暂时性治疗。病人昏厥发作跌倒时，应让其平卧，迅速解开衣领，注意保持呼吸道通畅。痰多时，应吸痰，以免痰液阻塞，气道不利。当患者开始清醒时，不要急于坐起，更不要站起，应再平卧几分钟，然后徐徐坐起，以免昏厥再发。本病在缓解期应详细检查，明确原因，免除诱因，采用相应的治疗措施，调理善后，预防再发。

上方各有所长，其中，葱萸盐酒熨具有温里通阳、宣畅气道的作用，故善治气暴厥；丁姜萸灸具有温里回阳救逆的作用，故善治寒厥；而回阳糊敷熨法中葱白、麝香均为辛温通阳之品，麝香又能疏利经络，开通窍闭，故善治阳气隔绝、经脉不通所致的四肢厥冷、面色苍白、神志不清之症，若能同时配合内服四逆汤，或以葱白适量捣烂煮酒灌服，则奏效更速。

第二节　虚　脱

一、概述

虚脱是以面色苍白、神志淡漠，或昏迷、肢冷汗出、血压下降为特征的危重证候。虚脱可见于西医学的休克。

本病多由大量出血，大吐、大泻；或因六淫邪毒，情志内伤，药物过敏或中毒，久病虚衰等严重损伤气血津液，致脏腑阴阳失调，气血不能供养全身所致。甚者导致阴阳衰竭，出现亡阳亡阴之危候。

虚脱以面色苍白或紫绀，神志淡漠，反应迟钝或昏迷，或烦躁不安，尿量减少，张口自汗，肢冷肤凉，血压下降，脉微细或芤大无力为主症。呼吸微弱，唇发紫，舌质胖，脉细无力，为亡阳；口渴，烦躁不安，唇舌干红，脉细数无力，为亡阴。若病情恶化可导致阴阳俱脱之危候。

二、贴敷治疗处方

1. 茴椒散（《中国贴敷》）
主治： 突然昏倒不省人事，四肢逆冷，大汗淋漓，脉微欲绝。
处方： 小茴香、川椒、葱、姜、盐各适量。
用法： 将小茴香、川椒共研细末，与葱、姜一起捣烂，加盐炒热备用。用时将炒热的药物放脐部熨之，直到神清厥回为度。

2. 葱附回阳丹（《脐疗》）
主治： 阳气暴脱，四肢厥逆。
处方： 制附子10g（研末），葱白50g。
用法： 上药共捣烂敷脐部，上面用暖水袋热敷之。

3. 固脱饼（《中国中医独特疗法大全》）
主治： 小儿虚脱。
处方： 吴茱萸1.5g，胡椒7粒，五倍子3g。
用法： 研极细末，备用。用酒与药末调和作饼，封肚脐，并以带扎缚。

4. 皂角运脐法（《中华脐疗大成》）
主治： 淹溺昏迷。
处方： 皂角60g。
用法： 将皂角研为细末，用布包裹反复推运脐周，出水即可。

5. 蚯蚓糊（《外治寿世方》）
主治： 雷击。

处方：活蚯蚓数条。

用法：蚯蚓捣烂敷脐上。

【古代文献选录】

熨脐法：阴毒危急，体冷无脉，气息欲绝，或不省人事。大葱白一把，切去叶，捣饼二三寸许，连作四五饼，先将麝香、硫黄各一字，填脐内，放葱饼于脐上，以熨斗火熨之；如饼烂，再换新饼又熨之，以葱气入腹为效。手足温有汗即瘥。便服四逆汤以温其内。如熨后手足指尚冷，甲下肉黑者死。(《活人书》)

【点评】

虚脱可由多种原因引起，发病突然，病情复杂，须针对原因采取不同的治疗方法，贴敷可作为抢救措施之一。虚脱相当于中医的"脱证"，有阳脱、阴脱之分。

方药中茴椒散具有温里通阳、祛寒通脉的作用，故可治阳。葱附回阳丹中，制附子辛热刚燥，通达全身，具有通阳救逆之功，葱白辛温通阳，二药合用可治小儿吐泻、阳气暴脱所致的四肢厥逆、脉微欲绝。固脱饼用吴茱萸、胡椒辛热温阳，暖脏祛寒，五倍子收敛固脱，善于温阳固脱，可治小儿虚脱、四肢不温、脉细微弱之症。而对于淹溺救起后的神志不清之症，可用皂角研末运脐，取之走窜开窍、苏醒神志之功。

此外，蚯蚓具有通经活络、息风止痉的作用，对于雷击后出现抽搐、休克者可急予蚯蚓糊敷脐治之，但是雷击所致的严重触电是危重病症，要以综合措施积极抢救。

第三节　中　暑

一、概述

中暑是盛夏季节，在高温环境中或烈日之下长时间停留或工作所致，多因体质虚弱或过度疲劳，感受暑热、湿浊之气而发生。轻者身热少汗，头晕头痛，胸闷恶心，烦渴，倦怠思卧，苔白腻，脉濡数；重者壮热无汗，口舌干燥，烦渴多饮，肌肤灼热，烦躁神昏，舌红少津，苔黄，脉洪数；甚则热盛气津两伤，而见汗出如珠，面色苍白，四肢厥冷，呼吸短促，神志不清，舌红少苔，脉细数无力。

二、贴敷治疗处方

1. 清凉油法（《中华脐疗大成》）

主治：中暑，头晕。

处方：清凉油 1 盒。

用法：将清凉油半盒填入脐孔中，用手轻轻按之。另用清凉油涂双侧太阳穴，并轻按穴位。

2. 消暑熨（《中华自然疗法》）

主治：中暑。

处方：生石膏 60g，知母 30g，山药 10g，生甘草 10g。

用法：上药共水煎取汁，以纱布或毛巾蘸汁温熨胸部募穴、背部俞穴，并将药渣装入药袋，趁热熨敷脐腹部。

3. 仁丹敷脐法（《中医简易外治法》）

主治：中暑。

处方：仁丹（中成药）适量。

用法：每次取仁丹 15g 研粉，温水调糊填脐内，外用胶布贴之固定。

4. 白虎汤（《敷脐疗法》）

主治：中暑。

处方：石膏 30g，知母 10g，甘草 3g。

用法：上药 3 味，煎水熨，并敷脐腹部。

5. 天水散（《理瀹骈文》）

主治：中暑。

处方：滑石 18g，甘草 3g。

用法：上药 2 味，煎水熨，并敷脐腹。

6. 黄土水（《理瀹骈文》）

主治：中暑。

处方：黄土，新汲水。

用法：掘地深尺余，取净黄土 1 块，以新汲水调化，敷胸口及脐上。

7. 暑厥糊（《穴位贴药疗法》）

主治：中暑昏厥。

处方：硫黄 15g，硝石 15g，明矾 8g，滑石 8g。

用法：诸药混合粉碎为末，过筛，以白面 50g 加水掺药末调如糊状。将药粉分别涂布神阙、天枢（脐旁 2 寸）、气海（脐下 1.5 寸）、关元（脐下 3 寸），干后另换，每日不间断。

8. 辛皂散（《中华脐疗大成》）

主治：中暑昏倒。

处方：北细辛、猪牙皂各 9g。

用法：上药 2 味混合研成细末，取药末适量加水调如糊状，以药糊涂擦脐中及脐周。另取药末少量吹入患者鼻孔内，待喷嚏时即可苏醒。

【点评】

中暑是指长夏季节感受暑热之邪，而骤然发生的以高热、汗出、烦渴、乏力或神昏、抽搐等为主要临床表现的一种急性热病，有"伤暑""中热""冒暑"之称。与西医学的"中暑"相对应。

清凉油具有辟秽、醒神之功，用于中暑昏闷及头晕之症。消暑熨与白虎汤均用生石膏、知母清暑热，除烦渴。消暑熨中加用山药益气养阴。仁丹具有祛风疏气、清解暑热之功，故可用于感受高温闷热所致的头晕胸闷、恶心欲吐者，内服外敷，效果更佳。天水散即六一散，滑石能清暑热、利小便，配合甘草加强清利之功，为治暑常用之方。黄土水中黄土甘平无毒，功入脾胃。用新汲水调后，具有清热邪、解热毒的作用，故可急用救治中暑高热、口渴烦躁、面赤欲死者。新汲水，即新取的井水，"井水新汲，疗病利人"，如果条件不允许，可用新取的自来水代替。

另有暑厥两方：暑厥糊用硫黄补火救阳，明矾清热解毒，滑石、硝石清热解暑，通利二便，合用取之解暑回阳之功。辛皂散中，细辛、牙皂辛香开窍，取之开窍醒神，用治中暑昏厥。

发病后应立即将患者抬到阴凉通风处，脱离炎热环境。中暑重症者出现暑厥、暑风，病情发展迅速，如发生脱证，须紧急处理，可参见相应章节。

第四节　高　热

一、概述

高热是体温超过39℃的急性症状，中医文献中所称的"壮热""实热""日晡潮热"等，均属于高热的范畴。西医学的急性感染、急性传染病以及中暑、风湿热、结核病、恶性肿瘤等病中可见高热。

高热可由外感发热之邪从口鼻而入，卫失宣散，肺失清肃；或温邪疫毒侵袭人体，燔于气分；或内陷营血，引起高热。也有因外感暑热之邪，内犯心包而致者。高热恶寒，咽干，头痛，咳嗽，舌红，苔黄，脉浮数，为风热表证；咳嗽，痰黄而稠，咽干，口渴，脉数，为肺热证；高热汗出，烦渴引饮，舌红，脉洪数，为热在气分；高热夜甚，斑疹隐隐，吐血、便血或衄血，舌绛心烦，甚则出现神昏谵语，抽搐，为热入营血。

二、贴敷治疗处方

1. 四石散（《中医急症通讯》）
主治：高热。
处方：大蒜30g，芒硝60g，生石膏1g，寒水石15g，滑石1g。
用法：上药共捣成糊状，以鸡蛋清调成糊，敷脐部，4小时后取去。

2. 退热散（《中华脐疗大成》）
主治：高热不退。

处方：文蛤、何首乌各3g，白矾4g。

用法：上药共研末，水调为糊，敷于脐部。

3. 地龙糊（《中医外治法集要》）

主治：小儿高热。

处方：地龙数10条。

用法：洗净泥土，放入净碗内，上撒白糖，顷刻，地龙全身渗液大出，即死亡，加面粉适量，捣为糊状，纱布包裹。敷神阙穴30～60分钟，高热即退。

4. 稻草灰糊（《中医外治法集要》）

主治：小儿高热。

处方：稻草适量。

用法：烧灰，用白酒或酸浆水调为糊状。敷神阙穴，下垫一层纱布，其烧自退。

5. 石膏雄矾糊（《敷脐疗法》）

主治：乙脑高热。

处方：生石膏90g，明矾15g，雄黄30g，净黄土1杯，艾叶15g。

用法：将方中前4味药共研为细末，用艾叶泡水调成糊状，敷于患者脐部，盖以塑料薄膜，胶布固定。每日换药2～3次。

6. 雄黄草霜灰（《中华脐疗大成》）

主治：乙脑。

处方：雄黄30g，百草霜36g，油头发1把，烧灰存性，陈醋1杯，鸡蛋清适量。

用法：将上药混合调成膏状，以灯心草数根垫敷脐部，盖以纱布，胶布固定。每日换药2次。

7. 退热方（《民间简易疗法·穴位贴敷》）

主治：高热不退。

处方：大黄、山栀、僵蚕各10g，牛膝5g，细辛2.5g。

用法：共研细末，每次用5～8g，以米醋调成糊状，贴双侧涌泉穴，过6小时取下，如热未退，可连续贴治。

【点评】

贴敷退热有很好的效果，但在贴敷治疗的同时，须查明原因，明确诊断。

四石散中生石膏、寒水石清热泻火，辅以芒硝、滑石清热通利二便，大蒜解毒，可治高热、口干思饮、大便干结、小便黄赤之症。退热散中文蛤、白矾清热凉血而解毒，何首乌生用解毒通便，可治高热不退、大便干结之症。地龙性寒而滑利，具有清热利窍、息风止痉之功。故地龙糊善治小儿高热，或伴有四肢抽搐之症。稻草煅灰具有消积下气之功。《备急方》常以此"疗热病"，民间多用于小儿因食积内郁，久而发热，身体燔灼之症。石膏雄矾糊用雄黄解毒，明矾止汗，佐以艾叶引热下行，适用于乙脑病人，症见高热汗多、谵妄躁扰者。雄黄草霜灰中百草霜为杂草燃烧后附于烟囱内的烟灰，与鸡蛋清同用可清心降火，敛营止血，血余炭、陈醋祛痰止血，故善治乙脑高热、皮下出血、尿血、便血、舌绛之症。退热方中涌泉穴位于足底中间凹陷，即足掌的前三分之一处，敷之可引热下行，引火归元，则热去。

第五节 痧 症

一、概述

痧症是指感触秽浊不正之气而出现腹痛、吐泻等症，多见于夏、秋二季。古人认为，痧症主要是内风、湿、火之气相搏而为病。天有八风之邪，地有湿热之气，人有饥饱劳逸。夏秋之际，风、湿、热三气盛，人若劳逸失度，则外邪侵袭肌肤，阳气不得宣通透泄，而常发痧症。其临床表现可分为一般表现与急重表现：①一般表现：多表现为头昏脑胀，心烦郁闷，全身酸胀，倦怠无力，胸腹灼热，四肢麻木，甚则厥冷如冰。邪入气分则作肿作胀；入血分则为蓄为瘀；遇食积痰火，结聚而不散，则脘腹痞满，甚则恶心、呕吐。②急重表现：心胸憋闷烦躁，胸腔大痛，或吐或泻，或欲吐不吐，欲泻不泻，甚则猝然眩晕昏倒，面唇青白，口噤不语，昏厥如尸，手足厥冷，或头额冷汗如珠，或全身无汗，青筋外露，针放无血，痧点时现时隐，唇舌青黑，均为病情危重的表现。

热痧由暑热秽浊内阻所致，病变以经脉胃肠壅闭为主；寒痧，即寒湿中阻，以致阳气被遏，升降失常；绞肠痧为暑湿之邪阻遏中焦，以致气机闭塞，上下不通，突然出现上吐下泻，或欲吐不能吐，欲泻不得泻，面色苍白，四肢发冷，腹部剧烈绞痛等症，属痧症之重证，又称干霍乱，包括西医的霍乱、副霍乱、急性胃肠炎及细菌性食物中毒等。

二、贴敷治疗处方

1. 麻脚痧膏（《理瀹骈文》）
主治：痧厥。
处方：黑附子15g，艾绒60g，硫黄、肉桂各6g，炮姜、朱砂各6g。
用法：将桂、附、硫、姜研末，与朱砂、艾绒和匀，以布包放脐上，熨斗熨之。

2. 雷公救疫散（《理瀹骈文》）
主治：痧厥，麻脚痧。
处方：肉桂、丁香、硫黄、川附子各等量，麝香少许。
用法：将上药研为散，掺暖脐膏贴脐部。

3. 艾熨法（《理瀹骈文》）
主治：痧症脚抽吊。
处方：艾若干。

用法：烧酒、姜汁擦手足，或调川椒末、官桂末，再涂腿足，若气渐败，当铺艾于脐上，熨斗熨之。

【点评】

痧症是临床以吐泻为主的急症，易出现水电解质的失衡，而导致休克的发生，因此，在临床诊治过程中，注意水电解质的平衡，防止休克的发生，待生命体征平稳后，再根据临床的辨证进行辨证分析。如热痧，多用清暑益气，清热解毒之品；寒痧多用芳香辟秽，散寒除湿之品；绞肠痧，多用辟秽通窍，泻下逐邪之品。笔者所搜集的贴敷方药多取附子、肉桂辛热温中散寒，回阳救逆，硫黄解毒辟秽，补火壮阳。麻脚痧膏中又加用艾绒、炮姜温经散寒，朱砂清心镇惊；雷公救疫散加丁香以温经散寒，麝香开窍醒神，活血通经，皆适用于发痧吊筋而属阴证者。艾熨法中用艾温经散寒，祛逐寒湿，适应于痧症脚抽吊。

暖脐膏出自《理瀹骈文》，主治脐腹冷痛，泄泻久痢。药物：生附子15g，甘遂、甘草各9g，葱汁熬膏和药，加蟾蜍、麝香、阿片、丁香末摊贴。也有人用柏子心、松毛心各2500g，附子24g，麻油熬，黄丹、铅粉收，加肉桂摊贴。

第六节　出血症

一、概述

血液不循常道，或上溢于口鼻诸窍，或下泄于前后二阴，或渗出于肌肤，所形成的类出血性疾患，统称为血证。在古代医籍中，亦称为血病或失血。出血症是指机体不同部位各种出血的病症。其急症包括咯血、吐血、衄血、便血、尿血等。

血证可由感受外邪、情志过极、饮食不节、劳倦过度、久病或热病等多种原因所导致。血证有虚实之分：实证多因胃热肺燥，心肝火盛，迫血妄行，渗溢络外；虚证多因肺肾阴虚，虚火妄动，络伤血溢，或由脾胃气虚，气失统摄所致。

（一）咯血

凡因气管、支气管、肺组织出血，经口腔排出者，称为咯血。咯血轻者，仅见痰中带血；严重者血从口鼻涌出，可因血块阻塞气道而引起窒息，或因大量出血而休克。出血停止后，还可见持续性血痰。咯血多见于肺结核、支气管扩张，也可见于肺脓肿、肺癌、肺淤血和血液病患者。

（二）吐血

吐血又称呕血，是上消化道出血的主要症状，其血色鲜红或呈褐色，常混有食物残渣；呕血量大时鲜血夺口而出，若不急救，常危及生命。吐血常并发黑便。常见于胃、十二指肠溃疡出血和肝硬化并发食道静脉曲张出血及肿瘤等。

（三）衄血

衄血是指鼻出血，为一种常见病症。轻者出血较少，尚易止住；重者血流不止，甚者大量出血，称为"鼻洪"。本证可见于热病、血热病、高血压、肝硬化、子宫内膜异位症、药物中毒、多种急性传染病、尿毒症及鼻腔疾患等。

（四）便血

便血是血从大便而下，或便前便后，或便与血相混杂，甚至单纯下血者，统称为便血。便血量多少不一，血色鲜红或暗红。本证常见于消化道出血、痔疮、脱肛、肛裂、直肠息肉、肿瘤等。

（五）尿血

尿血指尿液中混有血液，又称血尿。少量血尿，用显微镜检查尿液才能发现。常见的引起血尿的原因有肾结核、泌尿系结石、肾炎、肿瘤等。

二、贴敷治疗处方

（一）咯血

1. 茜根糊（《家庭脐疗》）

主治：咯血。

处方：鲜茜草根 10g。

用法：上药打烂成糊，涂脐，常规方法固定。每日用药 1 次，连用 5 日。

2. 大黄散（《家庭脐疗》）

主治：咯血。

处方：生大黄压粉。

用法：取药粉 10g，以醋调膏涂脐。每日用药 1 次，连用 5 次。

3. 蒜泥敷（《中国灸法集粹》）

主治：咯血。

处方：取独头蒜 1 头，或加硫黄末 6g，肉桂末 3g，冰片 3g。

用法：将大蒜去皮洗净，捣烂成泥膏状，或加入上药末调匀。贴敷时每次用蒜泥 10g，分别贴于涌泉穴，用胶布固定（为防止局部起泡，可先在穴位处涂植物油少许）。每次贴敷 3～5 小时，每日贴敷 1 次，连续 3 日。

4. 复方瓜蒌膏（《中国灸法集粹》）

主治：咯血。

处方：瓜蒌 1 枚（大者），贝母 50g，延胡索 10g（煅），牙皂 15 个，青黛 10g，蜂蜜 100g。

用法：先将贝母、延胡索、牙皂、青黛混合碾为细末，再将瓜蒌（连籽、皮）捣融，放蜂蜜入锅内加热，炼去浮沫，入以上 5 味药，调和如膏备用。治疗时取药膏如核桃大，分别敷于膻中、肺俞或大杼穴处，盖以纱布，胶布固定即可。每次贴敷 12 个小时，每日或隔日贴敷 1 次。

（二）吐血

1. 小蓟糊（《家庭脐疗》）

主治：吐血。

处方：鲜小蓟 50g。

用法：上药打烂成糊，涂脐，常规方法固定。每日用药 1 次，连用 3 日。

2. 二蓟膏（《内病外治》）

主治：呕血。

处方：大蓟、小蓟、茅根、大蒜各 10g。

用法：上药共捣烂如膏，敷脐部。

3. 栀黄散（《中华脐疗大成》）

主治：吐血。

处方：大黄、栀子各 20g，米醋适量。

用法：将大黄和栀子研为细末，贮瓶备用。用时取药末适量。以米醋调成膏状，敷于患者肚脐上，盖以纱布，胶布固定。每日换药 1 次。

4. 百草霜止血方（《中华脐疗大成》）

主治：吐血不止。

处方：百草霜 15g，大蒜 1 个，鲜小蓟、鲜旱莲草各适量。

用法：先将鲜小蓟和旱莲草共捣烂取汁，再将大蒜捣烂如泥，然后将百草霜与蒜泥调和均匀，掺入小蓟、旱莲草鲜汁制成膏状，敷于患者的脐窝及双侧涌泉穴，外以纱布覆盖，胶布固定。每日换药 2~3 次。

（三）衄血

1. 清肺止衄散（《中华脐疗大成》）

主治：鼻衄。

处方：黄芩、桑白皮、生地黄、玄参、侧柏叶各 15g。

用法：将上述药物共碾成细末，贮瓶备用。用时取药末适量，以凉开水调和成膏状，涂于患者脐孔内，外用普通膏药封固，同时将另一贴普通膏药贴于背部第 6、7 胸椎处。每 3 日换药 1 次。

2. 鼻血散（《中华脐疗大成》）

主治：鼻血。

处方：生石膏 30g，知母 15g，麦冬 18g，黄芩、牛膝各 12g，清阳膏药肉适量。

用法：将前 5 味药共碾成极细粉末，过筛，装入瓶中备用。用时将膏药肉置于水浴上溶化，加入适量药末，搅匀，摊于布上，每贴重 20~25g，分别贴于患者的肚脐及胃脘处。每 2~3 日更换 1 次。

3. 龙柴止衄散（《中华脐疗大成》）

主治：鼻衄。

处方：龙胆草、柴胡各 15g，栀子、黄芩各 12g，生地黄、白茅根各 18g，木通 9g，清阳膏 1 贴。

用法：以上药物混合共碾成细末，贮瓶备用。用时取药末适量，以凉开水调成稠膏状，敷于患者脐孔内，外用普通膏封贴。每 2~3 日换药 1 次。

4. 鼻衄饼贴敷（《中国灸法集粹》）

主治：鼻衄。

处方：取大蒜 1~2 枚，捣烂如泥膏状。

用法：制成如 5 分硬币大的圆饼，厚 3~5mm，敷以涌泉穴。左鼻出血敷左涌泉穴，右鼻出血敷右涌泉穴，双侧鼻孔出血两侧涌泉穴均敷。

（四）便血

1. 芎归连槐膏（《中华脐疗大成》）

主治：便血。

处方：川芎、当归各 3g，黄连、槐花各 6g，膏药 1 张。

用法：将川芎、当归、黄连和槐花混合均匀，取之 3/4 煎水，反复洗抹患者的肚脐及肛门处，剩余部分碾成细末候用。将膏药肉置水浴上溶化后，加入适量药末，搅匀，分摊于布上，每贴重 20~25g，分别贴于患者的肚脐及长强穴上。每 3 日用药 1 次。

2. 凉血地黄膏（《理瀹骈文》）

主治：胃热便血（肝阳上亢型）。

处方：大生地黄 64g，白芍、黄芩、黄柏、黑山栀、生甘草各 32g，丹皮、犀角（用紫草代）各 15g。

用法：将上药用麻油 500mL 熬，入黄丹 222g 收膏，加石膏 128g 搅拌均匀即成，摊膏备用。便血贴脐下，衄血贴眉心，吐血贴胸口。

（五）尿血

1. 蒲黄莲车膏（《中华脐疗大成》）

主治：尿血。

处方：蒲黄、旱莲草、车前子各 20g，膏药 2 贴。

用法：将蒲黄、旱莲草和车前子共碾成细末，过筛，贮瓶备用。用时取药末 12g，以凉开水调和成糊状，敷于患者脐孔内，外用普通膏药封固，同时将另一贴普通膏贴于小腹部。每 2~3 日换药 1 次，血止方可停药。

2. 旱莲小蓟膏（《中华脐疗大成》）

主治：尿血。

处方： 鲜旱莲草 1 握，生小蓟汁适量。

用法： 将旱莲草捣烂如泥，掺入面粉少量共调匀，以生小蓟汁共调成厚膏状，取适量摊于纱布或白布上，贴于脐孔，外以胶布固定。每日换药 1~2 次，至尿血止停药。

3. 蛤梅糊（《理瀹骈文》）

主治： 尿血。

处方： 文蛤、乌梅各适量。

用法： 上药共研捣碎，置脐中。

4. 加味四生方（《民间简易疗法·药浴》）

主治： 用于泌尿系感染所致的血尿。

处方： 生地黄 30g，茜草根 30g，旱莲草 50g，车前草 50g，生侧柏叶 30g，生艾叶 20g，生荷叶 30g。

用法： 上药加水煎煮，去渣，取药液熏洗前阴及小腹部。每日 1 次。

【古代文献选录】

吐血

茅苏汤：治吐血、衄血。茅花（三钱），紫苏茎叶（二钱）。上散。新汲水一碗，煎七分，趁热调生蒲黄二钱，旋服，仍以大蒜两颗煨熟，捶扁，贴敷两脚心，少顷，自觉胸中有蒜气，其血立止。若下部出血，可以煨蒜敷两掌心。（《仁斋直指方论》）

衄血

鼻衄：延胡索末绵裹塞耳内，左衄塞右，右衄塞左。（《普济方》）

以所出血调白芷末，涂山根立止。（《简便方》）

鼻血不止：蒜一枚去皮捣如泥，作饼子如钱大，左鼻出血贴左足心，右鼻出血贴右足心。两鼻俱出俱贴之，立瘥。（《串雅外编》）

鼻血：生吴茱萸末，津调涂足涌泉穴。（《外治寿世方》）

鼻血：井底泥和苔藓贴囟上，立止。（《外治寿世方》）

李时珍治一妇人衄血，一昼夜不止，诸治不效，令捣蒜敷足心，即时遂愈。（《续名医类案》）

又方：贴鼻头上至顶及发际三寸止，治鼻衄立效。白及，不以多少为末，冷水调，用纸花贴山根中。又方：用黄明胶汤浸令软，贴山根中。（《三因方》）

吐衄血，九窍出血：并用龙骨末吹入鼻中。昔有人衄血不止，众方不效，用此即断。（《三因方》）

便血

肠风漏血：马兜铃、谷精草、京三棱、川乌头炒过，四味各等分，煎水，先熏后洗之。（《普济方》）

尿血

小便尿血：莴苣菜捣，敷脐上，即愈。（《易简方》）

【点评】

出血是临床许多疾病的一种临床症状，必须查明病因，明确诊断，以便采取相应措施。如贴敷 2 次以上血仍未止者，应考虑加用其他药物，进行综合治疗。

咯血

茜草、大黄清热凉血，化瘀止血，用治肺热咯血，色红量多之症。因肝火犯肺，阴虚肺热而发者，可用青黛清肝泻火，贝母润肺生津，瓜蒌宽胸理气，降火润燥则血止。

吐血

吐血实证总因胃热而发，或因肝火犯胃。方中多取大蓟、小蓟苦寒之品，清泻血分实热而凉血止血，茅根清泻胃热，凉血止血，治胃热呕血、其色鲜红、大便干结之症；或以大黄清热泻火凉血，栀子清肝泻热凉血，使肝胃之热得以清泻，妄行之血得以归经，适用于吐血色红或紫暗、口苦胁痛、心烦易怒、寐少梦多者。百草霜止血方中，百草霜收敛止血，再用大蒜捣泥调敷可引热下行，善治吐血不止，证属血热者。

衄血

鼻为肺之窍，因肺热而发衄者，清肺热则衄血止，清肺止衄散用黄芩、桑白皮清泻肺热，配以生地黄、玄参凉血，侧柏叶凉血止血，适用于鼻衄属肺热壅盛，症见鼻干咽燥，或兼有身热、咳嗽少痰者。因肺胃热盛而发衄者，则须清泻肺胃，止血生津，鼻血散用生石膏、知母清泻肺胃之热，麦冬清热生津，牛膝引血下行，适用于鼻衄血色鲜红、鼻干口渴、烦躁便秘等症。亦有木火刑金，肝旺而衄者，即龙柴止衄散之类，以龙胆草清泻肝火，柴胡疏肝解郁，除肝火从小便而解，症见头痛目赤、烦躁易怒者。

便血

芎归连槐膏用槐花清热凉血，止便血，配以黄连清大肠湿热，佐以川芎、当归行血祛瘀。故能清热止血而无留瘀之弊，适用于便血证属湿热蕴结大肠者。凉血地黄膏可治各种胃热出血。

尿血

蒲黄莲车膏、旱莲小蓟膏中用蒲黄祛瘀止血，车前子利水通淋，邪去而水道清。蛤梅糊用文蛤清热利尿，乌梅收敛止血。

本节所选方多用于出血实证，若尚有气虚血溢、脾不统血、肾虚不固所致出血，须以补益气血方药为用，不可拘泥清热止血之法。可参考前文血淋的证治。

■ 第十八章　外科病症 ■

第一节　流行性腮腺炎

一、概述

流行性腮腺炎是以发热、耳下腮部肿胀疼痛为主症的一种急性传染病，中医称"痄腮"，俗称"蛤蟆瘟""含腮疮""猪头风""搭腮肿"。一般流行于冬、春季节，儿童多见，成人发病者多症状较重。大多数为急骤发病，出现恶寒发热、头痛、恶心、咽痛、全身不适、食欲不振等症，1~2日后即可见耳下一侧或两侧腮腺肿大，边缘不清，局部疼痛，咀嚼不便。本病偶有睾丸炎和脑膜炎等并发症。历代医书均有详细记述，并明确指出本病有流行性和季节性，介绍了很多有效的治疗方法，以疏散风热、软坚散结为主，多取局部及邻近的阳明经、少阳经腧穴。急慢性扁桃体炎可参考本节治疗。

少阳经脉行耳下，阳明经脉过腮部，本病多因外感风热疫毒从口鼻而入，遏阻少阳、阳明经脉，郁而不散，蕴结于耳下腮部所致。少阳与厥阴相表里，足厥阴肝经过阴器，若受邪较重，邪从少阳胆经内传厥阴肝经，则可出现睾丸红肿疼痛；若温毒炽盛，热极生风，内陷肝与心包，则可发生痉、厥等变症。

二、辨证

主症为耳下腮部肿胀疼痛，或伴有发热。本病轻者仅觉耳下腮部酸痛肿胀，而无其他见症，可在数日内逐渐肿消痛止，较重者，初起有恶寒、发热等症，为温邪在表轻证；若发热、耳下腮部红肿热痛、咀嚼困难者，为温毒蕴结少阳、阳明重证；若见高热烦渴，或睾丸肿痛，甚则神昏、抽搐，为温毒内陷厥阴心肝危候。

三、贴敷治疗处方

1. 术姜矾膏（《验方新编》）
主治：瘟疫，大头瘟。

处方：苍术、良姜、枯矾各等量。

用法：取上药压粉3g与葱白1根共捣成膏，贴脐，常规方法固定。煎绿豆汤频饮取汗。

2. 天竺膏（雄竺散膏）（《宋人医方三种》）

主治：小儿痄腮（腮腺炎）。

处方：天竺黄6g，石膏6g，牙硝3g，甘草3g，雄黄6g。

用法：研细合匀，敷患部。

3. 肉白膏（独角膏）（《全国中药成药处方集》）

主治：疮疖、痄腮（腮腺炎）。

处方：肉桂30g，白芷30g，赤芍30g，玄参30g，独角莲15g，乳香30g，没药30g，当归30g，生地黄45g，麝香1.5g，漳丹100g，连翘24g，轻粉6g，大黄15g。

用法：除乳香、没药、麝香、轻粉另研成细粉后入外，其余群药用香油2000mL炸枯，去净渣，加漳丹法收膏。贴患处。

4. 青黄散外敷（《中医外治经验选》）

主治：小儿痄腮（腮腺炎）。

处方：青黛1份，大黄2份。

用法：共研细末，装瓶备用。醋调外敷腮肿处。

5. 釜底抽薪散（《中医外治经验选》）

主治：小儿痄腮（腮腺炎）。

处方：吴茱萸9g，胡黄连6g，大黄4.5g，栀子9g，南星3g，共为细末，装瓶备用。3～5岁小儿，每次用药12g；6～10岁，每次用药18g；11～15岁，每次用药24g；16岁以上，每次用药30g。

用法：使用前先用温水洗净双足，然后将药末用陈醋调为糊状，摊于敷料上，贴于双侧涌泉穴，再用绷带包扎。每24小时换药1次。敷药期间，如敷药干燥者，可用陈醋滴在绷带以润之。

6. 三黄二香散（《中医儿科治病金方》）

主治：小儿痄腮（腮腺炎）。

处方：黄连、黄柏、生大黄各50g，乳香、没药各25g。

用法：将上药共研细末，先用细茶汁调敷腮部，干则易之，继用香油调敷。

【古代文献选录】

真君妙贴散，治面颊一切肿毒。明净硫黄十斤为末，荞面、白面各五斤。上共一处，用清水微拌，干湿得宜，木箱内晒成面片，单纸包裹，风中阴干，收用。临时再研极细，用新汲水调敷。（《太平惠民和剂局方》）

芙蓉敷方，治腮颔肿痛或破成疮。芙蓉叶不拘多少捣烂，敷之，以帛系定，日一换。（《太平惠民和剂局方》）

痄腮肿痛：酢调石灰敷之。腮颊热肿：赤小豆末和蜜涂之，一夜即消；或加芙蓉

叶尤妙。(《简便方》)

疰腮：用柏叶、车前草、柏子仁，杵碎热敷患处。或用鸡子清调赤小豆末。(《丹溪心法》)

一男子牙根肿痛，次传腮、项俱肿，顿生寒热。此阳明湿热上攻，用荆防败毒散加石膏一剂，寒热顿退，唯腮肿不消，以贴敷牙根肿上出毒血，以冰硼散搽之，外敷真君妙贴散，内服牛蒡子汤，数服而愈。(《外科正宗》)

【现代临床报道】

刘氏等用太乙膏（生地黄、大黄、玄参、赤芍、鲜槐柳枝、当归、血余炭、乳香、没药、肉桂、白芷、阿魏、轻粉等）治疗腮腺炎 1084 例，合并颈淋巴结炎 67 例，颌下淋巴结炎 84 例，睾丸炎 12 例，脑膜炎 5 例，外敷患处，4 日换药 1 次，并发睾丸炎配合用抗生素等，并发脑膜炎配合用抗病毒药等，1~2 个疗程后，痊愈 1032 例，占 95.32%；有效 36 例，占 3.32%。

刘树鹏，刘继生. 太乙膏贴敷治疗腮腺炎 1084 例. 中医外治杂志，1996，(3)：24.

【点评】

流行性腮腺炎的贴敷治疗是以分期、分经、分治疗及病变部位的中医辨证论治。①热毒袭表：以解表清热，活血燥湿解毒为主。选用白芷祛风燥湿，消肿止痛；辛温之良姜祛风寒，温脾胃，顾护正气，行气止痛；石膏、牙硝解肌清热，清火消肿；天竺黄清热豁痰，凉心定惊，如术姜矾膏、青黄散等。②火痰毒瘀蕴结：以清火化痰，解毒活血为主。选用青黛清泻肝胆之热，大黄清泻肠胃积热，并有活血之功，能入血分而泻血热，消肿。黄连、黄芩善清心脾积热，泻胃火，解毒疗疮。连翘解表兼清气分，使里热由表而解。胆南星清化热痰，息风定惊。乳香、没药、当归、血余炭、肉桂等活血化瘀，如天竺膏、肉白膏、釜底抽薪散、三黄二香散、太乙膏等。③正虚邪恋：可贴敷或口服加用黄芪以补气固表，托毒生肌，如内服十全大补汤去肉桂加陈皮等。

贴敷部位可取耳下、肿胀局部贴敷，药力作用于局部皮肤，最直接，最有效；贴脐多用于疰腮初期，具有补中益气、解毒发散透邪的作用；贴涌泉穴，其贴敷药中多有吴茱萸，引热下行，引火归元。

此病小儿多见，主要通过飞沫传播，注意隔离，绝大多数患者可获终身免疫，积极治疗，避免传变。本病起病急，病情进展迅速，有较多并发症，应进行中西医结合治疗。

第二节　急性乳腺炎

一、概述

急性乳腺炎是以乳房红肿疼痛、排乳不畅，以致结脓成痈为主症的病症。中医称"乳痈"，以初产妇为多见，好发于产后 3～4 周，故又有"产后乳痈"之称。中医把乳痈分为"外吹"和"内吹"。①外吹乳痈：多为产后未满月的初产妇女。②内吹乳痈：多见于妊娠中晚期妇女。初起乳房结块，肿后渐转红，如未消散，亦可化脓而溃。

乳痈的治疗：不同时期采取的治疗方法不同，初期以清热解毒、消肿散结、通络为大法；中期以排脓、托脓为大法；后期以拔脓、托补为大法。足阳明胃经过乳房，足厥阴肝经至乳下，本病多因过食厚味，胃经积热；或忧思恼怒，肝经郁火；或乳头皮肤破裂，外邪火毒侵入乳房等，导致乳房脉络不通，排乳不畅，郁热火毒与积乳互凝，从而结肿成痈。本病病位主要在胃、肝两经。胃热肝郁，火毒凝结是其基本病机。

二、辨证

主症为乳房结块，红肿疼痛。兼见初起乳房结块，肿胀疼痛，常兼有恶寒、发热、全身不适等症，为气滞热壅，此时脓未形成（郁乳期）；若肿块增大，锨红疼痛，时有跳痛者，为火毒炽盛，为酿脓之征（酿脓期）；若肿块中央触之渐软，有应指感，或见乳头有脓汁排出，为毒盛肉腐，说明脓已成熟（溃脓期）。

三、贴敷治疗处方

1. 消炎膏（《中医简易外治法》）

主治：急性乳腺炎。

处方：白菊花 15g，蒲公英 60g。

用法：上药合捣烂，用温开水调匀，装纱布包中，敷于脐部，外用纱布、胶布固定。每日换药 1 次。

2. 芙蓉软膏（《疡医大全》）

主治：乳痈，痈疮（乳腺脓肿、痈）。

处方：芙蓉花（取无花根，用竹刀刮去粗皮，只用内嫩白皮）。

用法：捣如泥，入蜜少许调匀。如红肿未穿即敷周围，中留一孔透气。如已溃即填入疮口，其脓自然涌出，待脓尽，再上干脓散。

3. 姜柏软膏（黄连膏）（《中医秘方验方汇编》）

主治：妇女乳头破裂与血风疮（乳头溃烂、湿疹）。

处方：姜黄 15g，黄柏 15g，川黄连 9g，当归尾 60g，生地黄 30g。

用法：上药以菜油 360mL 浸一昼夜，次日晨用火煎枯，滤去渣，再以黄丹 120g，溶化成膏。调涂患处。

4. 山药软膏（瑞龙膏）（《外科大成》）

主治：肿疡，痈疽，乳痈（脓肿、痈、乳腺脓肿）。

处方：鲜山药 1 条，大鲜鲫鱼 1 尾（如鱼长，去皮）。

用法：先将鱼入石臼内杵烂，次入山药，再杵如泥，量加冰片，和匀摊肿处，以绵纸盖之，黄酒润之。

5. 葱白膏（《中国灸法集粹》）

主治：乳痈。

处方：葱白适量。

用法：上药洗净后捣如药膏状，敷于患部，上盖纱布（或油纸），胶布固定即可。每日贴敷 1 次，3 次为 1 个疗程。

6. 蒜泥膏（《中国灸法集粹》）

主治：乳痈。

处方：大蒜（去皮）适量。

用法：上药洗净后捣如药膏状，敷于患部，上盖纱布（或油纸），胶布固定即可。每日贴敷 1 次，3 次为 1 个疗程。

7. 泥鳅土豆饼（《中国灸法集粹》）

主治：乳痈。

处方：土豆 1 个（洗净），泥鳅 1 条（约 10cm 长）。

用法：先将土豆切碎，再与泥鳅同时放入器皿中捣烂，捣至黏腻沾手时，取出做成药饼（视病灶大小），贴敷于患处。如遇有化脓开口者，可先用利凡诺纱条填补，外盖敷料后，再敷此药饼治之。每日贴敷 1 次。

8. 仙人掌膏（《中国灸法集粹》）

主治：乳痈初起。

处方：仙人掌适量。

用法：去皮刺，捣如泥膏状，敷于患处，油纸（或纱布）覆盖，胶布固定。每日换敷 1 次。亦可把食盐（10~15g）同仙人掌共捣如泥膏状，加入鸡蛋清适量调和，敷于患处，1~2 日换敷 1 次。本法适宜于乳腺炎早期。

9. 三木膏（春和膏）（《中国膏药学》）

主治：乳疖（乳腺疖子）。

处方：木通 60g，木鳖子 60g，木香 60g，白芷 60g，当归 60g，防风 60g，荆芥 60g，附子 60g，生穿山甲 60g，僵蚕 60g，白芥子 60g，青皮 60g，橘核 60g，草乌 90g，川乌 90g，南星 90g，大黄 90g，生半夏 90g，蒲公英 90g，青葱 120g。

用法：上药用麻油 6000mL，浸 3 日煎枯去渣，入黄丹收膏，熔化入松香 15g，候冷再加入丁香末 12g，肉桂 60g，琥珀 30g，麝香 3g，苏合香油 180mL 搅匀。隔水炖炸摊贴局部。

10. **塞鼻方**（《中医外贴治百病》）

主治：适用于乳腺炎。

处方：新鲜葱白、生半夏各等份。

用法：上药捣烂如泥，捏成枣核大小的栓子。塞入患乳对侧的鼻孔中，经 20 分钟左右除去，每日 1～2 次。另外，可用生姜的浓煎液，盛入小玻璃瓶内，抽出空气，利用负压，在炎性肿块及其周围拔罐。如乳腺局部炎性浸润明显，腋窝淋巴结肿大，且全身有畏寒、发热症状者，宜同时配合内服清热解毒剂。

注意：如脓肿已形成，必须切开排脓，本法无效。

11. **乳痈膏**（《外治汇要》）

主治：乳痈。

处方：乳香、没药、黄柏、蒲公英各 10g，大黄 15g，冰片 5g。

用法：先将上药研为细末，取 15～30g，用鸡蛋清适量调拌成糊膏状，摊涂纱布上（1cm 厚），均匀敷于患部，外用胶布固定。敷药后加热水袋置药上外敷，每日换药 1 次。

12. **蒲公英外敷**（《中国医学百科全书·中医妇科学》）

主治：适用于产后乳汁不通，欲发乳痈者。

处方：蒲公英适量。

用法：将适量蒲公英捣烂敷于肿处，势欲成脓者，可按"乳痈"处理。

【古代文献选录】

女人乳痈初起，肿痛未成脓者：用蒲公英连根带叶二两捣烂，用好酒半斤，同煎数沸，存滓敷肿上，用酒热服，盖睡一时许；再用连须葱白汤一茶钟催之，但微汗而散。（《外科正宗》）

又方：用丹参、白芷、芍药各二两，㕮咀，以酢淹一夜，猪脂半斤，微火煎成膏，去滓傅之。（《必效方》）

乳痛成痈：以益母草为末，水调涂乳上，一宿自瘥。生捣烂用之亦得。（《医学纲目》）

乳痈寒热：蔓菁根并叶去土，不用水洗，以盐和捣涂之，热即换，不过三五次即瘥。冬月只用根。此方已救数十人。须避风。（《兵部手集》）

有亲年七十，生乳痈，不信此论，令外科用刀仗开时暂虽快。未岁而殂，方知千金犹信也，有捣地黄汁敷，有捣蔓菁叶或根敷，热即易之，有用白芷末温汤调敷效。（《针灸资生经》）

【现代临床报道】

周氏采用穴位贴敷治疗急性乳腺炎初期 44 例，药物组成：吴茱萸、五倍子、公丁香、灵磁石、白芥子各等份，冰片或麝香少许。以上各药分别研成细末，过筛取粉，混匀后加入冰片或麝香，再调以油膏制成黄豆粒大小之药丸，密封备用。取穴：以阳明经和厥阴经穴位为主，膺窗、梁丘、足三里、丰隆、天池、内关、期门、肩井、膈俞、病灶局部。每日换药1次，5次为1个疗程。结果：治愈34例；显效6例；好转4例；有效率100%。

周春辉．穴位贴敷治疗急性乳腺炎初期44例疗效观察．云南中医中药杂志，2003，24（5）：31.

杨氏用乳炎膏（大黄、黄柏、天南星、苍术、厚朴、天花粉、漏芦、姜黄、白芷、陈皮、穿山甲、全虫、蒲公英、甘草各等份研末）敷于患处治疗乳腺炎52例，对照组为青霉素800U静脉滴注，每日1次，连续6日。结果：治疗组经治疗全部获效，其中治愈49例，显效3例；对照组治愈2例，显效17例，无效29例。两组比较，疗效有显著性差异（$P<0.01$）。

按释： 方中大黄苦寒，荡涤实热；蒲公英、黄柏泻火，清热解毒；天南星味苦性凉，治实热之壅闭，复以厚朴、苍术行气除痞；天花粉清热散结；漏芦清热解毒，消痈下乳，生肌排脓，舒筋通脉；姜黄行气散结止痛；白芷、陈皮疏散外邪，使热毒从外透解；穿山甲、全虫祛瘀散结止痛；甘草甘缓和中，调和诸药。全方集清热解毒、通乳消肿、散结止痛于一体。

杨晓翡．乳炎膏外敷治疗乳腺炎52例．中国民间疗法，1999，（11）：11.

【点评】

乳痈的治疗在不同时期采取不同方法，初期（酿脓期）以清热解毒、消肿散结、通络为大法；中期（溃脓期）以排脓、托脓为大法；后期（收脓期）以拔脓、托补为大法。治疗经别主要以足阳明胃经、足厥阴肝经为主。

酿脓期：以清热解毒，疏散风热，散结消痈为主，如菊花、蒲公英等。溃脓期：治以清热解毒豁痰之品，如芙蓉花、姜黄、黄柏、川黄连、当归尾、生半夏、大鲜鲫鱼、葱白、大蒜、土豆、泥鳅、仙人掌等，配以疏肝理气，"以通为主"，清泻胃火，"以清为主"，"通"法和"清"法并用。主药分析：大黄苦寒，荡涤实热；蒲公英、黄柏泻火，清热解毒；南星味苦性凉，治实热之壅闭，复以厚朴、苍术行气除痞；天花粉清热散结；漏芦清热解毒，消痈下乳，生肌排脓，舒筋通脉；姜黄行气散结止痛；白芷、陈皮疏散外邪，使热毒从外透解；穿山甲、全虫祛瘀散结止痛。收脓期：黄芪、生地黄、鲜山药等祛邪敛疮。本病病位在局部，贴敷部位以局部为主。另有肩井穴，为经验用穴，系手足少阳、足阳明、阳维脉交会穴，所交会之经脉均行胸、乳，故用之可通调诸经之气，使少阳通则郁火散，阳明清则肿痛消。

注意事项：①妊娠5个月后经常用温开水或肥皂水洗净乳头。乳头内陷者可经常提拉矫正。②乳母宜性情舒畅，情绪稳定。忌食辛辣炙煿之物，不过食肥甘厚腻之品。③保持乳头清洁，定时哺乳，每次哺乳应将乳汁吸空。④若有乳头擦伤、皲裂，可外涂麻油或蛋黄油；身体其他部位有化脓性感染时，应及时治疗。⑤断乳时应先逐步减少哺乳时间和次数，再行断乳。⑥以胸罩或三角巾托起患乳，脓未成者可减少活动牵痛；破溃后可防止化脓，有助于加速疮口愈合。⑦治疗本病对初起未化脓者有较好的疗效。⑧贴敷时若配合局部热敷或推拿效果更好。⑨若已化脓者应考虑转外科治疗。

第三节　乳腺增生

一、概述

乳腺增生是指妇女乳房部常见的慢性良性肿块，以乳房慢性肿块和疼痛为主症，常见于中青年妇女，中医称"乳癖"。

本病多与情志内伤，忧思恼怒有关。足阳明胃经过乳房，足厥阴肝经至乳下，足太阴脾经行乳外，若情志内伤，忧思恼怒则肝脾郁结，气血逆乱，气不行津，津液凝聚成痰；复因肝木克土，致脾不能运湿，胃不能降浊，则痰浊内生；气滞痰浊阻于乳络则为肿块疼痛。八脉隶于肝肾，冲脉隶于阳明，若肝郁化火，耗损肝肾之阴，则冲任失调，《圣济总录》云："冲任二经，上为乳汁，下为月水。"所以，本病多与月经周期相关。本病的基本病机为气滞痰凝，冲任失调，病在胃、肝、脾三经。

二、辨证

主症为单侧或双侧乳房发生单个或多个大小不等的肿块，胀痛或压痛，表面光滑，边界清楚，推之可动，增长缓慢，质地坚韧或呈囊性感。兼见肿块和胀痛每因喜怒而消长者，证属气滞痰凝；若每于月经来前加重，月经过后减轻者，则为冲任失调。

三、贴敷治疗处方

1. 慈蚤蟾醋膏（《中华脐疗大成》）

主治：乳核初起。

处方：山慈菇、蚤休各15g，蟾酥5g，陈米醋适量。

用法：诸药共研末，过筛后米醋适量调成膏，取适量分别敷于脐孔、乳核上，胶布固定。每日1次，10日为1个疗程。

2. 消癖散（《中华脐疗大成》）

主治：乳癖。

处方：蒲公英、木香、当归、白芷、薄荷、栀子各30g，紫花地丁、瓜蒌、黄芪、郁金各18g，麝香4g。

用法：将上述药物研末，取4g倾于脐中，随后用干棉球轻压散剂片刻，用胶布密封紧贴脐上。每3日换药1次。

3. 丹火透热法（《中医验方大全》）

主治：乳腺纤维瘤。

处方：①丹药：硫黄粉 30g，朱砂、雄黄各 12g；②丹座药：法半夏、南星各 30g，木香、两头尖各 18g，蜂蜜适量。

用法：①丹药制法：将硫黄粉放铜勺中微火烊化，和入雄黄、朱砂调匀，趁热注在平盆上冷却成片状。②丹座制法：将上丹座药共研末，蜂蜜调为膏状，捏成中心凹陷如栗子大丹座。将丹座置于脐中、乳核表面放稳，取瓜子大丹药片，放在丹座凹陷中点燃，以皮肤有灼热感为度，熄火，用油纸和纱布外敷 2 小时，每日 1 次。

4. 贴敷方 1（《中医外贴治百病》）

主治：适应于乳房结块及乳痈日久，坚硬不溃者。

处方：鲜山药、川芎各适量，白糖少许。

用法：上药共捣烂贴于患处，贴后感奇痒不可忍，忍之良久渐止。

5. 贴敷方 2（《哈荔田妇科医案医话选》）

主治：适用于乳癖。

处方：山慈菇 15g，白芷 9g，鹿角 9g，穿山甲 9g，血竭 9g，麝香 0.6g。

用法：诸药共研细末，醋调成糊状，敷于患乳，外盖纱布，胶布固定。

6. 敷脐方 1（《中医敷脐疗法》）

主治：适用于乳房内良性结节。

处方：夏枯草、柴胡、白芷、南星、穿山甲、皂角刺各 1g。

用法：上 6 味研细末，竹沥水调敷脐部，胶布固定。

7. 敷脐方 2（《中医敷脐疗法》）

主治：适用于乳癖，结节疼痛。

处方：仙茅、淫羊藿、鹿角霜、巴戟天、青皮、全蝎、炒五灵脂各 3g，活地龙适量。

用法：前 7 味研细末，地龙捣烂与药面混匀，敷于脐部，胶布固定。每日 1 次，热水袋热敷 15~30 分钟。

【古代文献选录】

唯初生核时，急用艾灸核顶，待次日起泡挑破，用铍针针入四分，用冰蛳散条插入核内，糊纸封盖，至十三日，其核自落，用玉红膏生肌敛口，再当保养不发。（《外科正宗》）

【现代临床报道】

牛氏观察穴位贴敷法治疗乳腺增生病的临床疗效，用穴位贴敷法治疗患者 33 例，并与乳癖消口服组 30 例比较。选用气海、关元及乳房局部的阿是穴外敷药物（三棱、莪术、制南星、冰片等，按 3：3：3：1 的比例，研成粉末，加甘油调成膏状以备用），每日 1 次，每次 4~6 小时，经期停用。1 个月为 1 个疗程，治疗 3 个疗程。结果：穴贴组治疗 3 个月后的近期疗效较好，优于乳癖消组；且明显改善乳腺增生患者常见的乳房疼痛的临床表现。在肝郁气滞型患者中，其总疗效、乳房疼痛改善疗效优于乳癖消组；在痰瘀互结型患者中，其在改善乳房疼痛、月经异常等临床症状方面优于乳癖消组。

按释： 三棱、莪术二药配对，则相须为用，破血祛瘀、行气消积、止痛之力更雄。现代药理研究发现，三棱、莪术都具有抗血栓形成作用，抑制组织内单胺氧化酶活性，抑制胶原纤维合成；且莪术还有增加动脉血流量的作用；而三棱的水煎剂有明确改变血液流变学各参数的作用；二药配伍，促使乳腺增生之肿块及纤维吸收，终止或逆转本病的病理变化。制南星中含有亮氨酸、安息香酸等成份，有镇静、止痛之效，其中提取的生物碱有抗自由基、脂质过氧化和膜ATP酶活性的作用，从而改善乳腺增生之疼痛症状及肿块的吸收。冰片极易被黏膜、皮肤组织吸收，是一种良好的经皮吸收剂，其含有的右旋龙脑成份，可用于镇痛、消炎等。

牛博真.穴位贴敷法治疗乳腺增生病的临床观察［D］.广州：广州中医药大学，2006.

何毕力格等应用八味狼毒散外敷治疗乳腺增生症50例，方药组成：瑞香狼毒15g、酸模15g、多叶棘豆15g、黄精15g、天冬门15g、石菖蒲15g、姜黄100g、草乌100g，用蛋清或陈醋调成糊状，敷在患处。每日1次，9次为1个疗程。用药2个疗程后，痊愈18例，总有效率96%。

按释： 上药具有活血、化瘀、消肿、通络、散结、止痛及组织修复等功效。其中，狼毒、酸模、石菖蒲有消肿、化瘀、散结的作用；黄精、多叶棘豆、天冬有止痛、散结、组织修复的作用。

何毕力格，包英妹，包玉英.蒙药八味狼毒散外敷治疗乳腺增生症50例.中国民族医药杂志，1996，2（4）：23.

张氏用消癖散穴位贴敷治疗乳腺增生病330例临床分析，药物：橘叶、青皮、木香、郁金、香附、瓜蒌、延胡索、川楝子、当归、丹参、仙茅、淫羊藿、鹿角霜各等份，共研细末，用生蜂蜜调成糊状，装入瓶内密封备用。治疗时将医用胶布剪成圆形，直径约2cm，取上药绿豆大小，置于胶布中央，药堆聚成圆形，贴敷于屋翳、膻中、肩井、肾俞、肝俞、乳根穴处，根据乳房肿块及疼痛的范围，取上药膏适量，摊敷于无菌纱布上，厚约0.4cm，贴敷于乳房患处（即阿是穴），胶布固定。总有效率97%。

张志明.消癖散穴位贴敷治疗乳腺增生病330例临床分析.中国中西医结合外科杂志，2001，7（6）：409.

郭氏等用乳癖消贴膏治疗乳腺增生180例，主要成分有海藻、昆布、夏枯草、木香、赤芍、丹皮、玄参、蒲公英、鹿角、红花、鸡血藤、三七。将乳癖消贴膏贴敷于患处皮肤上，每日1次。总有效率98.3%。

按释： 方中海藻、昆布消痰软坚；夏枯草清肝火，散郁结；赤芍、丹皮活血散瘀，两药与玄参均可清热凉血；蒲公英、鹿角消肿散结，蒲公英兼清热，鹿角温肾助阳；

红花、三七、鸡血藤活血通经，祛瘀止痛；诸药合用，有效成分经皮肤吸收，直达患处，可活血化瘀、消痰软坚、通经止痛，使阻于局部乳房经络之痰瘀消散，肿块软化，乳腺腺体恢复正常。

郭鹏，高云，刘广舒．乳癖消贴膏治疗乳腺增生 180 例．现代中西医结合杂志，2004，13（4）：489．

庞氏发挥局部用药优势，膏粉同施，研制并用乳癖膏（生川乌、生草乌、天南星、半夏、三棱、莪术、桃仁、乳香、没药、浙贝、郁金、延胡索、白芥子各 30g，黄丹 1500g，香油 3000g，白芷粉 500g，另置做掺药）治疗乳腺增生 100 例，敷于病变部位，5～7 日换药 1 次，3 次为 1 个疗程，总有效率为 97%。

按释：川乌、草乌、天南星、半夏性猛峻烈，辛辣温热，直接刺激局部可激发经气；三棱、莪术、桃仁、乳香、没药活血化瘀，通利血脉，扩张血管，加速血液循环，使局部充血、水肿得以改善，并能抑制组织内单胺氧化酶的活力，从而控制胶原纤维的合成，使结块变软变小，乃至消失；郁金、延胡索疏理壅气，通滞止痛，配川乌、草乌对末梢神经有麻醉作用，降低其兴奋性；浙贝、白芥子伍南星、半夏搜化留痰，软坚散结，可使病态组织崩溃分解，促使结块消散吸收；白芷粉辛香透窜，有冲破屏障、引诸药透里之能。

庞相荣．乳癖膏治疗乳腺增生 100 例．中医外治杂志，2000，5（9）：39．

连娜等以丹参 1.5g、益母草 10g、郁金 10g、莪术 10g、乳香 10g、没药 10g、延胡索 10g、橘核 12g、王不留行 12g、丁香 12g、川楝子 12g、皂角刺 12g、细辛 5g、麝香 5g、冰片 3g，精制成乳康贴，选用神阙穴加痛点的外贴方法治疗乳腺增生症，每 2 日更换 1 次，4 周为 1 个疗程，共观察 70 例，总有效率 94.29%。

按释：应用乳康贴外敷，一方面外敷病位直达病所，达止痛散结之功；另一方面，外敷神阙穴，通过对脐部的持续刺激作用以达到疏通经络、调理气血、扶正祛邪、调整阴阳等目的，通过神阙穴通络散瘀，促进增生的乳腺组织复原。方中丹参、益母草活血祛瘀；莪术、王不留行、橘核破血行气，消积止痛；细辛、丁香辛散走窜，通经入里，散结止痛；麝香、冰片开窍散郁，消肿止痛，使药物直达乳房病所。

连娜，陈领朝，连秀峰．乳康贴外敷治疗乳腺增生症 70 例．中医外治杂志，2001，10（3）：13．

【点评】

乳腺增生是以乳房疼痛、肿块为主要特点的内分泌障碍性疾病。多因情志忧郁、冲任失调、痰瘀凝结而成。可从归经、病因入手治疗。临床可分三型：肝郁气滞、痰湿阻络及冲任失调。①肝郁气滞（归肝经）：治以疏肝理气，活血消痰。如蚤休、川芎、穿山甲、血竭、夏枯草、柴胡、白芷、青皮、三棱、莪术、冰片、延胡索、川楝子等。②痰湿阻络（归脾胃经）：治以健益脾胃，活血化痰散结。如山慈菇、蟾酥、蒲公英、紫花地丁、瓜蒌、丹药、丹药座、南星、穿山甲、皂角刺等。③冲任失调（冲任二脉）：治以调理冲任。如当归、黄芪、郁金、麝香、鲜山药、鹿角、仙茅、淫羊藿、鹿角霜、巴戟天、丹参等。

注意事项：①心理上的治疗非常重要，保持情绪稳定，活泼开朗的心情有利于增生早康复。②少吃油炸食品、动物脂肪、甜食及过多进补食品，要多吃蔬菜和水果类，多吃粗粮。黑黄豆最好，多吃核桃、黑芝麻、黑木耳、蘑菇。③生活要有规律，劳逸结合，保持性生活和谐。保持大便通畅会减轻乳腺胀痛。④多运动，提高免疫力。⑤禁止滥用避孕药及含雌激素类美容用品，不吃用雌激素喂养的鸡、牛肉。⑥避免人流，产妇多喂奶，能防患于未然。⑦自我检查和定期复查。

第四节　急性阑尾炎

一、概述

急性阑尾炎以转移性右下腹疼痛为主症，是临床上常见的外科急腹症之一，中医称为"肠痈"。

《金匮要略》记载："肠痈者，少腹肿痞，按之即痛……大黄牡丹皮汤主之。"本病的发生由于饮食不节，寒温不调，过劳等，导致肠道功能失调，消化不利，糟粕积滞不行，生湿生热，气血不和，血败肉腐，浊气壅遏，而成肠痈。本病多因暴饮暴食，或恣食生冷不洁之物，致肠胃痞塞；或过食油腻辛辣，湿热内蕴肠间；或暴食后急迫奔走，或腹部用力过度，肠络受损，瘀阻不通；以上原因皆可引起肠腑局部气血凝滞，郁而化热，积热不散，腐肉成痈。

本病病位在大肠，病机不外气滞、血瘀、湿阻、肉腐，基本病机为肠腑气蕴，热盛肉腐。

二、辨证

主症为转移性右下腹疼痛，疼痛呈持续性，阵发性加剧。兼见痛势不剧，无明显全身症状者，为肠腑气蕴；痛势剧烈，腹皮拘急，拒按，局部或可触及肿块，壮热汗出，脉象洪数等全身症状明显者，为热盛肉腐，则属重证。

三、贴敷治疗处方

1. 五神膏（《理瀹骈文》）
主治：肠痈已成。
处方：杏仁30g，玄参15g，蛇蜕、蜂房、乱发各7.5g，麻油80mL，黄丹20g。

用法：上药熬成药膏备用。将药膏贴脐部，以泻为度。

2. 六一散（《中华脐疗大全》）

主治：肠痈初起。

处方：滑石粉 6 份，甘草粉 1 份。

用法：将上药混合拌匀填于脐中，外加五神膏覆盖，胶布固定。每日换药 1 次，7 日为 1 个疗程。

3. 大黄鸡蛋糊（《中华脐疗大全》）

主治：肠痈初起。

处方：生大黄 30g，鸡蛋白 2 个。

用法：将生大黄研末，加鸡蛋白 2 个和匀涂于脐孔及脐周。每日涂 2~3 次。

4. 肠痈膏（《中华脐疗大全》）

主治：肠痈，溃疡。

处方：鲜雾水葛（吮脓头）30g，生木芙蓉叶 30g，绿豆粉 15g，蜂蜜适量。

用法：诸药共捣烂，加蜂蜜调成膏敷在脐上，绷布或宽布带束紧。每日换药 2~3 次。

5. 加味大黄膏（《外治汇要》）

主治：单纯性阑尾炎或化脓性阑尾炎。

处方：大黄、侧柏叶各 50g，黄柏、泽兰、薄荷各 25g，乳香、没药各 15g。

用法：先将上药研为细末，用蜂蜜和水各半调拌成糊膏状，炒热备用。趁热外敷阑尾区，敷药后加热水袋置药上外敷，或冷后炒热再敷，1 剂可用 2~3 日。如为化脓性阑尾炎，上方加炮山甲 10g，三棱、莪术各 15g，用法同上。

6. 芒硝冰片散（《中国灸法集粹》）

主治：肠痈。

处方：取芒硝 10g，冰片 1g，混匀研为细末，密贮备用。

用法：贴敷时取上药粉适量敷局部压痛点（药粉厚约 0.2cm，范围大小约 3cm×3cm），用胶布盖严，勿令泄气。每日贴敷 1 次，3 次为 1 个疗程。

7. 复方大黄糊（《中国灸法集粹》）

主治：肠痈。

处方：大黄、芙蓉叶各 300g，黄芩、黄连、黄柏、泽兰叶各 240g，冰片 9g，上药共研细末，密贮备用。

用法：贴敷时用黄酒适量调成麻酱稠度，摊于油纸（或塑料布）上，厚 0.3~0.4cm，敷于病变局部，外以纱布覆盖，胶布固定即可。每日贴敷 1~3 次，3 次为 1 个疗程。

8. 石膏桐油膏（《中国灸法集粹》）

主治：阑尾炎。

处方：生石膏、桐油各等份，备用。

用法：先将生石膏研为细粉，再取桐油调成糊膏状，摊于病变局部压痛点最明显处，上盖油纸（或塑料布），胶布固定即可。每日敷灸 1 次，3 次为 1 个疗程。

9. 金黄散外敷（《中医外治疗法集萃》）

主治： 适用于阑尾炎未溃者。

处方： 天花粉 10 份，白芷、黄柏、姜黄、生大黄各 5 份，天南星、苍术、陈皮、甘草、厚朴各 1 份。

用法： 上药按比例混合打细粉末，用时取金黄散适量，用浓茶调成糊状，均匀外敷于麦氏点周围（阑尾炎腹部投射敏感区域），纱布覆盖，每日敷药 1 次。

【古代文献选录】

江汝洁治一男子，病小肠痈初起，左小腹近胁下一块如掌大甚疼。江以蜂蜜调大黄末，敷于痛处，再以生姜一大块切片，置于大黄之上，以火熨之，妙法可师。四五度痛即止，逾半月而块自消。（《名医类案》）

【点评】

急性阑尾炎因其发病急、转归快、发展迅速，故临床证型常多兼见，故应全面处理，其病位在大肠，病机不外气滞、血瘀、湿阻、肉腐，基本病机为肠腑气蕴，热盛肉腐。因此，针对上述病机，综合用药，以泻为主。

六一散、泽兰、天南星、苍术、陈皮清热利湿；生石膏、玄参、蛇蜕、蜂房、乱发、鲜雾水葛、生木芙蓉、绿豆、芒硝、冰片、三黄等清热解毒，消肿散结，活血消瘀；杏仁、麻油解毒通便；黄丹拔毒去腐；生大黄苦寒攻下，泻火解毒，活血消痈；厚朴行气。此外，香山膏为止疼验方膏药。

贴敷对单纯性阑尾炎未化脓者有较好的疗效，对已化脓有穿孔或坏死倾向者，宜及时转外科处理。慢性阑尾炎亦有较好的疗效，可每日或隔日贴敷 1 次，阿是穴可贴敷后用艾条灸或隔蒜、隔姜灸。治疗期间应以清淡流质饮食为主。在中药外敷时，最好配合内服药治疗，并密切观察病情变化，必要时手术治疗，以免延误病情。

第五节　直肠脱垂

一、概述

直肠脱垂又名脱肛，是指直肠下端脱出肛门之外而言，常见于老人、小儿和多产妇女。

脱肛除了与大肠有关外，还与肺、胃、脾、肾等脏腑有关。肺与大肠相表里，脾胃为气血生化之源，肾开窍于二阴，主一身之元气，以上脏腑有病变都可能影响大肠，发生脱肛。脱肛的病机不外虚实两端。若久痢、久泻、久咳以及妇女生育过多，体质虚弱，劳伤耗气，中气不足，以致气虚下陷，固摄失司，而致脱肛；小儿先天不足，气血未旺，或年老体衰，或滥用苦寒攻伐药物，亦能导致真元不足，关门不固，而致脱肛。实证者多因便秘、痔疮等病，湿热郁于直肠，局部肿胀，里急后重，排便过度努责，约束受损，而致脱肛。

二、辨证

主症为肛门坠胀，肠端脱出。兼见发病缓慢，初起仅在大便时感觉肛门坠胀，肠端轻度脱出，便后自行回纳，日久失治，脱肛日趋严重，稍劳即发，脱垂后收摄无力，须用手帮助回纳，面色萎黄，神疲乏力，头晕心悸，舌淡，苔白，脉细弱，为中气下陷。兼见于痢疾急性期或痔疮发炎时，便前自觉肛门坠胀，便意频急，以求通便为快，于是努责不遗余力，迫使直肠脱垂，局部有红肿热感，腹胀，小便黄赤，舌红，苔腻，脉滑数，为湿热下注。

三、贴敷治疗处方

1. 缩肛糊（《中医脐疗大全》）
主治：脱肛。
处方：黄芪、升麻、枳壳、五倍子各等量，陈醋适量。
用法：将上药混合碾为细末，瓶贮备用。用时取药末 30g，以米醋适量调和药末，制成薄糊，摊布于 1 块纱布中间，敷于脐窝上，盖以胶布固定。药糊干后再换药敷之。每日 3~5 次，频换频敷。

2. 麻党车倍散（《家庭脐疗》）
主治：脱肛。
处方：升麻、党参、车前子、五倍子等量压粉。
用法：每次取药粉 0.5g，与蓖麻子 10 粒共捣成泥，外敷脐部，常规方法固定。每日用药 1 次，连用 5 日。

3. 螺酒泥（《中华脐疗大成》）
主治：脱肛。
处方：活田螺数只，米双酒适量。
用法：将田螺捣烂如泥，入米双酒和匀，以芭蕉叶包好，埋于热火灰下，待热后取出。放于肚脐、背部、尾骨等部位。每晚睡前敷 1 次，连用 5~7 日为 1 个疗程。

4. 双麻膏（《中华脐疗大成》）
主治：小儿脱肛，久不缩回。
处方：蓖麻子 14 粒（净仁），升麻 14g。
用法：先把蓖麻子仁捣烂如泥；次将升麻研为细末，互相混合调和如膏。将药膏分作 2 份，分别贴于脐中、百会穴，用胶布固定或用纱布束紧。每日 1 次，5~7 日有效。

5. 肛烂方（《穴敷疗法聚方镜》）

主治： 脱肛肿烂。

处方： 生蜘蛛数个。

用法： 捣烂，敷脐上。

6. 蓖麻麝香饼（《中华脐疗大成》）

主治： 脱肛。

处方： 红蓖麻叶1张（鲜者），红蓖麻子10粒，麝香0.6g。

用法： 诸药混合捣至极融烂，制成2个小药饼，其中1个贴敷于脐中，另一个敷于百会穴。盖以纱布，胶布固定。每日换药1次，10次为1个疗程。

7. 龙蝉冰蚕散（《中医外治疗法集萃》）

主治： 脱肛。

方药： 蝉蜕15g，煅龙骨30g，僵蚕10g，冰片0.5g。

用法： 前3味焙干，共研细粉末，加冰片，用时取上药适量，撒于干净纱布上，托住肛门，将其缓缓托上。

【古代文献选录】

风热脱肛，铁粉研同白蔹末傅上，按入。（《直指方》）

虚冷脱肛，石灰炒热，故帛裹坐，冷即易之。脱肛不收，生韭一斤切，以酥拌炒热，绵裹作二包，更互熨之。以入为度。（《太平圣惠方》）

用磁石末面糊调涂囟上，入后洗去。（《简便方》）

大肠脱肛，生莱菔捣，实脐中束，觉有痛即除。（《摘元方》）

痢频脱肛，黑色坚硬：用巴豆壳烧灰，芭蕉自然汁煮，入朴硝少许洗软，用真麻油点火滴于上，以枯矾、龙骨少许为末，掺肛头上，以芭蕉叶托入。（《本草纲目》）

大肠脱肛，蜣螂烧存性为末，入冰片研匀，掺肛上，托之即入。（《医学集成》）

治肠风并脱肛，及有血，用蛇床子不拘多少炒为末，贴大肠脱垂处，立收，甚妙。大肠脱肛，槿皮或叶煎汤熏洗后，以白矾五倍末傅之。（《救急方》）

用龙骨、木贼灰二味和匀为末托上。一方：用桑叶、桃叶煎汤入矾末洗之愈，顶心上以蓖麻捣膏贴之，再不下脱。（《古今医统大全》）

【现代临床报道】

赵氏用中药外敷治疗小儿脱肛22例。药用酸石榴皮20g，乌梅炭20g，枯矾20g，五倍子20g，将药末敷于脱出物黏膜上。结果：总有效率100%。提示：该法治疗小儿脱肛效果良好。

按释： 石榴皮涩肠止泻；乌梅炭敛肺下气涩肠；枯矾性专收涩，敛泻止血；五倍子酸涩收敛，固脱。诸药合用有标本兼治的作用，用治小儿单纯性脱肛，疗效肯定。

赵连生，杨秀华．中药外敷治疗小儿脱肛 22 例．中医外治杂志，2008，17（3）：13.

【点评】

脱肛可分为实脱与虚脱，实脱为湿热下注，阴虚肠燥便秘；虚脱为气陷不固。脱肛病位在大肠、肺、胃、脾、肾。气陷不固者，治宜补气升提，如缩肛糊、麻党车倍散、双麻膏、蓖麻麝香饼、龙蝉冰蚕散等。其中，黄芪、党参补中益气，升阳举陷；升麻、枳壳升举托肛；五倍子、车前子、陈醋收湿消肿；蓖麻子收敛托肛，解毒消肿。诸药合用，共达益气升阳、收湿消肿之功。胃肠湿热下注、便秘、肛脱肿痛者，治宜清利湿热，润肠通便止痛，如螺酒泥、肛烂方等。其中，田螺性寒而滑利，具有通利二便、引热下行之功，故善治大肠湿热、脱肛糜烂、红肿疼痛之症。蜘蛛苦寒有毒，以毒攻毒而消肿，故可治脱肛糜烂肿痛之症。临床上可根据病变部位选用归经药物，如五倍子归肺、肾、大肠之经，黄芪、党参归脾胃之经，田螺、蜘蛛直接清利大肠湿热。

贴敷部位除肛门、脐部外，亦可选取百会穴，百会是督脉与三阳经的交会穴，气为阳，统于督脉，故贴敷百会可使阳气旺盛，有升提收摄之功。

贴敷治疗脱肛效果较好，重度脱肛或局部感染者应综合治疗。针对诱发原因，如慢性咳嗽、慢性泄泻、便秘者，要配合治疗原发病。配合腹肌功能锻炼，经常做提肛练习。清淡饮食，避烟酒。

第六节　痔　疮

一、概述

肛门内外出现的小肉状突出物称痔，又称痔核，因痔核常出现肿痛、瘙痒、流水、出血等症，所以通称为痔疮。痔疮为成年人多发病，故有"十人九痔"之说。西医学认为，痔疮是直肠下端黏膜下和肛管皮下的静脉丛由于各种原因扩大曲张而形成的静脉团块。

本病多与久坐久立、负重远行、饮食不节、妊娠多产、泻痢日久、长期便秘等有关，以上因素均可导致湿热下注，使肛部筋脉横懈，而发为痔疮。病久可致脾气下陷。从经脉看，督脉过肛门，足太阳的经别入于肛中，所以本病主要与膀胱经、督脉有关。

二、辨证

主症为肛门部出现小肉状突出物，无症状或仅有异物感，也可伴有肛门处疼痛、肿胀和大便时出血。兼见痔疮伴有疼痛、肿胀者，为湿热下注；病久伴有脱肛、乏力者，为脾气下陷。本病宜辨清是内痔、外痔还是混合痔。发于肛门齿线以上者为内痔，齿线以下者为外痔，齿线上下均有者为混合痔。

三、贴敷治疗处方

1. 白龙软膏（生肌膏）（《中医验方汇编》）

主治：痔疮，溃烂（肉芽生长、痔核、溃疡）。

处方：白及 12g，龙骨 12g，血竭 12g，象皮 6g，儿茶 6g，熟石膏 6g，漳丹 6g，川白蜡 6g，冰片 6g。

用法：共研细末，以适量公猪板油炖去渣，再以净油蜡再煞成膏，用于脱去痔核后之溃疡面。每日将肛门洗净，敷药 2 次。

2. 蝉冰膏（《穴位贴敷治百病》）

主治：混合痔。

处方：蝉蜕 15g，冰片 12g，麻油 30mL。

用法：先将蝉蜕用微火焙焦存性、研末，入冰片共研细末，用麻油调匀即成。每晚临睡前，先用金银花 20g，木鳖子 12g（捣碎），甘草 12g，煎汤熏洗患处，然后用棉签蘸油膏涂敷于痔核上，连用 5 ~ 7 日。

3. 缩嵌糊（《中医外治疗法集萃》）

主治：治疗内痔嵌顿或环状外痔。

处方：青黛 20g，五倍子 30g，黄连 30g，樟脑 5g，冰片 10g，薄荷脑 10g，明矾 10g，赤石子 20g。

用法：上药共研细末，储瓶备用。使用时将生理盐水调和适量药粉敷患处，覆盖纱布，胶布固定，每日换药 1 次至痔核还纳，痔核还纳后，每日取药粉 5g 加生理盐水 20mL 调匀，用甘油注射器注入肛内，连注 3 ~ 5 日。

4. 消痔膏（《中医外治疗法集萃》）

主治：用于内、外痔。

处方：冰片 10g，芒硝 15g，栀子 30g，大黄 30g，苍术 30g，金银花 30g，地榆炭 60g，槐角炭 60g，白芷 30g，黄柏 30g，五倍子 15g。

用法：上药共研细粉末，过 80 目筛，将患处温水洗净擦干，取药粉 20g，用茶叶水及凡士林调成膏状，涂于肛门周围，纱布覆盖，胶布固定。早、晚各 1 次，10 日为 1 个疗程。

5. 紫云膏（《中医外治疗法集萃》）

主治：适应于各种炎性外痔病人。

处方：紫草 15g，乳香 15g，没药 15g，黄连 20g，大黄 15g，延胡索 10g，象皮 30g，麝香 1g，冰片 20g，凡士林 200g，香油适量。

用法：将紫草、乳香、没药、黄连、大黄、延胡索、象皮共研细末，过 300 目筛；再将乳香、没药放入香油中浸泡 5 小时，然后将香油加热至沸。待水蒸发后，乳香、没药被炸成乳白色，用细筛过滤去渣，待油温降至 30℃ 时加入凡土林，再继续降至 10℃ 时放入麝香、冰片搅匀。冷却后加入散剂搅拌均匀即可。温开水清洗肛门。用甘油灌肠器于肛内灌入紫云膏 2g，肛门肿胀处外敷紫云膏，覆盖无菌纱布，胶布固定，每日 1 次。

【古代文献选录】

凡疗内痔者，先用通利药汤濂脏腑，然后用唤痔散涂入肛门，片时内痔自然泛出，即用葱汤洗净，搽枯痔散，早、午、晚每日三次，次次温汤洗净搽药，轻者七日，重者十一日，其痔自然枯黑干硬。停止枯药，其时痔边裂缝流脓，换用起痔汤日洗一次，待痔落之后，换搽生肌散或凤雏膏等药生肌敛口，虚者兼服补药，其口半月自可完矣。外痔者，用消毒散煎洗，随用枯痔散照内痔搽法用之。(《外科正宗》)

周先生枯痔法：赤石脂五钱、辰砂痛加一钱、明矾、黄丹。上为末，先用郁金末护肛门，如无郁金用姜黄末代之，调涂四围好肉。如不就，加绿豆粉打合，却将枯药敷上。如肛门疼急，浓煎甘草汤放温，拂四围肛门上，就与宽肠药。(《证治准绳》)

枯痔方：治诸痔消肿。雄黄、硫黄、明矾各等份。上为末，用新盏先铺矾末一半，次铺余药，又以矾末盖上，火煅，候矾枯为度，研为末，津唾调敷，干落为度。后用石膏、五倍子为末，敷收疮口，神效。(《医学纲目》)

【点评】

痔疮病机不外气滞血瘀湿热，贴敷药治疗多针对上述病机，选药可予熟石膏、漳丹、血竭、冰片、青黛、芒硝、栀子、大黄清热解毒，活血散瘀，止血生肌，敛疮；龙骨、白及、儿茶、地榆炭、槐角炭收敛止血，消肿生肌；五倍子涩肠，止血，解毒；乳香、没药、延胡索活血化瘀行气。痔疮肿痛发作时，用贴敷能迅速缓解症状，若求根治一般需专科处理。忌食辛辣刺激性食物，保持大便通畅。

第七节 疔疮、痈、疖

一、概述

疔疮是常见的外科急症，因其初起形小根深，底脚坚硬如钉，故名疔疮。好发于面部和指端，因发病部位和形状不同，又有"人中疔""蛇头疔""虎口疔""红丝疔"等不同名称。西医学的颜面部疖、痈、急性甲沟炎、脓性指头炎、急性淋巴管炎等均属本病范畴。多与肌肤不洁，刺伤时火毒侵袭及饮食不节等有关，总由火毒为病。恣食辛辣油腻厚味或酗酒，致脏腑蕴热，火毒自内外发肌肤；或肌肤不洁，刺伤后火毒邪乘隙侵袭，均可发为疔疮。若火毒炽盛可流窜经络，更甚者可内攻脏腑而成危候。

疖是一种生于皮肤浅表的急性化脓性疾病，多发于暑天，随处可生，其特点是色红、灼热、疼痛、突起根浅、肿势局限，多为 3~6cm，脓出即愈。故有"疖无大小，出脓就好"之说。疖好发于面、颈、臀、背部。初起高出皮肤表面的显性圆形小结节，局部疼痛，成熟后有脓头，破后流出脓血，易愈合。

痈是一种发于皮肉之间的急性化脓性疾病。中医认为"痈是气血为毒邪壅塞不通"之意。痈好发于颈部、背部。中医认为，营气不化，逆于肉理，乃生痈肿。其特点是：局部光软无头，红肿热痛。结块范围多为 6~9cm，发病迅速，易肿、易脓、易溃，或伴有全身发热，或口渴等症状。痈随病情进展，范围逐渐扩大，中央皮肤坏死，形成脓栓，呈多发性，进一步发展可破溃。

二、辨证

主症为初起如粟粒状小脓头，发病迅速，根深坚硬如钉，始觉麻痒而疼痛轻微，继则红肿灼热，疼痛加剧，可伴有恶寒发热等全身症状。疔疮为火毒蕴结肌肤之证。若四肢部疔疮，患处有红丝上窜者，名"红丝疔"，为火毒流传经络；若疔疮兼见壮热烦躁，眩晕呕吐，神识昏愦者，为疔疮内攻脏腑之危候，称为"疔疮走黄"。疖、痈均为火热之邪郁于皮肤所致，故治疗大法应清热解毒。

三、贴敷治疗处方

1. 五神膏（《理瀹骈文》）
主治：内痈外疖。
处方：杏仁 30g，玄参 15g，蛇蜕、蜂房、乱发各 7.5g，麻油 80mL，黄丹 20g。
用法：上药共熬成药膏备用。将药膏贴脐部，以泻为度。

2. 英矾膏（《中医外治疗法集萃》）
主治：疔疮、疖。
处方：栀子、蒲公英、白矾、鸭蛋清，用药根据创面大小、病势轻重而定。
用法：前 3 味药研成细粉末，打入鸭蛋清调成糊状，外敷患处。

3. 菊叶软膏（《中国膏药学》）
主治：疔疮热毒（疽、发烧感染）。
处方：鲜菊叶 120g，防风 15g，黄柏 30g，血余炭 60g，木鳖子 60g，金银花 60g，川红花 15g，大黄 60g，黄芩 30g，当归 30g，羌活 15g，独活 15g，甘草 90g，赤芍 60g，皂针 90g，僵蚕 6g。
用法：用麻油 2500mL，将药浸 3 日，煎枯去渣，滤清用漳丹收膏，再加五灵脂、乳香、没药各 9g，共为细末，搅匀成膏，摊贴患处。

4. 香绿膏（拔疔神效膏）（《中国膏药学》）
主治：疔疮。

处方： 九制松香 150g，铜绿 150g，百草霜 150g，乳香 90g，没药 90g，黄蜡 90g，麻油 500mL。

用法： 先将麻油熬沸，再将铜绿、百草霜熬之，下松香、黄蜡搅匀，待冷，最后下乳香、没药，敷于患处。

5. 苍耳膏（苍耳虫膏）（《中医外科诊疗学》）

主治： 疔疮，肿疡（脓肿）。

处方： 苍耳草 30g，蓖麻子肉 40 粒（捣烂），黄蜡 4.5g，杏仁 1.5g，松香 300g，葱汁 30g，朱砂 4.5g。

用法： 捣至极细和成膏，每用 3 分贴患处，轻者能消肿或拔出脓头。

6. 蜈蚣指套（《中医外治疗法集萃》）

主治： 疔疮。

处方： 蜈蚣 1 条，焙干研末，松香 18g。

用法： 上药研细末，两药混合调匀，倒入开水少许，即成胶状粘成团块，趁热用手捏成指套形状，套在手指上，即为"蜈蚣指套"，有拔脓之功。

7. 千捶膏外用（《中医外治疗法集萃》）

主治： 用于疔疮肿毒。

处方： 土木鳖 5 个，巴豆肉 5 粒，苦杏仁 3g，蓖麻油 23g，真铜绿 3g，制乳香 10g，制乳药 10g，松香 125g。

用法： 先将松香、乳香、没药、铜绿分别研末。再将土鳖、巴豆肉、苦杏仁、蓖麻仁分别研碎，置石臼内捣和，加上药继续捣和成膏为度。用药膏做成药饼，外贴敷患处。未溃者 3 日换药 1 次，已溃者 2 日换药 1 次。

8. 甘草软膏（《圣济总录》）

主治： 痈疮，疔疮（痈、疖）。

处方： 甘草 60g（切碎），胡粉 30g（研），大黄 30g（切碎），猪脂 250g。

用法： 上 4 味先熬猪脂待沸，下甘草、大黄煎，候甘草色黑，滤去渣，入胡粉，以柳棍搅匀，瓷盒盛，每日 3～5 次涂敷疮上。

9. 百消膏（《穴位贴敷治百病》）

主治： 一切痈疽阳证，红肿热痛者。

处方： 芙蓉叶、蒲公英各 50g，紫荆皮 9g，生大黄 15g，垂盆草 30g，冰片 1.5g。

用法： 将上药晒干研为细末，入冰片同研和匀，装瓶备用。用时取本药散适量，用凉茶水或食醋调拌糊状，敷于患处，用纱布覆盖，外用胶布固定。1～2 日换药 1 次，溃破后停用。

10. 丁桂膏（丁香膏）（《太平圣惠方》）

主治： 痈疮（痈）。

处方： 丁香 15g（末），桂心 15g（末），麻油 500mL，漳丹 210g，黄蜡 30g，当归 15g（末）。

用法： 上药先炼油，次下蜡，以绵滤过，都入锅中，下漳丹不停地搅，候色黑，即入丁香、桂心、当归等末，搅匀，以瓷盒盛。用细布摊贴患处，每日换 2 次。

11. 龙骨膏（生肌长肉膏）（《中国膏药学》）

主治：痈疮，肿疡（痈、脓肿）。

处方：龙骨60g（研），清油300mL，木香1g，槟榔1g，黄连1g（去须，三味同为末）。

用法：上5味先将油入锅内，慢火熬沸，下龙骨再熬如稀膏则止去火，候稍温即下3味药末不停地搅冷，以瓷盒内收，随疮大小贴疮上。

12. 归白膏（排脓生肌神效膏）（《中国膏药学》）

主治：痈疮（痈）。

处方：当归60g，白芷45g，乳香1g（细研），松脂30g，川芎30g，白蔹45g，黄丹300g，木鳖子30枚（去壳），杏仁30g（汤去皮尖双仁者），木香45g，甘草45g，黄蜡60g，麻油110mL，血余炭15g（细研）。

用法：先取油入锅内炼熟，将8味药细切下油中浸，以微火煎白芷色黑，滤去渣，下松脂、蜡、乳香等再煎令消，以绵滤去渣，复入锅内，下黄丹不停地手搅变黑色，膏成，用瓷器盛，用时以细布摊贴于患部，每日2次。

13. 木甘膏（神效膏）（《圣济总录》）

主治：痈疮，疮疖，肿疡（痈、疖、脓肿）。

处方：木通30g（切），甘草30g（炙），当归30g（切，炙），白芷30g（去芦），防风30g（去芦），细辛30g，栀子仁30g，黄连30g（去须），黄芩30g，漳丹180g，黄蜡15g，清油500mL，垂柳枝60g（切）。

用法：上药除丹、蜡、油外切碎。先以油内浸药一宿，于火上熬煎候白芷赤黑色，滤去渣，再熬即下蜡、丹，柳棍搅候变黑色，软硬得所，瓷盒盛。细布上摊贴于患部，每日2次。

14. 没药膏（《外科精义》）

主治：痈疮，疖疮，伤折（痈、疖、骨折）。

处方：没药0.3g，麟麒竭0.3g，乳香0.3g（细研），当归0.3g（去芦），木鳖子仁15g，杏仁15g，血余炭60g，黄丹180g。

用法：上药先用油500mL，石器内或砂锅内露天地将油炼熟，次下木鳖子、当归、杏仁、血余炭，慢火熬黄焦，油耗半数离火，用绵滤粗不用，再入锅下黄丹，以新柳棍10条，旋搅不停，候黑色，硬软得所，取下火，入3味研药再搅匀，瓷盒内盛放地上，以盆合一宿，出火毒。用时，帛上或纸上摊贴患处，每日1换。

15. 紫荆膏（冲和膏）（《外科启玄》）

主治：痈疮，瘰疬，折伤，疔（痈、淋巴腺结核、骨折、疽等）。

处方：紫荆皮150g，红内消150g（炒），独活90g（炒），白芷30g，赤芍60g（炒），木腊（石菖蒲）一寸几节者佳（随症加减）。

用法：5味共研细末，茶酒调匀。①疮疡热之极，本方中倍加紫荆皮，木腊少加。如冷之极，少加赤芍、独活，能活血消风而不坏疮体。②疮疡热极不用酒调，可用葱泡汤调，趁热敷上最妙，如热减亦可用酒。③疮面上有小疮当用前4味先调敷上，后将木腊调盖在上面，覆过4味药以截助攻之血路。凡用敷药必趁热敷，使血气得热则易散，如干则以元汤湿之，使药常润则有效。④凡疮有黑晕、疮口无血色者，是人曾用凉药太过，宜加肉佳、当归，是唤起死血则黑晕自退也。如血回只以正方用。⑤痛不止则加乳香、没药酒化溶于大锅内，后将此酒调药，热敷痛处。⑥凡疮面糜烂者，用枯白矾加朴硝二味等分为末敷之。⑦凡疮势热盛不可骤用凉药，宜此方加等份洪宝膏，用葱汤调涂贴之。⑧背痈疮初生时未成，单用紫荆皮末调酒箍住自然消散，或加白芷，名为一胜膏。又方只用赤芍、木腊、红内消（何首乌）酒调涂之，名三胜膏。如久损加南星、草乌两味药与此方各15g，热酒调敷。

16. 元白膏（神仙太乙膏）（《中国膏药学》）

主治：痈疮（痈）。

处方：玄参30g，白芷30g，当归30g，赤芍30g，肉桂30g，大黄30g，生地黄30g，麻油1000mL。

用法：油入铜锅内煎药至黑，滤去渣，入黄丹360g，再煎手捻软硬得当即成膏，跌仆疼痛加乳香、没药，煎油时应加槐、桃、桑、柳嫩枝各30g。如治痈先以温水洗净，软绢拭干，将膏用红布摊贴。如治瘰疬用盐水洗净摊贴。眼发炎捏作小饼贴太阳穴。腰膝疼痛贴患处。妇人经脉不通之腹痛贴丹田穴。疥疮用麻油煎滚和膏涂之，犬蛇蝎伤，刀斧伤亦贴患处。

17. 二乌软膏（麻凉膏）（《中国膏药学》）

主治：痈疮（痈）。

处方：川乌120g，草乌120g，生南星60g，野芋头120g（如无野芋头，可用水仙花根瓣代之），芙蓉叶120g。

用法：共研细末备用。热毒，以上药末用酒调敷；寒毒，用醋调敷；皮破者，清油调敷。

18. 铜绿膏（夹纸膏）（《中国膏药学》）

主治：痈疮，臁疮（痈、深部脓疮病）。

处方：铜绿9g，香油120g，百草霜3g，官粉9g，漳丹9g，黄蜡6g，蜂房1个，血余炭3g。

用法：先将香油熬沸，下蜂房、血余炭、百草霜，炸焦取出，再下漳丹，烟出净后，再下黄蜡，待稍凉，再下官粉、铜绿，搅匀成膏，将膏敷患部。敷药后，流黄水无碍，必须将黄水拭净。

19. 藤黄软膏（《中医实用效方》）

主治：痈疮（痈）。

处方：藤黄45g，乳香15g，没药15g，黄蜡120g，香油300mL。

用法：将前3味药在香油内炸枯，去渣后再下黄蜡，即成软膏。用时将患处洗净敷之。

20. 大藤膏（治阳症痈疽发背外用方）（《祖国医学采风录》）

主治：痈疮，疖疮。

处方：大黄60g，藤黄30g，明矾15g，蟾酥15g，麝香6g，没药6g，乳香6g。

用法：上药共为细末，加蜗牛捣成绒作锭，每锭1g，晒干，用时磨醋擦患处。

21. 姜桂软膏（回阳玉龙膏）（《中国膏药学》）

主治：痛疽（痈），脚气，鹤膝风（关节炎）。

处方：生姜30g（煨），肉桂15g，赤芍30g（炒），南星30g（煨），草乌30g（炒），白芷30g。

用法：共为细末，热酒调敷患处。

22. 南星软膏（《中国膏药学》）

主治：痛疽（痈）。

处方：南星30g，大黄60g，郁金30g，白芷30g。

用法：共为细末，用大蒜头去壳捣烂，入上药，再捣稠，入酒一二匙，搅匀敷肿上，纸盖，随着热痛，亦有不痛者，待药干便效。次日又有起泡，亦有不起泡者，如有泡起，挑泡出黄水，膏贴之。

23. 牡丹膏（清凉膏）（《中国膏药学》）

主治：疖疮（疖）。

处方：牡丹皮9g，大黄18g，防风18g，玄参18g，黄芩18g，羌活18g，生地黄18g，白芷18g，当归18g，木鳖9g，乌药18g，荆芥18g，麻黄18g，官桂12g，黄柏18g，赤芍18g，棉子油5500mL，漳丹1500g（炒至2500g，依天气冷热适当调整），独活18g，申姜18g（去皮）。

用法：除漳丹外，将余药入油内煎熬至药枯，滤去渣，再加入漳丹，充分搅匀成膏，摊于纸上，贴敷患处。

24. 蜈蛇膏（万应膏）（《全国中药成药处方集》）

主治：各种痈、疖、疮成脓。

处方：蜈蚣5条，蛇蜕9g，生地黄30g，黄柏24g，当归尾24g，穿山甲24g，甘草9g，巴豆15g，蓖麻15g，红花15g，桃仁15g，大黄6g。

用法：上药用菜油1000mL，熬数沸后，入炒黄丹360g，成膏，摊贴患处。

25. 芪芷膏（疮上须贴膏）（《外台秘要》）

主治：疮疡（脓肿、溃疡等）。

处方：黄芪2.4g，白芷1.5g，大黄1.5g，当归1.2g，续断1.2g，薤白14g，松脂3.6g，薰陆香3g，黄蜡3g，猪脂70g，生地黄汁50mL。

用法：上11味切，纳地黄汁中渍半日，纳猪脂中，微火上煎，白芷色黄，膏成，布绞去渣，剪帛如疮大小，涂帛贴疮上，每日换4～5次。

26. 白紫膏（治大小溃疡脓已净方）（《湖南省中医单方验方》）

主治：溃烂，疮疡。

处方：白芷30g，紫草15g，当归6g，猪油500mL。

用法：先将猪油置于锅内，将上药放入锅内煎后去渣，熬膏即成，用时先洗净疮面，将膏药溶解摊在纸上，贴患处。

禁忌：脓肿或溃脓未净者不适用。

27. 僵蚕膏（痈肿外用方）（《中医验方汇编》）

主治：脓疡，疖疮（脓肿、疖）。

处方：僵蚕 12g，花椒 30g，生明矾 15g，枯矾 15g，广陈皮 15g，皮硝 120g，穿山甲 12g，猪胆汁 60g，麻油或凡士林 120g。

用法：先将花椒、广陈皮、穿山甲用水 500mL 煮 30 分钟，然后入余药再熬至稠黏，过滤去渣，熬成浓糊状，再入麻油拌匀装瓶，用时敷患处（溃疡忌吸，不可内服）。

28. 黄风软膏（生肌膏）（《普济方》）

主治：痈疮，生肌（痈、肉芽生长）。

处方：黄芪 0.9g，防风 15g，细辛 15g，当归 0.9g，生地黄 15g，大黄 15g，芍药 15g，黄芩 15g，川芎 15g，续断 15g，附子 15g，白芷 15g，甘草 15g，猪脂 500g。

用法：诸药除猪脂外切碎，醋 250mL 拌一宿，入脂，以瓷器盛，蒸半日，以绵滤去渣，瓷盒盛。患处日涂 2~3 次。

【古代文献选录】

疮肿初生，似有头而未起，即当贴温热药引出其热毒，火就燥之义也。若疮肿初生即高起，四畔焮赤，宜捣生寒药贴胁，折伏其热势，去逐其邪恶，扑火之义也。大抵贴敷之法，欲消息肿毒，疏通血脉，寒热错综，皆期于不成脓也。凡肿皮厚者，以软帛或绵纸涂药贴药之，待其药干方换。肿皮薄者，用疏纱或薄纸涂药贴熠之，其药未干，即当换之。至脓溃之后，即贴温肌生肉膏药，要在逐臭腐，排恶汁，取死肌，生良肉，全借温热膏剂之力也。切勿用寒凉药水调贴，令血滞而难瘥，盖血脉喜温而恶寒故也。《集验》云：痈疽无头起者，用神矛膏、灵龟膏、拔毒膏、正铁箍散贴，即令消熠。脓溃者，用灵龟膏贴之，或用追毒膏去脓，或用筒子收脓。有头疽疮，每于洗后视赤晕阔狭，用凉水调大铁箍散成膏，隆冬用温水调，如人肉温贴之；肿赤盛，用生地黄自然汁调贴。围贴之法，从四畔红晕处围贴，用皮纸掩上。疮有旋生白粒，散漫如米如豆者，用银篦尾拨去疮眼，用老皮散敷之，再换新药敷上。凡热多则赤焮肿散，热甚则紫黑，外寒郁之亦紫，血虚兼寒则青白。大铁箍散、正铁箍散，乃常用之药。或因风寒热及秽气厌触等证，四时寒热不同，又宜从权设法。热者宜三黄散，热甚宜三消散，风者加羌活、防风。若气滞者加木香，寒郁加桂。秽气触者宜加香药熏之，肿处脆嫩者去白及。去贴药时，看毛下窍中，当有汗珠，此则血脉疏通，热毒消散，赤晕渐缩，脓溃痛止，变逆为顺，皮毛润活，要作良肉，但疽顶有些少腐开，不用刀剪。如药下不生汗珠，腐败必阔，必多也。脓后围贴则收，散漫遗毒，尽随脓出疮口，贴拔毒膏药。如脓出不顺用追毒膏，恶肉不去用金宝膏。败肉去后，围贴则气血活，新肉易长。疮口用长肉膏。（《证治准绳》）

疔疮恶毒：刺四边及中心，以雄黄末敷之，神验。一方：用雄黄、蟾酥各五分为末，葱蜜捣丸小米大，以针刺破疮顶，插入甚妙。（《普济方》）

疔肿恶疮：二仙散，用生矾、黄丹等分，临时以三棱针刺血，待尽敷之，不过三次决愈。（《卫生宝鉴》）

天蛇毒，一名蛇头疔也，心火旺动，攻注而成。其患指尖肿若蛇头，赤肿焮痛，疼及连心，甚者寒热交作，肿痛延上。肿顶上小艾灸五壮，以雄黄散涂之，内服蟾酥丸，发汗解毒。轻者渐消，肿者溃脓，甚则腐烂。破后，肿仍不消者，以蟾酥条插入孔内，膏盖自效。腐烂者，玉红膏擦之。虚而不敛者，兼服补剂。（《外科正宗》）

【现代临床报道】

郭氏用中药外敷治疗疔疮痈肿 60 例。药用鲜紫花地丁 20g，马齿苋、半边莲各 15g，捣烂，加酒糟 20g，调成糊状外敷后包扎，每日 1 次。总有效率为 96.67%。

按释：紫花地丁、半边莲味辛，性寒凉，马齿苋味酸，性寒，功能均为清热解毒、消炎消肿、止痛凉血，适用于热毒壅盛所致的疔疮痈肿。与酒糟拌成糊状后，具有促进局部血液循环，保持黏稠度，延长作用时间，消肿杀菌，防止感染扩散的作用。

郭笑丽．中药外敷治疗疔疮痈肿 60 例．陕西中医，1997，13（6）：40．

【点评】

痈、疔、疖，是三种发生于体表且各有不同病理变化和形状特征的外科疾患。临床上首先应分清痈、疔、疖的区别，包括形态、转归、病因病机等。痈：红肿热痛，浅而高大，易溃易敛，因热毒熏蒸、气血瘀滞所致。疔：初起如粟，根深形小，状如针，顶白而痛，因邪毒侵袭、气血凝滞所致，颜面部疔疮很容易走黄而有生命危险，手足部的疔疮则易损筋伤骨而影响功能。疖：浅表局限，形小而圆，红肿热痛不甚，易溃易敛，反复发作，因湿热蕴结所致。

针对上述病因宜清热凉血，解毒利湿，透脓托毒散结，活血化瘀，末期宜扶正祛邪敛疮。根据患者病变时期、病变部位、病邪轻重选用，并适当临床加减。如：龙骨膏、黄风软膏善生肌长肉，归白膏善排脓生肌，铜绿膏善治深部脓疮，白紫膏治大小溃疡脓已净。以上诸方，大都直接贴敷在患处，药效直达病所。

疔疮初起，切忌挤压、挑刺，患部不宜贴敷和拔罐；红肿发硬时忌手术切开，以免引起扩散感染；如已成脓，应予外科处理。疔疮走黄，症情凶险，须积极抢救。忌食鱼、虾及辛辣厚味。

第八节 疝 气

一、概述

疝气是以体腔内容物向外突出，睾丸或阴囊肿胀疼痛为主症的病症。古代医家对本病论述颇多，名类较繁，今仅就常见的寒疝、湿热疝、狐疝介绍于下。

发病多与任脉、足厥阴肝经有关。因前阴在任脉循行线上，足厥阴肝经过阴器，抵少腹，若坐卧湿地，涉水冒雨，寒湿之邪循任脉与肝经凝滞于阴器少腹者为寒疝；寒湿之邪蕴久化热，或湿热下注于阴器者为湿热疝；劳伤过度或强力负重，损伤筋肉经脉，气虚下陷，小肠脱入阴囊，时上时下者为狐疝。

二、辨证

主症为少腹前阴处肿大或内容物突出，少腹痛引睾丸，或睾丸、阴囊肿大疼痛。兼见阴囊冷痛，睾丸坚硬拘急挚引少腹，苔薄白，脉沉细者，为寒疝；阴囊肿热，睾丸胀痛，尿黄便秘，苔黄腻，脉濡数者，为湿热疝；疝块时起时消，立则下坠，阴囊肿大，卧则入腹，阴囊肿胀自消，或需以手推托方能复原回腹者，为狐疝。

三、贴敷治疗处方

1. 复方寒疝散（《中药外治疗法》）

主治： 寒疝。

处方： 大蒜 15g，花椒 12g，丁香 3g，附子 6g，肉桂 9g，吴茱萸 6g，小茴香 6g，干姜 6g，韭菜子 6g，木香 3g，川楝子 6g，麝香 2g。

用法： 上药共研末，取少许贴肚脐。

2. 疝气散（《中医脐疗大全》）

主治： 睾丸肿痛，疝气。

处方： 小茴香、吴茱萸、川楝子、橘核、黄皮核、白胡椒、桂皮各 15g。

用法： 将上药共研碎为细末，瓶贮密封备用。用时，每次取药末 10～15g，用米酒调匀，填纳脐孔中，外以纱布贴紧，胶布固定。每日换药 1 次，10 日为 1 个疗程。

3. 寒疝膏（《中华脐疗大成》）

主治： 寒疝疼痛。

处方： 吴茱萸、肉桂、丁香各 1g。

用法： 上药共研末，75% 酒精或白酒调成膏状填脐内，外用胶布固定，2～3 日换药 1 次。

4. 萸桂散（《理瀹骈文》）

主治： 寒疝。

处方： 吴茱萸 30g，桂皮末 10g。

用法： 吴茱萸炒熨小腹，桂皮末贴脐。

5. 疝痛方（《穴位贴药疗法》）

主治： 疝痛。

处方： 白附子 1 个，川楝子 30g，广木香 15g，吴茱萸 20g，小茴香 15g，桂枝 15g。

用法： 诸药混合粉碎为末，过筛。取药末 15g，用黄酒调匀，放于神阙穴，上盖纱布，胶布固定，1～2 日换 1 次。

6. 寒疝散（《中医外治法集要》）

主治： 寒疝腹痛。

处方：小茴香（盐炒）适量，青木香、广木香、吴茱萸各30g，大葱250g。

用法：前4味药，烘干，研为细末，和大葱共捣为泥，纱布包裹。敷脐，外加热敷，1次30~60分钟。

7. 丁香散（《中华脐疗大成》）

主治：寒疝。

处方：丁香适量。

用法：丁香适量，研成细末，过100目筛，装瓶密封，用时取丁香散填满脐中，用塑料覆盖，脐布固定。2日换药1次。

8. 治疝膏（《中华脐疗大成》）

主治：寒疝腹痛。

处方：木瓜6g，橘核仁3g，小茴香6g，桃仁6g。

用法：上药共研末，酒调为糊膏，敷脐部。每日换药1次。

9. 白附子散（《本草纲目简编》）

主治：疝气偏坠。

处方：白附子1个。

用法：研为细末，加口涎调，填脐。

10. 蓖麻子仁敷（《中国灸法集粹》）

主治：疝痛，急性睾丸炎。

处方：蓖麻子仁（去皮）10枚。

用法：捣如糊状，贴敷于涌泉穴，左侧患病贴于右侧穴位，右侧患病贴于左侧穴位，上盖油纸（或纱布）。胶布固定即可。每日贴敷1~2次，每次贴敷12小时。

11. 桃杏膏（《中国灸法集粹》）

主治：疝痛，睾丸鞘膜积液。

处方：炒桃仁30g，炒杏仁30g，川楝子60g，蓖麻子120g。

用法：上药共捣如泥膏状，然后加麝香1.5g拌匀，备用（以上为5次量）。敷灸时取上药五分之一。摊于干净布上，于夜晚睡前贴敷患处，翌日晨取掉。可连续贴敷5~10次。

12. 贴敷方（《中西医结合治疗男科疾病》）

主治：局部睾丸或附睾肿胀疼痛明显者。

处方：木芙蓉花叶、鲜紫花地丁各100g。

用法：上两味捣烂加泥，外敷局部，每日1次。

13. 大青黄硝膏（《穴位贴敷治百病》）

主治：急性睾丸炎。

处方：大青叶、大黄、芒硝各30g，蜂蜜适量。

用法：将前3药研为细末，用蜂蜜调拌成糊膏状备用。用时取药膏适量敷于患处，用纱布覆盖，外用胶布固定。每日换药1次，3日为1个疗程。

14. 五倍牡蛎汤外洗（《中医外治疗法集萃》）

主治：鞘膜积液。

处方：五倍子、牡蛎各 30g，小茴香、车前子各 15g，枯矾、肉桂各 10g。

用法：上药加水 600mL，煎煮 20 分钟，将药渣滤出，故在小容器内以药液熏蒸，待温度适宜后，将睾丸全部放入药液内 20～30 分钟，每日 2～3 次，直到鞘膜积液消失。

15. 三黄乳没膏（《外治心悟》）

主治：急性附睾炎。

处方：大黄、黄连、黄柏各 20g，乳香、没药各 10g。

用法：将上药研为细末，装瓶备用。用时取本药散适量，用米醋调拌成糊膏状，敷于患侧阴囊疼痛处，用敷料覆盖，外用胶布固定。每日换药 2 次，连用 2～3 日。

【古代文献选录】

治疝用泥葱白一握，置脐中，上用熨斗熨之，或上置艾灼之，妙。又法，以葱白为一束，去须叶切为寸厚，葱饼烘热，置脐上，仍以熨斗熨之，尤便而妙。（《景岳全书》）

偏坠气痛，陈石灰炒、五倍子、山栀子等分为末，面和酢调敷之，一夜即可消。（《医方摘要》）

男子阴肿大如升，核痛，人所不能治者。马鞭草捣涂之。（《集效方》）

偏坠疝气，白附子一个为末，津调填脐上，以艾灸三壮或五壮，即愈。（《简便方》）

治偏坠气痛妙法，蓖麻子一岁一粉。去皮研烂，贴头顶囟上，却令患人仰卧，将两脚掌相对，以带子绑住二中指，于两指合缝处，艾麦粒大灸七壮，即时止去神效。（《寿世保元》）

治一人病后饮水，患左丸痛甚，灸大敦，适有摩腰膏，内用乌药、附子、麝香，将以摩其囊上，抵横骨端，多湿帛覆之，痛即止，一宿，肿亦消。（《丹溪治法心要》）

一人年逾五十，阴囊肿痛，得热愈盛，服蟠葱散，不应。肝脉数，此囊痈也，乃肝经湿热所致。脓已成急针之，进龙胆泻肝汤，脉证悉退。更服托里滋阴药，外敷杉木炭、紫苏末，月余而愈。（《证治准绳》）

【点评】

疝气与任脉、足厥阴肝经有关。可分为寒疝、湿热疝、狐疝。

贴敷方主要以治疗寒疝为主。治以温经散寒，疏肝通络止痛为主。主要药物丁香为暖肾祛寒，行气止痛之品，故可治小儿寒疝腹痛；吴茱萸、桂皮均为治寒疝的主要药物，具有暖肝散寒之功，常和小茴香配合同用，则止痛之功更佳；橘核暖肝散寒，疏肝理气，为治疝要药；木瓜通络消肿；桃仁活血散瘀，以增强消散的作用；白附子药性燥烈，能散能通，具有温燥寒湿、清肿止痛的作用，故善治寒湿停聚、肝脉凝结所致的寒疝疼痛。以上诸药共奏疏肝理气、祛寒止痛之功，故可治寒凝气滞、肝脉不利所致的疝痛。成人疝气以寒疝、湿热疝多见，狐疝小儿多见，可参见小儿病症。

第九节　前列腺增生症

一、概述

前列腺增生症主要症状为排尿困难、费力，尿频、尿急，严重者尿潴留、尿失禁等，中医称为"癃闭"。本病为增大的前列腺造成膀胱或尿道出口梗阻所致，查前列腺超声可确诊。轻者一般无尿路梗阻性小便障碍症状；重者开始时出现小便次数增多，以夜间为明显，渐次有小便排出困难，尿意不尽感，用力才能排出，长期以往则发生慢性尿潴留，以致尿液自溢或夜间遗尿，如突然劳累、受寒、房劳、饮食刺激可致急性尿潴留。

急慢性前列腺炎可参考本节治疗。

二、贴敷治疗处方

1. 王不留行散（《家庭脐疗》）

主治：前列腺增生症。

处方：王不留行150g，天竺黄、虎杖、土贝母、没药各100g，蜂房50g。

用法：上药用4000mL的水浸2小时，煎30分钟，取滤液，再加水复煎1次，两次滤液混合，浓缩成稠液，加益智粉100g，烘干压粉，装瓶备用。每次取药粉0.3g，放入脐中，上压一干棉球，胶布固定。24小时换药1次，用5日停2日，2周为1个疗程，连用1～4个疗程。

2. 葱矾散（《医药卫生》）

主治：前列腺肥大，小便淋漓。

处方：大葱白5个，白矾9g。

用法：将白矾研为细末，再混入葱白，捣成糊状，再用1块约40cm² 的塑料薄膜，将药全部撒在膜上，敷于肚脐。

3. 贴敷方（《中医外治疗法集萃》）

主治：适用于慢性前列腺炎会阴不适者。

处方：生姜汁、制大黄末各20g。

用法：上药调制成糊，备用，会阴部洗干净，先行热水坐浴20分钟，然后外敷于会阴部，用胶布固定于中极、会阴两穴。

4. 前列腺炎贴敷方（《中医外治疗法集萃》）

主治：用于湿热夹瘀型慢性前列腺炎。

处方：雄黄、冰片、乳香、五倍子、小茴香、田七、浙贝母各 10g，全虫 30g，蜈蚣 5g，大黄、天花粉各 50g，野菊花 100g。

用法：将诸药研极细末，用白醋适量，先用武火熬沸约 15 分钟，后用文火熬 10 分钟至黏稠，挑起稍成粗丝即成。密闭 5 分钟，待冷却，装瓷缸备用。应用时先用温水清洗会阴，用月经带装上两层卫生纸，挑适量膏药于塑料纸或桑皮纸中央，固定在月经带上，然后置于会阴部档下即成，使膏药接触会阴穴，每晚 1 次。

5. 热敷会阴方（《中医外治疗法集萃》）

主治：前列腺肥人，小便淋漓。

处方：白附子 10g，黄丹 10g，羌活 12g，独活 12g，白鲜皮 10g，蛇床子 10g，天花粉 10g，栀子 10g，枯矾 10g，云矾 10g，川乌 10g，草乌 10g，甘松 10g，木通 9g，狼毒 12g，地骨皮 12g，透骨草 12g，木贼草 12g，艾叶 12g，红花 12g，生半夏 10g，花椒 15g，皂角 60g，料姜石 110g。

用法：以上各药研磨成末，装袋，蒸热后放置会阴部热敷。

6. 敷脐方 1（《中医外治疗法集萃》）

处方：麝香 0.15g，白胡椒 7 粒。

用法：先将麝香填脐，再用白胡椒研末盖在上面，白纸覆盖，胶布固定，7～10 日换药 1 次，10 次为 1 个疗程。

7. 敷脐方 2（《中医外治疗法集萃》）

主治：用于慢性前列腺炎湿热型。

处方：活田螺 2 只，食盐 10g，白矾 10g。

用法：上药捣烂如泥，填敷脐中。

8. 敷脐方 3（《中医外治疗法集萃》）

主治：用于慢性前列腺炎血瘀型。

处方：蛞蝓 2 只，葱白 2 寸，白胡椒 7 粒。

用法：上药捣烂为泥，填敷脐中。

9. 甘冰膏（《中医外治疗法集萃》）

主治：前列腺增生并发急性尿潴留者。

处方：生甘遂 9g，冰片 6g。

用法：上药共研细末，加适量面粉，开水调成糊状，外敷中极穴，直径 4～5cm，并于其上加热敷，每日 1 换。

10. 蝼蛄大蒜方（《中医外治疗法集萃》）

主治：前列腺增生所致小便不适。

处方：蝼蛄 5 个，大蒜头 1 个。

用法：共捣烂如泥膏，贴敷脐部，约半小时即可见效。

11. 琥珀膏（《穴位贴敷治百病》）

主治：急慢性前列腺炎。

处方：琥珀、大黄、半夏各 15g，麝香 1.5g（后入）。

用法：研为细末，用蜂蜜调拌成糊膏状备用。用时取药膏适量敷于肚脐和阿是穴，用纱布覆盖，外用胶布固定。每日换药 1 次，配合内治，疗效更佳。

12. 栀蒜膏（《穴位贴敷治百病》）

主治：前列腺肥大所致的尿潴留。

处方：独头蒜 1 个，山栀子 3 个，食盐少许，冰片 1g。

用法：上述药物捣烂如泥备用。用时取药膏适量敷于肚脐处，用纱布覆盖，外用胶布固定。每日换药 1 次，连用 5 ~ 7 日。

【现代临床报道】

叶氏研究穴位贴敷治疗前列腺增生患者的临床疗效。治疗组 30 例，膏药由三棱、莪术、制南星、肉桂、冰片等组成。把膏药贴敷于曲骨、中极、关元、气海穴，胶布固定，每日 1 次，每次 6 ~ 8 小时，1 周为 1 个疗程，连续 2 个疗程后观察疗效。结果：穴位贴敷能够明显改善前列腺增生患者的临床症状，总有效率达 86.66%，改善患者残余尿量，其疗效优于口服中成药组；但对患者前列腺体积并无明显影响。故推测其作用机理为该疗法可能作用于膀胱颈、前列腺包膜及腺体平滑肌中的 α_1 肾上腺素能受体，起到类似 α_1 肾上腺素能受体阻滞剂的作用；由于使用的药物具有活血化瘀的作用，因此有可能该药物通过穴位的吸收进入血液循环达到前列腺腺体处，改善了前列腺腺体的血液循环，消除其充血、炎症、水肿病理状态，从而解除了其引起的梗阻状态。

按释：前列腺增生的主要病机是肾虚血瘀，痰瘀互结，所以用肉桂温补肾阳，现代研究表明，肉桂有扩张外周血管，改善末梢循环，抑制纤维组织增生，减轻炎症反应，减少局部渗出作用；用莪术、三棱意在破血消积；用制南星化痰软坚；用冰片意在辛香走窜，使上述诸药直达病所。气海、关元、中极、曲骨为任脉的穴位。《内经》中任脉与足厥阴肝经在循行和病候上都与前阴和小便病候相关，而癃闭表现的症状在前阴，故选取任脉与足厥阴肝经的交会穴曲骨、中极、关元。气海为肓之原穴，是补肾培元、益气保健的要穴。共奏补益肝肾、通利小便之功。

叶利兵．穴位贴敷法治疗良性前列腺增生［D］．广州：广州中医药大学，2006.

黄氏用经验方椒辛散（由白胡椒 1.5g、北细辛 1g 组成）敷脐治疗本病 31 例。3 日换药 1 次，10 次为 1 个疗程，停药休息 2 日，继续第 2 个疗程的治疗。总有效率达 96.77%，对肝郁气滞、湿浊瘀阻者疗效较佳。

按释：采用敷脐法，取胡椒、细辛之温窜升发，有提壶揭盖、温阳通络之功。

黄慧恒．敷脐疗法治疗老年性前列腺肥大 31 例．福建中医药，1995，26（5）：23.

武氏采用局部外敷中药治疗良性前列腺增生 58 例，效果良好。采用白芥子、陈皮、青皮、三棱、葛根、黄柏、芦荟等中药研成粉末，用食醋调成糊状，外敷于尾骨尖正上方 1 寸处，相当于前列腺体表位置。结果：所有患者在治疗后 1 个月均能自行畅快排尿。52 例治疗 1 个月后平均尿流率及最大尿流率较治疗前改善明显。47 例治疗 2 个月后复查 B 超，前列腺体积由基线减小约 25%，最大尿流率增加约每秒钟 2.1mL，症状评分改善约 3.2 分，无明显副作用。

武玉金．前列腺增生外敷中药治疗 58 例观察．首都医药，1998，5（1）：38.

高翔等自拟前列散（黄芪 5 份，附子 4 份，川芎 3 份，大黄、黄柏各 2 份，马钱子、冰片各 1 份，按比例配制，焙干研末，同时取 10g，以 75% 酒精调匀填脐外用），隔日 1 次，10 次为 1 个疗程。每疗程间隔 7 日，共治 3 个疗程。治疗 81 例，有效率 93.83%，与西医对照组比较有显著差异。

按释：前列散中，黄芪可显著提高免疫功能，而且有抗菌作用和激素样作用；附子有抗炎作用和较强激发免疫功能作用；黄柏抗菌作用强，抗菌谱广；大黄抗菌谱广，尤以葡萄球菌、淋病双球菌最敏感；马钱子属剧毒药，是本方关键所在，其主要成份是士的宁碱，对整个中枢神经系统均有兴奋作用，尤能兴奋脊髓的反射功能，加强神经调节功能，增强基础代谢，改善局部血液循环和促使前列腺管平滑肌收缩，使因慢性炎症堆积在腺管内的脓球、脱落细胞及分泌物及时排泄，引流一旦通畅，炎症就有利于控制。中医谓马钱子善"通络散血、止痛"；川芎、冰片则活血镇痛，并有利于药物渗透吸收。

高翔，刘伟，金贤为．中药脐敷治疗慢性前列腺炎 81 例观察．新中医，1999，31（3）：14 – 16.

王跃先等拟方（龙胆草、车前子、肉桂、生姜各 30g，柴胡、黄柏、苦参、乌药、当归各 20g，吴茱萸、地肤子各 50g，小茴香 30g，麸皮 50g，三棱、莪术各 30g，食醋适量），上方为粗末炒熟，生姜捣烂，加醋调糊后布包外敷于会阴穴，早、晚各 1 次，7 日为 1 个疗程。疗程间隔 2 日，连用 4 个疗程，50 例患者痊愈 35 例，总有效率为 100%。

王跃先，姜永华．中药外敷治疗慢性前列腺炎 50 例．中医外治杂志，1999，8（3）：8 – 9.

王氏等用"前列安贴"治疗前列腺炎 58 例、前列腺增生 42 例。将丹参、麝香各 100g、胡椒 60g、甘草 30g、氮酮 20g，粉碎提取共制成 1000 粒。外用贴于洗净的脐中穴，1 日 1 贴。前列腺炎 10 日为 1 个疗程，前列腺增生 25 日为 1 个疗程。结果：前列腺炎临床控制率 46.6%，总有效率 96.6%；前列腺增生临床控制率 31.39%，总有效率 87.1%。

按释：本方用丹参、麝香等活血化瘀，胡椒等升清降浊利水，共奏利水通闭之效。前列安贴通过人体脐中穴经皮吸收，直达病所起效，具有显著的抗炎、抗菌、止痛作用；能够改善前列腺血液循环，抑制前列腺增生，并对前列腺组织的 DNA 含量和酸性磷酸酶的产生有抑制作用。

王立强，田明，葛嘉峰，等．中药贴剂治疗前列腺病的临床观察．1999，（6）：25.

【点评】

前列腺增生症，中医称为癃闭，贴敷疗法主要以行气活血、清利湿热为法。临床上可分为脾肾两虚、气滞血瘀、湿热蕴结，临床上每多兼杂，灵活应用。脾肾两虚者可用大葱白通阳利尿；吴茱萸、小茴香、肉桂、乌药温经散寒，益肾壮阳，疏通肝脉。气滞血瘀者可用没药消肿止痛；白芥子、白胡椒两药辛香走窜，能理气活血，暖中止痛；龙胆草、柴胡疏肝解郁，清利肝胆湿热；丹参、麝香等活血化瘀；蜂房、土贝母解毒散结。湿热蕴结者可用王不留行活血通经；莪术、三棱意在破血消积；天竺黄化痰消坚；虎杖、黄柏清利湿热；白矾通利小便；制南星化痰软坚；黄柏、车前子、苦参清热燥湿，利水消肿。

临床上多采取敷脐法，应用温阳通络之药物，达健脾益胃、温补下元、益气固脱的功效。另外，前列腺位于会阴穴区域，热敷会阴部既为任督冲脉交会之所，又为肝的经脉所过之处，药物热敷可直达病所，使药物充分吸收，由于热效应的作用使周围组织及前列腺的血液循环加强，血管通透性增高，有利于组织的新陈代谢，从而使阻塞的腺小管通畅，辅以清热利湿、利水消肿的药物，经醋炙后，寒热并用，促使炎症消失，故收效满意。

第十节　单纯性甲状腺肿

一、概述

单纯性甲状腺肿以颈部肿大为主症，中医称"瘿气"，俗称"大脖子"，多由情志抑郁气结不化，气滞血瘀，津液凝聚成痰，气、痰、瘀三者互结于颈部经络而成，临床表现为颈部肿大，甚至颈脖肿大，皮宽不紧，皮色不变，胸膈胀闷，心悸，气短，手指颤动，五心烦热，面赤多汗，眼球突出，急躁易怒，形体消瘦，脉弦滑。

二、贴敷治疗处方

1. 散瘿饼（《中医脐疗大全》）

主治：瘿瘤。

处方：昆布、海藻、黄药子、夏枯草、丹参、生牡蛎、三棱、莪术各30g，麝香末3g，面粉适量。

用法：诸药除麝香末外混合研为粗末，加水置于砂锅中煎2次，去渣，取2次药液混合熬成厚膏备用，临用时，取15g加面粉适量捏成圆饼（直径约1.5cm），蒸熟；再把麝香末0.5g纳入脐中，上置药饼，胶布固定。2日换药1次，3个月为1个疗程。

2. 消瘰膏（《中医脐疗大全》）

主治： 瘰瘤。

处方： ①麻油 500mL，象贝 10g，红花 10g，蓖麻仁 20 粒，五株钱 2 个，蜘蛛 6 只，头发 1 小团，红丹 15g；②乳香、没药、儿茶、麝香各 1.2g。

用法： 首先将方 1 中诸药除红丹另研末外放入麻油浸泡 1 日，入锅，文武火煎熬至药炸枯，去渣取油熬至滴水成珠时，徐徐加入红丹，不断搅拌。继取方 2 诸药共研末，掺入方 1 药油中，拌匀，离火冷却，收膏备用。用时取药膏约蚕豆大摊于一块白布或脂纸上，贴于脐上，纱布束紧固定。每 3 日换药 1 次，至瘰瘤消失为止。

3. 热敷法（《当代中药外治临床大全》）

主治： 瘿病气郁痰聚，郁久化火。

处方： 华南胡椒全植株 2 份，野菊花、叶 1 份。

用法： 上述药物捣烂，加少许食盐再捣匀，按肿瘤大小取适量，隔水蒸热，待温度适中敷于患处，敷药宜稍厚，用纱布覆盖，外用胶布固定，每日换药 1 次。一般连用 7 日肿物可开始缩小，用治 20 余日基本消散。局部灼热感难以忍受时，可解开片刻再敷。

4. 箍围法（《当代中药外治临床大全》）

主治： 瘿病气滞痰郁型。

处方： 甘草量自定，芫花、大戟、甘遂各等份。

用法： 上药甘草煎膏，以笔涂患部四周，3 次后另用芫花、大戟、甘遂各等份研末醋调，另用笔涂患部中心，勿近甘草膏。次日缩小，复以甘草膏涂患部中心，芫花、大戟、甘遂末涂四周，两药切不可相近。每日涂，自然缩愈。

【古代文献选录】

通用：初起者，十六味流气饮、单蜘蛛方；稍久者，蜡矾丸，常服自然缩小。消磨：外敷南星膏。切不可轻用刀针决破，破则脓血崩溃，渗漏无已，必至杀人。（《医学入门》）

生肉膏，治瘿瘤溃漏及金疮百疮。当归、附子、甘草、白芷、川芎各一两，薤白二两，生地黄三两。上七味㕮咀，以猪脂三升半，煎白芷黄，去滓，稍以敷之，日三。（《备急千金要方》）

【点评】

中医认为，单纯性甲状腺肿是由气滞、痰凝、血瘀等因素所引起，治以行气、祛痰、活血为法。黄药子、海藻、昆布、象贝化痰软坚消瘿为主；三棱、莪术、乳香、没药、丹参、麝香、红花、蜘蛛活血破结；夏枯草疏肝气，散郁结；牡蛎清热软坚。综合应用，具有化痰软坚、破血散结的作用，功专力宏，故善治痰气互结、脉络瘀阻所致的瘿瘤。单纯性甲状腺肿可分为地方性和散发性两种类型，而后者病因又包括：

生理性、药物性、先天性，所以，散发性甲状腺肿病因繁多，劝患者必须在专科医生的指导下选择适宜的治疗方法，决不能乱投医、乱服药。而地方性甲状腺肿，主要是由于缺碘所致，因此，坚持长期足够的补碘，就能预防本病的发生。正常人每日最低需要碘 50～100μg，青少年每日最少需要 160～200μg，过多的碘则由尿及粪便排泄。所以，补碘不必过多，以免造成浪费。预防以碘化食盐最有效且方便。

第十一节　肝脓疡

一、概述

肝脓疡初起表现为右胁胀痛，拒按，不能右侧睡卧，恶寒发热或持续高热不退。如脓肿破溃则可咳吐或下利脓血，脓呈咖啡色带臭秽，中医称为"肝痈"。多因肝郁化火、气滞血瘀致聚而成痈。初起时治宜清肝泻火；成脓时佐以排脓；脓溃后治宜清泄肝肠。

化脓性胆囊炎及胆管炎等可参考本篇治疗。

二、贴敷治疗处方

1. 蜈蚣雄黄蛋糊（《中医验方》）

主治：肝痈下血。

处方：蜈蚣 2 条，雄黄 12g，鸡蛋清适量。

用法：将蜈蚣、雄黄共研末，加鸡蛋清调成糊，取适量涂布于脐中、期门穴，纱布盖之，胶布固定。每日涂 3～4 次，5 日为 1 个疗程。

2. 蛤蟆六一散（《中华脐疗大成》）

主治：肝痈化脓，溃疡。

处方：活蛤蟆 2 个，滑石末 12g，甘草末 2g。

用法：先杀死蛤蟆，去掉其内脏物，次将滑石末与甘草末混合拌匀，即成六一散，撒布于蛤蟆腹壁内，再把蛤蟆腹膜敷在脐中和期门穴上，纱布带束紧固定之。每日换药 1 次。

3. 仙蚤膏（《中华脐疗大成》）

主治：肝痈初起。

处方：仙人掌 60g（去刺），蚤休 60g。

用法：先将蚤休研末，次把仙人掌捣烂如泥，两者混合拌成膏，分作 2 份，分别贴于脐孔和期门穴上，胶布固定。每日换药 1～2 次。

4. 三黄绿豆散（《穴位贴敷治百病》）

主治：肝痈。

处方：大黄、黄柏、黄连、栀子、绿豆各等份。

用法：将上药研为细末，用蜂蜜、茶水各半调拌成糊膏状，均匀敷于患处，用纱布覆盖，外用胶布固定。每日换药 1 次。

【点评】

肝痈多因肝郁化火、气滞血瘀致聚而成痈。初起时治宜清肝泻火；成脓时佐以排脓；脓溃后治宜清泄肝肠。方药释义：蜈蚣、雄黄解毒散结，开窍定惊；鸡蛋清清热消肿；仙人掌与蚤休，共奏清热泻火解毒、排脓消肿止痛之效；蛤蟆性寒有毒而攻于里毒，此乃中医"以毒攻毒"之义，合以清热利湿的六一散同用，可明显增强药效。治疗期间，禁食发物。

第十二节　胆囊炎、胆石症

一、概述

急性胆囊炎系指化学刺激（细菌感染、高度浓缩的胆汁或反流入胆囊的胰液）所致的急性炎症性疾病。主要表现为右上腹痛，呈持续性并阵发性加剧，疼痛常放射至右肩胛区，伴有恶心、呕吐，右上腹胆囊区有明显压痛和肌紧张。部分患者可出现黄疸和高热，或摸到肿大的胆囊。

胆石症是指胆道系统的任何部位发生结石的疾病，其临床表现决定于结石的部位、动态和并发症，主要为胆绞痛，其疼痛剧烈，恶心呕吐，并可有不同程度的黄疸和高热。胆绞痛发作一般时间短暂，也有延及数小时的。胆囊炎、结石症可同时存在，相互影响。

二、贴敷治疗处方

1. 消胆石膏（《经穴贴敷疗百病》）
主治：胆囊炎，胆石症。

处方：香附 500g，五灵脂 500g，鸡内金 500g，柴胡 260g，枳实 260g，川朴 260g，金钱草 260g，木通 260g，冰片 3g。

用法：上药共研细末过筛，麻油熬膏备用。敷天宗、期门、日月、梁门、阳陵泉、外丘、光明、足三里、胆囊、肝俞、胆俞。每次选 4~6 穴，每日 1 次，连敷 1~3 个月。

2. 利胆化石膏（《肝胆病外治独特新疗法》）
主治：用于治疗直径在 2cm 以下及泥沙样胆囊结石，肝内外胆管结石，肝内广泛性小结石，手术后胆道残余结石，复发性结石；胆囊炎、胆管炎所致的右胁胀痛、痛彻肩背等症。

处方： 金钱草380g，鹅不食草30g，鱼脑石20g，鸡内金45g，海金沙30g，珍珠母90g，石韦36g，虎杖50g，茵陈30g，延胡索18g，白芥子6g，姜黄18g，郁金18g，赤芍30g，王不留行60g。

用法： 上药用麻油熬，黄丹收膏，备用。临用时将膏药烤热后贴在胆区、胆俞、神阙、阿是穴，每2日更换1次，12次为1个疗程，中间可间歇6日。

3. 消肿止痛膏（《穴位贴敷治百病》）

主治： 胆囊炎疼痛不止，脘腹胀满。

处方： 大黄、蒲黄、大贝母各20g，吴茱萸10g，冰片5g。

用法： 将上药研为细末，装瓶备用。用时取本药散适量，用清水调拌成糊膏状，敷于胆囊区疼痛处，用敷料覆盖，外用胶布固定。每日换药1次，连用3~5日。

4. 黄柏桃胡膏（《穴位贴敷治百病》）

主治： 慢性胆囊炎急性发作，疼痛不止，局部肿胀。

处方： 黄柏20g，生桃仁、延胡索各15g，冰片6g。

用法： 将上药研为细末，用凡士林60g调成糊膏状，外敷于胆囊区压痛处，直径3cm，用敷料覆盖，外用胶布固定。每24小时换药1次，7日为1个疗程。

【现代临床报道】

徐氏自拟利胆膏贴敷阳陵泉、丘墟、太冲、日月、期门、肝俞、胆俞，配合胆囊按摩等疗法治疗胆石症94例，结果：治愈34例，显效43例，有效7例，无效10例，总有效率为89.4%。主治：泥沙样结石、胆总管结石、胆囊炎。

处方： 大黄、金钱草各60g，栀子、黄芩、茵陈、郁金各40g，青皮、枳实、乌梅各30g，活磁石50g，鲜牛胆1个，食醋适量。把以上10味药研成细粉，加入牛胆汁和食醋，调成稠膏，装瓶备用。以肝胆经穴位为主，取丘墟、阳陵泉、太冲、期门、日月、肝俞、胆俞等穴。分别取利胆膏约2g敷于穴位上，压成直径2cm的药饼，外用胶布固定。每人1次，两侧交替使用，14次为1个疗程，疗程间间隔7日。

按释： 方中大黄、金钱草、茵陈、郁金、栀子、黄芩等均有明显的利胆消炎作用；青皮、枳实能降低十二指肠及小肠张力；栀子、茵陈、乌梅、牛黄（牛胆汁代替）能促进胆囊收缩。诸药合用，具有疏肝利胆、通腑泻热、理气止痛、化瘀排石之功效。取穴以远道取穴为主，辅以近部取穴以引导经气直达病所。二者协同，作用持久。其机理是促使胆汁大量分泌，产生自上而下的"内冲洗"作用，加之胆囊收缩，括约肌舒张，胆总管节律性收缩，蠕动增强，炎症控制，十二指肠张力降低等综合作用，促使结石松动而被排出。

徐吉祥.利胆膏穴位贴敷为主治疗胆石症94例疗效分析.中国贴敷，1999，10：591–592.

用自拟消石散外敷右日月穴，同时配合王不留行籽胶布固定压迫耳穴肝、胰、胆、胃、十二指肠、神门、三焦、直肠穴处。患者于每餐后自行耳压每穴 5 分钟，隔日换贴另侧耳穴。6 次为 1 个疗程，一般 1 个疗程内见效。结果：痊愈率 15.4%，总有效率 91.2%。

处方：金钱草 500g，生大黄、玄明粉各 600g，槟榔、炮山甲、威灵仙各 250g，郁金、白芷、木香、虎杖各 300g，枳壳、陈皮各 200g，薄荷冰 50g，麝香少许。将上药机器粉碎后拌和调匀，过 100 目筛，装罐备用。用时取该散 20g 左右，用蜂蜜适量调成膏状摊在塑料薄膜上，将肝胆投影区用水洗净擦干，再把备好的消石散膏贴于右日月穴，用布带固定，7 ~ 14 日换药 1 次。2 周为 1 个疗程。

章进. 消石散外敷右日月穴与耳压治疗胆石症 536 例. 中医外治杂志，1995，6：23 - 24.

处方：醋柴胡 20g，制香附 30g，枳壳 15g，红花 15g，当归 20g，赤芍 20g，五灵脂 20g，桃仁 20g，川芎 15g，川楝子 15g，广木香 10g，青皮 20g，生茜草 15g，制乳香 10g，制没药 10g，黄芩 10g，元寸 2g，樟脑 3g，黄丹 250g，胡麻油 800g。

用法：除元寸、樟脑外，将以上诸药，浸于胡麻油中煎熬成焦黑色，去渣，存油，加入黄丹再煎至滴水成珠，最后加入元寸、樟脑，凝结成膏，摊成 I 号膏 20g、II 号膏 25g 备用。先将胆囊底、胆俞穴部位用温开水洗净，将膏药稍加温后，I 号膏、II 号膏分别贴于胆囊底和胆俞穴，2 ~ 3 日更换 1 次，10 日为 1 个疗程。治疗 2 ~ 3 个疗程判断疗效。

张军. 胁痛膏贴敷治疗慢性胆囊炎 56 例. 中医外治杂志，2006，15（5）：39.

邵氏观察内病外治专科研制的胆痹膏（由柴胡、郁金、白芍、大黄、虎杖、白术、山药、槟榔、厚朴、鸡内金、麝香、穿山甲、地骨皮等组成）穴位贴敷治疗慢性胆囊炎的临床疗效。将患者随机分为治疗组 100 例与对照组 50 例，治疗组每次用胆痹膏 2 帖，分别贴神阙穴及日月穴，每 7 日（1 个疗程）换药 1 次，共治疗 28 日（4 个疗程）；对照组采用常规剂量口服利胆片。结果：治疗组有效率为 98.00%，对照组有效率为 84.00%，两组间疗效有非常显著性差异。

邵泽善. 胆痹膏治疗慢性胆囊炎的临床观察. 中医外治杂志，2004，13（2）：6 - 7.

【点评】

胆囊炎隶属中医"胁痛"的范畴，临床多属肝胆气滞湿热，治以疏肝理气，清热利湿。大黄、金钱草、茵陈、郁金、栀子、黄芩等清利肝胆湿热，均有明显的利胆消炎作用；醋柴胡、制香附、枳壳、青皮、枳实疏肝理气，能降低十二指肠及小肠张力；红花、当归、赤芍、五灵脂、醋延胡索、生茜草、制乳香、制没药活血化瘀；黄芩清少阳郁热；木通、车前草泻火行水，通利血脉。延胡索辛香走窜，活血通经，开窍止痛；樟脑辛香走窜，渗透性强。诸药合用，具有疏肝利胆、通腑泻热、理气止痛、化瘀排石之功效。

贴敷穴位有日月、期门、胆俞、阳陵泉、胆囊穴等。肝胆相表里，厥阴、少阳之脉同布于胁肋，日月为胆之募穴，胆俞为其背俞穴，二穴相配为俞募配穴法，能疏理肝胆气机以助排石；期门乃肝之募穴，位于胁下，可疏肝利胆。贴敷治疗有疏通气机、消除气滞、软坚散结、利湿退黄的作用，可促进胆汁分泌和使胆道口括约肌松弛，从而达到冲洗结石的作用。穴位贴敷治疗胆石症疗效满意，一般以直径在 1cm 以内的肝胆管结石疗效较好。如果结石直径超过 2～3cm 则应采取手术治疗，饮食应清淡，少进油腻食物。

附：胆道蛔虫症

胆道蛔虫症是指蛔虫钻进胆道所引起的一种急性病症。临床表现为上腹中部和右上腹突发的阵发性剧烈绞痛或剑突下"钻顶"样疼痛，可向肩胛区或右肩放射，伴有恶心、呕吐，有时吐出蛔虫，继发感染时有发热。疼痛时间数分钟到数小时，一日发作数次。间隔期疼痛可消失或很轻微。

贴敷治疗处方

1. 解痉止痛膏（《肝胆病外治独特新疗法》）
主治：用于治疗胆囊炎、胆结石、胆道蛔虫症所致的胆绞痛。
处方：白芷10g，花椒15g，苦楝子50g，葱白20g，韭菜苑20个，白醋50mL。
用法：上药研末，醋调为膏。将此膏贴敷中脘穴周围处，外有透明薄膜覆盖，然后胶布固定，24小时换贴1次。

2. 胆蛔膏（《穴位贴敷治百病》）
主治：胆道蛔虫症。
处方：使君子仁、槟榔、大黄、乌梅、川椒、苦楝皮、桑白皮、木香各等份。
用法：将上药研为细末，用酒调成糊膏状，取药膏适量（约45g），分别敷于神阙、胆俞（双）穴上，外用纱布覆盖，胶布固定。无效者次日再贴。

点评

胆道蛔虫贴敷用药原则：蛔虫得酸则静，得苦则下，得辛则伏。

第十三节 肠梗阻

一、概述

肠梗阻是肠道传导阻滞不通的一种外科常见急腹症，严重时常危及生命。主要症状是腹痛、腹胀、呕吐、不排便、不排气。

中医认为肠梗阻属腑实证，由于寒热内结，或饮食所伤、七情劳累、跌仆闪挫、虫积湿滞等使腑气不运，地道不通，糟粕内停所致。

肠梗阻的治疗原则是尽快解除梗阻，恢复肠道的通畅。急性单纯性机械性肠梗阻，可先采用非手术疗法，严密观察，12 小时后如无好转，应考虑手术；绞窄性肠梗阻应以及时手术治疗为主。脐疗对早期患者多有较好的疗效，在医生的严密观察下，对短时间内不能解除梗阻的患者，应及时手术治疗；麻痹性肠梗阻主要采用非手术疗法。

二、贴敷治疗处方

1. 通气散（《中华脐疗大成》）

主治： 肠梗阻。

处方： 莱菔子 60g，石菖蒲 60g，鲜橘叶 100g，葱白 30g。

用法： 将莱菔子研末，其他 3 味捣烂，备用。将上面药物一起放入锅内，加适量白酒炒热，装入纱布袋，趁热熨敷脐中及脐周。反复多次，直至肛门排气为止。

2. 魏香膏（《中华脐疗大成》）

主治： 肠梗阻，肠套叠。

处方： 阿魏 0.6g，丁香 0.3g，麝香 0.06g。

用法： 丁香研末，同阿魏、麝香和匀。放于脐上，外用大膏药贴，并用热水袋熨。

3. 葱椒矾热敷法（《穴敷疗法聚方镜》）

主治： 单纯性肠梗阻。

处方： 大葱、胡椒、枯矾各适量。

用法： 上药共捣烂，热敷脐腹部。

4. 通阻膏（《腧穴敷药疗法》）

主治： 肠梗阻。

处方： 生大蒜 120g，芒硝 30g，生大黄 60g，醋 60mL。

用法： 大蒜、芒硝共捣为糊膏；大黄研成粉，用醋调成糊状。先将大蒜、芒硝外敷神阙及阿是穴，敷前用 2～4 层油纱布作垫，1 小时后去掉蒜泥，并用温水洗净蒜汁，然后，将大黄醋糊敷 6 小时。

5. 莱枳香葱熨（《中华脐疗大成》）

主治： 肠梗阻。

处方：莱菔子、枳实、木香各 30g，葱头 50g，食盐 300g，白酒 20g。

用法：将莱菔子、枳实和木香共碾为粗末，和食盐混合均匀，在铁锅内炒热，趁热加入葱头（切碎），以白酒拌匀，用布包裹，趁热熨于肚脐处，药冷后再炒再熨，持续 30~60 分钟。每日 2~3 次。

6. 去虫消梗法（《民间敷灸》）

主治：蛔虫性肠梗阻。

处方：艾叶 10g，花椒 10g，酒药子 1 粒，莪术 6g，芒硝 15g，韭菜蔸 10 个，鲜葱蔸 10 个，鲜苦楝根皮 25g，橘叶 30g。

用法：前 5 味药研细末，后 4 味药切碎，诸药混和，加酒炒热外敷神阙。

7. 雄黄攻虫散（《中华脐疗大成》）

主治：蛔虫性肠梗阻。

处方：雄黄 3~10g，研细末。

用法：上药用鸡蛋清调为糊状，敷脐部，外用纱布包扎。若在病人腹部摸到条索样团块，可用热水袋在此处热熨之，则会收到更好的疗效。

8. 肠通散（《腧穴敷药疗法》）

主治：瘀滞寒凝肠梗阻。

处方：麝香 0.3g，生姜、紫苏各 120g，大葱 500g，陈醋 250mL，普通膏药或胶布 1 张。

用法：生姜、紫苏研为细末，和大葱共捣一起，陈醋炒热。先将麝香（研细末）纳入神阙穴，外盖普通膏药或胶布，再把余药敷神阙及阿是穴。

9. 椒楝饼（《中华脐疗大成》）

主治：蛔虫性肠梗阻，胆道蛔虫。

处方：山胡椒 3g，鲜苦楝根皮 27g，葱白、鸡蛋清各适量。

用法：将山胡椒、鲜苦楝根皮和葱白共捣烂，用鸡蛋清调和均匀，再用茶油煎成药饼，敷于肚脐上，冷则再煎再敷。

【现代临床报道】

荣氏等用中药敷脐对腹部手术肠蠕动恢复及粘连性肠梗阻疗效进行观察。中药用蜂蜜 2 份，葱白 2 份，炙甘遂 15 份，生大黄 15 份，丁香 25 份，砂仁 15 份等（均以重量计）。用蜂蜜调成膏状，再将葱白捣烂与上药共搅匀，以两层纱布敷脐部。结果：平均排气时间为（24 + 5.5）±0.5 小时，排便时间为排气后 4 小时内。提示：该法的疗效比其他方法有许多优点，可以推广应用。

荣显会，艾素玲. 中药敷脐对腹部手术肠蠕动恢复及粘连性肠梗阻的疗效. 中医外治杂志. 1998，7（2）：22-23.

郭氏等探索了神阙穴外贴合用中药内服治疗肠梗阻的疗效。中药神阙穴外贴，药物为白芷、小茴香、大黄、赤芍、厚朴、木香、枳实、大腹皮各 30g，芒硝 10g，共研末，鸡蛋清调糊状，并配合内服自拟通腹防粘汤：大黄、厚朴、莱菔子等。结果：总有效率95.4%。提示：神阙穴外贴合中药内服，可使诸经百脉相通，阴阳相济，调节各脏腑生理活动，能显著地提高非手术治愈率，缩短病程。

按释：目前药代动力学证明，脐部比其他透皮给药部位更利于药物吸收，可作透皮给药和缓释长效的理想给药部位。本方治疗原则：清热导滞，活血化瘀，行气消痞，以促进肠蠕动，促进水肿消失。目前研究发现：活血化瘀、通腑理气中药可调节粘连中多种细胞因子，从而防止松解粘连。

郭宏，王君，孟祥东，等. 神阙穴外贴中药内服治疗粘连性肠梗阻66例. 陕西中医，2007，28（9）：1222-1223.

【点评】

本病发生急剧，病程发展迅速，如治疗不及时死亡率高。

贴敷治疗辨证分为寒实、食积、虫积、热结腑实、气滞等证。临床选用温中、消积、杀虫、清热通腑、理气药物。贴敷部位为脐部或痛处，有增加肠蠕动的作用。贴敷治疗的同时应外科观察病情变化。

老年体弱者平素调养，应经常保持大便通畅。有腹部外伤及腹部手术史者，应注意腹部锻炼和及时治疗，以防肠黏连的发生。

第十四节　肠麻痹

一、概述

肠麻痹是因肠功能障碍，使肠管内容物瘀滞不通而产生腹胀膨隆，肠音消失，无矢气，无排便，恶心呕吐等症。治疗以通为主，若症见腹胀腹痛较甚，舌暗苔干者，治宜破气化瘀、攻下通便；症见腹胀呕恶，怯寒神疲者，治宜温阳降浊、宽肠除胀。若急腹症过程中出现肠麻痹，则宜手术处理，以免危及生命。

二、贴敷治疗处方

1. 茴萸姜香熨（《敷脐妙法治百病》）

主治：中毒性消化不良合并肠麻痹。

处方：小茴香75g，吴茱萸、干姜、公丁香各50g，肉桂、硫黄各30g，荜茇25g，栀子10g。

用法：将上药共碾成细末，在锅内炒热，用布包裹，熨于脐上。每次30~60分钟，每日2~3次。

2. 橘叶茴麸熨（《中华脐疗大成》）

主治：小儿中毒性肠麻痹。

处方：鲜橘叶100g，小茴香、麸皮各30g，食盐50g。

用法：将前2味药捣粗末加入后2味药炒热，装入纱布口袋，外熨脐部3~4小时。

3. 桂香散（《中国中医独特疗法大全》）

主治：肠麻痹。

处方：肉桂、公丁香、广木香各1.5g，麝香0.9g。

用法：上药研末备用。取煮熟鸡蛋1枚，去壳，对剖去黄，纳药末于半个蛋白凹空中，覆敷脐上，外包纱布以固定之。若2小时后效果不显著，可再敷1次，即可见效。

4. 肠麻痹外敷法（《民间敷灸》）

主治：小儿中毒性肠麻痹。

处方：苍术50g，白芷50g，细辛50g，牙皂50g，丁香10g，肉桂10g，葱白适量。

用法：将前6味药共研细末，用葱白泥拌匀贴于神阙，胶布固定，12小时取下。

【点评】

肠麻痹治疗以通为主，治宜破气化瘀、攻下通便、温阳降浊、宽肠除胀。

小茴香、吴茱萸、干姜、荜茇、广木香温胃理气除胀；肉桂、公丁香、硫黄暖肾散寒止痛；栀子苦寒反作；麝香活血止痛；细辛、牙皂通窍止痛；葱白温通阳气，利气排便。综合起来，具有良好的温脾肾、散寒凝、除气滞之功，故善治寒凝气结所致的腹胀、腹痛者。

第十五节　淋巴结核

一、概述

颈淋巴结核是感染结核杆菌所致。主要表现在颈部一侧或双侧出现一个或多个淋巴结肿大，不热不痛。病情进一步发展，淋巴结互相粘连成为淋巴结周围炎，则出现疼痛和压痛。晚期淋巴结成干酪样变，或成为结核性脓肿。破溃后成为溃疡或窦道，长期流脓，不易愈合。有的病人出现低烧、盗汗、食欲不振等。一般多见于青壮年及儿童。

中医学称本病为"瘰疬"，民间俗称"老鼠瘰""疬子颈"，破溃后称"老鼠疮"。多因肺肾阴虚，肝气久郁，虚火内灼，炼液为痰，或受风火邪毒，结于颈项而成。本病是一种常见的慢性病，单纯用抗痨药物或手术切除治疗，效果往往不满意，且容易复发。贴敷治疗本病有较好的效果，临床上以平肝解郁、化痰散结为主，多取病变局部阿是穴和少阳经、阳明经腧穴。

二、贴敷治疗处方

1. 贴敷方（《外科精义》）

主治：痰核。

处方：雄猪胆 10 个。

用法：熬煎，摊油纸上，剪作膏药状，贴在溃串之处。如有脓水，随贴随换，不久自然收功，奇验。

2. 乌蛇皮敷灸（《中国灸法集粹》）

主治：瘰疬未溃破者。

处方：乌蛇皮。

用法：取乌蛇皮放于第 2 次淘米水中浸泡软化，然后贴敷在肿核上，用胶布固定即可。待乌蛇皮干后，另换 1 块贴敷，连续 7 日为 1 个疗程。本法适用于瘰疬未溃破者，已溃破者，不宜使用。

3. 蛇床膏（蛇床子膏）（《中国膏药学》）

主治：瘰疬（淋巴腺结核）。

处方：蛇床子 90g，黄蜡 60g，血余炭 15g（细研），大麻油 120g。

用法：微火养油 120mL，先煎蛇床子十数沸，滤去渣，次下血余炭、黄蜡，熬成膏。旋取摊于帛上，贴患处。

4. 玄参膏（蜂房膏）（《中国膏药学》）

主治：瘰疬（淋巴腺结核）。

处方：玄参 15g，露蜂房 30g，蛇蜕皮 15g，黄芪 0.9g，杏仁 30g（汤浸去皮尖研），血余炭 15g，黄丹 150g。

用法：上药细切，用麻油 500mL，先煎血余炭及杏仁，候血余炭消尽，即以绵滤其渣，都入锅中，将前药煎令焦黄，又滤其渣，下黄丹，以柳木棍不停地手搅，候煎成膏，即倾于瓷盒中盛，旋取涂帛上，贴患处。

5. 桂心膏（琥珀膏）（《太平圣惠方》）

主治：瘰疬（淋巴腺结核）。

处方：桂心 15g，琥珀 30g（细研），丁香 0.9g，木香 0.9g，朱砂 15g，木鳖子 15g（去壳），当归 15g，白芷 15g，防风 15g（去芦头），木通 15g，垂柳枝 90g，松脂 60g，黄丹 210g，麻油 560mL。

用法：先用琥珀、木香、丁香、桂心、朱砂五味捣箩细研为末，其木鳖子以下 6 味，并细切，以油浸一宿，于净锅内以慢火煎，候白芷焦黄色滤出，次下松脂令消，绵滤过澄油清，却安锅内慢火煎熬，下黄丹，以柳棍不停地手搅令黑色，试看硬软得所，入琥珀末等搅匀，倾于瓷盒中。每使用时看疮大小，纸上匀摊贴之，每日两度换之。

6. 芎芍膏（《中国膏药学》）

主治：瘰疬（甲状腺结核）。

处方： 川芎 15g，芍药 15g，细辛 15g（去苗叶），牛脂 15g，当归 30g（切焙），黄蜡 30g，黄连 30g，黄芩 30g，松脂 30g。

用法： 上 9 味除牛脂、蜡、松脂外，捣箩为末，先熬脂令沸，下蜡，松脂消溶，即下诸药末，搅匀，以瓷盒盛，涂疮上，3 日 1 换。

7. 肉桂膏（回阳膏）（《中国膏药学》）

主治： 瘰疬（淋巴腺结核）。

处方： 肉桂 15g（研末后下），草乌 90g（炒），干姜 90g（煨），赤芍 30g（炒），白芷 30g，生南星 30g，麻油 390mL。

用法： 以上各药，用麻油熬枯过滤，加黄丹 150g，或再加黄蜡 12g 成膏，或将各药共为细末，用凡士林调成膏，以纱布摊贴患处。

8. 枯草膏（《中国膏药学》）

主治： 瘰疬（淋巴腺结核）。

处方： 夏枯草 500g（鲜的须加倍），苦参 120g（细切），浙贝 60g（切片），白蔹 60g（如未溃者加），白芷 60g，牡蛎 60g（煅研，如已溃者加），黄丹 60g。

用法： 先将夏枯草用冷开水浸一宿，次日用锅置火炉上，放开水 2000mL，先熬苦参 20 分钟，再下贝母，过 10 分钟，再将夏枯草、白蔹一起投入合熬，约再经一刻钟，便可熬好，过滤去渣，再上火慢慢浓缩，再下牡蛎、黄丹搅匀，瓷瓶或玻璃瓶收储。先用淡盐水洗净患处，以毛笔涂药膏，遍涂一层，并宜涂红肿范围一指宽之部位，每日换药 2 次。

9. 消瘰膏（《医学衷中参西录》）

主治： 瘰疬。

处方： 生半夏 30g，皂角、生穿山甲各 9g，生甘遂 3g，生马钱子 12g，血竭 6g，黄丹适量，麝香少许，香油 750mL。

用法： 将前 5 味药用香油炸焦，去渣，文火熬炼，加黄丹收膏，火候到时，将血竭研细粉徐徐加入，熔化和匀收膏。取药膏适量，加麝香少许贴患处，每 3～5 日换药 1 次。

10. 化腐生肌散（《医学衷中参西录》）

主治： 瘰疬溃烂者。

处方： 煅炉甘石 18g，乳香、没药、硼砂各 9g，明雄黄 6g，硇砂 0.6g，冰片 0.9g。

用法： 将上药研为细末，装瓶备用，勿泄气。取少量药末，撒布或涂敷患处，每日 3～4 次。疮口日久不敛者，可加珍珠粉 0.3g，研细掺入和匀。

11. 遂戟膏（消核膏）（《全国中药成药处方集》）

主治： 溃疡，项间结核串及胸部。

处方： 制甘遂 120g，红牙大戟 120g，白芥子 60g，麻黄 24g，生南星 90g，姜半夏 90g，僵蚕 90g，藤黄 90g，朴硝 90g，香油 1000mL。

用法： 先入甘遂、南星、半夏熬枯，捞出次下大戟、麻黄、僵蚕、白芥子、藤黄，逐次熬枯捞出，再下朴硝，用绢将油沥净，再下锅熬滚，徐徐投入炒透漳丹，丹量以膏之老软酌用，搅匀，冷定成膏。洗净患处，量其大小而摊敷之。

12. 慈菇膏（消岩膏）(《中国膏药学》)

主治：瘰疬、瘿瘤（淋巴腺结核、甲状腺瘤）。

处方：山慈菇 30g，土贝母 30g，五倍子 30g（瓦上炙透），川独活 30g，生香附 30g，生南星 30g，生半夏 15g。

用法：共研细末，用醋调和如厚糊状，摊贴核块上。

注意：贴膏部位不可太少，当视肿块的状况，略为加宽，必须贴着四周，使稳固而不致移动脱落，每日 1 换，至全消为止（近时用法，将膏涂脱脂纱布上，橡皮硬膏贴上较好）。切忌时时揭开，时时更换。

【古代文献选录】

颈项瘰疬，用带壳蝼蛄七枚，生取肉，入丁香七粒于壳内，烧过，与肉同研，用纸花贴之。(《救急方》)

治瘰疬，用猪肚去净勿洗，刮肤上极细嫩油一层，以葱蜜捣烂，上疮即溃，蚀旧干，生新肉。又方，用五倍子末，醋调贴敷。如已破，以蜜调敷硬处。消肿软坚。(《鲁府禁方》)

瘰疬之病……先以石菖蒲烂研，罨患处微破，却以猫狸皮连毛烧灰，香油调敷。一味白蔹末，酒调服，多多为上。仍以酒一呷，调白蔹罨患处。掘取生者尤好。或用猪胆内水调雄黄末，敷患处，亦好。(《证治要诀》)

瘰疬初作未破，作寒热：草乌头半两，木鳖子二个，以米酢磨之，入捣烂葱头、蚯蚓粪少许，调匀敷上，以纸条贴，令通气孔，妙。(《医林正宗》)

有同舍项上患瘰，人教用忍冬草研细，酒与水煎服，以滓敷而愈。(《针灸资生经》)

【现代临床报道】

赵氏等使用清腮化疬膏（由黄芪、板蓝根、蒲公英、夏枯草、山慈菇、猫爪草、全虫、蜈蚣、玄参、柴胡、胆南星、皂角刺、乳香、血竭、儿茶、马钱子、生穿山甲、海藻、威灵仙、金银花、薄荷、肉桂等 37 味组成，加漳丹、香油熬炼成膏）外敷为主，兼口服异烟肼、利福平治疗初、中期病人 50 例，总有效率 100%。

按释：治疗上采用外贴膏，具有疏肝理气、健脾化痰、活血化瘀、软坚散结、滋阴潜阳、消肿止痛、解毒杀虫之功，且加入中药透皮吸收快速的薄荷、肉桂，局部外贴，直接吸收，调节全身整体功能，达到"阴阳平衡，精神乃治"，使肿大的淋巴结恢复正常形态；兼用直接杀灭结核杆菌的西药，中西结合，标本兼治。

赵平生，王惠珠．清腮化疬膏治疗颈淋巴结核 50 例．中医外治杂志，1999，8 (5)：5.

【点评】

瘰疬治疗以疏肝理气、健脾化痰、活血化瘀、软坚散结、滋阴潜阳、消肿止痛、解毒杀虫为主。大蒜外用可引起皮肤灼热起泡，不宜敷之过久，可消痰核肿瘤；乌梢蛇祛风通络止痉，可治麻风疥癣、瘰疬恶疮。平素注意摄取优质蛋白质和含钙丰富的食品。避免辛辣食品，禁烟戒酒。瘰疬是一种慢性消耗性疾病，治疗中应加强休息，合理给予营养，禁用海产品食物和刺激性食物。

第十六节　坏　疽

一、概述

坏疽中医称"脱疽"，是发于四肢末端，严重时指（趾）节坏疽脱落的一种慢性周围血管疾病。好发于四肢末端，下肢多于上肢，初起患肢末端发凉麻木、疼痛，后期出现坏死，指（趾）节脱落。血栓闭塞性脉管炎多为青壮年男性（20～40岁），常见于下肢单侧发病，有受寒、吸烟、外伤病史。闭塞性动脉硬化症，多发生于老年人。

二、贴敷治疗处方

1. 三油软膏（生肌膏）（《中国膏药学》）

主治：脱疽（肉芽生长）。

处方：香油 15mL，菜油 15mL，猪油 60g，鸡蛋黄 5 个，黄丹 6g，黄蜡 30g，白蜡 45g。

用法：鸡蛋煮熟去清，下锅后用快火，不可常翻，以免蛋黄破散；待蛋黄焦黑时即有油出。出油后去蛋清，始下香油、菜油、猪油，此时用微火，可放生姜 1 片，姜黑即示油熟，将锅离火待冷，下黄丹，仍用微火，黄丹变黑方下黄白蜡，再熬沸，膏即成。将膏摊于纱布或薄皮纸上，掩盖疮口。

2. 五松软膏（生肌长肉方）（《中国膏药学》）

主治：溃烂，肉芽生长。

处方：五倍子 6g，松香 3g，血竭 3g，白及 3g，虻虫 3g，白蔹 3g。

用法：共研细末，用熟猪油 240g，菜油 120mL，同熬透，入白蜡 9g 溶化，再入药末搅匀，摊贴患处。

3. 脱疽膏（《百病中医膏散疗法》）

主治：脱疽。

处方：宫粉 48g，铜绿 90g，乳香 1.5g，血余炭 66g，陈香油 250mL，川蜡 30g。

用法：先将香油和川蜡入锅内熔化，再加入上述药物细粉，搅匀熬膏，倒出搅凉密封备用。将药膏摊于桑白纸上，四周叠起，以免流出，外敷患处，上盖以棉花，用稠或软布包好即可。

4. 蜗牛泥（《百病外贴疗法》）

主治：脱疽。

处方：活蜗牛若干。

用法：将活蜗牛（同壳）杵烂呈泥状，平敷于溃烂面上，以湿纱布盖之。每1～2日换药1次。

5. 三分三脱疽膏（《百病外贴疗法》）

主治：脱疽。

处方：三分三60g，独定子（金铁锁）50g，云南重楼60g，红花20g，须白芷30g，桃仁40g。

用法：上6味压末，过细筛，备用。每次临用时取四分之一量，用甜米白酒或红糖酸醋调匀。外敷巨虚穴和涌泉穴。再以绷带固定，隔日换药1次，每周3次，1个月为1个疗程。

6. 脱疽膏（《中医外科》）

主治：虚寒脱疽。

处方：黑附子、干姜、吴茱萸各10g，川乌、草乌、细辛各6g。

用法：上药共研细末，取少许加白酒，陈醋适量，调成糊剂，贴敷患肢足心。

【古代文献选录】

脱疽，谓疔生于足指，或足溃而自脱，故名脱疽。亦有发于手指者，名曰蛀节疔，重者腐去本节，轻者筋挛。焮痛者，除湿攻毒，更以隔蒜灸至不痛。焮痛或不痛者，隔蒜灸之，更用解毒药。（《薛氏医案》）

【现代临床报道】

詹氏观察外敷配穴贴治疗Ⅰ、Ⅱ期脉管炎的临床疗效。药用外敷"川金脉通酒"（生川乌、生草乌、洋金花、穿山甲、蜈蚣、全蝎、仙人掌、山慈菇、蜂房各100g）配合穴贴"五狼针灸膏"（五倍子100g，狼毒100g，白醋适量）贴敷于肾俞、足三里、阳陵泉、三阴交。结果：总有效率69.70%。提示：外敷配穴贴上述中药制剂具有益肾补气、活血化瘀、通脉止痛之功，治疗Ⅰ、Ⅱ期脉管炎有较好的疗效。

按释：治疗本病要在"通"的基础上佐以扶正为大法，方可取效。肾俞、足三里、阳陵泉、三阴交诸穴，在五狼针灸膏的作用下，由经络传道，能激发机体活力，增强新陈代谢，推陈出新，共创益肾补气、疏通经络、调和气血、标本兼治之功，且具双重作用，阴阳寒热虚实皆可。

詹正明. 外敷配穴贴治疗Ⅰ、Ⅱ期脉管炎33例. 中医外治杂志，2006，15（4）：36－37.

【点评】

脱疽的中医治疗主要以温阳通脉，祛寒化湿，活血化瘀，益气养血为法。除用养血活血生肌药外，香油可滋润皮肤，治疗各种皮肤损伤；蜗牛可清热解毒消肿，治疗各种坏死、恶疮。贴敷部位除可选取病变部位外，选穴主要有上巨虚、下巨虚、涌泉，取之温阳通便，调补气血。

戒烟是获得疗效和防止复发的首要措施。注意防寒，尤其在寒冷季节要防止冻伤。防止肢体外伤，以免诱发或加重本病。足部霉菌感染应积极治疗，以免诱发本病。对因患肢剧痛而影响睡眠的病人，应防止坠床。患肢功能锻炼，以改善患肢气血运行。

第十七节　下肢慢性溃疡

一、概述

发生在小腿下部内外侧的慢性溃疡，中医称"臁疮"。溃疡发生前，患部有长期皮肤瘀斑、粗糙表现，溃疡发生后，疮面经久不愈，或反复溃破，严重影响人们的正常生活和工作，有些溃疡甚至会"癌变"或需要"截肢"。在所有的下肢慢性溃疡中，静脉性疾病导致的溃疡所占比例为90%以上，相当于下肢静脉曲张继发小腿慢性溃疡。其余不足10%者为动脉性疾病、血栓闭塞性脉管炎、淋巴阻塞以及神经性疾病、新陈代谢失调、血液系统紊乱等所致。

病因病机多由经久站立或负担重物，造成下肢血流瘀滞，湿盛于下。或由于皮肤损伤复感毒邪，毒邪化热，湿热蕴结于下而成。

二、贴敷治疗处方

1. 螵蛸软膏（秘传隔纸膏）（《中国膏药学》）
主治：臁疮（深部脓疱病）。
处方：海螵蛸 60g，老松香 30g，樟脑 10g，轻粉 10g（不愈加），白芷 30g，川芎 30g。
用法：上药各研为细末，熔化松香，少加清油和之，以油纸随疮大小糊袋盛药夹之，用淡盐水洗疮，敷在疮口上，4 日 1 换。若单用白芷、川芎、海螵蛸 3 味煎水洗之，亦效。

2. 芥风膏（绛硼膏）（《中国膏药学》）
主治：臁疮、血风疮（深部脓疱病、湿疹）。
处方：荆芥 30g，防风 30g，香油 250mL，川椒 30g，槐枝 50g，杏仁 15g（浸 7 日）。
用法：上药煎枯去渣，入黄蜡 30g 溶化，离火，再下硼砂 15g，乳香、没药、儿茶各 9g，漳丹 3g，血竭 6g。一方另加樟脑 15g，炙白花蛇 4.5g。搅匀，贴敷患处。

3. 厚朴膏（《中国膏药学》）
主治：臁疮（深部脓疱病）。

处方：厚朴 18g，当归 18g，白芷 18g，白蔹 18g，黄连 18g，白及 18g，五倍子 18g，黄柏 18g，雄黄 18g，没药 18g，乳香 7.5g，血竭 18g，海螵蛸 18g，漳丹 18g，轻粉 3g。

用法：前 13 味共研细末，香油熬熟，调成膏贴之，外以青布包扎，如有脓水，可用食盐水常洗，洗后用棉花拭，膏贴患处。

4. 桑白膏（治臁疮及各种湿疮方）（《丹方精华》）

主治：臁疮（深部脓疱病）。

处方：鲜桑白皮 60g，樟脑 20g，猪胰子油 100mL。

用法：以上三物，共捣成烂泥状，融成饼子，敷疮面，以绷带缚之。稍有作痒，极力忍之，使其痒止，再换 1 块，仍如前法复缚以疮口内红肉突起为度，大约每 6 小时换药 1 次。

5. 甘石膏（夹纸膏）（《中医外科诊疗学》）

主治：臁疮（深部脓疱病）。

处方：制炉甘石 6g，黄蜡 150g，白蜡 180g，乳香 18g（制），樟脑 12g，当归 30g，没药 18g（制），轻粉 15g，猪油 2000g。

用法：先将猪油同黄白蜡烊化，再和各药末调匀，白皮纸摊之阴干。照疮口大小将膏药钻细孔，对准疮口贴上，外用白布或绷带扎得平伏，勿太宽亦勿太紧，每张可连贴 3 日，再换新的。能去腐生新，渐渐收口。

6. 二甘软膏（《中医验方汇编》）

主治：臁疮腿（下腿深部脓疱病）。

处方：炉甘石 30g，炙甘草 30，密陀僧 30g，冰片 0.9g。

用法：先用水煎炙甘草、炉甘石，待水干，去甘草，将甘石共密陀僧研细，再加入冰片，以香油调成糊状，敷患处，用纱布包好，数日后发痒，旬余用手在外面轻拍，再过数日解去，另换新药，一料药可分敷两次。

7. 山木膏（《中国膏药学》）

主治：臁疮（深部脓疱病）。

处方：穿山甲 6g，木鳖子 6g，文蛤 6g，白芷 6g，乳香 6g，没药 6g，血余炭 15g，蜂蜡 30g，香油 120mL。

用法：将香油熬开，入药炸枯除渣，后入蜂蜡搅匀，待冷成膏，用布摊成膏药。贴敷患处。

【古代文献选录】

臁疮者，风热湿毒相聚而成，有新久之别，内外之殊。新者，只用三香膏乳香法纸贴之自愈。稍久紫黑者，以解毒紫金膏搽扎渐可。又年久顽臁，皮肉乌黑下陷，臭秽不堪者，用蜈蚣钱法，去风毒，化瘀腐，方可得愈。外臁多服四生丸，内臁多服肾气丸，妙。（《外科正宗》）

外治法：因风热者，洗以葱汤，次用龙骨膏贴之。风热者，马齿膏。湿热者，窑土膏。因血气凝滞者，小驻车丸加乳香少许掺之。内臁疮初起，洗以盐汤，次以蜡矾纸贴之。重者桐油膏，痒甚者蕲艾膏。久不愈者，内外通用炉灰膏，点去瘀肉，后贴黄蜡膏。然内必量体服药，若误用攻伐伤胃者，亦能伤人。（《医学入门》）

石村刘大尹治臁疮膏药：用芝麻油四两，铜锅内煎，葱白三根，煮黑色取出；入川椒去目一两，煮黑色，滤去；入铜青末一两，以槐枝十根，各长一尺合搅，焦一节截去一节，以尽为度；后入白矾一两，黄蜡五钱，煎良久，倾碗内成膏。每以油单纸夹膏一匙于中，以银针刺之，密密多孔。先以浓茶洗疮口，贴膏于上，反复转换，时得痛为佳。止用一二贴立效。年深者，不过五七贴。其膏存久益效。（《古今图书集成·医部全录》）

治臁疮，先用葱白浆水熬汤，洗净疮口，绢帛掩干，徐以轻粉末掺疮口上。用五灵脂、黄柏各等份，碾为细末，凉水调，贴敷疮上，纸盖三五十上，即平复。治臁疮方先用扁柏枝，或墙上旧稻草煎汤，温洗疮拭干。然后用蓖麻子去壳，研细为膏，入好明净松香。一处入些少桐油，看稀稠研捣为泥。又入黄丹和匀，摊药于油纸。包隔油纸贴在疮上，贴数日。再换药贴之，即愈。看疮大小用药。（《普剂方》）

【点评】

臁疮，中医以清热利湿解毒、调理气血为基本治疗原则。主要用药：荆芥、防风、海螵蛸解表透疹敛疮；樟脑、漳丹、川椒、轻粉通窍辟秽，温经止痛，利湿杀虫；白芷、三黄消肿排脓，清热燥湿；当归、川芎、没药、乳香、血竭活血行气止痛；白及、白蔹收敛止血，消肿生肌等。

患足宜抬高，不宜久立久行，疮口愈合后，宜经常用弹性护套保护之，避免损伤，预防复发。

第十八节　冻　疮

一、概述

冻疮是指人体受寒邪侵袭，气血瘀滞，从而引起局部性或全身性的损伤。相当于西医的冻伤。轻者局部肿胀、麻木、痛痒、青紫，或起水泡，甚则破溃成疮。全身性者较重，表现为体温下降，四肢僵硬，甚则阳气亡绝而死亡。全身性冻疮者宜及时救治，否则可危及生命。临床上以暴露部位的局限性冻疮为最常见。

中医学认为，本病属"冻疮""冻风"等病的范畴。系因风寒侵袭经络，气血凝滞而致。治以温经散寒活血为主。

冬令时节，因平素气血衰弱，或因疲劳，或因饥饿，或因病后，或因静坐少动，寒邪侵袭过久，耗伤阳气，以致气血运行不畅，气血瘀滞，而成冻疮，重者肌肤坏死，

下篇 第十八章　外科病症

骨脱筋连，甚则阳气绝于外，荣卫结涩，不复流通而死。此外，暴冷着热或暴热着冷，也可致气血瘀滞而坏烂成疮。

二、贴敷治疗处方

1. 芒硝膏（《中国灸法集粹》）
主治：冻疮。

处方：芒硝、黄柏各适量。

用法：其比例为未溃破者，芒硝用量大于黄柏1倍，已溃破者，黄柏用量大于芒硝1倍。两药共研为极细末，以冰水或雪水调如糊膏状，敷患处。每日换药1次。

2. 大黄膏（《中国灸法集粹》）
主治：冻疮。

处方：取大黄适量。

用法：研为细末，加冷开水调如糊膏状。敷于患处，纱布覆盖，胶布固定，每日换药1次。

3. 山楂膏（《中国灸法集粹》）
主治：冻疮。

处方：鲜山楂（去皮）适量。

用法：捣如泥膏状，敷于患处，纱布包扎，每日换敷1次。

4. 生姜膏（《中国灸法集粹》）
主治：冻疮。

处方：取鲜姜适量。

用法：捣如泥膏状，敷于患处，纱布包扎，每日换敷1次。

5. 柏杏软膏（柏叶膏）（《圣济总录》）
主治：冻疮（冻伤）。

处方：柏叶120g（炙干为末），杏仁40枚（去皮研），血余炭15g，盐15g，乳香0.3g（研），黄蜡30g，清油30mL。

用法：先煎油令沸，次下众味药，以血余炭消尽为度，次下黄蜡搅匀，瓷器中收。每日1洗1换，如疮渐好，即3～4日1换。

6. 白芷软膏（玉红膏）（《全国中药成药处方集》）
主治：红肿疼痛，冬日冻疮，水火烫伤。

处方：白芷12g，当归12g，紫草12g，红花12g。

用法：以上药料用香油1000mL炸枯，去渣滤净，加黄蜡180g收膏，每15g装盒。涂抹患处。

【古代文献选录】

经曰：寒疮流水，俗呼为冻疮。或经年不愈者，用野中净土晒干，以大蒜研如泥，捏作饼子，如大观钱厚薄，量疮口大小贴之，以艾火加于饼上灸之，不计壮数，以泥干为度；去干饼子，再换湿饼子灸，不问多少，直至疮痂觉痛痒，是疮可治也。然后口含浆水洗渍，用鸡翎二十茎，缚作刷子，于疮上刷洗净。以此洗刷，不致肌肉损伤也。以软帛拭干，用木香槟榔散敷之。如夏月医之更妙。(《儒门事亲》)

冬月下虚身触寒冷，血涩生疮，顽滞不知痛痒，内服升麻和气饮去大黄，外用木香、槟榔、硫黄、吴茱萸、姜黄、麝香为末，麻油调搽。(《医学入门》)

冬月手足坼裂：黄蜡膏。用清油半两，盏内慢火煎沸，入黄蜡一块同煎熔，入光粉、五倍子末少许，熬令稠紫色为度。先以热汤洗，火上烘干，即用药敷，以纸贴之，其痛立止。入水亦不落。若入粉多则硬，可以火灸软敷之。一方无五倍子。(《奇效良方》)

【现代临床报道】

采用冬病夏治穴位贴敷配合火针治疗冻疮76例，于每年夏季三伏期贴敷穴位3次，主穴：大椎、肺俞。配穴：若手部冻疮者，加合谷、外关及冻疮好发部位之阿是穴；若足部冻疮者，加三阴交、解溪、昆仑及冻疮好发部位之阿是穴。取细辛12g，甘遂12g，延胡索21g，制白芥子21g，共研成细末，为每人的用量，每次取1/3药面，加生姜汁调成稠膏状，将现调的药物均匀地敷在以上穴位，先用白塑料布覆盖在敷药的穴位表面，再用家庭用的保鲜膜将其固定即可。第1次可贴2~3小时，后2次可贴1小时左右。每次间隔10日左右。且于每年秋末冬初，天气将要转冷之前，开始火针，以中等火针，将其针身烧致通红，迅速针刺中脘穴，点刺不留针，每隔10日左右打1次，3次为1个疗程。结果：有5例因惧怕火针未接受火针治疗，未计入疗效统计，71例患者中，治愈43例，占61.4%，好转26例，占36.6%，总有效率达97%。

程玉荣. 冬病夏治穴位贴敷配合火针治疗冻疮76例经验介绍. 亚太传统医药，2007，5：75.

【点评】

冻疮治以温经散寒活血为常法。应用生姜温经解表；山楂活血散瘀，化痰行气；血余炭、乳香、当归、红花活血止血，消瘀生肌；白芷消肿排脓，燥湿。可配以火针、艾灸等。冻疮的病机是寒凝筋脉，气血不通，日久则寒极反兼热化，本《内经》"寒因寒用"之法，加大黄、黄柏、紫草清热凉血，解毒生肌，治疗重度冻疮疗效益佳。

冻疮忌用火烤、热水烫等加热措施复温。在冻伤的急性期，必须避免伤肢运动。急性炎症一旦消散，应尽早活动指（趾）关节。重伤员应注射破伤风类毒素，预防破伤风发生。预防冻伤，应坚持体育锻炼，增强抗寒能力，常用冷水洗手、洗脸、洗脚。冬季要注意对身体暴露部位的保暖，还可涂些油脂。站岗值勤应适当活动，促进血液循环。用茄子秸或辣椒秸秆煮水，洗容易冻伤的部位，或用生姜涂擦局部皮肤，都有预防冻伤的作用。

第十九节 烧伤、烫伤

一、概述

本病是外界因素（包括物理的、化学的、生物的热力因素，如火焰、灼热的液体、气体或固体），直接作用于人体体表，引起肌肤、经络、血脉，甚至脏腑等损伤，并产生功能紊乱的一类疾患。随着现代科学技术的发展，尽管出现新的烫伤，如化学烧伤、放射性损伤、电击伤等，但现代日常生活中仍以烧伤及烫伤多见。治疗上首先要估计烧伤面积及深度，烧伤面积愈大，深度愈重，病情愈严重。

其治疗要注意：①轻度水火烫伤处理时，局部可先用冰冷的自来水或流水反复冲洗或浸洗。在最短时间内降低局部深处温度，并有止痛、清洁的作用。②中度以上烧（烫）伤要积极采取中西医结合治疗，及时补液、抗炎、抗休克，调整水电解质平衡，并做急诊急救处理。

二、贴敷治疗处方

1. 地乌软膏（赤膏）（《千金翼方》）

主治：火伤，烫伤，金伤（烧伤、外伤、枪刀伤）。

处方：生地黄汁 140mL，生乌麻脂 60g，薰陆香 8g（末），丁香末 8g，黄丹 12g，黄蜡 2 枚（如鸡子黄）。

用法：先微火煎地黄汁和乌麻脂，待三分减一，乃下丁香末、薰陆香末，煎三十沸，乃下黄丹，次下黄蜡，煎之使消，以匙搅数千次，下之待凝，摊用患处。

2. 栀子软膏（清凉膏）（《中国膏药学》）

主治：烫泼火伤（烫伤、烧伤）。

处方：栀子仁 0.3g，黄连 0.3g，生地黄 60g，葱白 10 根，白芷 0.3g，黄蜡 15g，清麻油 20mL。

用法：上药细切，于油锅内煎，以地黄焦黑为度，绵滤去渣澄清，即于锅内入蜡，慢火熬，候蜡消，倾之瓷盒内，每使时，用毛笔涂抹上。

3. 三脂软膏（止痛膏）（《太平圣惠方》）

主治：烫火所损（烫伤、烧伤）。

处方：羊脂 0.9g，松脂 0.9g，猪脂 0.9g，蜡 15g。

用法：取羊、猪脂，同于锅中煎，令沸，次下松脂和蜡，令熔尽搅匀，倾于瓷盒内盛。每日涂 2~3 次。

4. 赤紫软膏（治烫火伤方）（《宋人医方三种》）

主治：烫泼火伤（烫伤、烧伤）。

处方：赤芍 18g，紫草 18g，甘草 9g，梅片 0.6g，当归 18g，白芷 18g，轻粉 3g，血竭 3g。

用法：麻油 500mL 熬煎 5 味，熬至白芷为黄色去渣，次入白蜡 30g 调匀后，再入轻粉、血竭、梅片。下味，搅匀，毛笔敷涂伤面。

5. 蜂香膏（保肤膏）（《外科大成》）

主治：烫火烧及臁疮，秃疮（烫伤、烧伤、深部脓胞病、头癣）。

处方：大蜂房 1 个，香油 250mL，血余炭 15g，黄蜡 60g，大黄末 60g，樟脑末 30g（后 2 味研细末，最后和入）。

用法：煎油沸，入大蜂房、血余炭，炼枯滤渣，再入黄蜡熔化，待温，后和入黄丹樟脑。膏成贮之备用。用时摊贴伤面。

6. 柏叶软膏（慈航膏）（《中国膏药学》）

主治：水烫，火烧（烫伤、烧伤）。

处方：鲜侧柏叶 240g，川大黄 60g（碾末），当归 60g，地榆 60g，血余炭 60g，露蜂房 1 个，黄蜡（冬用 150g，夏用 210g，春用 150g），香油 1000mL，樟脑 0.6g。

用法：先将油煎沸，下侧柏叶，次下当归，再下地榆，候煎至枯黑色，捞出药渣，下血余炭、蜂房，待枯捞出，再下大黄末，再下黄蜡，待完全熔化离火，再入樟脑，搅匀即成。贮净缸中备用。将膏摊敷伤面，敷纱布，或将膏药摊纱布上贴之。如烧伤起水泡者，宜刺破，将水用药棉轻轻拭干后敷膏。轻者用药数次即愈，重者每日换药 1 次。

禁忌：在治疗期间，忌食辛辣烟酒等刺激性东西。

7. 香米膏（烫火药膏）（《全国中药成药处方集》）

主治：火烧伤，皮肤被热水或蒸气及油类烫伤，局部红肿，起水泡，疼痛不止。

处方：香油 1000mL，米壳 60g，铅粉 1000g，生地黄 10g，冰片 6g。

用法：先将香油烧开，再炸生地黄、米壳两味，炸枯去渣滤净，再入铅粉成软膏，候温兑冰片，敷患部。

8. 紫黄獾油膏（《中医外治疗法集萃》）

主治：烫伤，烧伤。

处方：獾油 1000g，紫草 50g，大黄 50g，黄柏 50g，地榆 30g，珍珠粉 15g，冰片 10g。

用法：将獾油入锅加热沸后，入大黄、黄柏、地榆，熬枯去渣，加紫草炸枯。过滤后加冰片、珍珠粉，冷却成膏，外敷患处，多用暴露疗法，每日换药 1 次。

9. 大黄烫伤油膏（《中医外治疗法集萃》）

主治：烧烫伤。

处方：大黄 15g，栀子 15g，黄柏 15g，紫草 15g，薄荷 15g，石膏 50g。

用法：将药物放入 500g 麻油中浸泡 24 小时，再放入锅中加热，炸枯去渣，离火后趁热加黄蜡 150g，搅均匀成膏，备用。

【古代文献选录】

汤泡火烧疮，初时宜强忍痛，急向火炙，慎勿以冷物熨之，使热不能出，烂入筋骨。后用寒水石七两，黄柏、黄连、黄芩、山栀、大黄、赤石脂各一两，甚者加冰片少许为末，酒调或鸭子清调敷；或阵玉丹亦好。(《医学入门》)

黄柏散，治烫火伤。黄柏、大黄、朴硝、鸡子壳、寒水石各等份。上为细末，用水调涂，极效。(《证治准绳》)

热油火灼，除痛生肌：丹参八两剉，以水微调，取羊脂二斤，煎三上三下，以涂疮上。(《肘后备急方》)

汤火烧疮：以侧柏叶入臼中，湿捣令极烂如泥，冷水调作膏，敷伤处，以帛子系定，三二日疮当敛，仍灭瘢。(《证治准绳》)

【点评】

烧伤、烫伤治以清热解毒，顾气养阴，并配以富含油脂药物，促进肌肤快速愈合。可应用薰陆香、黄丹、栀子仁、三黄、赤芍、紫草、梅片、当归、轻粉、血竭、蜂房、冰片清热解毒，活血化瘀；生地黄养阴生液；羊脂、松脂、猪脂、蜡等润肤生肌。

第二十节　毒蛇咬伤

一、概述

毒蛇分为三类：神经毒（风毒）毒蛇，如金环蛇、银环蛇、海蛇；血循毒（火毒）毒蛇，如竹叶青、五步蛇、蝰蛇；混合毒（风火毒）毒蛇，如眼镜蛇、眼镜王蛇、蝮蛇。不管属于哪一类的毒蛇，只要咬伤人就会引起全身中毒症状。假若被神经类毒蛇咬伤，主要表现为神经系统受损害，多在 1～6 小时后出现症状，轻者头晕、出汗、胸闷、四肢乏力，严重者出现瞳孔散大、视力模糊、语言不清、流涎、牙关紧闭、吞咽困难、昏迷、呼吸减弱或停止呼吸，最后因呼吸麻痹而死亡。被血循毒毒蛇咬伤后，主要表现为血液循环系统受到损害，出现寒战发热、全身肌肉酸痛、皮下及内脏出血（尿血、血红蛋白尿、便血、衄血和吐血等），继而出现贫血、黄疸等，严重者出现休克、循环衰竭。混合毒毒蛇咬伤后，主要表现为神经和血液循环受损害，出现头晕、头痛、寒战、高热、四肢乏力、全身肌肉酸痛、瞳孔缩小、肝脏肿大、黄疸、脉迟或脉数，严重者可出现心功能衰竭、呼吸停止而死亡。

二、贴敷治疗处方

1. 贴敷方 1（《广西中草药》）
主治：毒蛇咬伤。
处方：鲜大叶蛇总管叶。

用法： 捣烂，敷伤口周围。

2. 贴敷方2（《古今外治灵验单方全书》）

主治： 毒蛇咬伤。

处方： 新鲜佩兰叶100g。

用法： 将佩兰叶捣烂。先用0.1%高锰酸钾溶液或1%煤酚皂溶液冲洗浸泡伤口，再顺牙痕方向切开1cm，用拔火罐的方法吸出毒汁，并反复冲洗伤口，擦净创面，然后将捣烂的佩兰叶摊平敷于伤口上，覆盖纱布固定。每日换药2～3次，每次换药前均需冲洗伤口至干净消肿即停。中毒严重者需补液及对症治疗。

3. 贴敷方3（《中医外治经验选》）

主治： 毒蛇咬伤。

处方： 取雄黄、独大蒜各适量，将大蒜切薄片，两药用米酒适量浸泡。

用法： ①被毒蛇咬伤后立即用柔软的绳子或布带，或就近拾取适用的植物茎叶（如稻草等），在伤口上方（于伤口的近心端）2～10cm处结扎，松度以能阻断淋巴及静脉血的回流但不妨碍动脉血流为宜，每隔15～20分钟放松1～2分钟。敷药后1～3小时解除结扎。②冲洗伤口，用清水、冷开水或肥皂水，有条件者用双氧水、高锰酸钾液、1：5000呋喃西林溶液冲洗伤口。③刺开伤口排毒，用干净的利器挑破伤口或以牙痕为中心作米字形切开；一般不宜刺得太深，以免伤及血管。若蛇咬伤后伤口流血不止，且有全身出血现象则禁忌"刺开伤口排脓法"，应将上药涂敷患处，随干随搽，一般2～3日即愈。病情危重者需全身综合治疗。

4. 贴敷方4（《中医外治法奇方妙药》）

主治： 各种毒蛇咬伤。

处方： 藤黄50g，雄黄50g，蟾蜍15g，北细辛、香白芷各30g，生附子20g，蜈蚣20条，白酒1000mL。

用法： 将前7味药研为细末，调白酒至稀糊状备用。假若是被毒蛇咬伤上肢或下肢，应马上紧扎伤口上部，以阻止蛇毒上窜攻心。若伤在指、趾间，则宜切开伤口，放血以排毒，或用拔火罐吸出毒液。除此之外，还用温开水或干净的清水反复冲洗伤口。冲洗干净后，术者用一只手捏住伤肢，另一只手从上而下反复挤压、按摩，使毒液从伤口排出体外，然后再将上药搽敷于伤口周围，每日数次至愈。

5. 湿敷法（《当代中药外治临床大全》）

主治： 各型蛇伤。

处方： 半边莲12g，独角莲12g，七叶一枝花12g，白花蛇舌草30g。

用法： 上述药物捣烂，调鸡蛋清外敷患处，每日3～4次。

【古代文献选录】

为恶虫蛇所伤，用白芷细嚼敷患处，仍以酒调芷末服。蜈蚣伤用鸡屎涂。蝎伤用蕺葺芒烧灰，香油调敷。犬伤用虎骨末敷。猫伤用薄荷搐。蜂虿伤用人参嚼而敷之；或用诸蟹壳烧存性研末，蜜调敷。凡诸恶物伤，急于伤处灼艾数壮，亦佳。

（《证治要诀》）

如被蛇咬，食蒜饮酒；更用蒜杵烂涂患处，加艾于蒜上灸之，其毒自解。凡毒虫伤并效。（《薛氏医案》）

毒蛇咬螫：以闭口椒及叶捣封之，良。（《肘后备急方》）

虫虺螫人：凡蜈蚣蛇蝎毒虫伤，以五灵脂末涂之，立愈。（《金匮钩玄》）

诸蛇螫伤：胡粉和大蒜捣涂。（《备急千金要方》）

有人被毒蛇所伤，已昏困。有老僧以酒调药二钱灌之遂苏；及以药淬涂患处。良久，复灌二钱，其苦皆去。问之乃五灵脂一两，雄黄半两同为末，止此耳。后有中毒者用之，无不效验。又方，用干姜、雄黄等分，为末敷之。兼辟蛇，用绢袋盛，系臂上，男左女右，蛇闻气远避。（《证治准绳》）

【现代临床报道】

陈氏用蛇伤解毒散外敷治疗毒蛇咬伤 510 例。药物组成为大黄 60g，白毛陈 50g，黄连 40g，黄芩 40g，扛板归 60g，直接敷于肿胀部位。结果：全组 510 例患者全部症状消失，疗程最短 3 日，最长 10 日。无一例后遗症。提示：对火毒型及风火毒型的蛇种以及外科常见疾病，本方皆可应用。

陈美英．蛇伤解毒散外敷治疗毒蛇咬伤 510 例．中医外治杂志，1998，7（1）：19.

【点评】

中医认为蛇毒系风、火二毒，治以清热解毒息风为主，若出现蛇毒内陷等危重症候，应及时前往医院救治。雄黄、蟾蜍、蜈蚣、鲜大叶蛇总管叶、大蒜可解蛇毒疗疮；大黄、五灵脂能清热解毒，活血化瘀；黄连、黄柏能清热泻火解毒；白毛陈能清热利湿，消肿解毒；扛板归能清热解毒，消肿止痛。总之，治以清热解毒，活血化瘀通络，消肿止痛，可配合三棱针针刺排毒，可控制和消除蛇毒的蔓延和发展，提高治疗效果，减轻全身中毒症状，减少患肢伤残。

毒蛇咬伤后现场急救很重要，应采取各种措施，迅速排毒并防止毒液的吸收与扩散。到达有条件的医疗站后，应继续采取综合措施，如彻底清创，内服及外敷有效的蛇药片，抗蛇毒血清的应用及全身的支持疗法。

第二十一节 破伤风

一、概述

中医认为，破伤风因"风邪"从破损处侵入人体，通过经络入肝犯脾，引动内风而致，有"疮痉""脐风""产后破伤风"等名，是严重的创伤传染病。主要表现为牙关紧闭，面呈苦笑表情，四肢抽搐拘急，角弓反张。本病变证多端，除加强护理，密切注意病情外，应中西医结合，多种方法治疗，平素要积极开展宣传工作，正确处理伤口。

由于皮肉受损（创伤、折伤）或外疡溃破未合，风毒乘隙侵入肌腠筋脉，营卫不得宣通以致筋脉拘急。

本病在临床上可见形寒，发热，头痛，烦躁，口噤不开，牙关微紧，咀嚼稍有困难，继之面呈苦笑表情，四肢拘急抽搐，项背强直，甚则牙关紧闭，角弓反张，舌质红，苔黄腻，脉紧，或有大便不通，口气臭秽。肝风内动严重者，则发作频繁，牙关紧闭，吞咽困难，角弓反张，苦笑容，脉弦数；毒邪内陷者，突然高热，烦躁不安，大汗出，脉浮大散乱；产后破伤风，发生在分娩之后；新生儿破伤风，有热象者，患儿指纹青紫。

二、贴敷治疗处方

1. 麝香玉真散（《中药贴敷疗法》）

主治：破伤风，寒热间作，颈项强直，角弓反张。

处方：玉真散（天南星、防风各等份，共研细末）15g，麝香0.3g。

用法：取鸡蛋1枚，在一端开孔，倾出蛋清蛋黄，把麝香玉真散装入蛋壳内，使药沾于蛋壳内皮，沾不上的倒去。将蛋壳有孔端敷于伤口，用白面糊将蛋壳与皮肤相连处堵严密，勿使空气流通。再用香油128mL置于碗内，加棉捻点燃烤蛋壳，使蛋壳内药蒸发进入伤口。边烤边在蛋壳表面抹香油。

2. 解痉膏（《外治心悟》）

主治：破伤风。

处方：漳丹、火消各18g，胡椒40粒，带根葱白3根，食醋适量。

用法：取前3味共研细末，加葱白、食醋适量，共捣成膏状，备用。取备用药膏敷神阙穴和双手足心，外以布扎，并加温，或上加热水袋。

3. 贴敷方1（《中药外贴治百病》）

主治：破伤风。

处方：蛴螬10个。

用法：将蛴螬倒置，让其自然吐出黄水（如急用，可剪去蛴螬尾，黄水随即流出），取黄水敷于伤口上（可使伤口麻木、身上出汗）。重症者可将黄水滴入酒中，加热内服，以使出汗，牙关紧闭者，可用蛴螬水涂擦牙龈，亦可将蛴螬捣烂如泥，外敷伤口，干后即换。治疗时多合并使用。

4. 贴敷方2（《内病外治贴敷灵验方集》）

主治：破伤风。

处方：蜈蚣1条，全蝎2个。

用法：炒脆研末，擦牙或吹鼻中。

【古代文献选录】

破伤中风欲死：用蜈蚣研末，擦牙追去涎沫立瘥。又方：用蜈蚣头、乌头、附子底、蝎稍等分为末，每用一字或半字，热酒灌之，仍贴疮上取汗愈。（《古今图书集成·医部全录》）

破伤风搐口噤强直者：香胶散。用香胶烧存性一两，麝香少许为末，每服二钱，苏木煎酒调下；仍煮一钱，封疮口。（《得效方》）

【点评】

破伤风发病急剧，如治疗失时，可引起死亡，因此，无论是预防或治疗，都非常重要。对于破伤风病患者，应安排单人暗室房间，以避免因光线、声音等外来刺激而诱发痉挛。平素皮肤有一定程度的破损，应及时注射破伤风针抗毒素。

第二十二节　狂犬病

一、概述

有被犬咬伤史，但狂犬病患者呈兴奋、恐惧状，看见水或听到水声，便发生吞咽肌肉痉挛，被称为"恐水病"。可因膈肌收缩产生大声呃逆，如犬吠声。

二、贴敷治疗处方

贴敷方（《偏方大全》）
主治：狂犬咬伤。
处方：番薯叶、番木鳖各适量。
用法：同捣烂，敷于伤处。

【古代文献选录】

一人疯犬所伤，牙关紧急，不省人事，紧针患处出毒血，隔蒜灸良久而醒，用太乙膏封贴，饮玉真散二服，少苏，更以解毒散（百一十）二服而痊。（《外科理例》）

风狗咬伤……先口嚼浆水洗净，或以热人尿淋咬处，嚼生姜擦之，又用葱白嚼烂涂之，又杏仁嚼碎敷之，以帛系定。或用马蔺根研细，葱汤洗后涂之，尤妙。（《本草纲目》）

风狗蛇虺咬伤：紫苏叶嚼敷之。(《备急千金要方》)

【点评】

被病狗咬伤后，应立即冲洗伤口。关键是洗的方法。因为伤口像瓣膜一样多半是闭合着，所以必须掰开伤口进行冲洗。用自来水对着伤口冲洗虽然有点痛，但也要忍痛仔细地冲洗干净，这样才能防止感染。冲洗之后要用干净的纱布把伤口盖上，速去医院诊治。被疯狗咬伤后，即使是再小的伤口，也有感染狂犬病的可能，同时可感染破伤风，伤口易化脓。患者应向医生要求注射狂犬病疫苗和破伤风抗毒素预防针。

第二十三节 脚 气

一、概述

脚气，初起两脚无力，渐觉酸重顽麻而纵缓，步履艰难。湿脚气则足跗肿大，甚则浮肿至膝，苔白腻，脉濡缓，多由气血壅滞所致；干脚气则足胫瘦削，无力，顽麻酸重加剧，便秘溲黄，舌淡红，脉弦数，多为津血不足、筋脉肌肉失养所致。脚气冲心，则气逆喘满，心悸烦热，呕吐不思饮食，甚至神昏迷糊，属危候。此病非西医所说常见的真菌感染性皮肤病，与因 B 族维生素缺乏引起的全身性疾病及末梢神经病相似。

二、贴敷治疗处方

1. 脚气膏 (《中华脐疗大成》)

主治：湿脚气。

处方：吴茱萸、木瓜、槟榔、大黄各10g，麝香膏1贴。

用法：将前4味药研成细末，装瓶备用。用时取药10g，用水调成膏状，敷于患者脐孔内，外用麝香膏封贴。每2~3日更换1次。

2. 二妙散 (《中华脐疗大成》)

主治：脚气。

处方：苍术、黄柏各30g，麝香膏药适量。

用法：将苍术和黄柏碾成细末，贮瓶备用。用时将麝香膏药肉置水浴上溶化。加入适量药末，搅匀，摊涂厚纸或布上，每贴重20~30g，贴于患者脐部及痛处。每2~3日更换1次。

3. 遂丑散 (《理瀹骈文》)

主治：脚气肿胀。

处方：甘遂、二丑各15g，荞麦面适量。

用法：将以上诸药混合共研为细末，贮瓶备用。用时取药末15g，用水制成药饼，在锅内蒸熟后贴于患者脐孔。

4. 田螺盐敷法（《理瀹骈文》）

主治：脚气上冲。

处方：田螺数枚，盐少许。

用法：上2味同捣烂，敷于脐部。

【古代文献选录】

有脚气冲心者，宜四物汤，加炒黄柏；再宜涌泉穴，用附子末津唾调敷，上以艾灸，泄引热下。（《丹溪心法》）

脚气胫肿骨疼：蓇蓄根研碎和酒酢共三分，根下合蒸熟，封裹肿上，一二日即消。亦治不仁。（《备急千金要方》）

脚气作痛：蓖麻子七粒，去壳研烂，同苏合香丸，贴足心，痛即止也。（《外台秘要》）

脚气攻注：用生大田螺捣烂，敷两股上，便觉冷起至足而安。又可敷丹田，利小便。董守约曾用有效。（《稗史》）

脚气肿痛：皂角、赤小豆为末，酒酢调贴肿处。（《永类方》）

脚气连腿肿满，久不瘥：用黑附子一两，去皮脐生用，捣为散，生姜汁调如膏，涂敷肿上，药干，再涂之，候肿消为度。（《易简方》）

治脚气止痛。大皂角、猪牙皂角、木香各等分，上为末醋调，先于不肿处涂之，截断毒气，不令上冲。次涂下肿，留指尖不涂，仍削去足爪甲以出毒气。一方，草乌、白芷、防风、独活、羌活各等分，上为细末，生地龙数条研烂，米醋调敷。单用草乌末调酒敷，赤小豆、南星末姜汁调贴亦可。时吃熟萝卜，令饱，以下气。飞萝面醋调涂。（《古今医统大全》）

【点评】

脚气治以清热解毒利湿。其中，槟榔行气降逆，利水祛湿；木瓜祛湿利痹，舒筋活络；吴茱萸温散寒湿，降逆止呕；大黄清热化湿，攻积导下；黄柏苦寒之性，苦以燥湿，寒以清热，善清下焦之湿热；苍术苦温燥湿之用；甘遂攻逐水湿；田螺性寒，善于泻邪热、去水肿；盐又能引热下行。患者应保持脚的清洁干燥，加强体育锻炼，注意营养均衡。

■ 第十九章　骨伤科病症 ■

第一节　跌打损伤

一、概述

跌打损伤是指四肢关节或躯体部的软组织（如肌肉、肌腱、韧带、血管等）损伤，而无骨折、脱臼、皮肉破损等情况。临床主要表现为损伤部位疼痛肿胀和关节活动受限，多发于腰、踝、膝、肩、腕、肘、髋等部位。

多由剧烈运动或负重持重时姿势不当，或不慎跌仆、牵拉和过度扭转等原因，引起某一部位的皮肉筋脉受损，以致经络不通，经气运行受阻，瘀血壅滞局部而成。

二、辨证

主症为损伤部位疼痛，关节活动不利或不能，继则出现肿胀，伤处肌肤发红或青紫。兼见皮色发红多为皮肉受伤，青色多为筋伤，紫色多为瘀血留滞；新伤疼痛肿胀，活动不利者，为瘀血阻滞；若陈伤每遇天气变化而反复发作者，为瘀血阻络，寒湿侵袭。

三、贴敷治疗处方

1. 活血消肿膏（《穴位贴敷治百病》）
主治：局部血肿。
处方：生木瓜、生大黄、土鳖虫、天花粉、蒲公英、干橘叶、栀子仁、乳香、没药各50g。
用法：将上药焙干研为细末，过筛，用凡士林适量调拌成糊膏状，均匀涂布在敷料上，覆盖在患处，外用胶布或绷带固定。2~3日换药1次，4~6日为1个疗程。

2. 消肿散（《穴位贴敷治百病》）
主治：跌打肿痛。

处方：杏仁、栀子各5份，红花、蝉蜕各1份。

用法：将上药焙干研为细末，装瓶备用。用蜂蜜调成糊膏状，贴敷伤处（厚2～4mm），外用胶布或绷带固定。隔日换药1次。

3. 蒌根软膏（摩痛膏）（《中国膏药学》）

主治：筋骨疼痛。

处方：瓜蒌根30g，丁香15g（末），麝香15g（细研），猪脂600g，羌活15g，川芎15g，木鳖子30g（去壳），防风15g（去芦头），附子30g（去皮脐，生用），细辛15g，牛膝15g（去苗）。

用法：上药细切，以米醋140mL，拌令匀，经三宿，纳锅内炒令稍干，下猪油脂等，以慢火煎，候诸药焦黄色即停火，用绵滤去渣，后下丁香，麝香搅令匀，纳瓷盒中盛，旋取摩之。

4. 双柏散（《外治汇要》）

主治：跌打瘀血肿痛。

处方：黄柏500g，侧柏叶1000g，蒲黄250g，泽兰500g，薄荷50g。

用法：上药共研细末，装瓶备用。取药末适量，以鸡蛋清调敷患处。

5. 天花膏（截血膏）（《外科大成》）

主治：损伤（外伤）。

处方：天花粉90g，姜黄30g，赤芍30g，白芷30g。

用法：上药为末，用清茶调敷，如伤头面出血不止者，药涂伤处周围；伤手足者，药涂伤处周围，能截止血。如金疮疮口，用韭菜汁调敷伤口周围，次以微火炙之，疮口水出即愈。如无水出，即风袭者，倍加南星和敷。如疮日久不消者，风袭之，加独活用热酒调敷，如不消，风入深处，加紫金皮和敷，自消。

6. 柏芩散（金疮白药）（《中国膏药学》）

主治：损伤（外伤）。

处方：黄柏4.5g，黄芩4.5g，当归4.5g，赤芍4.5g，黄芪4.5g，丹皮4.5g，生地黄4.5g，木鳖子4.5g，黄连4.5g，地骨皮4.5g，桑皮4.5g，甘草4.5g，白芷3g，马蓼梢叶3g（生者火煅）。

用法：用桐油90mL煎药成黄色，去渣再煎，入细白松香500g，慢火煎，频以柳枝搅匀，却入乳香、没药、黄丹各21g，煎数沸下火，以少绵铺纸上，先着清水于瓷体中滤药于钵，频频抽洗，愈洗愈白，故曰"白药"。五六日换水煨之。一应伤损，量大小取一块入疮口，以白布护住，每日1换。如筋断加杜仲、续断各6g同煎，收口加龙骨15g，碎了入药，贴伤处。

7. 地龙膏（伤膏药）（《中医秘方验方汇编》）

主治：损伤（外伤）。

处方：地龙15g，当归15g，三棱15g，血竭12g，川芎9g，莪术9g，生乳香9g，血余炭15g，生穿山甲18g，生没药12g，蜈蚣5条，木鳖子仁18g，藤黄18g，桑寄生12g，千年健18g，木瓜15g，桂枝18g，防风15g。

用法：如法熬膏，外加麝香，和匀摊膏药，贴伤处。

8. 穿连散（治伤未破皮青肿热痛方）（《祖国医学采风录》）

主治：外伤未破，皮青肿破痛。

处方：川黄连 120g，炮山甲 30g，生乳香 30g，大黄 120g，黄柏 120g，生南星 60g，当归尾 60g，生草乌 60g，生没药 60g。

用法：研粉，用麻油 1000mL，黄蜡 360g，烊化候冷和药粉调匀敷之。

9. 香脑膏（祖传伤膏）（《丹方精华》）

主治：损伤（外伤），出血。

处方：松香 500g，樟脑 350g，黄蜡 120g，朱砂 30g。

用法：先将松香、樟脑、黄蜡砂锅内烊化，续用朱砂调和，另剪红布一方，摊贴布上。将膏摊贴后，出血即止。

10. 大黄消瘀膏（《百病外贴疗法》）

主治：适用于急性腕、踝关节损伤。

处方：大黄、黄柏、栀子、土鳖虫、五灵脂、红花、泽兰、香附、赤小豆、白芷、蒲公英各等份。

用法：将上药研为细末拌匀。疼痛剧烈用食醋调。局部发热用冷开水调，发凉用白酒调，皮肤过敏用凡士林调，据受伤面积，将药糊摊于油纸或纱布上，贴敷患处，外用绷带包扎固定，每日 1 换。

11. 乳没木香膏（《百病外贴疗法》）

主治：急性软组织扭挫伤。

处方：乳香、没药各 10g，青木香 15g，栀子 20g，冰片、樟脑各 5g，红糖适量。

用法：上药除红糖外研为细末，过 120 目筛，与红糖拌匀，用冷开水调成糊状，敷于患处，当药膏敷干后取下换药。

12. 三七膏（《百病外贴疗法》）

主治：急性软组织扭挫伤。

处方：白背三七鲜叶适量。

用法：将新鲜三七鲜叶捣烂，摊于大片树叶上，敷于患处，外用绷带固定，每日 1 换。

13. 大黄五倍膏（《百病外贴疗法》）

主治：瘀血型血肿。

处方：生大黄 30g，五倍子 20g，生栀子 30g，白及 15g，柑子叶 30g，芙蓉花 3g。

用法：将上药研为细末，用生姜适量煎汁搅匀，涂敷于患处，外用纱布包扎固定，每日 1 次。

14. 二汁膏（杖疮膏）（《外科启玄》）

主治：杖疮（打伤），止痛，生肌。

处方：葱汁 1 碗，姜汁 1 碗，密陀僧 120g（水研飞净），香油 240mL，乳香 15g，没药 15g，儿茶 15g，血竭 15g，麝香少许。

用法：先将油入锅内熬，次入二汁，待熬黑色，少下细药，冷定去火性，用油纸摊之。

15. 甘菊膏（《千金翼方》）

主治：金伤，痈疮（枪刀伤、痈）。

处方：甘菊花 30g，防风 30g，大戟 30g，黄芩 30g，川芎 30g，甘草 30g，细辛 15g，黄芪 15g，蜀椒 15g，大黄 15g，杜仲 15g（炙），生地黄 120g。

用法：以上 13 味捣筛，以猪膏 280g 煎，芍药色黄膏成，绵布绞去渣，敷疮上，每日 3 次。

【古代文献选录】

筋骨损伤：米粉四两炒黄，入没药、乳香末各半两，酒调成膏，摊贴之。(《御药院方》)

杖疮，乃良肉受伤之患，有已破未破之分，正刑酷刑之异。已破肌肉者，随杖后以清凉拈痛膏敷之，疼肿即消。未破，瘀血内攻者，用针放出内畜瘀血，再以大成汤下之，便通自愈。如伤处瘀腐，已作疼痛者，玉红膏搽之，自然腐化生新而愈。(《外科正宗》)

杖疮肿痛：五倍子去穰，米醋浸一日，慢火炒黄研末，干掺之，不破者，醋调涂之。(《易简方》)

【点评】

跌打损伤为临床常见病，中药贴敷能够起到活血化瘀、消肿止痛的作用，根据其临床分期不同，外敷中药也应有所不同。急性期以软组织肿胀为主，治疗当以化瘀利水、消肿止痛为主，可以选用文中提到的大黄消瘀膏、乳没木香膏、三七膏、穿连散等外敷治疗。如血肿较重可重用乳没、栀子，加红花散瘀消肿，改善局部血液循环；若肿痛甚者，可重用青木香以行气止痛。三七叶功擅止血，消肿定痛，《本草纲目》谓其"治折伤跌仆出血，敷之即止，青肿经夜即散"，是治疗扭挫伤的要药。其中，大黄消瘀膏、穿连散在皮肤破裂出血时禁用。

如果软组织损伤日久，必然导致瘀血痹阻脉络，虽然肿胀不十分明显，但仍有疼痛和功能障碍等，治疗当以活血化瘀、通络止痛为主要治疗原则，可以选用文中提到的活血消肿膏、牛膝软膏、天花膏、柏芩散、地龙膏、香脑膏等。其中，紫金皮苦涩，性温，有剧毒，可续筋接骨，祛瘀通络，治骨折，风湿疼痛，跌打损伤。

关节外伤后切忌立即用热毛巾敷，应该用冷水或者冰块冷敷 15 分钟。急性损伤除外敷中药治疗外，还应抬高肢体，利于静脉回流，瘀血消散。

第二节　腱鞘囊肿、腱鞘炎

一、概述

腱鞘囊肿是发生于关节部腱鞘内的囊性肿物，内含有无色透明或呈淡黄色的浓稠黏液，多发于腕背和足背部。患者多为青壮年，女性多见。本病属中医学"筋结""筋瘤"的范畴，为经筋劳伤，气津凝滞，病位在筋，属经筋病。多因患部关节过度活动、反复持重、经久站立等，劳伤经筋，以致气津运行不畅，凝滞筋脉而成。西医学认为，本病多与关节或腱鞘部的慢性劳损、机械性刺激、外伤等有关。主症为腕背或足背部缓慢发展的囊性肿物，呈圆球状，表面光滑，边界清楚，质软，有波动感，无明显自觉症状或有轻微酸痛；囊液充满时，囊壁变为坚硬，局部压痛。

腱鞘炎是指因机械性摩擦而引起的慢性无菌性炎症改变。在日常生活和工作中，局部频繁活动引起过度摩擦，使腱鞘发生充血、水肿、渗出等无菌反应。迁延日久，加之反复创伤，则导致慢性纤维结缔组织增生、肥厚、粘连，使腱鞘狭窄，肌腱与腱鞘之间发生粘连，肌腱变性、变形所致。

本病病机为筋肉损伤，络脉随之受损，瘀血凝结，局部组织肥厚、粘连以致肿硬筋翻，经络不通。临床以局部疼痛，活动、劳累加剧，压痛明显，关节活动受限，严重者局部肿胀发硬为特点。治疗以温散风寒，行气散结，祛瘀消肿，止痛为主。临床以手指屈指肌腱腱鞘炎及桡骨茎突部狭窄性腱鞘炎最为多见。

二、贴敷治疗处方

1. 复方干姜膏（腱鞘炎膏）（《中国灸法集粹》）

主治：腱鞘炎。

处方：干姜4.5g，炒草乌24g，肉桂30g，香白芷90g，煅南星30g，炒赤芍10g，没药30g，乳香15g，细辛15g，炒大黄4.5g。

用法：上药共研细末，再加入麝香3g（也可用冰片代替），混匀后，用凡士林调成糊膏状，密贮备用，贴敷时取药膏适量贴于患处压痛最明显的部位，上盖油纸，纱布包扎即可。隔日换敷1次。

2. 复方山栀膏（《中医外治经验选》）

主治：腱鞘炎，跌打损伤。

处方：生山栀30g，连翘15g，炒乳香、炒没药各6g，共研细末。

用法：外敷时用鸡蛋清、白面、白酒将药面调成糊状，平摊在布上（约0.5cm厚），贴敷患处。每日换药1次。一般轻症、新病贴敷1次；重症、久病连贴5次即愈。

3. 徐长卿酊（《当代中药外治临床大全》）

主治：腱鞘囊肿，寒凝痰湿瘀阻型。

处方：徐长卿全草（干品）200g，50%的酒清500mL。

用法：将徐长卿全草浸入50%的酒情中，10日后即可使用。局部常规消毒，然后用不锈钢针穿刺囊肿如梅花样，力求把囊肿刺透，接着把徐长卿酊剂棉球湿敷，加盖敷料并用胶布固定，如果将要干燥则再加入药液，并经常使棉球保持一定的湿度。隔日针刺囊肿1次，依上法湿敷，7日之内囊肿即可完全消失，皮肤不留任何痕迹。

4. 白芥子糊（《百病外贴疗法》）

主治：腱鞘炎。

处方：白芥子适量，砂糖少许。

用法：将白芥子捣成碎末，放入 1/10 砂糖混匀，加温开水调成稠糊状。视患处大小取 1 块胶布，在胶布中央剪一同患处相等的园孔，把胶布贴敷于皮肤上，其孔正对阿是穴（即疼痛部位）。取适量药糊放入胶布孔内阿是穴上，上盖消毒纱布，外用胶布固定。贴敷 3~5 小时局部有烧灼感或蚁行感时，去掉。

5. **乌头糊（《百病外贴疗法》）**

主治：腱鞘炎。

处方：生川乌、生草乌、肉桂、细辛、血竭、土鳖虫、红花、青皮、生大黄、皂角各 15g，冰片 10g，黄酒适量。

用法：将上药共研细末，入瓶密封备用。视患处取药末 2g，用黄酒调成糊状，外敷患处，用纱布、绷带包扎固定。

6. **消肿止痛膏（《穴位贴敷治百病》）**

主治：腱鞘囊肿。

处方：马钱子、制乳香、制没药、生甘草各 90g，生麻黄 120g。

用法：上药共研细末，用凡士林调成糊状，取药膏适量，贴敷患处，上盖纱布，胶布固定。3 日换药 1 次，连续贴敷 1~2 个月。

【现代临床报道】

崔氏采用艾条灸加外敷药物治疗桡骨茎突狭窄性腱鞘炎 50 例，取中华跌打丸 1 丸（见《药典》），用 40% 的酒精调成糊状，敷在患侧桡骨茎突上。再取两支艾条同时点燃，温灸患处 30 分钟后，用绷带将外敷药物固定，第 2 日治疗前 1 小时取下。每日 1 次，7 日为 1 个疗程。结果：痊愈 38 例，总有效率 96%。

崔联民．艾灸加贴敷治疗桡骨茎突狭窄性腱鞘炎 50 例．上海针灸杂志，2002，21（3）：14.

【点评】

腱鞘炎和腱鞘囊肿的产生大多由于长期保持某一体位，并进行重复性的某一动作，肌腱和腱鞘之间经常发生摩擦，以致水肿、纤维性变，最终导致疾病产生。中药外治当选擅长流通气血、性烈味厚之品，如乳香、没药被清代医家张锡纯称为"流通经络之要药"，川乌、草乌辛热味苦，擅长温通经络止痛等，是治疗腱鞘炎、腱鞘囊肿的常用药。栀子能消热利湿、凉血解毒，生用研末湿敷则消肿止痛；连翘清热解毒、消痈散结，故跌打损伤伴发感染者用栀子、连翘退热尤良。《内经》指出"在筋守筋"，故取局部腧穴采用贴敷法，可起到活血散结，疏调经筋的作用。

腱鞘炎、腱鞘囊肿患者应当注意工作时的正确姿势，避免关节的过度劳损，定时休息，如电脑工作中每工作半小时后注意改变体位，活动颈肩腕肘，使紧张的肌肉、韧带暂时放松，有助于缓解病痛或避免病情加重。

第三节　骨髓炎

一、概述

化脓性骨髓炎指金黄色葡萄球菌、溶血性链球菌等化脓性细菌感染所引起的骨膜、骨质和骨髓的化脓性炎症，多发生在四肢长骨，以血源性骨髓炎最为严重和常见。

慢性化脓性骨髓炎，又称附骨疽，急性骨髓炎治疗不及时或不彻底而转变成慢性期，常有一个或多个瘘管，时愈时发，经久不愈，反复排出脓液或死骨，瘘管周围出现皮肤色素沉着及瘢痕组织。排脓不畅时，局部肿胀疼痛加剧，出现发热和全身不适等症状。经年日久，局部肌肉萎缩，全身体形瘦弱，面色㿠白，神疲乏力，食欲减退，畏寒肢冷，盗汗头晕，腰酸膝软，身体倦怠，舌质淡，苔白，脉细弱等。X 线检查可见死骨、空洞及新生骨的包壳。

二、贴敷治疗处方

1. 隔姜硫磺灸（《中国灸法集粹》）

主治：骨疽。

处方：硫黄 120g，细辛 18g，樟脑 18g，闹羊花 30g。

用法：上药共研细末，用火熬化，再倾于石上冷凝，剪成小豆大灸炷备用。治疗时先以生姜切成 0.1cm 厚薄片。放于患处，上置硫黄灸炷点燃施灸，完则再取 1 炷。局部有灼烫感，可将姜片移动，继续灸治，每次灸 10～15 分钟，每日灸治 1 次。

2. 蜡灸（《中国灸法集粹》）

主治：骨疽。

处方：黄蜡、香油各等量。

用法：先将香油装入勺内，用慢火烧至滚开，再将黄蜡放入香油内融化，待凉后凝固备用。贴敷时可将凝固之蜡油化开，趁热用葱白沾蜡油往瘘疽孔及腧穴部位涂抹，使之热熨，如此反复，抹 5～10 分钟。最后将凝固在瘘疽孔上的蜡油用敷料覆盖固定即可。下次施灸时可将蜡油刮去再行灸治，每日 1 次。

3. 黄草软膏（玉红膏）（《中医外科诊疗学》）

主治：瘘疮，生肌长肉（瘘管、肉芽生长）。

处方：生大黄 90g，生甘草 60g，生地黄 120g，当归 90g，粉丹皮 60g，紫草 30g，木鳖 30g，麻油 1500mL，轻粉 9g（细研），黄白蜡 60g。

用法：用麻油先浸泡 7 日，入锅内用炭火熬之，至药枯去渣滤清后，加入轻粉搅匀，再入黄白蜡，缓火徐徐收膏。摊贴患处。

4. 断肠草膏（《百病外贴疗法》）

主治：慢性化脓性骨髓炎，症见局部肿胀，有窦道形成，流脓滴水，形体消瘦者。

处方：断肠草、田字草各250g，厚朴、蓖麻仁、乳香、没药各150g，水粉700g，香油1500g。

用法：将上药除水粉外共研细末，入香油内，文火煎熬，至药酒呈黄色为度，过滤，去渣，将水粉入油内，熬至滴水成珠，装瓶备用。患处常规消毒后，将药膏涂在纱布上约铜钱厚，敷患处。24小时换药1次。

注意：一般敷药后即有大量脓流外排，骨质破坏较轻者，一般在脓液减少，至干净后，伤口呈凹陷形愈合；有死骨形成者，经过一段时间换药，死骨自动游离而排出，然后手术清窦。

5. 黄连细辛膏（《百病外贴疗法》）

主治：慢性骨髓炎。

处方：黄连、细辛、制乳香、没药、儿茶、血竭各25g，白及50g，绿豆粉500g。

用法：先将黄连、细辛、白及置铁锅内焙干，绿豆粉炒至黄褐色，再将上方诸药研细末拌匀。取适量药末，用开水调制成糊状涂于患处，厚约0.5cm；面积大于患处部分5~10cm。盖一层薄布，约12小时后干固附于皮肤上，5~7日换药1次。

6. 乳没甲珠膏（《百病外贴疗法》）

主治：急、慢性骨髓炎。

处方：乳香、没药、白鲜皮、甲珠、全蝎各20g，蜈蚣5条，漳丹250g，香油500g。

用法：将上药除漳丹、香油外共研细末，放入熬开的香油内，文火煎，然后将漳丹倒入油锅内，用木棒调匀，待冷却后制成膏药。视患处范围大小，取适量膏药涂于牛皮纸上，贴敷于伤口上。每日换药1~2次。

7. 贴敷膏1（《内病外治贴敷灵验方集》）

主治：骨髓炎急性期。

处方：乳香、没药各10g，三七40g，阿胶珠15g，白芷5g，醋适量。

用法：将上药研细粉，以醋调糊状，贴于患处。

8. 贴敷膏2（《百病良方》）

主治：化脓性骨髓炎慢性期。死骨排除后，生肌收口。

处方：山茶、三七、珍珠粉各15g，乳香、没药、血竭各10g，冰片3g。

用法：上药研极细末，撒敷瘘管内。

注意：死骨未排出前，不可应用。

【古代文献选录】

多骨疽者，由疮疡久溃，气血不能营于患处，邪气陷袭，久则烂筋腐骨而脱出，属足三阴亏损之证也，用补中益气汤以固根本。若阴火发热者，佐以六味丸，壮水之主以镇阳光；阳气虚寒者，以八味丸，益火之源以消阴翳。外以附子饼葱熨法，祛散寒邪，补接荣气，则骨自脱，疮自敛也。（《医学入门》）

附骨疽漏：蜣螂七枚，同大麦捣敷。（《刘涓子方》）

若治附骨疽，系贼风中之，则病深脓多。凡偏枯挛曲之生，乃附骨疽之渐也。四肢困倦，乍寒乍热，小便赤，大便溏，无汗，须用紫苏、薪艾、凤仙草煎汤热熨之，使腠理开发，以布拭干，再用干被覆之，烧乳香熏之。（《疮疡全书》）

【现代临床报道】

赵氏等自制枫柳树皮膏（鲜枫柳树皮5000g、鲜蒲公英1000g、鲜紫花地丁1000g、炮山甲200g、制乳香50g、制没药50g、甘油250g）治疗附骨疽（慢性骨髓炎）350例，敷于患病部位，隔日1次，1个月为1个疗程，一般需要治疗3~5个疗程。总有效率94.86%。

赵明山，肖雅，任超西．枫柳树皮膏治疗附骨疽350例．中医外治杂志，1999，8（5）：40．

【点评】

骨髓炎分为急性骨髓炎和慢性骨髓炎。急性骨髓炎属于临床的急症，处理得当，预后良好，如果处理不恰当或是不全面，容易留下后遗症，导致慢性骨髓炎的发作。因此，急性骨髓炎在外治的同时，要积极配合西医治疗，争取在最短的时间内治愈。慢性骨髓炎往往顽固难治，甚至数年或数十年仍不能痊愈，预后较差，用中药外治法攻毒拔脓，有一定的疗效。

现代药理研究，常用药物细辛具有局部麻醉作用，其发挥油有表面浸润麻醉效力，为止痛首选药物；白及、儿茶消肿敛疮，止血生肌；血竭散瘀定痛，生肌止血；乳没散瘀止痛；白鲜皮清热解毒，白鲜皮浸膏能缩短凝血时间；甲珠祛瘀散结，消痈排脓，止血；血竭、蜈蚣攻毒散结通络；漳丹解毒避秽。对于化脓性骨髓炎，敷用药膏前几日往往有较多黏稠的脓性分泌物排出，此时可每日换药数次。对急性化脓性骨髓炎，已有脓肿形成，不能自行破溃者，应切开引流排脓，前3日用油纱条压迫止血，然后选用膏药外敷。

第四节　颞下颌关节功能紊乱综合征

一、概述

颞卜颌关节功能紊乱综合征，系因患者咀嚼时用力不均，或喜偏用一侧牙齿咀嚼而致的颞下颌关节局部劳损，经络损伤，是一种慢性、劳损性病症，以患者一侧颞下颌关节处酸胀疼痛，张口不便，关节处张、闭口时弹响为主要表现。

二、贴敷治疗处方

1. 五倍子膏（《民间简易疗法·穴位贴敷》）

主治：下颌关节功能紊乱。

处方：用五倍子细粉适量与醋调成膏。

用法：膏堆于牛皮纸上约0.3cm厚，用时先取麝香20mg，置于患侧颧髎、颊车穴位上（每穴10mg），再敷五倍子膏，胶布固定，贴敷48小时以上，方可更药，5次为1个疗程。

2. 贴敷膏（《中国贴敷疗法》）

主治：下颌关节功能紊乱。

处方：三七4.5g，地龙5g，白芷3g，红花3g，乳香5g，没药5g，血竭6g，桃仁9.5g，钻地风6g，黑膏药500g。

用法：上药共研细粉，将药粉溶解在膏药内，用绒布和油纸制成大小适宜的膏药备用。用时在饭锅内烊化（忌火烤），贴敷于患侧下关穴上，7日换药1次，连续用3~6张膏药。

3. 热熨膏（《颞下颌关节病》）

主治：下颌关节功能紊乱，各种咀嚼肌疼痛及关节盘后区损伤。

处方：当归15g，白芷15g，薄荷15g，乳香、没药各9g，三七、红花、香附、川芎各9g，丝瓜络15g。

用法：上药共研粗末，分成2包，用小布袋装好密封，入蒸笼加热，趁热敷于关节肌肉处。每日1次，每次15分钟，10次为1个疗程。热敷的同时做有节律的开闭颌运动。

【古代文献选录】

家岳母黄刘氏，年六十五岁，因呵欠牙关脱臼，饮食俱废，经外科医治无效，至第四日，来舍救医，琚即刺颊车、地仓、承浆、合谷、间使、支沟、百劳、三阴交等穴，加用芪、归、术、草、防风以助治；外用生南星末调姜汁敷患处。当针刺后，已能略进饮食，次晨下颌亦收上，唯未复原，乃依法复治一日，竟获全愈，已恢复原本状态，饮食如常。（《柳兆琚医案》）

【点评】

颞颌关节功能紊乱综合征，中医外治疗法有一定的疗效，患者平时生活上应该注意：进餐时应避免咬嚼生冷坚硬的食物，勿大张口，打哈欠时要注意保护下颌关节，戒除咬牙的不良习惯，同时注意面部保暖。面部贴敷选药宜选择对皮肤刺激较弱者，以免出现水泡后遗留色素沉着。

第五节　外伤骨折

一、概述

由于外力的作用破坏骨的完整性或连续性者，称骨折。骨折的概念，中医学很早就有认识，在防治骨折方面积累了丰富的临床经验，其中，复位、固定、练功活动及药物治疗四个方面各具特色。

治疗时对伴有休克、内出血、颅脑损伤等并发症应优先处理，待生命体征平稳后，再处理骨折。对开放性骨折应急诊清创、抗炎，并注射破伤风抗毒血清1500IU，根据具体情况分别采取外（内）固定治疗，力争Ⅰ期闭合创口；对闭合性骨折，争取早期手法整复，并固定。一般在复位、固定、尽早进行功能练习的基础上，配合使用中医外治疗法以缩短疗程，加快骨折的愈合。

二、贴敷治疗处方

1. 接骨松香膏（《穴位贴敷治百病》）

主治：骨折复位后。

处方：川芎、生草乌、生半夏各120g，麻黄90g，蟾酥30g，生天南星120g，老松香1500g，砂仁30g。

用法：将上药研为细末，用高粱酒调成糊膏状，摊在油纸上备用。贴敷伤处（厚2~4mm），外用胶布或绷带固定。隔日换药1次。

2. 龟鳖膏（贴胁灵龟膏）（《中国膏药学》）

主治：伤折（外伤骨折）。

处方：龟甲150g，木鳖子90g（去壳），川大黄90g，当归60g（切微炒），桂心60g。

用法：上药捣细筛为散，每用时先空煎酒70mL，煎去35mL，停稍冷，然后入药末30g，以柳棍不停地手搅成行，以油单纸上摊贴伤员疼处。

3. 郁金膏（薤白膏）（《中国膏药学》）

主治：伤折，金疮（外伤骨折、枪伤）。

处方：郁金30g，薤白2把，白芍30g，赤芍30g，杏仁30g（汤浸去皮尖），续断30g，川芎30g，白芷30g，牛地黄60g（切），棘针30g，滑石90g，黄丹720g。

用法：除黄丹外，细切，用麻油210mL，先浸薤白、生地黄，后下诸药，以慢火煎半日，次下滑石，再用慢火煎半日。以绵滤去渣，净锅内炒黄丹，令紫色，旋下油内，以柳枝不停地手搅，成紫色，待油力尽，即停火入瓷盒中收。用纸摊贴痛处，每日1换。

4. 乌贼软膏（乌贼骨膏）《中国膏药学》

主治： 腕折（腕骨骨折）。

处方： 乌贼骨 75g（去甲为末），漳丹 75g，麝香 3g（研），麻油 240mL。

用法： 先煎油令熟沸，次下乌贼骨末，搅转良久，下黄丹，不停地手搅，如稀稠得黑色，即入麝香，便倾入厚瓷器内，候冷，涂所伤处。

5. 归断软膏《中国膏药学》

主治： 伤折（外伤骨折）。

处方： 当归 30g（洗切，焙），续断 30g，细辛 30g，木通 30g，白芷 30g，川芎 30g，甘草 30g，蜀椒 30g，牛膝 30g，附子 30g。

用法： 上 10 味粗捣筛，用猪脂 250g 先煎取油，次下诸药，煎为膏，以绢去渣，瓷盒盛。每用少许抹损伤处，热手摩之。

6. 莨菪膏（乳香膏）《圣济总录》

主治： 伤折（外伤骨折）。

处方： 莨菪浸膏 60g，乳香 60g，续断 60g，当归 60g，血余炭 60g，麒麟竭 60g，薰陆香 60g，桂枝 30g（去粗皮），麻油 210mL，松脂 120g，猪脂 120g，漳丹 120g。

用法： 除麻油、猪脂、漳丹外，并捣箩为末，煎油并脂等令热，待冷下药末，以柳棍搅匀，用慢火更煎半日，后下漳丹搅令匀，成膏，瓷盒盛。用绢摊贴见效。

7. 大生膏（象皮膏）《中国膏药学》

主治： 伤折（外伤骨折）。

处方： 大黄 30g，生地黄 30g，当归 30g，肉桂 9g，红花 9g，川黄连 9g，甘草 15g，荆芥 9g，白及 15g，白蔹 9g。

用法： 以上肉桂、白及、白蔹、大黄共研细末，余药油浸，常法熬膏摊贴患处。

8. 乳血软膏（接骨丹）《中国膏药学》

主治： 伤折（外伤骨折）。

处方： 乳香 9g，血竭 15g，没药 9g，儿茶 9g，象皮 9g，龙骨 9g，醋 250mL。

用法： 先将上 6 味药研细，用铜杓或大铁杓一把，将上药及醋倾入杓内，置于火上熬之，用棒时时拌搅，以免药物沉淀，熬至糊状即可应用。患处先用醋洗 20 分钟，再把患部的折骨、脱臼或碎骨对端正，用纱布一块（围绕患伤包 1 周即可）摊涂。摊法：将熬好的药膏急速从火上拿下，倾倒布上，药膏摊好急速围绕患伤处包 2 周，药膏须柔热贴用，切不可凉。骨折固定，再用绷带扎紧。

9. 接骨膏《外治汇要》

主治： 跌打损伤及整复后的骨折。

处方： 生川乌、生草乌、羌活、生半夏、生栀子、生大黄、生木瓜、路路通各 250g，生蒲黄、旋覆花、苏木各 180g，赤芍、红花各 125g，紫荆皮 500g。

用法： 共研细末，用饴糖或蜂蜜调匀成膏备用。贴敷骨折患处，每 3~5 日换药 1 次。

10. 消肿接骨膏《外治汇要》

主治： 一切伤后血络不活，筋缩作痛的骨折。

处方： 刘寄奴、萆薢、大蓟、小蓟、羌活、独活各 12g，桑枝、川芎各 9g，大黄、红花、土鳖虫各6g。

用法：共研细末，过筛，装瓶备用。用白酒调匀成膏备用。贴敷已复位的骨折处，夹板固定，每3～5日换药1次。

11. 申姜膏（跌打损伤膏）（《开封市中医院胡云鹏医师祖传方》）

主治：损伤，伤折（外伤、骨折）。

处方：申姜120g，血竭花84g，老儿茶84g，川续断84g，没药84g，乳香84g，象皮84g，香油1000mL。

用法：将其他各药均研成细末倒入香油内慢火熬，用槐枝搅，4小时左右，膏即成。如果伤筋，应在膏药上敷一层白糖方可有效。如有骨折，应先将骨正复，根据医嘱贴用。

12. 贴敷膏1（《内病外治贴敷灵验方集》）

主治：骨折。

处方：接骨草6份，大黄、黄芩、黄柏、黄连各1份。

用法：上药研细末，用时取药适量，加等量香油或凡士林，文火煎至膏状，待凉后敷骨折部位，2～4日换药1次。经治常规整复，无骨折延期愈合或骨不连。平均消肿止痛时间5.5日，骨折愈合时间36.5日。

13. 贴敷膏2（《内病外治贴敷灵验方集》）

主治：骨折。

处方：活柳木锯末9g，公牛角炭、荞麦面各30g，川椒7粒，自然铜9g，榆白皮30g。

用法：上药研细末，装瓶。用时陈醋500g煎沸，置药末煎糊状，摊置布上，趁热敷伤处，7日揭去。5～10分钟止痛，12小时软骨连接，30日揭走。

14. 贴敷膏3（《内病外治贴敷灵验方集》）

主治：骨折。

处方：土鳖虫、五加皮、全蝎各9g，鸡蛋清适量。

用法：前3味共研细末，鸡蛋清加水调匀，用麻纸摊抹，敷患处，7日换药1次。

【古代文献选录】

骨折肿痛：五灵脂、白及各一两，乳香、没药各三钱为末，熟水同香油调涂患处。（《乾坤秘韫》）

损伤接骨：五灵脂一两，茴香一钱为末，先以乳香末于极痛处敷上，以小黄米粥涂之，乃掺二末于粥上，帛裹，木牌子夹定，三五日效。（《古今图书集成·医部全录》）

凡骨碎断或未碎断，但皮破损肉者，先用补肌散填满疮口，次用散血膏贴敷。如骨折，要接骨膏贴敷夹缚。或皮破骨断者，用补肉膏贴敷。凡骨断皮破者，不用酒煎药。或损在内破皮肉者，可加童便在破血药内和服。若骨断皮不破，可全用酒煎损药服之。若只损伤，骨未折肉未破者，用消肿膏或定痛膏。凡皮破骨出差臼，拔伸不入，撏捺皮相近三分，用快刀割开些，捺入骨。不须割肉，肉自破了，可以入骨。骨入后，用补肉膏贴敷疮四旁肿处，留疮口，用补肌散填之。皮肉不破，用接骨膏、定痛膏贴敷。（《证治准绳》）

【点评】

中药外治骨折适用于稳定性骨折，对于非稳定性骨折，首先要通过手法复位或手术治疗，待其稳定后，方可外敷中药治疗。常用药物中，白及消肿、生肌、止血，经药理研究发现，白及的止血作用与其所含胶状成份有关，可显著缩短凝血时间及凝血酶原时间，并加速红细胞沉降率，适用于血肿明显者。麒麟竭即血竭，薰陆香即乳香。棘针味辛、寒，可消肿溃脓止痛。

除外治法外，骨折患者还应在饮食上给予重视，适当多吃一些西红柿、青菜、卷心菜、胡萝卜等维生素 C 含量丰富的蔬菜，以促进纤维骨痂生长和伤口愈合，忌食含糖量高的食品，不利于骨折病人的康复。

第六节　落　枕

一、概述

落枕是指急性单纯性颈项强痛，活动受限的一种病症，系颈部伤筋。轻者 4～5 日自愈，重者可延至数周不愈；如果频繁发作，常常是颈椎病的反映。

睡眠姿势不正，或枕头高低不适，或因负重颈部过度扭转，使颈部脉络受损；或风寒侵袭颈背部，寒性收引，使筋络拘急；颈部筋脉失和，气血运行不畅，不通而痛。颈项侧部主要由手三阳经和足少阳经所主，因此，手三阳和足少阳筋络受损，气血阻滞，为本病的主要病机。

二、辨证

主症为颈项强痛，活动受限，头向患侧倾斜，项背牵拉痛，甚则向同侧肩部和上臂放射，颈项部压痛明显。本病属手三阳和足少阳经筋证；兼见恶风畏寒者，为风寒袭络；颈部扭伤者，为气血瘀滞。

三、贴敷治疗处方

1. 鹅透膏（《中国灸法集粹》）
主治：风寒湿痹。

处方：鹅不食草 2500g，透骨草 2500g，水泽兰 5000g，生川乌 750g，生草乌 750g，马钱子 750g。

用法：将上药共研细末，贮瓶备用。取药末 60g，先用 200mL 水煮开后，将其炒 5~8 分钟，再加 45% 的酒精（或白酒）20mL 调匀，然后装入纱布袋内，待温度适宜时，贴敷患处及其压痛点，并以纱布包扎固定。每日 1 饮，每次敷灸 2~3 小时，3 日更换药末 1 次（每次更换药末均按上法处理），6 次为 1 个疗程，疗程间隔 3~5 日。

2. 贴敷 1（《经穴贴敷疗百病》）

主治：落枕。

处方：丹参 60g，红花 60g，当归 60g，延胡索 40g，生大黄 100g，冰片 10g。

用法：上药共研细末过筛，以蜂蜜与 70% 酒精各半，调其药粉为糊状备用。每日 1 次贴大椎、肩井、肩颈部。每次 30 分钟，10 次为 1 个疗程。

3. 贴敷 2（《经穴贴敷疗百病》）

主治：落枕。

处方：海桐皮、透骨草、乳香、没药、红花、川芎、当归、防风、延胡索、白芷各 15g。

用法：水煎加热制成药物泥。局部敷于颈部，每次 1 次，每次 30 分钟，10 次为 1 个疗程。

4. 蓖麻叶膏（《中国灸法集粹》）

主治：落枕（风寒型）。

处方：蓖麻叶适量。

用法：上药捣烂如泥膏状，贴敷颈部阿是穴，上覆油纸固定，每日 1 次，3 次为 1 个疗程。

5. 薄贴法（《当代中药外治临床大全》）

主治：落枕。

处方：木瓜 60g，土鳖虫 60g，大黄 150g，蒲公英 60g，栀子 30g，乳香 15g，没药 30g。

用法：上药共研细末，调适量凡士林敷患处，每日 1 次，3 次为 1 个疗程。

【古代文献选录】

治落枕方。用香白芷为末，捣生姜自然汁调敷患处，次用厚衣被盖头，饮少热粥汤。取汗出，即愈。（《普剂方》）

治风，项强不得顾视。穿地作坑，烧令通赤，以水洒之令冷，纳生桃叶铺其席下。卧之，令项在药上，以衣着项边，令气上蒸，病人汗出，良久瘥。（《证类本草》）

【点评】

贴敷治疗落枕疗效极好，常立即取效，但治疗落枕的同时也要了解落枕的病因，落枕常见的病因有：睡眠时头颈姿势不当，枕头不合适，如垫得过高、软硬不当或高低不平，颈部受过外伤，颈部感受风寒，颈椎病等。因此，选择合适的枕头、端正睡姿、注意颈部保暖和积极治疗颈椎病是预防落枕的重要措施。

贴敷药物多选择祛寒温经、活血行气之品。

第七节　颈椎病

一、概述

颈椎病是指颈椎间盘退行性变及颈椎骨质增生，刺激或压迫邻近的脊髓、神经根、血管及交感神经，并由此产生颈、肩、上肢一系列表现的疾病，称其为颈椎骨性关节病，简称颈椎病。随着年龄的增长及各种急、慢性劳损的累积效应，最后形成骨赘。当突出的椎间盘与增生的骨赘刺激或压迫邻近的脊神经根、椎动脉或脊髓，使其产生损伤、无菌性炎症、修复后反应等，就出现了颈椎病的临床症状。临床常分为：颈型、神经根型、椎动脉型、交感神经型、脊髓型，其他如食道型等。

中医理论认为，感受外邪，跌仆损伤，动作失度，可使颈部经络气血运行不畅，故颈部疼痛、僵硬、酸胀；肝肾不足，气血亏损，督脉空虚，筋骨失养，气血不能养益脑窍，而出现头痛、头晕、耳鸣、耳聋；经络受阻，气血运行不畅，导致上肢疼痛麻木等症状。颈椎病主要与督脉和手、足太阳经密切相关。

二、贴敷治疗处方

1. 颈椎方1（《经穴贴敷疗百病》）

主治：各型颈椎病。

处方：红花6g，桃仁6g，制川乌6g，制草乌6g，生半夏6g，羌活9g，全当归12g，独活9g，制南星10g，白芥子3g，冰片3g，松香3g，樟脑5g。

用法：上药共研细末过筛，用酒适量调匀备用。敷风池、天柱、大椎、曲池、肾俞、合谷。上述穴位，每日1次，连敷10~30次。

2. 颈椎方2（《经穴贴敷疗百病》）

主治：颈椎病、颈肩部肌筋膜炎。

处方：川棱15g，透骨草15g，徐长卿15g，伸筋草15g，当归5g，没药5g，乳香5g。

用法：上药共研细末过筛，用姜汁调成糊状备用。贴敷于大椎、大杼、天柱、肩颈部患处，外加纱布包扎，每2~3日换药1次。

3. 颈椎方3（《穴位贴药与熨洗浸疗法》）

主治：风寒湿型颈椎病，窜痛麻木，恶寒畏风。

处方：吴茱萸 150～300g，黄酒适量。

用法：将吴茱萸研为细末，过筛。用时取药末适量加黄酒拌匀，放锅内炒热，搅成糊状。取药糊趁热摊于数块清洁布上，分别贴于大椎、大杼、肩髃、肩井、后溪穴上，冷后再换，再贴之。

4. 归红颈椎膏（《穴位贴敷治百病》）

主治：颈椎病，窜痛麻木。

处方：当归、红花、防风、威灵仙、片姜黄、羌活、透骨草、川乌各 20g，冰片 10g。

用法：将前 8 味药研为细末，冰片单包备用。用时取药末 20g，冰片 2g，和匀，用米醋调为稀糊状。摊在两块 8cm² 清洁布上，分别贴于两足部颈椎反应区或压痛点、小结节、反应点，用胶布固定。每日换药 1 次，10 日为 1 个疗程。（用药前用热水浸泡足部 10 分钟或按摩数分钟后贴药，效果更佳。）

5. 丹参归芍膏（《穴位贴敷治百病》）

主治：颈椎病，骨质增生。

处方：白芍 30g，丹参、当归各 20g，制没药、制乳香各 15g，甘草 10g，葱须 3 茎，米醋 1000mL。

用法：将诸药择净，加入 5cm² 纱布块若干，与醋同熬 30 分钟备用。待药液冷却至 45℃ 左右，取出纱布块外敷于颈椎骨质增生处，冷则换之。每次热敷 30 分钟，每日 2 次，10 日为 1 个疗程。

6. 归芎四虫酊（《穴位贴敷治百病》）

主治：颈椎病。

处方：当归、川芎、五加皮、桂枝、鸡血藤、三七各 30g，地龙、全蝎、土鳖虫、红花、生川乌、生草乌各 20g，蜈蚣 10 条。

用法：将上药研为细末，加入 75% 的乙醇 2000mL 中，密封浸泡 4 周即成。用时取 5cm² 消毒纱布块若干，浸透药液后，外敷于项部正中，外敷塑料薄膜，再用温度适宜的热水袋热敷 20 分钟，每日 2 次，7 日为 1 个疗程。

7. 干姜附片糊（《百病外贴疗法》）

主治：颈椎骨质增生，症见肩臂、上胸背麻木或伴有轻度疼痛，白天减轻，夜间加重者。

处方：干姜 5g，附片 50g，蟾酥 1g，麝香 2g，食醋 100mL。

用法：将上药研为细末，加食醋调拌成糊状，均匀敷于患处，上盖塑料膜，外用绷布包扎固定，并用热水袋加热。1 日 1～2 次，每次 1～3 小时。

8. 贴敷方（《内病外治贴敷灵验方集》）

主治：神经根型颈椎病。

处方：淫羊藿 50g，威灵仙 50g，米醋 750g，生姜 1 大块。

用法：上药共煮数沸，离火浸渍备用。用时生姜切开，以剖面蘸药液自上而下擦颈椎两旁 1 寸许。颈部保持药液湿润，擦至皮肤发红为度，疼痛部位亦可擦，每日 1 次。

【古代文献选录】

治头项强不得顾视。蒸大豆一升，令变色，纳囊中枕之。头项强不得回顾：生桃叶蒸熟入袋，着项上熨之。（《备急千金要方》）

肌肉麻木疼痛，万灵膏：用甘遂二两，蓖麻子仁四两，樟脑一两，捣作饼贴之，内饮甘草汤。（《摘元方》）

【现代临床报道】

徐氏等自制活血镇痛膏（川乌150g、草乌150g、灵仙150g、川芎150g、当归200g、乳香150g、没药150g、三棱250g、赤芍200g、白芷100g、全虫150g、白花蛇150g、桃仁150g、麻黄50g、桂枝200g、续断150g、狗脊200g、漳丹1250g、香油2500mL），外敷治疗颈椎病330例，以颈部疼痛为主者贴大椎穴、阿是穴；颈部疼痛伴有上肢麻木疼痛者贴大椎穴、肩井穴。5日换药1次，10日为1个疗程。总有效率95%。

按释：运用活血化瘀的当归、川芎、乳香、没药、三棱、赤芍、桂枝、白芷、桃仁和祛风散寒、通络止痛的川乌、草乌、全虫、威灵仙、白花蛇、狗脊、川续断、麻黄熬制成膏，直接贴在病变部位，通过局部毛孔渗透，使药直达病所。

徐晓想，李雷，夏新社，等. 活络镇痛膏治疗颈椎病330例. 中医外治杂志，1995，（1）：12.

许氏等用五龙威灵膏（威灵仙、穿山甲、穿山龙、凤仙草、伸筋草、乳香、没药、秦艽各30g，川乌、草乌、羌活、独活各20g，山楂60g，五味子40g，血竭25g，麝香10g，黄丹适量）治疗颈椎病918例，贴于患处10日左右，总有效率98.7%。

按释：方中穿山龙、威灵仙、凤仙草、羌独活、秦艽等祛风胜湿散寒，活血化瘀通经，消肿止痛，为该方之中的主药；川乌、草乌祛寒湿，散风邪，温经通脉，消肿止痛；山楂、五味子、乳没、血竭等活血化瘀，消肿止痛，且重用山楂破血化瘀，舒筋展筋，以缓解肌肉痉挛，改善和减轻周围血管的牵拉刺激和压迫。外加酸性物质五味子，可使局部产生酸性环境，有助于炎症的消散，或减少钙盐在肌腱、韧带及骨膜等处的沉着，预防或抑制骨质增生的生成与发展。全方具有祛风胜湿散寒、活血化瘀通经、散结消肿止之功。

许永顺，张洪玲，高居斋. 五龙威灵膏治疗颈椎病918例. 中医外治杂志，1999，8（1）：13.

谭氏用颈椎膏治疗颈椎病120例，药用制川乌、制草乌、芒硝、雄黄、细辛各等份，研末加凡士林调匀成膏，用时取膏适量掺布于麝香追风膏中央，贴于大椎穴与哑门穴中间区域。总有效率95%。

按释：膏中雄黄为含砷的化合物，可经皮肤吸收，引起毛细血管扩张、管壁不全性麻痹及渗透性增加，为方中开路先锋；细辛、制川乌、制草乌均能刺激局部皮肤，且能使感觉神经末梢兴奋，有较强的局麻及镇痛作用，同时温运血脉，减轻局部毛细血管瘀阻；芒硝主含硫酸钠，借助雄黄及其他药物深达椎周，改善毛细血管渗透，消除椎周充血水肿；诸药掺布于麝香追风膏中，加速药物的渗透，追风除湿，相得益彰，临床效果好。

谭峰源．颈椎膏掺贴治疗颈椎病120例．中医外治杂志，1998，7（5）：40.

陈氏以颈椎膏穴位贴敷80例。颈椎膏药物制备：鹿角霜25g、细辛25g、羌活45g、桂枝25g、柴胡20g、葛根45g、白芷25g、川芎45g、透骨草10g、蔓荆子30g、防风20g、秦艽25g、全蝎20g、良姜20g。以上诸药，共研细末，用米醋调成膏状备用。使用方法：取2～4g颈椎膏摊在纱布上，贴于大椎穴，用肤疾宁固定。每次贴24小时，隔日1次，贴8次为1个疗程，疗程间休息10日。共观察2个疗程后统计疗效。总有效率95%。

按释： 选用具有温经散寒、活血通络的中药，如细辛（归督脉、手少阳经）、白芷（归手足阳明经）、羌活（归手足太阳经）、柴胡（归足少阳经）、葛根（归手阳明经）、鹿角霜（归督脉）、川芎（归手少阳经）等，通过中药、经络、穴位的共同作用，使颈椎病得以治愈或缓解。

陈龙等．颈椎膏穴位贴敷治疗颈椎病80例．湖南中医杂志，1996，12（4）：22.

【点评】

中药贴敷治疗颈椎病可明显改善症状，尤其对颈型、椎动脉型有较好的效果，可配合推拿、牵引等方法。在中药外敷治疗颈椎病的同时，还应在生活习惯方面加以注意，如睡眠时不可俯卧，枕头不宜过高、过硬或过平；避免和减少急性损伤；颈部保暖，防风寒、潮湿；改正不良姿势等，这对治疗颈椎病和预防颈椎病加重有重要意义。

第八节　肩关节周围炎

一、概述

肩关节周围炎是以肩部长期固定疼痛，活动受限为主症的疾病。由于风寒是本病的重要诱因，中医常称为"漏肩风"；本病多发于50岁左右的成人，俗称"五十肩"；因患肩局部常畏寒怕冷，尤其后期常出现肩关节的粘连，肩部呈现固结状，活动明显受限，故称"肩凝症""冻结肩"等。

本病因体虚、劳损、风寒侵袭肩部，使经气不利所致。肩部感受风寒，阻痹气血；或劳作过度、外伤，损及筋脉，气滞血瘀；或年老气血不足，筋骨失养而衰颓，皆可使肩部脉络气血不利，不通则痛。肩部主要归手三阳所主，内外因素导致肩部经络阻滞不通或失养，是本病的主要病机。

二、辨证

主症为肩周疼痛，酸重，夜间为甚，常因天气变化及劳累而诱发或加重，患者肩前、后及外侧均有压痛，主动和被动外展、后伸、上举等功能明显受限，后期可出现肌肉萎缩。手太阳经"出肩解，绕肩胛，交肩上"，其病"肩似拔"，当疼痛以肩后部为主，为手少阳经证；手阳明经"上肩，出肩髃"，其病"肩前臑痛"，当疼痛以肩前部为主，为手阳明经证；手少阳三焦经"上肩"，其病"肩臑……外皆痛"，当疼痛以肩外侧为主，为手少阳经证。兼有明显的感受风寒史，遇风寒痛增，得温痛缓，畏风恶寒，为外邪内侵；肩部有外伤或劳作过度史，疼痛拒按，舌暗或有瘀斑，脉涩，为气滞血瘀；肩部酸痛，劳累加重，或伴见头晕目眩，四肢乏力，舌淡，苔薄白，脉细弱，为气血虚弱。

三、贴敷治疗处方

1. 斑蝥散（《中国灸法集粹》）

主治：风寒湿痹。

处方：适量斑蝥。

用法：将斑蝥研为极细末，密贮备用。贴敷前先用 1 寸左右见方胶布，中央剪一小孔如黄豆大，贴在穴位上，然后取斑蝥粉适量放于剪孔上，上盖胶布固定即可。根据病情、部位及患者施灸处感应，贴敷 0.5 ~ 2.5 小时，若出现水泡，须抽出液体，外用消毒纱布包扎，防止感染。

2. 四汁膏（《穴位贴药疗法》）

主治：风寒湿痹（肩关节周围炎）。

处方：取葱汁、蒜汁、姜汁各 300mL，凤仙花汁 100mL，米醋 300mL。

用法：放锅内加热，熬至极浓时，加入牛皮胶 120g 融化，再入小麦面 60g 搅匀，略熬成膏，备用。贴敷时取 8cm² 胶布数块，再取药膏适量摊于中央，分别贴敷在肩髃、肩髎、曲池等穴位上，每日贴敷 1 次。

3. 乌麝丹外擦（《中医外治疗法集萃》）

主治：风寒湿痹。

处方：生川乌、生草乌、生南星、生半夏、细辛各 10g，麝香、冰片各 1g。

用法：取上药研成细粉末，用黄醋调和做成丸状。使用时用药丸涂搽患处周围，使其产生热感。

4. 肩周炎方（《百病外贴疗法》）

主治：肩周炎，肩部疼痛，活动受限，肩部红肿。

处方：生草乌、生川乌、乌附片、生南星、干姜各 10g，樟脑 15g，细辛、丁香各

8g，肉桂、吴茱萸6g。

用法： 将上药共研细末，用蜂蜜调制，每丸4g左右，视疼痛面积取适量药丸捣烂，与50℃以上酒精兑调成糊状。先用酒精搽洗患部到发热，然后将药糊平摊于消毒纱布上，贴敷患处，外用胶布固定。隔日1换，7次为1个疗程。

5. **止痛膏（《穴位贴药疗法》）**

主治： 肩周炎。

处方： 络石藤1000g，桑寄生200g，当归40g，全蝎、土鳖虫、独活、肉桂、黑附子各20g，干姜15g，乳香、没药各30g，冰片6g，桑枝1握。

用法： 将上药除络石藤、当归、桑枝、冰片外，其余诸药混合略炒，后加入冰片，粉碎、过筛取末，再将络石藤、当归、桑枝加水煎2次取汁，去渣。合并2次煎液浓熬，取出浓液加入诸药末，调成膏状。再取药膏适量，分别贴敷在肩髃、曲池、天宗等穴位上，上盖敷料，胶布固定。每日贴敷1次。

【古代文献选录】

一切手足风痛，及酒脚风。漏肩风，湿气作痛，神效方。用葱、蒜、生姜（各取自然汁一碗），醋（一小碗）共熬浓。入飞面二两，牛胶四两熬成膏。用青布摊贴患处。或加凤仙花汁一盏。（《外治寿世方》）

【现代临床报道】

薛氏等应用麝香蛇香散穴位贴敷治疗肩周炎150例。药物由白花蛇1条、麝香1.5g、乳香6g、没药6g、冰片6g、肉桂30g组成。先将白花蛇、乳香、没药、肉桂焙黄研细，再加入冰片、麝香，混匀后装入干净瓶内密封以备用。将患侧肩部擦洗干净，取麝香蛇香散适量撒在肩井、肩髃、中府或阿是穴位上（直径1.5~2cm，厚度3~4mm），用伤湿止痛膏固定，2~3日换药1次，5次为1个疗程。结果：显效82例，有效68例；总有效率达100%。

薛庆蛟，李振仁，高勇. 麝香蛇香散治疗肩周炎150例. 中医外治杂志，2001，10（4）：42-43.

【点评】

西医学认为本病是软组织退行性、炎症性病变，与肩部受凉、慢性劳损、外伤等有关。早期以疼痛为主，后期以功能障碍为主。中药外敷治疗肩周炎效果良好。早期外敷中药当以温经通络，化瘀止痛为主，可选用上述膏药外用。功能障碍明显而疼痛不明显者酌加当归、赤芍等养血活血之品。

在肩周炎的每个时期，除中药外敷治疗外，都应当配合功能锻炼，以加快肩关节功能的恢复。本病治疗时，应排除肩关节结核、肿瘤等疾患。

第九节 腰 痛

一、概述

腰痛又称"腰脊痛"，是以自觉腰部疼痛为主症的一类病证。本证常见于西医的腰部软组织损伤、肌肉风湿、腰椎病变及部分内脏病变。

病因主要与感受外邪、跌仆损伤和劳欲太过等因素有关。感受风寒，或坐卧湿地，风寒水湿之邪浸渍经络，经络之气阻滞；或长期从事较重的体力劳动，或腰部闪挫撞击伤未全恢复，经筋、络脉受损，瘀血阻络；上述因素可导致腰部经络气血阻滞，不通则痛。素体禀赋不足，或年老精血亏衰，或房劳过度，损伐肾气，"腰为肾之府"，腰部脉络失于温煦、濡养，可产生腰痛。

腰部从经脉循行上看，主要归足太阳膀胱经、督脉、带脉和肾经（贯脊属肾）所主，故腰脊部经脉、经筋、络脉的不通和失荣是腰痛的主要病机。

二、辨证

疼痛在腰脊中部，为督脉病证；疼痛部位在腰脊两侧，为足太阳经证；腰眼（肾区）隐隐作痛，起病缓慢，或酸多痛少，乏力易倦，脉细者，为足少阴经证，即肾虚腰痛。兼见腰部受寒史，遇天气变化或阴雨风冷时加重，腰部冷痛重着、酸麻，或拘挛不可俯仰，或痛连臀腿者，为寒湿腰痛；腰部有劳伤或陈伤史，劳累、晨起、久坐加重，腰部两侧肌肉触之有僵硬感，痛处固定不移者，为瘀血腰痛。

三、贴敷治疗处方

1. 腰痛方1（《百病外贴疗法》）

主治：风寒湿型腰肌劳损，症见腰部酸痛，重着不利，阴雨天加重者。

处方：肉桂5g，川乌10g，乳香10g，蜀椒10g，樟脑1g。

用法：将上药研末，用适量白酒炒热，贴敷肾俞（双）、命门、次髎（双），用玻璃纸和胶布固定，2日换1次。

2. 腰痛方2（《敷脐妙法治百病》）

主治：寒湿腰痛。

处方：木香、桂枝、肉桂、附片、炒吴茱萸、马蔺子、蛇床子各15g，面粉、生姜汁各适量。

用法：将方中前7味药共碾成细末，贮瓶备用。用时取药末适量，加入面粉拌匀。用生姜汁调和如泥状，敷于患者肚脐及腰部痛处，外以纱布覆盖，胶布固定。每日换药 1 次，10 次为 1 个疗程。

3. 三子膏（《丹方精华》）

主治： 寒腰痛。

处方： 韭子 30g，蛇床子 30g，附子 30g，官桂 30g，独头蒜 500g，川椒 90g，硫黄 18g，母丁香 18g，麝香 1g。

用法： 前 6 味药用香油 1000mL 浸 10 日，加黄丹熬成膏。后 3 味药共研末，加蒜捣为丸，如豆大，备用。先取药丸 1 粒填脐内，外贴上膏，3 日换药 1 次。

4. 热敷方（《陕西验方新编》）

主治： 对一切没有破损的跌打损伤、闪挫扭伤、风湿及类风湿疾病、骨质增生、非化脓性慢性软组织炎均有治疗作用。

处方： 白附子 6g，黄丹 6g，羌活 6g，独活 6g，白鲜皮 8g，狼毒 9g，硫黄 15g，红花 15g，蛇床子 6g，肉桂粉 6g，天花粉 6g，栀子 6g，地骨皮 9g，透骨草 9g，枯矾 6g，云矾 6g，生半夏 9g，川乌头 6g，艾叶 9g，甘松 6g，大皂角 60g（火煨）。

用法： 共为细末，煎水，去渣，取药液，热敷患处，每日 1～2 次，每次 30 分钟，每剂药可连用 7 日。

5. 乌头膏（《万病验方》）

主治： 风冷寒痹腰痛。

处方： 川乌头 3 个。

用法： 生捣研末，盐调涂于故纸软帛上，敷痛处，即可治愈。

6. 丁香散（《经穴贴敷疗百病》）

主治： 急性腰扭伤。

处方： 丁香 10g，樟脑 6g，红花 12g。

用法： 上药共研细末，调白酒。外贴敷腰部，每日 1 次，连敷 3～5 次。

7. 乳乌止痛散（《穴位贴敷治百病》）

主治： 腰椎病。

处方： 乳香、没药、川乌、草乌、当归各 30g，红花、桑寄生、独活、狗脊、威灵仙、川芎各 15g，肉桂 5g。

用法： 将上药研末，用适量白酒或 75% 乙醇少许调为稀糊状，外敷患处，上盖纱布，胶布固定。每日换药 1 次，15 次为 1 个疗程。

8. 消肿膏（《穴位贴敷治百病》）

主治： 急性腰扭伤。

处方： 生大黄 50g，当归尾、续断、延胡索各 9g。

用法： 将上药研末，用适量姜汁调为软膏状贴敷患处，外以油纸，上盖纱布，胶布固定。2～3 日换药 1 次，5 次为 1 个疗程。

【古代文献选录】

夫一切男子妇人，或因咳嗽一声，或因悲哭啼泣，抬舁重物，以致腰痛气刺，不

能转侧，及不能出气者，可用不卧散嚏之，汗出痛即止。(《儒门事亲》)

腰痛：揩牙香附子五两，生姜二两，取自然汁浸一宿，炒黄为末，入青盐二钱，擦牙数次，其痛即止。(《乾坤生意》)

卒然腰痛：大豆六升，水拌湿炒，热布裹熨之，冷即易，乃张文仲所处方也。(《延年秘录》)

腰脊胀痛：白芥子末，酒调贴之，立效。(《摘元方》)

闪腰血痛：桂末和苦酒涂之，干再上。(《肘后备急方》)

【点评】

腰痛的原因很多，由于腰肌劳损或腰椎退行性变引起的腰痛可以通过中药外敷的方法迅速取得疗效，如果由于盆腔内脏器病变引起者，例如附件炎、盆腔炎等，除可以采用外治法治疗外，还需要对原发病进行积极的治疗。因脊柱结核、肿瘤等引起的腰痛，不属贴敷治疗范围。

常用药物樟脑，经现代药理研究证明，其有轻度的局部麻醉作用，故能活血、化瘀、止痛。腰痛方2用附子、肉桂、蛇床子温肾助阳，散寒止痛；配吴茱萸、桂枝散寒通经；再配木香行气以助气血运行，经脉通畅。故善治寒湿腰痛，症见腰部冷痛重着、转侧不利、阴雨天加重者。三子膏方用附子、蛇床子、韭子、硫黄温肾助阳、散寒除湿为主，辅以官桂温通经脉；川椒、母丁香、独头蒜散寒止痛；麝香活血通络利痹，可温肾散寒、通脉利痹，善治肾虚腰痛酸冷、喜温喜按、四肢欠温之症。

第十节　腰椎间盘突出症

一、概述

腰椎间盘突出症由于纤维环退变破裂，髓核突出，在局部机械压迫及化学性物质的刺激下，微循环及神经营养障碍，神经根产生水肿、充血、渗出及与周围组织粘连等炎性反应，从而引起腰腿痛的发生。在手术切除腰椎间盘中，可见肉芽和纤维组织增生，机体体液免疫和细胞免疫均异常，产生一系列临床症状，是临床常见病及多发病，多见于L_4/L_5及L_5/S_1处。本病多因多次扭伤、劳损、感受风湿寒邪等原因发病，属中医"痹证""腰腿痛"的范畴，主要病机为经络阻滞，气血不畅。本病多见于20～40岁中年体力劳动者；发作时腰痛，放射到小腿及足部，行路、久站加重，卧床减轻，可伴麻木感；查体发现腰骶部压痛，叩击痛，直腿抬高试验阳性，加强试验阳性，腰部侧弯时神经根支配区感觉过敏；做CT、MRI可明确诊断。

二、贴敷治疗处方

1. 坐骨神经痛膏（《经穴贴敷疗百病》）

主治：坐骨神经痛。

处方：制川乌200g，赤芍200g，续断200g，泽兰200g，白芷200g，生南星200g。

用法：上药共研细末过筛，用蜂蜜调匀。将药贴敷于患侧环跳、殷门、委中、承山穴，5日换药1次。连治5~10次。

2. 腰突方1（《经穴贴敷疗百病》）

主治：腰椎间盘突出症（寒痹）。

处方：川乌10g，草乌10g，马钱子12g，三七20g。

用法：上药共研细末，调拌米醋。外贴敷患处，隔日1次，连敷10~30次。

3. 腰突方2（《经穴贴敷疗百病》）

主治：腰椎间盘突出症（热痹）。

处方：乳香12g，自然铜6g，大黄10g，黄连20g。

用法：上药共研细末，调拌凡士林。外贴敷患处，隔日1次，连敷10~30次。

4. 马钱乳没膏（《现代中医治疗学》）

主治：腰椎间盘突出症，坐骨神经痛。

处方：马钱子、乳香、没药、麻黄各250g。

用法：上药共研细末，加饴糖或蜂蜜调成糊状，取药膏适量，外敷患处，外用油纸或纱布包扎固定。每日1次。

5. 药衣法（《中国民间疗法》）

主治：腰椎间盘突出症（肾虚型及风寒痹证）。

处方：藁本、续断、苏木各30g，防风、白芷、附子、川乌、草乌各20g，金毛狗脊、独活各45g。

用法：上药共研细末，用稀棉布制成棉布兜，将药粉铺在其中。日夜穿戴在腰部。

6. 薄贴法（《中国民间敷药疗法》）

主治：各型腰椎间盘突出症。

处方：乳香12g，没药12g，麻黄10g，马钱子、生川乌、生草乌各6g，骨碎补20g，自然铜10g，杜仲12g。

用法：上药炼制成膏备用。取药膏适量，外敷患处，每日1次，10日为1个疗程。

【古代文献选录】

腰脚疼痛：天麻、半夏、细辛各二两，绢袋二个各盛药，合匀蒸热，交互熨痛处，汗出则愈，数日再熨。（《卫生易简方》）

腰脚冷痹疼痛有风：川乌头三个，生，去皮脐为散，酢调涂帛上，贴之，须臾痛止。（《太平圣惠方》）

葡萄根及藤叶，治腰脚肢腿痛，煎汤淋洗之良。(《本草纲目》)

皂角膏，治诸腰脚疼痛，用好酒两大碗，皂角一斤，去皮弦，捣碎，熬至一半，滤去滓，再用前汁入银石器内，熬为膏子，随痛处贴之。(《本草纲目》)

【现代临床报道】

庄氏等采用针刺外丘、侠溪、金门、委中、委阳等特定穴、阿是穴，配合自制痹痛散（牡丹皮、马钱子、两面针、秦艽、闹洋化等按比例组成）外敷阿是穴、腰阳关、大肠俞、关元俞、环跳、阳陵泉等穴位，治疗急性期中央型腰椎间盘突出症33例。结果：总有效率87.9%，其作用机理可能与消除局部神经根水肿，消除局部炎症反应，减少化学致痛物质，促使突出髓核吸收，促进局部血运，解除神经压迫有关。

按释：痹痛散中，马钱子有通络止痛消肿之功，多用于跌打损伤、风湿顽痹；牡丹皮有活血化痰、活血消肿之功；秦艽祛风湿，止痹痛，用于风湿痹痛、筋脉拘挛；闹洋花可祛风除湿、散瘀定痛；两面针祛风通络、消肿止痛。阿是穴主治局部痹痛，腰阳关、大肠俞、关元俞、阳陵泉、环跳等穴均为主治腰痛、坐骨神经痛的要穴。以上诸药外敷相关要穴，共奏除湿通络、活血止痛之效。现代理研究表明，马钱子、闹洋花有显著镇痛作用；秦艽有抗炎作用，加速肿胀消退；牡丹皮能抗炎、抗变态反应；两面针有镇痛、局部麻醉作用。

庄子齐，江钢辉. 针刺配合痹痛散外敷治疗急性期中央型腰椎间盘突出症疗效观察. 新中医，2002，34（3）：47.

【点评】

中药外敷疗法对腰椎间盘突出症有明显的治疗效果，除外治疗法外，患者还应注意急性期卧床休息，睡眠卧硬板床，平时腰部注意保暖，避免持重物，加强腰部肌肉锻炼等，以免复发。

贴敷药物的选择可互参腰痛及颈椎病篇。

第十一节　骨质增生

一、概述

骨质增生又称骨刺或骨赘，好发于中老年人，属中医"痹证"的范畴。其病因病机主要是由于肝肾功能衰退，肾虚不主骨，肝亏不养筋，复加劳累或风寒湿邪乘虚内侵，致气血不和，瘀血阻滞，久而成积，而致骨、关节增生。其本在肝肾，其症在骨，病久痛处固定，压痛明显者属瘀，治疗以补肝肾，强筋骨，散瘀止痛为主。临床常见腰椎骨质增生、颈椎骨质增生、跟骨骨质增生、膝关节骨质增生。

二、贴敷治疗处方

1. 急性子糊（《百病外贴疗法》）

主治： 用于颈、腰椎骨质增生。

处方： 急性子 100g，草乌 60g，白芷 50g，铁屑、食醋各适量。

用法： 将前 3 种药研为细末，用食醋适量调整成糊状。将调好的药糊敷于患处，再把铁屑粉薄而均匀地铺在药糊上，然后用纱布包扎固定。每次包 3 日，隔 2 日再包。

2. 牛膝牡蛎膏（《中医外治经验选》）

主治： 骨质增生。

处方： 选用川牛膝、川芎、生牡蛎。

用法： 按 1：2：3 的比例配方研细末，过百目筛。混匀后用白酒调成糊状，加适量凡士林调匀，取麝香虎骨膏，将糊状药膏涂于中间大约 33cm 的地方。然后贴于骨质增生处即可，3 日换药 1 次，1 个月为 1 个疗程。

3. 骨刺膏（《穴位贴敷治百病》）

主治： 骨质增生。

处方： 乌梢蛇、细辛各 10g，白花蛇 1 条，皂角刺、豨莶草、透骨草、穿山甲、生乳香、生没药、杜仲、威灵仙、淫羊藿各 15g，五灵脂 20g，生川乌、生草薢各 9g。

用法： 上药研为细末，用食醋适量调成泥膏状。将调好的药糊敷于患处及相应穴位上，隔日 1 次，10 次为 1 个疗程。

4. 星夏软膏（四虎散）（《圣济总录》）

主治： 鹤膝风（骨性关节炎）。

处方： 生南星 15g，生半夏 15g，生川乌 15g，生草乌 15g。

用法： 共研细末，用陈酒、蜜糖调和，搽敷患处。

5. 一味川芎膏（《中国秘方验方精选》）

主治： 各处骨质增生。

处方： 川芎 6~9g。

用法： 上药研细末，用陈酒调成浓稠糊状备用。用时以少许凡士林调匀，涂敷患处，并盖上一层塑料薄膜，再贴上纱布，用胶布将纱布四周封固。隔日换药 1 次，10 次为 1 个疗程。

6. 豹骨追风膏（《中国膏药学》）

主治： 鹤膝风（骨性关节炎）。

处方： 豹骨 250g，石斛 125g，赤芍 90g，白及 60g，川芎 185g，羌活 90g，桂枝 125g，杜仲 90g，生地黄 250g，生川乌 60g，白蔹 60g，生穿山甲 60g，独活 90g，麻黄 60g，透骨草 125g，当归 250g，生草乌 60g，南红花 60g，大黄 60g，防风 90g，甘草 60g，肉桂 90g，乳香 60g，没药 60g，血竭 90g，木香 30g，丁香 30g，麝香 3g。

用法： 用香油 15kg，将前 21 味药炸枯去渣，兑入黄丹 5625g 收膏，另兑入后 7 味

— 427 —

药（研细末）搅匀。慢火化开，贴肚脐。

7. 止痛散（《穴位贴敷治百病》）

主治：膝部骨质增生。

处方：生乳香、生没药、生川乌、生草乌、当归各 30g，红花、麻黄、独活、桂枝、秦艽、川芎各 15g。

用法：上药研为细末，用白酒或 75% 乙醇调成泥膏状。将调好的药糊敷于患处及相应穴位上，每日换药 1 次，15 次为 1 个疗程。

8. 贴敷方（《内病外治贴敷灵验方集》）

主治：增生性关节炎、膝关节变形、膝关节肥大等。

处方：芙蓉叶、七叶一枝花、透骨草、川芎、威灵仙、鸡血藤、生南星、川续断、生地黄、骨碎补各等份。

用法：上药研末，温开水调糊状，加适量凡士林及冬绿油做成膏剂，敷患处。2 日更换 1 次。一般 5 ~ 10 次能消肿止痛。

【现代临床报道】

何氏等采用上海曼格磁生物工程有限公司生产的曼格磁贴 I（由 SM 超强磁粉配伍牛膝、川芎、血竭、丁香、没药等组成）治疗腰椎增生 58 例，贴腰 2 ~ 5 夹脊穴，腰痛明显加贴腰眼穴，有肢体放射痛加贴环跳、委中；3 日换 1 次，1 周为 1 个疗程，1 个疗程后观察疗效。共治愈 34 例，有效 21 例，无效 3 例，总有效率 96.2%，临床治愈率 58.6%。

河冠华，胡永如. 曼格磁贴穴贴治疗腰椎增生 58 例. 中医外治杂志，1996，1：43.

陈氏等观察骨刺平膏穴位贴敷治疗颈、腰椎骨质增生的临床疗效。骨刺平膏由血竭 30g、乳香 20g、没药 20g、川乌 20g、草乌 20g、珍珠粉 10g、肉苁蓉 30g、淫羊藿 30g、穿山甲 30g、威灵仙 50g、姜黄 30g、苍耳子 50g、猪牙皂 30g 等十余种药物组成，制成药膏后取适量，摊于胶布上，面积约 2cm²，腰椎骨质增生取肾俞、气海俞、腰 3 ~ 5 夹脊、次髎；颈椎骨质增生取天柱、大杼。将药膏贴在穴位上，再用胶布固定，隔日换药 1 次，5 次为 1 个疗程。结果：一般治疗 3 ~ 5 个疗程，380 例中痊愈 172 例，显效 129 例，有效 65 例，无效 14 例；总有效率 96.32%。

陈有岭，赵明山. 骨刺平膏外贴治疗骨质增生 380 例. 中医外治杂志，2006，15（3）：32.

艾氏等观察神阙穴贴补血益精透皮贴（以四物汤合左归丸为基础方，按膜剂工艺制成药贴）对原发性骨质疏松症骨钙素的影响。方法：选择原发性骨质疏松症患者 40 名，取直径约 2.5cm，厚 0.5cm，每贴含药量相当于生药 15g，隔日贴于神阙穴，每次保留 24 小时后摘下，共治疗 6 个月。结果表明，补血益精透皮贴剂组能显著提高血清骨钙素水平，与西药对照组和补血益精药丸组达到同样作用。其机制可能是通过补气血益肾精药物，透皮吸收及穴位的作用，增加有益微量元素（如钙等），增强成骨细胞的功能，从而合成更多的骨钙素。

艾双春，杨莉，廖方正，等．神阙穴贴敷对原发性骨质疏松症骨钙素的影响．上海针灸杂志，2003，22（3）：39－40．

【点评】

中药外敷治疗骨质增生疗效显著，发病初期，应当积极进行治疗，否则骨质增生会造成对人体的一系列损害，如颈椎骨质增生会引起头晕、头痛、上肢麻木疼痛等症状；腰椎骨质增生会引起腰痛、下肢麻木疼痛等症状；膝关节内骨质增生会引起膝关节肿痛甚至变形等。

贴敷用药常选用温阳通经之乌头、干姜等，活血散结之川芎、乳没等，祛风胜湿之独活、羌活等，及强筋骨之牡蛎、杜仲等药物。其中，急性子为凤仙花子，可散瘀消肿，破血软坚，消积。石解为广防己的别称。

骨质增生患者日常生活上应当注意：避免长时间剧烈运动，减轻体重，适当进行体育锻炼，关节部位要保暖，避免受寒受潮，饮食上注意进食高钙食品，以保证骨质正常代谢的需要等。

第十二节　股骨头缺血坏死

一、概述

股骨头缺血坏死，临床较为常见。发病多由于髋部创伤及一些内科疾病，如痛风、血液病、酒精中毒、长期服用激素等有关。除创伤所致股骨头缺血坏死机制较明确外，其他原因所致股骨头缺血坏死的发病机制尚不明确。中医认为，本病与肝肾不足、寒湿外侵、气滞血瘀有关，属"髋骨痹"的范畴。

发病时以疼痛为主要表现，早期不出现，随病情发展渐出现疼痛，可表现为髋关节前方、侧方或后方、沿大腿内侧向膝关节内侧放射，负重后疼痛加剧，受冷亦加重，得温则舒。其次，在髋关节前方及侧后方可有压痛。同时功能受限，早期功能尚正常，中后期则髋关节屈曲、内收、外展、内旋、外旋均受限，以内、外旋受限明显。X线片、CT检查均可明确诊断。

二、贴敷治疗处方

1. 壮骨通瘀膏（《图解贴敷疗法》）
主治：股骨头缺血坏死。

处方：鹿角胶、荸荠、红花、穿山甲、冰片、乳香、没药、大黄、自然铜、雄黄、通骨草、制马钱子、细辛、洋金花。

用法：上药研成面，蜜调成膏状局部外敷，4~5日更换1次，用6~8个月。

2. 外敷膏（《图解贴敷疗法》）

主治：股骨头缺血坏死。

处方：人参、乳香、没药、当归、防己、鸡血藤各1份，制川芎、浙贝母、血余炭各2份。

用法：将上药研细末，装瓶备用。用时以水、蜜煮热调成糊状（亦可加入少量米醋调敷，或加凡士林调成软膏），均匀敷于环跳、悬钟、阿是穴（痛点）。每7日更换1次，4次为1个疗程。

3. 熏洗法（《中医外治疗法集萃》）

主治：股骨头缺血坏死。

处方：骨碎补30g，透骨草30g，伸筋草30g，急性子30g，威灵仙30g，海桐皮30g。若外伤所致，加三棱30g，莪术30g。

用法：上药放容器中浸1小时，然后用蒸气煮沸1小时。加冷水到45℃左右，倒入浴盆内，患者坐于盆中外洗，每次30分钟，每日1次。

4. 热敷法（《中医外治疗法集萃》）

主治：股骨头缺血坏死。

处方：骨碎补30g，莪术30g，石菖蒲30g，苍耳子30g，三棱30g，白鲜皮30g，泽兰叶30g，通骨草30g。

用法：上药打粗粉末，装布袋，放清水中浸透后，置锅内蒸10~15分钟。外用毛巾包裹，置于患侧髋部，每次20分钟，每日2次。

注意：勿使药袋温度过高，以免烫伤皮肤。

【点评】

股骨头位于人体股骨与髂骨的连接部，支撑着人体的大部分重量，而且该部位血管网不发达，这些因素导致股骨头容易因为各种原因出现因供血不足而导致坏死，而且坏死后不易康复。选择活血化瘀、补骨生髓的中药局部熏洗或热敷，可以改善股骨头微循环，加速坏死骨细胞的清除，有利于新骨细胞的重构，自我修复坏死的股骨头。

股骨头坏死患者要注意饮食和生活习惯，提倡高营养、低胆固醇、低脂肪饮食，戒烟戒酒，适当减轻体重，适当进行下肢无负重的体育锻炼，如游泳、坐式健身运动等。

第十三节 足跟痛

一、概述

足跟痛多见于中老年人、肥胖之人、跟骨骨折、跖腱膜炎或足底脂肪垫劳损等。中医认为，本病为肝肾不足，寒湿外侵所致局部气血不畅，不通则痛。临床表现为足跟部疼痛，不能久站、久行；检查跟骨前结节处明显压痛；X线检查多见跟骨前线骨赘形成。

二、贴敷治疗处方

1. 仙人掌方（《百病外贴疗法》）

主治：足跟痛。

处方：仙人掌1片。

用法：将仙人掌两面的毛刺用刀刮净，剖开切成大小适宜的片块，放入鞋跟处，以穿上鞋正对疼痛处为宜，每日1换。

2. 乌蛇大黄膏（《百病外贴疗法》）

主治：足跟骨刺。

处方：酒大黄、乳香、没药、乌梢蛇、桑寄生各10g，细辛20g，吲哚美辛1支，黄酒少许。

用法：将上药研细末，与吲哚美辛和黄酒少许调成糊状。睡觉前敷于足跟处，用消毒纱布包好，再用塑料布外包固定，次日早晨去掉，以上药量可用3~4次，每次用前均需加入少许黄酒。

3. 消瘀止痛散（《穴位贴敷治百病》）

主治：足跟痛（足跟骨刺）。

处方：当归20g，川芎、乳香、没药、栀子各15g。

用法：将上药研细末，将药粉敷在白纸上（按足跟大小，厚约0.5cm），加热后敷于足跟处，用消毒纱布包扎固定。2~3日换药1次。

4. 黄白膏（《穴位贴敷治百病》）

主治：足跟骨刺。

处方：姜黄、大黄、白蒺藜、栀子各12g，炮山甲10g，冰片5g。

用法：将上药研细末，装瓶备用。每用30g以醋调成膏状，睡觉前敷于足跟处，再用塑料布外包固定，药干后再加醋。白天取下，20日为1个疗程。

5. 骨刺消痛膏（《图解贴敷疗法》）

主治：足跟痛（足跟骨刺）。

处方： 荜茇 15g，川椒 15g，木瓜 30g，川乌 15g，麻黄 15g，大枫子 60g（去皮），乳香 15g，蓖麻子 30g。

用法： 将上药研细末，过 80 目筛，将细末分成 6 份。治疗时取药末 1 份，用食醋调成稠膏，纱布包好放在热砖上，脚踏在药上，时间以砖凉为度。使用时注意勿烫伤皮肤。

6. 贴敷方（《内病外治贴敷灵验方集》）

主治： 足跟痛。

处方： 生南星、生半夏、生草乌各等份。

用法： 上 3 味共研细末，装瓶贮备。用时以鸡蛋清调适量药末涂患处，外加绷带固定，每 5~7 日换 1 次。

【古代文献选录】

脚底木硬：牛皮胶、生姜汁化开，调南星末涂上，烘物熨之。（《万氏方》）

【现代临床报道】

李氏采用生半夏、生南星、生草乌、白芷、白术、桃仁、红花、丹参各等份，混合研成细粉末，用凡士林调膏，摊于纱布上外贴患侧足底，每次 6~8 小时，每日 1 次。治疗 386 例病人，痊愈占 72.02%，显效占 19.43%。

李海霞，张爱叶. 中药外敷治疗足跟痛 386 例. 中医外治杂志，2000，9（3）：52.

王氏用白矾 200g，食醋 1000g。将白矾置醋中加热溶化，待凉后，取生姜 50g，切片，浸泡 48 小时。取大粒食盐 1000g，用锅炒热后装入布袋，将浸泡后的姜片贴于患侧足底，将热盐置于患足 20~30 分钟。治疗患者 80 例，显效 90%。

王永锋，王巧玲. 中药外敷配合穴位点按治疗跟骨增生 80 例. 中医外治杂志，2001，10（3）：19.

【点评】

治疗足跟痛前，首先要明确足跟痛的原因，常见的原因有跟腱周围炎，跟骨骨刺、跟骨骨膜炎、跟骨下脂肪垫损伤、跟骨骨折、跟骨皮下滑囊炎、跗骨窦软组织劳损等，还可见于跟骨结核、肿瘤等。若因前者，中药外敷、外洗有非常好的疗效，若因后者，建议积极配合西医相应的治疗措施。足跟压痛明显，开始行走、跳动时痛剧，活动片刻后痛稍减轻，休息后明显减轻，局部喜热恶寒者宜用乌蛇大黄膏。

第十四节　肱骨外上髁炎

一、概述

肱骨外上髁炎属中医"伤筋"的范畴，一般起病缓慢，常反复发作，无明显外伤史，多见于从事旋转前臂和屈伸肘关节的劳动者，如木工、钳工、水电工、矿工及网球运动员等。

病因主要为慢性劳损。前臂在反复地做拧、拉、旋转等动作时，可使肘部的筋脉慢性损伤，迁延日久，气血阻滞，脉络不通，不通则痛。肘外部主要归手三阳经所主，故手三阳经筋受损是本病的主要病机。

二、辨证

本病主症为肘关节活动时疼痛，有时可向前臂、腕部和上臂放射，局部肿胀不明显，有明显而固定的压痛点，肘关节活动不受限。

若肘关节外上方（肱骨外上髁周围）有明显的压痛点，属手阳明经筋病证（网球肘）；若肘关节内下方（肱骨内上髁周围）有明显的压痛点，属手太阳经筋病证（高尔夫球肘）；若肘关节外部（尺骨鹰嘴处）有明显的压痛点，为手少阳经筋病证（学生肘或矿工肘）。

三、贴敷治疗处方

1. 活血止痛膏（《穴位贴敷治百病》）

主治：网球肘初起。

处方：乳香、没药、参三七、桃仁、广地龙、刘寄奴、丹参各6g，血竭、香白芷、红花各4.5g。

用法：将上药研细末，加凡士林调成软膏状，装瓶备用。用时取药膏适量，均匀敷于阿是穴（痛点），上盖纱布，外用胶布固定，隔日更换1次，至愈为度。

2. 网球肘膏（《穴位贴敷治百病》）

主治：网球肘日久未愈。

处方：羌活、独活、桂枝、秦艽各5g，鸡血藤、乌梢蛇各30g，木瓜、川芎各10g，川乌、草乌、乳香各5g，木香3g。

用法：将上药研为细末，加凡士林、甘油各半调成糊状，装瓶备用。用时取药膏适量，均匀敷于曲池、阿是穴，上盖纱布，外用胶布固定，3日更换1次，至愈为度。

3. 消痛贴（《图解贴敷疗法》）

主治：网球肘。

处方：麻黄、生半夏、生天南星、白芥子各100g，生草乌、生川乌、白芷、细辛、桃仁、红花各60g，血竭40g，吴茱萸80g，麝香2g，冰片70g。

用法：将上药研为细末，过100目筛后，用蜂蜜为基质，将其搅拌成糊状，置罐中备用。用时取药膏适量，摊在棉纸上，均匀敷于患肘部最明显压痛处，外用绷带包扎固定，每日更换1次，7次为1个疗程。

4. 斑雄粉（《图解贴敷疗法》）

主治：网球肘。

处方：斑蝥1份，雄黄3份。

用法：将上药按比例研为细末，置罐中备用。治疗时以斑雄粉少许，用蜂蜜将其搅拌成糊状，如绿豆大小，均匀敷于患侧肘部最明显压痛处，以胶布固定，8~24小时起泡后揭去胶布。如局部水泡较小者，5~7日可自行吸收；水泡较大者，可用消毒三棱针穿刺排液，防止感染。约1周后创面愈合，可重复治疗。

【现代临床报道】

徐氏黑膏药治疗网球肘，中药组成第1组：当归20g，红花100g，细辛50g，桂枝60g，生草乌50g，生川芎50g。第2组：肉桂60g，丁香20g，冰片10g，曲安奈得药粉适量。用法：将第1组中药打碎混合，置于麻油2500mL中浸泡3日，再将药油置于锅内，用文火熬炼，熬至药材变黑为度，并去药渣，再加黄丹750g，不断搅拌至均匀后离火，去火毒3日，接着将黑膏药化开，摊涂在牛皮纸上。第2组中药碾碎过100目筛待用。使用时将牛皮纸上的黑膏药化开，加入适量第2组中药粉，贴于肘关节痛处，外用胶布固定，3日换药1次，3次为1个疗程（注意肘关节处贴药前用温水洗净），用力擦至皮肤微红为好。

按释：治疗原则：舒筋通络，活血止痛。方中当归、红花活血祛瘀；桂枝疏通气血经络；细辛行气止痛，并有浸润麻醉的作用；生川乌、生草乌祛风散寒止痛；肉桂、丁香、冰片温通经脉；曲安奈得经皮肤吸收后，不仅可以防止上述中药对皮肤的刺激，而且可以消炎镇痛。

徐长有．徐氏黑膏药治疗网球肘200例．中医外治杂志，2004，13（6）：49．

徐氏敷灸治疗网球肘，中药配制：斑蝥粉、肉桂粉、红花粉各等份混匀备用。取少许中药用75%酒精调成糊状，置于肱骨外上髁压痛最明显处，大小约直径5mm，用5cm×5cm胶布覆盖4小时后撕去胶布，洗去敷药，见局部起泡，刺破后用无菌纱布包扎。全部病例均经1次治疗，治疗后第2日疼痛减轻，1周后疼痛消失。治疗早期要减少肘部活动及用力。

按释：斑蝥性味辛寒，有毒，功效攻毒蚀疮，破血散结；肉桂性味辛热，功效温中回阳，温肺化饮；红花性味辛温，功效活血祛瘀通经。三药与酒配用，有温经活络、舒筋活血、行气止痛之功。

徐向阳．中药敷灸治疗网球肘的临床观察．宁夏医学院学报，2000，22（2）：127．

【点评】

肱骨外上髁炎多见于网球运动员，因此又称"网球肘"，中医称为"肘劳"，主要由于手腕及手指背向伸展的肌肉过度重复用力而引起，外治方法有很好的疗效。急性期表现为严重红、肿、痛，早期贴敷以凉血活血为主，中后期以温通化瘀为主。除治疗手段外，要注重休息，找出受伤的原因，改变运动的方式，有助于早日康复。

下篇

第十九章　骨伤科病症

第二十章 妇科病症

第一节 月经不调

一、概述

月经不调的含义有广义与狭义之分，广义的月经不调，泛指一切月经病。狭义的月经不调仅仅指月经的周期、经色、经量、经质出现异常改变，并伴有其他症状。本篇以月经周期的异常作为本病的主要症状介绍，而月经周期的异常往往会伴有经量、经色、经质的异常，临证时当全面分析。所谓月经先期指月经周期提前1周以上者，又称经早；月经后期指月经周期推迟1周以上者，又称经迟；连续两次以上月经周期或先或后者，为月经先后无定期，又称经乱。

中医认为，月经与肝、脾、肾关系密切，肾气旺盛，肝脾调和，冲任脉盛，则月经按时而下。

月经先期，或因素体阳盛，过食辛辣，助热生火；或情志急躁或抑郁，肝郁化火，热扰血海；或久病阴亏，虚热扰动冲任；或饮食不节，劳倦过度，思虑伤脾，脾虚而统摄无权。

月经后期，或因外感寒邪，寒凝血脉；或久病伤阳，运血无力；或久病体虚，阴血亏虚，或饮食劳倦伤脾，使化源不足，而致月经后期。

月经先后无定期，或因情志抑郁，疏泄不及则后期，气郁化火，扰动冲任则先期；或因禀赋素弱，重病久病，使肾气不足，行血无力，或精血不足，血海空虚则后期，若肾阴亏虚，虚火内扰则先期。

二、辨证

1. 月经先期

主症为月经周期提前7日以上，甚至十余日一行。兼见月经量多，色深红或紫，质黏稠，伴面红口干，心胸烦热，小便短赤，大便干燥，舌红苔黄，脉数者，为实热证；月经量少或量多，色红质稠，两颧潮红，手足心热，舌红苔少，脉细数者，为虚热证；月经量多，色淡质稀，神疲肢倦，心悸气短，纳少便溏，舌淡，脉细弱者，为气虚证。

2. 月经后期

主症为月经推迟 7 日以上，甚至 40～50 日一潮。兼见月经量少色暗，有血块，小腹冷痛，得热则减，畏寒肢冷，苔薄白，脉沉紧者，为实寒证；月经周期延后，月经色淡而质稀，量少，小腹隐隐作痛，喜暖喜按，舌淡苔白，脉沉迟者，为虚寒证。

3. 月经先后无定期

主症为月经或提前或错后，经量或多或少。兼见月经色紫暗，有血块，经行不畅，胸胁乳房作胀，小腹胀痛，时叹息，嗳气不舒，苔薄白，脉弦者，为肝郁证；经来先后不定，量少，色淡，腰骶酸痛，头晕耳鸣，舌淡苔白，脉沉弱者，为肾虚证。

三、贴敷治疗处方

1. 调经散（《中医脐疗大全》）

主治： 月经不调。

处方： 鹿茸 3g，肉桂心、白芍、红花、川芎、干姜各 6g，当归 9g。

用法： 将诸药共研为末，瓶贮密封。用时每次取药末 3～5g，纳入脐孔内，外以膏药贴在脐孔上，再以胶布固定之。7 日换药 1 次，3 次为 1 个疗程。

2. 活血调经散（《穴位贴药疗法》）

主治： 月经不调，少腹疼痛。

处方： 乳香、没药、白芍、川牛膝、丹参、山楂、广木香、红花各 15g，冰片 18g。

用法： 上药共研细末，以姜汁或黄酒适量调糊。分贴神阙、子宫穴，外用纱布、胶布固定。2 日 1 换。

3. 补虚调经散（《穴位贴药疗法》）

主治： 脾肾阳虚所致的月经不调、经量过多之症。

处方： 党参 10g，白术 7g，干姜 5g，炙甘草 3g，硫黄 25g。

用法： 上药共研细末，备用。将肚脐用温毛巾擦净，取药粉 200mg 填脐内，覆盖一软纸片，再加棉花，外用白胶布固定。5 日换药 1 次。

4. 归芎调经散（《理瀹骈文》）

主治： 月经不调。

处方： 当归 30g，川芎 15g，白芍、肉苁蓉、炒灵脂、炒延胡索、白芷、苍术、白术、乌药、茴香、陈皮、半夏各 9g，柴胡 6g，黄连、炒吴茱萸各 3g。先期者加黄芩、丹皮、地骨皮各 6g；后期者加桂皮、干姜、艾叶各 6g；干血痨加桃仁、红花、大黄、生姜、红枣各 6g，血瘀再加马鞭草 9g。

用法： 先将上药研为粗末，或醋或酒炒熨心腹脐下，并敷脐部。如冷再炒，每日用之，以调为度。

5. 调经敷剂（《中华脐疗大成》）

主治： 月经不调，痛经，闭经。

处方：益母草 60g，夏枯草 30g。

用法：上药捣烂炒热，贴敷关元、神阙。

6. 调经灸法（《穴位贴药疗法》）

主治：月经不调，痛经，癥瘕血块。

处方：乳香、没药、血竭、沉香、丁香各 15g，青盐、五灵脂、两头尖各 18g，麝香 1g。

用法：除麝香外，余药共研细末，混匀，贮封备用。先取麝香 0.2g 放脐眼，再取药末 15g，撒布麝香上，盖以槐皮，槐皮上预先钻一小洞，穴周围用面糊圈住，以艾绒捏住，放槐皮上点燃灸之。每日 1 次。

7. 加减四物汤（《理瀹骈文》）

主治：月经不调，经少经闭。

处方：生地黄 10g，当归 10g，赤芍 5g，桃仁 5g，五灵脂 5g，大黄 5g，丹皮 5g，茜草 10g，木通 10g。

用法：上药 9 味，煎汤洗脐下，再用麝香膏贴于脐部。

8. 先期膏（《中药贴敷疗法》）

主治：月经先期。

处方：大黄 128g，玄参、生地黄、当归、赤芍、白芷、肉桂各 64g。

用法：上药以小磨香油 1000g 熬至枯，去渣，黄丹 448g 收膏。用时贴于脐及关元穴，外覆纱布，胶布固定。每日 1 次，月经前后 10 日用，3 个月为 1 个疗程。

9. 暖宫膏（《敷脐疗法治百病》）

主治：月经后期，宫寒腹痛。

处方：当归、川附子、小茴香、良姜、川芎、木香各 500g。

用法：上药用香油 7500g 炸枯去渣，熬至滴水成珠，入黄丹 5000g 搅匀收膏。另配细料，青毛鹿茸 40g、肉桂 50g、沉香 40g，混合研成细粉。每 800g 膏药兑细料 15g，搅匀摊贴。大张药重 35g，小张药重 22.5g。用时微火化开贴脐。

10. 经后膏（《敷脐疗法治百病》）

主治：月经后期。

处方：乌药、白芷、木通、当归、赤芍、大黄、续断、椿根皮、川牛膝、杜仲、附子、锁阳、巴戟天、艾叶、香附、肉桂、益母草、金樱子、血竭、乳香、没药、儿茶、植物油、黄丹各适量。

用法：将上药熬成膏，用时洗净脐部，加温化开，敷脐。

11. 硫黄理中丸（《民间敷灸》）

主治：月经过多，小腹冷痛。

处方：理中丸 1 份，硫黄 1 份。

用法：将理中丸捣碎研末取适量，加入等量硫黄，填入神阙穴，纱布覆盖，胶布固定。每 3 日更换 1 次。

12. 行气活血散（《敷脐疗法治百病》）

主治：月经过少。

处方：桃仁、红花、当归、香附、白芍、肉桂、吴茱萸、小茴香、郁金、枳壳、乌药、五灵脂、蚕砂、蒲黄、熟地黄各等量。

用法：上药共研细末，酒调敷脐，外用纱布、胶布固定。2 日 1 换。

13. 归片膏（养血调经膏）（《北京同仁堂经验方》）

主治：月经不调。

处方：当归 15g，川附片 15g，小茴香 15g，良姜 15g，川芎 15g，木香 15g。

用法：上药用香油 7500mL 炸枯去渣，熬沸，入黄丹 3000g，搅匀，收膏。另配细料：青毛鹿茸 240g，肉桂 300g，沉香 240g，混合研成细粉。每 500g 膏药兑细料 9g，搅匀摊贴。大张药重 21g，小张药重 13.5g。微火化开贴丹田穴。

14. 灵脂膏（附桂紫金膏）（《全国中药成药处方集》）

主治：妇女经血不调，行经腹痛，经来黑紫，腹冷胀疼，以及肾亏气虚，腰腿无力，周身酸疼等。

处方：生灵脂 60g，防风 60g，生杜仲 60g，木瓜 60g，白芷 60g，独活 60g，当归 60g，川芎 60g，羌活 60g，生附子 60g。

用法：以上药料，用香油 7500mL，炸枯去渣滤净再熬，入漳丹 2700g 搅匀成膏。每 7500mL 膏药油兑乳香面、没药面、广木香面、肉桂面各 60g，搅匀。每大张净油 30g，小张净油 15g。贴胃脘部。

禁忌：孕妇勿贴。

15. 抹法（《中医外治法类编》）

主治：适用于妇女热结血闭而致月经逆乱。

处方：郁金 30g。

用法：用郁金煎汤抹胸口，加入韭菜汁、牛膝更佳。

【古代文献选录】

月经不通：取葶苈一升为末，蜜丸如弹子大，绵裹内阴中，入三寸，每丸一宿易之，有汗出止。（《备急千金要方》）

矾石丸：治经水不利，脏坚癖不止，中有干血，下白物。矾五三分烧，杏仁一分，上二味末之，炼蜜和丸枣核大，内脏中，剧者再内之。（《金匮要略》）

【点评】

贴敷对月经不调有很好的疗效，但如系生殖系统器质性变引起的月经不调，应及早做适当处理。功能性月经不调，贴敷治疗效果尤佳。药物选择根据具体病情辨证，分清寒热虚实，并注重"调""补"。益母草活血化瘀，善调妇人胎前诸症；马鞭草活血散瘀，凉血通经，善治癥瘕经闭。贴敷穴位多以关元、三阴交、血海、归来等任脉、足太阴经腧穴为主。

一般多在经前 5~7 日开始治疗，至下次月经来潮前再治疗，连续治疗 3~5 个月，直到病愈，若经行时间不能掌握，可于月经净止之日起贴敷，隔日1次，直到月经不潮时为止，连续治疗3~5个月。贴敷时间以皮肤不起泡为度。注意经期卫生，少进生冷及刺激性饮食；调摄情志，避免精神刺激；适当减轻体力劳动强度。

附： 经行吐衄

经行吐衄是指月经临潮时或月经期出现吐血、衄血，伴月经周期发作之症。常因肝郁化火，迫血上溢，或阴虚内热，虚火无制，迫血妄行，导致血热气逆，经血妄行。治疗以清热降逆、引血下行为主，若证属肝经郁火，伴有烦躁易怒、两胁胀痛者，加强疏肝清热；证属阴虚火旺，伴有手足心热、潮热、头晕者，加强滋阴清热。

贴敷治疗处方

1. 栀柏丹郁饼（《穴敷疗法聚方镜》）
主治：血热妄行所致的经行吐衄病症。
处方：黄柏、丹皮、山栀子、广郁金各15g，大蒜适量。
用法：上药共捣烂作饼状，贴敷肚脐部及脚心涌泉后。

2. 大蒜贴（《方药集》）
主治：适用于倒经，吐、衄血。
处方：大蒜30g。
用法：捣烂如泥，包两脚心，鼻有蒜气时即效。

3. 止血膏（《穴位贴敷治百病》）
主治：经行吐衄。
处方：生地黄15g，牛膝15g。
用法：将上药共捣烂如泥，敷于两足心（涌泉穴）上，每日1次或2次。

点评

经行吐衄需与消化性溃疡、肝硬化、支气管扩张、肺结核等引起的吐血、衄血相鉴别。治疗本病本着"热者清之""逆者平之"的原则，以清热降逆平冲，引血下行为主，或滋阴降火，或清泻肝郁之火。《本草纲目》曰："大蒜贴足心，能引热下行，治泄泻及干湿霍乱，止衄血。"

保持心情舒畅，忌恼怒。饮食宜清淡，忌辛辣（如椒、姜、葱之类），有利于减少或控制吐血、衄血的发生。

第二节　痛　经

一、概述

妇女在月经期前后或月经期中发生小腹及腰部疼痛，甚至难以忍受，影响工作及日常生活者，称为痛经。本病以青年妇女为多见。

西医学分为原发性与继发性痛经两类。生殖器官无器质性病变者称为原发性痛经或称功能性痛经，常发生于月经初潮后不久的未婚或未孕的年轻妇女，常于婚后或分娩后自行消失。由于生殖器官器质性病变所引起的痛经称为继发性痛经，常见于子宫内膜异位症、急慢性盆腔炎、肿瘤、子宫颈狭窄及阻塞等。

痛经多由情志不调，肝气郁结，血行受阻；或经期受寒饮冷，坐卧湿地，冒雨涉水，寒湿之邪客于胞宫，气血运行不畅所致；或由脾胃素虚，或大病久病，气血虚弱；或禀赋素虚，肝肾不足，精血亏虚，加之行经之后精血更虚，胞脉失养而引起痛经。

二、辨证

主症为经期或行经前后下腹部疼痛，历时数小时，有时甚至持续 2～3 日，疼痛剧烈时患者脸色发白，出冷汗，全身无力，四肢厥冷，或伴有恶心、呕吐、腹泻、尿频、头痛等症状。

兼见腹痛多在经前或经期，疼痛剧烈，拒按，色紫红或紫黑，有血块，下血块后疼痛缓解，属实证。经前伴有乳房胀痛，舌有瘀斑，脉细弦者，为气滞血瘀；腹痛有冷感，得温热疼痛可缓解，月经量少，色紫黑有块，苔白腻，脉沉紧者，为寒湿凝滞。

兼见腹痛多经后，小腹绵绵作痛，少腹柔软喜按，月经色淡、量少，属虚证。面色苍白或萎黄，倦怠无力，头晕眼花，心悸，舌淡、舌体胖大边有齿痕，脉细弱者，为气血不足；腰膝酸软，夜寐不宁，头晕耳鸣，视物不清，舌红苔少，脉细者，为肝肾不足。

三、贴敷治疗处方

1. 加味失笑散（《中医脐疗大全》）

主治：痛经。

处方：五灵脂、蒲黄、香附、丹参、台乌药各等量。

用法：将上药加工碾碎为细末，瓶贮封好备用。需要时，取适量贴于脐孔上，胶布固定。每日换药 1 次，病愈停药。

2. 蒲芷香盐熨（《中医脐疗大全》）

主治：痛经。

处方： 石菖蒲 30g，香白芷 30g，公丁香 10g，食盐 500g。

用法： 先将前 3 味药碾成细末，再将食盐炒至热极，再将药末倒入拌炒片刻，装入白包袋中，扎紧袋口备用。用时，嘱患者仰卧床上，取药袋热熨脐部及痛处，待药袋不烫时敷脐上，覆被静卧片刻即愈。若 1 次未愈，可再炒热，继续熨敷 1 次。

3. 疗女痛经方（《中华脐疗大成》）

主治： 痛经。

处方： 香附、乳香、没药、细辛、延胡索各等量。

用法： 诸药混合研末过筛，瓶贮封存备用，于每次月经前取约末 15 ~ 25g，以米酒适量调拌和匀，制成小圆饼 1 个贴于脐孔上，胶布固定。3 ~ 5 日换药 1 次。

4. 艾盐熨（《中华自然疗法》）

主治： 痛经。

处方： 艾绒 200g，食盐 100g。

用法： 上药入锅热炒，分装两袋，交替热熨关元等下腹部穴位。

5. 行气通经熨（《中华自然疗法》）

主治： 痛经，闭经。

处方： 香附、桃仁各 30g，延胡索、当归、苏木各 15g，川椒 10g。

用法： 诸药研为粗末，黄酒拌炒，装入药袋，热敷熨脐腹部。

6. 调经止痛散（《脐疗》）

主治： 妇人宫寒，月经不调，痛经，腰酸怕冷。

处方： 炮姜 10g，山楂 20g，延胡索 6g。

用法： 上药共研末备用。每次取药末 6g，用黄酒调为糊状，敷脐部，外用纱布固定。每日换药 1 次。

7. 痛经膏（《民间敷灸》）

主治： 痛经，经量少，色暗。

处方： 山楂 100g，葛根 100g，乳香 100g，没药 100g，穿山甲 100g，川朴 100g，白芍 150g，甘草 30g，桂枝 30g。

用法： 先将山楂、葛根、白芍、甘草共煎 2 次，煎液浓缩成稠膏，混入溶于适量 95% 乙醇的乳香、没药，烘干后与穿山甲、川朴、桂枝共研细末，再加适量的细辛挥发油、鸡血藤挥发油和冰片充分混合，过 100 目筛，贮瓶。于经前 4 日取上药 0.5g，用食醋或姜汁或酒调糊，分别敷于神阙和关元，外敷纱布，胶布固定，待经痛止或经期第 3 日去药。

8. 寒瘀痛经散（《中医外治法集要》）

主治： 寒凝瘀阻之痛经。

处方： 白芷 8g，五灵脂 15g，炒蒲黄 10g，盐 5g。

用法： 上药共研为细末，于经前 5 ~ 7 日，取药末 3g，纳脐内，上置生姜片，用艾炷灸 2 ~ 3 壮，以脐内有热感为度，然后，药末用胶布固定，月经结束则停用。

9. 活血定痛熨敷法（《敷脐妙法治百病》）

主治： 痛经。

处方：益母草、丹参、桃仁、红花、丹皮、木通各40g，当归、川芎、木香、香附、茴香、蒲公英各60g。

用法：将上药共研成末，分为3份，使用时用1份加入米醋拌匀，以润而不渗为宜，装入事先做成的布袋内，布袋大小以患者合体为宜，上至脐，下至耻骨，左右达附件。然后放锅内蒸至透热，熨敷在肚脐、少腹，药袋上加盖热水袋，以助热保温，温度以热而不烫为佳。每袋药用2日，每日早、晚各1小时。3份共用，6日为1个疗程。用药从行经前1日开始，经期不停药。

10. 气血双调方（《家庭脐疗》）

主治：痛经。

处方：小茴香、干姜、延胡索、五灵脂、没药、川芎、当归、生蒲黄、官桂、赤芍各等份。

用法：共压粉，装瓶备用。从经前2日开始，先用盐水洗净脐部，取药粉30g，以醋调成糊状，敷脐，外用胶布固定。2日1换，连用3次，下次月经周期用法同上，5个月为1个疗程。

11. 蚕砂益母熨（《中华自然疗法》）

主治：痛经，闭经。

处方：晚蚕砂100g，益母草60g，小茴香、桂枝、赤芍各30g。

用法：上药研为粗末，装入药袋，入锅蒸之，趁热熨敷脐腹、关元、阿是穴。

12. 三七酒（《中华脐疗大成》）

主治：痛经，崩漏。

处方：三七，黄酒。

用法：三七粉（或三七研末）和黄酒调匀，稍温热外敷脐腹。

13. 芎归散（《敷脐疗法》）

主治：痛经，胎前、产后诸病。

处方：当归、川芎各等量。

用法：上药2味，共研为散，每用少许，炒热熨脐部。

14. 芷香乳没散（《敷脐妙法治百病》）

主治：痛经。

处方：香白芷9g，丁香5g，制乳香、没药各7g。

用法：上药研细末，和匀，密封。每用适量，醋调，敷脐上，外覆塑料薄膜，再加纱布固定。每日换药1次，直至痛止。

15. 补气益气散（《敷脐妙法治百病》）

主治：痛经。

处方：党参、白术各12g，炙甘草10g，干姜、当归各6g。

用法：上药共研为细末敷脐中，外盖纱布，胶布固定。每日换药1次，轻者3次可愈。

16. 痛经苏合丸（《家庭脐疗》）

主治：痛经。

处方： 冠心苏合丸。

用法： 于经前 3 日，取药丸 2 粒，压碎，用黄酒调糊，填脐内，以伤湿止痛膏封贴。每日换药 1 次，痛消为止。

【古代文献选录】

治妇人少腹寒痛。用川乌为末，好醋摊绢上贴之。(《古今医统大全》)

【现代临床报道】

缪氏等采用交加散穴位贴敷治疗气滞血瘀型痛经 209 例，与对照组 45 例口服芬必得比较。方药组成：当归、白芍、延胡索、蒲黄、桂心各 30g，生姜（捣取汁存渣待用）1000g，生地黄（捣取汁存渣待用）1000g，红花、没药（另研）各 15g。将生姜汁炒地黄渣，地黄汁炒生姜渣，各焙干，同诸药为细末，温酒调饼状，分 7 次待用。主穴：中极；配穴：肾俞、腰阳关。每日换药 1 次，连用 1 周。均于下次月经来潮前 1 周续治。连用 3 个月经周期。结果：总有效率为 91.39%，优于对照组。

按释： 交加散出自清代名医程履新的《程氏易简方论》。方中用当归补血行血，补中有动，行中有补为君。桂心温通经脉而行瘀滞，配以白芍养血柔肝，缓中止痛为臣。佐以蒲黄导瘀结而治气血凝滞之痛；延胡索理气止痛；红花活血通经，祛瘀止痛；没药散瘀生肌止痛；生姜解毒破血调中；生地黄通利消瘀；温酒通血脉为引。诸药合用，则气血调畅，经行通利，痛消病除。中极穴，有益肾调经、通阳化气的功效；配以腰阳关，总督一身阳气，有强腰膝、健下元的功能；与中极合用，一阴一阳，疏通督脉，缓解疼痛；辅以肾俞，有益肾气、调经止痛之功。

缪锋，周小英．交加散穴位贴敷治疗气滞血瘀型痛经 209 例．浙江中医杂志，2004，(11)：481．

王氏采用痛经散外敷治疗原发性痛经 46 例。痛经散由当归、川芎、干姜、五灵脂、蒲黄、延胡索、肉桂、桂枝、冰片、樟脑各等份，共研细末而成。每次取 10g，用适量凡士林调匀，置于胶布上，贴敷关元穴，并以纱布固定，每于月经前 5 日开始，24 小时换药 1 次，连续 5 次，3 个月经周期为 1 个疗程。结果：总有效率 89.1%。

按释： 方中当归、川芎为阴中之阳药，血中之气药而养营活血行气；干姜、肉桂、桂枝温经散寒；五灵脂、蒲黄、延胡索化瘀止痛；诸药合用，使寒散、气顺、血和、冲任流畅，经血畅行则痛自愈；又因关元为任脉和足三阴经的交会穴，具有温阳、补虚、行气、止痛之功效，故将痛经散贴敷于关元穴治疗原发性痛经，取药物及穴位双重疗法之意。

王月玲．痛经散外敷治疗原发性痛经临床观察．河北中医，2005，27 (5)：345．

昌氏运用香笑散穴位贴敷治疗妇女痛经 57 例。方药以香附、失笑散、乌药、延胡索、细辛、桂枝、当归、丹参、赤芍、白芍、川芎、艾叶、黄柏、川续断等各等份研细末，用蜂蜜加2%的月桂氮卓酮调成膏状备用。用时以酒精棉球搽净脐孔，取该药蚕豆大小置于胶布中心，分别贴敷脐部神阙穴和关元穴。每于月经前6日开始贴，3日更换1次，连续3次，2个月经周期为1个疗程。结果：气血瘀滞型21例，有效率90%；寒湿凝滞型18例，有效率88%；肝郁湿热型6例，有效率83%；气血亏虚型7例，有效率85%；肝肾亏损型5例，有效率80%；总有效率87%。

按释： 方中香附、延胡索疏肝行气，调经止痛；失笑散、丹参、川芎活血散瘀，行气止痛；乌药、细辛、桂枝、艾叶温经散寒，兼通血脉；当归、白芍养血活血止痛；川续断补肾壮腰；赤芍、黄柏凉血止痛，共使冲任胞宫气血运行通畅，故痛经自消。神阙、关元为任脉要穴。药物贴敷后，很快被吸收，且通过脐周静脉网转输到盆腔，从而起到治疗作用。

昌年发，龚蔚君．香笑散穴位贴敷治疗痛经57例．江苏中医，1995，16（6）：34.

陈氏等用痛经贴（由香附、蒲黄、五灵脂、丁香、肉桂、乌药、细辛、延胡索、川芎、红花等组成）外敷关元穴治疗痛经188例，同时根据关元穴局部皮肤情况，如皮肤出现充血者第3日即可取下，如无皮肤充血者可连续贴敷4~6日取下，每月1贴，于每次痛经出现前2~4日进行贴敷，连续治疗3个月。结果：总效率为92.6%。

按释： 关元穴又称"丹田"，有调理冲任、温通胞脉的作用。方中所选中药具有行气活血、化瘀止痛之效，能通调冲任气血；兼有芳香走窜之性，加之黄酒，可促进药物透皮吸收。其中，香附调经止痛，其挥发油能缓解子宫平滑肌紧张；蒲黄、五灵脂行瘀散结，能缓解平滑肌痉挛；丁香、肉桂具有温经散寒、活血通脉的作用，其中，桂皮油是透皮吸收促进剂；乌药、延胡索含挥发油，能行气止痛；细辛挥发油具有明显的镇痛作用，皮肤给药可降低毒性；川芎、红花活血化瘀止痛。

陈卫华，周军，胡玲，等．痛经贴外敷关元穴治疗痛经188例．安徽中医学院学报，2002，21（3）：38－39.

赵氏等采用加味失笑散（五灵脂、蒲黄、延胡索、乳香、没药、冰片、益母草等）穴位贴敷治疗原发性痛经98例。1个月经周期为1个疗程。结果：第1个疗程，治愈67例，好转31例，总有效率为100%；第2个疗程，治愈18例；用药2个疗程，治愈85例，好转13例。

按释： 本方功效温经散寒，活血化瘀，行气止痛，适用于气血瘀滞及寒湿凝滞之原发性痛经。本方药多辛味，其各有特点，如乳香等味辛且有香味，可大力温通气机，走窜经络，止诸疼痛；延胡索既入气血又走血分而行气活血；蒲黄、五灵脂相须为用，通利血脉，祛瘀止痛；乳香偏调气，没药偏调血，二者合用，相辅相成，对胞宫、胞络积瘀之痛有特殊的疗效。且神阙穴在脐窝正中，渗透性增强，药物分子比较容易进入细胞间质，迅速弥散入气血而达全身。

赵爱君，郑桂钦．穴位贴敷治疗原发性痛经98例临床观察．河南中医药学刊，

2002, 17 (4)：61 -63.

张氏等运用自拟痛经散穴位贴敷治疗原发性痛经 60 例。处方：肉桂、细辛、吴茱萸、苍术、威灵仙、白鲜皮各 30g，延胡索、香附、乳香、没药各 15g，白芷、川芎各 10g。用时取药末（每穴 3g），陈醋调膏，摊于塑料薄膜或敷料上，贴于神阙、中极、次髎（双）、地机（双），胶布固定。2 日 1 次，连用 3 个月经周期。结果：有效率 93.33%。

按释：神阙属任脉，敷药后可使药力通经达络而贯注全身，调整脏腑功能而起到治疗作用；中极亦属任脉经穴，可通调冲任脉气；地机为脾经郄穴，能疏调脾经经气而止痛；次髎为治疗痛经的有效经验穴；上述诸穴合用，有调理冲任、通经止痛的作用。

张治华，刘天骥，陈凤兰，等. 痛经散穴位贴敷治疗原发性痛经 60 例. 河南中医，2000，20，(3)：61 -62.

【点评】

贴敷对原发性痛经有较好的疗效。对继发性痛经，运用贴敷减轻症状后，应诊断清楚原发病，针对原发病治疗。应与经期加重的内、外、妇诸学科引起腹痛症状的疾病如急性阑尾炎、结肠炎、卵巢囊肿等鉴别。

本病病位在子宫、冲任，变化在气血，故贴敷治疗以调理冲任气血为主。贴敷治疗的处方应分清寒热虚实后而选择，药物选择一般可分为 3 组，一为温经散寒之品，如炮姜、小茴香、艾叶等；二为化瘀止痛之品，如失笑散等；三为活血调经之品，如香附、丹参、桃仁、乳香、没药等。贴敷治疗的穴位多以三阴交、中极、次髎、气海、关元、足三里等为主。

注意经期卫生，经期避免重体力劳动、剧烈运动和精神刺激，防止受凉、过食生冷。

附：上环后腹痛

上环后腹痛专指有生育能力的妇女在安置宫内节育器后而产生的腹痛，大多数妇女放环后无不适反应，但也有少数妇女因在选择器具方面不妥，或放置部位、放置时间不当，会引起腹痛，并伴有月经异常。一般经医生检查、调整，可获得根本性治愈。

贴敷治疗处方

安环止痛泥（《敷脐妙法治百病》）
主治：上环后腹痛。

处方： 血竭、乳香、没药各 3g，香附末 4g，大黄、冰片各 1g，葱白 15g。

用法： 上药共捣如泥。取半量贴肚脐上，上覆牛皮纸，纱布胶布固定，贴 10 日后换 1 次。20 日为 1 个疗程，可连用 3 个疗程。

点评

安环止痛泥方用香附疏肝行气止痛，大黄清利湿热，活血消瘀，使肝气疏泄，血行通畅，湿热化除而腹痛自除，为本方的主要部分，再配乳香、没药、血竭，以增强行气活血止痛之功，冰片、葱白以助药力。故适用于上环后肝气郁结，湿热瘀滞，症见小腹疼痛拒按、有灼热感、舌质暗红、苔黄腻、脉弦滑之症。

第三节　闭　经

一、概述

闭经，俗称经闭。凡年过 18 岁而月经尚未来潮者称为原发性闭经。凡以往有过正常月经，现停止月经在 3 个周期以上者称为继发性闭经。至于青春期前、妊娠期、哺乳期以及绝经期的闭经都属生理现象。另一种分类法是根据闭经的原因，按部位分为全身性疾病所致的闭经、下丘脑 – 垂体性闭经、肾上腺皮质功能失调性闭经、甲状腺功能失调性闭经、子宫性闭经、卵巢功能失调性闭经以及使用避孕药后所致的闭经。

西医学认为，正常的月经有赖于大脑皮层、下丘脑、垂体、卵巢、子宫等功能的协调，其中任何环节发生病变，都可导致闭经。其他内分泌腺体如甲状腺、肾上腺皮质功能障碍，或某些精神因素、环境改变、寒冷、消耗性疾病、刮宫过深、放射线治疗等也能引起闭经。

禀赋薄弱，肾气未充，或多产堕胎，耗伤精血，或失血过多等均可导致血海空虚，而产生经闭。七情内伤，肝气郁结，气滞血瘀，或脾失健运，痰湿内盛，阻于冲任；或饮冷受寒，血为寒凝，冲任阻滞不通，胞脉闭阻而致经闭。基本病理分为虚、实两类，实者主要有瘀滞与寒凝，虚者主要有血虚与肾虚。病位主要在肝，与脾、肾有关。

二、辨证

主症为年过 18 岁而月经尚未来潮，或以往有过正常月经，现停止月经在 3 个周期以上。

兼见月经超龄未至，或先经期错后，经量逐渐减少，终至经闭，属血枯经闭。头晕耳鸣，腰膝酸软，口干咽燥，五心烦热，潮热盗汗，舌红苔少，脉弦细者，为肝肾不足；头晕目眩，心悸气短，神疲肢倦，食欲不振，舌淡，苔薄白，脉沉缓者，为气血亏虚。

兼见已往月经正常，骤然经闭不行，伴有腹胀痛等实象，属血滞经闭。情志抑郁，或烦躁易怒，胸胁胀满，小腹胀痛拒按，舌质紫暗或有瘀斑，脉沉弦者为气滞血瘀；形体肥胖，胸胁满闷，神疲倦怠，白带量多，苔腻，脉滑者为痰湿阻滞；经闭，小腹冷痛，形寒肢冷，喜温喜按，苔白，脉沉迟者为寒凝。

三、贴敷治疗处方

1. 茺蔚蚕砂熨脐法（《中华脐疗大成》）

主治： 闭经。

处方： 茺蔚子、晚蚕砂各300g，大曲酒100mL。

用法： 先将茺蔚子、晚蚕砂各150g放入砂锅炒热，旋以大曲酒100mL撒入拌炒片刻，将药末装入白布袋中，扎紧袋口即成熨药袋，趁温热在脐孔部持续熨之。至袋中药冷，再取另一半蚕砂和茺蔚子炒大曲酒再熨脐腹。连续2次后，覆被静卧半日，月经即可通下。

2. 益母月季煎（《中华脐疗大成》）

主治： 闭经。

处方： 益母草120g，月季花60g。

用法： 将诸药放在砂锅中加清水2500mL煎浓汁，捞去药渣，仍放在文火上炖之，保温备用。嘱患者仰卧，以厚毛巾2条泡在药汁内，轮流取出拧去药汁，热敷脐眼及下少腹部，以少腹内有温热舒适感为佳，通常敷药后4~6小时可效。

3. 温肾祛瘀糊（《敷脐妙法治百病》）

主治： 闭经。

处方： 香白芷、小茴香、红花各4g，细辛、肉桂各3g，当归5g，益母草6g，延胡索4g，乳香、没药、樟脑末各10g。

用法： 将前8味药水煎2次，取汤液浓缩成稠糊状，再将乳香、没药溶于95%乙醇溶液中，然后取药糊混合适量95%乙醇的乳香、没药液，焙干后研为细末，加入樟树末调匀即成。每次取药末9g，用黄酒数滴拌成糊状，将药糊敷于脐中（神阙穴），外用伤湿膏固定，干后再换1次，一般连续用3~6次即可病愈。

4. 参术四物膏（《敷脐妙法治百病》）

主治： 闭经。

处方： 党参、白术、当归、熟地黄、白芍、川芎各等量。

用法： 上药共为细末，用时以黄酒适量调和成膏状备用。用时将脐部洗净擦干，再取药膏贴敷于脐上，外盖纱布，胶布固定。2日换药1次，连续敷至病愈为止。

5. 补肾益肝通经糊（《敷脐妙法治百病》）

主治： 闭经。

处方：山萸肉 15g，当归、怀牛膝、菟丝子各 12g，熟地黄、枸杞子各 10g，川芎、白芍、益母草各 20g。

用法：上药焙干共研为细末。取药末适量，用黄酒调成糊状，贴敷于脐上，外盖纱布，胶布固定。2 日换药 1 次。

6. 蚕麝膏（《中华脐疗大成》）

主治：闭经。

处方：蚕砂 30g，麝香 0.5g，黄酒适量。

用法：先将麝香另研末备用。次将蚕砂碾为细末，以黄酒适量调和成厚膏备用。用时，先取麝香末 0.25g 填入脐孔，再取药膏敷于脐上，外以纱布覆盖，胶布固定。2 日换药 1 次。

7. 闭经膏（《敷脐妙法治百病》）

主治：闭经。

处方：苍术、芒硝、肉桂各 9g，陈皮 12g，甘草 6g，当归 30g，益母草、人参各 5g，川牛膝 18g。

用法：上药共为细末，贮瓶密封备用，用时取药末适量，以黄酒调成泥状，做成如薄硬币大小形状，贴在脐眼上，外盖纱布，胶布固定。2 日换药 1 次。

8. 通经山楂膏（《脐疗》）

主治：寒凝瘀阻型闭经。

处方：山楂 10 枚（鲜品），赤芍 3g，生姜 15g。

用法：上药共捣烂如泥，放锅中炒热熨脐部。每次熨 30 分钟，每日 1 次，连用 3～5 次。

9. 通经膏（《中国民间敷药疗法》）

主治：闭经。

处方：柴胡 12g，白术 10g，白芍 10g，当归 12g，茯苓 10g，薄荷 3g，三棱 6g，牛膝 20g，半夏 12g，红花 6g，桃仁 12g。

用法：将药物共研细末，调拌凡士林成膏状，敷于脐，外覆纱布，胶布固定。每 2 日换药 1 次。

10. 闭经散熨脐法（《中医外治法类编》）

主治：闭经。

处方：当归 30g，川芎 15g，白芍、五灵脂、延胡索、肉苁蓉、苍术、白术、乌药、小茴香、陈皮、半夏、白芷各 9g，柴胡、黄芩、丹参、地骨皮、桃仁、红花、大黄、生姜、大枣、马鞭草各 6g，黄连、吴茱萸各 3g。

用法：上药共压细粉。取药粉适量，以醋或酒调成膏，纱布包裹，敷于脐和丹田穴，外敷塑料薄膜和纱布，用胶布固定再加热熨，每次 30 分钟，每口 2～3 次。

【现代临床报道】

邱氏用自拟益肾通经散贴脐治疗闭经 122 例，药物组成：鹿茸 6g，巴戟天 30g，肉苁蓉 30g，紫河车 30g，熟地黄 30g，益母草 30g，黄芪 40g，当归 30g，人参 30g，山楂 30g，鸡内金 30g。上药共为细末，瓶装备用。用时取药末 10g，以酒调和成团，纳入脐中，外盖纱布，胶布固定。结果：总有效率为 93.44%。提示：本法对肾虚型及气血虚弱型闭经均有较好的疗效，并有强身保健作用，未见任何毒副作用，值得临床推广应用。

按释： 用益肾通经散，使肾气得充，气血得补，化源充足，冲任得养，血海渐盈，则月经自可复常。神阙乃任脉的一个重要穴位，既有穴位刺激，激发经络之气的作用，又通过特定药物在特定部位的吸收，发挥明显的药理作用。

邱敏．益肾通经散贴脐治疗闭经 122 例．国医论坛，2003，18（5）：32.

【点评】

本病有功能性或器质性疾病之分，必须进行认真检查，以明确发病原因，采取相应的治疗。尤其要注意与围绝经前停经、早期妊娠的鉴别。

治疗应以全身症状为依据，结合病史及舌脉，分清闭经的虚实。治疗根据病证，虚者补而通之，实者泻而通之。贴敷的药物选择根据病情而定，瘀滞者活血化瘀通经，选益母草、月季花、乳香、没药、当归、红花等；寒凝者温经散寒，选生姜、白芷、细辛等；血虚者养血健脾，选党参、白术、甘草、茯苓等；肾虚者温肾助阳，多选肉桂、小茴香等。贴敷穴位多选关元、中极、归来、三阴交等调理冲任的穴位。

闭经的预后与转归取决于病因、病位、病性、体质、环境、精神状态、饮食等诸多环节。应注意情绪调节，保持乐观豁达的心态，加强体育锻炼，增强体质，劳逸结合及生活起居有规律。

第四节　功能性子宫出血

一、概述

功能性子宫出血中医称"崩漏"，是指妇女非周期性子宫出血，其发病急骤，暴下如注，大量出血者为"崩"；病势缓，出血量少，淋漓不绝者为"漏"。崩与漏虽有出血情况的不同，但在发病过程中两者常互相转化，如崩血量渐少，可能转化为漏，漏势发展又可能变为崩，故临床多以崩漏并称。青春期和更年期妇女多见。崩漏可见于西医学功能性子宫出血及其他原因引起的子宫出血。

本病发生的主要机理，是由于冲任损伤，不能固摄，以致经血从胞宫非时妄行；素体阳盛，外感热邪，过食辛辣，致热伤冲任，迫血妄行；情志抑郁，肝郁化火，致藏血失常；七情内伤，气机不畅，或产后余血未净，瘀血阻滞冲任，血不归经发为崩漏；忧思劳倦过度，损伤脾气，统摄无权，而致冲任不固；肾阳亏损，失于封藏，使冲任不固，或肾阴不足致虚火动血，而成崩漏。本病病变涉及冲、任二脉及肝、脾、肾三脏，证候有虚有实。

二、辨证

1. 实证

主症为崩漏下血量多，或淋漓不断，血色红。兼见血色深红，质黏稠，气味臭秽，口干喜饮，舌红苔黄，脉滑数者，为血热；出血量多，色紫红而黏腻，带下量多，色黄臭秽，阴痒，苔黄腻，脉濡数者，为湿热；血色正常，或带有血块，烦躁易怒，时欲叹息，小腹胀痛，苔薄白，脉弦者，为气郁；漏下不止，或突然下血甚多，色紫红而黑，有块，小腹疼痛拒按，下血后疼痛减轻，舌质紫暗有瘀点，脉沉涩者，为血瘀。

2. 虚证

主症为暴崩下血，或淋漓不净。兼见血色淡，质薄，面色萎黄，神疲肢倦，气短懒言，纳呆便溏，舌质淡而胖，苔白，脉沉细无力者，为脾虚；出血量多，日久不止，色淡红，少腹冷痛，喜温喜按，形寒畏冷，大便溏薄，舌淡苔白，脉沉细而迟者，为肾阳虚；下血量少，色红，头晕耳鸣，心烦不寐，腰膝酸软，舌红少苔，脉细数者，为肾阴虚。

三、贴敷治疗处方

1. 热崩糊（《敷脐妙法治百病》）

主治：血热崩漏。

处方：生地黄、地骨皮各15g，黄芩、黑栀子、炙龟板、煅牡蛎各12g，丹皮10g。

用法：上药共研细末，醋调如泥，敷于肚脐部，纱布覆盖，胶布固定。每日换药4次。

2. 化瘀止崩散（《敷脐妙法治百病》）

主治：血瘀崩漏。

处方：当归、川芎、肉桂、炙甘草各15g，蒲黄、乳香、没药、五灵脂各7.5g，赤芍3g，益母草10g，血竭15g（另研）。

用法：上药（除血竭外）共碾为细末，瓶贮备用。血竭另研备用。临用时取药末适量（20～30g）与血竭0.5g混合拌匀，加入热酒调和成厚膏，将药膏贴在患者脐孔上，外以纱布覆盖，胶布固定之。每日换药1次，至出血干净方可停药。

3. 补脾止漏散（《敷脐妙法治百病》）

主治：脾虚崩漏。

处方：党参、白术、黑炮姜、乌贼骨各15g，甘草6g。

用法：上药共为细末，醋调如泥，敷于肚脐部，纱布覆盖，胶布固定。每日换药1次。

4. 益智沙苑散（《敷脐妙法治百病》）

主治：肾虚崩漏。

处方：益智仁、沙苑子各 30g，艾叶 6g。

用法：上药共为细末，醋调如泥，敷于肚脐部，纱布覆盖，以胶布固定。每日换药 4 次。

5. 温经行气散（《中华脐疗大成》）

主治：子宫出血。

处方：肉桂 3g，吴茱萸 6g，当归 9g，干姜 6g，艾叶 6g，延胡索 9g，沉香 3g，香附 6g，小茴香 6g。

用法：上药研细末，装入双层纱布袋中。敷脐，绷带固定，另用热水袋置药上温之。1 日 3 次，每次 30 分钟。

6. 贴敷方（《中国民间疗法》）

主治：崩漏。

处方：红蓖麻仁 15g。

用法：捣烂如泥，贴敷于百会穴，血止后洗去。

【古代文献选录】

姚氏妇早寡，年三十余，因月事暴至，遂崩漏不止，势甚猛。脉之，两寸上溢，两尺甚弱。据脉不可与补中益气，据症又不可不暂升提，以挽其下陷。先与熟地黄、枸杞子、白芍、枣仁，重剂服之，果不应。急以蓖麻仁数十粒，去壳研，入麝一分，捏作饼子，用绿云膏贴脐上，再服前药，血去渐缓。少顷再服药，觉血不行，即令揭去之，又服数剂全愈。（《续名医类案》）

【点评】

崩漏应与月经不调、经间期出血、赤带、胎产出血、生殖器炎症、外伤性出血等疾病相鉴别。绝经期妇女反复多次出血，需做妇科检查以明确诊断，排除癌性病变。

贴敷药物可分为五组，一为温经散寒之品，如肉桂、干姜、吴茱萸、艾叶、小茴香等；二为清热凉血之品，如生地黄、地骨皮、黄芩、龟板等；三为活血化瘀之品，如当归、川芎、蒲黄、乳香、没药、五灵脂、益母草等；四为健脾补肾之品，如党参、白术、益智仁、沙苑子等；五为收敛固涩之品，如煅牡蛎、乌贼骨等。蓖麻仁为外治常用药，此处贴敷百会可升阳止血。

崩漏是可以预防的，重视经间期卫生，尽量避免或减少宫腔手术；早期治疗月经过多、经期延长、月经前期等出血倾向的月经病，以防发展成崩漏。崩漏大量出血，出现虚脱时应及时采取抢救措施。崩漏调摄首重个人卫生防感染，次调饮食增营养，再适劳逸畅情怀。

第五节 绝经前后诸症

一、概述

妇女在 49 岁左右，月经开始终止，称为"绝经"。有些妇女在绝经期前后，往往出现经行紊乱，头晕、心悸、烦躁、出汗及情志异常等，称为围绝经期综合征，又称更年期综合征。

妇女至绝经前后，肾气渐亏，天癸将竭，精血不足，阴阳平衡失调，出现肾阴不足，阳失潜藏，或肾阳虚衰，经脉失于温养等肾阴肾阳偏盛偏衰现象，导致脏腑功能失常。肾阴不足而肝阳上亢，肾阳虚弱，脾失健运而生痰湿，其中，肾虚是致病之本，肾虚不能濡养和温煦其他脏器，诸症蜂起。由于体质因素的差异，临床上有肾阳虚、肾阴虚或肾中阴阳俱虚，或有肝阳上亢、痰气郁结等不同表现。

二、辨证

主症为月经紊乱，性欲减退，阵发性潮热，出汗，心悸，情绪不稳定。兼见头晕耳鸣，失眠多梦，心烦易怒，烘热汗出，五心烦热，腰膝酸软，或皮肤感觉异常，口干便结，尿少色黄，舌红苔少，脉数者，为肾阴虚；面色晦暗，精神萎靡，形寒肢冷，纳差腹胀，大便溏薄，或面浮肿胀，尿意频数，甚或小便失禁，舌淡苔薄，脉沉细无力者，为肾阳虚；头晕目眩，心烦易怒，烘热汗出，腰膝酸软，经来量多，或淋漓漏下，舌质红，脉弦细而数者，为肝阳上亢；形体肥胖，胸闷痰多，脘腹胀满，恶心呕吐，食少，浮肿便溏，苔腻，脉滑者，为痰气郁结。

三、贴敷治疗处方

1. 菟丝子散（《经穴贴敷疗百病》）
主治： 更年期综合征。
处方： 菟丝子 100g，巴戟肉 100g，熟地黄 60g，牛膝 60g，肉苁蓉 60g，附子 60g，鹿茸 60g，党参 60g，远志 60g，茯神 60g，黄芪 60g，山药 60g，当归 60g，龙骨 60g，五味子 60g。
用法： 将上药共研细末，用麻油熬，黄丹收。敷于肾俞、关元、气海、足三里、三阴交、曲骨处，每日 1 次，每次 2 ~ 5 小时，15 ~ 30 日为 1 个疗程。连治 3 ~ 6 个疗程。

2. 朱砂琥珀方（《民间简易疗法·敷脐》）
主治： 更年期综合征。

处方：太子参60g，朱砂、琥珀各15g，白蔻仁、薄荷各10g。

用法：取上药共研细粉，和匀备用。取药粉与水调成膏敷脐内，纱布固定，每日换药1次。

【现代临床报道】

王氏用白芥子研成细泥状，置密闭瓶中备用，用时以75%酒精调捏成黄豆大药丸。选穴：关元、肾俞；肝俞、太冲；心俞、气海；中极、太溪；三阴交、足三里。用普通胶布剪成2cm×2cm大小，穴位局部皮肤用75%酒精消毒，待皮肤干燥后将白芥子泥丸置于穴位上，外用胶布贴上固定，贴敷2~24小时后局部出现灼热瘙痒感时即除去药丸及胶布，此时局部皮肤充血但无溃破，每次选1组穴，依次轮替选用，隔日1次，10次为1个疗程。本组40例中，痊愈6例，显效12例，有效17例，无效5例，总有效率为87.5%。治疗中，辨证属气阴两虚者效果较好，肾阳虚及阴虚火旺者效果较差。

按释：采用白芥子外敷有刺激作用，能使穴位局部皮肤发红充血，可增强疗效。

王玲.穴位贴敷治疗妇女更年期综合征40例.江西中医药，1996，27（2）：38.

【点评】

本病的发病机理主要为冲任虚损，肾、肝功能失调。故治疗选肾俞、肝俞以调理脏腑功能；关元、气海、中极为任脉之穴，为人身强壮益体之要穴，可补肾培元、调理冲任；足三里益气补虚、调理气血；三阴交为足三阴之交会阴穴，可健脾益气、疏肝理肾；太溪为肾之原穴，可滋补肾阴；太冲疏肝理气。诸穴配伍，共奏补益冲任、调补气血、滋肾培本、养心安神、疏肝理气之功。菟丝子散主治肾阴阳不足之症，朱砂琥珀方偏于健脾止汗。

本病持续时间长短不一，应加强精神疏导与情绪调节，保持乐观豁达的心态，加强体育锻炼，增强体质。

第六节　阴道炎

一、概述

阴道炎中医称"带下病"。正常带下是指妇女阴道内分泌的一种无色、黏稠、无臭液体，其量不多。若带下量明显增多，色、质、气味异常，或伴全身及局部症状者，为带下病。至于行经期间、经前或妊娠期带下稍有增多者，属正常生理现象。宫颈炎、盆腔炎可参考本节治疗。

带下病多由冲任不固，带脉失约，以致水湿浊液下注而成。外感湿毒，郁而化热，或饮食劳倦，脾虚运化失常，水湿内停，郁久而化热，湿热下注；素体肾气不足，下元亏损，或产后房劳，亦可导致带脉失约，任脉不固，遂致带下。其中，黄带者为脾经湿热，白带者多属虚寒。临床以脾虚、肾虚及湿热下注引起者为多。

二、辨证

主症：阴道流出的黏稠液体增多，如涕如脓。兼见带下色黄，稠黏，如脓如涕，气秽臭，阴中瘙痒，小腹作痛，小便短赤，身热，口苦咽干，舌红，苔黄，脉滑数者，为湿热下注；带下色白或淡黄，无臭味，质黏稠，连绵不断，面色萎黄，食少便溏，神疲乏力，舌淡，苔白腻，脉濡弱者，为脾虚；带下色白，量多，质清稀，绵绵不断，小腹寒凉，腰部酸痛，小便频数清长，夜间尤甚，大便溏薄，舌淡，苔薄白，脉沉者，为肾虚。

三、贴敷治疗处方

1. 益脾止带饼（《敷脐妙法治百病》）

主治： 脾虚湿盛，带下量多。

处方： 醋炙白鸡冠花3g，酒炒红花3g，荷叶3g，白术3g，茯苓3g，净黄土（用灶心土）30g，车前子15g，白酒适量。

用法： 先将净黄土入锅内炒至黑褐色，继之将诸药研碎成粉末并倒入黄土中同炒片刻，旋以白酒适量注入烹之，待半干时取出，做成一个药饼备用。用时把药饼烘热，敷于患者神阙、脾俞上，盖以纱布，胶布固定，每2日换药1次。

2. 白带外敷方（《民间敷灸》）

主治： 带多清稀。

处方： 丁香3g，广木香3g，吴茱萸4.5g，肉桂1.5g。

用法： 上药研末敷脐，2日换1次。

3. 温带散（《中药外治疗法》）

主治： 虚寒带下。

处方： 官桂、附子、干姜、苍术、半夏、灶心土、陈壁土、贯仲、鸡冠花各20g。

用法： 上药共研细末，令病者系缚于脐腹部。

4. 化湿止带饼（《敷脐妙法治百病》）

主治： 脾虚湿热，量多色黄。

处方： 醋炒白鸡冠花3g，土炒白术3g，茯苓3g，红花3g，荷叶炭3g，陈壁土30g，黄柏3g，虎杖3g，白酒适量。

用法： 先将陈壁土放入锅内炒成褐色，次将余7种药物碾成细末，再把药末放入炒过的壁土中同炒片刻，旋以白酒适量倒入烹之，待半干时取出，捏成1个药饼备用。用时把药饼烘热，热敷于患者神阙上，盖以纱布，胶布固定，每日换药1次，通常5～7日可愈。

5. 赤白浊丹（《理瀹骈文》）

主治： 湿热下注，赤白带浊。

处方： 椿根白皮 100g，干姜、白芍、黄柏各 30g。

用法： 上药 4 味，油熬去渣，以黄丹收膏，摊贴脐部。

6. 芡实桑螵蛸糊（《中华脐疗大成》）

主治： 肾虚带多色白。

处方： 芡实 30g，桑螵蛸 30g，白芷 20g。

用法： 上药共为细末，用米醋调成糊状，取适量敷于脐部，胶布固定。每日更换 1 次，连用 5~7 日为 1 个疗程。

7. 盆腔炎泥敷法（《中华自然疗法》）

主治： 慢性盆腔炎，宫颈炎，阴道炎。

处方： 当归、川芎、桃仁、小茴香、红花、桂枝、白芷、败酱草、香附各 20g，乌药、山慈菇各 30g，刘寄奴、白花蛇舌草各 40g，制乳香、制没药各 15g。

用法： 水煎取液，调成药物泥，脐腹部湿敷。每日 1 次，每次 20 分钟，10 次为 1 个疗程。

8. 补虚止带熨（《中华脐疗大成》）

主治： 脾肾阳虚，带下量多。

处方： 党参 10g，白术 10g，甘草 3g，炮姜 9g，炮附子 9g，补骨脂 10g。

用法： 上药共为细末，用米醋适量炒热，装布袋内敷于肚脐，冷后再炒，再敷。每日 1 次，每次 30 分钟，7 日为 1 个疗程。

9. 白带膏丸（《中国灸法集粹》）

主治： 脾肾阳虚，带下量多。

处方： 取硫黄 18g，母丁香 15g，麝香 3g，上药共研细末。

用法： 以独头蒜 2 枚（去皮）与上药末混合，捣融如膏，制丸如黑豆大，外以朱砂 3g（研细）为衣。再将川椒 50g，韭菜子、附片、肉桂、蛇床子各 20g，独头蒜 300g，放入 500mL 芝麻油内，入锅加热，将药炸枯，过滤去渣，再将油熬至滴水成珠，徐徐加入广丹 250g。搅拌收膏、备用。贴敷时将熬制的黑膏适量，摊于 6~8cm² 牛皮纸上，再取药丸 1 粒，研末后放膏药中间，贴敷于曲骨、关元、神阙穴，3 日换药 1 次。

【古代文献选录】

下熏药：治带下，脐下寒痛如冰。三奈、川乌、大椒各五分，全蝎三个，柴胡、羌活各二钱，白矾枯三分，升麻二分，大蒜、破故纸与蒜同焙，各一钱麝少许。上为末，炼蜜丸弹子大，绵裹，留系在阴外，内阴中。（《治法汇》）

坐药龙盐骨：治下焦虚冷，脐腹疼痛，带下五色，月水崩漏，淋沥不动。丁香、木香、川乌头炮各一钱半，全蝎五枚，龙骨、当归尾、茴香、炒黄盐、酒防己、肉桂、红豆各二钱，延胡索五钱，厚朴三钱，良姜、木通各一钱，枯矾半钱。上为末，炼蜜丸弹子大，绵裹，留系在外，纳阴户内。（《证治准绳》）

赤白带下，月水不来：用蛇床子、枯白矾等分为末，酢面糊丸弹子大，胭脂为衣，

绵裹纳入阴户，如热极再换，日一次。(《儒门事亲》)

阴中生细虫，痒不可忍，食入脏腑即死，令人发寒热与痨证相似。先以蛇床子煎汤，洗净拭干；后用梓树皮焙干为末，入枯矾四分之一，麝香少许敷之，立效。(《医学入门》)

【现代临床报道】

赵氏观察肉桂散贴脐治疗寒湿带下的临床疗效。用肉桂散（肉桂 15g，骨脂 20g，白芷 30g，芡实 20g，桑螵蛸 30g），贴敷于脐部，外用伤湿止痛膏固定。结果：总有效率为 86.7%。提示：肉桂散敷脐治疗寒湿带下的效果极佳。

按释：脐属任脉，受纳于手三阴、足三阴经之脉气。本疗法通过药物对脐部的刺激作用，疏通经脉，促进气血运行，调整脏腑功能。方中补骨脂、肉桂补肾助阳；白芷燥湿止带；桑螵蛸收敛固涩。诸药合用，通过药物渗透吸收作用，贯通少阴肾经，温化寒湿而收卓效。

赵海燕. 肉桂散贴脐治疗寒湿带下 15 例. 湖南中医杂志，1997，13（2）：30.

魏氏观察止带散外敷神阙穴治疗妇科带下病 108 例临床疗效。用肉桂散（石榴皮 20g，苍术 20g，白术 20g，车前子 15g，柴胡 5g，升麻 5g），小米粥少许调成糊状，以 75%酒精棉球消毒患者脐部，结果：治愈率 75.93%，好转率 19.44%，总有效率 95.37%，无效率 4.63%。提示本法为脾虚湿盛或湿热带下之良方，由于药物配合严谨，临床效果颇佳。

按释：神阙穴，现代医学研究其利于药物的吸收和传送，易于穿透，易于弥散。石榴皮酸涩收敛，白术苦温，健脾燥湿，苍术苦温，性情善散，除湿运脾，二术合用，则脾健湿除，带下自止。升麻可升清降浊，柴胡可疏肝解郁清热，升达清阳，升柴同用，以升提下陷之气，气陷得升，则带下自除。车前子分清浊而止泻，合二术补中健脾，脾健则带止，有形之湿有路可去，则带下能除。六药合用，共奏健脾渗湿、除湿止带之功。肝脾同治，寓郁散之中，健中有疏，涩中有利，寄消于升之内。

魏林安. 止带散外敷神阙穴治疗妇科带下病 108 例临床观察. 甘肃中医，1995，8（2）：29 - 30.

【点评】

本病治疗以除湿为主，湿热带下选黄柏苦寒清热，除下焦湿热为主药；配虎杖助其清热利湿之功。脾虚多选党参、白术、甘草、芡实等益气健脾固冲任而止带；肾虚带下选官桂、附子、干姜等，湿盛者选车前子利湿浊止带下，鸡冠花、灶心土、炒红花等收敛固涩而止带。

年龄在 40 岁以上者，带下黄赤，应注意排除癌症。节制房事，注意经期及产褥期的卫生，分娩时避免宫颈裂伤，保持外阴清洁干燥，勤换内裤，禁止盆浴。经期勿冒雨涉水和久居阴湿之地，以免感受湿邪。不宜过食肥甘或辛辣之品，以免滋生湿热。定期进行妇科普查，发现病变及时治疗。

第七节　不孕症

一、概述

不孕症，又称绝子、无子，指育龄妇女未避孕，配偶生殖功能正常，婚后有正常性生活，同居两年以上而未怀孕者，又称为原发性不孕。曾有过生育或流产，而又两年以上未怀孕者，称继发性不孕。

导致不孕的原因很多，古人所说的五不女，即螺、纹、鼓、角、脉五种，大多属于先天性生理缺陷，这是贴敷所不能奏效的。就脏腑气血而论，本证与肾精关系密切。如先天肾虚，或精血亏损，使冲任虚衰，寒客胞脉，而不能成孕；情志不畅，肝气郁结，气血不和；或恶血留内，气滞血瘀；或脾失健运，痰湿内生，痰瘀互阻，胞脉不通，均可致不孕。本病证候有虚有实，虚者多为肾虚不孕，实证多为肝气郁结或痰瘀互阻。

二、辨证

主症：育龄妇女未避孕，配偶生殖功能正常，婚后有正常性生活，同居两年以上而未怀孕。兼见婚后不孕，月经后期，量少色淡，面色晦暗，性欲淡漠，小便清长，大便不实，舌淡苔白，脉沉细或沉迟，为肾虚；多年不孕，经期先后不定，经来腹痛，行而不畅，量少色暗，有血块，经前乳房胀痛，精神抑郁，烦躁易怒，舌质正常或暗红，苔薄白，脉弦，为肝气郁结；婚后久不受孕，形体肥胖，经行推后而不畅，夹有血块，甚或闭经，带下量多，质黏稠，头晕心悸，胸胁胀满，纳呆泛恶，苔白腻，脉滑，为痰瘀互阻。

三、贴敷治疗处方

1. 暖宫散（《中医脐疗大全》）

主治：宫寒不孕。

处方：五灵脂、白芷各 250g，川椒、熟附子各 100g，食盐 50g，冰片 10g。

用法：除冰片另研外，余药共研细末，密贮备用。用时取面粉适量，水调成条状，圈于脐周，先放少许冰片于脐内，再放入余药，以填满为度，上隔生姜薄片 1 块，以大艾炷灸之，随年壮，每日 1 次。

2. 温脐种子方（《东医宝鉴》）

主治：宫寒不孕。

处方：五灵脂、白芷、青盐各6g，麝香0.3g。

用法：上药共研末，填脐部，再用艾炷灸之，灸至脐温暖为度，5日后再灸1次。

3. 药兜肚方（《理瀹骈文》）

主治：宫寒不孕。

处方：大附子、大茴香、小茴香、公丁香、母丁香、木香、升麻、五味子、甘遂各3g，沉香、麝香各0.5g，艾叶5g。

用法：上药前12味，共研细末，揉艾铺帛，缝成兜肚，缚于脐腹部。

4. 调经种子膏（《中华脐疗大成》）

处方：炮附子、巴戟天、肉苁蓉、当归、穿山甲、山萸肉、芦巴子、川芎、干姜、细辛、黄芪、肉桂、红花、延胡索、石莲子、白术、党参、熟地黄、丹皮、补骨脂、木鳖子、菟丝子、血竭、龙骨、鳖甲各6g，麝香0.6g，铅丹适量，香油250g。

用法：上药共制成膏药。经期过后2～3日用3贴分别贴于肚脐和双肾俞穴（第2腰椎旁开1.5寸），以宽布带束之，直至下次月经来潮前1～2日揭下，待经期过后，去旧更新再敷。

5. 通塞方（《敷脐妙法治百病》）

主治：输卵管阻塞属血瘀寒凝者。

处方：虎杖、石菖蒲、王不留行各10g，当归、山慈菇、穿山甲、肉苁蓉各30g，生半夏、细辛、生附子各15g，生马钱子10g。

用法：将上药煎3次，熬液成浓缩状，再把下列药物（没药、乳香、琥珀各30g，肉桂、蟾酥各15g）为末加入拌匀，烘干后研末。用时取上药末5g加白酒、蜂蜜适量，麝香少许，再加入风油精3～4滴调匀成膏备用。用肥皂水洗净脐眼，乙醇消毒后，将药膏放入脐眼，再用消毒纱布外敷，胶布固定。每日患者用热水袋外敷脐部1～2小时，以增加药物的吸收能力。

6. 丹椒茴散（《中医脐疗大全》）

主治：用于寒性不孕症。

处方：黄丹6g，白胡椒50g，小茴香100g。

用法：3味药共研细末，装入纱布袋内。贴于脐部，用腰带固定，10日换药1次，怀孕后停药。用于不孕症属下焦虚寒者。

7. 助孕膏（《外治心悟》）

主治：不孕症。

处方：延胡索、五加皮、乳香、白芍、杜仲各10g，菟丝子、川芎、女贞子各20g。

用法：将上药研为细末，用凡士林调拌成糊膏状，均匀敷于关元、三阴交穴上，用纱布覆盖，外用胶布固定。每日换药1次。

【古代文献选录】

温脐兜肚方，专治痞积，遗精白浊，妇人赤白带下，经脉不调，久不受孕者。惟有孕者忌之。白檀香、羚羊角各一两，零陵香、马兜铃、马蹄香（即沉香）、白芷、木鳖子、甘松、升麻、血竭各五钱，丁皮七钱，麝香九分。上为末，作三分，以熟艾絮绵装白绫兜肚内。初用者，每三日后一解，至第五日又用，一月后常用之。（《医学入门》）

坐导药：治全不产及断绪，服千金荡胞汤，恶物不尽用此。皂角（去皮子）、山茱萸、当归各二两，五味子、细辛（去苗）、干姜（炮）各一两，白矾枯、大黄、戎盐、蜀椒各半两。上为细末，以绢袋大如指长三寸余，盛药令满，缚定，纳妇人阴中，坐卧任意，勿行走，小便时去之，更安。一日一度，易新者，必下清黄冷汁，汁尽即止，可交媾，即有子。若未见病出，可十日安之。（《证治准绳》）

【现代临床报道】

陶氏等用代（温）灸膏行穴位贴敷治疗由输卵管阻塞或通而欠畅所致女性不孕症156例。选穴为关元、子宫（双）、三阴交（双）、膻中等穴，贴敷代（温）灸膏1片，同时神阙撒中药粉（受孕1号方）。结果：总受孕率为55.8%。提示：用此法治疗不孕疗效满意，无副作用。

陶淑箐，沈燕，沈观印．代灸膏穴位贴敷治疗不孕症156例疗效观察．武警医学，1998，9（5）：305.

陈氏等用自拟疏肝补肾之助孕膏剂（柴胡、当归、小茴香、川芎、牛膝、茯苓、炒白芍、香附、附子、郁金、青皮、益母草、熟地黄）敷脐，经对25例不孕症治疗。结果：治愈率达80%。提示：本方有疏肝理气、活血调经、疏通经络等作用。

按释：助孕膏使气血调和，冲任通盛而易受孕，而神阙穴主百病，能补虚泻实。采用脐部敷药，具有得天独厚的优越条件，既能使药物充分发挥疗效，又能达到以平为期的目的。

陈耀华，任应波．助孕膏敷脐治疗不孕症25例．陕西中医，1994，15（5）：225.

【点评】

不孕症的辨证要点在于脏腑、气血、经络的寒、热、虚、实。贴敷药物选择可分为三组，一为温经散寒之品，如附子、艾叶、大茴香、小茴香、公丁香、母丁香、木香、沉香等；二为祛瘀通经之品，如穿山甲、王不留行、麝香、当归、虎杖、乳香、没药、琥珀、麝香、冰片等；三为健脾补肾之品，如炮附子、巴戟天、肉苁蓉等。

引起不孕的原因很多，男女双方皆应查明原因，以便针对性治疗。一般而言，年龄较轻、发育正常、功能性不孕、病程短者，预后较好；反之，年龄大、发育欠佳、器质性病变不孕症、病程长者，疗效较差。增强体质，治愈影响受孕的疾病。注意调节情志及经期卫生，节欲、蓄精，掌握排卵日期，利于受精。

第八节 子宫脱垂

一、概述

本病多见于中老年妇女，子宫位置沿阴道下降，宫颈达坐骨棘水平以下，甚至子宫全部脱出阴道口外，或阴道壁膨出，称为子宫脱垂，中医称为"阴挺"。

多因分娩时用力过度，或产后过早体力劳动，以致脾虚气弱，中气受损而气虚下陷；或因禀赋虚弱，孕育过多，房劳伤肾，以致络脉损伤不能维系胞宫，而成阴挺。

二、辨证

主症为子宫下移或脱出阴道口外，咳嗽、走路时加重，有下坠感，腰骶酸痛。兼见子宫脱垂，状如鹅卵，劳则加剧，小腹下坠，精神疲惫，四肢无力，带下色白，质稀量多，舌淡苔白，脉虚弱者，为脾虚；子宫下垂，腰膝酸软，小便频数，头晕耳鸣，舌淡红，脉沉而弱者，为肾虚。

三、贴敷治疗处方

1. 升宫药膏（《中医脐疗大全》）
主治： 子宫下垂。
处方： 升麻、枳壳各等量，小茴香、丁香适量，黄酒适量。
用法： 诸药共研末，以黄酒调和如膏备用。用时取药膏如蚕豆大2块，脐中、子宫穴各贴1块，纱布盖之，胶布固定。每2日换药1次，病愈方可停药。

2. 五倍子散（《中医外治法》）
主治： 子宫脱垂。
处方： 五倍子10g。
用法： 焙干研细，掺黑膏药中。贴脐。

3. 升宫方（《常见病民间传统外治法》）
主治： 子宫脱垂。
处方： 红蓖麻叶250g，硫黄粉6g，五倍子30g，生油少许。
用法： 将前2味药共捣烂，煨暖，先将五倍子用水煎，洗净患处。用药棉拭净，再用少许生油涂阴挺部。将上药分别敷于百会穴及肚脐，令患者躺下，头低脚高，待子宫收缩后，迅速将药除去。

4. 升宫膏（《敷脐妙法治百病》）
主治： 子宫下垂。

处方：升麻 10g，枳壳 15g，黄芪 10g，柴胡 10g，党参 10g，麝香 0.3g，陈醋适量。

用法：除麝香另研外，诸药混合研成细末，以醋调和为膏状，备用。患者平卧床上，配麝香 0.15g 纳入脐孔中央，再将药膏敷在脐窝上，外以纱布覆盖，胶布固定。3 日换药 1 次，10 次为 1 个疗程。

5. 蓖麻雄黄膏（《常见病验方研究参考资料》）

主治：子宫脱垂，局部糜烂红肿。

处方：蓖麻仁 45g，雄黄 4.5g。

用法：上药共捣烂成膏。一半贴百会穴上，另一半贴脐上，以纱布包裹，连用 2～3 日。

6. 五倍硫乌熨（《中华自然疗法》）

主治：阴挺。

处方：五倍子 12g，硫黄、乌贼骨各 30g。

用法：上药研为细末，填于脐中。上覆毛巾，以熨斗熨之，每次 30～40 分钟，每日 2～3 次。

7. 水仙花瓣（《子母秘录》）

主治：妇女阴挺。

处方：水仙花瓣、红糖各适量。

用法：捣极融烂，敷患处。

【古代文献选录】

子宫脱下：蓖麻子仁、枯矾等分为末，安纸上托入；仍以蓖麻子仁十四枚研膏，涂顶心即入。盘肠生产方同。（《摘元方》）

集案疗妇人产后阴下脱方，取蛇床子一升，布裹炙熨之。又疗阴中痛。（《外台秘要》）

【点评】

贴敷治疗阴挺有一定的疗效。本病根据临床证候特点，分别补虚、举陷、固脱、补中气、补肾气等。药物选择可分为三组，一为升阳举陷之品，如升麻、枳壳等；二为补中益气之品，如人参、黄芪；三为解毒收湿敛疮之品，如五倍子、乌贼骨、硫黄等。水仙花可祛风消肿，活血调经。贴敷穴位多以督脉、任脉、足少阳经穴为主，如百会、气海、维道、子宫等。

治疗期间应避免负重，下蹲过久，应禁房事。避免重体力劳动，经常保持大便通畅，要配合控制感染、慢性咳嗽、便秘等病症。除贴敷治疗外，还要重视局部熏洗、护理及卫生保健，必要时可手术修补治疗。

第九节　慢性盆腔炎

一、概述

慢性盆腔炎是女性盆腔内生殖器官及其周围组织受细菌感染引起的慢性炎症。常由急性盆腔炎反复发作所致，是妇科常见疾病之一。慢性盆腔炎除有局部症状外，同时伴有不同程度的全身症状，病情迁延日久不愈，使患者抵抗力下降，十分痛苦。慢性盆腔炎是一种妇科多发病。常有下腹坠痛、腰骶酸痛、痛经等症状，于劳累、性交、经期前后、排便时加重，盆腔瘀血，月经和白带增多。卵巢功能改变时可有月经不调，长期发病可致不孕。一般多有流产或产后感染，以及急性盆腔炎病史。检查宫颈多肥大或有炎症，子宫体多后位，活动受限或粘连固定。如有输卵管炎，可在子宫一侧或双侧触及增厚的输卵管，呈条索状，有轻压痛。若为盆骶结缔组织炎时，宫旁一侧或两侧有片状增厚及压痛。

中医学认为，本病为冲任失调，气血凝滞所致。对于慢性盆腔炎，采用中药及针刺方法治疗有一定的疗效，但须坚持治疗，炎症控制后，还须继续巩固治疗。

二、贴敷治疗处方

1. 盆腔炎方1（《民间简易疗法·穴位贴敷》）

主治：盆腔炎。

处方：炒干姜30g，炒红花24g，肉桂15g，白芥子18g，麻黄21g，胆南星18g，生半夏21g，生附子21g，红娘子3g，红芽大戟3g，香油2500g。将上药用香油炸枯去渣，然后按每500g油兑入漳丹240g，即成膏油，再按每750g油兑入麝香4g、藤黄面30g，摊成膏药，大膏药每张重6g，小膏药每张重3g。

用法：下腹部痛为主者，用小膏药微火温化后贴归来、水道穴，两侧穴位交替使用；以腰痛为主者，贴命门、肾俞、气海俞、腰阳关；以腰骶坠痛为主者，贴关元俞、膀胱俞、上髎、次髎穴；有炎性包块者，用大膏药贴敷于局部皮肤上。一般夏季每12小时换药1次，冬季2日换药1次，12次为1个疗程。经期停用。

2. 盆腔炎方2（《经穴贴敷疗百病》）

主治：盆腔炎。

处方：川椒、乌药、小茴香、没药、降香末各等份。

用法：上药共研细末，用醋湿敷于中极、气海、神阙、大肠俞。每日1次，每次2~4小时，7~10日为1个疗程。可连敷3~5个疗程。

3. 毛茛软膏（《中医外治奇方妙药》）

主治：急、慢性盆腔炎。

处方：鲜毛茛全草适量。

用法：将上药洗净、切碎，捣烂绞取药汁，加入羧甲基纤维素 15% ~ 20%，甘油 10%，制成水溶性软膏，外敷于小腹部。每日 1 次，治愈为止。

4. 贴敷方 1（《中医外治法奇方妙药》）

主治：急性盆腔炎局部发热较甚者。

处方：侧柏叶、大黄、黄柏各 60g，薄荷、泽兰各 30g。

用法：将上药研为粉末，以水或蜜调成糊状，敷患者下腹部，每日 1 次，敷至治愈为止。

5. 贴敷方 2（《中医外治法奇方妙药》）

主治：慢性盆腔炎有包块者。

处方：川椒、大茴香、乳香、没药、降香末各等量，面粉适量。

用法：将上药研成细末，与面粉调匀，再用高粱酒少许，将药末调湿摊于纱布上，敷于患者的下腹部疼痛处，上面再用热水袋热烫，每日敷 2 次。

【现代临床报道】

沈氏等观察伏天铺灸治疗慢性盆腔炎 95 例的临床疗效。药用白芥子、干姜等中药磨成粉末，取适量净水或新鲜生姜汁调成糊状。贴敷于第 1 腰椎正中左右旁开 1 寸到腰骶部。结果：总有效率为 86.67%。提示：敷药疗法对本病有一定的治疗作用，能够改变补体 C_1、C_3 的含量，起到调节免疫功能的作用。

按释：本法利用伏天炎热夏季阳气最盛之时，采用中药外敷于腰骶部督脉和膀胱经区域。督脉是阳脉之海，总督诸阳，背部是阳气汇聚之地，经脉得通，瘀血得去，元气得固，诸邪皆除而病得愈。

沈克艰，吴梅珍. 伏天铺灸治疗慢性盆腔炎的临床研究. 上海针灸杂志，2005，24（5）：19 - 20.

潘氏等对 96 例慢性盆腔炎患者，采用自制妇炎膏和妇科万应膏局部贴敷，进行对照观察。药物组成：白花蛇舌草、夏枯草、阿魏、穿山甲、当归、赤芍、三棱、莪术、乳香、没药、细辛、小茴香、冰片、黄丹等贴敷于子宫穴及八髎穴。结果：治疗组总有效率为 91%。提示：本法使用方便，经济实惠，疗效可靠，尤其是本病的腹痛下坠、腰酸痛等症效果显著。

按释：协同温熨作用，促进盆腔局部血液循环，改善组织的营养状态，提高新陈代谢，可使炎症吸收和消退。又能软化增厚变硬的纤维组织、松解粘连，使轻度阻塞的输卵管通畅，恢复生殖功能。

潘玉华，高慧，安午凤，等. 妇炎膏贴敷治疗慢性盆腔炎的临床研究. 中医药研究，1999，15（4）：13 - 15.

【点评】

本病应与异位妊娠、卵巢囊肿蒂扭转相鉴别。急性盆腔炎发病急，病情重，治疗需及时，不可迁延。治以清热解毒、活血化瘀、温经止痛、软坚散结等为主。药物应随证选择。毛茛、辛、微苦，利湿消肿止痛，可促进炎症吸收。

慢性盆腔炎经积极治疗，大多可好转或治愈，因本病常反复缠绵，故治疗周期较长。生育期妇女要坚持个人卫生保健，急性盆腔炎、阴道炎、淋病者应及时彻底治愈，防止转为慢性炎症，积极锻炼身体，增强体质，解除思想顾虑，正确认识疾病，增强治疗的信心。

第十节　子宫肌瘤

一、概述

子宫肌瘤为子宫良性肿瘤的一种，由平滑肌和结缔组织所组成，故又有"子宫纤维瘤""子宫纤维肌瘤""子宫平滑肌瘤"等不同的名称。

该病主要表现为子宫增大、质硬、表面不平，按肌瘤生长部位可分为浆膜下肌瘤、肌壁间肌瘤、黏膜下肌瘤、宫颈肌瘤、阔韧带肌瘤。主要表现为经期延长或不规则出血，严重者可出现继发贫血。下腹可触及包块，少数有痉挛及压迫症状，常并发高血压。

二、贴敷治疗处方

1. 白官膏（《全国中药成药处方集》）

主治： 子宫肌瘤。

处方： 白芷、玄参、大黄、赤芍、木鳖子各120g，官桂、血余炭各90g，当归、生地黄各330g。

用法： 上药用香油1000mL炸枯去渣，再熬沸，入黄丹3000g，搅匀成膏。另取阿魏、乳香、没药各60g，共研为细粉。每500mL膏油兑药粉15g，搅匀摊贴。

2. 姜椒膏（《全国中药成药处方集》）

主治： 子宫肌瘤。

处方： 鲜姜100g，花椒500g，贯仲250g，生草乌、生川乌、三棱、莪术各60g，牙皂、桂皮、广木香、丁香、生马钱子各30g，阿魏15g，麝香3g。

用法： 用香油5000mL将上药熬枯去渣，入黄丹2500g，共熬成膏，摊于布上。

3. 宫瘤消（《中华脐疗大成》）

主治： 子宫肌瘤。

处方：天南星 12g，土鳖虫 18g，蜈蚣 12 条，马钱子 50 粒，川乌 18g，乳香、没药各 18g，凡士林适量。

用法：诸药共研为末，过筛，以凡士林调匀成膏，取适量摊于纱布棉垫上，敷在脐孔及下腹部包块处之上，胶布固定。每次敷 2 小时取下。

4. 桂枝茯苓膏（《中华脐疗大成》）

主治：子宫肌瘤。

处方：桂枝、茯苓、桃仁、赤芍、丹皮各等量，陈米醋 30g。

用法：诸药共研末，取米醋调制成厚膏，分 2 份分别敷脐中及少腹肿块上，胶布固定。每日 1 次，10 日为 1 个疗程。

5. 子宫肌瘤散（《经穴贴敷疗百病》）

主治：子宫肌瘤。

处方：没药 10g，乳香 10g，红蚤休 20g，杜仲 2g，赤芍 15g，桃仁 15g，川芎 12g，红花 10g。

用法：上药共研细末，用醋调，敷于子宫、曲泉、曲骨、横骨、太溪、水泉穴，每日 1 次，每次 2~3 小时，1~3 个月为 1 个疗程。

【现代临床报道】

辛氏等对 30 例子宫肌瘤患者采用中药穴位贴敷治疗。穴位：关元、气海、中极；药物：三棱、莪术、大黄等。结果：总有效率为 95%，对其主症如下腹胀痛、不规则出血、腰酸痛等方面有明显改善作用。

按释：选用大黄、三棱、莪术等以活血化瘀、通络止痛；三棱、莪术均具有行气破血、消积止痛的功效，此类药物多具有抗肿瘤、抗血栓形成及镇痛的作用；大黄具有泻热通肠、凉血解毒、逐瘀通经之功效，还具有显著提高免疫功能、抗炎、抗肿瘤的作用。穴位选用任脉经穴之关元、气海、中极以通调冲任、调和气血，这些穴位均具有促进垂体 - 性腺的功能。

辛昕，李艳慧. 中药穴位贴敷治疗子宫肌瘤 30 例临床观察. 针灸临床杂志，2006，22（7）：15 - 18.

李氏等对 30 例子宫肌瘤患者采用穴位药物贴敷治疗。穴位：关元、气海、中极、子宫；药物：生天南星、乳香、没药、滑石粉。结果：经过 2 个疗程的治疗，总有效率 93.33%。

按释：治疗以调理冲任、理气活血为主。穴位选用任脉经穴之关元、气海、中极，以通调冲任、调和气血；配合经外奇穴子宫，以疏调局部气血，达到活血化瘀、软坚散结的目的；药物选用辛温有毒之生天南星以散结消肿止痛，乳香、没药活血化瘀消肿，滑石利湿。方用桃仁、赤芍、丹皮活血散瘀；桂枝、茯苓温脾通经，阳复脾运，瘀血消散则癥瘕软化、缩小，故善治寒凝瘀阻所致的子宫肌瘤。

李艳慧，许少芹，严英，等. 穴位贴敷治疗子宫肌瘤 30 例疗效观察. 新中医，

【点评】

贴敷用药着重整体调治，对改善症状、缩小瘤体、调经助孕有确切疗效，无明显毒副作用。本病经辨证属气滞血瘀者宜行气活血、化瘀消癥，多选桂皮、广木香、芍药、桃仁、川芎、红花、乳香、没药等；痰湿瘀结者宜化痰除湿、化瘀消癥，多选天南星、白芷、马钱子；湿热瘀阻者，宜清热利湿、化瘀消癥，如大黄、赤芍、当归、生地黄、玄参等。另外，木鳖子、牙皂、生马钱子、阿魏、麝香、土鳖虫、蜈蚣等通络散结之力强，是治疗本病的常用药物。

40岁以上者，建议定期进行防癌为主的妇科检查，早发现，早治疗。

第十一节　子宫内膜异位症

一、概述

子宫内膜异位症是由生长在子宫腔以外的身体其他部位（不包括子宫肌层）的子宫内膜所引起的一种病变。其症状个体差异很大，少数患者即使病变在进展阶段也可无症状。一般临床常见的症状有痛经、不孕、月经失调、性交痛、急性腹痛、肠道或泌尿道症状、发热等。盆腔子宫内膜异位症的典型体征是在宫颈的后上方，或骶韧带处叩及一个或数个质硬的结节，常有压痛。月经期结节增大，压痛更明显。

二、贴敷治疗处方

1. 内膜异位症敷方（《中医外治疗法集萃》）
主治：子宫内膜异位症位于阴道穹窿部及盆腔者。

处方：当归，乳香，三七，土鳖虫，沉香，麝香，黄酒。

用法：上药除麝香外各等分为粉末。用黄酒调糊状，加少许麝香，放棉球上贴于穹窿结节处。隔日1次，经期停用，1个月为1个疗程。如合并有附件炎、盆腔炎者，则可配合活血化瘀、清热解毒的中药针剂，盐水稀释后在骶部次髎穴注射，隔日交替运用，有助于该病的治疗。

2. 异位症贴敷方（《经穴贴敷疗百病》）
主治：子宫内膜异位症。

处方：当归64g，党参32g，白术32g，熟地黄32g，川芎32g，炒蒲黄32g，陈皮16g，柴胡15g，乌梅10g，炮姜10g。

用法：上药共研细末，麻油熬，黄丹收。涂于胶布，热敷中脘、气海、阳池、肾俞、三阴交、大敦穴，每日1次，每次2~4小时，1~2个月为1个疗程。

【现代临床报道】

汪氏等观察穴位贴敷治疗子宫内膜异位症的疗效。用中成药七厘散，药物组成为血竭、没药、乳香、红花、儿茶、朱砂、冰片。贴敷在人体神阙穴，并加艾条灸，治疗临床分型为Ⅰ型子宫内膜异位症31例。结果：本法对痛经、月经不调、肛门坠胀痛、性交痛等症状改善明显，对盆腔触痛性结节、卵巢囊肿疗效相对较差。

按释：七厘散由血竭、没药、乳香、红花、儿茶、朱砂、麝香（本研究不用，该药除去）、冰片组成，为临床活血化瘀、止痛消肿卓有成效的著名方剂，广泛用于跌仆外伤和妇科血瘀等证。神阙穴在脐中央，为腹壁的最后闭合处，此处的表皮角质层最薄，屏障功能最弱，药物易于穿透；而且通过穴位刺激可发挥激发经气，调节脏腑气血功能，从两个途径产生治疗的作用。

汪慧敏，王幸儿．七厘散穴位贴敷治疗子宫内膜异位症的临床观察．上海针灸杂志，2003，22（4）：24－25.

王氏用麝香贴敷在神阙穴，辅以艾条温和灸，治疗重度子宫内膜异位症继发性痛经患者30例，经过3个月的治疗，痊愈5例，好转23例，无效2例；且治疗后疼痛评分及评级比治疗前明显降低。

按释：麝香具有开窍散结、活血止痛的功效；神阙穴可回阳益气，宣通血脉。现代药理研究表明，麝香可抗炎、镇痛、增强免疫力；脐部为腹壁的最后闭合处，无皮肤角质层，药物易于穿透，其生物利用度是前臂给药的1~6倍。

王倩，汪慧敏．麝香贴敷神阙穴治疗重度痛经的临床疗效观察．浙江中医学院学报，2004，28（4）：66.

【点评】

本病应与卵巢囊肿、卵巢囊肿蒂扭转、慢性盆腔炎、子宫肌腺病等相鉴别。贴敷治疗药物选择可分为两组，一为活血化瘀，软坚散结之品，如当归、乳香、三七、土鳖虫、沉香、麝香、黄酒等；二为健脾补肾之品，如当归、党参、白术、熟地黄、川芎、炒蒲黄等。

月经期减少剧烈运动，经期严禁性生活，防止经血倒流，避免手术操作所引起的子宫内膜种植。

第十二节　妊娠诸症

一、概述

（一）妊娠恶阻

妊娠早期出现恶心呕吐，头晕厌食，甚或食入即吐，称为恶阻，又称妊娠呕吐，这是妊娠早期最常见的疾患，若仅有恶心嗜酸、择食或晨间偶有呕吐痰涎，则是妊娠早期常有的反应，一般 12 周后即可逐渐消失。

（二）妊娠水肿

妊娠水肿，是指妇女妊娠的中后期出现面目及下肢浮肿的疾患。中医临床上称之为"子肿""子满""子气""皱脚"等病名。中医认为，本病的形成，主要是由于肺、脾、肾三脏的功能失调，同时与膀胱、三焦的关系十分密切。由于肺气不宣，脾失健运，肾阳不足，命门火衰，不能化气行水；或因气机郁滞，升降不利，而影响到膀胱气化功能失常，导致三焦不通，体内水液潴留而引起水肿。本病临床上的主要症状是颜面及双下肢浮肿，伴见胸闷、腹胀、心悸、气短、四肢逆冷、尿少便溏等。一旦发生妊娠水肿，应当在医生的指导下进行适当调治。

（三）妊娠小便不通

妊娠期间，小便不通，甚至小腹胀急疼痛，心烦不得卧，称为"妊娠小便不通"。古名"转胞"或"胞转"。妊娠小便不通的原因，主要是胎气下坠，压迫膀胱，以致膀胱不利，水道不通，溺不得出，临床有气虚、肾虚之分。

（四）妊娠淋证

妊娠期间，出现尿频、尿急、淋漓涩痛等症状者，为"妊娠小便淋痛"，又称"子淋"。本病的发生机理，主要是膀胱气化不行，导致气化不行的原因有实热、阴虚等。中医分型为实热（心火偏亢、湿热下注）和阴虚两型。妊娠淋证，虽多有热，但治宜清润为主，不宜过于通利，免损伤胎元，而致坠胎、小产。

（五）妊娠痫证

妊娠后期，或正值分娩时，或分娩后，忽然眩晕倒仆，昏不知人，四肢抽搐，牙关紧闭，目睛直视，口吐白沫，少时自醒，醒后复发，或昏迷不醒，为"妊娠痫证"，也称"子痫"或"子冒"。妊娠痫证发作以前，如出现头痛头晕，眼花目眩，上腹不适，胸闷泛恶，小便短少等前驱症状，而临床检查常可出现高血压、水肿、蛋白尿等体征，现代医学则称"先兆子痫"。本病发生的主要原因是肝阳上亢所致。

（六）胎萎不长

胎萎不长是指孕妇腹形明显小于妊娠月份。多因漏红伤胎，使胎儿发育受阻，或孕妇素体虚弱，或有宿疾，脾胃不和，气血不足，胎失滋养所致。治疗以补中益气、养血安胎为原则。

（七）流产

流产是指妇女怀孕后阴道下血，甚则胎儿下坠之症，包括先兆流产、自然流产和习惯性流产三种。先兆流产，中医称之"胎漏""胎动不安"，表现为阴道少量下血，或淋漓不断，可有轻微的腰酸腹胀；自然流产，中医又称"堕胎""小产"，指或已成形，或未成形的胎儿下坠而出；习惯性流产，中医称之"滑胎"，是指堕胎或小产后，再次受孕，仍如期而堕，或屡孕屡堕，达 3 次以上者。其发病多因气血两亏、肾虚、血热、外伤，以致冲任不调，不能养胎、载胎所致，治疗以安胎为主，并根据不同情况，分别采用补气、固肾、养血、清热等法。如阴道出血太多，或胎儿已死腹中，应及时促其流产。如胎已堕出，则按产后处理。

二、贴敷治疗处方

（一）妊娠恶阻

1. 恶阻膏（《敷脐妙法治百病》）
主治：妊娠恶阻。
处方：刀豆子 5 个，白豆蔻 3g，生姜汁、生紫苏叶汁、生萝卜汁各 1 杯。
用法：先将刀豆子、白豆蔻共碾碎成细末，再取姜汁、紫苏叶汁、萝卜汁与药末拌合调匀，捣成厚膏状，敷脐。

2. 连萸止呕膏（《敷脐妙法治百病》）
主治：肝气犯胃，呕吐苦酸水。
处方：黄连 12g，吴茱萸 6g，紫苏叶汁 1 小杯，刀豆子 5 个。
用法：将黄连、吴茱萸、刀豆子共研细末，再取紫苏叶汁与药末拌合调匀，调成厚膏状，备用。用时取药膏适量，将患者脐部洗净，贴敷膏药于脐孔上，外以纱布覆盖，胶布固定。每日换药 2~3 次，直至病愈为止。

3. 雄倍矾葱饼（《中医药物贴脐疗法》）
主治：妊娠剧吐不止。
处方：雄黄、五倍子各 30g，枯矾 15g，葱头 5 个，肉桂 3g，公丁香 2g，酒适量。
用法：将上药研末共捣烂，加酒适量调和，软硬适度，制成圆形小药饼备用。用时取药饼 1 个贴于脐中，压紧，胶布固定。可加艾条隔药悬灸 15~20 分钟，每日 1 次。

4. 半夏砂蔻糊（《敷脐妙法治百病》）
主治：妊娠恶阻。

处方：半夏 15g，砂仁 3g，白蔻仁 3g，生姜汁 1 小杯。

用法：将前 3 味药碾成细末，以姜汁调和药末如稠糊状备用。先用生姜片擦患者脐孔发热，再取药糊涂敷于脐孔上，外以纱布覆盖，胶布固定。每日涂药 3～5 次，干后再涂，频换频涂药，疗效颇佳。

5. 姜豆膏（《中华脐疗大成》）

主治：妊娠恶阻。

处方：鲜生姜汁 1 小杯，刀豆壳 10g（烧灰存性），米醋适量。

用法：将刀豆壳烧灰研为细末，将姜汁加入刀豆壳灰中调和，掺与米醋适量制成膏备用。取药膏如红枣大 1 块，贴于患者脐孔上，盖以纱布，胶布固定。每日贴膏 1～3 次。

（二）妊娠水肿

1. 益脾消肿膏（《敷脐妙法治百病》）

主治：妊娠脾虚水肿。

处方：白术、茯苓各 30g，砂仁、陈皮各 15g，葱白、鲜生姜各适量。

用法：将前 4 味药共研为细末，每次取药末 5g，生姜 5 片，葱白 3 根，共捣成膏状备用。用时膏药加凉开水适量，调如糊状，将药糊敷在孕妇肚脐上，外以纱布覆盖，胶布固定。每日换药 2～3 次，直至病愈为止。

2. 车前螺蒜泥（《中华脐疗大成》）

主治：妊娠水肿。

处方：车前子 10g，大田螺 4 个（去壳），大蒜瓣 5 个（去皮）。

用法：先将车前子另研为极细末，加入田螺、大蒜共捣融如泥，捏成铜钱大的圆形药饼。用时取药饼 1 个，烘热贴于孕妇脐孔，纱布盖之，胶布固定。每日换药 1 次。

3. 子肿膏（《中医脐疗大全》）

主治：妊娠水肿。

处方：地龙、甘遂、猪苓、硼砂、肉桂各 10g，姜汁、食醋各适量。

用法：诸药共碾为末，加姜汁、食醋适量调和如厚膏，敷于孕妇脐孔上，纱布盖之，胶布固定。每日换药 1 次。

（三）妊娠小便不通

1. 通尿膏（《产鉴》）

主治：妊娠小便不通。

处方：冬葵子、滑石、栀子各 3g。

用法：上药共研末，和田螺肉 9g 共捣烂如膏，或用生葱汁将药粉调膏，贴脐中，立通。

2. 升麻参术膏（《敷脐妙法治百病》）

主治：妊娠气虚，小便不通。

处方：党参、白术各 15g，升麻 20g，葱白适量。

用法：将前 3 味药研为细末，备用。用时取适量与葱白共捣为厚膏状，贴敷于患者脐孔上，外以纱布覆盖，胶布固定。隔 12 小时换药 1 次，通常敷药 2~3 次，小便即通下。

3. 车前滑石涂脐法（《妇人大全良方》）

主治：妊娠小便不通。

处方：车前草 20g，滑石粉 30g。

用法：车前草捣烂取汁，调滑石粉，外涂脐四周，涂药直径约 1cm。

4. 蚯蚓泥（《简明医彀》）

主治：妊娠小便不利。

处方：蚯蚓泥 10g。

用法：上药以水调敷脐，常规方法固定。

5. 莴笋叶糊（《简明医彀》）

主治：妊娠小便不利。

处方：莴笋叶 20g。

用法：上药捣烂敷脐，常规方法固定。

6. 二石清利法（《理瀹骈文》）

主治：妊娠小便不利。

处方：寒水石 60g，滑石、发灰、车前子、木通、冬葵子各 30g，葱白 15g。

用法：上药 7 味捣烂，调敷脐部。

7. 子淋方（《中医交流验方汇集》）

主治：妊娠小便不利，腹胀。

处方：花椒 15g（炒），食盐 15g（炒），葱白 3 根（炒）。

用法：上方均研末，贴敷脐中，至小便利后取去。

（四）妊娠淋证

1. 田螺滑盐糊（《穴敷疗法聚方镜》）

主治：子淋。

处方：田螺 3 个，滑石、盐各少许。

用法：上药捣烂，拌匀。贴敷神阙穴和气海穴。

2. 清心止淋膏（《敷脐妙法治百病》）

主治：妊娠淋证。

处方：栀子 10g，鲜生地黄 15g，鲜麦冬 1g，玄参 15g，大蒜适量，盐少许。

用法：上药捣烂如膏状，用时取适量贴脐，外用纱布覆盖，胶布固定。每月换药 2 次，贴至病愈为止。

（五）妊娠痫证

1. 子痫丸（《中医脐疗大全》）

主治：妊娠痫症。

处方：芫花 25g（醋浸 1 日），明雄黄、明矾、白胡椒各 3g，胆南星 5g，生姜汁 1 小杯。

用法：将诸药混合碾末，瓶贮密封备用，临用时取药末 15～30g，加入生姜汁调和如泥，捏成圆形药丸如桂圆大，纳入脐孔中，以手按紧之，纱布盖之，胶布固定。每日换药 1 次，至控制发作为止。

2. 复方马钱子灸法（《民间敷灸》）

主治：子痫。

处方：马钱子（制）、僵蚕、胆南星、明矾各等量，青艾叶、姜各适量。

用法：将诸药混合粉碎为末，然后把艾叶、姜和诸药末混合捣融为膏。取药膏 10g 贴于脐中、会阴穴上。上敷艾粒点燃施灸，1 日 1 次。

（六）胎萎不长

1. 补胎散（《敷脐妙法治百病》）

主治：胎萎不长。

处方：党参、白术、当归、枸杞子、白芍、黄芪各 30g，甘草 10g。

用法：上药共为细末，水调涂敷于脐上，每日 1 换，直至病愈。

2. 益肾补胎散（《敷脐妙法治百病》）

主治：胎萎不长。

处方：杜仲、补骨脂各 30g，菟丝子 15g，枸杞子 20g。

用法：上药共研为细末，水调涂敷于脐上。每日 1 换。

（七）流产

1. 益母莲艾散（《中华脐疗大成》）

主治：习惯性流产。

处方：益母草（烧存性）、莲蓬房（烧存性）各 15g，艾叶 15g，食醋适量。

用法：将以上药物共碾为细末，以食醋调和如泥状，备用。用时取药泥 30g，贴敷于脐孔上，外盖纱布，胶布固定。每日换药 1 次。

2. 苎麻根糊（《中医药物贴脐疗法》）

主治：胎动漏红。

处方：白苎麻根内皮 30g。

用法：捣烂敷于脐部，胎安后即去药。

3. 杜仲骨脂安胎散（《中华脐疗大成》）

主治：胎动不安。

处方：杜仲、补骨脂各 20g。

用法：上药共为细末，贮瓶备用，用时取适量水调敷脐，纱布覆盖，胶布固定。每日换药 1 次，贴至病愈。

4. 胶艾熨脐法（《中医药物贴脐疗法》）

主治：先兆流产。

处方：阿胶 10g，艾叶 10g。

用法：先将阿胶烊化，艾叶焙干研末，将艾叶末倒阿胶液中调匀成糊，直接涂敷于患妇脐中，盖以纱布，胶布固定。再以热水袋置药面上熨之，每日 1~2 次。

5. 千金保胎膏（《中医外治法集要》）

主治：体虚小产。

处方：当归 300g，白芍 150g，熟地黄 240g，甘草 90g，黄芪 150g，白术 180g，川续断 180g，肉苁蓉 150g，木香 30g，黄芩 300g，益母草 300g，龙骨 90g。

用法：除龙骨研为细粉单放外，其余各药浸入植物油内 3~5 日，再炸枯去渣，过滤沉淀；然后，入锅内熬至滴水成珠时，下黄丹、龙骨收膏。用时摊在布上，敷神阙穴。

6. 罩胎饮（《理瀹骈文》）

主治：胎动流产。

处方：人参 1.5g，当归 3g，白术 6g，川芎 3g，黄芩 6g。防风 3g，陈皮 1.5g，荆芥 6g，生甘草 3g，紫草茸 6g，赤芍、柴胡、白芷、葛根、砂仁各 15g，糯米 1 撮，阿胶 6g。

用法：上药 17 味煎汤熨敷于脐部。原书又云："大热加郁金 3g，荷蒂 3g，野麻根 9g，甜瓜蒂 1 枚。"这样可加强清热安胎之力。

7. 苏香膏（安胎主膏）（《中国膏药学》）

主治：妇人安胎。

处方：苏梗 15g，香附 15g，党参 60g，酒当归 60g，熟地黄 90g，酒条芩 45g，怀山药 45g，白术 45g，酒川芎 15g，酒芍 15g，陈皮 15g，杜仲 15g，续断 15g，贝母 15g。

用法：麻油 250mL，将上药熬枯除渣，入黄丹收膏，用时贴于小腹。

8. 地榆膏（保产膏）（《理瀹骈文》）

主治：妇人安胎。

处方：地榆 30g，党参 30g，当归 30g，生地黄 30g，杜仲 30g，续断 30g，桑寄生 30g，砂仁 30g，阿胶 30g，熟地黄 60g，蚕砂 45g（炒）。

用法：麻油 750mL，将上药熬枯除渣，入黄丹 360g、黄蜡 60g 收膏。下煅紫石英、煅赤石脂、煅龙骨各 20g 搅匀掺入。为防小产，先贴腰部 1 个月，7 日 1 换，3 个月后，半个月 1 换，满 10 个月止。血枯经闭贴丹田，肾虚腰痛贴命门及痛处。

9. 贴敷方1（《妇科秘传》）

主治：胎动漏红。

处方：吴茱萸适量。

用法：吴茱萸适量研末，酒调敷脚心，胎安即洗去。

10. 贴敷方2（《中医外治法类编》）

主治：用于防止习惯性流产及防止小产。

处方：当归、党参、生地黄、杜仲、川续断、桑寄生、地榆、砂仁、阿胶各 30g，熟地黄 60g，炒蚕砂 45g，麻油 750g，黄丹 360g，黄蜡 60g。

用法：以上药熬收为膏，再下煅紫石英、煅赤石脂、煅龙骨细末各 21g，搅匀。先贴腰眼 1 个月，7 日 1 换，3 个月后，半个月 1 换，满 10 个月止。肾虚腰痛贴命门。

【古代文献选录】

妊娠小便不通
转胞尿闭：用葱白细切，和盐炒热，熨脐下，立通。(《医学入门》)

治孕妇转胞，小便不通，及男子转胞皆效。冬葵子、山栀子（各半两，炒研）、木通（三钱）、滑石（半两），上作一服，水盏半煎八分温服，外以冬葵、滑石、栀子末调，用螺肉捣膏或生葱汁调，贴脐中立通。(《古今医统大全》)

妊娠淋证
妊娠子淋，不得小便：滑石末水和，贴脐下二寸。(《外台秘要》)

流产
胎痛欲产，日月未足者：以全蛇蜕一条，绢袋盛绕腰系之。(《备急千金要方》)

【现代临床报道】

流产
宋氏用补杜安胎膏治疗先兆流产 50 例。药用杜仲 18g，补骨脂 20g，阿胶 50g，艾叶 15g，苎麻根 30g，贴敷于至阴穴、神阙穴，每日更换 1 次。10 日为 1 个疗程。总有效率为 92%。

按释：杜仲补益肝肾、安胎；阿胶补血止血，滋阴补肾；苎麻根清热止血，解毒散瘀，并有利小便的作用；艾叶温经止血，散寒止痛，止咳化痰，温煦气血。全方具有补脾益肾、补气养血、滋阴清热、止血安胎的功能。

宋强，杨白玫. 补杜安胎膏治疗先兆流产 50 例. 山西中医，2002，18（3）：46.

【点评】

妊娠恶阻
本病应与异位妊娠、胎动不安、妊娠合并卵巢囊肿蒂扭转相鉴别。应根据腹痛的性质，结合兼症及舌脉辨其虚实。

贴敷药物多为降逆和中止呕之品，如刀豆子、姜汁、紫苏、半夏、生姜汁等。

若病情发展，出现胎动不安或堕胎、小产时，则需按胎动不安或堕胎、小产处理。孕期应注意避免过劳、持重、登高、剧烈运动，禁房事，保持心情舒畅。既病之后注意适当休息，积极治疗。

妊娠水肿
贴敷方中，益脾消肿膏方用白术、茯苓健脾利水为主；配以砂仁、陈皮行气健脾，使气行而水行；再佐葱白、生姜，取其温散通阳之功。本方适用于妊娠脾虚水肿。车前螺蒜泥方用车前子、大田螺通利水道、消除肿满为主，辅以大蒜行滞除胀，故善治孕妇小便不利、少腹胀满、下肢水肿之症。子肿膏方用甘遂、地龙、猪苓利水逐饮而除肿满为主，辅以温热的肉桂、姜汁通阳利水，并制约主药的过于寒凉。水道通则肿满除，故可用于妊娠水肿、皮紧光亮、小便不利之症。

重视孕期保健，定期产前检查，注意体重、水肿、蛋白尿、血压的变化情况。发病后予低盐饮食，控制饮水量，禁食生冷油腻之品。浮肿严重者应休息，抬高两下肢，注意保暖。

妊娠小便不通

药物选择可分为两组，一为利水通淋之品，如车前子、木通、冬葵子、寒水石、滑石、冬葵子、田螺等；二为益气通阳之品，如党参、白术、升麻、花椒、葱白等；莴笋叶苦寒下泄而通闭利尿，故可治妊娠期急性尿闭不通之症；蚯蚓性寒滑利而清利小便，故善治孕期膀胱湿热蕴积所致的尿少、尿黄赤之症。

孕前及早纠正后位，以防止孕后嵌顿，诱发小便不通。孕后勿强忍小便，或尿急操劳或过久屈蹲。若小便不通时间长，尿潴留过多，使用导尿法排出尿液时，应注意速度放缓，不可过急，以免引起患者昏厥或出现血尿。

妊娠淋证

贴敷治疗中，田螺滑盐糊方用田螺、滑石寒滑通窍，清利尿道为主，合以盐入肾通经。故善治妊娠期小便不利、短赤淋涩之症。清心止淋膏方用生地黄、玄参、麦冬滋阴生津，栀子清泻心火。合用使邪热去，阴液复而淋证除。适用于妊娠淋证属心火偏亢，见小便频数、艰涩色黄、小腹拘急、面赤心烦、口舌生疮者。

妊娠期间注意阴部卫生，节制性生活，以防湿热秽浊之邪上犯膀胱，饮食禁温燥、辛辣及油腻之品。多饮白开水。

妊娠痫证

贴敷药物可分为两组，一为逐饮消痰之品，如芫花、胆南星、明矾等；二为息风止痉之品，如雄黄、马钱子、僵蚕等。

对于子痫，要树立防重于治的思想，早期诊断与治疗对控制病情发展有重要意义；注意休息，左侧卧位，调节情志，饮食宜高蛋白、高维生素，一般不严格控制食盐。护理很重要，宜单人房间，避声、光刺激，床周加护栏，防止病人跌仆。

胎萎不长

本病的治疗原则，当求因治本，去其所病，重在补脾肾、养气血，使其精足血充，则胎有所养。贴敷治疗中，气血虚弱者用补胎散，方中党参、黄芪、白术、甘草补中益气；配当归、白芍、枸杞子补血益精。配伍合用，气血双补。肾虚者予益肾补胎散，方中杜仲、补骨脂益肾养血，助阳促长，菟丝子、枸杞子平补肝肾，固补冲任。共而成为补肾养胎之剂。

忌烟、酒、吸毒。保持心情舒畅。加强营养，食用高热量、高蛋白、高维生素、叶酸、钙剂等营养丰富易于消化的食物。孕妇左侧卧位，增加子宫血流量，改善胎盘灌注，定期吸氧。

流产

流产是一个动态变化的过程，若先兆流产安胎成功，则可继续正常妊娠，若病情发展则出现自然流产,自然流产 3 次以上则为习惯性流产。已病防变,及早安胎,并注意以静养胎,调畅情怀,生活有节。

贴敷治疗可以应用于流产的各个阶段,既免去口服药对孕妇食欲及胃肠功能的影响,又尽可能减少药物对胎儿的影响。药物选择则根据不同证型,以不同药物搭配安胎药:血热型用清热凉血、止血安胎之品,如苎麻根皮、黄芩等;肾虚型可用温涩补肾、强身安胎之品,如杜仲、补骨脂等;气血不足则用补气养血合固肾安胎药,如当归、阿胶等。贴敷部位多选在脐孔,如有腰痛可贴于命门及痛处。

第十三节　临产前后诸症

一、概述

(一) 胎位不正

胎位是指胎儿先露的指定部位与母体骨盆前、后、左、右的关系,正常胎位多为枕前位。胎位不正是指妊娠 30 周后经产前检查,发现臀位、横位、枕后位、颜面位等谓之胎位不正。其中以臀位为常见。胎位不正如果不纠正,分娩时可造成难产。妇人以血为本,孕妇气血充沛、气机通畅则胎位正常,若孕妇体虚,正气不足,无力安正胎位;或孕妇情志抑郁,气机不畅,也可使胎位难以回转成正位。

胎位不正在临床上多无自觉症状,可通过妊娠后期腹壁或肛门检查而发现。在临产时常表现为宫颈扩张缓慢、宫缩不强、产程延长,或胎膜早破、脐带脱出、胎儿窘迫或死亡,有的可发生子宫破裂或产道损伤。

(二) 难产

自分娩开始至宫口完全张开为第一产程,在此期间,如果子宫收缩不能逐渐增强,使第一产程时间超过 24 小时,称为难产或滞产。古代称产难、子难等。西医学中的子宫收缩无力而致滞产可参照本篇治疗。

产妇气血充沛、气机通畅则分娩顺利。若产妇素体虚弱,产时用力不当,耗气伤力,则可导致气血虚弱,使分娩时久产不下;若产妇精神过度紧张,或产前安逸少动,使气机不展,气血运行不畅,分娩时虽然宫缩较强,但间歇不匀,也可造成久产不下,而延长产程,由此可见,病证有虚有实。

主症:产浆水已下,胎儿久久不能娩出。兼见腰腹剧痛,宫缩虽强,但间歇不匀,产程进展缓慢,或下血暗红、量少,产妇精神紧张,胸脘胀闷,时欲泛恶,舌质暗红,脉沉实者,为气滞;阵缩微弱,间歇时间较长,持续时间较短,产程进展缓慢,下血量多、色淡,面色苍白,精神疲倦,心悸气短,舌淡,苔薄白,脉虚大或沉细者,为气虚。

（三）缺乳

产后乳汁分泌甚少，不能满足婴儿需要才称为"缺乳"，亦称乳少。本证不仅可出现于产后，在哺乳期亦可出现。乳汁由气血化生，资于冲任，赖肝气疏泄与调节。素体脾胃虚弱，或孕期、产后调摄失宜，或产后思虑过度伤脾，则气血生化不足；孕妇年岁已高，气血渐衰，或产后失血过多，操劳过度，均可致气血不足；产后七情所伤，情志抑郁，肝失条达，气机不畅，乳络不通，乳汁运行受阻，也可导致少乳。从经络循行上讲，胃经过乳房，中医有"乳头属肝，乳房属胃"之说，因此，本病主要与肝、胃有关。

主症为产后没有乳汁分泌，或分泌量过少，或在产褥期、哺乳期乳汁正行之际，乳汁分泌减少或全无。兼见产后乳少，甚或全无，乳汁清稀，乳房柔软无胀感，面色苍白，唇甲无华，神疲乏力，食少便溏，舌淡，苔薄白，脉虚细者，为气血不足；产后乳汁不行或乳少，乳房胀满疼痛，甚至身有微热，情志抑郁不乐，胸胁胀闷，脘痞食少，舌红，苔薄黄，脉弦者，为肝气郁滞。

（四）回乳

产后由于疾病或其他原因而要断乳所采取的措施，叫回乳。

（五）乳头皲裂

乳头皲裂是由多种原因引起的乳头部皮肤干燥破裂。本病多属中医"皲裂疮"的范畴。

（六）产后感冒

产后感冒是指妇人产后气血两亏，正气不足，卫外不固，复感风寒、风热之邪而引起的外感表证，临床表现为产后恶寒发热、头痛肢痛、流涕、咳嗽、苔薄、脉浮。治疗以养血益气、疏风解表为原则。若症见发热口渴、咽红肿痛偏盛者，可配合辛凉解表之品。切忌大剂发汗而透邪，以免伤正。

（七）产后血晕

产妇分娩后，突然发生头晕眼花，不能坐起，或心胸满闷，恶心呕吐，甚则神志昏迷，不省人事，称为产后血晕。虚者，乃由阴血暴亡，心神失养所致，表现为产后失血过多，突然昏厥，不省人事，面色苍白，四肢厥冷，冷汗淋漓，脉微细或浮大而虚。实者，则为瘀血上攻，扰乱心神所致，表现为产后恶露不下，少腹阵痛，拒按，甚则心下气满，气息短促，不省人事，两手紧握，牙关紧闭，面色紫暗，唇舌发紫，脉涩。

（八）产后痉证

新产后，发生手足抽搐，项背强直，甚至口噤，角弓反张，则为"产后痉证"，亦称"产后发痉"。本病的发生，主要是因产后失血伤津，心肝血虚，筋脉失于濡养所致。此外，因产后创伤、感染邪毒，直窜筋脉而引起角弓反张时，则名曰"破伤风"。

（九）产后腹痛

产后腹痛是指产妇分娩后，发生少腹疼痛为主症的病症。中医亦称"儿枕痛"。经产妇的腹痛较初产妇为重，下腹部疼痛，为阵发性，哺乳时疼痛可加剧，不伴寒热等症，一般 3~4 日可自行消失，个别严重者则需治疗。多因产时伤血，血少气弱，运行无力，以致血流不畅，迟滞而痛；或因产后体虚，邪入胞宫，血为寒凝，瘀阻作痛。临床上凡证属血虚型，腹痛隐隐，按之痛减，恶露量少，色淡者，治以养血调气为主。证属血瘀型，腹痛拒按，恶露量少，色暗有块者，治以活血止痛为主。

（十）产后恶露不绝

产褥期由阴道内排出的血性分泌物称为恶露。产后恶露持续 20 日以上仍淋漓不断者，称为恶露不绝，又称"恶露不尽""恶露不止"。现代医学所称之产后感染，胎盘、胎膜残留，或其他原因所致的子宫复旧不良之晚期产后出血，可参考本病论治。妇科检查可发现子宫较同时期的正常产褥子宫大而软，多呈后倾位，或有压痛。

多由冲任不固、气血运行失常所致，临床表现由于病因不同而异。若气虚失摄，则表现为恶露不绝，量多，血色淡红而清稀，无臭味，小腹下坠，神倦，舌淡，脉濡细。若血热妄行，则恶露量多，色红，黏稠，味臭，面色潮红，口燥咽干，舌红，脉细数。若瘀阻胞脉，则恶露淋漓不畅，量少色暗，夹有血块，小腹疼痛，拒按，舌紫暗，有瘀斑，脉弦或沉涩。

（十一）产后尿失禁

产后尿失禁是指妇人产后小便失禁，多因膀胱气化失职所致。临床可分为三种，证属气虚型，常伴有少气懒言，面色少华，治宜益气固涩；肾虚型，常伴有腰酸腿软，面暗怕冷，治宜温肾固涩；产伤型，多有膀胱受伤史，且尿中混有血丝，故治宜固涩化瘀。

（十二）产后癃闭

产后癃闭，俗称产后小便不通，是指妇女分娩之后小便量少，点滴而下，甚至小便塞阻不通为主要症状的一种小便异常的疾患。

中医认为，本病的发生多由于产后肾气不足，脾虚气陷，精血亏损，或恶露瘀积等，以致膀胱气化功能失常，或中焦湿热内蕴，移注于膀胱；也有因情志郁结、气机受损而致小便不通。本病临床上的表现特点为患者有强烈尿意，但排尿十分艰难，小便闭塞不通，下腹胀痛，并有烦躁不安等症状。

（十三）产后大便难

产后饮食如常，大便数日不解，或排便时干燥疼痛，难以解出者，称为"产后大

— 479 —

便难"。本病由于分娩失血，营血骤虚，津液亏耗，不能濡润肠道，以致肠燥便难。或阴虚火盛，内灼津液，津亏液少。肠道失于滋润，传导不利，则大便燥结。治宜养血润燥，以润下为法。

二、贴敷治疗处方

（一）胎位不正

1. 洗足方（《中国中医独特疗法大全》）
主治：胎位不正。
处方：白术、黄芩、茯苓各20g。
用法：加水2000mL煎上药，浸洗双足，每次20分钟。

2. 生姜贴（《古今外治灵验单方全书》）
主治：胎位不正。
用法：取生姜适量，捣成泥状，分别贴敷双侧至阴穴，然后用塑料薄膜包裹，使姜泥始终保持潮湿状态。如干燥可重新更换。自贴24小时后B超检查。如果未转正常，可继续治疗2~3日，至胎位转正为止。

（二）难产

1. 敷脐方（《当代中药外治临床大全》）
主治：产力异常的难产。
处方：生龟板60g，当归30g，川芎30g，头发炭15g，蝉蜕7个，蛇蜕1个，车前子30g。
用法：诸药烘干，共研细末，过筛，以葱汁、麻油适量各半，调成糊膏状，下垫纱布一层，敷脐，可同时敷关元穴，外盖玻璃纸、纱布，胶布固定。

2. 贴敷方1（《中医外治奇方妙药》）
主治：难产。
处方：乌梅1粒，白胡椒7粒，巴豆3粒。
用法：将上药共研为细末，然后以白酒适量调匀，分别贴于产妇的两侧三阴交穴位上。

3. 贴敷方2（《中国民间疗法》）
主治：宫缩乏力难产。
处方：蓖麻仁7粒。
用法：上药捣烂成泥，分为2份，分贴双足涌泉穴。产后即洗去。本方适用于宫缩无力之难产。

4. 贴敷方3（《中医外治法》）
主治：难产。

中国贴敷治疗学

处方：巴豆3粒（去壳），蓖麻7粒（去壳），麝香少许。

用法：上药研末调成饼，贴脐上即可产下，娩下即去之。

（三）缺乳

1. 浸洗方1（《外台秘要》）

主治：适用于瘀滞型乳汁不下。

处方：京三棱1500g。

用法：上药用水2碗，煎汁1碗，浸洗乳房，以乳汁出为度。

2. 浸洗方2（《中医外治法类编》）

主治：用于乳络不通，乳汁不行。

处方：麦芽120g。

用法：以水500mL，煎汤洗乳房，并用木梳梳千遍。

3. 贴敷方（《家用偏方治百病》）

主治：适用于产后乳房胀痛，乳水不通。

处方：酒酿1杯，菊花叶适量。

用法：将酒酿炖热，另以菊花叶洗净，捣烂，取半杯菊花汁液，冲入酒酿服之，并以上2味之余渣搅和均匀，敷于患处，每日2次。

（四）回乳

1. 贴敷法（《内病外治法》）

主治：用于回乳。

处方：胆南星10g。

用法：上药研细末，米醋调敷乳房上（勿涂乳头），过一昼夜洗去。不效再用，至病愈为止。

2. 热敷法（《中医外治方药手册》）

主治：用于回乳。

处方：建曲60g，蒲公英60g。

用法：水煎，每日煎2次，早、晚各内服1次。包裹后，在乳房上慰敷。

3. 药带法（《中医外治疗法集萃》）

主治：用于回乳。

处方：芒硝200g。

用法：上药用纱布包裹，分置于两侧乳房上。用胸带固定，经24小时（天热12小时）取下，如1次未见效，可继续敷1~2次。

注意：产后乳房不胀者，用此法无效。

（五）乳头皲裂

1. 贴敷方1（《妇科秘方》）

主治：适用于乳头皲裂。

处方：秋茄子（裂开者）适量。

用法：阴干，烧存性为末，水调，敷之立愈。

2. 贴敷方2（《中医妇科验方选》）

主治：用于乳头皲裂、肿痛或流黄水。

处方：炒黄柏10g，陈皮炭3g，冰片0.6g。

用法：上药共为细末，香油调敷局部。

3. 贴敷方3（《河南省中医秘方验方汇编》）

主治：适用于乳头干裂。

处方：鸡蛋黄3个，鹿角霜1.5g（研细）。

用法：蛋黄炒出油，待冷加鹿角霜末调匀，涂患处。

（六）产后感冒

1. 天麻芎归散（《理瀹骈文》）

主治：产后感冒。

处方：川芎、当归、天麻、羌活、熟地黄各10g。

用法：上药共研末备用。每次取药末10g，醋调敷脐部，外用纱布、胶布固定。每日换药1次。

2. 养血祛风散（《脐疗》）

主治：产后感冒。

处方：荆芥穗、薄荷叶、苏叶各10g，板蓝根、当归各15g。

用法：上药共研末，备用。每次取药末5g，填脐中，外用纱布包扎。每日换药1次。

3. 荆防芎归膏（《理瀹骈文》）

主治：产后感冒风寒。

处方：当归25g，黑芥穗15g，防风9g，川芎12g，发灰3g，炮姜1.5g，黑豆1撮，葱白3个。

用法：上药8味，煎汤熏口鼻；再用麻油熬，黄丹收膏，加牛胶搅，贴心口、背脊、脐腹部。

（七）产后血晕

1. 参归血竭糊（《敷脐妙法治百病》）

主治：产后血晕。

处方：人参、当归各9g，血竭0.5g，黄酒适量。

用法：将前2味药研为细末，黄酒调成糊状备用，血竭研为极细末。先将血竭填入脐孔，再将药糊覆盖于血竭上，外盖纱布，胶布固定之。2~4小时换药1次。

2. 参茸散（《敷脐妙法治百病》）

主治：产后血晕。

处方：人参9g，鹿茸0.5g，百草霜9g，童便适量。

用法：将人参、鹿茸分别研为细末，百草霜备用。用时先将鹿茸纳入脐中，再将人参、百草霜掺匀，童便调成糊状，贴敷于鹿茸上，纱布覆盖，胶布固定之。

3. 蓖麻冰附糊（《穴敷疗法聚方镜》）

主治：产后血晕。

处方：蓖麻仁 30 粒，冰片 1g，附子 15g。

用法：上药共打烂成糊状，敷脐。并用皂角末吹入鼻腔令嚏，再以荆芥穗（炒）9g，小蓟 30g，红糖 30g，水煎浓汁服下。

（八）产后痉证

1. 息风止痉糊（《敷脐疗法治百病》）

主治：产后痉证。

处方：全蝎、僵蚕、蜈蚣各 12g，胆南星 10g，鲜竹沥适量。

用法：将前 4 味药共研成细末，备用。用时取药末 10g 加入适量鲜竹沥调成糊状，贴敷在患者脐孔上，每日 2 次，直至病愈停药。

2. 止痉膏（《中医药物贴脐疗法》）

主治：产后痉证。

处方：天麻、川芎、当归、姜黄、熟地黄各等量，陈醋适量。

用法：将上药碾成细末，贮瓶备用，临用时取药末 15～30g，加入陈醋适量调和成厚膏；将药膏贴敷于脐孔上，盖以纱布，胶布固定。每日换药 1 次。

（九）产后腹痛

1. 失笑散熨脐法（《脐疗》）

主治：产后腹痛。

处方：生蒲黄 10g，五灵脂 10g。

用法：上药共研粗末，酒洒少许于药上，放锅上炒之令热，装布袋内，趁热熨脐部，每次熨 20 分钟。每日熨 1～2 次。

2. 补血止痛散（《中医验方》）

主治：产后血虚腹痛。

处方：党参、当归、川芎各 10g，甘草 6g，黄酒适量。

用法：上药共为细末，每次取 10g，黄酒调成糊状，贴敷于患者脐部，以纱布覆盖，胶布固定之。每日换药 1 次，直至病愈为止。

3. 枳芍桂草散（《家庭脐疗》）

主治：产后宫缩不良。

处方：枳壳、生白芍、肉桂、生甘草各等份。

用法：上药共压粉。每次取药粉 30g，以醋调为膏状，敷脐，常规方法固定，外放暖水袋热敷。

（十）产后恶露不绝

1. 化瘀祛露散（《敷脐妙法治百病》）

主治：产后恶露不绝。

处方：附子、肉桂、母丁香各10g，五灵脂、蒲黄、茜草根各15g，黄酒适量。

用法：将上药物混合研为细末，过筛后，装入瓶中密封备用。临用时取药末15～30g，以黄酒适量煮热，加入药末调和成厚膏，以此膏贴患妇脐孔（神阙）和子宫穴，以纱布覆盖，胶布固定之。每3日换药1次。

2. 益脾止露方（《敷脐妙法治百病》）

主治：产后恶露不绝。

处方：黄芪、党参、白术各15g，升麻10g，龙骨10g（飞），甘草6g，米醋适量。

用法：上药共为细末，装入瓶中，备用。临用时取药末15～30g，米醋调成糊状，贴敷于患妇的脐孔上，外以纱布覆盖，胶布固定。每日换药1次，直至病愈为止。

3. 化瘀消露散（《中医药物贴脐疗法》）

主治：产后恶露不尽。

处方：当归、川芎、肉桂、炙甘草各15g，蒲黄、乳香、没药、五灵脂各7.5g，赤芍3g，血竭1.5g（另研），热酒适量。

用法：上药除血竭外碾为细末，贮瓶备用，血竭另研备用。临用时取药末15～30g，与血竭0.5g混合拌匀，加入热酒调和成厚膏，将药膏贴敷于脐孔上，外盖纱布，胶布固定。隔3日换药1次，至恶露干净方可停药。

4. 百草霜糊（《常见病验方研究参考资料》）

主治：产后流血。

处方：百草霜适量。

用法：以热烧酒调匀，涂脐上。亦可用伏龙肝100g，研末敷脐。

5. 红蒲膏（乌金膏）（《中国膏药学》）

主治：产后溢血（子宫流血、收缩不全）。

处方：红花60g，蒲黄30g（炒），熟地黄30g，赤芍30g，莪术30g（煨），全当归30g，陈黑豆30g，干姜30g，官桂30g。

用法：麻油熬，黄丹收，摊贴小腹。

（十一）产后尿失禁

1. 吴茱萸缩尿散（《敷脐妙法治百病》）

主治：产后尿频，尿失禁。

处方：吴茱萸15g，益智仁15g，小茴香1g，官桂10g，麦面粉10g，白酒适量。

用法：将前4味药共碾成粉末，再加麦面粉拌匀，用热酒调和，做成药饼1个，备用。用时将药饼敷于患者脐孔上，外加纱布覆盖，胶布固定，待敷处发痒则去掉。通常用1剂即可正常。

2. 尿频散（《敷脐妙法治百病》）

主治：产后尿频。

处方：吴茱萸、附子、桑螵蛸（烧炭存性）、油桂、茴香籽各 10～15g，黄酒适量。

用法：诸药共为细末，过筛，加黄酒调和如糊状，备用。临用时取药糊 30g 涂满产妇脐窝，外以纱布盖上，再以胶布固定。待脐部发痒，即可去掉敷药，通常敷 3～4 次可愈。

3. 桂附丁香饼（《中华脐疗大成》）

主治：产后小便频数。

处方：肉桂、附子各 15g，母丁香、公丁香各 10g，黄酒适量。

用法：将上 4 味药共碾为末，以黄酒调匀，制成圆饼如 1 元硬币大，烘热贴于脐孔上，纱布盖之，胶布固定。2 日换药 1 次。

4. 益气膏（《敷脐妙法治百病》）

主治：产后尿失禁。

处方：党参 30g，白术 30g，当归 15g，川芎 10g，柴胡 10g，升麻 10g。

用法：将以上药物加水煎熬，去渣浓缩成稠厚药膏，备用。临用时取药膏适量摊于腊纸或纱布中间，贴在患者脐孔及脐下 1.5 寸的气海穴上，外以胶布固定之。2 日换药 1 次，连续贴药至病情痊愈为止。

（十二）产后癃闭

1. 通尿敷脐法（《中华脐疗大成》）

主治：产后尿少、尿闭。

处方：生姜 30g，豆豉 9g，盐 6g，连须葱 1 棵。

用法：上药共捣烂如泥，填于肚脐中。

2. 葱白熨（《玉林医药》）

主治：产后小便不利、尿闭。

处方：葱白 250g。

用法：将葱白切碎炒热，用纱布包好，在脐部热熨至患者自觉有热气入腹内即可，药凉则可重炒热再熨之。

3. 葱椒敷脐法（《中华脐疗大成》）

主治：产后癃闭。

处方：连须葱白 250g，川椒末适量。

用法：放锅内略炒热后捣匀。趁热敷脐及小腹部。

4. 益泉膏（《家庭脐疗》）

主治：产后排尿异常。

处方：益智仁、分心木、五味子各等量。

用法：上药共压粉。每次取药粉 5g，以白酒调为膏状，敷脐，常规方法固定。

5. 大蒜蝼蛄饼（《中华脐疗大成》）

主治：产后小便不通。

处方：大蒜 2 枚，蝼蛄 2 个。

用法：上药捣烂，油纱布包裹，压成饼贴脐，外用胶布固定。

（十三）产后大便难

1. 生地麦螺膏（《敷脐妙法治百病》）

主治：产后大便难。

处方：鲜生地黄 30g，鲜麦冬 15g，活田螺 5~7 个。

用法：先将活田螺去壳，取田螺肉和生地黄、麦冬共捣成厚膏状，备用。用时取药膏贴敷于产妇脐孔，外用纱布覆盖，胶布固定。每日换药 1 次或 2 次，连贴 3~4 日为 1 个疗程。

2. 补气通便饼（《敷脐妙法治百病》）

主治：产后便秘。

处方：黄芪、党参各 15g，升麻 9g，葱白 5 根，生姜汁 1 小杯，淡豆豉 15 粒。

用法：先将参、芪、升麻共为研末，用时取 10g，和葱白、生姜汁、淡豆豉共捣成厚泥状，软硬适中，捏成药饼备用。用时取药饼蒸热，趁热贴敷于产妇脐孔上，外以纱布覆盖，胶布固定。每日换药 1~2 次。

【古代文献选录】

难产

崔元亮《海上方》，治难产及胞衣不下，取萆麻子七枚，研如膏，涂脚心底，子及衣才下，便速洗去。不尔肠出，即用此膏涂项，肠当自入。（《本草图经》）

乳头皲裂

乳头破裂：丁香末傅之。（《梅师方》）

产后血晕

产后血晕，全不省人事，极危殆者：用韭菜入有嘴磁瓶内煎热，醋沃之，便密扎瓶口，以瓶嘴向产妇鼻孔，令醋气透入，妙。又方：用半夏为末，丸如大豆，内鼻中即苏。亦疗五绝。（《证治准绳》）

产后腹痛

产后腹痛欲死，因感寒起者：陈蕲艾二斤焙干，捣铺脐上，以绢覆住，熨斗熨之，待口中艾气出，则痛自止矣。（《经验方》）

【现代临床报道】

胎位不正

王氏等采用自制"正胎膏"纠正胎位不正 510 例。孕妇临睡前，将两帖正胎膏（当归 15g，川芎 12g，白芍 15g，黄芪 30g，菟丝子 30g，羌活 15g，艾叶 9g 等共研末，用凡士林调制成膏状）分别贴在双膝关节上缘稍内侧的血海穴区正常休息，至早上揭去，一般贴 5~8 小时，连用 3 个晚上后，复查胎位。结果：总有效率为 75.29%。

按释：正胎膏由益气活血养血、调和冲任的中药组成。血海穴则被历代医家称为

"女子生血之海"，是治疗妇科病之要穴，属脾经，络于冲任二脉，刺激该穴可激发脾、任、冲三脉经气，使得孕妇气血充盈，冲任二脉功能正常，进而达到纠正胎位的目的。

王朝社，王小玲. 正胎膏贴敷穴位纠正胎位不正510例临床观察. 中医外治杂志，2004，13（2）：25.

乳头皲裂

郝氏用白芷外用治疗乳头皲裂150余例，药物组成：黑矾、松枝各等份，白芷10g。先将黑矾、松枝煎水，在患处做湿热敷约10分钟，然后将白芷末用乳汁（或麻油）调匀涂于患处。结果：2~4日即可治愈。

按释： 白芷有散寒通窍、祛风止痛、清热解毒、消肿排脓之功效；而黑矾、松枝能收敛止血。三药合用能散结消肿，止痛收敛，促进皲裂部位的愈合。

郝金荣，许立新. 白芷外用治疗乳头皲裂. 中医外治杂志，1998，7（4）：42.

艾氏等观察中药外敷治疗乳头皲裂50例的临床疗效。药物组成：白芷10g，白及10g，当归10g，三七5g，甘草5g。用蜂蜜或香油将上药适量调成糊状，用干净毛巾湿敷后，将上药涂于患处。结果：用药后3日，治愈占20.00%；5~7日，治愈占62.00%；10日左右，治愈占68.00%；重症分别于20~60日治愈。

按释： 本方具有祛风散结、活血化瘀、消肿止痛、去腐生肌的功能。

艾洁，王哲. 中药外敷治疗乳头皲裂50例. 中医外治杂志，2007，16（3）：9.

【点评】

胎位不正

至阴穴是纠正胎位不正的效穴，已在临床广泛应用，贴敷法矫正胎位简便、安全，对孕妇、胎儿均无不良影响。但应注意治疗时机，妊娠7~8个月（30~32妊娠周）是转胎的最佳时机。因子宫畸形、骨盆狭窄、肿瘤，或胎儿本身因素引起的胎位不正，或习惯性早产、妊娠毒血症，不宜采用贴敷疗法。

难产

贴敷用于处理滞产，方法简便有效，对孕妇、胎儿的调整作用缓和，且有良好的镇痛作用。贴敷可增强子宫收缩力，缩短产程，无效当采取剖腹产或侧切。巴豆辛温，有大毒，可逐痰行水、落胎，外用宜适量。贴敷穴位多选用双足涌泉穴。临产前，应对产妇做好产前教育，消除紧张情绪，注意适当休息与睡眠，保持充沛精力。

缺乳

贴敷主要治疗络脉不通所致的产后少乳，缺乳时间越短，贴敷疗效越好。因此，治疗时间越早越好，最迟不超过乳少发生后1周。哺乳期应心情舒畅，避免过度疲劳，保证充足的睡眠，掌握正确的哺乳方法，可多食高蛋白流质食物。对于体虚所致的乳少，还应注意食补与药补，如食鲫鱼汤、猪蹄等。生麦芽外洗、内服均有很好的生乳作用。乳汁流出不畅之乳少，三棱、蒲公英外敷可以活血通络。

回乳

贴敷前，排空乳汁，注意预防乳痛的发生。炒麦芽、焦麦芽外洗、内服均有很好的回乳作用。加强产后营养及适当锻炼，促进脾胃健运以补气固摄，保持情绪乐观，心情舒畅。

乳头皲裂

用药物直接敷于患侧局部，作用直接，吸收较快，效果显著。同时应注意保持乳房局部的卫生，患侧乳头避免过多刺激。由于本症多与气滞血热有关，应避免进食辛辣和油腻的食物。

产后感冒

产后血虚，易感外邪，因此，产褥期应避风寒，慎起居，保持外阴清洁，严禁房事，以防外邪入侵。

产后血晕

本病无论虚实均属危急重症，尤其是当产后血晕发生休克时，首先应进行抗休克治疗，促其复苏。待病情稳定后，再行辨证施治。贴敷治疗在急救时及平稳时均可使用。

产后痉证

产后痉证重在预防，常发于产后 24 小时后至产后数日之内。一旦发现有感染邪毒的可能，应及时予以免疫接种破伤风类病毒。对于阴血亏虚致痉者当注意产后起居、饮食的调摄。

产后腹痛

产后腹痛与产褥期的气血运行不畅有关，根据产后多虚多瘀的特点，治疗以补虚化瘀为主，贴敷治疗对缓解疼痛效果较好。同时还应稳定情绪，消除紧张、恐惧、忧郁的心理压力，舒畅气机，使气血流畅，有助于疼痛的缓解。

产后恶露不绝

本病日久能失血耗气，使病情加重，甚至引起晕厥，治疗时益气是基础，化瘀是关键，清热是防止本病转变的手段。对于久治不愈者，要警惕变生他病。

产后尿失禁

本病重在预防。分娩时，若子宫口尚未开全就不要过早用力，若会阴切开或有裂伤，应配合医生及时修补。产后避免过早负重和使用腹压，做好产后保健操，促进盆底组织的修复。治疗期间必须绝对卧床休息，可在一定程度上减轻或消除患者的痛苦。贴敷用药时，肾阳虚型选用温肾助阳之品，如附子、肉桂、茴香、吴茱萸等；气虚型选用柴胡、升麻、党参、白术等益气升阳之品。一般在产褥期引起重视，正确对待，病情都会逐渐减轻以至自愈。

产后癃闭

本病是产褥早期的常见病，应尽早治疗。贴敷法简便易行，疗效可靠，病人易于接受。治疗的同时还应消除产妇紧张怕痛的心理，多饮水，鼓励产妇坐起排尿，可用温开水冲洗外阴及尿道口周围诱导排尿，下腹部按摩或放置热水袋，刺激膀胱肌肉收缩。注意产褥期卫生，避免外邪入侵而加重本病或变生他症。

产后大便难

针对产后体虚津亏的特点，治疗以养血润肠为主，不宜妄行苦寒通下，徒伤中气。同时，按证之属阴虚兼内热或兼气虚，分别佐以泻火或补气之品。治疗的同时，每日要多吃蔬菜、水果等粗纤维食物，多喝水，多运动，养成每日定时排便的习惯。

附：热入血室

热入血室是指妇女在经期或产后，感受外邪，邪热乘虚侵入血室，与血搏结而产生的病症。临床表现为下腹部或胸胁下硬满，寒热往来，月经适来适断，神志异常等症状。若症见胁下满闷者，治以清肝泻热为主；若症见寒热往来者，治以和解少阳、透邪达表为主；若症见入夜神志昏糊、白昼神志清醒者，治以清心宁神为主。

贴敷治疗处方

柴胡四物饼（《理瀹骈文》）
主治：热入血室。
处方：小柴胡汤、四物汤。
用法：月水到来，用上二方同捣饼，贴于脐部。原书云："若寒气客于血室，血凝不行作痛者，加桂枝、桃仁。"

点评

本病寒热发作有时，朝则明了，暮则谵语而言。治疗以和解理血为原则。贴敷药物可选用小柴胡汤（柴胡、黄芩、半夏、人参、甘草、生姜、大枣）和解祛热；四物汤（地黄、当归、芍药、川芎）理血调经。

■ 第二十一章　儿科病症 ■

第一节　小儿遗尿

一、概述

年满 5 周岁以上，具有正常排尿功能的小儿，在睡眠中小便不能自行控制，称遗尿。偶因疲劳或饮水过多而遗尿者，不作病态论。多由禀赋不足、病后体弱，导致肾气不足，下元虚冷，膀胱约束无力；或病后脾肺气虚，水道制约无权，进而发生遗尿。病变部位主要在肾，病变性质以虚证为主。

二、辨证

主症为夜间没有自主控制的排尿，轻者几日 1 次，重者每夜 1~2 次或更多。

兼见睡中遗尿，白天小便亦多，甚至难于控制，面色㿠白，精神疲乏，肢冷畏寒，智力迟钝，腰腿乏力，舌淡，脉沉细者，为肾阳不足；睡中遗尿，白天小便频而量少，劳累后遗尿加重，面白，气短，食欲不振，大便易溏，舌淡苔白，脉细无力者，为肺脾气虚。

三、贴敷治疗处方

1. 五倍茯神糊（《中医脐疗大全》）

主治：小儿遗尿，或小便不禁。

处方：五倍子、茯神各等量。

用法：将上 2 药研为细末，以米汤调药末，拌和成糊备用。用时取药糊涂布于患儿脐孔中，纱布盖之，胶布固定。每晚睡前 2 小时涂药，翌晨去掉。

2. 五菟散（《中华脐疗大成》）

主治：小儿遗尿。

处方：五倍子、五味子、菟丝子各 12g。

用法：上药研细末，调拌温开水，外敷脐中、命门穴。

3. **丁香饼（《中华脐疗大成》）**

主治：小儿遗尿。

处方：丁香 3 粒，米饭适量。

用法：丁香研细末，同米饭捣成饼。贴患儿肚脐。

4. **龙骨散（《理瀹骈文》）**

主治：小儿遗尿。

处方：龙骨 15g。

用法：经火煅后研末备用。用醋将龙骨粉调为糊状，敷脐眼，外用布包住。每日换药 1 次，连用 5 ~ 7 次。

5. **黑胡椒散（《中华脐疗大成》）**

主治：小儿遗尿。

处方：黑胡椒粉（或研末硫黄）适量。

用法：每晚临睡前将适量黑胡椒粉或研末的硫黄填满脐中，用伤湿止痛膏固定。每日更换 1 次。

6. **姜附石脂散（《中药外治疗法》）**

主治：小儿遗尿。

处方：干姜、附子、赤石脂各等量。

用法：上药共研末，水调涂脐中。

7. **倍首散（《中药外治疗法》）**

主治：小儿遗尿。

处方：五倍子、何首乌各 3g。

用法：上药共研末，醋调敷脐。

8. **智香饼（《中华脐疗大成》）**

主治：小儿遗尿。

处方：益智仁 3g，公丁香 5 粒，八角茴香 1 个，桂圆核 1 枚。

用法：将诸药混合共研为末，用生姜汁适量调和药末，捏成一个小药饼，于每晚小儿上床睡觉时，将药饼烘热，温敷入患儿脐孔内，纱布盖之，胶布固定，翌晨去掉。

9. **遗尿膏（《中国灸法集粹》）**

主治：小儿遗尿。

处方：蟾酥、桂枝、麻黄、雄黄、没药、乳香各 5g，麝香 3g。

用法：上药共研细末，密贮备用。贴敷时取适量，用酒精调如膏状，贴敷于所选穴位上，上盖油纸，胶布固定。主穴：内关、气海、中极、三阴交；配穴：肾俞、膀胱俞、复溜。病情轻者只用主穴，若病情较重者酌用配穴，每 3 日换药 1 次，3 次为 1 个疗程，疗程间隔 3 日。

10. **桑螵蛸糊（《中国灸法集粹》）**

主治：小儿遗尿。

处方：桑螵蛸 10 ~ 15g。

用法：上药研为细末，加入葱白 7 根共捣如糊状，分别敷于中极、关元、气海穴，上盖纱布（或油纸），胶布固定即可。3 日换药 1 次，3 次为 1 个疗程，疗程间隔 3 日。

【现代临床报道】

黄氏以缩尿散外敷治疗小儿遗尿 64 例，药用五倍子、吴茱萸、小茴香、补骨脂、附子外敷于神阙、涌泉。结果：总有效率为 95.3%。提示：缩尿散外敷治疗小儿遗尿有效。

按释：五倍子、吴茱萸、小茴香、补骨脂、附子可温肾健脾、缩泉涩精，全方具有调补心肾、健脾益肺、固精止涩、缩小便的作用。取肾经之涌泉、任脉之神阙穴外敷，则下元虚冷得以温煦，膀胱的制约能力得以恢复，遗尿可止。

黄玲．缩尿散外敷治疗小儿遗尿 64 例．中国中医信息杂志，2005，12（10）：62.

马氏等观察中药治疗小儿遗尿症 60 例的疗效。采用自拟止遗汤（党参、黄芪、麻黄、石菖蒲、桑螵蛸、金樱子、破故纸、覆盆子、菟丝子、益智仁、鸡内金）配合敷脐治疗本病。结果：总有效率 95%。提示：本疗法对小儿遗尿症有较好的疗效。

按释：中医称脐部为"神阙""气舍"，是十二经脉之根，与五脏六腑、经脉、四肢百骸都有不可分割的紧密联系，是人体气血运行的重要枢纽。脐下丰富的微血管网及静脉网，渗透性强，药物可经脐部直接吸收直达病所。诸药合用，内外同治，宣肺健脾，补肾培元，醒神开窍，缩泉止遗，遗尿则自止。

马三才，马丽丽．中药内外治法治疗小儿遗尿 60 例．光明中医，2008，23（9）：1369.

尹氏用头穴药饼贴敷治疗小儿遗尿 60 例。药用制附片、公丁香、肉桂、硫黄、炮甲、冰片研末后过 120 目筛，按照 2：1：1：1：1：0.5 比例混合贴敷患儿头皮生殖区。结果：总有效率为 90.0%。此法简便易行，疗效较好，而且患儿易于坚持，长期疗效更好，适宜在临床推广。

按释：制附片、公丁香温补肾阳，肉桂温中补阳，硫黄温火补阳，炮甲通经，冰片引经。诸药共奏温补肾阳、固摄缩尿之功。下元虚冷得温，膀胱制约能力得以加强，遗尿可止。将上述药方醋调贴敷于患儿头部生殖区，药力透过皮肤作用于大脑皮层，通过重新整合神经信息的传导，从而发挥治疗作用。

尹建平，王海燕，彭伟平．头穴药饼贴敷治疗小儿遗尿 60 例．中国针灸，2006，26（9）：678.

【点评】

贴敷治疗遗尿疗效较好，但对器质性病变引起者，应治疗其原发病。贴敷方中五倍子、五味子为涩精缩尿要药，配益智仁、桑螵蛸补肾，胡椒、丁香温阳，选穴以任脉、膀胱经为主，疗效益佳。治疗时应解除患儿的心理负担，培养良好的习惯，勿使患儿白天玩耍过度，避免过度疲劳，晚间适当限制进水量，患儿每晚按时唤醒排尿，逐渐养成自控的排尿习惯。

第二节　小儿惊厥

一、概述

惊厥又称惊风，是小儿常见的危急重症，可发生于许多疾病的过程中，临床以抽搐并伴有神志障碍为特征。其发病突然，变化迅速，证情凶险，列为中医儿科四大证之一。好发于 1~5 岁小儿，年龄越小，发病率越高。根据其临床表现分为急惊风与慢惊风两类，急惊风发病急暴，临床表现多为实证。慢惊风多由久病而来，也可由急惊风转变而来，临床多表现为虚证。西医学中因高热、脑膜炎、脑炎、血钙过低、大脑发育不全、癫痫等所致的抽搐属此范畴。

急惊风的主要病因是外感时邪，内蕴痰热积滞，暴受惊恐。外感时邪，从热化火，热极生风；饮食不节，食滞痰郁，化火动风；暴受惊恐，气机逆乱，而发惊厥。其主要病机为热闭心窍，热盛动风，痰盛发搐。热、痰、风、惊四证是急惊风的主要病理表现。病变部位在心、肝二脏。

慢惊风由于禀赋不足、久病正虚而致，以脾肾阳虚或肝肾阴虚为主要发病原因。多因暴吐暴泻、久吐久泻，或温热病后正气亏损，脾肾亏虚，化源不足；或肝肾阴虚，虚风内动而致。其病变部位在脾、肾、肝三脏。

二、辨证

主症为全身肌肉强直性或阵发性痉挛，可有神志不清。

来势急骤，为急惊风，初起常有壮热面赤，烦躁不宁，摇头弄舌，咬牙龂齿，睡中惊醒，继则神昏，牙关紧闭，两目上视，颈项强直，角弓反张，四肢抽搐、颤动，呼吸急促，苔微黄，脉浮数或弦滑，为痰热生风。

起病缓慢，为慢惊风，常见面黄肌瘦，形神疲惫，四肢不温，呼吸微弱，囟门低陷，昏睡露睛，时有抽搐。兼见大便稀薄，色青带绿，足跗及面部浮肿，舌淡苔薄，脉沉迟无力，为脾阳虚；神倦虚烦，面色潮红，手足心热，舌光少苔或无苔，脉沉细而数，为肝肾阴亏。

三、贴敷治疗处方

1. 紫雪丹 (《实用中成药手册》)
主治： 小儿高热惊风。
处方： 紫雪丹。

用法：用紫雪丹半瓶填于患儿脐中，以胶布或伤湿止痛膏紧贴固定，只用药 1 次。

2. 镇惊膏（《中华脐疗大成》）

主治：小儿惊厥。

处方：活蚯蚓 1 条，生吴茱萸 7g，白芥子 3g，米醋适量。

用法：将吴茱萸、白芥子共研末，与蚯蚓共捣烂，再加米醋调和如膏，取适量贴于脐心及涌泉，纱布盖之，胶布固定。每日换药 1~2 次。

3. 解痉丹（《中华脐疗大成》）

主治：小儿高热惊痫抽搐。

处方：全蝎 5 个，蜈蚣 1 条，蝉蜕头 7 个。

用法：上药共研末放脐内，外盖刚煮熟的鸡蛋 1 个。

4. 黄栀子定惊方（《中华脐疗大成》）

主治：急惊风。

处方：黄栀子、鸡蛋清、飞罗面、连须葱白各适量。

用法：上药共捣数百下，敷脐下及手足心。

5. 丁葱艾糊（《中华脐疗大成》）

主治：小儿惊风。

处方：丁香、葱白、艾蓬头各 2 个。

用法：将上药共捣烂，拌匀。外敷于患儿脐孔，用布裹好，每日换药 1 次，连敷 3~5 日。

6. 柳葱姜熨脐法（《中华脐疗大成》）

主治：急惊风。

处方：细叶柳树枝尖 7~10 根（约 2 寸长，去粗皮），葱白 15 茎（连根须），米酒糟 50g，生姜 3g。

用法：诸药混合捣至融烂，入砂锅炒热，将其用布包成 2 份，脐中、百会穴各敷 1 份，敷 20~30 分钟。再炒热再敷，至病愈即止。

7. 惊风外敷法（《民间敷灸》）

主治：小儿急惊风。

处方：薄荷 5g，牛黄 5g，羚羊角 15g，黄连 5g，白芍 5g，青蒿 5g，石菖蒲 20g，地龙 20g，防风 10g。

用法：将上述药物研细末，用凡士林或香油调拌成糊状，贴于百会、囟会、神阙、涌泉穴，塑料布覆盖，胶布固定。每日 1 次（小儿囟门未闭者，禁用囟会穴）。

8. 龙麝散（《中国中医独特疗法大全》）

主治：小儿高热惊风。

处方：地龙 2 条，麝香 0.15g。

用法：研末备用。取药末置于脐中，外用纱布包扎固定。

9. 胆南星丸（《理瀹骈文》）

主治：小儿惊风。

处方：陈胆南星 45g，水牛角 100g，羚羊角 30g，生龙齿 20g，白芥子 15g，辰砂 3g。

用法：上药 6 味，共研细末，陈米汤为丸，金箔衣擦胸背，同时敷脐。

10. 雄砂栀冰散（《理瀹骈文》）

主治：小儿惊风。

处方：雄黄 15g，朱砂 2g，炒栀子 5 枚，冰片 0.15g。

用法：上药 4 味，共研细末，鸡蛋清调敷肚脐四周，如碗口大，留出脐眼入麝香少许，棉纸盖、帛扎，一昼夜去之。

11. 雄黄定惊散（《理瀹骈文》）

主治：热病惊风。

处方：雄黄 15g，砂仁 2g，栀子 5 枚（炒），冰片 0.15g。

用法：共研细末，鸡子清调。敷肚脐之四周，碗口大，留出脐眼，入麝香少许，棉纸盖，软帛扎，1 周时洗去。

12. 龙蝉散（《理瀹骈文》）

主治：小儿惊风。

处方：地龙 30g，蝉衣 15g。

用法：上药 2 味，同研为散，乳香汤调敷于脐部。

13. 息风膏（《中医脐疗大全》）

主治：小儿高热、惊风。

处方：天竺黄、天南星各 10g，雄黄、朱砂各 1g，丁香 2g。

用法：诸药研末，取适量调醋如膏，敷在脐孔中，纱布盖之，胶布固定。每日换药 1 次，至病愈为止。

14. 急慢惊风膏（《敷脐妙法治百病》）

主治：急、慢惊风。

处方：白颈蚯蚓 1 条，杏仁、桃仁、胡椒、糯米、栀子各 7 粒，鸡蛋清适量，麝香 0.4g（另研）。

用法：上药混合共捣烂至厚膏状，备用。先取麝香末 0.2g 纳入脐内，再将药膏敷于脐上，外盖纱布，胶布固定。每日换药 1 次，贴至病愈。

15. 龙砂绿蛋散（《穴敷疗法聚方镜》）

主治：小儿夜惊。

处方：生龙骨、绿豆各 5g，朱砂 2g，鸡蛋 1 个。

用法：共研细末，鸡蛋清调匀。贴敷在患儿的神阙、百会、涌泉穴，24 小时取下，如果疗效不佳可再敷 1 次。

16. 蝎蜈止惊散（《虫类药的应用》）

主治：惊风。

处方：全蝎 8 条，蜈蚣 2 条，守宫 2 条，飞朱砂、樟脑各 3g。

用法：共研细末，蜜调，敷囟门及脐部，外以纱布覆盖。每日换药，一般药后 3～4 小时，可见肠鸣排便。

17. 芙蓉鸡蛋饼（《理瀹骈文》）

主治：热毒惊风。

处方：芙蓉叶数张，鸡蛋 1 只。

用法：先将蛋煮熟，取芙蓉叶数张捣烂，包蛋煎成饼，贴于脐部。

18. 复方惊风膏（《理瀹骈文》）

主治：惊风。

处方：羌活、防风、天麻、薄荷、黄连、甘草、全蝎、僵蚕、陈胆南星、犀角、朱砂、牛黄、麝香、冰片各适量。

用法：前 10 味药熬后收膏，再入余药拌匀，贴脐。

19. 慢脾风膏（《理瀹骈文》）

主治：慢脾惊风。

处方：黄芪、炙党参、附子（炮）各 30g，白术 60g，肉蔻仁（煨）、白芍（酒炒）、甘草（炙）各 15g，丁香 10g，炮姜炭 6g。

用法：上药 9 味，油熬，以黄丹收膏，掺肉桂末，贴于脐部。再以黄米煎汤，调灶心土敷于膏外。

20. 慢惊膏（《穴位敷药疗法》）

主治：慢惊风。

处方：胡椒 7 粒，生栀子 7 粒，肉桂 3g，葱白 7 枚，白颈蚯蚓 1 条（无此药也可以）。

用法：先将前 3 味药研末，再加入蚯蚓和适量的鸡蛋清，捣烂为膏，贴于脐部。外以纱布敷料固定。

21. 慢脾风散（《理瀹骈文》）

主治：慢脾风。

处方：党参、黄芪、白术、甘草、酒白芍、陈皮、半夏、天麻、川乌、全蝎、胆南星、丁香各 6g，朱砂 0.5g，姜 3g，枣 5 枚。

用法：上药 15 味，研为散，炒热熨脐部。亦可掺扶阳膏中，贴于脐腹部。

22. 二甲定惊糊（《敷脐妙法治百病》）

主治：慢惊风。

处方：生地黄、麦冬各 15g，鳖甲、牡蛎各 10g，鸡蛋清适量。

用法：先将前 4 味共为细末，再用鸡蛋清调成糊状，备用。用时取药膏贴敷于肚脐上，覆盖纱布，用胶布固定。1 日换药 1 次，连续贴敷 7～10 日可愈。

23. 姜附陈丁鸡（《理瀹骈文》）

主治：小儿体质怯弱，或吐泻后元气愈亏，不能胜毒，汗出肢冷，似睡非睡，眼中露白，症似慢惊风。

处方：附子、干姜各 12g，丁香、陈皮、淡豆豉各 9g，小雄鸡 1 只。

用法：上药 6 味，共捣烂，再用烧酒略炒温，敷脐部以及两足心数次。如泄泻，加灶心土 9g。

【古代文献选录】

嚏关散，治急惊慢惊，昏迷不省。生半夏一钱，皂角半钱。上为末，用一豆许，

用管子吹入鼻，立醒。(《婴童百问》)

开牙散，细辛、天南星、朴硝各一钱，麝香五分，蝎梢七个。上为末，以少许用乌梅肉揉和擦牙，兼用细辛、皂角、荆芥末，吹入鼻中，治诸风搐搦惊痫用此。(《婴童百问》)

李司户孙百日发搐，日三五次，或作胎惊治之，不应，即用大青膏豆许涂囟、浴体二法，三日而愈。盖婴儿血气未实，不能胜外邪而发搐，故用浴体法。凡搐频者，风在表易治，宜发散；搐稀者，风在脏难治，宜补脾。(《小儿药证直诀》)

涂囟法，治发搐。麝香一字，蝎尾去毒，薄荷叶三分，蜈蚣、牛黄、青黛末各一字。上同研，用熟枣肉剂为膏，新绵上涂匀贴囟上，四方可出一指许，火上炙手频熨，百日里外小儿可用此。(《小儿药证直诀》)

【现代临床报道】

邱氏用生南星末贴敷腧穴治疗小儿惊风。药用生南星、生山栀各等份，共研细末，取12g加入少许面粉，用黄酒调成饼状，分成4块，敷于劳宫及涌泉穴，绷带固定，24小时揭去，2次为1个疗程。

按释： 南星能豁痰，抗惊厥。山栀能清肝经郁热。笔者根据"治搐先祛风，治风先镇惊，治惊先豁痰，治痰先解热"的治疗原则，取上法用于补钙无效的惊风抽动。劳宫穴是手厥阴心包经之穴位，有镇惊、开窍、安神的作用，涌泉穴主治惊风等病，故此法用后效果满意。

邱训洁．生南星末贴敷腧穴治疗儿科疾病举隅．南京中医药大学学报，1997，13(3)：165-166.

【点评】

贴敷对惊风有较好的缓解作用，但须查明原因，针对病因治疗。紫雪丹具有清热解毒、通便定惊、开窍醒神的作用，善治小儿急性热病惊风，牛黄、羚羊角、地龙都有清热止痉的作用；慢惊风当治以温阳止痉，丁香、葱白、附子均可。芙蓉叶清热解毒，可息风镇惊，专治惊风摇头弄舌。

惊风发作时立即让患儿平卧，头侧向一侧，解开衣领，将压舌板缠上多层纱布塞入上、下臼齿之间，防止咬伤舌头。给予吸氧，随时吸出痰涎和分泌物，保持呼吸道通畅。平时加强体育锻炼，增强体质，减少疾病的发生。避免时邪感染，注意饮食卫生，不吃腐败变质的食物，避免跌仆惊骇。

第三节　小儿疳积

一、概述

疳证是由多种慢性疾患引起的一种疾病，临床以面黄肌瘦、毛发稀疏枯焦、腹部膨隆、精神萎靡为特征。多发生于 5 岁以下的婴幼儿。常见于小儿喂养不良、病后失调、慢性腹泻、肠道寄生虫者。

本病多由乳食无度，饮食不节，壅滞中焦，损伤脾胃，不能消磨水谷而形成积滞，导致乳食精微无从运化，脏腑肢体失养，身体日渐羸瘦，气阴耗损而成疳证。饮食不洁，感染虫疾而耗夺乳食精微，气血受伐，不能濡养脏腑筋肉，日久成疳。本病的病理变化主要在脾胃虚弱，运化失调。本证形成后，日久不愈，又可变生他证。本病的病位在脾胃，病性有虚有实。

二、辨证

主症为精神疲惫，形体羸瘦，面色萎黄，毛发稀疏干枯。兼见便溏，完谷不化，四肢不温，唇舌色淡，脉细无力者，为脾胃虚弱；嗜食无度或喜食异物，脘腹胀大，时有腹痛，睡中磨牙，舌淡，脉细弦者，属虫毒为患。

三、贴敷治疗处方

1. 栀硝杏葱膏（疳积膏）（《敷脐妙法治百病》）

主治： 小儿疳积。

处方： 栀子、芒硝各 9g，杏仁 6g，葱白 20cm。

用法： 将前 3 味药研末，用葱白捣烂如泥状，再搅白色陈醋调成膏，贴脐中，7 日后揭去。

2. 治疳消胀糊（《民间敷灸》）

主治： 小儿疳积，腹胀。

处方： 炒神曲 10g，炒麦芽 10g，焦山楂 10g，炒莱菔子 6g，炒鸡内金 5g。

用法： 上述药物共研细末，加淀粉 2g 左右，白开水调成稠糊状，临睡前贴于脐中，绷带固定，第 2 日早晨取下。

3. 疳积膏（《中国中医独特疗法大全》）

主治： 小儿疳积。

处方： 党参、白术各 10g，当归、三棱、莪术、黑白丑、山栀、龙胆草各 9g，胡黄连、大黄、槟榔、木香各 6g，巴豆、雄黄各 3g，陈皮 5g，石膏 30g。

用法： 上药研末和匀，备用。用蜂蜜将药末调和成膏，贴敷脐中。

4. 消疳散（《中国中医独特疗法大全》）

主治： 虫积疳证。

处方： 黄芪 15g，白术、芜荑各 12g，厚朴、槟榔各 9g，胡黄连 6g，使君子 30g，青皮 9g，生麦芽 15g。

用法： 将上药研末备用。取适量药末与醋调和后敷脐。

5. 魏桂乳没散（《中医脐疗大全》）

主治： 小儿疳积。

处方： 阿魏（炒）、桂心、乳香（去油）、没药（去油）各 6g，丁香 2g。

用法： 诸药共研末，过筛备用。用时，取 15～30g 填入脐孔，外用膏药贴敷在药末上，纱布盖之，胶布固定。2 日换药 1 次。

6. 健脾消疳丹（《敷脐妙法治百病》）

主治： 疳积。

处方： 黄芪、茯苓、白术、炙甘草、制厚朴、槟榔、山楂、麦芽、神曲、陈皮、益智仁、木香、砂仁、山药、莪术、使君子、川楝肉、胡黄连、芜荑各 15g。

用法： 上药麻油熬，黄丹收，再加朱砂 3g 搅入，成圆膏状多枚，取 1 只敷脐中。

7. 茱附柏草散（《敷脐妙法治百病》）

主治： 小儿疳积。

处方： 吴茱萸、香附各 12g，侧柏叶、甘草各 30g。

用法： 上药研细末，调拌鸡蛋清，贴脐。

8. 杀虫消疳膏（《中华脐疗大成》）

主治： 小儿疳积初起。

处方： 芜荑、阿魏、槟榔各等量，葱白 7 茎，生酒糟适量。

用法： 诸药混合捣融如膏状，贮备候用。临用时取药膏分作 2 份，摊于 2 块包布中间，分别贴在患儿脐中、脾俞穴，以胶布固定。3 日换药 1 次，一般 2～3 次即可减轻症状，贴愈为止。

9. 香莱棱莪散（《敷脐妙法治百病》）

主治： 小儿疳积。

处方： 木香、陈皮、莱菔子各 12g，三棱、莪术、槟榔各 10g，姜黄 3g。

用法： 将药物研成细末，调凡士林或麻油，敷脐，胶布固定。

10. 疳积散（《中国灸法集粹》）

主治： 小儿疳积。

处方： 将桃仁、杏仁、生山栀子各等份，晒干后研为细末，加冰片、樟脑少许，贮瓶备用。

用法： 贴敷时取上药末 15～20g，用鸡蛋清调如糊膏状，分别敷于双侧内关穴，纱布包扎固定。每次贴敷 24 小时后则去之。2～3 日敷灸 1 次。

【现代临床报道】

金氏用去壳生巴豆籽 1 粒，优质大枣 1 粒。将巴豆籽 3/4 嵌于大枣内，1/4 露出大枣外，露出大枣外的巴豆面外贴于足三里（男左女右），用胶布固定，待局部有轻度烧灼感去掉即可（一般为 30～60 分钟）。生巴豆对局部皮肤刺激性大，可出现红色丘疹或水疱，一般不需处理。一般治疗 2～3 次，间隔时间为 3 日。结果：痊愈 26 例，好转 5 例，无效 1 例。

按释： 本方治拟消其积、通其滞、补脾胃、助运化、益气血、长肌肤。巴豆味辛性热，有毒，归胃及大肠经，能泻寒逐痰、破除积聚、开窍导滞，为"斩关夺门"之品。巴豆外用通过皮肤吸收，经络传导而发挥药效，作用缓而持久，微微泻之，荡涤积滞，祛邪而不伤正，前贤所谓治积不可骤攻，此之谓也。足三里乃阳明经穴，为胃经之下合穴，揉按足三里能加强胃腑功能，调畅气血，促使全身气血及脾胃运行，达到增强脾胃运化功能的作用。巴豆籽压贴足三里，相当于持续指按手法，兴奋活跃脾胃的生理功能。大枣缓和巴豆药性，又能健脾胃、益气血，配合使用，扶正祛邪，虚者能补，实者可泻，标本同治，相辅相成，使脾胃运化有权，积滞消磨，专而不杂，临床良效。

金普放. 巴豆外贴足三里治疗小儿脾疳 32 例. 中医外治杂志，1997，(3)：39.

刘氏用疳积散敷脐治疗小儿疳证 108 例。药用杏仁 20g，桃仁 20g，山栀 20g，红枣 20g，皮硝 20g，共研细末备用。每晚睡前取药末 20g，加葱白 7 根，黄酒 2 滴，蛋清适量调匀，捏成圆形药饼，贴敷脐部神阙穴，外用纱布固定。痊愈率为 83.3%，有效率为 90.3%。

按释： 调脾和胃，以助受纳和运化，使肺胃生化之源渐充，濡养五脏。方中桃仁、杏仁有理气和血、调理气血运行之功；山栀清热除烦；皮硝能使肠蠕动增强，血流供应丰富，网状内皮系统吞噬功能加强，从而调节了小儿机体内的抗病能力；红枣增加小儿肌力，提高小儿免疫功能；葱白芳香，通阳入胃经，与酒、蛋清同用引药入络，使药物通过经络传导，内走脏腑，充分发挥全身治疗作用，可祛积滞，疳证痊愈。

刘惠瑾. 疳积散敷脐治疗小儿疳证 108 例. 中医外治杂志，1996，3：26－27.

【点评】

贴敷治疗小儿疳证有一定的疗效，中药贴敷对非寄生虫等其他疾病引起的疳积，主要以辅助小儿健脾益气、消食导滞为主。焦三仙有很好的消食导滞化积的作用；虫疳体虚之证，则可用使君子、槟榔、芜荑等杀虫消疳；若小儿疳积肚大青筋、腹痛虫积重症，则以三棱、莪术、黑白丑、大黄、巴豆等峻药消之。因其他慢性疾病所致者，如结核病等，应根治其原发病，同样可以配合贴敷疗法辅助治疗。为了防止小儿疳积证的发生，还应提倡母乳喂养，注意饮食定时定量，婴儿断乳时及时补充营养。

第四节　小儿积滞

一、概述

积滞是指由乳食内积、脾胃受损而引起的胃肠疾病，临床以腹泻或便秘、呕吐、腹胀为主要症状。积滞与伤食、疳证等有密切关系。若伤于乳食，经久不愈，可发展为积；积久不消，迁延失治，可转化为疳。三者名异而源一，而病情有轻重深浅的不同，故治疗应相互参考。

多由喂养不当，乳食过度，或过食生冷肥甘及难以消化的食物，脾胃受损，致使脾胃运化失司，气机升降失常，而成积滞；或因小儿脾胃素弱，或病后体弱，一旦饮食稍有不当，则停滞不消，而成虚中夹实的积滞。

二、辨证

主症为食欲不振，胃脘胀满或疼痛，呕吐酸馊乳食，大便酸臭，或溏薄，或便结，舌苔腻。

兼见腹痛胀满拒按，烦躁多啼，夜卧不安，纳呆，小便短黄如米泔，低热，手足心热，舌红，苔白厚或黄腻，脉滑数，指纹紫滞者，为乳食内积；面色萎黄，形体较瘦，困倦乏力，夜卧不安，不思饮食，腹满喜伏卧，大便稀溏，夹有乳食残渣，唇舌淡红，苔白腻，脉细滑者，为脾胃虚弱。

三、贴敷治疗处方

1. 消食熨（《中华脐疗大成》）
主治： 小儿食积呕吐。
处方： 紫苏、山楂各60g（研末），生姜60g（捣烂）。
用法： 将上药一起入锅炒热，以布包裹，热熨于脐部，并做顺时针摩运。

2. 大黄散（《中华脐疗大成》）
主治： 小儿乳食积滞。
处方： 大黄粉10g。
用法： 将大黄粉与适量白酒调和成糊状，敷于神阙，外覆纱布，以热水袋熨之。每次10～20分钟，每日1～2次。

3. 消食散（《脐疗》）
主治： 小儿食积停滞。
处方： 山楂、玄明粉各10g，肉桂、厚朴各6g，鸡内金9g，莱菔子10g。

用法：上药共研末，瓶装备用。每次取药粉 3g，用温开水调为糊状，敷于脐部，外用纱布、胶布固定。每日换药 1 次。

4. 槟姜消食散（《脐疗》）

主治：小儿食积腹胀。

处方：槟榔 9g，良姜 3g。

用法：上药共研末，敷于脐部，外用纱布、胶布固定。

5. 朴硝陈皮散（《脐疗》）

主治：食积停滞，腹痛。

处方：朴硝 6g，陈皮 3g。

用法：上药共研细末，水调为稠糊，外用纱布、胶布固定。每日换药 1 次，连用 3 次为 1 个疗程。

6. 消积导滞散（《中医脐疗大全》）

主治：小儿食积。

处方：水红花子 30g，槟榔、莱菔子、鸡内金、莪术、三棱、生大黄各 10g，枳实 10g，广木香 10g，香油 500mL，黄丹 180g。

用法：上药用麻油熬，黄丹收成膏。用时取药膏适量，摊于 2cm×3cm 塑料布中央，贴敷在患儿脐孔上，再加胶布固定之。每日换药 1 次，贴至病愈为度。

7. 健脾消食散（《常见病民间传统外治法》）

主治：小儿脾虚厌食。

处方：生山楂 9g，陈皮 6g，白术 6g。

用法：将上药共为细末。填于患儿脐上，每日换药 2 次，连续 3～5 日。

【古代文献选录】

方荫山治一小儿，八岁，患滞下，每夜百度，食入即吐。乃以熟面作果，分作二片，以一片中空之，用木鳖子三个，去壳，捣如泥，加麝香三泥，填入果心，贴脐上，外以帕系定，用热鞋熨之，待腹中作响，喉中知有香气，即思食能进，是夜痢减大半。二三日渐愈，后以此法治噤口痢多验。（《名医类案》）

【点评】

通过四诊合参，分清虚实寒热，辨证贴敷，本着"急则治其标，缓则治其本"的原则选择补脾益胃还是攻结导滞分别进行治疗，临床可取得良好的疗效。山楂、鸡内金、莱菔子等健脾消食；芒硝、大黄消食导滞，善治小儿乳食积滞、烦躁便秘之症。同时应注意饮食定时定量，不宜过食油腻、生冷之品。

第五节　小儿脑性瘫痪

一、概述

小儿脑性瘫痪简称小儿脑瘫，是指由于不同原因引起的非进行性中枢性运动功能障碍，可伴有智力低下、惊厥、听觉与视觉障碍及学习困难等。本病属中医儿科的"五软""五迟""胎弱""胎怯"等范畴。

主要由先天不足，或后天失养，或病后失调，致使精血不足，脑髓失充，五脏六腑、筋骨肌肉、四肢百骸失养，形成亏损之证。脑为元神之府，脑髓不充，神失其聪，导致智力低下，反应迟钝，语言不清，咀嚼无力，时流涎水，四肢无力，手软不能握持，足软不能站立。或感受热毒，损伤脑络，后期耗气伤阴，脑髓及四肢百骸、筋肉失养，导致本病的发生。

二、辨证

主症为肢体瘫痪，手足不自主运动，智力差，语言不清。兼见筋骨痿弱，发育迟缓，站立、行走或长齿迟缓，目无神采，面色不华，疲倦喜卧，智力迟钝，舌质淡嫩，脉细弱者，为肝肾不足；筋肉痿软，头项无力，精神倦怠，智力不全，神情呆滞，语言发育迟缓，流涎不禁，食少，便溏，舌淡苔白，脉细弱，为心脾两虚；反应迟钝，失语，痴呆，手足软而不用，肢体麻木，舌淡紫或边有瘀点，苔黄腻，脉弦滑或涩者，为痰瘀阻络。

三、贴敷治疗处方

1. 小儿脑瘫方（《经穴贴敷疗百病》）

主治： 小儿脑瘫。

处方： 生附子、远志、煅龙骨、煅牡蛎、益智仁、石菖蒲、鹿角片各250g。

用法： 上药研细末加入冰片50g，用醋调制成小饼敷体穴。取风池、风府、百会、四神聪（百会穴前、后、左、右各旁开1寸计）、大椎、身柱、命门、腰阳关、肾俞、秩边、环跳、曲池、合谷、足三里、绝骨。每次选3～5穴，每日1次，连敷30次以上。肾亏血虚：加太溪、大肠俞、脾俞。阳虚血瘀：加关元、气海、血海、三阴交。邪郁肺胃：加合谷、尺泽、肺俞、丰隆。

2. 强颈膏（《实用中医外敷验方精选》）

主治： 小儿生后颈软，不能俯抬。

处方： 生附子、生南星各等份，姜汁适量。

用法：将前2味药粉碎为末过筛，以姜汁调和如膏，取药膏摊贴胶布中间，贴敷天柱穴上，2日1换。

3. 热熨方（《中国医学疗法大全》）

主治：五迟证。

处方：石菖蒲20g，艾叶30g，川芎12g，羌活10g，穿山甲3g，茯苓12g，五味子12g。

用法：将药物研细末，调拌鸡蛋清或麻油，温热备用。趁热贴敷关元、囟门。

【古代文献选录】

治小儿脑长解颅不合，羸瘦色黄，至四五岁不能行：用半夏、生姜、川芎各一升，细辛三两，桂心一尺，乌头十枚㕮咀，以醇苦酒五升渍之，晬时煮三沸，绞去滓以绵一片浸药中，适寒温以熨囟上，冷更温，复熨如前，朝夕各三四熨乃止，二十日可愈。（《备急千金要方》）

【点评】

贴敷治疗本病的轻型有一定的效果，可以改善症状，通过辨证分析病机，是属于先天不足、心脾两虚还是痰瘀阻络，对症选择相应穴位及贴敷药物治疗往往可以取得疗效。鹿茸补气血、壮元阳、益精髓、强筋骨；生附子补火助阳，"阳气者，精则养神，柔则养筋"；天南星化痰除痹，可治筋痿拘挛。以健脑益智药物贴敷囟门，对脑瘫有改善作用。因小儿属于纯阳之体，生长发育较快，早期治疗就显得尤为重要。治疗的同时要加强功能训练和智力培训。

第六节　小儿弱智

一、概述

本病又称为小儿智能发育不全或精神幼稚症，是由于各种先天性或早期后天性原因引起智能活动始终停留在比较低级的状态，包括情感、意志、思考能力等均较正常人差。这种患儿的智能低于同年龄正常小儿平均的脑发育状态，并有明显的差距，在适应环境的行为上表现落后和缺陷。

小儿弱智一般可分轻、中、重3级。中度和重度智能低下较易诊断，轻度的应排除下列假性智力不足，如严重慢性疾病，长期营养不良，视力、听力障碍或缺乏教养等造成智力发育迟缓，这类病儿在解除原发病后，智力能恢复正常。对轻度弱智儿童，均可用保健和教养方法，使患儿发挥潜力，提高其脑的发展速度。中度与重度者则需加强锻炼和训练，并照顾其生活和进行医护。

二、贴敷治疗处方

小儿弱智方（《经穴贴敷疗百病》）
主治：小儿弱智。
处方：鹿角片 100g，益智仁 150g，菟丝子 200g，苍术 150g，茯苓 150g，熟附子 150g，生黄芪 200g，陈皮 60g，冰片 50g。
用法：上药共研细末，用白酒调制成泥敷穴。定位：百会、四神聪、哑门、天柱、风池、风府、身柱、大椎、肾俞、命门、膻中、中脘、关元、曲池、内关、合谷、血海、阴陵泉、足三里、上巨虚、太溪、悬钟、涌泉。上述 24 穴分成 4~8 组，各组轮流敷穴，每次选 3~6 穴，每 1~2 日 1 次，每次 24 小时，连敷 1~2 年，重在坚持。

【点评】

本病贴敷治疗用药与脑瘫相仿，多互相参照治疗。可以改善部分症状，该病需早期治疗，同时要加强功能训练和智力培训，并需长期坚持。

第七节　小儿注意力缺陷多动症

一、概述

注意力缺陷多动症又称小儿多动症，指小儿智力正常或接近正常，有不同程度的学习困难、自我控制能力弱、活动过多、注意力不集中、情绪不稳定和行为异常等症状。多发生于 4~16 岁的儿童，男孩多于女孩。

本病多由肾精虚衰，阴虚阳亢，虚风内动所致；或由先天禀赋不足，肾精虚衰，不能生髓充脑，脑海空虚，元神失养而发病；心主血脉而又主神志，脾主思虑，心脾两虚，气血化源不足，心神失养，而发本病。

二、辨证

主症为行为异常，运动过多和动作不协调，注意力不集中。兼见神志涣散，烦躁易怒，多动多语，指甲、发泽不荣，舌红而干，脉细数或弦细数者，为阴虚阳亢；寐难梦多，精神疲倦，神志涣散，面色萎黄，纳少便溏，舌淡苔白，脉细缓者，为心脾两虚。

三、贴敷治疗处方

小儿多动膏（《经穴贴敷疗百病》）

主治：小儿多动症。

处方：炙龟板 100g，远志 100g，石菖蒲 150g，当归 100g，鹿角片 100g，五味子 100g，益智仁 150g，制附子 100g。

用法：上药共研细末，用白酒制饼敷穴。百会、四神聪、脑户、天柱、大椎、心俞、肝俞、脾俞、肾俞、膻中、内关、神门、合谷、气海、关元、足三里、丰隆、太溪、照海、太冲。每次选 4~6 穴，每穴敷 24 小时，每日 1 次，连敷 3~6 个月。要有信心持之以恒，疗效会逐日加强，切不可半途而废。

【点评】

贴敷能明显减轻症状，具有较好的临床效果。小儿多动症多属于虚证，治疗时须辨清是肾精不足引起的脑髓失养还是阴虚风动引起的多动，采取相应的治疗穴位及方法。除此之外，对患儿加强教育与诱导，给予必要的心理治疗，以配合行为纠正。

第八节　小儿脐部疾患（脐湿、脐炎、脐疮、脐肿、脐疝、脐血）

一、概述

脐部疾病的发生，多因护理不当所致，如脐部为水湿所错，脐中湿润不干，或微见红肿者，为脐湿；脐部为邪毒感染，红肿热痛，甚则糜烂，脓水溢出者，为脐疮（包括脐炎、脐痈）；断脐结扎不善，或胎毒内盛，血从脐中溢出者，为脐血；脐突也叫脐疝，由于小儿先天发育缺陷，脐孔闭合不全，留有脐环，啼哭过多，用力屏气等使小肠脂膜突入脐中而致，症见脐部膨出，呈半球状，大如胡桃，按压时膨出物可纳回腹中，啼哭时肿物增大变硬，睡觉时变小变软或完全回纳，局部皮肤正常。

二、贴敷治疗处方

1. 脐痈散（《中医脐疗大全》）

主治：脐痈初起。

处方：苍术 15g，厚朴、陈皮、甘草各 10g，川黄连 12g，冰片 0.1g。

用法：诸药共研为末，过筛贮瓶，密封备用。临用时，取药末 15g，以冷开水与药末调拌匀制成稠糊状涂布于脐窝患处，纱布盖之，胶布固定。每日换药 1～3 次，至愈为止。

2. 黛冰散（《中华脐疗大成》）

主治：小儿脐疮。

处方：青黛 15g，冰片 2g。

用法：将 2 药共研为末，筛后贮瓶，密封备用。用时取适量调香油拌匀搅和成糊状，涂布在脐孔上，外用纱布包扎固定之。每日换药 1 次。换药前宜用温开水洗净脐部皮肤，并以消毒棉花吸干水湿，拭掉脓性分泌物。

3. 菊蒲膏（《中华脐疗大成》）

主治：小儿脐疮。

处方：鲜野菊花、鲜蒲公英各 1 握。

用法：将上药共捣烂如膏状敷在患儿脐孔上。外用消毒纱布束紧固定之。每日换药 1～2 次。每日换药时宜用温开水清洗脐部皮肤，方可敷药。

4. 仙人掌糊（《中华脐疗大成》）

主治：脐痈初起。

处方：仙人掌 40g，红糖 30g。

用法：将仙人掌去刺洗净，切碎捣烂，加红糖调成糊状直接敷在脐痈患处。每日换药 2～3 次。

5. 脐炎外敷法（《民间敷灸》）

主治：脐炎，脐湿。

处方：白石脂 3g，黄柏 10g，枯矾 3g，百草霜 1g。

用法：上药共研为细末，取适量药末填于脐中。

6. 黄龙乌贼散（《中华脐疗大成》）

主治：小儿脐疮。

处方：黄连 2 份，煅龙骨 2 份，乌贼骨粉 1 份。

用法：上药研末，撒脐中。

7. 龙矾散（《民间敷灸》）

主治：小儿脐中湿烂。

处方：龙骨 60g，枯矾 60g。

用法：上药共研细末，填于脐中，消毒纱布覆盖，胶布固定。隔日换药 1 次。

8. 云南白药（《中华脐疗大成》）

主治：脐湿，脐血。

处方：云南白药 1g（或冰硼散 1g）。

用法：云南白药 1g 或冰硼散 1g，撒于脐中，隔日 1 次。

9. 藕节五倍子敷脐法（《中华脐疗大成》）

主治：脐炎，脐血。

处方：鲜藕节 6g，五倍子 3g。

用法：上药共捣烂，敷患处。

10. 杏仁茶叶敷脐法 (《中华脐疗大成》)

主治: 脐炎, 脐湿。

处方: 杏仁 5g, 茶叶 1g。

用法: 上药共捣烂, 涂患处。每日 2 次。

11. 桑叶白芷敷脐法 (《中华脐疗大成》)

主治: 脐烂溢脓血水。

处方: 鲜桑叶 6g, 白芷 2g。

用法: 上药共捣烂, 敷脐, 每日 2 次。

12. 马齿苋散 (《中华脐疗大成》)

主治: 脐疮等。

处方: 马齿苋 200g。

用法: 晒干, 烧存性研末备用。洗净脐部, 将药末 1g 撒脐中, 每日 1 次。

13. 金黄散 (《脐疗》)

主治: 脐疮。

处方: 黄连、金银花、煅龙骨各 10g。

用法: 上药共研末, 备用。脐部常规消毒后, 撒适量金黄散, 纱布包扎。每日换药 1 次。

14. 苍耳散 (《备急千金要方》)

主治: 脐疮。

处方: 苍耳子 30g。

用法: 上药 1 味研为散, 敷于患处。

15. 黄柏散 (《子母秘录》)

主治: 脐疮。

处方: 炒黄柏 15g。

用法: 上药 1 味, 研为末, 敷于患处。

16. 三妙散 (《外科证治全书》)

主治: 脐疮, 脐湿。

处方: 苍术、黄柏、槟榔各等量。

用法: 上药 3 味, 共研为散, 干搓脐部。

17. 止血粉 (《中医外治法》)

主治: 脐肿出血。

处方: 三七 20g, 地榆 15g, 小蓟 20g, 茜草 30g。

用法: 制成粉剂, 外敷脐部。

18. 地丁鱼马膏 (《中华脐疗大成》)

主治: 脐痈化脓。

处方: 鲜紫花地丁、鲜黄花地丁、鲜鱼腥草、鲜马齿苋各等量, 红糖适量。

用法: 将诸鲜药共捣烂, 加红糖调成膏状, 敷于脐痈患处上, 外用纱布带束紧。每日换药 2~3 次。

19. 黛倍连柏散（《中华脐疗大成》）

主治：脐痈溃疡。

处方：青黛、五倍子、川黄连、黄柏各等量。

用法：诸药共研末，取适量调陈米醋成糊状，涂脐痈溃疡处，每日涂 3 ~ 4 次。

20. 黄连龙牡散（《中华脐疗大成》）

主治：脐疮。

处方：川黄连、煅龙骨、煅牡蛎各等量。

用法：上药共研细末。用防风、金银花各 10g 煎汤洗涤脐部，拭干后撒在脐部。

21. 炉甘石散（《敷脐疗法》）

主治：脐出脓水。

处方：炉甘石 30g。

用法：上药 1 味，用好醋泡一夜，焙干，研为散，敷脐。

22. 二豆星蔹散（《理瀹骈文》）

主治：肚脐肿突。

处方：赤豆 30g，淡豆豉 30g，南星 10g，白蔹 10g。

用法：上药 4 味，共研为散，以芭蕉根捣汁调敷脐部。或用鸡子清，或米醋调敷，尿利则愈。

23. 马勃矾龙散（《敷脐妙法治百病》）

主治：婴儿脐炎。

处方：马勃粉、明矾各 10g，龙骨粉 35g。

用法：上药研和极匀。每次用适量填脐中。每日 1 ~ 2 次。

24. 柿蒂散（《中华脐疗大成》）

主治：脐湿。

处方：柿蒂 7 个（或再加梅片少许）。

用法：焙干为细末敷脐部。

25. 牡蛎硝黄散（《医宗金鉴》）

主治：小儿脐突。

处方：煅牡蛎、大黄各 15g，芒硝 3g。

用法：上药共压细粉。取药粉 5g，以浸田螺的水调药成膏敷脐，常规方法固定。

26. 萸苍丁椒散（《敷脐妙法治百病》）

主治：脐疝。

处方：吴茱萸、苍术各 12g，丁香 3g，白胡椒 12 粒。

用法：上药文火焙干，研成细末，贮瓶密封备用。每次取 3 ~ 4g，用麻油调成糊状，敷于脐疝上面，盖以消毒纱布，绷带固定。1 ~ 2 日换药 1 次。有局部发红等过敏反应者，可间隔 1 ~ 2 日再用，直至病愈为止。

27. 矾槐散（《中华脐疗大成》）

主治：新生儿脱脐。

处方：枯矾、槐花各等量。

用法： 上药研末，混匀，高压消毒后贮瓶备用。新生儿断脐后，再敷上药粉。

28. 脱脐散（《中华脐疗大成》）

主治： 新生儿脱脐。

处方： 枯矾、白及、黄柏各等量。

用法： 上药共研细末，混匀，高压消毒后贮瓶内备用。新生儿断脐后，再敷上药粉。

29. 脐尿方（《中华脐疗大成》）

主治： 脐尿管瘘。

处方： 漂白术、猪苓各3g，建泽泻、白茯苓、生黄芪各4g，桂枝1g，滑石粉30g。

用法： 上药研细末，装入一小布袋内，置于脐部，用宽绷带紧绷脐周；同时用上药去滑石，水煎内服，每日1剂。

30. 及矾连栀丹（《敷脐妙法治百病》）

主治： 脐部溢血。

处方： 白及、明矾各100g，黄连、黑栀子、丹皮各50g。

用法： 上药共研成极细粉末，过120目筛，外撒患处。

31. 补气摄血散（《敷脐妙法治百病》）

主治： 气虚型脐出血。

处方： 黄芪、人参、白术、甘草各10g，胎发6g（煅存性），煅龙骨45g。

用法： 上药共为细末。撒脐部，外用纱布包扎固定。每日换药1次。

【古代文献选录】

封脐散，治小儿脐疮湿肿烂。甑带灰、乱发灰、白姜灰、红帛灰四灰同研，南星、白蔹、当归、赤小豆、五倍子为末，血竭、龙骨、赤石脂煅，海螵蛸、百草霜、胭脂同研。上各等分为末，拌匀，再研极细，每用一字，如湿干掺，干用清油调涂脐上。（《奇效良方》）

小儿脐风湿肿久不瘥者：蜂房烧末敷之，效。（《子母秘录》）

【现代临床报道】

吉氏用双料喉风散治疗新生儿脐炎75例。药用双料喉风散直接喷射患处。结果：75例脐炎患儿，其中用药1日后治愈7例，第2日治愈29例，第3日治愈27例，第4～7日治愈12例。提示：本药用法简便，无痛苦，无毒副作用，值得推广应用。

按释： 双料喉风散由多种中药成份组成，其中，牛黄、黄连、青黛、山豆根、甘草有清热解毒、抗炎抑菌的作用，特别是牛黄、甘草、山豆根还有抗过敏、止痛的效果；梅片可以透骨除热，消肿止痛；珍珠收敛生肌，促进疮面愈合；加上散剂的干粉末能保持疮面的干燥。由于以上药物的协同作用，适用于新生儿脐炎的治疗。

吉水合. 双料喉风散治疗新生儿脐炎75例. 中医外治杂志，1998，7（5）：33.

【点评】

小儿脐病生于体外，应用贴敷疗法疗效可嘉。因其病症多样，故须因病治宜。脐湿，以清热燥湿、收湿敛疮为主；对于脐痈，急性脐病者应以排脓为主，邪气出则正气可复；对于久病的脐痈，还须兼顾补益脾肾，助正气的恢复；脐疮、脐肿、脐疝根据相应体征，辨证治疗，虚则补之，实则泻之；脐血的治疗，可以从肝、脾、肾综合论治，因肝藏血、脾统血、脐为先天摄取肾精的通道，辨证治疗均可取得良好的疗效。

贴敷方中仙人掌可解毒散结，消散痈肿；云南白药化瘀止血消肿；鲜藕节凉血止血；马齿苋解毒消肿，清热除湿；柿蒂（焙干）、胎发灰、炉甘石均有收湿敛疮的作用。

第九节　小儿咳喘

一、概述

小儿咳喘是以咳嗽、痰多、胸闷、气促为主要症状的肺系疾病。每因气候转变，寒温失调，感受时邪，以致肺失宣肃、肺气上逆而病，小儿体质素虚或病之不愈，耗伤正气，或痰湿内盛，则更易复感外邪，致使咳喘累作。治疗以化痰止咳平喘为主，若证属肺寒型，表现为咳嗽气喘，痰白多沫，形寒头痛，苔白腻或薄白，脉浮紧者，配合温肺散寒；若证属肺热型，表现为咳喘气促，痰稠色黄，口渴咽痛，发热头痛，大便干结，苔薄黄或黄腻，脉濡数者，配合清肺泻热；若证属痰湿型，表现为咳喘痰壅，色白而稀，胸满困倦，苔腻，脉滑者，佐以健脾化湿；若证属肺肾两亏型，表现为咳嗽无力，气短懒言，动则更甚，汗多肢冷，喜温畏寒，小便清长，脉细者，佐以温补肺肾。

现代医学的小儿急、慢性支气管炎，喘息性气管炎，小儿肺炎等症可参阅本篇。

二、贴敷治疗处方

1. 莱金糊（《敷脐妙法治百病》）

主治：咳嗽。

处方：莱菔子、鸡内金、厚朴各9g，大黄、芒硝各6g。

用法：上药共为细末，以温开水调成糊状，备用。用时取药糊适量，贴于脐上，外盖纱布，胶布固定。每晚贴药1次，病愈为止。

2. 清肺止咳散（《敷脐妙法治百病》）

主治：肺热咳嗽。

处方： 栀子、黄芩、桑皮、大黄各9g，百部、天冬各10g。

用法： 上药共为细末，用时取适量，凉开水调成糊状，贴于脐上，外盖纱布，胶布固定。每日换药1次，至病愈。

3. 肺炎泥（《中国中医独特疗法大全》）

主治： 小儿肺炎，咳喘。

处方： 新鲜白毛夏枯草、新鲜青蒿各30g。

用法： 将上药洗净后捣烂如泥，敷脐。如无鲜品，用干品粉碎后醋调和，敷脐。

4. 清热止咳膏（《外治汇要》）

主治： 小儿咳嗽。

处方： 生石膏6g，枳实10g，瓜蒌12g，胆矾、冰片各3g。

用法： 将上药研为细末，用凡士林调拌成糊膏状，均匀敷于患儿双足心涌泉穴上，用纱布覆盖，外用胶布固定。或同时加敷大椎穴，每日换药1次，连用5～7日。

5. 肺炎膏（《穴位贴敷治百病》）

主治： 小儿肺炎。

处方： 天花粉、黄柏、乳香、没药、樟脑、大黄、生天南星、白芷各等份。

用法： 将上药研为细末，用温食醋调拌成糊膏状，均匀敷于患儿胸部（上自胸骨上窝，下至剑突，左右以锁骨中线为界），用纱布覆盖，外用胶布固定。每12～24小时换药1次。

6. 明矾膏（《中华脐疗大成》）

主治： 小儿痰多气促。

处方： 明矾60g，面粉适量，米醋50mL，蜂蜜少许。

用法： 先将明矾研为细末，与面粉拌匀，调米醋，拌制成稠膏状，取15g贴敷于脐孔上，纱布盖之，胶布固定。每2日换药1次，连贴10日为1个疗程。

7. 天竺止喘散（《中华脐疗大成》）

主治： 小儿痰喘。

处方： 天竺黄10g，雄黄1g，朱砂1g，天南星10g，丁香2g。

用法： 诸药共研为末，取适量填入脐中，外以胶布固定。每日换药1次，10日为1个疗程。

8. 肺炎外敷方（《外治汇要》）

主治： 小儿迁延性肺炎。

处方： ①栀子30g，雄黄9g，细辛、没药各15g；②黄柏、大黄、泽兰、侧柏叶、薄荷各等份。

用法： 将上药研为细末，装瓶备用。方1用醋调，解毒泻火，活络散寒。方2用茶水调，清热泻火，疏风活血。辨证选用，贴敷于胸部啰音密集区，并保持敷药湿润，也可干后再调再敷，每日换药1次。

【古代文献选录】

治小儿嗽：用瓜蒌皮不拘多少，用蜜涂，慢火上炙焦，赤色为末，每服一钱，蜜

调成膏，时时抹儿口内。（《证治准绳》）

小儿痰喘：巴豆一粒杵烂，绵裹塞鼻，男左女右，痰即自下。（《古今医鉴》）

小儿喘嗽齁鮯，用糯米泔少许，磨茶子滴入鼻中，令吸入口服之，口咬竹筒，少顷涎出如线，不过二三次绝根，屡验。（《经验良方》）

【现代临床报道】

郭氏对埃塞俄比亚黑人小儿支气管肺炎163例，采用自制中药散剂（麻黄6g、生石膏24g、浙贝母18g、杏仁18g、黄芩6g、葶苈子6g、甘草12g）贴敷双肺俞穴结合常规西药治疗；对照组160例，采用安慰剂肺俞穴贴敷结合常规西药治疗。结果：治疗组肺部湿性啰音消失率、X线情况改善率、平均治愈时间等均优于对照组。

按释： 方中重用石膏合麻黄清里达表、宣肺平喘，杏仁、甘草化痰理气，浙贝母、黄芩、葶苈子清热化痰。肺俞穴接近肺脏，为肺脏的背俞穴，为肺脉经气转输之所，故成为治疗呼吸系统疾病的要穴。该散剂贴敷肺俞穴，可通过皮肤渗透吸收，从而使药物有效成分直接进入血液循环，改善肺部微循环，解除支气管痉挛，加速肺部啰音的消除，促进肺炎痊愈。

郭学军．中药肺俞穴贴敷为主治疗黑人小儿支气管肺炎163例．上海中医药杂志，2003，37（8）．

李氏在西医一般对症治疗的基础上，采用芥子咳喘膏（炒白芥子22.5g、生姜50g、延胡索22.5g、细辛2.1g、甘遂2.3g、冰片0.5g）穴位贴敷（双侧肺俞、膏肓、定喘穴；喘重可加膻中穴或天突穴），治疗急性支气管炎患儿60例。结果：显效率73.3%，有效率98.3%。说明芥子咳喘膏穴位贴敷治疗小儿急性支气管炎可明显改善症状，缩短病程。

按释： 本方选自古籍《张氏医通》，方中以白芥子为君，外用刺激性较强，能辛散温通、豁痰利气；生姜、延胡索为方中臣药，生姜辛温发散解表、温肺化痰止痰；细辛、甘遂为方中佐药，细辛辛温香窜，有发表散寒，温肺化痰之效，甘遂苦寒有毒，有化痰泻水的作用，可泻肺之痰湿停饮；冰片辛散芳香透达，与方中诸药配伍可增强其功效，故为使药。肺俞穴主治咳嗽、哮喘、肺炎、胸膜炎等疾病；膏肓穴有止咳、排痰、平喘的作用；定喘穴有止咳平喘的功效；此三穴同位于背部、胸背之间，为肺之所居，故取该三个穴位均属临近取穴，可直接对肺脏的疾病起到治疗的作用。本方用于咳喘奏效，主要是用其具有较强的辛热发散之力，对皮肤有一定刺激性的药物对腧穴进行刺激，达到宣肺止咳、化痰平喘之治疗目的。

李瑛．芥子咳喘膏穴位贴敷治疗小儿急性支气管炎疗效分析［D］．北京：北京中医药大学，2006.

贾氏等采用清肺贴穴灵治疗小儿急性支气管炎235例。清肺贴穴灵方由麻黄、杏仁、黄芩、金银花、葶苈子、苏子、地龙、僵蚕、南星、射干等药组成。将上药水煎成糊状，调少许凡士林，贴敷于肺俞、膏肓、身柱穴区间；并将白芥子粉、蒜泥、少许凡士林调成膏状，贴于涌泉穴。每日换药1次，连用3次为1个疗程。结果：治愈率33.6%，总有效率94.9%。

按释：方中麻黄、杏仁宣肺解表、止咳平喘；金银花、黄芩清肺解毒；葶苈子、苏子降气平喘；配以射干、胆南星、僵蚕、地龙等药止咳化痰。肺俞、膏肓、身柱等穴有宣肺清热、化痰止咳、降气平喘等作用。二者协同作用，取效更捷。涌泉穴为足少阴肾经之井穴，足少阴肾经与手太阴肺经经脉相通，据现代医学研究，人体脚掌皮肤与呼吸道黏膜亦有密切的神经内分泌联系，故选此穴作为辅助贴治穴。

贾培琳，宫莉，孙丽明. 清肺贴穴灵治疗小儿急性支气管炎235例. 山西中医，1996，12（5）：35.

胡氏等将黄芩100g、鱼腥草100g、百部60g、杏仁60g、地龙40g、麻黄30g、半夏30g、荆芥20g、桔梗20g、白芥子10g干燥后用粉碎机碾碎，过60目筛，制成散剂，装于密闭容器中备用。用时取30g以鲜生姜汁、蜂蜜调匀，做成药饼6只，每只用药5g。冬季先将生姜汁加温后调剂。将做好的药饼，敷于双侧肺俞、心俞、膈俞。1日1次，5日为1个疗程，1个疗程后评定疗效。结果：共92例，治愈率66.3%，总有效率88%。

按释：方中黄芩、鱼腥草清泻肺热；麻黄、荆芥、姜汁宣肺解表，使邪从外而解；地龙、白芥子祛痰下气平喘；杏仁、桔梗、百部、半夏化痰止咳；全方有启门驱贼之势，又无攻击过当之虞，使客邪易散，肺气安宁。肺俞、心俞、膈俞是背部俞穴，也是肺、心等脏腑经气聚集之处，敷药于此穴位，具有宣肺肃降、止咳利气之功。

胡婧婷，王立平. 中药穴位贴敷治疗小儿急性支气管炎92例. 安徽中医临床杂志，1998，10（4）：215－216.

唐氏在夏季"三伏"、冬季"三九"两季使用药物（地龙、椒目、川芎各50g）穴位贴敷（肺俞、膻中、天突、膈俞）治疗小儿咳喘56例。其中，过敏性咳嗽11例，肺炎8例，哮喘16例，咽炎、支气管炎21例。结果：显效43例，占76.79%；有效11例，占19.64%；无效2例，占3.57%。

按释：本病的发作与肺、脾、肾关系密切，故选择双侧肺俞、心俞、膈俞为主穴。3对穴位均匀适当地分布在位于近肺脏的背部，均为背俞穴，用之有"阴病引阳"之意。因病位在肺，故取肺俞。心肺属上焦，取心俞并可治疗肺病。膈俞位居上焦，且为血会，合用加强疗效。根据病情及辨证，还可选用脾俞、天突、膻中诸穴。

唐伟东. "伏九"贴敷疗法治疗小儿咳喘56例临床观察. 吉林中医药，2005，25（5）：30.

王氏采用穴位贴敷超短波治疗小儿咳喘92例。取地龙、鱼腥草各3g，吴茱萸1.5g，3味药物共研细末，放少许面粉，用醋调成糊状外敷双侧涌泉穴，用麝香壮骨膏固定，每晚睡前敷，次晨取下，连敷3~10日；在外敷的同时行超短波治疗1次。痊愈

83 例，好转 9 例，总有效率 100%。

按释：涌泉穴是足少阴肾经之井穴，研究证明，刺激涌泉穴可调整呼吸系统、循环系统、泌尿系统的功能，起到引导上逆之气下降以归元的作用。外敷药物通过穴位吸收进入机体，体现了"上病治下，内病治外"的原则。方中鱼腥草有抗炎、平喘、增强免疫功能的作用；吴茱萸之温性通过经络到达肾脏，激动肾阳鼓舞肾脏以纳气；地龙解毒通络、平喘，引药归经；诸药相互协同，起到宣肺、降逆、杀菌、止咳平喘的作用。超短波具有良好的消炎作用，可增强机体的免疫功能，抑制细菌的生长和繁殖，有扩张血管、改善血循环、消除水肿的作用。

王琦. 穴位贴敷超短波治疗小儿咳喘 92 例. 四川中医，2001，19（11）：73.

单氏等研究中药（延胡索、白芥子、甘遂、细辛按 4：4：1：1 的比例研成细末，用生姜汁调成糊状，置于纱布上，中间点少许麝香）穴位贴敷治疗儿童哮喘患者的临床疗效及其免疫学机制。将非急性发作期哮喘患儿 1124 例，取双侧定喘、肺俞、膏肓及膻中穴进行中药贴敷，于每年三伏、三九天使用，伏九天各 3 次，每次贴 0.5~2 小时，连续贴 3 年为 1 个疗程。结果：采用中药穴位贴敷治疗后的哮喘患儿，其发作次数减少，FVC、FEVI、PEF、FEF 均升高；免疫球蛋白 IgE 降低，IgA、IgG 升高；细胞因子 IL-4 降低，细胞因子 IFN-γ 升高。说明中药穴位贴敷能调节机体免疫力，纠正 TH_1/TH_2 的比例失衡，从而达到治疗哮喘的作用。

按释：小儿哮喘以寒证多见，方中白芥子、甘遂温化伏痰、宣通肺气，延胡索辛散温通、活血利肺气，细辛、生姜温散透达而宣肺，麝香辛香走窜，开窍通络以利药物吸收，而所选的背俞穴为肺俞、膏肓、定喘穴，其中肺俞、膏肓穴可散寒邪，补肺气，定喘穴可利肺气而止咳平喘；药物贴敷体表穴位后，通过药物对穴位的刺激及药物在特定穴位上被吸收，药穴同疗，以达到疏通经络、调节阴阳、行气散结、抗御病邪的作用。

单翠英，林忠嗣，卞镝. 中药穴位贴敷治疗儿童哮喘的临床及免疫机制研究. 中华中医药学刊，2007，25（4）：845-846.

鄢氏等观察中药喘敷灵（由白芥子、皂荚、细辛、延胡索等组成）穴位贴敷防治 30 例儿童支气管哮喘急性发作的疗效。于三伏天贴在双侧定喘、肺俞和脾俞穴上；三九天贴在患儿的关元、膻中、双侧定喘、肺俞和脾俞穴上。结果：中药喘敷灵穴位贴敷可减少哮喘的发作次数，减轻哮喘发作的程度，升高哮喘患儿 IgA、IgG、IFN-γ 水平，降低异常升高的 IL-4、IgE 和 EOS；提示中药喘敷灵穴位贴敷防治儿童支气管哮喘疗效确切。

按释：方药均为祛痰中药，白芥子辛温气锐，利气豁痰，温中散寒，入肺经，利膈宽胸而化寒饮，为皮里膜外寒痰凝结之痰饮、咳喘的要药。皂荚辛能通利气道，咸能软化胶结之痰，可祛顽痰。细辛祛风散寒，温肺化饮。延胡索行气活血，使气行而水行，以鲜姜汁为引，使诸药之性透过皮肤渗入脉络而发挥药效。《素问·咳论》明确提出："治脏者治其俞。"故在冬病夏治选穴的基础上，加具有化痰止咳作用之膻中等穴，临床疗效明显。

鄢素琪，刘昌玉，金建年，等．喘敷灵穴位贴敷防治儿童哮喘 80 例临床研究．中医杂志，2008，49（3）：221 – 224.

【点评】

贴敷治疗小儿咳喘，临床中取得良好的疗效。咳喘早在古书中记载"按经辨证"，可以分为肺咳、脾咳、肾咳等，故治疗咳喘应分经论治，标本并重治疗，重在辨清寒热虚实。咳喘与气机失调不无关系，故从调理气机着手，且肺主气，治疗效果可嘉。肺与大肠相表里，肺热咳喘当宜用栀子、大黄通腑泻热。

第十节　小儿腹泻

一、概述

小儿腹泻是儿科常见的一种胃肠道症状，大便次数增多，排出物呈水状、糊状或蛋花汤样。外感暑湿，则泻下近急，每日十余次，呕吐恶食，时有腹痛，烦渴身热，苔黄腻，脉滑；饮食不节，则泻下之物酸腐臭秽，腹痛时作，痛则欲泻，泻后痛减，苔厚腻，脉滑实；脾胃虚弱，则泻下清稀，完谷不化，食欲不振，面色萎黄，睡卧露睛，苔白，脉濡无力。

二、贴敷治疗处方

1. 止泻膏（《中华脐疗大成》）
主治：寒泻。
处方：白胡椒 10 粒，干姜 10g，生姜 10g，小茴香 12g，肉桂 3g，葱白 3 棵。
用法：先将前 5 味药共研为粗末，然后和葱白共捣烂，再加酒精适量，将诸药拌湿润，共放锅内炒热，装布袋内热敷于脐部，每日热敷 2 次，每次热敷 15 ~ 20 分钟，1剂药可用 1 日，用时再炒热。

2. 姜附止泻散（《中国中医独特疗法大全》）
主治：小儿虚寒性腹泻。
处方：炮姜 30g，附子 15g。
用法：上药研末备用。取药末 2g 敷脐孔，炒葱、盐熨脐腹。

3. 橘楂榴泥（《中华脐疗大成》）
主治：小儿腹泻。
处方：鲜橘皮 30g，山楂 30g，石榴皮 30g。

用法：上药捣烂如泥状。敷于肚脐，胶布固定，每日换药1次。

4. 胡椒姜黄饼（《中华脐疗大成》）

主治：小儿腹泻。

处方：白胡椒12g，炮干姜6g，炒雄黄3g。

用法：上药研细末，调拌面粉做成圆饼，外敷于脐。

5. 五倍米醋膏（《中华脐疗大成》）

主治：小儿水泻不止。

处方：五倍子适量，陈米醋适量。

用法：将五倍子研为细末，过筛后，加米醋适量共调和匀如糊状，再文火煮成稠膏敷在脐上，厚约2cm，外用纱布或宽布带扎紧。每日换药1次，至病愈为止。

6. 车前肉桂散（《中华脐疗大成》）

主治：寒湿腹泻。

处方：车前子、肉桂各适量。

用法：上药2味研末纳脐。

7. 吴茱萸籽（《中国灸法集粹》）

主治：寒湿腹泻。

处方：吴茱萸300g，白胡椒300个，丁香60g，干姜60g。

用法：上药共研细末，混匀，贮瓶备用。贴敷时取上药1～1.5g，加入凡士林适量调如膏状，敷于脐窝，纱布固定，2日换药1次。

8. 代针丸（《中国灸法集粹》）

主治：寒湿腹泻。

处方：吴茱萸、五倍子、公丁香、灵磁石各等份。

用法：分别研为细末。过筛取粉，混匀后加入冰片、白芥子或麝香少许，再以油膏调制成黄豆大之小丸，密贮备用。贴敷时选定穴位后，先用酒精或盐水擦净取穴部位的皮肤，然后将药丸置于四分之一张伤湿止痛膏之中央，贴敷于穴位上，使药丸与皮肤接触松紧适度。取穴：①伤食型：主穴为中脘、天枢（双），配穴为足三里（双）；②脾虚型：主穴为中脘、足三里（双），配穴为关元、肾俞（双）、脾俞（双）。若吐乳加内关（双），发烧加大椎，久泻不愈加大肠俞（双）。每日换药1次，5次为1个疗程。

9. 苍藁散（《中国灸法集粹》）

主治：风寒腹泻。

处方：取苍术、藁本各研末，以2∶1配合。

用法：取上药适量用温水调和，纳脐窝（神阙），令满，外以胶布固定。24小时换药1次，亦可根据病情适当延长或缩短贴敷间隔时间。

10. 颠倒苦苍散（《中国灸法集粹》）

主治：湿热型腹泻。

处方：取苦参、苍术各研末，热重者3∶1配合，湿重者以1∶3配合。

用法：米醋调敷两足心（涌泉穴），外以纱布包扎。4～12小时换药1次，泻缓则换药时间可适当延长。

11. 朴硝罨法（《中国灸法集粹》）

主治：适用于伤食型腹泻。

处方：朴硝60～120g。

用法：置于腹部，布帛扎紧即可，6～12小时取下。与苍术研粉贴脐配合应用更佳。

【古代文献选录】

小儿水泄不止，五倍子为细末，陈醋调稀熬成膏，贴脐上即止。（《万病回春》）

小儿泄泻，用木鳖子一个，面裹煨热去壳，小丁香三粒共为末，唾丸入小儿脐，以旧膏药封之。（《身经通考方》）

小儿吐泻……或以白芷干姜为末，蜜丸置脐中。以绢敷定，用热鞋底时时熨之。（《幼幼近编》）

【现代临床报道】

李氏等应用中药穴位贴敷治疗婴幼儿泄泻108例。药物组成：白胡椒、吴茱萸、苍术、肉桂、丁香等，久泻不止者加诃子、罂粟壳、芡实等，兼气滞而腹胀者加枳实、木香、砂仁，泄泻重者加芡实，小便少者加车前子。将上药按一定比例，研为细末，随证配伍混匀，以姜汁或食醋调糊状，取适量填平脐孔（神阙穴），上覆消毒纱布，再以伤湿止痛膏固定，同时以湿热毛巾敷双足涌泉穴并按摩2分钟后，用中药敷涌泉穴，以消毒纱布覆盖，伤湿止痛膏固定，每日1次，重者在西药对症支持治疗的基础上，可每日2次。结果：治愈67例，总有效率97.22%。

按释：方中肉桂、丁香、胡椒、吴茱萸温振脾阳、止痛，苍术燥湿止泻，砂仁、木香、枳实理气行滞，诃子、罂粟壳涩肠止泻，车前子利水湿分清浊而止泻利。上述诸药随证伍用，标本兼治，使清者升，浊者降，清浊分消，泄利自止。根据中医经络学说，神阙穴有主治腹痛、泄泻的作用；涌泉穴为足少阴肾经之"井"穴，经常按摩，可益肾强身调二便，加之脐与消化系统脏腑部位邻近，局部用药，作用更为直接，可发挥较好的临床治疗效果。

李志菊，黄萍，熊洪艳. 中药穴位贴敷治疗婴幼儿泄泻108例. 云南中医学院学报，2002，25（4）：30.

张氏采用自拟秋泻灵治疗婴幼儿秋季腹泻33例。药物组成：黄连、车前子、吴茱萸、肉桂、五味子各等份，焙干、研末、装瓶备用。先用0.9%氯化钠注射液棉球将脐窝擦净，再取药粉2～3g，用生姜汁调成糊状，敷脐上压一干棉球，再用伤湿止痛膏或胶布固定，每日换药1次。结果：总有效率96.97%。

按释：秋泻灵方中黄连清热燥湿；车前子渗湿止泻；吴茱萸温中散寒，并有调节肠胃功能及帮助消化的作用；五味子酸温，有涩肠止泻之功。配用生姜汁调敷，加强温中散寒及渗透作用。全方配合，寒热并用，共奏清热化湿、健脾止泻之功。神阙穴为任脉之要穴，为十二经脉之总枢，外用药物贴敷脐部，由经络循行输布于全身，速达病所。

张灵芝，韩双平，段国威，等.秋泻灵敷脐治疗婴幼儿秋季腹泻33例.河北中医，2003，25（8）：580-581.

徐氏选用止泻膏穴位贴敷神阙和关元穴治疗小儿腹泻病90例。取止泻膏（吴茱萸、木香、肉桂、干姜研末，加麻油调成微潮湿状）适量贴敷后，用肤疾宁固定，保持约6小时，每日换药1次。患儿同时适量口服ORS液。结果：共90例，治愈75.6%，有效率98.9%。

按释： 方中吴茱萸性热，有温胃散寒、降气止痛的作用；木香味辛，性温，能行胃肠中的滞气，可治消化不良、胸腹胀痛和痢疾的里急后重等症；肉桂味辛甘，性大热，有补阳散寒止痛的作用，善于温通血脉，对于虚寒性的脘腹冷痛、冷泻等症，均可起到温补的功效；干姜味辛，性热，有解散风寒和温中回阳的作用，可治风寒感冒、脾胃受寒的吐泻腹痛。四药组合，有温中健脾、行气止泻的功效。而神阙主治腹痛、泄泻、脱肛、水肿、虚脱；关元主治遗尿、尿闭、泄泻、腹痛、遗精、阳痿、疝气、月经不调、带下、不孕、虚劳。二穴均为任脉之要穴，任脉为诸阴之会，与督脉、冲脉是"一源而三歧"，总理全身的阴脉，与五脏六腑相连，通过经脉调节全身的气血阴阳。加上小儿皮肤稚嫩，神阙、关元处皮层薄，便于药物的渗透和吸收，利于疾病的治疗。

徐和祥.止泻膏穴位贴敷治疗小儿腹泻病90例临床观察.时珍国医国药，2004，15（6）：348.

辛氏采用中药热敷神阙穴治疗婴幼儿腹泻68例。取肉豆蔻9g、车前子9g、木香9g、神曲9g、生姜3片、紫皮蒜3瓣、大枣9枚。将肉豆蔻打碎，大枣将皮烤焦，去核。将上述中药及姜、蒜、大枣等放入砂锅中煎至黏稠状，放入备好的纱布袋中，并封口，待药物温度降至不烫皮肤时放至患儿神阙穴，再用一长布条围腰系好，用暖水袋间断热敷，热敷时间30~60分钟，药物每24小时更换1次。结果：痊愈58例，好转9例，迁延1例；治愈率85.3%。

按释： 方中肉豆蔻归脾、胃、大肠经，具有涩肠止泄的作用；木香归脾、胃、大肠、胆、三焦经，可行胃肠之气，治脾虚气滞、脘腹胀满、食少便溏；车前子性味甘寒，归肾、肝、肺经，功效渗湿止泻，能利水湿、分清浊而止泄，即利小便以通大便，故用治湿盛于大肠而小便不利之水泻；神曲归脾、胃经，具有消食和胃的功能；生姜味辛，无毒，开胃健脾、散风寒；大枣味甘，性平，主补脾胃、益元气、生津液；蒜味辛，性温，益脾肾、止霍乱吐泻、解腹中不安、消积食、安脾胃。神阙穴是人体经络总枢，是神气通行之门户，在脐窝正中，此处加热敷，可缓解疼痛，还可逼药入里，从而达到止泻的目的。

辛琳，付茂利，白洁，等．中药热敷神阙穴治疗婴幼儿腹泻68例疗效观察．河北中医，2003，25（6）：445.

周氏采用民间秘方外贴劳宫对45例患儿腹泻进行治疗。取生山栀子捣如泥，加少许食盐混匀，外贴于手厥阴心包经劳宫穴上，外用纱布包扎、固定，每隔12小时调换，直至吐泻完全停止；有脱水表现者加米汤频服，少数重度脱水者补液纠正电解质紊乱。结果．总有效率为93.33%。

按释： 取清热利湿、泻火除烦之山栀生用，加食盐加强穴位刺激，有利透皮吸收。现代药理研究证明，山栀有抑制包括致病大肠杆菌、轮状病毒、埃可病毒在内的多种病原体；而劳宫穴为手厥阴心包之荥穴，荥主热，且《千金》卷三十有"劳宫主大便血不止，尿赤，主噫气不止"的记载；而《灵枢·本输》则载为手少阴经荥穴，与小肠经相表里，可助恢复其分清泌浊之功。

周向锋．外贴劳宫穴治疗婴幼儿腹泻45例．中医外治杂志，2000，9（3）：30.

盖氏等采用中药酊剂外涂神阙穴治疗婴幼儿腹泻30例，并配合口服补液方法。按中医5版教材《方剂学》藿香正气散与葛根芩连汤组成配方，先将二方药粉碎为末，并分别将500g散剂溶于60%乙醇1000mL中，密闭放置10日，中间需经常摇动，后取滤液加蒸馏水1000mL、二甲基亚砜200mL，即成藿香正气酊剂及葛根芩连酊剂。根据患者寒热属性不同而分别选用藿香正气酊剂及葛根芩连酊剂。用时以毛笔蘸所需酊剂适量，以神阙穴为中心外涂，上至剑突下至耻骨，每日涂4次，共治疗5日。结果：治愈率83.4%，总有效率96.7%。

按释： 寒湿患者给予藿香正气散化湿解表、理气和中；湿热患者给予葛根芩连汤以清热利湿止泻。研究表明，藿香正气散不仅具有对抗多种细菌和病毒的作用，还具有解除胃肠平滑肌痉挛、止泻镇吐、促进胃肠吸收、镇痛、解热之功能；葛根芩连汤具有抗病毒、抑菌、调节胃肠道功能、止泻、解热的作用。二方药的作用机理与婴幼儿腹泻的基本病机恰好吻合。

盖玉惠，李俊荣，段东印．中药酊剂外涂神阙穴治疗婴幼儿腹泻临床观察．中国针灸，2004，24（7）：471-472.

【点评】

小儿腹泻分急性期及慢性期，急性期时多为邪气胜正气亦足，邪正相争，可有腹泻剧烈、恶寒发热等症，此时正气尚充足，可因势利导应用药物贴敷泻法消除邪气；当进入慢性期时，体内正气渐渐不足，邪气存留，可先陪护正气帮助毒邪外出，如正气仍不足以驱邪外出，亦可稍用泻法消除邪气。若久泻不止，当以五倍子、石榴皮涩肠为先，酌加山楂、木香等健脾和胃。治疗中仍需辨清寒热虚实，对症治疗。并对小儿脾胃进行调护，注意饮食及保暖。

第十一节　小儿疝气

一、概述

小儿疝气，包括腹股沟疝和脐疝，前者指小儿的腹膜和肠管沿腹股沟管向外突出，沉降于阴囊内，后者指小儿脐带脱落后，肠管及网膜以脐环处突出，形成一可复性的疝囊。中医学认为属"小肠气"或"偏堕"的范畴，为气虚下陷或寒凝肝脉所致。临床症见阴囊坠胀，连及少腹，有囊状肿物，或脐部凸出，站立或咳嗽时可触及肿物有冲击感，平卧即缩小或消失。患儿啼哭、便秘等原因使腹压过大，可加重本病。

二、贴敷治疗处方

1. 蜘蛛桂麝散（《家庭脐疗》）
主治：小儿腹股沟斜疝。

处方：肉桂 30g，蜘蛛 3g，麝香 1g。

用法：上药共压粉，合匀取药粉 0.5g 填入脐内，外贴黑膏药，贴至膏药自行脱落为止，一般 1 个多月后脱落。如合并咳嗽、腹泻、便秘等兼症，应同时服药治疗。

2. 丁香散（《中华脐疗大成》）
主治：小儿疝气。

处方：丁香、肉桂、葱白、生姜各适量。

用法：四药合匀，捣成泥膏，制成 8cm×8cm 大的圆饼，敷前先用温开水洗净脐部，酒精棉球消毒。然后将膏饼敷于神阙穴，敷后用宽布带托提扎紧。每次 5 日。

3. 压迫法（《当代中药外治临床大全》）
主治：小儿疝气。

处方：川芎 3g，枳壳 3g，吴茱萸 6g，升麻 6g，小茴香 6g，肉桂 6g，橘核 9g，荔枝核 9g，胡芦巴 9g，乌药 9g，松香 9g。

用法：上药共研粉末，放入小布袋成鸭蛋状，把药袋压迫在疝环处，外用腹带固定，一般 3 个月为 1 个疗程。

【古代文献选录】

小儿阴囊忽虚热肿痛：取蚯蚓泥，以生甘草汁入轻粉，水调涂之。（《本草纲目》）

肿痛者，内服单蜘蛛方，外用炒葱熨三五次，后以消毒消肿药加大黄、木鳖子、南星、草乌敷之，破者用生肌散。其证小儿患之，多因食积痰滞。（《医学入门》）

狐疝者，卧则入腹立则出腹是也。仲景治狐疝时上时下者，蜘蛛散。或用牡蛎六

两，盐泥固济，炭三斤，煅至火尽，取二两，干姜一两，焙为细末。二味和匀，水调得所，涂痛处，小便不利即愈。(《医宗必读》)

【现代临床报道】

张氏采用民间方香附蜀椒散加减炒热外敷治疗单纯性小儿疝气 32 例。香附蜀椒散：香附、蜀椒各等份，新麸皮 500g，大青盐粒 3 粒（5～6g），陈醋适量，将上药拌湿炒黄，用消毒纱布将上药包裹，将患儿扶抱或平卧，根据病情轻重辨证施治，选用命门、天枢、关元、气海、腹股沟等穴或阿是穴，温热外敷。如盘肠气痛甚加大茴香、肉桂；气疝少腹疼痛加剧加橘核、延胡索；狐疝脐突膨胀痛加升麻、荔枝核。总有效率为 84.4%。

按释： 方中香附疏肝行气，散寒止痛。更配大辛大热的蜀椒、艾叶以增强香附行气散寒止痛之功。麸皮除湿散寒，大青盐燥湿入肾，陈醋软坚，活血通络，直达肝经，诸药合用，使气行血活，寒散湿去，络通痛止，疝气自然而愈。本方不论寒气内侵，气血瘀滞，湿热互壅均可随症加减，可取桴鼓之效。

张宽智. 香附蜀椒散外敷治疗小儿疝气. 中医外治法，1997，2：37.

【点评】

小儿疝气多为腹股沟斜疝，中医学认为疝气分为两个证型：气虚下陷和寒凝肝脉。故贴敷疗法亦遵循此两种辨证分型对症治疗。并配合疏肝健脾及通络止痛的药物缓解疝气的疼痛。

贴敷治疗小儿疝气可改善症状，帮助回纳。若发作较频，回纳困难者，可考虑手术根治。应防止疝气嵌顿，以及肠梗阻、肠坏死、腹部剧痛等危险情况的发生，若出现上述情况需及时外科治疗。

第十二节　小儿腹痛

一、概述

小儿腹痛是涉及内、外科许多疾病中的一个常见症状，本篇所讨论的内容是排除外科急腹症指征的一类功能性腹痛。至于蛔虫扰动所致的腹痛，参见蛔虫篇。

小儿腹痛主要是因感受寒邪，乳食停积，脏腑虚冷，气滞血瘀等，致使中焦气机阻遏，经脉失调，不通而痛。由于小儿腹痛，除较大儿童外，大部分患儿不能自述症状，有的虽可自诉，但往往不能准确表达部位和性质，因此必须仔细询问发病过程，诊查相关体征，以便作出正确的判断和及时的治疗。

寒实型，症见腹痛暴急，多呈阵发性绞痛，面色苍白，手足欠温，肠鸣辘辘，形寒喜暖，遇冷加重，治宜温中散寒，理气止痛；食积型，症见腹痛胀满拒按，口气臭秽，矢气恶臭，大便不消化，呕吐酸秽，苔厚腻，脉弦滑，治宜消积导滞，行气止痛；虚寒型，症见腹痛隐作，喜按喜温，面色㿠白，形体消瘦，神倦，便溏，脉细，治宜温中补虚，甘缓止痛；瘀血型，症见腹痛固定，痛如针刺，或触之有包块，口唇色暗，舌有瘀斑，治宜活血化瘀，理气定痛。

二、贴敷治疗处方

1. 腹痛熨（《中华脐疗大成》）

主治：小儿寒腹痛。

处方：茴香、老姜、艾叶各9g，葱头1个。

用法：上药共捣烂，炒热。敷脐或布包熨脐。

2. 盐椒姜葱熨（《中华自然疗法》）

主治：小儿腹痛。

处方：食盐60g，花椒20g，生姜20g，葱白20g。

用法：葱、姜、花椒捣烂，合盐同炒，趁热用布包裹，置于脐腹部，做顺时针摩运。

3. 椒梅饼（《理瀹骈文》）

主治：虫积腹痛。

处方：川椒、乌梅各30g。

用法：上药2味，捣烂成饼，炒热熨腹部，并敷脐。

4. 香附导滞散（《敷脐妙法治百病》）

主治：食积腹痛。

处方：香附20g，大黄、芒硝各9g，陈皮6g，冰片3g。

用法：上药共为细末，调凡士林，外敷于脐。

5. 黄石膏（《中医儿科治病金方》）

主治：热积腹痛。

处方：大黄、生石膏各30g，桐油100mL。

用法：将前2味药研成细末，加桐油捣匀成膏，每取适量摊棉垫上，贴敷脐孔，胶布固定，每日换1次。

6. 热敷法（《中医内科急症证治》）

主治：气滞腹痛。

处方：莱菔子120g（打碎），生姜60g（切碎），葱连根须500g（切碎），白酒1杯。

用法：上药上锅炒热，布包，遍熨腹部，一般先由上而下，由左至右，冷则易之。

【古代文献选录】

一小儿生后三日，啼哭不乳。予视其证，非脐风乃脐腹痛也。取蕲艾杵烂，火上烘热掩其脐上，以帛勒之，须臾吮乳而不啼矣。(《幼科发挥》)

小儿腹痛曲腰，干哭无泪，面青白，唇黑，肢冷，为盘肠内钓。凡有此证，急煎葱汤淋洗其腹揉之，葱熨脐腹间，良久，尿自痛中出，其疼立止。(《证治准绳》)

庄氏家传小儿未能语，啼哭不能辨者，当以手候其腹，如有实硬处，即是腹痛，治之方，研生姜取汁，暖令温，调面成糊，涂纸上，贴脐心立定。(《证治准绳》)

【现代临床报道】

姜氏等采用中药（枳实 15g，陈皮 10g，川楝子 15g，白芍 20g，大黄 3g，山楂 10g，半夏 5g）贴敷神阙穴的方法治疗小儿腹痛 58 例。结果：总有效率为 91.4%。提示中药贴敷方法有治疗小儿食积腹痛的作用。

按释： 方中药物均为理气行滞、消食化积之品，可消食导滞，理气止痛。所用穴位神阙穴即脐中，也是任脉的经穴，乃"神气"通行出入的门户，内连十二经脉、五脏六腑、四肢百骸。现代研究认为透皮给药该处最易吸收。因为脐在胚胎发育过程中为腹壁的最后闭合处，该处表层角质层最薄，脐下无脂肪组织，便于药物渗透和弥散。而且外皮与筋膜和腹膜直接相连，脐下两侧有腹壁下动脉和下静脉，并分布有丰富的血管网，对药物的敏感度高，吸收迅速，使药力经脐迅速渗透到各个组织器官，以调节人体之气血阴阳，扶正祛邪，从而达到愈病的目的。

姜霞，姚淑娟．中药贴敷方法治疗小儿食积腹痛 58 例．中国社区医师，2006，8（22）：68．

蒋氏等观察在门诊常规疗法的基础上配合药物贴敷及腹部按摩治疗小儿食积腹痛的疗效。药用炒莱菔子 10g、炒神曲 10g、炒麦芽 10g、炒鸡内金 10g、生大黄 6g。偏热者加生栀子 6g，偏寒者加高良姜 6g。将上药捣碎，研末，加蛋清、白酒、姜汁等调成糊状，贴敷于脐与脐周。结果：治疗组痊愈率 76.7%，对照组痊愈率 60.0%。提示：在门诊常规疗法的基础上配合药物贴敷及腹部按摩治疗小儿食积腹痛，能缩短疗程、提高疗效，且价格低廉、操作简单，值得在临床推广使用。

蒋萍，王娜娜，王勋．药物贴敷配合腹部按摩治疗小儿食积腹痛 30 例临床观察．中医儿科杂志，2007，3（4）：48-49．

【点评】

小儿腹痛发病有缓有急，又因其不能准确叙述病情，故需详细审证查因，四诊合参、辨证分型显得尤为重要。本着"急则治其标，缓则治其本"的原则，给予相应的贴敷药物。因痛则不通，故治疗中调畅气机亦为关键。椒梅饼能驱虫安蛔，虫得安静则腹痛自止。原书云："重则加雄黄、明矾、三棱、槟榔六味协力，则驱虫之功尤胜。"治疗的同时，配合饮食的调理也是必要的。

第十三节　小儿厌食症

一、概述

厌食是指小儿较长时期食欲不振，无主动进食的愿望，或厌恶进食，甚至拒食的一种病症，多见于学龄前小儿。厌食可以是一独立病症，如神经性厌食，但多为喂养不当或急慢性疾病出现的食欲不振症状。中医学的不思食、不嗜食、不饥不纳、纳呆、纳差等的临床表现与本病相似。

二、贴敷治疗处方

1. 厌食散（《家庭脐疗》）

主治：小儿厌食症。

处方：白术150g，茯苓150g，制附子50g，干姜50g，黄连粉60g，肉豆蔻粉60g，神曲100g，生山楂100g，麦芽100g。

用法：用5000mL水浸2小时，煎30分钟，取滤液，再加水复煎1次，两次滤液混合，浓缩成稠液，加黄连粉60g，肉豆蔻粉60g，烘干压粉，装瓶备用。用时每次取药粉0.1～0.3g放入脐中，上压一干棉球，以胶布固定，4小时换药1次，用3日停3日。1周为1个疗程，连用1个疗程。

2. 吴茱萸椒矾散（《外治汇要》）

主治：小儿厌食症（虚寒型）。

处方：吴茱萸、白胡椒、白矾各等份。

用法：将上药研为细末，用时取药粉20g，用陈醋调拌成糊膏状，均匀敷于双足心涌泉穴上，用纱布覆盖，外用胶布固定。每日换药1次。

3. 贴脐方1（《中医儿科治病金方》）

主治：适用于乳食积滞之厌食。

处方：炒楂曲、炒麦芽、焦山楂各10g，炒莱菔子6g，炒鸡内金5g。

用法：药研细末，加淀粉1～3g，凉开水调成糊状，贴敷脐孔，纱布固定，每日换药1次，5次为1个疗程。

4. 药袋方1（《中医儿科治病金方》）

主治：适应于脾失健运之厌食。

处方：黄芪、黄精、砂仁各10g，鸡内金、苍术、黑丑、白丑、青黛、皮硝各6g，麝香 0.15g。

用法：上药研细末，装布袋内，佩带在脐腹部，10 日换药 1 次。

5. 药袋方 2（《中医儿科治病金方》）

主治：适用于脾胃虚寒，手足冷，大便不化之厌食症。

处方：苍术、荜茇、荜澄茄、高良姜、陈皮、青皮各 10g，川椒、薄荷各 5g。

用法：上药研粗末，装布袋内，佩带于胸腹部，10 日换药 1 次。

【现代临床报道】

刁氏等用健脾消积增食膏穴位贴敷治疗小儿厌食症 400 例，与汤药内治组、汤药加外治组各 100 例患儿作随机对照。将党参 30g、黄芪 30g、白术 15g、木香 10g、砂仁 12g、肉豆蔻 15g、枳实 10g、隔山撬 30g、糯米草根 30g、鸡矢藤 30g、三棱 15g、莪术 15g、叫梨子 30g 等，研细，过 100 目筛后备用。腹痛加乌梅、延胡索；便秘加大黄、芒硝；消瘦倦怠加人参、安桂；胁痛加柴胡、白芍；舌上少津、苔花剥加沙参、石斛。以上诸药均单独研细末，装瓶备用。选用芝麻油 500g，熬上等安桂 150g，熬好后待冷装瓶备用。冰片 200g 溶入 75% 酒精 500mL 中装瓶备用。脾胃不和选取神阙、中脘；脾胃气虚加脾俞；脾胃阴虚加足三里穴。将上药调成膏状，摊在塑料纸上，用橡皮膏固定在选定的穴位上，每次贴敷 6 ~ 12 小时，每日 1 次。贴敷后热敷 2 次，7 日为 1 个疗程。其总有效率 89.5%，三组治疗结果比较无明显差异。

按释：小儿厌食症的主要病机为饮食积滞，致脾胃受损，故药中虽有健脾之参、芪、术，但重在消积导滞的枳、朴、楂、槟、莪、棱之类，并选用蜀中民间消积要药隔山撬、叫梨子等，佐以行气和胃增食欲的砂仁、蔻仁、糯米草、鸡矢藤等诸药合用，与该病主要病机合拍，故用之效。且神阙乃人身最神秘之处，属任脉，任督二脉互为表里，共理人体诸经百脉，故诸经调和、百脉相通。现代医学研究表明，脐在胚胎发育中为腹壁最后闭合处，表面角质层最薄，屏障功能最弱，尤其是小儿，容易穿透弥散，且脐下无脂肪组织，皮肤、筋膜直接相连，故渗透力强，有利于药物吸收。选此穴为药之入口，以达治病之功。

刁本恕，刁灿阳，杨文贞. 健脾消积增食膏穴敷治疗小儿厌食症 400 例. 中医外治杂志，2002，11（6）：8 - 9.

刘氏用刘氏愈疳丹治疗小儿厌食症 50 例，与口服葡萄糖酸锌作对照。愈疳丹由人参、肉桂、白术、甘松、青黛等组成，每粒用量 1g（如黄豆大），每次 2 粒，分别置于患儿双侧内关穴上，然后用胶布贴封。3 日换药 1 次，3 次为 1 个疗程。结果：总有效率 96.0%；治疗后尿蛋白酶、尿淀粉酶升高，部分患儿恢复正常；血红蛋白升高；血锌、血钙、血铁含量升高，均优于对照组。

按释：用刘氏愈疳丹贴穴，既可避免药物进入胃肠引起对脾胃的损害，又可调节脾胃功能，促进消化酶分泌。方中人参、肉桂、白术补气养血、健脾助运、开郁消积，三味药还富集有锌元素，能通过内关穴透皮吸收。内关穴别行三焦，又是阴维会穴，本身就有宁心安神、理气和胃的作用。药丹刺激穴位，可使全身经气调节有序，使失衡的脾胃功能恢复平衡。

刘鼎．刘氏愈疳丹治疗小儿厌食症临床观察．湖北中医杂志，2000，22（10）：11－12.

纪氏等用自制中药胃肠康穴位贴敷治疗小儿厌食症100例观察。将党参、白术、山药、炒神曲、炒麦芽、焦山楂、鸡内金、陈皮、木香低温烘干，粉碎过6号筛，紫外线消毒灯照射30分钟，装瓶备用。用时取药3g，加3：7的甘油、醋混合液5～7mL，调成膏状，取中脘、神阙穴隔日交替贴敷。结果：总有效率89%。

按释： 中医学认为，厌食症主要由于脾胃虚弱所致，而现代医学认为是由于胃肠中消化酶缺乏及活力不足所致。中脘穴是胃的募穴，腑会中脘，且为手太阳、手少阳、足阳明三经的交会穴。神阙穴亦为治胃肠病的要穴。有关资料报道，刺激中脘及神阙穴可使人的胃蠕动增强，幽门开放，空肠黏膜皱壁增深增密，空肠动力增高，可改变胃的紧张度，解除幽门痉挛，提高胃肠酶分泌系能力，并可增强免疫能力；可间接或直接抑制胃肠交感神经的活动，提高副交感神经的活力，使胃肠功能得以恢复。外贴药具有益气、健脾助运、消食导滞、和胃行气的作用。用胃肠康贴敷，发挥药物刺激穴位和药物透皮吸收的双重性作用。

纪战尚，张仲源．中药穴贴治疗小儿厌食症100例疗效观察．中医外治杂志，1996，（6）：23.

马氏用穴位贴敷健胃思食散治疗食欲不振92例。贴敷药由炒白术10g、鸡内金10g、麦芽10g、山楂10g、神曲10g、陈皮6g、砂仁6g、白豆蔻6g组成。将上药2～3g加淀粉少许，于每晚临睡前敷于神阙穴上，每日1次，5次为1个疗程，间隔4～5日可再行第2个疗程。小儿用量酌减。结果：总有效率93.47%。

按释： 方中以白术健脾燥湿、益气生血、和中消滞，白术炒用一则是缓其性，二则能增强疗效；鸡内金可生发胃气、养胃阴、生胃津、消食滞、健脾胃；白术、鸡内金同用补消兼施，健脾开胃、增进饮食之力更彰；神曲健脾理气，能消食和中；麦芽启脾进食、宽中消积，善消面食；山楂消导食积、化瘀散滞、善消肉积，能助消化；砂仁能醒脾和胃、行气止痛，功专中下二焦；白豆蔻宣发理气、健胃止呕、开胃消食、芳香气清，功专上中二焦；砂仁、白豆蔻同用，能宣发上、中、下三焦气机以开胸顺气、行气止痛、芳香化浊、醒脾开胃；陈皮利气健脾、调中快肠、消胀除满、降逆止呕。本法用于治疗食欲不振、小儿厌食症以偏重虚中夹实者为宜。

马惠杰．健胃思食散穴位贴敷治疗食欲不振疗效观察．河北中医，2005，27（2）：102.

【点评】

小儿厌食症的治疗，关键在于分清虚实。如为食积或气滞等引起气机不顺，导致肠胃运动不利而致的厌食，应以健脾消食、调畅气机为主；如为脾胃虚弱，无力运化而致的厌食，则应以补益脾胃为重。

第十四节　小儿癃闭

一、概述

特指儿童排尿困难，甚则小便闭塞不通为主症的疾病，一般以小便点滴短少，病势较缓者称癃；小便点滴不通，病势较急者称闭，合称为癃闭。本病的形成，虽然主要病变在膀胱，但正常人体小便的通畅，有赖于三焦气化的正常，由于小儿禀赋不足，脾肾素虚，或久病体虚使肺、脾、肾之脏功能虚弱，气化失调，三焦壅塞，水道不通；或外感时邪，肺失宣肃，不能通调水道，或肺热下移膀胱，致上、下焦闭阻，因而形成癃闭。治疗以通利水道，加强气化为主。同时必须注意，若小儿饮水极少，伤阴太甚者，不可滥用利尿药。具体可参阅内科癃闭篇。

二、贴敷治疗处方

1. 牙皂丁葱泥（《中华脐疗大成》）
主治： 新生儿小便不通。
处方： 猪牙皂2g，丁香1g，葱白2根。
用法： 先将前2药研末，再把葱白捣烂如泥与药末混合捣至极融，加热，趁热贴敷在脐中，外加纱布或宽布带束紧。

2. 葱熨法（《中华脐疗大成》）
主治： 新生儿小便不通。
处方： 四季葱500g。
用法： 将葱切碎炒热，用纱布袋包成2个，加微热后，轮流在脐孔和脐下腹部熨之，通常熨1~2次小便即通。

3. 车前葱螺糊（《中华脐疗大成》）
主治： 小儿小便不通。
处方： 鲜车前草30g，活田螺10个，鲜葱3株。
用法： 上药共捣烂，烤热，敷于患儿脐部。每日换药1~2次，连用5~7日。

4. 通尿灵（《中华脐疗大成》）
主治： 小儿小便不通。
处方： 田螺3粒，朴硝9g，槟榔3g，鲜车前草30g，生葱白8寸，冰片1g。
用法： 上药共捣烂，贴脐中。

【点评】

贴敷治疗小儿小便不通，临床疗效可嘉。因小便不通主要与膀胱的病变有关，故选取穴位多为小腹局部及脐部，脐为先天吸收精气的入口，故贴敷脐部对恢复膀胱的气化功能起到了良好的作用。应用中药的寒热温凉对症治疗，小儿小便不通之症得以康复。方中牙皂锐利走窜，通窍开闭，田螺性寒滑利而利尿，善治小便不通，少腹胀满。

第十五节　小儿水肿

一、概述

小儿水肿是小儿急性肾炎、肾病综合征中最常见的症状，主要表现为全身浮肿、少尿、血尿和蛋白尿。其发病的根本是禀赋不足，脾肾素虚，致风邪、水湿、疮毒入侵，造成肺、脾、肾功能失常，三焦壅塞，水道不通，水邪泛滥而成水肿。

水肿兼有风寒、风热表证，表现为浮肿肢重，头痛发热，脉浮者，治宜宣肺利水消肿；水肿表现为尿短赤，发热神烦，皮肤疮毒，苔黄腻者，治宜清热解毒，利湿消肿；水肿表现为倦怠身重，纳呆口淡，舌苔白腻者，治宜渗湿利水消肿；水肿表现为面色萎黄，疲乏无力，脘闷腹胀，纳少便溏，神倦肢冷者，治宜益气健脾，化湿利水；水肿，甚至胸水、腹水，表现为恶心呕吐，尿少，面色㿠白，四肢不温，神疲畏寒，舌淡白，脉沉细无力者，治宜温阳利水消肿；水肿表现为面色潮红，手足心热，烦躁不安，眩晕头痛，舌红少苔，脉弦细数者，治宜养阴滋肾，平肝潜阳。

二、贴敷治疗处方

1. 麻术螺车饼（《敷脐妙法治百病》）

主治：小儿水肿。

处方：麻黄、白术、金银花各 10g，大田螺 1 个，大蒜瓣 5 枚，车前子 10g。

用法：先将麻黄、白术、金银花、车前子共研为细末，然后与大蒜、田螺加适量温开水共捣如泥，软硬适度，捏成小药饼，贴于脐上，外盖纱布，胶布固定。每日换药 1 次，如患儿感觉脐部皮肤有不适感，即取下药饼，次日再贴敷。

2. 野麦冬消肿法（《中华脐疗大成》）

主治：小儿肾炎水肿。

处方：野生大麦冬（百合科）的鲜块根 50g。

用法：上药捣烂如泥，敷脐部，每日换药 1 次。

3. 地龙膏（《严氏济生方》）

主治：小儿水肿。

处方：地龙、猪苓、针砂各30g。

用法：上药共研末，捣葱汁和药为膏，敷脐，外用纱布包扎。每日换药1次。

4. 蓖麻石蒜药泥（《浙江民间草药》）

主治：急、慢性肾炎水肿。

处方：蓖麻仁30g，石蒜1个。

用法：上药共捣烂，贴两足心涌泉穴，包扎固定，每日1次，每次贴敷8小时，7次为1个疗程。

5. 消肿散（《民间单方》）

主治：小儿水肿。

处方：金樱子根30g。

用法：把金樱子捣烂，加入适量香油调和成糊，敷于患儿脐部，外用纱布覆盖，胶布固定，每日换药1次，连用3~5日。

【点评】

小儿水肿为水液代谢失调，可从肺、脾、肾三脏论治，配合中药的药性及功效可达到对症治疗水肿的目的，临床疗效颇佳。大麦冬药性苦寒，有清肺利尿之功，肺热泄则达通调水道之效，故可治小儿肾炎水肿，伴咳嗽、发热之症。

第十六节　小儿蛔虫病

一、概述

蛔虫病是蛔虫寄生于人体所引起的疾病。其发病常因食用生冷不洁食物所致，此外，小儿贪食甘肥，或糖食甜物摄入太多，引起湿热久停成积，积久而生虫。蛔虫寄生于肠道，导致脾胃运化失常，气机郁滞，并产生各种临床症状，如脐腹阵痛、面部白斑、泛吐清涎。若虫体上窜胆道，发生胁腹剧痛，而成蛔厥；若虫体集结或团阻于肠道，引起肠梗阻。治疗以杀虫安蛔为主，若证属热象，伴有身热心烦、溲赤便秘者，配合清热药；若证属寒象，伴有手足不温、畏寒、溲清便溏者，配合温中药；若胁腹剧痛，汗出肢冷，脉沉弦者，配合缓急止痛药；若腹部攻撑，便秘而无矢气者，配合通里攻下药。因本病以小儿多见，故归于儿科病篇。

二、贴敷治疗处方

1. 去蛔糊（《中华脐疗大成》）

主治：蛔虫病。

处方：槟榔 10g，苦楝皮 10g，使君肉 6g。

用法：上药共研末和水调糊状，敷于脐上。

2. 香皂药包熨脐法（《中医脐疗大全》）

主治：虫积腹痛。

处方：生香附末 12g，皂荚 2 个（打碎），食盐 45g，米醋 300mL。

用法：将香附、皂荚打碎研末，与食盐混合放入砂锅内炒热，炒至闻到香气时，把米醋加入药末内炒至极热，取出药末布包，扎紧袋口即成熨药包 1 个，放在脐上熨之。药冷再炒热，再熨之。每日熨 1~2 次，一般熨后 20 分钟有效。

3. 驱虫散（《中国中医独特疗法大全》）

主治：小儿胆道蛔虫症。

处方：细辛 2g，明矾、川椒各 3g，槟榔、雷丸各 5g，鲜苦楝根皮、鲜石菖蒲根各 10g。

用法：上药共研为细末备用。取鸡蛋 2 枚，击破后倾入碗中，将蛋清蛋黄混匀，再加入药末搅拌，合匀后用茶油煎烤成 3 个药蛋粑，分别贴敷于神阙穴、鸠尾穴、会阴穴，不宜过烫，以免损伤皮肤。腹痛解除后，半日即可除去敷药。

4. 驱蛔膏（《贵州民间方药集》）

主治：蛔虫病。

处方：花椒 15g，贯众 30g，苦楝皮 30g。

用法：上方加水熬成浓膏，外贴患儿脐眼，即下蛔虫。

【点评】

贴敷治疗小儿蛔虫病，主要利用有些中药的杀虫功效，并配合行气通便的效用，使蛔虫被驱除于体外，从而达到杀虫、条畅气机的作用。对于急慢性蛔虫腹痛均有良好的临床疗效，且无毒副作用。

第十七节 小儿汗证

一、概述

汗证是指不正常出汗的一种病证。即在安静状态下，或无故而全身或局部出汗过多，甚则大汗淋漓。在日常生活中，若因天气炎热，或衣着过厚，或喂奶过急，或活动剧烈都可引起汗出，如无其他疾苦，这些都是常态。

小儿汗证一般有自汗、盗汗之分，睡时汗出，醒时汗止者称"盗汗"；不分寝寐，无故汗出者称"自汗"。因温热病引起的汗出不在此例。

二、贴敷治疗处方

1. 五倍首乌糊（《中华脐疗大成》）

主治：小儿自汗。

处方：五倍子（去蛀）、何首乌各 15g。

用法：将 2 药研为细末。临用时每次取药末 10g，用温开水调拌如糊状，贴敷在脐孔上，纱布盖之，胶布固定。每晚睡前贴敷药糊，翌晨除掉。

2. 五倍牡乳膏（《中华脐疗大成》）

主治：小儿盗汗。

处方：五倍子、煅牡蛎各等量，人乳适量。

用法：上 2 味混合研末，过筛后，调人乳成膏，取蚕豆大小 2 块，分贴脐中、气海穴上，胶布固定。每日换 1 次。

3. 止汗膏（《中医药物贴脐疗法》）

主治：小儿盗汗。

处方：五倍子、枯矾各 30g，人乳汁适量。

用法：先把前 2 味药捣碎，研成细末，过筛，以备用。临证每次取 10g 用适量母乳汁调和成膏，在小儿临睡时敷脐，每晚 1 次，5 ~ 6 次可奏效。

4. 止汗药饼（《理瀹骈文》）

主治：小儿汗证。

处方：五倍子、煅龙骨各等份。

用法：将五倍子、煅龙骨共研细末，瓶装备用。临用时取上药药末 5g，用醋调成一药饼，置脐部，用胶布封贴，每晚睡前用，日间除去，连用 3 日。

5. 止汗饼（《经穴贴敷疗百病》）

主治：小儿汗证。

处方：党参 10g，五味子 10g，糯稻根 15g，冰片 5g。

用法：上药研细末，用酒调成饼，选百会、肝俞、阴郄、后溪、关元。每次选 2 ~ 3 穴，每次各穴敷 24 小时，每 1 ~ 2 日敷 1 次，敷 2 ~ 3 个月。

【古代文献选录】

二物黄连粉散，治少小盗汗。黄连、牡蛎、贝母各十八铢。上以粉一升，合捣下筛，取粉儿身，佳。（《备急千金要方》）

牡蛎散，止盗汗。牡蛎粉二两，麻黄根（为末）、赤石脂（细研）、糯米粉各一两，龙脑一钱（研）。上件再研拌匀，每用一匙头，新绵包，每日及夜，常常扑身体头面有汗处。（《证治准绳》）

【现代临床报道】

刘氏用五倍散敷脐治疗小儿汗证 52 例。用五倍子、五味子各 15g，共研细末备用。加少许面粉，用温开水调拌，捏成圆形药饼，紧贴脐部神阙穴。结果：总有效率 84.7%。

按释：五倍子、五味子"均入肺肾二经，其味皆酸"，"肺欲收，急食酸以收之，以酸补之"。二药合用，金水相生，母子同补之义，药性寒温相济，其性和平，无刺激过敏反应。二药贴于脐部神阙穴，外用胶布固定，使药物渗透脐部表皮角质层，进入小儿体内，从而达到调整阴阳，治愈疾病的目的。

刘慧瑾. 五倍散敷脐治疗小儿汗证. 基层中药杂志，1995，9（4）：43.

李氏观察脐疗贴治疗小儿汗证 350 例的疗效。药用五倍子粉，陈醋调匀，塞入患儿脐部，脐疗贴固定。结果：观察 350 例，总有效率为 94.3%。提示：本法疗效可靠。

按释：五倍子酸平，长于敛汗固表，敷脐可不断地刺激脐部皮肤，会使脐部皮肤上的各种神经末梢进入活动状态，借以促进人体的神经、体液调节作用和免疫功能，改善各组织器官的功能活动，使机体康复，达到防病治病的目的。

李立新. 脐疗贴治疗小儿汗证 350 例疗效观察. 吉林中医药，2007，27（10）：30－31.

【点评】

小儿汗证的治疗亦分有虚实，虚证采用收敛止汗的药物贴敷于相应的部位，实证可以泻其邪气，邪气出则汗自止。在治疗的同时，亦需配合饮食及相应的护理手段，才能达到最佳的疗效。

第十八节　小儿夜啼

一、概述

婴儿白天如常，入夜则啼哭不安，或时哭时止，甚则通宵达旦，多因脾寒、心热、惊恐所致。脾寒者，啼哭声低弱，睡喜蜷曲，面色青白，四肢欠温，吮乳无力，便泄溲清，指纹淡红；心热者，啼哭声较响，见灯火更剧，面赤唇红，烦躁不安，便秘溲赤，指纹红紫；惊恐者，啼哭突然，似见异物，哭声不已，面色青灰，睡中时作惊惕，脉来急数。如若因其他原因引起，需对症治疗。

下篇 第二十一章 儿科病症

— 533 —

二、贴敷治疗处方

1. 夜啼方（《中国中医独特疗法大全》）

主治： 小儿夜啼。

处方： 朱砂、琥珀各 20g，吴茱萸 10g。

用法： 将上药研末，装瓶备用。先将药粉合匀，取 1~2g，用温开水或蜂蜜调成饼状，纳入脐中，外用胶布固定。24 小时或 48 小时 1 换，7 次为 1 个疗程。一方去吴茱萸也验。一方仅朱砂 1 味，贴敷劳宫、涌泉也效。

2. 镇静丹（《脐疗》）

主治： 小儿夜啼，惊惕不安。

处方： 丁香 3 粒，钩藤 3g，蝉蜕 2g。

用法： 上药共研末，水调为糊，敷脐部，纱布包扎固定。

3. 地龙糊（《中国中医独特疗法大全》）

主治： 小儿夜啼。

处方： 鲜地龙 2 条。

用法： 将新鲜地龙洗净，捣成糊状敷于脐中。

4. 吴茱萸倍砂糊（《穴敷疗法聚方镜》）

主治： 小儿夜啼。

处方： 吴茱萸 30g，五倍子 15g，面粉 15g，朱砂 6g。

用法： 上药共研为末，水调为糊状。敷患儿神阙穴及脚底涌泉穴。

5. 朱砂安定饼（《中华脐疗大成》）

主治： 小儿夜啼。

处方： 朱砂 0.5g，五倍子 15g，黄连 3g，生地黄 10g，陈茶水适量。

用法： 将 4 味药共为细末，加陈茶水适量，捏成小饼状，外敷于脐中，用胶布固定。每晚更换 1 次，一般敷 2~6 次后症状消失。

6. 砂芯镇静膏（《中华脐疗大成》）

主治： 小儿夜啼。

处方： 朱砂 9g，灯心草 4g，僵蚕 9g，钩藤 9g，黑丑 3g。

用法： 诸药混合研末，加米汤与药末调和如膏状，备用。取药膏适量敷于患儿脐中和掌心（劳宫）上，每日下午 2~3 点钟敷膏药 1 次，至睡前再敷 1 次。连敷 3~5 日疗效显著。

7. 蜗牛糊（《普济方》）

主治： 小儿夜啼。

处方： 蜗牛 2 个。

用法： 将活蜗牛去壳取肉，打烂敷脐，用常规法固定。

【古代文献选录】

小儿夜啼：五倍子末津调，填于脐内。(《杨起简便方》)

小儿夜啼：黑牵牛末一钱，水调敷脐上，即止。(《本草从新》)

小儿惊啼：白玉二钱，寒水石半两为末，水调涂心下。(《太平圣惠方》)

小儿夜啼：蝉蜕二十个去头足，灯花三分，乳香末一钱，竹叶炙过为细末，唾丸，入小儿脐，以旧膏药封之。(《身经通考方》)

川芎散，治小儿夜啼，至明即安寐方。川芎、白术、防己（各半两）。上三味治下筛，以乳和与儿服之，量多少，又以儿母手掩脐中，亦以摩儿头及脊，验。二十日儿未能服散者，以乳汁和之，服如麻子一丸。儿大能服药者，以意斟酌之。(《备急千金要方》)

【现代临床报道】

秦氏观察用宝贝夜宁散敷脐治疗小儿夜啼 20 例临床疗效。药用血竭 3g，冰片 1g，石菖蒲 6g，朱砂 1g，磁石 5g，肉桂 6g，敷脐。结果：总有效率达 95%。提示该法治疗小儿夜啼效果良好，简便验廉，很值得推广。

按释：本法用药直接外敷穴位（神阙），神阙之穴内连脏腑、经络气血。婴儿肚脐比成人肚脐更为娇嫩，婴儿此穴用药更易吸收直达经络。方中石菖蒲清阳祛风，肉桂引火归元，朱砂、磁石安神定志，血竭、冰片活血通络，保证临床疗效。

秦骥.宝贝夜宁散敷脐治疗小儿夜啼 20 例临床观察.光明中医，2005，20（5）：65－66.

霍氏用牵牛子（研末）9 粒，蝉蜕（研末）、黄连、栀子各 6g，敷脐治疗小儿夜啼。将后 2 味药加水煎浓汁调上药成糊状，临睡前敷于肚脐上，用胶布固定，每日 1 次。连用 3 次，夜啼消失。

霍翠兰.敷脐疗法临床运用举隅.新中医，2005，37（2）：55.

【点评】

小儿夜啼的治疗，应用中药和穴位的安神镇静功效共同发挥作用，临床疗效颇佳。从脾、心、肾论治，根据药物的归经及功效和穴位的功用，发挥了良好的疗效。镇静丹方中钩藤、蝉蜕息风定惊，善治小儿受惊后所致的夜啼；灯心镇静膏适用于小儿心经积热、夜啼不安、见灯火及上半夜啼哭尤甚、啼时有汗、啼声响亮者。

第十九节　小儿麻痹症

一、概述

小儿麻痹症，属中医"痿证"的范畴，多因风热暑湿，时行疫毒之邪，由口鼻入侵所致。初起邪郁肺胃，旋即流注经络，病久则损及肝肾，所以在麻痹前期有发热、咳嗽、咽红、全身肌肉疼痛或伴有呕吐、腹泻等症状，继而肢体痿软，肌肉弛缓，后期以肌肉萎缩、骨骼畸形为主要临床特征。本病是由脊髓灰质炎病毒引起的急性传染病，临床特征为分布不规则和轻重不等的迟缓性麻痹。

二、贴敷治疗处方

1. 小儿麻痹膏（《敷脐妙法治百病》）

主治：小儿麻痹症。

处方：川芎、防风、黄芩、赤芍、红花各12g，羌活、独活、乳香各10g，当归20g，冰片3g。

用法：将上药研细末，调凡士林或收药物熬炼成膏剂，外贴敷背心、胸心、脐中、命门、八髎、委中穴位，配合温灸。

2. 熏洗方1（《中医儿科临床手册》）

主治：脊髓灰质炎后期肢体瘫痪。

处方：生川乌、生草乌、牛膝、乳香、没药各20g，马钱子、麻黄各15g，樟脑10g，四季葱120g。

用法：上药加水煎成药液1500mL左右，倒入水盆中，让患儿仰卧于盆上方，用布遮盖，先熏患儿腰部，每次20分钟，再洗患肢，至皮肤红晕充血、发热为止，每日1次。

3. 熏洗方2（《中医儿科临床手册》）

主治：脊髓灰质炎后期肢体瘫痪。

处方：生草乌、干姜各20g，桂枝、伸筋草、川芎、丹参各15g，络石藤、鸡血藤各50g。

用法：将上药浸入8～10倍清水中15分钟，煎汁2次，每次30分钟，共得药液2500～3000mL，凉至30℃～45℃，加白酒100～200mL浸浴患处，每日1～2次，每次30分钟。

4. 牛膝河车五加皮方（《常见病药物治法》）

主治：小儿麻痹症，肢体瘫痪者。

处方：川牛膝、五加皮、紫河车粉各20g，猪或牛骨髓烤干30g。

用法：取上药共研细末，合匀备用。取药粉适量与食醋调成膏，分别敷于病人肚脐和涌泉穴上。纱布覆盖，胶布固定。

5. 通络起痿膏（《穴位贴敷治百病》）

主治：小儿麻痹症瘫痪期。

处方：三七、五倍子、血竭、乳香、没药、水蛭、蜈蚣、土鳖虫、雄黄、马钱子、冰片、川芎各等份。

用法：将上药研为细末，用蜂蜜调成糊膏状装瓶备用。用时取本药膏摊于纱布上，外面盖一层油纸（或塑料薄膜），敷于患处或直接将药膏涂于患处。用绷带包扎（不可过紧）。一般涂敷整个上、下肢或关节处。

【点评】

小儿麻痹症的贴敷治疗，主要以补肾健骨为主，兼顾祛除相应邪气，如风邪等。配合熏洗治疗，达到活血通络的作用，且易被小儿接受。因肾主骨，故补肾为治疗痿证的主要原则，利用血肉有情之品补肾健骨，达到激发人体正气的目的，帮助痿软的肢体逐渐恢复正常。

第二十节　小儿鹅口疮

一、概述

鹅口疮为小儿口腔、舌上布满白屑，状如鹅口，因其色白如雪屑，又称"雪口"。心脾积热者，皆因胎热内留或口腔不洁所致，症见舌面布满白屑、面赤唇红、烦躁啼哭、口干或渴、便秘溲赤、舌红脉滑；虚火上浮者，多因肾阴亏损，水不制火所致，症见口舌白屑稀散、周围红晕不著、颧红、口干不渴、舌嫩红、脉细。

二、贴敷治疗处方

1. 夏连栀散（《内病外治》）

主治：鹅口疮。

处方：生半夏6g，黄连3g，栀子3g。

用法：上药共研细末，陈醋调成糊状（1次量）。睡前敷患儿脐部，纱布包扎，重者可连敷2~4次。

2. 柳花散（《中医儿科临床手册》）

主治：鹅口疮。

处方：黄柏15g，青黛3g，肉桂3g，冰片0.5g，共研细末。

用法：涂口内患处，每日 2 ~ 3 次。

注意：实火证可将黄柏增至 30g，虚火证黄柏、肉桂各用 9g。

3. 青梅散（《中医儿科临床手册》）

主治：鹅口疮。

处方：生石膏、硼砂各 2.5g，人中白、青黛、黄连、没药、乳香各 1g，冰片 0.3g，共研细末。

用法：涂口内患处。

4. 黄连甘草液（《中医儿科治病金方》）

主治：鹅口疮。

处方：黄连、甘草各适量。

用法：煎浓液，纱布蘸之，擦拭口腔。

【古代文献选录】

巢氏曰：鹅口候者，小儿初生，口里白屑，满口上舌，如鹅之口，故曰鹅口也。此乃胎热而心脾最盛，熏发于口也……用保命散，枯白矾一钱，马牙硝半钱，朱砂一分，同研细，取白鹅粪以水搅取汁，调涂舌上颌颊内。先用发缠指揩拭舌上垢了，然后用药敷之。（《婴童百问》）

鹅口疮皆心脾二经胎热上攻，致满口皆生白斑雪片，甚则咽间叠叠肿起，致难乳哺，多生啼叫。以青纱一条，裹着头上，蘸新汲水揩去白胎，以净为度，重手出血不妨，随以冰硼散搽之，内服凉膈之药。（《外科正宗》）

青液散，治婴孩鹅口，重舌，口疮。青黛一钱，朴硝一钱，冰片少许。上为细末，蜜调，以鹅翎少许敷上。一方去朴硝。（《古今图书集成·医部全录》）

小儿口中白屑，名曰鹅口：用朴硝、儿茶各二分，硼砂一分，为细末，用蜡叶捣自然汁，调搽儿口内，即安。并治马牙。（《穷乡便方》）

【现代临床报道】

吴氏用吴附膏治疗鹅口疮 20 例。药物组成为吴茱萸 10g，附子 10g，共研细末，用食用醋调成糊状，外敷足心（即涌泉穴），胶布固定，每日 1 次。结果：本组病例经 2 ~ 3 日治疗后症状缓解，4 ~ 5 日基本治愈。总有效率达 100%。提示：此法具有疗效较好、愈期较快、制作简便之优点。对于婴幼儿口服药物困难者最为适宜，值得临床推广应用。

按释：吴茱萸性大热，归肝、脾、胃经，具有祛寒止痛、降逆止呕、疏肝下气、燥湿之功效。附子辛甘大热，通行十二经，功能为回阳救逆、散寒除湿，有通经行阳之功，而阴虚阳浮者虚火上炎，附子更具引阳入阴之妙。此法以大热之药治疗大热之病，是以热引热，上病下治之意。

张秀高. 吴附膏治疗鹅口疮 20 例. 中医外治杂志，2006，15（6）：12.

【点评】

本病一年四季均可发生，无明显的季节性。多见于新生儿及久病体弱者，或长期使用抗生素及激素的患儿。现代医学认为本病为白色念珠菌感染所致。轻者治疗得当，预后良好；若体虚邪盛者，鹅口疮白屑蔓延，波及喉部、气管、肺或食管、肠管，甚至引起全身性真菌病，出现呕吐、吞咽困难、声音嘶哑或呼吸困难，危及生命。

《儿科精萃》中指出：小儿满口生疮，皆因胎禀本厚，养育过温，心脾积热，熏蒸于上，而成口疮。口疮外吹之药，但用灯草灰、大冰片、薄荷叶、生石膏各等份。可以看出，外敷之药，不离清心、肺、胃热之品，与本书中之外服用药异曲同工。

第二十一节　小儿感冒、发热

一、概述

小儿感冒是因外感风寒、风热时邪引起的疾病。临床表现为发热、怕冷、鼻塞流涕、头痛身痛、咳嗽等症状。一年四季均可发生，冬春两季发病率较高。由于小儿冷暖不能自调，又为稚阴稚阳之体，肌肤嫩弱，腠理空疏，卫外功能未固，故易于发病，传变迅速，且肺脏娇嫩，脾常不足，神志怯弱，并可出现夹痰、夹滞、夹惊等兼证。治疗以疏风解表为主，若证属风寒型，症见恶寒重、发热轻、无汗、流清涕、头痛、咳吐清稀痰、苔薄白、脉浮紧者，治以辛温解表，宣肺散寒；若证属风热型，症见发热重、恶寒轻、有汗、流脓涕、咳吐黄稠痰、咽红肿疼痛、舌红、苔薄黄者，治宜辛凉解表，宣肺清热；若外感夹痰，咳嗽较剧时，佐以化痰止咳；若外感夹食滞，呕吐酸腐，便臭腹痛，不思饮食时，佐以消食导滞；若外感夹惊，睡卧不宁，惊惕啼叫时，配合镇惊开窍。

二、贴敷治疗处方

1. 葱荷泥（《家庭脐疗》）

主治：小儿感冒。

处方：葱白3g，鲜薄荷叶3g。

用法：上药共捣烂如泥状，外敷脐部，常规方法固定。每日换药1次，连用3日。

2. 龙糖冰片糊（《中华脐疗大成》）

主治：小儿感冒。

处方：地龙20条，白糖适量，冰片少许。

用法：将地龙与白糖搅烂 1 小时后，去地龙留黏液，加入冰片，再加入 75% 的乙醇 5mL。外涂肚脐及囟门，每日 2～3 次，可在当日见效。

3. 泻火退热泥（《常见病民间传统外治法》）

主治： 外感发热，咽喉肿痛。

处方： 生石膏 12g，金银花 9g，板蓝根 9g，鲜西瓜皮 15g。

用法： 将上药共捣烂如泥，拌匀。填于患者肚脐上，每日换药 2～3 次，连续填脐 2～3 日。

4. 滋阴退热糊（《敷脐妙法治百病》）

主治： 阴虚发热。

处方： 生地黄、百合、麦冬各 10g，青蒿 30g，地骨皮、胡黄连、知母、丹皮各 9g。

用法： 上药共为细末，用温水调成糊状，装瓶备用。用时取适量，贴敷于患儿肚脐上，外以纱布覆盖，胶布固定。每日换药 1 次。至病愈方可停药。

5. 绿豆粉（《理瀹骈文》）

主治： 小儿发热。

处方： 绿豆粉、鸡蛋清各适量。

用法： 上 2 味调和，敷于胸口。

6. 加减桑菊泥（《敷脐妙法治百病》）

主治： 风热发热。

处方： 嫩桑叶、鲜菊花、鲜薄荷、鲜青蒿、鲜忍冬叶各适量。

用法： 上药共捣如泥状，敷于脐上，外盖纱布，胶布固定。每日换药 2 次。

7. 硝黄蒿连散（《敷脐妙法治百病》）

主治： 食积发热。

处方： 芒硝、大黄各 10g，青蒿、胡黄连各 9g，米醋适量。

用法： 上药同研为细末，备用。用时取 10g，米醋调为糊状，敷于脐上，外盖纱布，胶布固定。每晚敷药 1 次，清晨除去，至病愈。

8. 退热膏（《理瀹骈文》）

主治： 小儿风热，并通治小儿五脏积热。

处方： 薄荷 32g，大黄、当归、赤芍、甘草各 15g，炒僵蚕 6g。

用法： 麻油熬，黄丹加六一散收，摊膏备用。贴胸口，敷胸亦治丹痧。

【古代文献选录】

一小儿月内发搐鼻塞，乃风邪所伤，以六君子汤加桔梗、细辛，子母俱服，更以葱七茎，生姜一片，细擂摊纸上合置掌中，令热急贴囟门，少顷鼻利搐止。（《万病回春》）

涂囟法，治小儿伤风鼻塞。麝香、牛黄、青黛各二分半，蝎尾去毒分半，薄荷、蜈蚣各二分。上为末，生枣肉杵膏，涂帛上，贴囟中，以手烘热频熨之。薛己曰：按前法辛凉发散，开窍祛风之剂，当审用之！余每以葱头三五茎，细切擂烂，摊纸上，以两掌护热贴囟门，良久，其邪即解，诸病自退。乃去其葱，却以段帛寸余涂糊，仍贴囟门护之。春夏常用绢帛，秋冬用纻丝，以护贴之，永无伤风之患。（《古今图书集成·医部全录》）

小儿流涕是风寒也。白芷末、葱白，捣丸小豆大，每茶下二十丸；仍以白芷末，姜汁调涂太阳穴，乃食热葱粥取汗汁。（《太平圣惠方》）

十二物寒水石散，治少小身体壮热，不能服药。寒水石、芒硝、滑石、石膏、赤石脂、大黄、青木香、甘草、黄芩、防风、川芎、麻黄根各等份，合治下筛，以粉一升，药屑二合相和，复以筛筛之，以粉儿身，日三。（《备急千金要方》）

【现代临床报道】

张氏等用全蝉蜕、山栀各9g，地骨皮5g，钩藤3g，共研细末，加少量鸡蛋黄，搅匀成泥状，做成4个如5分硬币大小药饼，贴压于患儿涌泉（双）、内关穴（双），次晨取下，经1~3次治疗，90例发热患儿体温均恢复正常。

按释：蝉蜕饼具有清热解毒、凉血泻火、息风止痉之功，外治涌泉穴，即取上病下治之意，以清泻三焦之热，内关穴系手少阴心经之穴，蝉蜕饼外敷，以清心经之热。

张宏琴，张进安，张小珍，等. 蝉蜕饼外敷治疗小儿发热90例. 浙江中医杂志，1994，（11）：525.

王氏等用退热膏（生石膏60g，山栀子、蒲公英各30g）研末，用鲜猪胆汁40mL与药末调成糊状，外敷大椎、曲池、合谷3穴治疗小儿高热45例，每日2次，每次8小时，2日为度。一般2小时体温开始下降，12小时降至正常；共治愈38例，无效7例。

按释：治疗以清泻少阳、阳明经郁热为主。膏中采用猪胆汁调成膏剂，更助清热解毒退热之疗效。且大椎为诸阳之会，取之以泻诸阳之热；曲池、合谷均为阳明经穴，用之既清阳明经热，又不致使阳明燥热内结。药穴合用，热邪得清，临床症状自能消除。

王明义，姚九香. 自拟退热膏取穴外敷治疗高热45例. 新中医，1995，27（8）：28.

方氏等用生山栀9g研末，加入70%酒精或白酒浸泡30~60分钟后，与适量面粉和匀制成小饼，外敷涌泉、内关穴治疗小儿发热60例。夜敷晨取，3次治疗体温恢复正常，总有效率100%。

方红，楼建华. 山栀子外敷治疗小儿发热60例. 中医杂志，1991，32（12）：32.

【点评】

小儿脏腑娇嫩柔弱，肺为华盖，首当其冲。肺脏感邪之后，失于宣肃，气机不利，津液不得敷布而内生痰液，痰壅气道，则咳嗽加剧，喉间痰鸣，此为感冒夹痰。小儿脾常不足，感邪之后，脾运失司。稍有饮食不节，致乳食停积，阻滞中焦，则脘腹胀满，不思乳食，或伴呕吐、泄泻，此为感冒夹滞。小儿神气怯弱，肝气未盛，感邪之后，热扰心肝，易致心神不宁，睡卧不实，惊惕抽风，此为感冒夹惊。故在治疗小儿感冒时应注意夹痰、夹滞、夹惊的病理变化，做到未病先防。另外，小儿用药性味不宜过于偏颇，小儿脏腑之气轻灵，治疗所用药物性味也应以轻清之品为宜。

第二十二节　小儿麻疹

一、概述

麻疹，俗称"痧子"，由麻疹病毒经呼吸道传染。本病好发于冬、春两季，一般5岁以下的儿童多难以幸免。开始发病时，其症状类似感冒，常见发热、咳嗽、流鼻涕、打喷嚏、两眼发红并流泪汪汪等症状；发热2～3日后，患儿口腔内两颊出现小白点，周围有红晕；3～5日之后，皮疹首先从耳后出现，逐渐由脖子发展到颜面，再蔓延到胸背及四肢。疹子出得越透，病毒发泄得越干净。出疹之后，需对患儿加强护理，防止并发症。

二、贴敷治疗处方

1. 香菜膏（《中华脐疗大成》）
主治：麻疹初起，隐现出不透。
处方：鲜芫荽（香菜）、鲜紫苏叶、鲜葱白各等量。
用法：混合诸药捣至融烂，加入面粉少许，再捣至极融，调匀如膏状，备用。用时取膏药贴敷于肚脐和两足心（涌泉穴）上，用纱布固定。每日换药1次，一般敷药2～3次，疹子透齐，热退。

2. 透疹熨脐法（《中华脐疗大成》）
主治：麻疹出不透。
处方：鲜浮萍（红色者）、鲜芫荽、鲜紫草各30g，黄酒适量。
用法：除黄酒外，诸药混合捣烂，然后加黄酒适量炒热，以厚布包裹，制成1个熨袋备用。嘱患儿卧于床上，将炒热后放温的药袋置于患儿脐窝上反复熨之。并用熨药袋再熨脊椎骨两旁，自上而下反复熨20分钟。连熨1～2次即可使疹子透发。

3. 生萝卜敷法（《中药外治疗法》）
主治：小儿麻疹。
处方：生萝卜适量。
用法：捣烂敷足心。热极者，用燕窝泥捣烂，鸡蛋清调敷脐部，热退去之。

4. 麻疹散（《中药外治疗法》）

主治：小儿麻疹。

处方：防风、全蝎、大黄、石膏、青黛各等量。

用法：上药共为末，蛋清调敷脐部。

5. 葱椒糖（《内病外治精要》）

主治：麻疹。

处方：葱白（带根须）适量，胡椒7粒，红糖10g。

用法：胡椒研细末，葱白切碎，3味共捣烂，敷肚脐3小时左右。

6. 麻疹腹痛散（《中华脐疗大成》）

主治：麻疹后腹痛甚者。

处方：皮硝3g，冰片3g，雄黄3g。

用法：共研末，水调敷脐中。

【点评】

麻疹的病程一般分为"初热""见形""恢复"三期。若属"顺证"，预后良好。但年幼体弱，正气不足，或护理不当，再感外邪或感邪较重，正不胜邪，麻毒不能顺利外透，极易引起"逆证"而危及生命。逆证表现为出疹期疹出不畅或疹出即没，或疹色紫暗，壮热，咳嗽剧烈，痰鸣，气急，甚则鼻煽胸高，口唇青紫，这是邪毒闭肺；或伴见咽红肿痛，呛咳喘急，声音嘶哑，咳如犬吠，此为疫毒攻喉；若神昏谵语，惊厥抽风，皮疹暴出，疹稠色暗，是为邪陷心肝。要注意区分顺证、逆证。另外，饮食方面，注意补充水分，吃清淡、易消化的食物，忌食油腻、辛辣之品。

除了贴敷的疗法，在《儿科要略》中还有香熏的记载："疹出不透，用沉香、木香、檀香不拘多少，于大盆内焚之，抱小儿于烟上熏之即起。"

第二十三节　小儿水痘

一、概述

水痘，是小儿常见发疹性传染病之一，由水痘病毒经呼吸道感染。本病好发于夏、秋季节，其病以发热、身上起向心性疱疹为主要特点。中医学认为，本病致病的原因多由于湿热内蕴，外感风热、暑湿秽浊之疫气，透发于皮肤、肌表所致。

本病发病时的主要症状：头部、面部、躯干及四肢皮肤起疱疹，伴有发热、咳嗽、流涕或烦躁、咽痛等症状。发疹疱之后，宜对患儿严加护理，嘱其不用手瘙抓，以防止并发他症。

二、贴敷治疗处方

1. 葱头敷脐法（《中药外治疗法》）

主治：小儿痘疹。

处方：葱头5个。

用法：捣碎，敷肚脐下。

2. 龙蝉散（《理瀹骈文》）

主治：痘疮黑陷发搐，目直喘急者。

处方：地龙30g，蝉衣15g。

用法：上药2味，同研为散，乳香汤调敷于脐部。

3. 蚓蒌杏茶饼（《理瀹骈文》）

主治：肝家痘，便血眼红，丹疹满面，紫黑不起。

处方：白颈老蚯蚓7条，焙瓜蒌仁30粒（去油），杏仁15粒（去皮尖）。

用法：上药3味，共研细末，陈茶调作饼，贴于脐部。

4. 清热透痘糊（《中华脐疗大成》）

主治：水痘。

处方：鲜薄荷、鲜二花、鲜浮萍、鲜紫苏叶、鲜芦根各30g。

用法：上药共捣如泥，取药泥适量，贴敷于脐上约1cm厚，外盖纱布，胶布固定。每日换药2次，直至病愈。

5. 人参乳没丸（《理瀹骈文》）

主治：肾经出痘，腰腹绞痛，吐泻冷汗者，阴盛阳衰也。

处方：人参、乳香、没药各3g。

用法：上药3味，共研为末，水泛为丸，纳脐，以艾叶炒热铺于丸上掩之。

6. 气血双补法（《理瀹骈文》）

主治：气虚而血弱，浆不满者。

处方：人参、炙黄芪各6g，生姜3片，糯米1团，川芎3g，官桂1.5g。

用法：上药6味，同捣贴于脐部。

7. 泻热解毒法（《理瀹骈文》）

主治：痘疹毒盛。

处方：生大黄2g，麻黄1g，升麻2g，川芎2g，乌药2g，神曲2g，白蚯蚓1条。

用法：上药7味，同捣烂，敷于脐部。

8. 大膏散（《理瀹骈文》）

主治：痘疹毒重。

处方：大黄、石膏、青黛、全蝎、防风各等量。

用法：上药5味，共研为散，敷于脐部。

【古代文献选录】

蔡氏曰：初觉发热之时，以黄柏膏敷于面，白芥菜子敷于足，干胭脂涂其目，清香油润其脊，此皆思患预防之法也。（《博集稀痘方论》）

小儿将痘发热失表，忽作腹痛，及膨胀弩气干霍乱，由毒气与胃气相搏，欲出不得出也，以商陆根和葱白，捣敷脐上，斑止痘出，方免无虞。（《摘元方》）

五六日方。有痘疗痘母者，用针挑破，以此挑疗散少许着之。夫痘疗之色有二：紫疗白疗也。痘疗之见有三：先疗见在面，次疗见在腹，后疗见在足也。是方也，紫草解毒利窍，雄黄解毒利气，巴豆化毒拔疗，乃挑疗之捷剂也。（《医方考》）

十日以后方。痘中有疗者，四圣挑疗散主之。凡痘中有独黑、独白、独陷下、独疼痛者，名曰痘疗，须以针挑破，令人吸尽恶血，以此药敷之，失治则余痘皆陷矣。珍珠能出毒止痛，二灰能烂毒化血，胭脂能利血拔毒，冰片能利窍行滞。（《医方考》）

痘色灰白，顶陷倒靥，起死回生：红花子、蓖麻仁、麝香各三厘，共捣如泥，真香油、生蜂蜜调成膏，如钱大，贴百会穴，轻者三四寸香，重者五六寸香，立起如珍珠。（《身经通考方》）

【点评】

患儿病前2~3周有与水痘密切接触史，应早期隔离，直到全部皮疹结痂为止。与水痘接触过的儿童，应隔离观察3周。治疗原则：保持呼吸道隔离，卧床休息，加强护理，防止疱疹破溃感染，瘙痒者可给予炉甘石外用。贴敷方中风热型治以疏风透表，清热透疹为主，葱头辛温发散，具有透疹外出之功，配鲜紫苏叶、鲜浮萍可用于小儿痘疹初起。毒热型治以清热解毒，凉营滋阴，大黄泻火解毒，青黛凉血解毒，配地龙、蝉衣，加强镇惊定搐的作用，善治痘疮、抽搐喘促之症。人参、黄芪补气鼓阳，官桂、川芎温利血脉，生姜散寒，糯米养胃，具有益气养血之功，气血充溢则痘浆饱满，痘毒随之消解外泄，故善治体虚亏乏、痘疹凹陷之症。原注云："此方用糯米解毒助浆甚效。"

第二十四节　小儿白喉

一、概述

白喉是由白喉杆菌引起的一种急性传染病，临床以鼻、咽、喉部黏膜有白色假膜形成。犬吠样咳嗽、喘鸣为其特点。各个年龄组均可发病，但以8岁以下儿童多见。一年四季均可发生，但秋冬季更易流行。本病的传染源是病人和健康带菌者，主要通过飞沫传播或接触传染。现在，由于大力推广白喉预防接种，发病率已明显下降。

白喉初起，疫毒郁于卫表，出现发热怕冷、头痛身痛、咽红有白点或片状假膜、苔白、脉浮数等风热证候时，治宜疏风清热解毒，切忌辛温发散。白喉疫毒由表入里，进入气分，出现高热面赤、口渴心烦、小便短少、咽红肿较甚、假膜面积扩大、舌红苔黄、脉洪数等热毒内盛证候时，治宜泻火解毒消肿。白喉后期，热毒耗伤肺胃阴液，出现低热、鼻干唇燥、咽部白点、舌红少苔、干燥少津、脉细数等阴虚燥热证候时，治宜养阴清热解毒。若疫毒进一步烁津成痰，邪与痰沖壅于气道，出现吸气困难、痰鸣唇绀、面色苍白等肺气闭塞证候时，治宜逐痰通闭解毒。

二、贴敷治疗处方

1. 细辛糊（《贵州民间方药集》）
主治：白喉。
处方：茗叶细辛、米饭各 16g。
用法：上药共捣烂，包脐眼。

2. 吹药法（《中国民间疗法》）
主治：白喉中期，喉中溃烂，腐肉不脱。
处方：藏青果 6g，黄柏粉 3g，川贝母 3g，儿茶 3g，薄荷叶 6g，凤凰衣 6g，冰片 1.5g。
用法：将上药研为细末，用纸管将药粉吹敷患处，每日 3 次。

3. 敷药法（《当代中药外治临床大全》）
主治：白喉。
处方：赤小豆 12g，大黄 12g，牛蒡子 9g，芙蓉叶 12g，文蛤 9g，燕窝泥 9g。
用法：将上药研为细末，以葱汁、陈茶叶泡汁，白酒适量调匀，微炒加温，待冷后敷颈部痛处。

【古代文献选录】

定命散，治小儿缠喉，乳鹅等病。川大黄（炒）、黄连（去须）、直白僵蚕（炒，去丝嘴）、生甘草各半两，五倍子一分，腻粉五筒子。上为细末，每用一字，竹苇筒子吹入喉中。如毒气攻心，肺喉中生病，咽饮不得者，以乳汁调药一字，鸡羽蘸之，深探入喉中，得吐者活，不吐者死。（《保幼大全》）

【现代临床报道】

文氏用复方巴豆丸外敷印堂穴治疗白喉，用巴豆肉 2 份，乌梅肉、朱砂各 1 份，将巴豆及乌梅捣烂，加入朱砂混合搅匀，做成绿豆大的小丸，于患儿头额部涂少量鸡蛋清，后取出巴豆丸一粒置于印堂穴上，用胶布加压固定。结果：疗效显著，治愈率

100%。提示：用外治法治疗白喉能达到邪去正安的效果。

按释：巴豆逐水劫痰，朱砂重镇安神，解毒消肿，乌梅敛肺生津，其药性通过肌肤、孔窍，直达腠理、脏腑，通经透络作用于全身，上受于咽喉。诸药和力，外加贴敷印堂穴，共同达到治疗效果。

文明峰．复方巴豆丸外敷治疗白喉13例．湖北中医杂志，1994，16（6）：43.

【点评】

白喉病较危重，一经误治则多至不救，故有五条治疗禁忌：一忌升提涌吐；二忌温散发汗；三忌大下亡津；四忌刀针；五忌病重药轻；六忌苦寒助燥。细辛为化痰除饮之品，《别录》载注："除喉痹。"故古今皆用于白喉痰壅、气急喘促之症。

此外，本病应与习惯上称为白喉的某些虚寒性咽喉疾患相区别，如虚寒白喉等。

第二十五节　小儿百日咳

一、概述

百日咳以阵发性发作，连续性咳嗽，咳后伴有吸气性吼声，即鸡鸣样的回声，最后倾吐痰沫而止为特征。外感时邪，侵入肺系，痰浊内生，阻于气道，以致肺失肃降，发为咳嗽。初咳期，症见咳嗽、喷嚏、流涕、吐泡沫样稀痰，苔薄白，脉浮，指纹淡红；痉咳期，表现为咳嗽渐重，呈阵发性发作，入夜尤甚，咳则连声不断，咳剧有回吼声，至咳出痰涎或吐出食物后，方得暂时停息，苔黄，脉滑数，指纹紫红；恢复期，则咳嗽次数和持续时间渐减，回吼声逐渐消失，咳时呈干呴状，舌淡苔少，指纹青淡。

二、贴敷治疗处方

1. 五倍散（《中华脐疗大成》）
主治：百日咳。
处方：五倍子15g。
用法：焙干，研细，敷于肚脐上。

2. 顿咳散（《中华脐疗大成》）
主治：顿咳。
处方：罂粟壳少许，五味子适量。
用法：上药研末填于脐中。

3. 归元散（《穴位贴敷治百病》）
主治：百日咳，舌系带溃疡。

处方：山栀、吴茱萸、黄连、肉桂心各等份。

用法：将上药研为细末，用米醋适量调拌成糊膏状，均匀敷于双足心涌泉穴上，用纱布覆盖，外用胶布固定。每日换药 1 次，连用 1 ~ 2 周。

4. 大蒜敷（《中草药外治法大全》）

主治：百日咳。

处方：大蒜适量。

用法：剥去大蒜瓣的薄外衣，捣烂备用。先将患者双脚涂以猪油或凡士林，然后将大蒜泥均匀铺于白布上，敷双足底涌泉穴部位，外面再加穿一双袜。每晚临睡前敷上，翌晨即除。

注意：足底必先涂猪油之类，否则会起泡，次日即不能行走。如果脚底没有起泡和痛楚，可以连敷数日，或隔日敷治 1 次。该法不但对百日咳有效，对任何夜间顽固性的咳嗽亦有效。

【点评】

百日咳是一种常见的儿童传染病，1 ~ 6 岁患病的较多，只要不发生并发症，一般都能自行痊愈，而且有较持久的免疫力。罂粟壳与五味子均属收敛止咳之品，治小儿百日咳非常有效，稍加大剂量治成人久咳不愈也效。孩子得百日咳后，除应及时治疗外，还应禁忌以下几点：一忌关门闭户，空气不畅；二忌烟尘刺激；三忌卧床不动；四忌饮食过饱；五忌和别的病儿接触，以免感染，引起别的并发症；六忌疲劳过度。

第二十六节　小儿蛇舌

一、概述

蛇舌，又名弄舌，特指小儿不时地伸缩、摇动舌头之症。多因脾脏微热，或心脾亏损，或心胃火炽，或肝热动风，以致舌络不顺，舌如蛇舐。常根据不同证型予以辨证施治，或凉脾泻热，或养心益脾，或清心泻胃，或泻肝息风。

二、贴敷治疗处方

木芙蓉蛋（《华佗神医秘传》）

主治：小儿蛇舌。

处方：木芙蓉根皮或花叶适量，鸡蛋 2 枚。

用法：将木芙蓉捣烂，以鸡蛋和匀煎热，候冷。敷脐及心口部，用布扎紧之极效。

【点评】

木芙蓉具有清心凉血之效，并兼有养阴泻热之功，故善治血热阴伤所致的小儿蛇舌。

第二十七节　小儿尿布性皮炎

一、概述

尿布性皮炎，是小儿常见的疾患。主要由于臀部或会阴部长期受湿尿布的刺激而引起。此外，由于尿布粗糙、过硬，经常摩擦皮肤，也可使皮肤发炎。临床表现为初起时臀部和外生殖器附近的皮肤有斑块或弥漫性发红，严重时则有糜烂现象，甚至表浅的溃疡。

诊断要点：皮损局限于尿布覆盖部位，尤其是阴囊、会阴、大腿内侧、臀部、外阴等处。初起大片红斑，与尿布遮盖范围吻合，境界清楚，边缘整齐，压之褪色，局部水肿。继续发展，局部可有丘疹、水疱、糜烂，甚至溃疡。因污垢浸渍、湿热酝蒸而红肿疼痛，患儿多哭闹不安，伴有发热、不喜进食。

二、贴敷治疗处方

1. 贴敷方1（《经穴贴敷疗百病》）

主治：尿布性皮炎。

处方：黄柏1.5g，大黄1.5g，滑石6g，炉甘石1.5g，枯矾1.5g，冰片0.9g。

用法：上药共研细末。每次大小便后，用温水洗净揩干，将药粉擦患处。

2. 贴敷方2（《经穴贴敷疗百病》）

主治：尿布性皮炎。

处方：青黛粉9g，儿茶末9g，黄柏9g，马齿苋9g，五倍子0.5g，冰片0.9g。

用法：上药共研细末，加凡士林125g调匀成油膏。每次换药前将患处用水洗净擦干，取纱布将油膏调匀摊薄，外涂患处，每2～3小时涂1次。如因大小便潮湿，须更换1次。

3. 贴敷方3（《经穴贴敷疗百病》）

主治：尿布性皮炎。

处方：野菊花、蒲公英、黄连、石榴皮、五倍子、黄柏各等份。

用法：任取2～3味，浓煎取汁，湿敷患处。

【点评】

《儿科要略》中提到："婴孩初生……皮肤之柔嫩异常，最易擦破，最好宜常易内衣，勤加拂拭，洗面可用乳汁涂抹，再用毛巾蘸温开水揩干，则皮肤光洁，腠理致密，浴身洗口洗眼，均宜规定时期为主，总以清洁而无碍儿体为合度。婴儿屎尿布片宜勤换，勿令屎尿久留身上，换时切忌当风。如用水揩拭，须用温水。其布片日晒须要摊凉，火烘须要退热，如此庶可免除风寒暑湿燥火等症。"当然，也可以避免尿布性皮炎。

第二十八节　小儿贫血

一、概述

贫血是小儿时期常见的一种症状，指单位体积血液中红细胞、血红蛋白低于正常。原因很多，主要为失血、红血球破坏增多或红血细胞、血红蛋白生成障碍所引起。小儿贫血的类型与生长阶段有关。如遗传性或先天性缺陷引起的贫血多在幼儿时发病；胎儿与母体有关的贫血发生在新生儿期；造血物质缺乏或感染等引起的贫血也以幼儿多见。

其中以缺铁性贫血为常见，与营养因素关系很大，表现为食欲差，神萎，烦躁，面色苍白，注意力不集中，反应慢，肝、脾、淋巴结肿大，甚至心脏扩大、有杂音。

二、贴敷治疗处方

1. 贴敷方1（《经穴贴敷疗百病》）
主治：幼儿贫血。
处方：党参、白术、茯苓、黄芪、丹参等（上海市针灸经络研究所制）。
用法：上药共研末，用万花油拌匀。贴敷膈俞、脾俞、中脘、足三里、三阴交、神阙、气海穴。每次选单侧4个穴位贴敷，每穴敷药直径约1cm，外用消炎止痛膏固定，隔3日换药1次，即每周换药2次，连贴10周，共敷药20次，疗效明显。

2. 贴敷方2（《经穴贴敷疗百病》）
主治：幼儿贫血。
处方：延胡索粉3g，胡椒粉0.5g，桃仁3g，杏仁3g，生山栀3g。
用法：上药共研细末，敷脐，每日1次，连续贴敷3~5日。

3. 贴敷方3（《民间简易疗法·穴位贴敷》）
主治：幼儿缺铁性贫血。

处方：用党参、苍术、白术、茯苓、黄芪、丹参、骨碎补、陈皮、使君子、莱菔子、丁香、肉桂、冰片等制成药膏。

用法：血海、足三里、三阴交、膈俞、脾俞、神阙、气海、中脘，每次选单侧穴位4个，每穴敷药直径约1cm，外用消炎止痛膏贴牢。隔3日换药1次，每周换药2次，10周为1个疗程，共敷药20次。另外，每日加服小剂量硫酸亚铁0.15g。

【点评】

本病病位主要在脾、肾、心、肝，血虚不荣为主要病理基础。故在选用药物上多以益气养血、补脾益肾为主，如黄芪、党参、白术等。在选用贴敷的穴位上多选有补益脾、肾、心、肝的穴位，如脾俞、膈俞、肾俞、足三里等。

第二十九节　新生儿破伤风

一、概述

新生儿破伤风中医称"脐风"，是指初生儿因断脐处理不善，接触不洁之物或断脐后脐部护理不当，为风寒水湿秽毒之邪所侵而发生的疾病。发作前常见精神躁扰，吮乳口松，或口噤难开，颈项牵强。以后进入发作期，出现形寒身热，口撮唇紧，舌体强硬，啼声难出，牙关紧闭，吞咽困难，口眼颜面牵引。严重者面青唇紫，颈项强直，角弓反张，四肢抽搐，脐突肚紧，呼吸喘促，汗出不止而致死亡。

二、贴敷治疗处方

1. 冰片雄麝散（《穴敷疗法聚方镜》）
主治：初生儿脐风。

处方：麝香0.15g，冰片1.5g，雄黄1.5g。

用法：上药共研末，以蜜糖30g，微煮3分钟，将药末和蜜糖调匀，敷摊于布上，贴脐部。

2. 脐风糊敷剂（《敷脐妙法治百病》）
主治：脐风。

处方：天麻10g，白附子、羌活、防风、白芷各9g，天南星、地龙、白僵蚕各6g。

用法：上药共为细末，用时取适量加入蜂蜜调和如厚糊备用。敷脐约一指厚，外盖消毒纱布，胶布固定。每日换药2次，直至病愈。

3. 羚发蜈蚣散（《中华脐疗大成》）
主治：脐风。

处方：羚羊角3g（锉屑，略炒），乱发1团（烧炭存性），炙蜈蚣1条（赤足者）。

用法：上药共为末，敷脐，或用消毒纱布包裹。

4. 蜂房僵蚕散（《中华脐疗大成》）

主治：脐风。

处方：蜂房1个，白僵蚕1个，蜂蜜适量。

用法：将蜂房烧灰与白僵蚕共为细末，加入蜂蜜适量调和如厚糊备用。用时取药糊涂脐孔，外盖消毒纱布，胶布固定。

5. 脐风散（《穴位贴药疗法》）

主治：脐风。

处方：枯矾8g，硼砂8g，朱砂2g，冰片0.2g，麝香0.2g。

用法：上药共研末备用。每次取药末2g，填于脐内，外以纱布、胶布固定。每日换药1次。

6. 脐风外敷法（《民间敷灸》）

主治：新生儿脐风。

处方：生地黄12g，葱白6g，萝卜子10g，田螺1个。

用法：上药捣烂，贴敷于脐中。

7. 蝎蜈蚕瞿散（《敷脐疗法》）

主治：小儿脐风。

处方：蝎梢4个，赤脚金头蜈蚣1条，僵蚕7个，瞿麦1g。

用法：上药4味，共研为散，敷于脐部。同时用鹅毛管吹少些入鼻中，有喷嚏叫声可治，后用薄荷汁调服之。

【古代文献选录】

又田氏治噤风，用天南星末一钱片脑少许，以指蘸姜汁擦龈立开。丹溪用赤足蜈蚣去足，炙为末，以猪乳调五分，徐徐灌之。或用牛黄，以竹沥调服一字，随以猪乳滴于口中。《太平圣惠方》用郁金、藜芦、瓜蒂为末，水调搐鼻中。钱氏云：撮口因浴后拭脐，风邪所入而作，用益黄散补之。无择云，视其齿龈有泡擦破，口既开，用真白僵蚕为末，蜜调涂口内。（《保婴撮要》）

如口噤不开，服诸药不效者，生南星去皮脐，研为极细末，龙脑少许合和，用指蘸生姜汁于大牙根上擦之。立开。凡脐风、撮口、噤风三者虽异，其受病之源则一也。大抵里气郁结，壅闭不通。（《证治准绳》）

江应宿曰：凡儿脐风，须看牙龈，有水泡点如粟粒，以银针挑破，出污血或黄脓少许而愈。又一法：以热水蘸绵子，包指擦之，轻挖破，以金头蜈蚣炙末，敷之，仍以厚衣包裹，纳母怀中，取大汗出而愈，再服归命散解。近来江南脐风之症最多，盖由赤子落脐之时不慎照顾，风邪流入心脾，五七日而发，面青口撮，吐白沫，仓卒急迫失救，遂致夭折。急用蒜一两，捣捏作饼子，纳于脐上，以艾火灸五七壮，以拔出风邪，仍用艾茸或绵子如钱大一块，贴于脐上，外以膏药封之，兼行前二法

为妙。必有青筋发在腹，有二道生叉，以艾灸绝截住叉头，稍迟则上行攻心而死。（《名医类案》）

【点评】

贴敷方用羚羊角清热解毒，息风止痉，如无羚羊角可用山羊角代之，但其力较逊。全蝎、蜈蚣、僵蚕均具息风解痉之功，又有解毒散结之效，蜂房攻毒消肿，故为治小儿脐风要药；血余炭"疗小儿惊热"；瞿麦利尿，以助毒素从小便而解。另外，值得指出的是，注意断脐时的严格消毒，小儿脐风是可以预防和避免的。

第三十节　新生儿二便不通

一、概述

新生儿二便不通是指出生 48 小时内无大小便之症。首先要检查是否存在先天性消化道和泌尿道畸形，排除其可能性之外再进行辨证论治。

新生儿大便不通，若因孕妇过食辛热香燥之物，以致胎热内盛，肠胃壅结，表现为肚腹胀满、烦躁多啼、面赤唇红者，治宜清热通下；若因小儿禀赋不足，气机不运，表现为面色㿠白、神疲气怯、啼声低微者，治宜培补元气，兼行温通。

新生儿小便不通，若因母体虚弱，致小儿元气衰微，气化失调，水道不利，表现为面白唇淡、形神怯弱者，治宜培补元气，温化利水；若因胎热蕴结膀胱，气化功能失于宣通，水道受阻，表现为唇红口干、烦躁多啼者，治宜清热利尿。

二、贴敷治疗处方

1. 葱麝膏（《中华脐疗大成》）
主治：新生儿二便不通。
处方：大葱白 2 根，麝香（或公丁香）0.1g。
用法：先将生葱白捣烂如泥，加入麝香（或公丁香）末拌匀捣成稠膏，文火炒热，乘微温时敷于脐孔、气海穴上。
2. 白矾散（《中华脐疗大成》）
主治：新生儿二便不通。
处方：白矾末适量。
用法：填满脐中，以新汲水滴之，觉冷气透腹内，即自然通。脐平者，以纸围环之。
3. 通便饼（《脐疗》）
主治：小儿二便不通。

处方：葱 2 棵，生姜 6g，豆豉、食盐各 9g。

用法：以上诸药同捣烂，做成药饼，将药饼烤热敷脐部，用布扎紧，1 ~ 2 小时后见效。

4. 生地硝黄糊（《敷脐妙法治百病》）

主治：新生儿大便不通。

处方：鲜生地黄 30g，芒硝、大黄各 10g，藕汁适量，蜂蜜适量。

用法：上药共捣至如泥状，备用，用时取适量贴敷在脐孔上，外盖纱布，胶布固定，每日换药 2 ~ 3 次。

【古代文献选录】

又掩脐法：用连根葱一根，不洗带泥土，生姜一片，淡豆豉二十一粒，盐二匙，同研烂，捏饼烘热掩脐中，以绵扎定，良久气透自通，不然另换一剂。小便不通亦可。（《婴童百问》）

掩脐法，治大小便不通。海蜥四十九粒、葱根七个、黑豆七个、盐少许。上同研烂，捏成一饼，烘热放脐上，以帛扎定，久则自通。（《婴童百问》）

小儿初生大小便不通，腹胀危及欲死。可急用大田螺一个，一两上下者，连皮捣烂，涂在儿脐下，一刻即大小便均通矣，此法可谓真神之方也。（《幼科概论》）

【现代临床报道】

张氏采用大黄贴穴治疗小儿便秘 80 例。将大黄 5 ~ 10g，研成细末，用醋调为糊状，置于伤湿止痛膏中心，贴双足涌泉穴或肚脐处，10 ~ 15 小时后取下，一般 1 次即可见效。

按释：大黄有清热消积、通便之功。

张静慧．大黄贴穴治疗小儿便秘 80 例疗效观察．现代中西医结合杂志，2001，10（22）：2193.

【点评】

关于新生儿二便不通的病机，《儿科萃要》指出："小儿前阴主气，后阴主血。盖膀胱之津液，血所化也，由气而能出，太阴之传送，气之运也，由血而后能润，此便溺之流通，即气血之依附，血不化，气不运，则二便秘结。"贴敷方中葱白通阳开闭而利大小便，麝香、丁香走窜通行而增强通闭作用，二阴窍开则二便畅通矣。白矾寒凉清热，《本草纲目》曰其能"通大小便"，故善治邪热内结所致的新生儿二便不通之症。

第三十一节　新生儿黄疸

一、概述

医学上把未满月（出生28日内）宝宝的黄疸，称之为新生儿黄疸，新生儿黄疸是指新生儿时期，由于胆红素代谢异常引起血中胆红素水平升高而出现于皮肤、黏膜及巩膜黄疸为特征的病症，本病有生理性和病理性之分。生理性黄疸在出生后2~3日出现，4~6日达到高峰，7~10日消退，早产儿持续时间较长，除有轻微食欲不振外，无其他临床症状。若生后24小时即出现黄疸，2~3周仍不退，甚至继续加深加重或消退后重复出现，或生后1周至数周内才开始出现黄疸，均为病理性黄疸。

湿热型黄疸可见到小儿皮肤黄而鲜明，其色如橘色，伴见发热、烦躁、啼哭、口渴、呕吐、尿黄、便秘等症状，伴见高热、烦躁喘促，并且有呕吐腹泻等胃肠道症状。此型一般病情较重，多为核黄疸病人。

瘀滞型黄疸可见面目及全身发黄，黄色较深且晦暗，并逐渐加重，身体消瘦，饮食减少，大便溏稀，并伴有皮肤出血而见瘀斑瘀点等，治疗要活血化瘀，养肝健脾。

脾湿型黄疸的小儿皮肤发黄，日久不易退，其色晦暗，面色无华，体质消瘦，乏力纳少，大便溏软，四肢欠温，治疗可用健脾化湿、和中之法。

二、贴敷治疗处方

1. 茵陈瓜蒂豆矾糊（《中华脐疗大成》）
主治： 新生儿黄疸。
处方： 赤小豆、甜瓜蒂、丝瓜蒂各7粒，鲜茵陈绞汁适量，白矾少许。
用法： 除茵陈汁外，余药共研为末，过筛后与茵陈汁拌成糊直接填满脐孔，纱布盖之，胶布固定。每日换药1~3次，勤贴频换，直至黄疸尽退。

2. 消胎黄糊（《中华脐疗大成》）
主治： 新生儿黄疸。
处方： 车前子10g，生栀子9g，大黄8g，黄芩9g，鲜茵陈汁1小杯。
用法： 将前4味药共研为细末，过筛，与茵陈汁调拌成糊状，备用。用时取药糊直接填满婴儿肚脐孔，外加纱布覆盖，并加胶布固定之。每日换药1~3次，勤贴换，直至黄疸尽退方可停药。

3. 解毒消黄糊（《敷脐妙法治百病》）
主治： 热毒壅盛之胎黄。
处方： 水牛角10g，黄连、山栀、天麻各10g，鲜茵陈汁1小杯（干品也可用10g）。

用法： 将栀子、黄连、天麻共为细末，茵陈汁调成糊状，备用（用干品者清水调）。临用时取水牛角粉 0.5g 填于肚脐上，再将药糊盖在上面，外以纱布覆盖，胶布固定之。每日换药 1~2 次，直至病愈。

4. 茵陈利湿糊（《中华脐疗大成》）

主治： 脾湿型胎黄。

处方： 茵陈 30g，茯苓、猪苓、泽泻、车前子各 15g。

用法： 上药共为研末，用时取适量用清水调成糊状，贴敷于患儿脐孔穴上。每日换药 1~3 次，至病愈方可停药。

【点评】

病理性黄疸不论何种原因，严重时均可引起"核黄疸"，其预后差，除可造成神经系统损害外，严重的可引起死亡。因此，新生儿病理性黄疸应重在预防，如孕期防止弓形体、风疹病毒的感染，尤其是在孕早期防止病毒感染；出生后防止败血症的发生；新生儿出生时接种乙肝疫苗等。家长要密切观察孩子的黄疸变化，如发现有病理性黄疸的迹象，应及时送医院诊治。

贴敷方用甜瓜蒂、茵陈蒿利湿退黄疗疸为主，山栀、大黄、黄芩等清肝胆湿热而增强其退黄疸作用。胎黄属热毒壅盛者，加水牛角、天麻清热凉血而止痉。胎黄属脾湿者，配茯苓、猪苓、泽泻、车前子利小便以助退黄。

第二十二章　皮肤科病症

第一节　荨麻疹

一、概述

荨麻疹是以异常瘙痒、皮肤出现成块、成片状风团为主症的疾病，因其时隐时起，遇风易发，中医称为"瘾疹"，又称为"风疹""风疹块""风蓓蕾"。本病急性者短期发作后多可痊愈，慢性者常反复发作，缠绵难愈。

本病的病位在肌肤腠理，多与风邪侵袭，或胃肠积热有关。腠理不固，风邪侵袭，遏于肌肤，营卫不和；或素有胃肠积热，复感风邪，均可使病邪内不得疏泄，外不得透达，郁于腠理而发为本病。

二、辨证

主症为发病时在皮肤上突然出现大小不等、形状不一的风团，成块或成片，高起皮肤，边界清楚，有如蚊虫叮咬之疙瘩，其色或红或白，瘙痒异常，发病迅速，消退亦快，此起彼伏，反复发作，消退后不留任何痕迹。兼见发作与天气变化有明显关系，或疹块以露出部位如头面、手足为重，或兼有外感表证者，为风邪袭表；发作与饮食因素有明显关系，伴有脘腹胀痛，大便秘结，小便黄赤，或伴有恶心呕吐，肠鸣泄泻，舌质红赤，舌苔黄腻，脉滑数者，为胃肠积热；病久不愈，热伤阴血，可导致血虚风燥之证。

三、贴敷治疗处方

1. 肤痒散（《脐疗》）
主治： 荨麻疹肤痒。
处方： 红花、桃仁、杏仁、生栀子各15g，冰片5g。
用法： 上药共研末，瓶装备用。每次取药粉1g，用凡士林（或蜂蜜）调成糊状，敷脐上，再用敷料固定。每日换药 1 次，敷 2～10 次为 1 个疗程。

2. 治荨麻疹验方（《中医脐疗大全》）

主治： 荨麻疹。

处方： 银胡、胡莲、防风、浮萍、乌梅、甘草各等量。

用法： 诸药共研为末。取适量填满脐窝，用手压实，纱布盖之，胶布固定。每日换药 1 次，坚持常贴，1 个月为 1 个疗程。

3. 祛风止痒散（《脐疗》）

主治： 皮肤瘙痒。

处方： 地肤子、红花、僵蚕、蝉衣各 9g。

用法： 上药共末备用。每次取药粉 1～2g，水调为糊，敷于脐部，外用纱布包扎。

4. 桃红荆肤散（《家庭脐疗》）

主治： 小儿皮肤瘙痒症。

处方： 红花、桃仁、杏仁、生栀子、荆芥、地肤子各等量。

用法： 上药共压细粉。取药粉适量，以蜂蜜调为糊状，摊成 3cm×3cm×1cm 的药饼，贴敷脐部，外用伤湿止痛膏或胶布固定，每日 1 次，连用 5 日。

5. 荆芥穗（《中国灸法集粹》）

主治： 荨麻疹。

处方： 取荆芥穗 30g。

用法： 揉碎后炒热，装入布袋内，迅速敷于患处，每次贴敷 10～15 分钟，每日 1～2次。

6. 白薇软膏（升麻膏）（《中国膏药学》）

主治： 肿毒瘾疹（丹毒、荨麻疹）。

处方： 升麻 90g，白薇 90g，漏芦 90g（去芦头），连翘 90g，芒硝 90g，黄芩 90g，蛇衔 90g，枳壳 90g，山栀仁 40 枚。

用法： 上药细切，以水 200mL，猪脂 200g 煎，候水涸去渣，于瓷器中盛，涂患处。

7. 苍枫软膏（麻风必效膏）（《丹方精华续集》）

主治： 赤白瘾疹，皮癞（荨麻疹、皮肤癞）。

处方： 大枫子 120g，苍耳子 30g，当归 30g，生地黄 30g，紫草 150g，麻黄 50g，木鳖子 150g，防己 150g，黄柏 150g，玄参 150g，麻油 2400mL，黄蜡 3000g。

用法： 上药 11 味，纳木鳖子、大枫子去壳，除黄蜡外，先将当归等 5 味入油熬枯，滤去渣，再加油，复入锅内熬，再下黄蜡，试滴水中不散为度，候稍冷，倾入罐中，坐水中 3 日，以去火毒，搽涂患处。

8. 荨麻疹膏（《经穴贴敷疗百病》）

主治： 荨麻疹。

处方： 蝉衣 30g，紫草 64g，茯苓 30g，白芷 30g，苍术 50g，白术 50g。

用法： 上药共研细末，麻油熬，黄丹收。敷于阳溪、大椎、曲池、合谷、血海、足三里、委中、膈俞穴位处，每日 1 次，每次 2～5 小时，疗程为 1 周。

【古代文献选录】

风瘙瘾疹：赤小豆、荆芥穗等分为末，鸡子清调涂之。（《录验》）

游风瘾疹：以楮叶掺动，用盐泥二两，百合半两，黄丹二钱，酢一分，唾四分，捣和贴之。（《摘元方》）

风气瘙痒及瘾疹：蜂房、炙蝉蜕等分为末，酒服一钱，日三服。又方：用露蜂房煎汁，入芒硝敷之，日五次。（《梅师方》）

【现代临床报道】

章氏水针加穴敷治疗慢性荨麻疹 83 例。水针取丹参 2mL，维生素 B$_{12}$ 1mL，天麻 2mL。取穴：曲池（双）、足三里（双）、风池（双）。每次取左右同一穴位各 2.5mL 注射，3 日注射 1 次。穴敷药取防风 25g，苍耳草 25g，徐长卿 25g，钩藤 20g，以诸药共研末，取麝香壮骨膏 2 张，将药末置于膏药中央，直径 1.5cm 贴敷膈俞穴，4 日换 1 次。10 日为 1 个疗程。结果：治愈 60 例，总有效率 94%。

按释：《诸病源候论·风瘙身体瘾疹候》曰："邪客于皮肤，复逢风寒机折，则起风瘙瘾疹。"治疗当祛风散邪、养血安肤。取丹参、天麻穴注，则行气活血；穴取多血多气之经阳明的合穴，配风池则增加行血祛风之功，血行则风自灭以治其内，用防风等祛风药物穴敷，则祛风散邪，邪祛正安，以治其外，使内外兼治而达到治愈的目的。

章再军. 水针加穴敷治疗慢性荨麻疹 83 例报道. 中医外治杂志，1996，(6)：47.

郭氏采用多虑平乳膏贴敷神阙穴的方法治疗本病 80 例。药用多虑平乳膏（取多虑平片 25mg×50 片，研极细末，加入水包油型乳膏基质 100g，调匀即得）约黄豆大小，涂于神阙穴。结果：总有效率为 82.5%。提示：本疗法简便易行，能迅速止痒。

按释：神阙穴是一重要穴位，属任脉，任督二脉互为表里，与诸经百脉相通。从经络学说看，经脐给药，使药物得以循经直趋病所，容易穿透、弥散、吸收。多虑平是一种三环类抗抑郁药，被认为是目前最强的组胺拮抗剂，其对 H$_1$ 受体的亲和力是苯海拉明的 775 倍，因此广泛应用于瘙痒性皮肤病的治疗。

郭志飞，翁益华. 多虑平乳膏贴敷神阙穴治疗丘疹性荨麻疹 80 例. 浙江中医杂志，2002，8：343.

【点评】

现代医学研究认为，荨麻疹最常见的原因是食物过敏，其次是药物过敏，尤其是急性荨麻疹。荨麻疹病因比较复杂，约半数以上病例找不到病因。中医认为，荨麻疹的病因病机，一般是在先天体质因素的基础上，因感受风、寒、湿、热之邪，或饮食不慎，或七情内伤等诱发。

急性荨麻疹易于治疗，慢性荨麻疹无论什么证型在治疗上均有一定难度，故朱仁康告诫云："更有寒热错杂之证，也当寒热兼治。总之，病情比较复杂，应当详究，审证求因，庶能得治。"对于贴敷治疗，亦应注意上述问题，不拘成方，应以临床证候，详辨阴阳寒热，然后组方用药。"急则治其标"，对于急性发作者，应以止痒为主，可予如苍枫软膏、白薇软膏（升麻膏）、荆芥穗等涂患处，祛风止痒；同时配合如荨麻疹膏敷于阳溪、大椎、曲池、合谷、血海、足三里、委中、膈俞等清热解毒、活血凉血的穴位处；也可予桃红荆肤散、祛风止痒散、荨麻疹肤痒等敷于脐处。"缓则治其本"，对于慢性荨麻疹，可采用脐疗法，长期应用，其中，银胡、胡连、防风、浮萍、乌梅、蝉衣、苍术、白术、苍耳子、当归、生地黄等可养阴血，健脾胃，祛邪扶正，现代药理研究发现其具有抗过敏作用。

另外，应注意避风寒，忌食鱼虾等过敏性食物，远离过敏原。皮肤瘙痒症亦可参考本病进行贴敷治疗。

第二节　带状疱疹

一、概述

带状疱疹是以突发单侧簇集状水泡呈带状分布的皮疹，并伴有烧灼刺痛为主症的病症。又称为"蛇丹""蛇窠疮""蜘蛛疮""火带疮""缠腰火丹"等，多发生于腰腹、胸背及颜面部。中医文献中又称为"缠腰火丹""火带疮""蛇丹""蜘蛛疮"等。如明代《外科准绳·缠腰火丹》中记载："或问绕腰生疮，累累如珠，何如？曰：是名火带疮，亦名缠腰火丹……"清代《外科大成·缠腰火丹》称此症"俗名蛇串疮，初生于腰，紫赤如疹，或起水泡，痛如火燎"。

本病多与肝郁化火、过食辛辣厚味、感受火热时毒有关。多因情志不畅，肝经郁火；或过食辛辣厚味，脾经湿热内蕴；又复感火热时毒，以致引动肝火，湿热蕴蒸，浸淫肌肤、经络而发为疱疹。

二、辨证

主症为初起时先觉发病部位皮肤灼热疼痛，皮色发红，继则出现簇集性粟粒大小丘状疱疹，多呈带状排列，多发生于身体一侧，以腰、胁部为最常见。疱疹消失后可遗留疼痛感。兼见疱疹色鲜红，灼热疼痛，疱壁紧张，口苦，心烦，易怒，脉弦数者，为肝经火毒；疱疹色淡红，起黄白水泡，疱壁易于穿破，渗水糜烂，身重腹胀，苔黄腻，脉滑数者，为脾经湿热；疱疹消失后遗留疼痛者，证属余邪留滞，血络不通。

三、贴敷治疗处方

1. 冰芩乳膏（《中医外治经验选》）

主治： 带状疱疹，疮疡。

处方： 黄芩、大黄、甘草、冰片各适量。

用法： 黄芩酒炙后取作 12 份，大黄酒炙后取作 8 份，甘草 3 份，共研细粉，过 120 目筛，加冰片 1 份，用水包油型乳化剂基质 76 份，制成乳膏，涂患处。

2. 双柏散（《贴敷疗法》）

主治： 用于带状疱疹水泡未溃者。

处方： 侧柏叶 60g，大黄 60g，黄柏 30g，薄荷 30g，泽兰 30g。

用法： 将上药共研细末，用时取药粉 30g 和适量冷开水或蜂蜜调敷，每日 2 次。

3. 带状疱疹验方（《中医外治疗法集萃》）

主治： 湿热型带状疱疹。

处方： 金银花 30g，青黛 3g，川黄连 4g，冰片 3g，生甘草 6g。若属风火型者，加防风 9g。

用法： 先将黄连、金银花、甘草用开水 50mL 浸泡 24 小时后，入冰片、青黛均研细，加 75% 的酒精 20mL，合匀，贮存备用。用消毒药棉蘸药液涂患处，每日 3 次。

4. 七厘散（《中医外治疗法集萃》）

主治： 适用于带状疱疹后遗神经痛。

处方： 取七厘散 2 份，凡士林 8 份，调匀成膏备用。局部皮肤常规消毒后，用七星皮肤针叩刺，以隐隐出血为度，然后将七厘膏均匀涂抹叩刺处，外敷消毒纱布，胶布固定，每 3~5 日治疗 1 次，一般连续治疗 7~14 次即可获愈。

5. 地榆紫草膏（《穴位贴敷治百病》）

主治： 带状疱疹。

处方： 地榆 30g，紫草 18g。

用法： 将上药研为细末，用凡士林调拌成糊膏状，涂于纱布上，贴敷患处，每日换药 1 次，一般连用 3~4 次即愈。

6. 黄花解毒膏（《穴位贴敷治百病》）

主治： 带状疱疹。

处方： 黄连 30g，七叶一枝花 50g，雄黄 60g，琥珀、明矾各 90g，蜈蚣 20g。

用法： 先将蜈蚣放焙箱内烤黄，然后取上药研为细末，过 100 目筛，混匀装瓶备用。用麻油调拌成糊膏状，涂于纱布上，贴敷患处，每日换药 1 次，3~6 日为 1 个疗程。

【古代文献选录】

蛇缠疮：用雄黄研为末，以酢调涂，仍用酒调服。凡为蛇伤及蜂蛋、蜈蚣、毒虫、

颠犬所伤，皆可用之。(《证治准绳》)

【现代临床报道】

汤氏等针刺配合中药外敷治疗带状疱疹，本组 120 例，随机将患者分为 3 组，即针刺组 32 例、贴敷组 40 例、针药组 48 例。针刺组选阿是穴、合谷、血海、足三里、肝俞、胆俞穴，先用梅花针在带状疱疹周围（健康组织）叩刺 3 遍，使周围皮肤充血，然后用毫针刺以上穴位，留针 30 分钟，每日 1 次；贴敷组药物为雄黄、明矾各 10g，琥珀 3g，蜈蚣 3 条，共为细末，用蛋清或小磨油适量，调成糊状敷患处，每日 1 次；针药组采用针刺配合中药外敷同时进行，治疗方法同前。治疗均以 7 日为 1 个疗程，疗程间休息 2 日。结果：针药组（治愈率 79%、总有效率 100%）优于针刺组（治愈率 56%、总有效率 94%）、贴敷组（治愈率 62%、总有效率 95%）。

汤秀芳，王雪峰. 针刺配合中药外敷治疗带状疱疹 48 例. 上海针灸杂志，2000，19（3）：10.

【点评】

西医学认为，带状疱疹是由水痘带状疱疹病毒引起的急性炎症性皮肤病，应采用全身和局部疗法，原则为抗病毒、消炎、止痛、保护局部、防止继发感染、缩短病程等。中医学认为，带状疱疹是由于情志内伤、肝达失调、损伤脾气、脾失健运、饮食失调，导致肝脾不和、气滞湿郁、化热化火经外发、湿热毒火外伤于肌肤所致。在治疗上应根据发病的不同时期辨证治疗，同时结合疱疹发病特点以及患者个体因素综合考虑。

对于带状疱疹的取穴，夹脊穴至关重要，它位于脊柱两旁，内夹脊里（督脉），外邻膀胱经，分布于督脉与膀胱经之间，与多条经筋、络脉、经别等直接相连。能够改善局部血液循环，调节脊神经及交感干的功能，发挥镇痛止痒、活血化瘀、濡养皮肤的作用。另外，除了局部取穴外，还应兼顾脏腑辨证，扶正祛邪。

贴敷治疗本病有较好的效果，对疱疹后遗神经痛者贴敷也有较好的止痛效果。冰芩乳膏具有清热燥湿、解毒收敛、活血祛瘀、泻火止痒、缓急止痛、抗皮肤过敏的功能。对多种细菌、病毒有杀灭作用，对皮肤真菌有抑制作用。可用于治疗带状疱疹急性期。双柏散用于带状疱疹水泡初起未溃者。带状疱疹验方、地榆紫草膏等均可在急性期使用。七星皮肤针叩刺加外敷七厘散为一种综合治疗方法，可用于带状疱疹后遗神经痛。七星皮肤针叩刺也可与其他药物同用，对于急性期和后遗症期均有效。

必要时若配合中药内服外敷，效果更好。同时注意饮食调理，以清淡为主，忌食辛辣、油腻、鱼虾等发物。

第三节 丹 毒

一、概述

丹毒是患部皮肤突然变赤，色如涂丹，游走极快的一种急性感染性疾病。本病好发于颜面和小腿部，其中发于头面者称"抱头火丹"，发腿胫者称"流火"，游走全身者称"赤游丹"。西医学认为，本病是溶血性链球菌侵入皮肤或黏膜内的网状淋巴管所引起的急性皮肤炎症。

多因血分有热，复感时热火毒，内外合邪，郁于肌肤；或因肌肤破伤，毒邪乘隙侵入，以致血分生热而发。如夹风则上窜头面，夹湿则下流足胫。但不论何种丹毒，血热火毒蕴结是其基本病机。

二、辨证

主症为起病急骤，皮肤红肿热痛，状如云片，边界分明。初起常先有恶寒发热，随即患部皮肤出现小片鲜红，边界分明，色赤如丹，灼热肿痛，略高于皮肤表面，并迅速蔓延四周而成鲜红或紫红大片。若发于头面者，为热毒夹风；发于下肢或红斑表面出现黄色水泡者，为热毒夹湿；若出现壮热烦躁，恶心呕吐，神昏谵语等，则为热毒内陷，属危急之候。

三、贴敷治疗处方

1. 二牛锭（坎官锭子）（《中国膏药学》）
主治：赤热肿痛（炎症）。
处方：猪胆 9g，胡黄连 6g，儿茶 6g，冰片 3g，麝香 1.5g，牛黄 0.9g。
用法：上药研为末，用猪胆汁、姜汁、大黄水浸取汁，醋少许相兑和药成锭，以笔蘸药涂之。

2. 熏洗方（《中医外治疗法集萃》）
主治：丹毒。
处方：野菊花 30g，土茯苓 30g，忍冬藤 15g，赤芍 10g，粉丹皮 10g，蝉衣 5g，嫩桑叶 15g，透骨草 15g。
用法：以上诸药每日 1 剂，对水浓煎，待稍凉后浸泡或湿敷患处 20～30 分钟，1 小时后敷下述益黄膏。

3. 益黄膏（《中医外治疗法集萃》）
主治：丹毒。

处方：用市售益母草膏与金黄散按 1：1 配制而成。将益母草膏与金黄散混合搅拌成膏状，加入冰片少许即成。

用法：患处常规消毒后，贴敷益黄膏于患处，用清洁纱布包扎，每日 1～2 次。

4. 二石膏（《穴位贴敷治百病》）

主治：丹毒。

处方：生石膏 100g，寒水石 80g，桐油适量。

用法：将上药研为细末，用桐油调拌成糊膏状，均匀敷于患处，每日 1～2 次。

5. 丹毒外敷方（《外台秘要》）

主治：丹毒。

处方：大黄、甘草、当归、川芎、白芷、青木香、独活、黄芩、赤芍、升麻、沉香、木槿皮各 32g，芒硝 96g，山栀、吴茱萸、黄连、肉桂心各等份。

用法：将上药水煎 2 次，取汁 2400mL，去渣备用。用消毒纱布浸透药汁，取出贴敷患处，干则易之。

【古代文献选录】

又有十种丹毒：一、飞灶丹，从头顶肿起，渐发红肿，颈项俱浮，眼睛红色，用生葱一束，捣烂取汁涂之。又方以朴硝五钱、雄黄末二钱和匀，芭蕉根汁调和，用败笔蘸汁润之。须令病者卧之，将此汁自下润至巅顶，其毒从百会穴出。若随下润之，则毒气侵于咽喉亦难治。大人患此，亦同治法。二、吉灶丹，从头额肿痛，用赤小豆末，鸡子清调敷之。前方亦妙。三、鬼火丹，从面上起赤肿，用伏龙肝末，鸡子清调敷，再用芭蕉根汁润之，益母草灰为末，酢调敷之亦妙。四、天火丹，从背上起赤点，用桑皮末羊脂调敷之。五、天灶丹，从臂上起赤肿，黄色，用柳树枝烧灰为末，蜜调敷之。六、水丹，两胁虚肿，用生铁屑末，或针砂，或锈钉末，猪粪调涂。七、胡次丹，从脐上起黄肿，用槟榔末米酢调敷之。八、野火丹，从两脚上起赤肿，用乳香末，羊脂调敷之。九、烟火丹，亦从两脚上起赤白点，用猪槽下土，麻油调搽。十、胡漏丹，从阴上起黄肿，用屋漏处土，羊脂调搽。（《疮疡全书》）

火焰丹毒：水调芒硝末敷之。（《梅师方》）

热游丹肿：瓜蒌仁末二大两，酽酢调涂。（《集验方》）

丹毒如火：赤小豆末和鸡子白，时时涂之不已，随手即消。（《小品方》）

夫小儿有赤瘤丹肿，先用牛黄通膈丸泻之；后用阳起石扫敷，则丹毒自散。如未散，则可用针砭刺出血而愈矣。（《儒门事亲》）

【点评】

西医认为，丹毒系由 A 组 β 型溶血链球菌引起的急性化脓感染性真皮炎症。一般可因在鼻、咽、耳等处有病灶而引起颜面丹毒。足癣及下肢外伤则可诱发下肢丹毒。营养不良、酗酒、免疫功能障碍及肾性水肿等，易促发本病。

中医认为，血热火毒蕴结是为其基本病机，总的治疗原则为清热解毒、凉血祛瘀，可取大椎、委中、阿是穴，点刺放血、拔罐，也可根据发病部位循经取穴，以泻法达到清热凉血的作用。加之熏洗法，外用二牛锭、二石膏等清热拔毒凉血之剂。也可配合中药汤剂内服，内外配合，提高疗效，缩短病程。

病情严重者，应及时应用抗生素控制感染，并给予相应的支持疗法。应当注意的是，针具必须严格消毒，防止交叉感染。另外要注意休息，避免过度劳累，如病在下肢，则应卧床，抬高患肢。隔离患者直至临床症状消失，患者衣被用具应消毒。

第四节　扁平疣

一、概述

扁平疣是一种由有人类乳头瘤病毒引起的常见皮肤病，是发生于皮肤浅表部位的小赘生物，中医学称之为"扁瘊"。多发生于青年人面部或手背，尤以青春期前后女性为多，故也称为青年扁平疣。

多因皮肤腠理不密，风热毒邪搏结于肌肤，或内有肝郁气血凝滞，外兼风热毒邪而发病。

二、辨证

主症为颜面、手背等处散在或密集分布米粒至芝麻粒大的扁平丘疹，色淡红或淡褐，或暗褐，或正常肤色，表面光滑发亮，呈圆形、椭圆形或多角形，边界清楚，可因瘙抓呈线状排列。一般无自觉症状，偶有痒感，病程缓慢，有时可自愈。兼见发病初期，丘疹呈淡红色或红褐色伴有瘙痒者，为风热搏肤；发病日久，丘疹呈灰色或暗褐色，疣体较大，触之坚实者，为毒聚瘀结。

三、贴敷治疗处方

1. 鸦胆子仁膏（《中国灸法集粹》）
主治：寻常疣。
处方：鸦胆子适量。
用法：取鸦胆子仁适量，捣如泥膏状。叮先用胶布剪一圆洞与疣体同大，套住疣体以保护周围皮肤，然后将鸦胆子泥敷于疣体，上盖纱布，固定，每次贴敷1日，3日1次。

2. 大蒜泥（《贴敷疗法》）
主治：寻常疣。

处方：大蒜适量。

用法：将适量大蒜捣为泥糊状，先用胶布将寻常疣根基部的皮肤遮盖，以 75% 的乙醇（酒精）消毒疣体，用无菌剪刀剪破疣的顶部，以见血为好，再用蒜泥贴敷其上，胶布包盖好。

3. 半斑膏（《贴敷疗法》）

主治：扁平疣。

处方：生半夏、斑蝥各等份，10% 的盐酸适量。

用法：先将前 2 味药共研细末，再用 10% 的盐酸调成糊状。将扁平疣消毒，然后用消毒的小梅花针叩打疣的顶部，待微微出血，将药敷于顶端。

注意：用药贴敷时尽量贴在疣体顶部，不要伤及健康皮肤。

4. 马齿苋苍术苦参方（《民间简易疗法》）

主治：扁平疣。

处方：苍术 9g，马齿苋 30g，苦参 15g，细辛 6g，陈皮 15g，露蜂房 9g，蛇床子 12g，白芷 9g。

用法：上药加水 500mL，煎至 200mL，去渣，取液，用纱布蘸药液，趁热频涂患处，使皮肤略呈淡红色为度。

5. 治疣擦剂（《中医外治疗法集萃》）

主治：扁平疣。

处方：苍术 30g，白芷 20g，莪术 20g，牡蛎 50g，生落铁 50g，守宫 20 条（又名壁虎），食醋 200mL。

用法：将苍术、白芷、莪术、守宫装烧瓶内，用清水适量浸泡 30 分钟，文火轻煎 20~30 分钟，滤液，同法共煎 2 次，取液约 100mL 即可。将牡蛎、生落铁装砂罐，用清水适量煎沸 1 小时，取液 100mL 即可。将食醋 200mL 加热浓缩至 100mL，加药液混合轻煎约 200mL 即可。每日用棉棒蘸药液点涂患处，早、晚各 1 次，20 日为 1 个疗程。

【古代文献选录】

身面疣目：蜡纸卷硫黄末少许点之，焠之有声自去。（《普济方》）

疣目瘊子：白矾、地肤子等分，煎水频洗之。（《多能鄙事》）

赘疣焦法：甘草煎膏，笔妆瘤之四围，上三次；乃用芫花、大戟、甘遂等分为末，酢调，别以笔妆其中，勿近甘草；次日缩小，又以甘草膏妆小晕三次如前，仍上此药，自然焦缩。（《得效方》）

【点评】

母疣一般是最早出现、直径加大的疣体，其为治疗首选。贴敷治疗扁平疣有较好的疗效，如鸦胆子仁膏具有腐蚀性，可直接涂于患处，使枯萎脱落；对于大蒜泥、半斑膏等药，可先用锐匙刮除或是点刺放血，再行涂药。若在治疗期间出现局部色泽发红，瘙痒明显，往往是经气通畅之象，为转愈之征兆，应坚持治疗。

应注意疣体角质化程度，避免损伤过深而遗留瘢痕，且要保护疣体周围皮肤。对多发性者可检查有无免疫功能缺陷。

第五节　神经性皮炎

一、概述

神经性皮炎是一种皮肤神经功能失调所致的肥厚性皮肤病，又称慢性单纯性苔癣，以皮肤革化和阵发性剧痒为特征，多见于成年人。本病属中医学"顽癣""牛皮癣""摄领疮"等范畴。

多因风热之邪客于皮肤，留而不去；或衣领等物长期刺激皮肤致生风化热；或情志不畅，气郁化火；或病久不愈，血虚风燥，皮肤失养。

二、辨证

主症为好发于颈后、肘、腘、骶、踝等部位，初起瘙痒而无皮疹，反复瘙抓后皮肤出现粟粒至绿豆大小丘疹，日久局部皮肤增厚、粗糙、呈皮革样苔藓样变。病人常有阵发性剧烈瘙痒，夜间为甚。兼见发病初期，仅有瘙痒而无皮疹，或丘疹呈正常皮色或红色，食辛辣食物加重者，为风热；因心烦易怒，情志不畅而诱发或加重者，属肝郁化火；病久皮肤增厚，干燥如皮革样，色素沉着者，属血虚风燥。

三、贴敷治疗处方

1. 蜀白软膏（大白膏）（《中国膏药学》）

主治：顽癣（神经性皮炎、湿疹等）。

处方：蜀椒90g，白芷70g，白术70g，前胡70g，吴茱萸70g，川芎140g，细辛90g，当归60g，桂心60g，苦酒280mL。

用法：上11味药，以苦酒浸药，经一宿，不入水的猪脂5000g，于铜器中煎令三沸，三上三下，候白芷色黄，膏成贮以瓶中，涂摩患处。

2. 活血解毒膏（《外治心悟》）

主治：牛皮癣（血虚风燥型）。

处方：乌梅、大枣各75g，黄芪25g，防风、白术、紫丹参各20g，斑蝥20只。

用法：初伏前将乌梅、大枣浸入陈酒中（浸没药物为度），每日搅拌1次，余药共研细末，过80目筛备用。取药末适量，用枣乌酒调成糊膏状，做成5分大小药饼，外敷于肺俞、心俞、足三里、血海、大椎穴上，外用胶布固定，3小时后揭去。于初、中、末伏第 1 日各治疗 1 次，第 2 年继续治疗。

3. 苍茄软膏（苍耳茄根膏）（《中医秘方验方汇编》）

主治：顽癣（神经性皮炎、湿疹等）。

处方：鲜苍耳草 2500g，茄子根 5000g。

用法：一起捣烂取汁，熬成膏。涂敷患处。

4. 蒲公软膏（癣病外用方）（《中国膏药学》）

主治：顽癣（神经性皮炎、湿疹等）。

处方：蒲公英根（秋季及冬季挖出，用 250 洗净切成小节）。

用法：兑适量清水一同入锅内煎熬，待水成红色后过滤，将汁熬成膏状，稍冷，装入大瓶内，并入少许酒精封好。用时以温水浸软皮肤上的痂壳，再用消毒刀将痂去掉，将药膏涂上数层，涂上一层干了再涂，不须包布，不许洗净，经过三四日再涂，药力透过皮肤而痂壳脱落，如此反复涂抹。

5. 百部软膏（百部膏）（《中国膏药学》）

主治：牛皮癣（银屑病）。

处方：百部 30g，白鲜皮 30g，鹤虱 30g，蓖麻仁 30g，生地黄 30g，全当归 30g，黄柏 30g。

用法：酥油 250mL，入药熬枯去渣再熬，加黄蜡 60g，试水中不散为度，拿起锅入雄黄末和匀，稍冷倾入瓷钵中收贮，退火后用。

6. 苦参制剂（《贴敷疗法》）

主治：神经性皮炎。

处方：苦参 200g，陈醋 500mL。

用法：将苦参洗净，浸入陈醋 500mL 中，5 日后以药液直接涂抹患处，早、晚各 1 次。

7. 斑蝥糊（《中医养颜美容》）

主治：用于去死肌。

处方：斑蝥 12 个，全虫 16 个，皮硝 10g，乌梅肉 25g，米醋 500mL。

用法：上药为细末，米醋调糊，涂患处。

【古代文献选录】

顽癣治之亦易，用楝树皮、白薇、杜大黄根各一两，轻粉、蜗牛火焙干各三钱，冰片、生甘草各一钱，共为细末，先以荔枝壳扒碎其癣皮，而后以此药末用麻油调搽之，三日即结靥而愈。（《石室秘录》）

八宝散，治风癞松皮顽癣久不愈者。一乡人患此疾，数年不愈，后得此方，试用有效。藿香、破故纸、槟榔、大腹皮、雄黄、轻粉、硫黄、白矾枯各一两。上为细末，小油调擦，日上三五次，痒则擦之。（《外科集验方》）

牛皮癣：用清香油一两，入全蝎七枚、巴豆二十枚、斑蝥十枚同熬，候色焦者先去之，去了，入黄蜡一钱，候熔收起，朝擦暮愈，不损皮肉。（《医学纲目》）

【点评】

本病病因尚不明确，一般认为系大脑皮层兴奋和抑制功能失调所致。患者常伴有头晕、失眠、易怒等神经官能症或更年期症状。过度疲劳、精神紧张以及瘙抓、摩擦、日晒、多汗、饮酒或机械性物理性刺激均可促发本病，使病情加重。

上述蜀白软膏、苍茄软膏、蒲公软膏、百部软膏、苦参制剂、斑蝥糊等穴位贴敷的方法均为局部用药，其中，斑蝥糊以神经性皮炎局部皮厚粗糙如橡皮而痒者，效果尤佳。贴敷常规取穴以疏风止痒、清热润燥，亦可加取神门、大陵、百会等调神镇静之穴，以加强止痒作用。活血解毒膏于三伏贴敷，将药物贴敷与时令节气相结合，值得探讨研究。贴敷治疗本病有一定的疗效，但本病较难痊愈，需坚持治疗。

治疗期间应解除神经紧张，避免过度劳累，忌食辛辣、饮酒。避免瘙抓、多汗及日光照射等刺激因素。

第六节　接触性皮炎

一、概述

接触性皮炎是因皮肤或黏膜接触外界致病物质如漆、染料、花粉等所引起的皮炎。其于暴露部位发生皮疹，表现为红斑、肿胀丘疹、水泡，甚则成为大泡、糜烂等。病人自觉不同程度的瘙痒和烧灼感，重者有痛感，并伴畏寒、发热、全身不适等。

中医因接触物的不同而有不同的名称，如因接触漆或受漆气刺激而引起者称"漆疮"，若因贴膏药引起者称"膏药风"，接触马桶引起者称"马桶癣"。

二、贴敷治疗处方

1. 马羊煎剂（《贴敷疗法》）

主治： 接触性皮炎。

处方： 马齿苋、羊蹄草各30g。

用法： 将上药加2000mL水浓煎至1000mL，冷却至温热时浸洗患处，再用4层纱布浸汁湿敷，每日1～2次。

2. 菊花液（《中医养颜美容》）

主治： 接触性皮炎。

处方： 菊花、蒲公英、黄柏各等份。

用法： 上药水煎取汁，将纱布蘸于药液中，然后拧至不滴水为度，湿敷患处。

3. 祛湿散（《皮肤病中医外治法及外用药的配制》）

主治： 用于治疗接触性皮炎、湿疹等。

处方： 黄柏 10g，黄芩 10g，寒水石 20g，青黛 5g。

用法： 上药共研细末，过 100 目筛，直接撒扑或用植物油调敷。

4. 龙骨散（《赵炳南临床经验集》）

主治： 用于治疗接触性皮炎渗液较多者，并可收敛治疗湿疹、脂溢性皮炎、趾间足癣。

处方： 龙骨 100g，牡蛎 100g，海螵蛸 100g，黄柏 500g，雄黄 100g，滑石粉 30g。

用法： 研细末讨 100 目，直接扑上或油调外用。

注意： 化脓性的陈久肉芽疮面禁用。

【古代文献选录】

漆疮，由来自异，有感而生也。俗称木生人感之，非也。但漆乃辛热有毒之物，人之皮毛腠理不密，故感其毒先发而痒，抓之渐似瘾疹，出现皮肤，传遍肢体，皮破烂斑，流水作痛，甚者寒热交作，宜韭菜汁调三白散涂之，服化斑解毒汤。忌浴热水，兼戒口味。（《外科正宗》）

漆疮瘙痒：谷精草煎汤洗，甚速效。又方：莽草叶煎汤洗之。又方：芒硝汤洗之。又方：白矾汤拭之。又方：油调贯众末涂之。又方：苋菜煎汤洗之。又方：用川椒煎汤洗之。凡至漆所，嚼川椒，涂鼻上，不生漆疮。（《备急千金要方》）

【点评】

本病总因先天禀赋不耐，接触某种物质，使毒邪侵入皮肤，郁而化热，邪热与气血相搏发为本病，或是毒邪直接入侵致病，与肺、脾等脏腑功能失调有关。马羊煎剂、祛湿散、龙骨散等均为外用制剂，具有清热解毒止痒等作用。同时可取阿是穴、合谷、曲池、血海、膈俞等穴位清热凉血，以及足三里、阴陵泉等穴位健脾祛湿。应注意的是，在治疗上，首先应寻找病因，脱离接触，然后再对症处理。另外，发病期间，应尽量避免外用刺激性药物，皮损急性期时应用温和性药物，对易致敏药物应慎用，以免引起多价或交叉过敏。愈合后应尽量避免再接触致病因素，以防复发。

第七节 斑 秃

一、概述

斑秃是指头皮部毛发突然发生斑状脱落的病症，严重者头发可全部脱落。中医学称为"头风"，俗称"鬼剃头"。

脱发常见的有斑秃、多原因所致的局限性脱发和弥漫性脱发、男性生理性脱发。

引起斑秃的原因可能与中枢神经系统感染、肠道寄生虫等有关，也有研究认为与自身免疫有关。由于感染、创伤、多种皮肤病如脂溢性皮炎等，或妇女产后，或某些全身性疾病如肿瘤、甲状腺疾病、红斑狼疮，以及抗肿瘤药物、超量放射治疗等，均可引起局限性脱发或弥漫性脱发。男性生理性脱发与遗传因素和雄性激素有关。

发为血之余，肾主精，其华在发，故毛发全赖精血充养而生长。本病多由肝肾不足，精血亏虚，或脾胃虚弱，气血生化无源，致血虚生风，或风邪乘虚入中毛孔，风盛血燥，发失所养；或肝气郁结，气机不畅，气滞血瘀，瘀血不去，新血不生，血不养发而脱落。

二、辨证

主症为患部头发突然间成片脱落，呈圆形或不规则形，边界清楚，小如指甲，大如钱币，一个至数个不等，皮肤光滑而有光泽。少数患者可出现头发全秃，甚至眉毛、胡须、腋毛、阴毛亦脱落。兼见患部发痒，头晕，失眠，舌淡红，苔薄，脉细弱者，为血虚风燥；病程日久，面色晦暗，舌质暗或有瘀点瘀斑者，脉弦涩者，为气滞血瘀。

三、贴敷治疗处方

1. 二桑软膏（治头风落发方）（《中国膏药学》）

主治： 白秃疮（头白癣）。

处方： 桑寄生 60g，桑根白皮 60g，蔓荆子 90g（研），韭根 150g，白芷 60g，甘松香 30g，陵云香 30g，麻油 70mL，甘草 60g，松叶 100g（切）。

用法： 上 10 味药切细，放入枣根汁中浸一宿，加白芷煎至色黄，去渣收膏，以瓷器盛，贴患处。

2. 青莲软膏（《中国膏药学》）

主治： 秃白疮（头白癣）。

处方： 蔓荆子 0.3g，青箱子 0.3g，莲子草 0.3g，附子 1 枚。

用法： 上 4 味药泡酒精于瓷器中，封泡 2～7 日药成，以乌鸡脂调和涂之。先以米泔水洗，后敷之。

3. 生姜泥（《贴敷疗法》）

主治： 斑秃。

处方： 鲜生姜适量。

用法： 鲜生姜适量，捣烂如泥，加温后敷于脱发处，每日 1 次。

4. 黑附软膏（《中国膏药学》）

主治： 斑秃（圆形脱发）。

处方： 黑附子 15g，蔓荆子 15g，柏子仁 15g。

用法： 研末，乌鸡脂和匀，捣研于置瓷盒内，封固百日，涂患处。

5. 辣椒酊（《中医外治疗法集萃》）

主治： 秃白疮（头白癣）。

处方：小尖辣椒20g，烧酒50mL。

用法：小尖辣椒20g切细，烧酒50mL，浸泡10日，取汁涂擦脱发处，每日数次；或用生姜切成小薄片，烤热后擦患处。

6. 艾叶菊花藁本方（《民间简易疗法·药浴》）

主治：脱发。

处方：艾叶、菊花、藁本、蔓荆子、防风、荆芥各9g，薄荷、藿香、甘松各6g。

用法：上药用布袋装好后，加水煎煮数滚，取药液，先将热气熏头面，候汤稍温，用布巾蘸洗脱发区，每日2~3次。

7. 脱发膏（《经穴贴敷疗百病》）

主治：脱发。

处方：侧柏叶120g，制首乌120g。

用法：将上药共研细末，用麻油熬，黄丹收。敷于风池、曲池、肝俞、脾俞、足三里、三阴交、脱发局部。每日1次，每次3~8小时，贴敷1~2个月。

【点评】

斑秃病因尚不完全明了，可能与与遗传、失眠、精神创伤、自身免疫性疾病等因素有关。中医认为，本病多与肝肾不足、脾胃虚弱、肝气郁结等因素有关，致使血虚生风，风盛血燥，发失濡养而成。艾叶菊花藁本方、青莲软膏、生姜泥、黑附软膏、辣椒酊、生发液、二桑软膏、脱发膏等多为局部用药，意在刺激局部充血，改善局部血行，促进毛发生长，在涂药之前可在局部按摩、敲打或是梅花针扣刺，然后根据辨证选用不同的贴敷药膏，疗效更佳。贴敷常规取阿是穴、风池、百会、太渊、膈俞等穴位，多以养血祛风，活血化瘀为主，亦可根据脏腑辨证取肝俞、肾俞、太溪、太冲等穴位补益肝肾；足三里、三阴交、阴陵泉等穴位健运脾胃；合谷、太冲、支沟、阳陵泉等穴位疏肝解郁。宜保持心情舒畅，忌烦恼、悲观、忧愁。祛除可能的诱发因素，增强治愈信心。

第八节 疥 疮

一、概述

疥疮是由疥虫寄生在人体皮肤所引起的一种接触传染性皮肤病。中医古代文献称为"虫疥""癞疥""干疤疥"。疥疮的特点是夜间剧痒，皮损处有隧道，可找到疥虫。

二、贴敷治疗处方

1. 疥疮灵（《增广验方新编》）

主治：疥疮。

处方：核桃仁30g（连皮），大枫子仁15g，水银9g。

用法：上药共捶极融烂，先用此药3~6g，放在手心中擦匀，将左手心在脐眼上顺着摩擦，至手心发热即止。再用此药3~6g，放右手心中擦匀，在肚脐眼上照前摩擦，擦至肚腹滚热即止。每日1次，疮上不擦。

2. 乌松软膏（雄黄膏）（《中国膏药学》）

主治：小儿疥疮。

处方：乌头1枚，松脂100g，雄黄30g（研），雌黄30g（研），猪脂100g。

用法：上5味药共煎之，乌头色呈黄黑，去渣膏成。以敷之，熟涂之。

3. 皂雄软膏（《中国膏药学》）

主治：疥疮。

处方：皂荚30g，雄黄30g。

用法：上2味，研捣筛为末，以醋140mL熬成膏，涂之，每日2~3次。

4. 藜黄软膏（藜芦膏）（《中国膏药学》）

主治：疥疮。

处方：藜芦60g（去芦头），白矾60g（烧灰细研），松脂60g（细研），雄黄60g（细研），苦参60g（切碎）。

用法：上药先捣藜芦、苦参为散，入猪油500g相和煎十余沸，绵滤去渣，次入松脂、雄黄、白矾等末搅匀，待冷收于瓷盒中。涂患处。

5. 天麻软膏（天麻膏）（《中国膏药学》）

主治：秃疮（疥疮、头癣）。

处方：草乌头15g，黄芩根15g，木鳖子15g，天麻15g，藜芦15g，川芎15g，狼毒15g，轻粉0.6g，猪脂60g，黄蜡180g，油500mL。

用法：上7味，细切如麻豆大，于油内煎至焦紫色，待冷滤去渣，上火入黄蜡、猪脂溶开，再用重棉滤过，入轻粉搅凝，瓷盒内收贮。用以涂摩患处。

6. 胡花软膏（治各种疥癣疮方）（《中医验方汇编》）

主治：疥疮，顽癣（神经性皮炎等）。

处方：白胡椒30g，麝香1.5g，小真珠1.5g，硫黄30g，五倍子30g，花椒30g。

用法：研成细末，用适量的麻油或凡士林调和成膏，用此药涂搽患处，每日2次。

禁忌：忌酒、辣椒。

7. 麻椒膏（《全国中药成药处方集》）

主治：疥疮。

处方：麻黄30g，川椒30g，白芷30g，蛇床子30g，大枫子90g，胡桃肉90g，斑蝥15g，升华硫黄30g，轻粉90g，煅枯矾30g，明雄30g，樟脑30g，黄蜡30g。

用法：先取麻黄、白芷、大枫子、斑蝥、川椒、蛇床子、核桃仁等药，用麻油 500mL 炸枯去渣，加猪油 500g，黄蜡 30g，再将轻粉、枯矾、雄黄、硫黄、樟脑等细粉对入搅匀，成膏 738g，每盒重 6g。涂擦患处，视疮之大小酌用。

禁忌：切勿入口，头面部及阴部禁用。

【古代文献选录】

神效散，治干湿脓窠诸种疥癣。槟榔、蛇床了各　两，全蝎半两，倭硫黄一两五钱。上化开硫黄，入荆芥末三钱，滚数沸，候冷加轻粉二钱，冷再碾末，加三奈半两炒，共为细末。先将小油滚过，候冷调上药，擦疮上；仍以两手搓药，闻药气神效。(《证治准绳》)

五龙膏，治疥癣。硫黄、白矾、白芷、吴茱萸、川椒各等分。上为细末，煎油调涂之。(《证治准绳》)

秘传一擦光，治疥疮及妇人阴蚀疮，漆疮，天火丹诸般恶疮，神效。蛇床子、苦参、芜荑各一两，枯矾一两二钱，硫黄三钱，轻粉、樟脑各二钱，大枫子肉、川椒、雄黄各五钱。上为细末，生猪油调敷。(《太平惠民和剂局方》)

疥癣有虫：硫黄末，以鸡子煎香油调搽极效。(《救急良方》)

【点评】

疥疮灵具有杀虫攻毒、祛风止痒的功效，经药理研究表明对疥虫有明显作用，故为治疥疮要药。此外，对一切湿热毒疮均有一定的解毒止痒作用。

本病为接触传染性皮肤病，除用药治疗外，应注意个人清洁卫生，发现患者应立即隔离治疗，家中及集体组织中的患者应同时治疗，以免反复相互传染。未治愈前应避免和别人身体密切接触，包括握手。患者穿过的衣服、被褥等须消毒或在阳光下暴晒。

第九节　头　癣

一、概述

头癣是发生于头部的一种浅部真菌病，儿童多见，有传染性。依据不同的临床表现可分为白癣、黄癣和黑点癣，后者较为少见。俗称瘌痢头。

头癣初起可见为毛囊性丘疹，复以灰白色鳞屑，以后逐渐扩大蔓延。其特点为头皮上出现单个或多个圆形或不规则的大片灰白鳞屑斑，边缘清楚，一般无明显炎症，即白癣；黄癣的表现为散在的圆形硫黄色痂皮，呈蝶状，边缘翘起，中心微凹，痂的中心常有两三根头发贯穿，有黏着性，不易脱落，提之如豆渣，易粉碎，有鼠尿臭味。继之扩大、增厚，形成黄色、棕色或灰色痂皮。除去痂皮，其下为发红而湿润的疮面，呈轻度凹陷，自觉瘙痒。

二、贴敷治疗处方

1. 松脂软膏（松脂膏）（《中国膏药学》）

主治：小儿白癣（小儿发癣）。

处方：松脂 15g，天南星 0.6g，川乌头 0.6g（去皮脐），腻粉 0.5g，杏仁 30g（澄去皮，另研如膏），清油 50mL，黄蜡 30g。

用法：上药捣筛为粉，先取油蜡入于瓷器内，以慢火溶之。后下诸药粉，捣匀，熬三四沸，膏成候冷，涂疮上，每日 1 换。

2. 苓香软膏（雄黄膏）（《中国膏药学》）

主治：小儿白癣（小儿发癣）。

处方：雄黄 30g（细研），雌黄 30g（细研），黄药子 30g，黄芩 30g，姜黄 30g，白芷 30g，当归 30g，木香 30g。

用法：药除雄、雌黄外均细切，用酷浸一宿，以猪脂 500g 煎，候白芷色赤黄，膏成，去渣，入水银 10g，入膏内，搅令匀。次入雄、雌黄等粉，涂患处。

3. 雄黄软膏（《贴敷疗法》）

主治：头癣。

处方：雄黄 10g，氧化锌 10g，羊毛脂 30g，凡士林加至 100g。

用法：凡士林入锅，加热熔化后，入诸药烊化后调匀冷却后成软膏，涂抹患处，每日 2 次。

4. 山椒软膏（生发膏）（《中国膏药学》）

主治：秃疮（头癣）。

处方：生地黄 15g，附子 15g，山椒 15g，白蜡 15g。

用法：上药麻油煎浓，炼如成膏，涂发中。

5. 巴豆泥（《贴敷疗法》）

主治：黄癣。

处方：巴豆 1 枚。

用法：巴豆 1 枚去壳，加菜油适量倒入碗底，共研为泥状。用时将头发剃净，用棉签蘸上药泥涂抹患处。后用油纸覆盖并固定，7 日后揭去油纸，待痂壳自行脱落。

注意：巴豆有剧毒，不可涂抹太多。

【古代文献选录】

头上疮癣：蜂房研末，腊猪脂和涂之，效。（《太平圣惠方》）

癞头疮：用黄连末敷之，累效。（《证治准绳》）

头疮不瘥：石菖蒲末油调敷之，日三，夜二次。(《法天生意》)

头面癣疮：生白果肉，切断频擦，取效。(《邵氏经验方》)

头疮热疮，风湿诸毒：用五倍子、白芷等分研末掺之，脓水即干，如干者以清油调涂。(《卫生易简方》)

【点评】

所用药物如巴豆、天南星、川乌头等均有一定毒性，且患者以儿童多见，调敷时切忌勿入眼中，注意比例。用巴豆泥治疗黄癣，1～3次即可痊愈，再涂药3日左右，患处可出现轻度肿痛，数日后可自行消失，勿需处理。

本病的预防很重要，在积极治疗患者的同时应做好消毒隔离。切断传染途径，理发是一个重要的传染途径，其次是接触病畜，特别是猫、狗。

第十节　手足癣

一、概述

手癣是手掌及手指屈侧的癣，初起为小水泡，破溃或吸收后出现脱屑，或伴有潮红，以后扩大融合成不规则或环形病灶，边缘清楚。夏重冬轻，有的不经治疗可终年不愈；入冬后可伴发皲裂，甚则疼痛，屈伸不利。

足癣俗称"脚湿气"，是一种浅部霉菌性皮肤病，南方多见。因足趾部皮肤没有皮脂腺，而汗腺较丰富，同时皮肤角质层较厚，穿着鞋袜，局部环境闷热潮湿，均有利于毒菌生长，故足癣发病率极高。症见足弓及趾的两侧有成群或分散的小水泡，破溃或吸收后有少量鳞屑，随着水泡的增多，可以互相融合成半环形或不规则之脱屑性斑片，反复发作可致皮肤粗厚。入冬后症状缓解，少数可发生皮肤皲裂。

二、贴敷治疗处方

1. 千里软膏（千里光膏）(《串雅内编》)

主治：白癣，鹅掌风（发癣、手掌霉菌病）。

处方：千里光适量（采茎叶捣汁，炒锅内熬成膏），防风6g，荆芥6g，黄柏6g，金银花6g，当归6g，生地黄6g，川椒30g，白芷30g，大黄30g，红花30g，苦参120g。

用法：用麻油浸3日，熬枯黑色去渣，每油500mL，配千里光膏250mL再熬，飞丹收膏，入乳香、没药各30g，轻粉9g，槐枝搅匀擦患处。

2. 赤龙软膏（烂脚夹膏）(《中医验方集》)

主治：烂脚（脚癣）。

处方：赤石脂 15g，龙骨 60g，密陀僧 60g，黄蜡 9g，炉甘石 9g，樟脑 3g，青桑叶 2 张（切碎捣，青桑叶没有时桑白皮代），猪板油 150g。

用法：上药共为细末，用猪板油（不可太多）拌和，和青桑叶等共捣烂如泥。以合成的膏药涂在两张油皮纸中间，须厚厚一层，范围视患处大小而定，多须罩过患处，然后将油皮纸的一面用消过毒的针戳不少小孔，切不可戳穿对面的油纸，外面用纱布扎紧，1 周后，再将对面截孔照前贴在患处 1 周，再换。

3. 鲜凤仙花（《贴敷疗法》）

主治：手癣。

处方：鲜凤仙花适量。

用法：将鲜凤仙花捣烂外敷患处，每日 1~2 次。

4. 牡黄二子煎（《贴敷疗法》）

主治：手足癣。

处方：煅牡蛎、大黄、地肤子、蛇床子各 50g。

用法：将上药加水浓煎至 1000mL 备用，用时先以温开水清洗创面，用消毒针刺破水泡，将药液置于容器中，趁热擦洗 5 分钟，再用 4 层纱布湿敷，每日 3 次。

5. 脚气散（《皮肤病中医外治法及外用药的配制》）

主治：渗出性手足癣。

处方：枯矾 10g，硫黄 3g，滑石粉 50g，冰片 1g。

用法：上药共研细末，撒布于患处。

6. 足汗臭熏洗方（《中医外治疗法集萃》）

主治：足癣，汗脚。

处方：明矾 25g，芒硝 25g，萹蓄 30g。

用法：先将明矾打碎，与芒硝、萹蓄混合，水煎 2 次，共煎出药液约 2000mL，每晚睡前用药液泡双足 1 小时，10 次为 1 个疗程。

【古代文献选录】

黄连膏，治一切久癣，积年不瘥，四畔潜侵，复变成疮，疮疱赤黑，痒不可忍，搔之出血。水银一钱，黄连、黄柏、豉细研、蔓荆子、杏仁汤浸去皮尖双仁细研各半两。上先以水银于掌中唾研如泥，次入乳钵内，下生油一合和匀，次入药末，同研成膏，磁盒盛，日三五度，涂疮上。又方，治癣。芦荟，大黄，轻粉，雄黄，蛇床子，槿树皮，槟榔。上先刮破癣，用酢调末涂之。（《奇效良方》）

臭田螺，乃足阳明胃经湿火攻注而成。此患多生足指脚丫，随起白斑作烂，先痒后痛，破流臭水，形似螺靥，甚者脚面俱肿，恶寒发热，先宜甘草汤洗净，贴蟾酥饼，三日三枚；后用珍珠散，猪脊髓调搽，膏盖；焮肿上真君妙贴散敷之，其肿渐消。戒步履。（《外科正宗》）

脚丫湿烂：荆芥叶捣敷之。（《简便方》）

【点评】

本病可分为急性和慢性两期，急性期可用足汗臭熏洗方、牡黄二子煎、黄柏等清热凉血、除湿止痒，然后再敷以千里软膏、脚气散、赤龙软膏、鲜凤仙花等。慢性者可清洗后直接涂抹膏散剂，同时坚持长期足疗。

第十一节　甲　癣

一、概述

甲癣是由真菌引起的指（趾）甲部的浅部真菌病，多继发于手足癣，俗称"灰指甲"，成人多见，较为难治。初起甲旁发痒或无症状，继则甲面增厚，高低不平，失去光泽，呈灰褐色。甲板变脆，有的中间蛀空或残缺不全，指（趾）甲变形。

二、贴敷治疗处方

1. 川楝子膏（《贴敷疗法》）

主治： 甲癣。

处方： 川楝子 10 枚。

用法： 川楝子去皮浸泡至软，捣成糊状后加适量凡士林包敷患处，2 日后取下。

2. 白凤仙花泥（《中医养颜美容》）

主治： 甲癣。

处方： 白凤仙花 5g。

用法： 用食醋浸泡病甲，使其变软，用小刀刮除病甲，涂 5%碘酊。再用白凤仙花捣烂成泥涂甲上，每日 2 次。

3. 鸦胆子膏（《中医外治疗法集萃》）

主治： 甲癣。

处方： 鸦胆子 10g。

用法： 用鸦胆子去壳后，挤压在病甲上，每次 1～2 粒。甲癣有效。

【点评】

甲癣的治疗方法很多，但因药物不易透入，治愈比较困难。应用贴敷法，可先将病甲用食醋、温水等泡软，刮去表层，然后涂药，效果较好。有报道显示，用川楝子膏治疗甲癣一般 2 次即能见效。

第十二节　鸡　眼

一、概述

鸡眼又名肉刺，是一种常见病。多在趾缘和脚底前等处生长略高于皮肤面的硬结，硬结中心为一圆形的角化组织，形似鸡眼，表而淡黄，其尖端向下生长，并压迫末稍神经而产生疼痛。本病多因长途步行，鞋不适足，或足骨畸形，局部长期磨擦、受压，皮肤角质增厚而成。

贴敷治疗该病，以温经活络、调和气血为主，多取病变局部贴敷。

二、贴敷治疗处方

1. 蓖麻子灸（《中国灸法集粹》）

主治：鸡眼。

处方：蓖麻子。

用法：先以温水浸泡鸡眼患处，将其周围角质层浸软，用小刀剥去硬皮。然后用铁丝将蓖麻子串起置火上烧，待烧去外壳出油时，即趁热直接按在鸡眼上。

2. 蜈乌敷灸（《中国灸法集粹》）

主治：鸡眼。

处方：干蜈蚣30条，乌梅9g（焙干）。

用法：将上药共研细末。装入瓶内后，再加入香油适量（以油盖药面为宜），浸泡7～10日，备用。贴敷前先以1%盐水浸泡患部15～25分钟，将角质层浸软，用小刀将其削去（以微见血丝为度），再取上药敷于鸡眼上，用纱布包扎，每12小时换药1次。

3. 茉莉花茶敷灸（《中国灸法集粹》）

主治：鸡眼。

处方：上等茉莉花茶2g。

用法：将上药嚼成糊状，再敷于鸡眼上，上盖纱布，胶布固定即可。每5日换敷1次。

4. 鸦胆子散（《中国灸法集粹》）

主治：鸡眼。

处方：鸦胆子研为细末，贮瓶备用。

用法：先将患处放入温水中浸洗，然后用刀削去鸡眼局部的角化硬皮，取胶布一块，中间留一孔（略小于角化硬皮），套在鸡眼上，最后取上药适量放入孔内，上盖胶布固定。每4～5日换敷1次，3次为1个疗程。

【古代文献选录】

趾间鸡眼，割破出血：以血见愁草捣敷之。(《乾坤秘韫》)

足趾肉刺：先以汤浸，刮去一层，用黑木耳贴之，自消烂不痛。(《近效方》)

【点评】

鸡眼的治疗方法甚多，常用各种腐蚀性药或是热熨疗法，如蓖麻子灸、鸦胆子散等方法。用药之前最好先将患处浸泡至软，然后去角质，用胶布等保护周围健康组织，再敷药，疗效颇好。

第十三节　颜面斑（颜面雀斑、色素痣、寿斑、黄褐斑）

一、概述

颜面斑包括雀斑、色素痣（斑）、寿斑、黄褐斑等。雀斑为淡褐、深褐或日晒后呈淡黑色的针头至黄豆大的色素性斑点；色素痣通常出现于青年期以前，有的到中年以后才显著，初发时扁平似雀斑，有的痣以后逐渐高起呈乳头状、圆顶状；寿斑见于中老年人，为扁平的棕色或暗棕色边缘清楚的色素沉着斑，呈圆形、卵圆形，或不规则形，散在分布，虽然避免日晒也不消退；黄褐斑，多见于妊娠或绝经期妇女，为对称分布之淡褐色斑疹，有时相互融合呈蝴蝶翼状，又称蝴蝶斑。雀斑、色素痣、寿斑、黄褐斑，一般均无自觉症状。多由于禀赋不足，肾水亏虚或阳明蕴热，肝旺血燥，以致气血不和，面失所荣而致。

二、贴敷治疗处方

1. 复方三白散（《家庭脐疗》）
主治：面部黄褐斑，痤疮，单纯性肥胖症。
处方：白芷、白芍、白附子各适量。
用法：加工压粉。取23g药料装入布袋内制成药芯，将药芯装入固定带中，做成脐疗带。药带中心对准脐部，系于腰间，一般只白日佩带。
2. 珍珠增白粉（《中华脐疗大成》）
主治：颜面色斑。
处方：珍珠数颗或珍珠层粉1g。

用法：磨粉，以水调成糊状敷于脐中。每周更换 1 次，每月敷 1~2 次。

3. 去斑膏（《脐疗》）

主治：颜面斑。

处方：①山楂、葛根各 100g，甘草 30g，白芍 150g，共水煎 2 次，合并煎液浓缩成膏。②鸡血藤、穿山甲、厚朴各 100g，桂枝 30g，共研细粉。③乳香、没药各 100g，冰片 15g，共溶于 95% 的乙醇 200mL 中，除去不溶物，再烘干为末。以上三方混合，瓶中密贮备用。

用法：每次取药粉 200mg 填脐内，外用胶布贴固。3~7 日换药 1 次。

4. 青白软膏（白附子膏）（《中国膏药学》）

主治：面𪒫（雀斑）。

处方：白附子 30g，青木香 300g，丁香 30g，商陆根 30g，细辛 60g，牛酥 35mL，羊脂 90g，密陀僧 30g（研）。

用法：上 8 味药，以酒 200mL 浸一宿，煮取 70mL 去渣，牛酥，煎 70mL 成膏，夜涂面上，晨起温水洗。

5. 瓜杏软膏（《中国膏药学》）

主治：面𪒫（雀斑）。

处方：瓜子 30g，杏仁 45g（浸去皮尖），白芷 30g，陵云香 15g，白蜡 90g。

用法：上 6 味，除白蜡外，并入乳钵中研细，入麻油 250mL 并药纳锅中，以小火煎之，候稠凝即入白蜡，又煎搅匀，纳瓷盒中，每日先涂药后敷粉可去𪒫。

6. 羊髓软膏（羊髓膏）（《中国膏药学》）

主治：面𪒫（雀斑）。

处方：羊胫骨髓 60g，丹砂 15g（研），鸡子白 2 枚。

用法：上 3 味，先将髓并丹砂入乳钵中研匀极细，以鸡子自调和令匀，入盒中盛。每用时，先以盐水洗面，后涂之。

7. 三白软膏（白僵蚕膏）（《中国膏药学》）

主治：面上瘢痕。

处方：白僵蚕 15g（炒），白石脂 60g，白附子 60g，猪脂 60g。

用法：上 4 味，除猪脂外，捣筛为末细研，似猪脂令和匀，瓷盒中盛，至瘢痕上。

禁忌：避风。

8. 三白祛斑方（《民间简易疗法·药浴》）

主治：面𪒫（雀斑）。

处方：白附子、白芷、白丁香、山奈、硼砂各 15g，石膏、滑石各 21g，冰片 10g（后入）。

用法：上药共研极细末，瓶装取药粉少许加凉开水适量，静置 5~10 分钟，调匀，取药液适量倒入手心，均匀涂擦于面颊患处。每日早、晚各 1 次。

注意：保持心情愉快，防止忧郁、烦恼等不良情绪的波动。夏天更要注意面部遮阳防晒。

9. 面鼻雀斑膏（《中医养颜美容》）

主治：颜面斑。

处方：白芷、白菊花各 15g，白果 20 个，红枣 15 个，珍珠粉 25g，猪胰 1 个。

用法：将珍珠粉研极细，余药捣烂拌匀，外以蜜拌，加入猪胰蒸过备用。每晚睡前用药涂面，早洗去。

10. 去斑方（《中医养颜美容》）

主治：颜面雀斑，黄褐斑。

处方：白附子、密陀僧、牡蛎、茯苓、川芎各等份。

用法：上 5 味研为极细末，羊脊髓和匀。临睡前涂敷面，并以手轻轻按摩，晨起以温开水洗去。

11. 二草白芷红花方（《赵炳南临床经验集》）

主治：黄褐斑。

处方：紫草 50g，茜草、白芷、赤芍、苏木、红花、厚朴、丝瓜络、木通各 15g。

用法：取上药加水 2000～2500mL，煎煮 20～25 分钟，去渣，取液，频洗，湿敷患部。

12. 六白抹面方（《贴敷疗法》）

主治：黄褐斑。

处方：白附子 15g，白术 15g，白僵蚕 20g，白芷 15g，白薇 10g，白及 15g。

用法：将诸药共研极细末和匀，睡前以少许鸡蛋清调药末适量，成稀糊状，睡前先用温水洗面，然后将此药膏徐徐涂抹面部 30 分钟，并结合面部按摩，次晨起洗净，每日 1 次。

13. 玉容丸（《中医养颜美容》）

主治：颜面黑斑。

处方：甘松、山奈、细辛、白蔹、白及、防风、荆芥、僵蚕、山栀、藁本、天麻、羌活、独活、密陀僧、枯矾、檀香、川椒、菊花各 5g，大枣肉 7 枚。

用法：上药为细末，用肥皂荚 500g 同捶作丸，如秋冬加蜂蜜 5 钱。早、晚水化洗面，去斑，令皮肤细腻洁白如玉。

14. 化斑散（《中医养颜美容》）

主治：黑斑。

处方：白蔹、白石脂、杏仁各 25g。

用法：上药共为细末，鸡子白调匀。卧前涂面，晨起洗去。

15. 敷脐去斑方（《中医敷脐疗法》）

主治：各种面部色斑。

处方：生地黄、山萸肉、枸杞子、丹皮、黄柏、旱莲草、醋制龟板各等份。

用法：将上药共研细末，每次 8g，醋调敷于脐部，外用胶布固定，3～5 日换药 1 次。

16. 敷脐方（《中医敷脐疗法》）

主治：各种面部色斑。

处方：红花、生乳香、鸡血藤、穿山甲、土鳖虫、桂枝各等份，麝香少许。

用法：将上药研细末，每次 10g 醋调敷脐部，外用胶布固定。3～5 日换药 2 次，每日用热水袋热敷 15～30 分钟。

【古代文献选录】

产妇面䵟，或面如雀卵色：以羊胆、猪胰、细辛等分，煎三沸，夜涂，旦以浆水洗之。(《录验方》)

面上雀斑：蓖麻仁、密陀僧、硫黄各一钱，为末，用羊髓和匀，夜夜敷之。(《摘元方》)

玉面桃花粉，治雀子斑。杏仁研泥、面粉各三钱，轻粉、白芷各一钱，麝香、冰片各二分。上以鸡子清调匀，每用少许，如妇人搽面法。(《三因极病症方论》)

玉肌散，治一切风湿，雀斑、酒刺、白屑风，皮肤作痒者，并效。绿豆半升，滑石、白芷、白附子各二钱，共为细末，每用三匙，早晚洗面时，汤调洗患上。(《备急千金要方》)

面上䵟䵳：白附子为末，卧时浆水洗面，以白蜜和涂纸上点之，久久自落。(《易简方》)

【现代临床报道】

王氏等用山楂粉外敷治疗黄褐斑。方法：取山楂粉 5g，鸡蛋清适量，调成糊状，薄薄覆盖于面部。保留 1 小时，早、晚各 1 次，敷上药糊后，配合手法按摩以助药力吸收，60 次为 1 个疗程。结果：总有效率 83.3%。提示山楂粉外敷治疗黄褐斑疗效较好。

按释：黄褐斑多由于肝郁气滞，气滞血瘀，气血失和，不能荣于面而成。山楂味酸甘，入脾、胃、肝、经，外用于局部可使气行血畅。气血和调，则色素沉着消失。

王亮平，王建平．山楂粉外敷治疗黄褐斑 12 例．湖北中医杂志，1994，16(5)：47.

于氏等采用外敷丹白膏治疗黄褐斑 107 例，药物组成：白芍、白芷、白茯苓、白僵蚕、白菊花、丹参、丹皮各等份，粉碎过 100 目筛，装入干燥瓶中贮存。用时取上述药物细粉 15g，加入适量鸡蛋清或黄瓜汁调成糊状，即为丹白膏。根据皮损面积大小，将丹白膏均匀涂于患处，保留 20～30 分钟后，清水洗去，每日治疗 1～2 次，20日为 1 个疗程。本组患者经连续治疗 2 个疗程，结果：治愈 57 例，好转 44 例，未愈 6例。提示：外敷丹白膏治疗黄褐斑疗效满意。

按释：黄褐斑多因肝郁气结，气滞血瘀，致使血瘀颜面，或脾气不足，气血不能润泽颜面而致。治疗当运脾疏肝，凉血活血。方中白芷、白茯苓健脾理气；白芍、白菊花疏肝解郁；白僵蚕祛风散结；丹皮、丹参活血凉血。诸药并用，共奏消斑祛瘀之功。"外治之理即内治之理，外治之药即内治之药"，上药外敷于色斑处，直达病所，祛风通络之力强，更使面部气血运行通畅而色退斑消。现代医学认为，本病常与内分泌失调、色素代谢等因素有关。丹参、丹皮可以调节内分泌，并能消除体表有毒自由基；白芷、白菊花、白僵蚕则能抑制皮肤多巴醌的氧化作用，使皮肤内深色氧化型色素还原成浅色还原型色素，而抑制黑色素的形成。由于本方与本病病机相合，故疗效满意，且此方经济无副作用，值得临床推广应用。

于恒斌，赵立新．外敷丹白膏治疗黄褐斑 107 例．中国民间疗法，2000，8（8）：14．

秦氏等用神阙穴贴敷治疗黄褐斑 60 例（治疗组），与维生素 E 治疗 48 例作对照观察。神阙穴组：贴敷药物选用白僵蚕、红花、川芎、苏木、生地黄、熟地黄、桂枝、黄芪、冰片等研成细粉，用白蜜调药物成稠膏并捏成饼状（直径约 3cm 大小）。取穴：神阙。操作：用 75% 的酒精棉球在神阙穴做常规消毒，用制作好的药饼贴敷神阙穴，外盖纱布一层，再用胶布固定，每 2 日换药 1 次。连续治疗 3 次休息 1 日。维生素 E 组：选用厦门鱼肝油厂生产的维生素 E，每次服 0.1g，每日 2 次，同服四川制药厂生产的维生素 C，每次 0.2g，每日 3 次。结果：治疗组与对照组总有效率分别为 95.00% 和 81.25%，两组比较有显著性差异（$P < 0.05$）；且神阙穴治疗组对月经不调、气虚血瘀等证候有明显的改善作用，有统计学意义（$P < 0.01$）。结果表明：神阙穴贴数能改善黄褐斑患者的瘀血状态，调整超氧化物歧化酶（SOD）和过氧化脂质（LPO）的水平。

按释： 方中黄芪益气，生地黄、熟地黄凉血养血，川芎、红花、苏木均为活血之品，其中川芎为血中之气药，白僵蚕为祛斑之要药，桂枝温经通络，冰片增强药物穿透弥散之功效，该方共奏益气活血祛斑之效。通过神阙穴的妙用，发挥其独特的治疗作用。神阙穴药物贴敷与维生素 E 一样具有抗氧化作用，且神阙穴治疗组调节 LPO 及 SOD 水平（即降低 LPO 和增高 SOD）的作用优于对照组，$P < 0.01$。神阙穴药物贴敷治疗通过药物和穴位的双重作用，降低了血液的黏、浓、凝、集，从而阻断了自由基的连锁反应。

秦幼平，周光英，王少敏．神阙穴贴敷治疗黄褐斑的临床研究．针刺研究，1998，2：109．

李氏等观察耳穴贴压配合中药面膜外敷治疗黄褐斑的临床疗效。方法：选择黄褐斑患者 100 例随机分为两组。治疗组 50 例，采用耳穴贴压配合中药面膜外敷治疗；对照组 50 例，口服维生素 C，并配合 3% 的氢醌霜外擦治疗。药面膜组成：白及、白芷、白术、白僵蚕、白茯苓、白丁香、白附子、防风各等份。上药混合后粉碎，过 200 目筛，取 20g 用热水调成糊状备用。常规面部按摩至红润发热后涂上面膜，30 分钟后洗掉。3 日治疗 1 次，10 次为 1 个疗程，治疗 1~3 个疗程。结果：治疗组总有效率 92%，对照组总有效率 64%。观察结果经统计学处理，发现耳穴贴压配合中药面膜外敷疗效明显优于对照组。

按释： 刺激耳部穴位"内分泌"调整体内激素水平；取"面颊"治疗相对应部位的疾患；取肝、脾、肾调节脏腑功能，疏肝解郁，健脾补肾。现代医学认为黄褐斑的发病原因很多，内分泌是一个常见的因素，而且与氧化抗氧化平衡失调、皮损区微循环的平衡失调、微量元素含量异常及血液流变学的改变等有关，其中，皮损区局部环境的改变是各种因素作用的前提。用中药面膜可以改善面部微循环，调节氧化抗氧化平衡，耳穴贴压法与中药面膜结合，内外兼治，消退色斑。

李芳莉，吴昊. 耳穴贴压配合中药面膜外敷治疗黄褐斑疗效观察. 针灸临床杂志，2005，21（11）：17.

周氏采用祛斑贴脐散（麝香、白芷、当归、乳香、没药、厚朴、穿山甲、细辛、鸡血藤、白附子、丹参、大黄、苍术等，用时取3g，调粥敷神阙穴）治疗明确诊断的黄褐斑60例，结果：治愈21例，显效20例，有效9例，无效10例，总有效率83.7%。结论：祛斑贴脐散对黄褐斑具有较好疗效，值得临床推广应用。

按释： 当归、鸡血藤补血养血，丹参、乳香、没药活血化瘀，穿山甲通经活络，麝香、冰片、细辛、白芷等芳香走窜，通络祛风，苍术、大黄、厚朴调理脾胃，理气散滞。诸药合用，既能疏通经络、养血和血，结合敷脐，更能有效调理脏腑经络气血，从而达到治疗黄褐斑的目的。

周鑫. 祛斑贴脐散治疗黄褐斑临床观察. 世界中西医结合杂志，2006，1（3）：176-177.

【点评】

治疗颜面斑最好采取内外兼治的方法，大多以活血化瘀、养血和血、通经理气等法内调，以润肤增白养颜、化瘀祛斑之法外敷。如珍珠增白粉中，珍珠为润肤美容上品，有良好的增白祛斑之功，敷于脐中，可用于颜面色斑。去斑膏方中山楂、穿山甲、乳香、没药活血祛瘀；白芍、鸡血藤养血和阴；厚朴化湿；甘草、桂枝通阳；冰片清热。诸药合用于脐中，有活血养血、温阳化湿之功，故可治瘀阻所致的黄褐斑。复方三白散具有润泽肌肤、增白悦颜的作用，且气味芳香，易于渗入肌肤，故敷于脐中可治黄褐斑、痤疮。三白祛斑方、青白软膏、瓜杏软膏、羊髓软膏、去斑方、二草白芷红花方、六白抹面方、玉容丸、化斑散等为外用制剂，外用前可于患处行轻柔按摩手法，或是以梅花针轻叩患处，以局部潮红而无出血点为宜，然后再敷药，疗效更佳。也可取膈俞、肝俞、血海、至阳、神道、支沟、阳陵泉等穴行贴敷之法，共奏滋补肝肾、疏肝解郁、调和气血之效。

第十四节　白癜风

一、概述

人体皮肤出现大小和形状不规则的原发性色素脱失斑，叫白癜风。本病的病因尚不完全明确。其发生以青年患者为多，有部分患者可并发斑秃或神经性皮炎。据推测，本病可能与精神因素有关，也可能是一种自身免疫性疾病，同时也可能与遗传因素有关。中医称本病为"白驳风"。

二、贴敷治疗处方

1. 补骨脂酊外擦方（《民间简易疗法·药浴》）

主治：白癜风。

处方：补骨脂30g。

用法：取上药加75%的酒精100mL，浸泡5~7日，用2~3层纱布过滤，得暗褐色液，取滤液煮沸浓缩至原量的1/3，备用。取药液直接涂擦患处，同时配合晒日光20~30分钟或紫外线照射2~3分钟（对紫外线过敏者忌用）。

2. 三黄膏（《中医养颜美容》）

主治：白癜风。

处方：雄黄、硫黄、黄丹、南星、枯矾、密陀僧各等份。

用法：上药各等份为细末，姜汁调匀备用。茄子切成片，蘸擦患处。擦后渐黑，再擦则愈。

3. 增色散（《中医外治疗法集萃》）

主治：白癜风。

处方：雄黄、硫黄、雌黄、密陀僧各6g，冰片3g，麝香、斑蝥各0.6g。

用法：将上药分别研极细末，对入混合，瓶贮，勿令泄气。用新鲜茄蒂、黄瓜、胡萝卜等任选1种，蘸药末擦损害区，每日3次。

注意：黏膜皮肤交界处的部位慎用，头面部则采用米醋调擦，皮肤过敏者忌用。

4. 八味洁肤膏（《穴位贴敷治百病》）

主治：白癜风。

处方：蛇床子、密陀僧、补骨脂各12g，雄黄10g，硫黄、轻粉各6g，苦参、土茯苓各8g。

用法：将上药研为细末，用清水适量调拌成糊膏状，均匀涂敷患处，每日2次或3次，1个月为1个疗程。

【古代文献选录】

摩风膏,治白癜风。附子、川乌、防风各二两,凌霄花、踯躅花、露蜂房各一两。上件细剉,用猪油三斤煎炼,看药黄焦,去渣候冷,收瓷盒中,用摩风癜上,以瘥为度。又方,治白癜风。核桃初生青者五枚,白矾二钱五分细研,硫黄半两细研。上件和研为膏,日三两次涂之,瘥。(《备急千金要方》)

白癜风:草乌半两、巴豆二钱半为细末,以酢和为剂,用绢帛裹定,浴后擦之,其药力自下矣。(《备急千金要方》)

【点评】

本病是一种后天性色素脱失的皮肤病,治疗比较困难,不易彻底治愈,皮损面积小,病程短者,较易处理,疗效较好,但停药后易复发。在治疗方面,因其表现为皮肤黑色素减少,色白,从脏腑主色论证不乏为一个很好的思路。因一些药物有刺激性和毒性,使用时应注意。

第十五节 须发早白

一、概述

正常人从35岁开始,毛发色素细胞开始衰退。而有的人20多岁就白了,医学上称少年白发,俗称"少白头"。有些人连胡须都变白,中医称"须发早白"。

中医学认为,下列因素与白发有关:一是精虚血弱:肾精不足,不能化生阴血,阴血亏虚,导致毛发失其濡养,故而花白。二是血热偏盛:情绪激动,致使水不涵木,肝旺血燥,血热偏盛,毛根失养,故发早白。三是肝郁脾湿:肝气郁滞,损及心脾,脾伤运化失职,气血生化无源,故而白发。

二、贴敷治疗处方

1. 八角软膏(治白发令黑发)(《中国膏药学》)

主治:须发早白。

处方:附子1枚,陈醋35mL。

用法:上2味丁铜器中煎两沸,纳矾石大如棋子许1枚,消尽纳母丁香210g和匀相得,搅至凝,纳竹筒内,拔白发,膏涂发根,即生黑发。

2. 白莽软膏(《中国膏药学》)

主治:须发早白。

处方：莽草 30g，白芷 30g，黄芪 30g，当归 30g，独活 30g，川芎 30g，芍药 30g，防风 30g，辛夷仁 30g，干地黄 30g，藁本 30g，蛇衔 30g，薤白 25g，乌麻油 300mL。

用法：上 14 味药切，以微火煎，三上三下，白芷色黄，膏成，去渣，洗发干后涂之。

3. 润泽护发液（《中医养颜美容》）

主治：须发早白。

处方：桑根白皮 500g，柏叶 500g。

用法：以水 3 升，淹浸上药，煎六沸，去渣备用，洗头。

4. 梧桐子膏（《民间百病秘方》）

主治：发白，少发。

处方：白蜜，梧桐子。

用法：将白蜜涂其拔去之毛孔，即长黑发。如不生，取梧桐子捣汁涂之，无不生者。

【古代文献选录】

须白，乃肾水枯，任督血干也，二者得一，皆能白须，地黄汤最妙。今不用，用桑椹半斤，取汁一碗，以骨碎补一两为末浸之，晒干，无日则用火焙干，再浸，以汁干为度；再用生赤何首乌、熟地黄焙干各二两，青盐、当归各一两，没石子雌雄各四对，长者雄，圆者雌，俱为细末，每日擦牙七七擦，左右各如数，一月之间即黑如漆。盖桑椹专能补阴黑须，而又佐之熟地黄、何首乌，岂有不黑之理？但苦不能引入须根耳。今妙在用骨碎补、没石子直透齿肉之内，既入齿肉，有不引至须根者乎？（《石室秘录》）

滋荣散长养发，发落最宜。生姜焙干、人参各一两。上为细末，用生姜一块，切片蘸药末于发落处擦之，二日一次。（《瑞竹堂方》）

母丁香以生姜汁研，拔去白发须，涂孔中，即生黑者矣。又白蜜涂孔中，亦生黑者。（《本草品汇精要》）

【点评】

润泽护发液中，桑根白皮润燥清热，柏叶清热凉血，二药合用，适用于血燥而致毛发焦枯，能使髫发黑润。现代社会中，因多次冷烫，药液导致头发焦枯者，用本方为宜。

第十六节　酒糟鼻

一、概述

酒糟鼻是发于鼻部，鼻色紫赤，甚则鼻头增大变厚的皮肤病。其特点是初起鼻部潮红，继而伴发丘疹、脓疱及毛细血管扩张，并可形成鼻赘。西医也称为酒皶鼻。

二、贴敷治疗处方

1. 杜蘅软膏（麝香膏）（《中国膏药学》）

主治：面杆疱（酒糟鼻）。

处方：麝香0.9g，白附子30g（炮），当归12g，川芎12g，细辛12g，杜蘅12g，白芷5g，芍药10g，猪脂105mL。

用法：上药以猪脂煎，三上三下，去渣，入麝香，以敷疱上，每日3次。

2. 玉屑软膏（玉屑膏）（《中国膏药学》）

主治：面杆疱（酒糟鼻）。

处方：玉屑45g（细研如粉），珊瑚45g（细研如粉），木兰皮45g，辛夷45g（去壳），白附子30g（生用），川芎30g，白芷30g，冬瓜子仁120g，桃仁150g，商陆250g，牛脂60g，猪脂120g，狗脂500g。

用法：上药除玉屑、珊瑚及诸脂外均细研，先于锅内以微火化诸脂，令熔后下诸药，同煎三上三下，令白芷色黄，滤去渣，下玉屑、珊瑚末，搅匀，于瓷器中盛。每夜涂面。

3. 百部苦参乌梅方（《民间简易疗法·药浴》）

主治：酒渣鼻。

处方：百部、苦参、蛇床子、土槿皮、乌梅、野菊花、土茯苓各15g。

用法：取上药加水1000mL煎煮，去渣，取液，待冷，用干净毛巾蘸药浓湿敷，每次15~20分钟。早、晚各1次。

4. 石膏大黄散（《贴敷疗法》）

主治：酒渣鼻。

处方：生石膏、生大黄各等份。

用法：将上药研细末过筛，研匀瓶备用，用时先用清水洗净鼻子，擦干，取药粉适量加白酒调成泥糊状，每晚敷患处1次。

5. 二白散（《赵炳南临床经验集》）

主治：酒渣鼻，痤疮。

处方：白石脂30g，白蔹30g，苦杏仁30g。

用法： 研细末，过100目。用鸡蛋清调药外用。

注意： 慎勿入目。

6. 冰黄膏（《中药鼻脐疗法》）

主治： 酒糟鼻。

处方： 大黄、硫黄各等份，大枫子仁、冰片各适量。

用法： 将上药研细，捣烂，调成糊膏状，外用涂敷患鼻处，每日3次。

【古代文献选录】

蓖麻子膏，治酒皶鼻及肺风，面赤生疮。蓖麻子、轻粉、沥青、硫黄、黄蜡各二钱。上以麻油一两熬成膏，以磁器盛之，每用少许涂于患上最妙。（《古今图书集成·医部全录》）

酒皶者，此皆壅热所致。夫肺气通于鼻，清气出入之道路，或因饮酒，气血壅滞，上焦生热，邪热之气留伏不散，则为之鼻疮矣。又有肺风，不能饮而自生者，非尽因酒耳。宜一味浙二泔，食后用冷饮。外用硫黄入大菜头内煨研涂之。若鼻尖微赤及鼻中生疮者，辛夷研末，入脑、麝少许，绵裹纳之。（《丹溪心法》）

鼻皶，准头红也，甚则紫黑……外用黄连末，天钓藤烧灰，桐油调敷，或硫粉散。（《医学入门》）

【点评】

本病多于中年发病，病因尚不明确，可能与颜面运动神经失调，毛细血管长期扩张、消化道功能障碍、内分泌功能失调、精神因素、病灶感染、嗜酒、辛辣食物的刺激等因素有关。中医认为，本病多与脾经湿热、肺经郁热有关，且发病部位多在鼻头，亦是脾所主部位，可取足三里、阴陵泉、大椎、中脘等进行穴位贴敷，健脾利湿清热，然后外涂杜蘅软膏、玉屑软膏、百部苦参乌梅方、石膏大黄散、二白散等。因湿性黏滞，治疗应长期坚持，同时应禁食辛辣之品，保持大便通畅。

第十七节　粉刺

一、概述

粉刺是发生于颜面、胸、背等处的一种毛囊、皮脂腺的慢性炎症。中医称为"肺风粉刺""酒刺"等。《外科大成》中曰："肺风因肺经血热郁滞不行而生酒刺也。"西医称为痤疮。特点：多发生于青年男女的面部、胸背部。皮损是与毛囊性一致的丘疹、黑头粉刺、白头粉刺。

多发于 18 ~ 30 岁的年轻人，到 30 岁左右逐渐痊愈。好发于脸面、胸、背等处。发出丘疹如刺，可挤出米粒样白色脂栓，少数形成脓疱、破溃或吸收，或萎缩性瘢痕。有的形成结节或囊肿及瘢痕等，伴有瘙痒或疼痛。病程较长。

二、贴敷治疗处方

1. 芜荑软膏（白芷膏）（《中国膏药学》）

主治：面渣疱（粉刺）。

处方：白芷 0.9g（留两小块以验所煎膏），白芜荑 0.9g，木兰皮 0.9g，细辛 0.9g，藁本 0.9g，白附子 0.9g（炮），川芎 15g，防风 15g，丁香 0.3g，陵云香 0.3g，松花 0.3g，麝香 0.3g（研），牛脂 1500g（无以酥代之）。

用法：上 13 味，除麝香、牛脂外，余均捣碎，入净器中，以酒 140mL 浸一宿，先将牛脂入铜锅中化令消，次下酒中诸药，以微火煎之，三上三下，候白芷黄色膏成，用新绵滤去渣，入麝香搅匀，稀稠得所，瓷盒盛。每临卧，用淡盐水洗面后，涂膏。

2. 浮萍软膏（白浮水膏）（《中国膏药学》）

主治：面渣疱（粉刺）。

处方：浮萍 150g（干）。

用法：捣筛为末，以白蜜调和稀稠得所，入瓷盒中，每用时涂面。

3. 蛇床地肤外洗方（《民间简易疗法·药浴》）

主治：粉刺。

处方：蛇床子、地肤子、白鲜皮、明矾各 60g。

用法：取上药加水煎煮 20 ~ 25 分钟，去渣，取液，趁热擦洗患处，每次 30 分钟，每日 1 ~ 3 次，连用 10 日，1 剂药可用 6 日。

4. 颠倒散（《贴敷疗法》）

主治：用于治疗粉刺而见额面皮肤油腻不适、皮疹、有丘疱疹或脓疱者。

处方：大黄、硫黄各等份。

用法：大黄、硫黄、轻粉研末，过 120 目筛备用。用时清水洁面后，以适量芦荟水调糊状外敷皮损处，1 ~ 2 小时后洗去，每日 1 ~ 2 次，连续治疗 10 日后判断疗效。

注意：治疗期间忌服辛辣肥腻油炸之品。本方轻粉应研至最细，用量以在全方的 1/10 内为宜，皮损湿烂面较重的患者，更不宜过量应用。既往皮肤过敏体质患者应用本方时，可先试以蜜糖调敷观察，如有明显瘙痒、皮肤发红者，应停用并做抗过敏处理。

5. 轻粉膏（《中医养颜美容》）

主治：粉刺。

处方：轻粉 5g，白芷 5g，白附子 5g，防风 5g。

用法：上药为细末，以蜜和匀备用。洗面时及睡前擦涂数次。

6. 苦参粉（《中医养颜美容》）

主治：粉刺。

处方： 苦参 500g，赤芍 100g，白瓜籽 100g，玄参 50g。

用法： 上药烘干，共为细末，备用。用水洗面，每日 2 次。

7. 痤疮膏（《经穴贴敷疗百病》）

主治： 粉刺。

处方： 龙胆草 120g，山栀子 120g，黄芩 120g，柴胡 120g，车前子 120g，生地黄 120g，泽泻 120g。

用法· 将上药共研细末，用麻油熬，黄丹收。敷于曲池、合谷、下关、颊车、攒竹、足三里、丰隆、三阴交等穴位处，每日 1 次，每次 5 小时，15～20 日为 1 个疗程，连续治疗 3～5 个疗程。

【古代文献选录】

治痤疮痒痛，名玉女英：滑石半两细研，绿豆粉四两微炒研匀，以绵揾扑之。一方有枣叶一两。（《古今图书集成·医部全录》）

粉刺之证，乃肺热而风吹之，要亦气血不和，多成此疵。虽无关大病，然书生娇女，若生此病，亦欠丰致。我有一方为之添容，方用轻粉、黄芩、白芷、白附子、防风各一钱，各为细末，蜜调为丸，于每日洗面之时，多擦数遍；临睡之时，又重洗面而擦之，不须三日自然消痕灭瘢矣。（《石室秘录》）

硫黄膏，治面上生疮，或鼻脸赤紫，及风刺粉刺，诸药不效。生硫黄、白芷、瓜蒌根、腻粉各五钱，全蝎三个，蝉壳五枚，芫青七枚去翅足。上为末，另以香油、黄蜡和合，如面油法，火上熔熬，取下，乃入药末，在内和匀，每用少许，临卧洗面后，涂面上，勿近眼。数日赤自消。风刺粉刺，一夕见效。（《得效方》）

粉刺面黚：白石脂六两，白蔹十二两为末，鸡子白和，夜涂日洗。（《圣济总录》）

面上风刺：黑牵牛酒浸三宿为末，先以姜汁擦面，后用药涂之。（《摘元方》）

【现代临床报道】

杨某等用穴位埋线疗法治疗痤疮 124 例，取穴：肺俞（双）、肾俞（双）、灵台、身柱等。肺经风热加尺泽，脾胃湿热加足三里、阴陵泉，冲任不调加中极、三阴交。结果：本组 124 例中，治愈率 84%，其余 19 例经 1～3 个疗程的治疗后，均显效。

按释： 痤疮之成因较为复杂，但多与过食炙煿、膏粱厚味关系密切，由于肺胃积热，上熏颜面，血热郁滞，阻于肌肤，或留于腠理，发为痤疮。肺主皮毛，取肺俞可治疗一切皮肤病；肾主生殖，取肾俞可调整内分泌，降低雄性激素的分泌水平；灵台、身柱是治疗疔疮的要穴；尺泽可疏散肺经风热；足三里为胃经的下合穴，阴陵泉为脾经的合穴，两穴合奏助脾胃清湿热之功；中极属任脉与足三阴经的交会穴，三阴交可使气血下行，共奏通调冲任脉气之功。

杨涛，刘贵秀．穴位埋线疗法治疗痤疮 124 例临床报道．贵阳中医学院学报，

2002，24（2）：35－36.

李某用穴位注射法治疗痤疮180例，主穴取肺俞穴。肝气郁滞者配肝俞；脾胃壅热者配脾俞、胃俞；女性月经不调者配子宫穴、肝俞穴。结果：治愈130例，显效45例，好转5例，无不效者。

按释：本病为一种毛囊与皮脂腺的慢性炎症反应，多与雄性激素关系密切。中医认为"肺主皮毛"，痤疮与肺经风热、肺气失于肃降有关，故取肺俞为主穴。肺与大肠相表里，故大肠燥热，大便干结，亦可诱发本病。肝气郁结，经血失调，胃热壅滞，阻塞脉络均可发病，故辨证取穴为本法特点。

李春华，卞继华．穴位注射治疗痤疮180例．中国民间疗法，2006，14（6）：23－24.

【点评】

本病的病因病机复杂，多与血热偏盛、肺胃积热、气血凝滞、血瘀痰结等因素有关，所以治疗前应仔细推敲，以内调为主，可取如痤疮膏敷于穴位上，如肺胃积热可取曲池、合谷、内庭、尺泽、阴陵泉等清热祛湿；血热偏盛可取大椎、至阳、膈俞、血海等凉血活血；气血凝滞可取气海、太冲、血海、膈俞、肝俞等行气活血。芫芙软膏、浮萍软膏、颠倒散、轻粉膏、苦参粉等外用药亦应根据证型，辨证施治，亦可用如蛇床地肤外洗方等外洗，清热燥湿，再与上面几种药外涂。

本病的护理调摄更为重要，首先要少食油腻、辛辣及糖类食物，宜多食蔬菜水果，保持大便通畅。其次，禁止挤压或抚弄患处，用温水清洗颜面，减少油脂附着，堵塞毛孔。

第十八节　湿疹

一、概述

湿疹是一种过敏性炎症性皮肤病，分为急性、亚急性、慢性湿疹三类。本病具有多形性病损，对称分布，自觉瘙痒，反复发作，易演变成慢性。其发病原因主要与变态反应有关。任何性别、年龄、部位均可发病。其诱发因素则与接触毛织品、肥皂、花粉及某些粉尘有关。此外，还与内分泌和神经系统功能障碍以及有感染病灶有关。

急性湿疹可见皮肤潮红，生出小丘疹，肿胀，发痒，出现水泡，瘙痒剧烈，常因瘙抓水泡破裂渗液，形成糜烂。亚急性湿疹则由急性湿疹演变而来，红肿渗液开始减轻，患部出现红斑鳞屑。慢性湿疹大多由急性、亚急性湿疹迁延而来，或经多次反复发作而成，患部皮肤增厚，呈暗红色或暗褐色，表面粗糙，皮肤出现苔癣样变，常有一些鳞屑，间有糜烂与渗液，阵发性瘙痒。

湿疹的特点是具有对称分布，多形损害，剧烈瘙痒，倾向湿润，反复发作，易成慢性。

二、贴敷治疗处方

1. 五黄软膏（黄连膏）（《中国膏药学》）

主治：血风疮（湿疹）。

处方：黄连 3000g，大黄 2000g，黄柏 2000g，黄芩 2000g，麻黄 1500g，黄蜡 500mL。

用法：将黄连、大黄、黄柏、黄芩浸入麻油内，浸 1 日后，用微火熬煎至药枯，去渣滤清，加入黄蜡，再用微火徐徐收膏。将膏匀涂纱布上，贴敷患处。

禁忌：不可入口。

2. 枫蛇软膏（止痒镇痛膏）（《中国膏药学》）

主治：风血疹，黄水疮（湿疹、脓疱病）。

处方：大枫子 12g，蛇床子 12g，藤黄 5g，硫黄 6g，雄黄 9g，文蛤 12g，花椒 30 枚，樟脑 9g，黄柏皮 6g，苦楝子 9g，百部 9g，枯矾 9g。

用法：共研细末，捣生猪油成膏，用白布包好，在炭火上烤出油，用棉花签子调油搽患处。

3. 牡蛎软膏（男女阴疮膏）（《中国膏药学》）

主治：男女阴部瘙痒疮（男女阴部湿疹）。

处方：米粉 1 酒杯，芍药 25g，黄芩 25g，牡蛎 25g，附子 25g，白芷 25g。

用法：上 6 味药，以不入水猪脂 500g 煎之，微火上，三上三下，候白芷色黄，膏成纹去渣，敷疮上。

4. 石珍散（《贴敷疗法》）

主治：急性湿疹。

处方：煅石膏、轻粉各 30g，青黛、黄柏各 9g。

用法：将上药共研细末，取适量撒敷患处，每日 1 次。

5. 丹黄散（《贴敷疗法》）

主治：急、慢性湿疹。

处方：铅丹 30g，黄柏 30g。

用法：将药物混匀研细末，渗出液多者将丹黄散撒敷于疮面，渗出液少者用香油与药末调和敷于疮面。

6. 硫黄膏（《贴敷疗法》）

主治：慢性湿疹。

处方：硫黄 5～20g。

用法：将硫黄与乙醇适量外涂，每日 1 次。加凡士林至 100g，调成软膏，局部外涂，每日 1 次。

7. 二黄苦参五倍方（《民间简易疗法》）

主治：湿疹。

方药：黄柏、黄芩、苦参、紫草、五倍子、明矾、花椒、甘草各 10g。

用法：取上药加水煎煮 20~25 分钟，去渣，取液，冷湿敷，每日 2 次。

8. 茶叶散（《中医外治疗法集萃》）

主治：湿疹。

处方：取茶叶（青）、苏叶各 30g，苦参、枯矾、川椒、黄柏、大黄各 15g，川黄连 10g，干姜、青黛各 5g，冰片 2g。

用法：共为细末，涂搽患处或香油调敷，每日 2~4 次，以皮损愈合为止。

注意：用药期间应注意局部卫生，不能用碱性肥皂水洗，哺乳母亲及病人禁食鱼虾及刺激性食物。

9. 干荷散（《阳痿中医独特疗法》）

主治：阴囊湿疹，肿痛，湿润瘙痒。

处方：牡蛎粉、蛇床子、干荷叶、浮萍草各等份。

用法：上为粗末，用筛罗，每用 2 匙，水 1 大碗，同煎三五沸，滤去渣，淋洗阴茎，避风寒。

10. 涂敷方 1（《中国民间敷药疗法》）

主治：阴囊湿疹。

处方：苦参 20g，生地黄 20g，地肤子 12g，刺蒺藜 12g，乌梢蛇 20g。

用法：将药物研细末或煎后取汁，直接将药水涂擦或调拌鸡蛋清外敷阴囊处。

11. 冰石散（《中西医结合治疗男科疾病》）

主治：阴囊湿疹流脂水较多者。

处方：滑石 100g，冰片 30g，枯矾 40g。

用法：上药研极细末，混匀，装瓶备用。使用时先将患处用凉开水或以上重要洗剂洗净，擦干，再把药粉均匀地撒在患处，每日 2~3 次，一般用药 1 周后逐渐痊愈。

【点评】

本病的病因主要为风、湿、热，但有内、外之分，在外属于六淫之邪，在内以脾、心、肝等脏腑功能失调所致内风、内湿、内热为主。故治疗时应内外兼治，在应用五黄软膏、枫蛇软膏、石珍散、丹黄散、硫黄膏、二黄苦参五倍方、茶叶散等涂患处的同时（干荷散、涂敷方 1、牡蛎软膏、冰石散相对作用较缓和，主要用于阴囊湿疹），应与相应的药物根据辨证涂于不同的穴位上。切忌用热水洗烫，以求一时止痒，反使病情加重。勿接触肥皂、碱性物，勿使用刺激性太强的药物。忌鱼腥、虾蟹、海味、鸡蛋、羊肉、酒类，少吃葱、蒜、韭菜、菠菜、香椿、茴香等五辛发物。可吃猪肉、青菜、白菜、莱菔、西红柿之类。

第十九节　脓疱疮

一、概述

脓疱疮是由金黄色葡萄球菌引起的化脓性皮肤病，多发于夏、秋季节，其发病的主要部位在头面、四肢。初起皮肤出现少数散在红斑或水泡，迅速变为脓疱，自觉瘙痒，疱壁破裂后露出湿润而潮红的疮面，溢出黄水，脓疱较密集，色黄，周围有红晕，破后糜烂而鲜红，附近淋巴结肿大，干燥后结成脓痂，痂皮逐渐脱落，直至愈合。或伴有发热，口干，尿黄，便结，舌质红，苔黄腻，脉濡数等湿热证候。

二、贴敷治疗处方

1. 黄芩软膏（黄水疮外用方）（《中国膏药学》）

主治：黄水疮（脓疱病）。

处方：黄芩 9g，乳香 9g，没药 9g，黄蜡 6g，香油 12g，黄丹 6g，枯矾 6g，黄香 6g，儿茶 6g，冰片 2.4g。

用法：先将乳香、没药、黄芩 3 味同油熬煎枯，去渣，将黄蜡置于油内，待成冷膏，再将苦矾、黄香、儿茶、冰片、黄丹共研细末，加入膏内调匀。搽患处，2 日后用淡盐水洗净再涂。

2. 藤川软膏（藤黄膏）（《中国膏药学》）

主治：黄水疮，秃疮（脓疱病、头癣）。

处方：藤黄 2.4g，川椒 9g，白蜡 6g，黄蜡 0.6g，香油 120mL 或麻油 120mL。

用法：将藤黄打碎，用薄纸包之，寄于贴身处，待燥，用细箩细细筛过，愈细为佳，黄蜡切细备用。用铜锅（铁锅也可）放在小炉上倾入香油，随下川椒细火煎之，候椒色深黄，离火炉去椒渣，再入锅内，继下二蜡溶尽起锅，贮于瓷器，稍停，待温度下降（以油汁半凝为度），将藤黄细末缓缓加入，以物搅之，以十分溶和为准，即可备用。先用川椒、茶叶煎浓洗涤，去尽结痂，涂搽此膏。

注意：藤黄有毒，不能入口。

3. 二黄散（《贴敷疗法》）

主治：用于脓疱疮属于湿热蕴结、分泌物较多者。

处方：黄连 30g，黄柏 50g。

用法：将上药研细末，用时取 10g 药粉，和蛋清 1 只调匀敷于患部，每日 1 次。

4. 祛湿药粉（祛湿散）（《赵炳南临床经验集》）

主治：脓疱疮，急性湿疹，接触性皮炎，婴儿湿疹。

处方：川黄连 25g，川黄柏 25g，黄芩 150g，槟榔 100g。

— 596 —

用法：研极细粉末。直接撒扑，或用植物油调敷或配制软膏用。一般丘疹样或有少量渗出液的皮损，可以直接撒扑或用鲜芦荟蘸药外搽，流水多或脓汁多者可用油调外用，暗红干燥脱皮者可用药液配成软膏。

5. 化毒散（《中医外治疗法集萃》）

主治：用于治疗脓疱疮及有继发感染的皮炎、湿疹等。

处方：黄连面、乳香、没药、川贝母各60g，天花粉、大黄、赤芍各120g，雄黄60g，甘草45g，冰片15g，牛黄12g。

用法：除雄黄、冰片、牛黄另研细末外，余药共研末，与前3味混合即成，直接撒扑或用植物油调敷。

6. 冰硼青黛粉（《中医外治疗法集萃》）

主治：黄水疮（脓疱病）。

处方：冰硼散3支，青黛粉3g。

用法：上药拌匀，先用淡盐水或老茶叶水，将脓痂泡软洗去，擦干后撒上拌匀后的冰硼青黛粉，每日1支。如全身均发者，可将冰硼散按1：2000的比例用开水溶化，待温洗澡，洗后再在患处微撒冰黛散，连用3~5日可愈。

【古代文献选录】

天疱疮，若发于秋冬，则宜升麻、葛根、犀角，或加柏、芩一二味；外敷如马齿苋、吴蓝、赤小豆、芦根之类，皆解毒消肿，可用于初起之时。（《证治准绳》）

泥金刮毒膏，治天疱疮。韭地蚯蚓粪三钱，玄明粉二钱，滑石末一钱。上研细末，新汲水调匀，鹅毛润患上三两日，然后再用茶洗净，将槟榔、天花粉、黄连、黄柏末各一钱，面粉四钱和匀，干掺自愈。（《古今图书集成·医部全录》）

天疱湿疮：花粉、滑石等分为末，水调搽之。（《普济方》）

又方：莲蓬壳烧存性研末，井泥调涂，神效。（《海上方》）

一小儿患天疱疮，焮痛发热，脉浮数，挑去毒水，以黄柏、滑石末敷之，更饮荆防败毒散二剂而愈。（《古今图书集成·医部全录》）

【点评】

本病发病以内因为主，外因为标，内外相互交接而发病，脏腑定位在脾，以脾湿内蕴、热毒外袭为其发病机制。治疗上初起以清热解毒为主，如用化毒散、黄芩软膏外敷，如渗出较多可予冰硼青黛粉、二黄散、祛湿药粉，结痂可用藤川软膏。在尺泽、阴陵泉、足三里、曲池、大椎等穴位予穴位贴敷，以清热健脾祛湿。应做好消毒隔离工作。

第二十节　褥　疮

一、概述

褥疮是各种危重疾患和慢性疾病、年老体弱长期卧床者最常伴发的疾病，中医称为"席疮"。好发于腰骶、臀部等骨骼突出、肌肉菲薄易受压迫和摩擦的部位。因局部长期受压，影响血液循环，皮肤组织营养障碍而致组织坏死。一旦发生，迁延难愈，不仅增加病人的负担和痛苦，还可导致败血症、感染性休克等严重后果。中药外治褥疮，临床证明方法简便，治疗效果好。

二、贴敷治疗处方

1. 如意金黄散（《中医外治疗法集萃》）

主治： 褥疮。

处方： 如意金黄散 10g，加红花干粉 3g。

用法： 取如意金黄散 10g，加红花干粉 3g，以 70% 的酒精消毒后，用茶水调成糊状，局部涂抹包敷，隔日换药 1 次。

2. 木耳散（《中医外治疗法集萃》）

主治： 褥疮。

处方： 黑木耳 30g。

用法： 取黑木耳 30g，焙干去杂质后研为细末，加等量白糖混匀，温开水调成膏状外用，隔日换药 1 次。

3. 黄滑散（《中医外治疗法集萃》）

主治： 褥疮。

处方： 生大黄 50g，雄黄 15g，滑石 50g，黄柏 20g，煅石膏 50g，冰片 5g。

用法： 将上述药物研成极细末。用时先将褥疮消毒后洗净拭干，再将药面撒于褥疮局部，重者 3~4 次，轻者 1 次，至痊愈为止。

4. 白糖生肌散（《中医外治疗法集萃》）

主治： 褥疮。

处方： 白糖、滑石粉各 10g，炉甘石 5g，白琥珀、滴孔石各 4g，朱砂 1g，冰片 0.5g。

用法： 研末混合，疮面喷洒后用凡士林油纱条、无菌纱布包扎，隔日换药 1 次。

5. 七味白榆散（《外治心悟》）

主治： 褥疮。

处方： 白及、地榆各 30g，黄柏、龙胆草各 25g，蒲公英、没药各 20g，黄连 15g。

用法：将上药研为细末，局部常规消毒，取 1/5 量药粉，均匀撒布患处，每日或隔日换药 1 次，1 个月为 1 个疗程。

【点评】

穴位贴敷法对本病疗效较好，如木耳散有很好的祛腐生肌之效，简捷且力猛，适用于Ⅰ、Ⅱ期褥疮，一般 2~3 周即愈，Ⅲ期褥疮 8 周内痊愈，不遗留瘢痕。其余如如意金黄散、黄滑散、白糖生肌散等均有不同的疗效。值得注意的是，本病应加强护理，经常翻身、洗澡，多进食营养丰富的食物。

▪ 第二十三章　五官科病症 ▪

第一节　急慢性结膜炎

一、概述

急慢性结膜炎主症为目赤肿痛。古代文献根据发病原因、症状急重和流行性，又称"风热眼""暴风客热""天行赤眼"等。

多因外感风热时邪，侵袭目窍，郁而不宣；或因肝胆火盛，循经上扰，以致经脉闭阻，血壅气滞，骤然发生目赤肿痛。

二、辨证

主症为目赤肿痛，羞明，流泪，眵多。兼见头痛，发热，脉浮数，为风热证；口苦，烦热，便秘，脉弦滑，为肝胆火盛。

三、贴敷治疗处方

1. 毛茛草敷灸（《中国灸法集粹》）

主治： 目赤肿痛。

处方： 鲜毛茛草适量。

用法： 上药与食盐少许共捣如膏状，制成黄豆大或绿豆大药丸数粒，备用。贴敷时取药丸 1 粒，敷于少商或合谷穴处，待局部起泡后将药丸去掉，水泡不必挑破。左眼患病敷右侧穴位，右眼患病敷左侧穴位，双眼患病两侧穴位均取。

2. 代赭石敷灸（《中国灸法集粹》）

主治： 风热目赤。

处方： 代赭石 2 份，生石膏 1 份，共研细末，贮瓶备用。

用法： 取药末适量，加水调如泥膏状，贴于太阳穴，胶布固定即可，每日 1 次，每次 1～2 个小时。

3. 木香软膏（《太平圣惠方》）

主治：火眼（结膜炎）。

处方：木香30g，附子30g（炮制，去皮脐），朱砂0.3g，龙脑1.5g，青盐45g，牛酥60g，鹅酥120g。

用法：以上附子、木香捣为细末，入朱砂后5味，同研均匀，以慢火熬成膏。每用少许，不计时候，头顶摩之。

4. 黄风软膏（明目黄连膏）（《全国中药成药处方》）

主治：暴发火眼，红肿痛痒，流泪怕光，眼边红烂。

处方：黄连240g，黄柏500g，防风120g，菊花60g，当归240g，甘草240g，生地黄500g，姜黄120g。

用法：上药共煎，去渣浓缩，每60mL浓汁加蜜150g，入冰片1.5g。用玻璃滴管蘸取少许，点眼角。

禁忌：刺激食物。

5. 五黄丹（《眼科集成》）

主治：暴发火眼，红肿疼痛。

处方：黄柏30g，黄连15g，黄芩24g，大黄、黄丹各等份。

用法：将上药研为细末，用葱汁、浓茶水各半调成糊膏状，均匀敷于两侧太阳穴和眼眶。如干，以茶水润之。

6. 山栀二仁膏（《外治心悟》）

主治：急性结膜炎。

处方：桃仁、杏仁（带皮）、山栀子各7粒，鸡蛋1枚，面粉1撮，白酒半小盏。

用法：先将两仁捣烂，与鸡蛋清、面粉、白酒调成糊膏状，均匀敷于双足心涌泉穴上，每日换药1次。

【古代文献选录】

寻常赤眼，用黄连碾末，先用大菜头一个，切了盖，剜中心作一窍，入连末在内，复以盖遮住，竹签签定，慢火内煨熟取出，候冷，以菜头中水，滴入眼中。（《证治要诀》）

赤目风肿：甘草水磨明矾，敷眼胞上，效。或用枯矾频擦眉心。（《集简方》）

目赤肿痛：决明子炒，研茶调敷两太阳穴，干则易之，一夜即愈。（《医方摘元》）

风火眼痛，黄丹白蜜调取太阳穴，立效。（《验方新编》）

小儿赤眼，黄连为末，水调敷脚心，捣烂敷之。（《串雅外编》）

【现代临床报道】

王氏等采用春卡Ⅱ号方内服和穴位贴敷的方法治疗本病62例。春卡Ⅱ号方：川芎、荆芥各10g，细辛2g，防风10g，地肤子、白鲜皮、茵陈、赤芍各15g，羌活10g，金银花20g，每日1剂，水煎服，2周为1个疗程。中药将白芥子、羌活、细辛等各等量碾为细末备用，贴敷时取姜汁调成干糊状，捏成花生大小的颗粒，再用胶布将之固定于肺俞、大椎、肾俞等穴位上，隔日贴1次，3次为1个疗程。若病情明显得到控制，停服中药，继续贴敷2个疗程，以巩固疗效。结果：治愈35例，总有效率95.2%，随访1~2年，46例中复发3例，复发率为6.5%。

按释： 治疗以疏散风邪为主，辅以清热利湿。春卡Ⅱ号方中荆芥、防风、川芎祛风散邪；地肤子、茵陈、白鲜皮、羌活利湿止痒；川芎、赤芍、金银花清热凉血祛瘀，取"治风先治血，血行风自灭"之意。由于病随春夏季节反复发作或加剧，病程迁延，为伏邪郁遏脉络，特选用细辛辛温香窜之味，使风湿热邪从内散于外，取"郁者发之"之意；且外敷药物为芳香、辛窜、利窍、通经、活络之品，其易由皮肤渗入穴位，并通过经络气血运行直达病所。采用药物与经络共同作用的方法，以达到内外合治、祛散伏邪、培本扶正之功。

王志敏，钱爱华. 春卡Ⅱ号联合中药穴位贴敷治疗春季结膜炎临床观察. 辽宁中医杂志，2005，32（6）：559.

【点评】

贴敷治疗目赤肿痛效果较好，可明显缓解病情。如毛茛草敷灸法，可取少商、合谷清泻肺热，取大敦、足窍阴清泻肝胆，取中冲、少冲泻心火，取"火郁发之"之意，不论急性或慢性均可使用，应用较广泛、灵活。代赭石敷灸、木香软膏均可贴敷于相应的穴位上，以慢性病为主要应用。黄风软膏点眼外用可与其他疗法同时使用。

第二节 麦粒肿

一、概述

麦粒肿是指胞睑生小疖肿，形似麦粒，易于溃脓的眼病，中医又称"针眼""眼丹"等。

西医学认为，本病是指眼皮脂腺受感染而引起的一种急性化脓性炎症，可分为内、外麦粒肿。凡睫毛所属皮脂腺的化脓性炎症为外麦粒肿，而睑板腺的化脓性炎症为内麦粒肿。本病每因脾胃蕴热，或心火上炎，又复外感风热，积热与外风相搏，气血瘀阻，火热结聚，以致眼睑红肿，热腐化为脓液。

二、辨证

主症为病起始时睑缘局限性红肿硬结，疼痛和触痛，继则红肿渐形扩大；数日后硬结顶端出现黄色脓点，破溃后脓自流出。兼见局部微肿痒痛，伴头痛发热，全身不舒，苔薄白，脉浮数，为外感风热；局部红肿灼痛，伴有口渴口臭，便秘，苔黄，脉数，为脾胃蕴热。

三、贴敷治疗处方

1. 食盐散（《特种疗法 100 种》）

主治：麦粒肿。

处方：食盐适量。

用法：研细末。患者仰卧，将盐放脐内，以填满并隆起为度，上盖一小纸片或小布片，再用橡皮膏固定。每日 1 换。

2. 双天膏（《中国灸法集粹》）

主治：麦粒肿。

处方：天花粉、天南星、生地黄、蒲公英各等量。

用法：焙干研为细末，加食醋和液体石蜡油调成膏状，经高压消毒备用。贴敷时根据麦粒肿的大小，取适量药膏敷于病变局部，纱布或胶布固定即可。每日换敷 1 次。

3. 生地黄膏（《中国灸法集粹》）

主治：麦粒肿。

处方：生地黄、生南星各等量，共研细末，贮瓶备用。

用法：贴敷时取上药适量，加入食醋或水调如膏状，敷于太阳穴处，胶布固定。亦可将药末撒于胶布中间贴敷穴位。

【古代文献选录】

眼睑偷针：独生石菖蒲根，同盐研敷。（《寿域圣方》）

【现代临床报道】

钟某观察用中药外敷涌泉穴治疗儿童麦粒肿 138 例的临床疗效。取涌泉粉适量（中药吴茱萸细粉），用适量食醋调成膏状贴敷双足的涌泉穴。结果：治愈 101 例，有效 14 例，无效 4 例，总有效率 96.64%。

按释：用吴茱萸粉外敷涌泉穴治疗麦粒肿，系上病下治，取引上焦之热下行之功效。涌泉穴在《灵枢·经别》中注："为足少阴之井穴，合于太阳。"《灵枢·经脉》注："足太阳之脉起于目内眦，上额交巅……"故涌泉穴可通过足少阴经入，合于足太阳，通于目脑。吴茱萸辛温，具有降逆、善解郁滞、引热下行之功效，使热毒降泻，达到治疗疾病的目的。刺激涌泉穴还具有调节机体免疫功能的作用。

钟兆贝，张仲源. 中药外敷涌泉穴治疗儿童麦粒肿 138 例临床观察. 中医外治杂志，2002，11（5）：23 - 24.

【点评】

本病取穴可取耳尖，应用生地黄膏穴位贴敷，或是刺络放血，疗效较好。食盐具有散结消肿、止痛消炎的作用，故可敷于脐外治麦粒肿。患处可涂双天膏，如病灶可见明显的白色脓点，可予点刺放血疗法。本病初起至化脓切忌挤压，以免细菌挤入血液，造成严重后果。上述方法适用于红肿硬结，可促其消退，如已成脓应由眼科处理。

第三节　近　视

一、概述

近视是以视近清楚，视远模糊为主症的眼病。古代医籍又称"能近怯远症"。近视与远视、散光同属于屈光不正的一类眼病。

近视眼以视近清晰，视远模糊为特征。自隋唐以来，历代医家对本病多有论述，加《诸病源候论》称为"目不能远视"，是由"劳伤脏腑，肝气不足所致"。《审视瑶函》称为"能近怯远症"，其认识较全面，除认为是阳不足外，并可由"肝经不足肾经病"而致。《目经大成》称本病为"近视"，并指出"行坐无晶镜，白昼有如黄昏"，说明配镜对矫正近视的重要性。

本病多因先天禀赋不足、劳心伤神等，使心肝肾气血阴阳受损，睛珠形态异常；不良用眼习惯，如看书、写字目标太近，坐位姿势不正以及光线的强烈或不足等，使目络瘀阻，目失所养，导致本病的发生。

二、辨证

主症为视近物正常，视远物模糊不清。兼见失眠健忘，腰酸，目干涩，舌红，脉细，为肝肾不足；神疲乏力，纳呆便溏，头晕心悸，面色不华或白，舌淡，脉细，为心脾两虚。

三、贴敷治疗处方

1. 复方姜膏（《实用中医外敷验方精选》）

主治：近视眼。

处方：鲜姜0.6g（洗净去皮），明矾面6g，黄连面、冰片各0.6g。

用法：捣研成泥膏状，装瓶备用。仰卧位，取3.3cm长、1.6cm宽的两层纱布条将眼盖好，在眉上一横指往下，鼻上一横指往上，两边至太阳穴区域内持药膏敷上，眼区可稍厚一些。敷后静卧，待药膏自然干裂时为止。每日敷药1次。

2. 视力矫正膏（《邱天道临床经验方》）

主治：近视眼。

处方：当归、鹅不食草、女贞子、枸杞子、白菊花、蝉衣、青葙子、桑椹、天麻、党参、白术、白花蛇、全蝎、干姜各等份。

用法：将上药研成粉末，用凡士林香油调制而成。治疗时将视力矫正膏均匀地涂于患者眼睛周围及眉头、眉中、眉尾及太阳穴处，上面覆盖一层纱布，将眼球露出。药膏保留6~8小时，每周治疗3次。

3. 地冬膏（《外治汇要》）

主治：近视眼。

处方：生地黄120g，天冬、菊花各60g，枳壳90g。

用法：将上药研为细末，用白蜜适量调拌成糊膏状，取适量均匀敷于双侧太阳穴上，用纱布覆盖，外用胶布固定。晚上贴敷，次晨取下，每日1次。

【现代临床报道】

吴氏应用穴位点揉配合中药贴敷背俞穴治疗青少年近视120例。细辛10g，当归15g，生白芥子5g，山药15g，生地黄15g，白芍10g，赤芍10g，研末备用。仰卧，取正光（眶上切迹处）、印堂、四白、睛明、风池、太阳诸穴，每穴点揉1~2分钟（手法轻重以局部出现酸胀感为宜）；俯卧，取肝俞、肾俞、脾俞、心俞，同样每穴点揉1~2分钟；同时配合捏脊3遍。上述4对背俞穴，每日取1侧，每穴取2g药末，用姜汁调和，外用胶布固定在穴位上4小时，两侧交替使用。以上治疗每日1次，10次为1个疗程。

按释：选穴上根据远近配穴法，通过局部取穴点揉改善眼球血供、缓解睫状肌痉挛；同时远道取背俞穴，由于背部肌肉较丰厚，点揉难以达到治疗所需的刺激量，所以配合温热滋补中药贴敷及捏脊，增加刺激强度及持续时间，以充分激发膀胱经经气，达到补肝肾、健脾胃、养心明目之功效。而背俞穴作为特定穴，既能治疗相应脏腑疾患，又有治疗对应五官九窍之疾，"肝开窍于目"，故肝俞穴应作为主穴重点按揉。

吴坚刚．指针配合穴位贴敷治疗青少年近视120例．河南中医，2001，21（2）：61．

【点评】

本病所介绍的方法以穴位贴敷为主，有一定的效果，尤以假性近视为佳。如因先天异常所致则非贴敷适应证。科学用眼，坚持做眼保健操，以贴敷治疗。西医学将近视分为低、中、高度，凡屈光度 -3.0D 以下者为低度近视；-6.0D 以下者为中度近视；-6.0D 以上者为高度近视。病理性近视（用镜片矫正视力很难近正常者）除高度近视外，伴有飞蚊症、夜盲、弓形盲点，若合并高度散光，出现双眼多视或单眼复视者，则贴敷作用较差。

第四节　耳聋、耳鸣

一、概述

　　耳聋、耳鸣是指听觉异常的两种症状。耳鸣是以自觉耳内鸣响为主症；耳聋是以听力减退或听力丧失为主症，耳聋往往由耳鸣发展而来。两者在病因病机及贴敷治疗方面大致相同，故合并叙述。

　　本症的发生，可分为内因、外因。内因多由恼怒、惊恐，肝胆风火上逆，以致少阳经气闭阻，或因肾虚气弱，肝肾亏虚，精气不能上濡于耳而成；外因多由风邪侵袭，壅遏清窍，亦有因突然暴响震伤耳窍而引起者。

二、辨证

1. 实证

　　主症为暴病耳聋，或耳中觉胀，鸣声隆隆不断，按之不减。兼见头胀，面赤，咽干，烦躁善怒，脉弦，为肝胆火盛；畏寒，发热，脉浮，为外感风邪。

2. 虚证

　　主症为久病耳聋，耳中如蝉鸣，时作时止，劳累则加剧，按之鸣声减弱。兼见头晕，腰膝酸软，乏力，遗精，带下，脉虚细者，为肾气亏虚；五心烦热，遗精盗汗，舌红少津，脉细数，为肝肾亏虚。

三、贴敷治疗处方

1. 菖蒲膏（鱼脑膏）（《圣济总录》）

主治：风聋（神经性耳聋等）。

处方：石菖蒲45g，当归45g（切焙），细辛45g（去苗叶），白芷45g，附子45（炮制，去皮脐）。

用法：上5味药以微火煎，候香，滤渣，倾入瓷盒中，待凝，绵裹枣核大，塞耳中。

2. 丹参膏（寒耳丹参膏）（《中国膏药学》）

主治：耳聋。

处方：丹参15g（洗），白术15g，川芎15g，附子15g（去皮脐），蜀椒15g（去目炒出汗），大黄15g，干姜15g，巴豆15g（去皮心），细辛15g（去苗叶），肉桂15g（去粗皮）。

用法：上10味药切碎，以醋渍一宿，熬枯去渣，用猪脂炼成1500g，同置银器中，微火熬成膏，倾入瓷盒中待凝，绵裹枣核大，塞耳中。

3. 二黄散（《实用中医外敷验方精选》）

主治：耳聋。

处方：雄黄、硫黄各等份。

用法：上药研成细末。将药放入耳中，再用棉球塞入耳中。

4. 磁石膏（《民间简易疗法·穴位贴敷》）

主治：耳鸣。

处方：磁石30g，朱砂2~3g，吴茱萸15~20g，食用醋适量。

用法：将上3味药共研细末，用食醋调为膏状摊于两块干净的白布上备用。将患者双足用温水洗净拭干，用双手掌交叉搓摩两足心，搓5~10分钟，待两足心发热后迅速将备好的药敷于双足涌泉穴上，外用绷带或胶布固定。每晚治疗1次，每次敷药6~8小时，每7日为1个疗程。1个疗程未愈者可继续治疗，如2个疗程无好转可改用他法治疗。

5. 二仁锭（《百病中医诸窍疗法》）

主治：耳鸣。

处方：毛桃仁、巴豆仁各2粒，大生地黄3g，细辛1g。

用法：先将毛桃仁用开水浸泡，剥去壳衣后与巴豆捣烂如泥，用草纸数层包裹，置微火上烘热数次，将油吸去。再与生地黄、细辛同捣为泥，做成两个小锭，以针将锭穿透备用。将药锭用脱脂棉花薄裹，塞在两耳孔内，每日换药1次，以耳不发鸣为止。

【古代文献选录】

耳鸣耳聋，须分新久虚实。忽因大怒大醉而聋或鸣者，属痰火，分轻重。治中年及体虚，或病后有此，悉属虚，但分气血耳。古方有用鼠胆、猫尿、凌霄花等，杵汁滴耳者；有用杏仁去皮加盐蒸热，捻油滴者；有用蓖麻子去皮，加枣子一个同捣，加乳汁和丸，绵裹塞耳者；有蒜瓣剜空，纳巴豆炮熟，绵裹塞耳者；有用雄黄、巴豆末，葱涎和锭卷纸塞耳者；有以蜀椒、巴豆、石菖蒲、松脂，以蜡熔作筒子塞耳者；有用细辛、蒲黄、麴末、杏仁和丸塞耳者。加有龙脑、椒目者，无非辛热散结，透窍有余，暴起者或可取效。（《医学准绳六要》）

耳聋者，肾经病也。论理该用六味地黄丸，内加柴胡五钱，甘菊、白芍各二两，当归、枸杞、麦冬各三两，北五味三钱。今不用此而用鼠胆一枚，龙齿、冰片、麝香、朱砂各一分，乳香、潮脑各半分，各研为绝细末，以人乳为丸，如梧子大，外用丝绵裹之，不可太大，塞入耳之深处，至不可受而止。塞三日取出，即耳聪，永不再聋，不必二丸……又方用珍珠一粒，外用龙骨末一分，以蜜调之，丸在珠上，外用丹砂为衣，绵裹塞其中即愈，神方也。一月后取出，再用六味地黄丸一料，永不再聋。（《石室秘录》）

耳鸣耳聋卒聋，及肾虚耳内如风水钟鼓声：穿山甲一大片，以蛤粉炒赤，蝎梢七

个，麝香少许为末，以麻油化蜡，和作梃子，绵裹塞之。(《摄生方》)

通气散，治耳聋。穿山甲、蝼蛄各五钱，麝香一钱。上为细末，以葱涎和剂塞耳。或为细末，葱管盛少许，放耳中。(《奇效良方》)

治耳聋，以茱萸、草乌尖、大黄三味为末，津调贴涌泉穴，以引火下行。一法：治耳聋用蓖麻子四十九粒、枣肉十枚，人乳捣膏，石上晒干，丸如梧桐子大，绵缚塞耳中。(《古今医统大全》)

【点评】

耳鸣与耳聋的发生，其原因很多，贴敷对神经性耳鸣、耳聋效果好，特别是急性的疗效较明显，慢性、经年不愈者疗效较差。菖蒲膏、丹参膏、二黄散为局部用药，各有侧重，菖蒲膏以开窍温经为主，丹参膏以活血行气为主，二黄散以解毒杀虫为主。均可配合磁石膏贴敷于穴位上，不拘泥于书上介绍的穴位，可根据不同的证型辨证施治，效果更佳。

第五节　中耳炎

一、概述

慢性非化脓性中耳炎，多由急性非化脓性中耳炎反复发作，咽鼓管阻塞的长期存在所致，临床上以耳闷、耳鸣、听力减退为主症，相当于中医"耳闭"的范畴。

慢性化脓性中耳炎是中耳黏膜、骨膜乃至骨质的慢性化脓性炎症，系耳科中最常见的疾病。多因急性化脓性中耳炎治疗不及时、不合理、不彻底，或鼻咽部及邻近器官的炎性病灶反复发作所致。其特点为长期或间歇流脓、鼓膜穿孔及不同程度的耳聋，有时可危及生命，临床不容忽视。与中医学之慢脓耳相同。

二、贴敷治疗处方

1. 耳聋散（《圣方总录》）

主治：耳聋，脓水不止者。

处方：地骨皮15g，五倍子0.3g。

用法：上2味捣为细末，每用少许，掺入耳中。

2. 贴敷1（《经穴贴敷疗百病》）

主治：慢性中耳炎。

处方：田螺、冰片各适量。

用法：先将田螺放在清水里吐出泥，再掀开田螺盖，放入冰片即流出黏液。用棉签将耳内分泌物拭净后，将药液滴入耳内，再用手指轻轻按压耳屏 2~3 次，每日可行 3 次。

3. 贴敷 2（《经穴贴敷疗百病》）

主治：急、慢性非化脓性中耳炎。

处方：黄连 1.5g，冰片 1.5g。

用法：黄连、冰片共研细末，加凉开水 30~50mL，浸泡 3 日后用细纱布过滤。以滤出液滴耳，按压耳屏 2 次。每日 5~7 次。

4. 贴敷 3（《中国民间疗法》）

主治：慢性化脓性中耳炎。

处方：新鲜鸡蛋 2 个，冰片 1.2g（研细末）。

用法：鸡蛋煮熟后取出蛋黄，放入铜勺（或用铁勺）内，在火上将蛋黄煎沸成油（焦黑色），捞出候冷，在油内加冰片细末调匀。将耳内脓液拭净后，滴入鸡蛋黄油，轻按耳屏 2 次，每日 3~4 次。如果有的患者在滴药后感头晕时，可先将药液稍加温，然后再滴耳加压。

5. 贴敷 4（《百病外贴疗法》）

主治：中耳炎。

处方：黄连 30g，大黄 50g，白矾、石膏、龙骨各 100g，冰片 10g。

用法：将黄连、大黄焙干研极细末，白矾、石膏、龙骨火煅，加入冰片共研成细末，然后将所有药物混合过 100 目筛，高压消毒 30 分钟贮瓶备用，治疗时用棉签蘸 3% 双氧水洗去耳脓液及痂皮，再以 75% 酒精棉球拭净患处，将药末吹敷耳内少许，每日 3~5 次，直至痊愈。

【古代文献选录】

聤脓疼皆风热凑也。聤耳原有油液，风热搏结成核，以致鸣聋，外用猪脂、地龙、锅煤等分，姜汁和丸，枣核大，绵裹入耳，令润挑去；重者内服柴胡聪耳汤。脓耳风热上壅，外用枯矾五分，陈皮、胭脂俱烧灰各二分，麝五厘，为末吹耳；重者内服犀角饮子。耳疼如虫走者，风盛；干痛者，风热，或属虚火；有血水者，风湿。外用蛇蜕烧存性为末，吹入枯矾末亦可；疼甚用吴茱萸、乌头尖、大黄捣烂，盦足心；重者内服东垣鼠黏子汤。（《医学入门》）

耳中忽然大痛，如有虫在内走奔，或出血，或出水，或干痛不可忍，用蛇蜕烧存性，以鹅翎管吹入耳中立止。（《医学准绳六要》）

吹耳散治肾经风热，耳内出脓汁。干胭脂、海螵蛸、枯白矾、龙骨、赤石脂、密陀僧煅、胆矾、青黛、硼砂、黄连各一钱，龙脑二分，麝香一分。上为细末，先去脓水，次吹药入。（《万病回春》）

【点评】

本病所介绍的方法以局部用药为主，具有清热泻火、消肿敛疮之功，方中黄连、大黄泻火解毒；冰片清热止痛；白矾、石膏、龙骨消炎、收敛生肌。本病初起应及早彻底治疗，以免迁延日久变成慢性，或变生他症。

第六节　鼻窦炎

一、概述

鼻窦炎是以鼻流腥臭浊涕，鼻塞，嗅觉丧失等为主症。中医称为鼻渊，重者称之脑漏。临床常见的有急慢性鼻窦炎和副鼻窦炎。

鼻为肺之外窍，因此鼻渊的发生，与肺经受邪有关。其急者，每因风寒袭肺，蕴而化热，或感受风热，乃致肺气失宣，客邪上干清窍而致鼻塞流涕。风邪解后，郁热未清，酿为浊液，壅于鼻窍，化为脓涕，迁延而发鼻渊。

二、辨证

主症为鼻流浊涕，色黄腥秽，鼻塞不闻香臭兼见病变初发、黄涕量多，或伴头痛、发热、咳嗽、舌红、苔黄、脉浮数，为肺经风热；经久不愈，反复发作者，则兼见头昏、眉额胀痛、思绪分散、记忆衰退、舌红、苔腻，为湿热阻窍。

三、贴敷治疗处方

1. 通草软膏（《备急千金要方》）
主治：鼻渊（鼻腔疖）。

处方：通草1g，川芎1g，白芷1g，当归1.5g，细辛1.5g，莽草（茺草）1.5g，辛夷1.5g。

用法：上7味药切碎，用苦酒渍一宿，以不入水猪脂70g煎，待白芷色变黄即成，滤去渣，绵沾如枣核大，纳鼻中，每日3次。《小品方》加桂心1g。

2. 连姜软膏（黄连膏）（《全国中药成药处方集》）
主治：肺胃火盛之鼻孔生疮，干燥结痂。

处方：黄连9g，姜黄9g，黄柏9g，当归尾15g，生地黄30g，黄蜡120g，麻油360g。

用法：香油560mL，将药煎枯去渣，下黄蜡120g熔化净尽，用细布将油滤净，倾入瓷盒内，以柳枝不时搅之，候凝为度。每用少许搽敷患处。

3. 鼻炎膏（《经穴贴敷疗百病》）
主治：急、慢性鼻炎。

处方：玄参30g，黄柏35g，乳香30g，没药10g，广木香16g，辛夷20g。共研细末。

用法：将上药用麻油熬，以黄丹收。调敷列缺、合谷、迎香、风池穴位处，每日 1 次，每次 2 ~ 5 小时，1 个月为 1 个疗程，连续治疗 3 ~ 5 个疗程。

4. 苍耳散（《中药鼻脐疗法》）

主治：鼻渊。

处方：苍耳子、辛夷花各 15g，香白芷 10g，薄荷叶 3g，细辛 5g，冰片 1g。

用法：将上药研为细末，装瓶备用，勿泄气。取少量药末，以消毒药棉薄裹之塞入患侧鼻孔中。每日 1 ~ 2 次，10 日为 1 个疗程。间隔 3 ~ 5 日再进行下一个疗程的治疗，直至痊愈。

5. 辛夷散（《穴位贴敷治百病》）

主治：副鼻窦炎，急性鼻黏膜炎，慢性肥厚性鼻炎，嗅觉迟钝或消失。

处方：辛夷（取心去壳）、豆蔻仁各 3g，川黄连 6g。

用法：将上药研为细末，装瓶备用，勿泄气。以消毒药棉薄裹之塞入患侧鼻孔中。

6. 风寒枕（《内病外治贴敷灵验方集》）

主治：鼻炎风寒证。

处方：荆芥 500g，防风 300g，辛夷 150g，白芷 300g，檀香 30g。

用法：共研粗末，装入布袋作枕头，睡眠时使用。

7. 风热枕（《内病外治贴敷灵验方集》）

主治：鼻炎风热证。

处方：菊花 500g，桑叶 300g，辛夷 100g，薄荷 300g，冰片 20g。

用法：除菊花外，冰片研细末，余药均研粗末，后与菊花、冰片混匀，装入布袋，做成枕头，供睡眠时使用。

8. 湿热枕（《内病外治贴敷灵验方集》）

主治：鼻炎湿热证。

处方：藿香 500g，苍术 300g，黄芩 300g，辛夷 150g，檀香 20g。

用法：共研粗末，装入布袋，做成枕头，供睡眠时使用。

【古代文献选录】

古方鼻塞甚者，御寒汤、澄茄丸；不知香臭者，通气汤；内有硬物者，单南星饮贴囟，荜茇饼外用，石菖蒲、皂角等分为末，绵包塞鼻，仰卧片时。（《医学入门》）

鼻渊……外用苍耳茎苗子烧灰，酢调涂鼻内。（《医学入门》）

辛夷散治鼻塞，脑冷，清涕不已。细辛、川椒、干姜、川芎、吴茱萸、辛夷、附子各七钱五分，皂角屑半两，桂心一两，猪油六两。上煎猪脂成膏，以苦酒浸前八味，取入油，煎附子黄色止，以绵裹塞鼻中。（《三因方》）

【点评】

本病有虚实之分，实证多与肺经风热、胆经郁热、脾胃湿热有关，虚证多与肺气虚寒、脾气虚弱有关，治疗时除用通草软膏、连姜软膏、鼻炎膏贴于患处外，还应取列缺、合谷、迎香、印堂、风池、阴陵泉、手三里、足三里等穴进行贴敷，慢性者可长期坚持，左右交替更换穴位。将中药辨证装入枕头，每日睡眠使用，简单有效。

第七节　过敏性鼻炎

一、概述

过敏性鼻炎，又称变态反应性鼻炎，为机体对某些变应原（亦称过敏原）敏感性增高而呈现以鼻腔黏膜病变为主的 I 型超敏反应，并常伴发过敏性鼻窦炎。有长年性发作和季节性发作两型。临床表现以突然和反复发作鼻内奇痒，连续喷嚏，多量水样鼻涕为特征。相当于中医学之"鼻鼽"。

中医认为，本病的内因多为脏腑功能失调，以肺、脾、肾虚损为主。外因多为感受风寒，异气之邪侵袭鼻窍而致。

二、贴敷治疗处方

1. 斑蝥粉（《中国灸法集粹》）

主治：过敏性鼻炎。

处方：斑蝥炒酥，不拘多少，研末过筛，装瓶备用。

用法：取 1cm^2 胶布 1 块，中间剪黄豆大圆孔，对准穴位贴在内关或印堂穴处，然后置少许斑蝥粉于穴上，再用稍大胶布一块盖在原胶布上。24 小时后，揭去胶布，可见穴位表皮上出现水泡，不须处理。待水泡自行吸收后，再贴第 2 次、第 3 次。

2. 辛夷软膏（《丹溪心法》）

主治：小儿鼻久流清涕（过敏性鼻膜炎等）。

处方：辛夷叶 30g（洗净焙干），细辛 15g，木通 15g，白芷 15g，杏仁 30g（去皮研如泥），木香 15g。

用法：上药研为细末，次用杏仁泥、猪脂各 30g，同诸药和匀，于瓦石器中熬成软膏，赤黄色为度。于地上放冷，入龙脑、麝香各 3g，拌匀，涂囟门上，每用少许涂鼻中。

3. 过敏膏（《中医外治经验选》）

主治：过敏性鼻炎。

处方：白芥子 20g，延胡索 20g，甘遂 12g，白芷 15g，洋金花 10g，地塞米松 2 片。

用法：把上药研为细末，装深色瓶备用（以上为 1 人 3 次用量）；使用时将以上药粉加生姜汁适量和成软块，捏成直径为 0.5~1.0cm，厚 0.3cm 饼形，放在穴位上，加贴麝香壮骨膏。选穴以肺俞（双）、定喘（双）、心俞（双）、膈俞（双）为主。久病者加肾俞（双），同时选择贴敷脐周（在脐上、下、左、右各旁开1.5cm处），以加强疗效。

4. 贴敷膏（《百病外贴疗法》）

主治： 过敏性鼻炎。

处方： 辛夷、苍耳子、白芷、丝瓜藤各100g，绿矾50g，薄荷60g。

用法： 将上药研成细粉，过120目筛，将细粉装入胶囊内备用。将药末吸入鼻腔，每日3次，每次0.1g，10日为1个疗程，隔3~5日再行第2个疗程的治疗。

【现代临床报道】

史氏用冬病夏治天灸法治疗过敏性鼻炎。药用辛夷、苍耳子、白芷、丁香、生甘遂、细辛、白芥子按1：1：1：1：2：2：2的比例粉碎成粉贴敷于肺俞、风门、膏肓、大椎、天突、脾俞、肾俞、足三里。每年3次，3年为1个疗程。结果：治疗组有效率为93.5%。提示：三伏天天灸法治疗过敏性鼻炎具有较好的疗效，值得推广应用。

按释： 三伏天人体的经络系统处于一年中最佳的通畅状态，此时药物通过穴位贴敷最易吸收，使药力循经直达脏腑，激发人体阳气，调动人体免疫功能，以减少疾病的反复发作，达到治"本"的目的。大椎在督脉的循行线上，取之"经脉所过，主治所及"的循经取穴治疗原则。再者，大椎是手足三阳交会之处，总督一身之阳，可温煦诸阳，增加抗病能力。肺俞、膏肓、风门为足太阳膀胱经穴，有通宣理肺，益气固表之功。天突可通利肺气，清利咽喉。脾俞、肾俞可健脾胃，补肾益气。足三里为足阳明胃经合穴，刺激本穴对人体的细胞免疫和体液免疫均有促进和调整作用，能增加体内非特异性体液免疫物质。

史春娟. 冬病夏治天灸法治疗过敏性鼻炎疗效观察. 针灸临床杂志，2008，24：37－39.

唐氏等用三伏天穴位贴敷配合益气健鼻汤治疗过敏性鼻炎102例。药用炒白芥子15%，生白芥子15%，延胡索20%，细辛15%，甘遂5%，肉桂10%，白芷10%，麻黄10%，冰片1.5%，麝香0.1%，姜汁适量。贴敷方法在初、中、末伏分别取3组不同穴位，初伏选百劳、大椎、肺俞；中伏选脾俞、肾俞、命门；末伏选膈俞、膏肓、风门。结果：治疗组总有效率为94.1%，贴敷组总有效率为80.0%。提示：三伏天穴位贴敷配合益气健鼻汤综合治疗过敏性鼻炎疗效较好，值得临床推广使用。

按释： 三伏天穴位贴敷配合口服自拟益气健鼻汤，就是根据"天人相应""冬病夏治""异病同治"的观点，利用三伏天旺盛之阳气，在背部腧穴敷以辛温逐痰走窜之中药，祛除肺中内伏寒邪，补益人体阳气，内外兼治，驱逐宿邪，疏通经络，益气健鼻。

唐晓华，郑静，唐芹芳. 三伏天穴位贴敷配合益气健鼻汤治疗过敏性鼻炎102例. 上海中医药杂志，2006，40（12）：52－53.

【点评】

贴敷膏方中，辛夷辛温，功善祛风散寒，通肺窍，临床常用治鼻渊、鼻塞、过敏性鼻炎等病。现代药理研究表明，其外用治疗鼻部炎症，可产生收敛作用而保护黏膜面，以此改善局部循环，使鼻塞和鼻炎得到改善和消除。苍耳子甘苦温，功能祛风除湿，解毒止痛，散结，杀虫止痒，宣通肺窍。临床亦常用其治疗头风鼻渊。薄荷为辛凉之品，功能疏风解毒，清利头目。现代药理研究证明，薄荷醇能减少血液中皂苷的泡沫，治疗鼻炎使用薄荷醇，可使黏液稀释而表现明显的缓解作用。本方取上3味善治鼻炎之品，配以通络化痰、解毒收敛之丝瓜络、绿矾外敷，故对过敏性鼻炎有肯定的疗效。据临床报道，本方一般用药4~6次后症状即可减轻。但初次使用时，鼻腔有轻微痛感且稀涕增多，约10分钟后可缓解，用几次即可适应。斑蝥系芫青科昆虫，辛寒有毒，对皮肤有发泡作用，斑蝥粉对皮肤穿透力较小，通常不涉及皮肤深层，贴后患者不觉疼痛，水泡表浅，痊愈很快，不遗留疤痕，但对黏膜和皮肤疮口刺激强烈，应严防入口、鼻、眼。印堂穴置药不便且影响面容，故多取内关穴。

应注意饮食起居，锻炼身体，增强体质，防止受凉。避免过食生冷、油腻、鱼虾等腥荤之物，避免或减少尘埃、花粉刺激。注意观察，寻找诱因，发现易发因素，应尽量去除或避免。

第八节　牙　痛

一、概述

牙痛是指牙齿因各种原因引起的疼痛而言，为口腔疾患中常见的症状之一，可见于西医学的龋齿、牙髓炎、根尖周围炎和牙本质过敏等。

手、足阳明经脉分别入下齿、上齿，大肠、胃腑积热，或风邪外袭经络，郁于阳明而化火，火邪循经上炎而发牙痛。肾主骨，齿为骨之余，肾阴不足，虚火上升亦可引起牙痛。亦有多食甘酸之物，口齿不洁，垢秽蚀齿而作痛者。因此，牙痛主要与手足阳明经和肾经有关。

二、辨证

主症为牙齿疼痛。牙痛甚烈，兼有口臭、口渴、便秘、脉洪等症，为阳明火邪；痛甚而龈肿，兼形寒身热，脉浮数等症，为风火牙痛；隐隐作痛，时作时止，口不臭，脉细或齿浮动者，属肾虚牙痛。

三、贴敷治疗处方

1. 生附子敷灸（《中国灸法集粹》）

主治：阴虚牙痛。

处方：取生附子适量。

用法：研为细末，加水调如糊膏状，敷于双足涌泉穴，胶布固定，每日1次。

2. 地黄膏（《中国膏药学》）

主治：牙齿摇动，牙龈肿痛（牙周炎）。

处方：生地黄汁35mL，当归15g（切焙），白芷1.5g，青盐6g（研），细辛0.3g（去苗叶）。

用法：后4味药捣碎为末，以地黄汁于银器中，慢火熬成膏，涂患处，每日3～4次。

3. 蜂露膏（治牙露方）（《西安医学院祖国医学采风集第一辑》）

主治：牙露（萎缩性齿龈炎）。

处方：蜂蜜90g，露蜂房1个，大黄30g。

用法：把露蜂房烙黄和大黄研成细末，用蜜调成膏，涂贴患处。

4. 莱菔膏（《山东中医验方汇集》）

主治：痄腮，风火牙痛（腮腺炎、牙神经炎）。

处方：莱菔30g，核桃2个。

用法：捣黏膏，敷腮上患处。

5. 皂角贴（《太平圣惠方》）

主治：风虫牙痛，牙痛剧烈，遇风发作。

处方：皂角子适量。

用法：皂角子末绵裹，弹子大2个，醋煮热，更互熨之，每日三五度。

6. 贴敷方1（《内病外治贴敷灵验方集》）

主治：牙痛风寒证。

处方：细辛、延胡索各等量。

用法：共研细末，用醋调糊，敷牙痛处。

7. 贴敷方2（《内病外治贴敷灵验方集》）

主治：牙痛风寒证。

处方：大蒜适量。

用法：捣烂，取少许，敷于合谷穴，外盖纱布，胶布固定。局部有烧灼感时去掉。

8. 贴敷方3（《贵州中草药验方选》）

主治：牙周炎，牙龈红肿，出血，溃脓，牙齿松动。

处方：白矾、黄柏、黄连、甘草各3g，青黛6g，冰片5g，硼砂12g，乳香、没药各0.5g，红枣30g。

用法：上药研极细末，混匀，取少许放于患处，每日2次。

【古代文献选录】

风冷齿痛，蛀牙痛：细辛、白芷煎汤含漱。（《本草纲目》）

牙齿痛：川椒、露蜂房等分为末，每二钱入盐一匙，水煎，含漱吐之，名如神散。（《太平惠民和剂局方》）

牙疼塞耳药：壁钱包胡椒末，如左边痛塞右耳，右边痛塞左耳，手掩按之，侧卧少顷，额上微汗即愈。（《古今医鉴》）

胃火牙痛：口含冰水一口，以纸捻蘸大黄末，随左右嗜鼻，立止。（《儒门事亲》）

各种牙痛方：老蒜二瓣，轻粉一钱，同捣敷，敷经渠穴，用蚬壳盖上扎住，男左女右，少顷微觉其辣，即便揭去，随起一泡，立时痛止，泡须挑破，揩尽毒水。（《验方新编》）

【现代临床报道】

向氏用穴位贴药治疗龋性牙痛 500 例。药用生野棉花茎贴敷于健侧龙玄穴（列缺穴上静脉发紫处），双侧龋齿取双侧穴位。结果：总有效率为 97%。

按释：龙玄穴，主治风、火、虫牙痛（见于《针灸大成》）。野棉花，性味辛温，有毒，入胃、脾、肺经，止痛力尤强，外用治风火虫牙痛。穴位贴敷使药物的有效成分通过皮肤吸收，加上药物刺激穴位而疏通经脉、调和气血而获效。

向班贵. 穴位贴药治疗龋性牙痛. 中国针灸, 2000, 5：320.

周氏用针刺加冰片麝香贴敷治疗风火牙痛。药用冰片、麝香按 40：1 比例研为细末备用。取穴：下牙痛取患侧颊车、足三里；上牙痛取患侧下关、合谷；上、下牙痛同时取上述 4 穴。结果：总有效率 92.9%。

按释：上牙床为手阳明大肠经循行部位，下牙床为足阳明胃经循行部位，故上牙痛取手阳明的下关、合谷穴，下牙痛取足阳明胃经的颊车、足三里穴。针刺上述穴位对牙痛有一定的止痛效果，加以药物外贴针孔，其中冰片、麝香及伤湿止痛膏，具有芳香开窍、通经活络、祛风除湿、消炎止痛之功效。将冰片麝香粉贴于穴位针孔上，外加伤湿止痛膏覆盖，使药性不得外泄而从针孔循经络直达病所，可起到比隔姜灸更好更持久的效果。

周利峰. 针刺加冰片麝香贴敷治疗风火牙痛. 中医民间疗法, 2000, 8（6）：14-15.

【点评】

贴敷除对龋齿为暂时止痛外，对一般牙痛效果良好。应用时，根据不同的证型选用不同的治疗方法，如生附子敷灸主治阴虚牙痛，地黄膏主治肾虚牙痛牙摇，蜂露膏主治牙露，莱菔膏、皂角贴治疗风火牙痛。应与三叉神经痛相鉴别，以免误诊。

第九节 咽喉肿痛

一、概述

咽喉肿痛是口咽和喉咽部病变的主要症状，以咽喉部红肿疼痛、吞咽不适为特征，又称"喉痹"。咽喉肿痛见于西医学的急性扁桃体炎、急性咽炎和单纯性喉炎、扁桃体周围脓肿等。

咽接食管，通于胃；喉接气管，通于肺。如外感风热等邪熏灼肺系，或肺、胃二经郁热上壅，而致咽喉肿痛，属实热证；如肾阴不能上润咽喉，虚火上炎，亦可致咽喉肿痛，属阴虚证。

二、辨证

主症为咽喉肿痛。兼见咽喉赤肿疼痛，吞咽困难，咳嗽，伴有寒热头痛，脉浮数，为外感风热；咽干，口渴，便秘，尿黄，舌红，苔黄，脉洪大，为肺胃实热。咽喉稍肿，色暗红，疼痛较轻，或吞咽时觉痛楚，微有热象，入夜则见症较重，为肾阴不足。

三、贴敷治疗处方

1. 肾寒咽痛方（《敷脐妙法治百病》）
主治：咽痛。

处方：半夏、桂枝、甘草、附片、姜汁各适量。

用法：将半夏、桂枝和甘草共碾成细末，加姜汁调和如膏状，分别敷于脐内及廉泉穴，另将附片贴足心涌泉穴，外用纱布覆盖，胶布固定。每2日换药1次。

2. 花翘膏（《中国膏药学》）
主治：伤风，蛾痧（感冒、扁桃腺炎）。

处方：金银花12g，连翘12g，甘草12g，荆芥穗12g，桔梗9g，淡豆豉9g，薄荷9g，牛蒡子6g，淡竹叶6g。

用法：以麻油150mL熬药去渣，入黄丹150g收膏，贴锁骨切迹上方和咽喉区（会厌上方两侧）。

3 黄连膏（《中国灸法集粹》）
主治：咽喉肿痛。

处方：取黄连3份，吴茱萸2份，上药研细末，混匀，贮瓶备用。

用法：取上药适量，加米醋调如糊膏状，于晚上入睡前敷双侧涌泉穴，油纸覆盖，胶布固定。翌日晨取去。每日 1 次，3 次为 1 个疗程。

4. 二白冰片膏 (《外治汇要》)

主治： 急性咽喉炎。

处方： 白芥子、冰片各 20g，肉桂、木香、干姜、吴茱萸、白胡椒、延胡索、细辛各 10g。

用法： 将上药研为细末，用 60% 的二甲基亚砜调成糊膏状，分 3 份摊于特制硫酸纸上备用。取适量均匀敷于合谷、鱼际、天突穴上，外用胶布固定。2 日换药 1 次，直至痊愈为止。

5. 细辛膏 (《穴位贴敷治百病》)

主治： 慢性咽喉炎。

处方： 细辛、生附子、生吴茱萸各 15g，大黄 6g。

用法： 将上药研为细末，用米醋调成糊膏状，取药糊适量均匀敷于双足心涌泉穴上，外用胶布固定。每日换药 1 次。

【古代文献选录】

倘喉肿闭塞，勺水不能下，此方将安施乎？更有一法，用附子一个，破故纸五钱，各研末，调如糊，作膏，布摊如膏药，大如茶锤，贴脚心中央，以火烘之，一时辰，喉即宽而开一线路，可以服药矣。(《石室秘录》)

喉痹肿痛：白附子末、枯矾等分研末，涂舌上有涎吐出。(《太平圣惠方》)

咽喉肿痛：射干花、山豆根阴干为末吹之，如神。(《袖珍方》)

咽喉作痛：茱萸末敷调涂足心，一夕愈。(《备急千金要方》)

【现代临床报道】

罗氏等采用中药贴敷天突穴治疗急性咽炎 100 例。贴敷药由桔梗、甘草、麦冬、薄荷、黄芩、板蓝根等 12 味中药按比例配制。其有效率为 95.0%。

按释： 中药治以疏风清热解毒。天突系任脉、阴维脉之会穴，可治疗咽喉肿痛，在此贴敷药物，药物吸收快，且紧靠病所。

罗永莉，杨晋红，张敏，等. 中药穴位贴敷天突治疗急性咽炎. 中国针灸，2000，(10)：593-594.

樊氏等采用三伏天穴位贴敷治疗慢性咽炎 50 例。穴位消毒后，用梅花针叩刺至皮肤潮红，取《张氏医通》白芥子散加入少许麝香、冰片，用生姜汁调成稠膏状，贴敷大椎、肺俞、天突、中府、膻中穴。第 2 日在贴敷过的穴位上闪火拔罐，每个穴位 2 分钟，1 个疗程治疗 3 次。其痊愈率 52%，总有效率 98%。

按释： "白芥子散"对穴位的刺激作用，可扶正祛邪、温经通络，且在三伏天疗效更佳。配合梅花针叩刺可泻肺经之余邪，且可加快药物渗透，闪火拔罐增强药物对穴位的刺激作用，提高免疫力。大椎属督脉，可总督一身之阳气；肺俞为肺之俞穴，可治疗肺系疾病。中府为肺之募穴，且为脾经交会穴，脾为"后天之本"；天突、膻中属任脉，总任一身之阴脉，可治疗喉痹。这样选穴，符合张景岳"善补阴者，必于阳中求阴"。上述治疗可滋阴降火、扶助正气，达到标本兼治的目的。

樊虹彦，刘翠清. 穴位贴敷治疗慢性咽炎50例. 中医杂志，2005，21（3）：50.

王氏等以六神丸贴敷治疗慢性咽炎30例，选取肝俞、脾俞、胃俞、肾俞、太溪、大椎、天突、肺俞、列缺穴，治愈率86.67%。

按释：六神丸主要成分为麝香、蟾酥、冰片、珍珠等药物，具有很强的穿透功能，能渗透皮肤而达到刺激穴位、调整该经经气之功，再通过经脉的交汇、流注，贯通五脏六腑，从而达到调整脏腑的目的。方中肝俞、肾俞、太溪意在引水制火；脾俞、胃俞意在培土生金；大椎、天突、肺俞、列缺宣泻肺中郁热、清利咽喉、引药直达病所；全方共奏标本兼顾、内外合治之功。

王兰玉，彭玉蓉. 穴位贴敷六神丸治疗慢性咽炎30例. 四川中医，2003，21（3）：77.

葛氏用吴茱萸粉贴敷涌泉穴治疗小儿咽炎。急性咽炎多配伍辛凉解表、清热解暑之银黄口服液（或冲剂），24小时内咽痛全部消失，48小时退热者占83.3%；溃疡性咽炎，24小时咽痛、拒食消失，5日痊愈者占80%；慢性咽炎，在急性发作期对症处理，而后用贴敷治疗，晚贴晨取，连用半个月，75%的患儿自觉症状消失，咽后壁色暗红及增生的淋巴滤泡大多消失。

按释：涌泉穴属足少阴肾经井穴，此穴能使肾气上交于心，心肾相交，水火相济，使邪热去，气血降，阴阳复位，升降有度；根据足少阴肾经循行部位和"上病治下"的法则，通过涌泉穴的局部用药，可治疗咽喉疾患。吴茱萸出自《神农本草经》，性辛、苦、温，有小毒，入肝、胃、脾、肾经，属气味俱厚之药，功能温中止痛、降逆止呕，所含主要成分吴茱萸碱、吴茱萸次碱、挥发油，具有驱除胃肠气体、抑制肠异常发酵及扩张血管的作用。与醋相配，能产生温和的刺激作用，通过经络和神经体液系统的调节机制，以温通经脉，从而减轻以至消除人体上部毛细血管病理异常的扩张和收缩，改善局部组织的血液循环，促使炎症、过敏性肿胀消退。另外，吴茱萸可使局部血管扩张，皮肤充血，血流量增加，不仅有利于药物的吸收，更重要的是加快了药物的运转和利用。

葛湄菲. 吴茱萸粉贴敷涌泉穴治疗小儿咽炎. 山东中医杂志，1995，14（8）：358-359.

【点评】

本病究其病因不外乎实火、虚火两证，实火病在肺胃，虚火病在肝肾，有时亦可见虚实夹杂、寒热夹杂之证。如肾寒咽痛方治疗上热下寒的咽痛，方用半夏散结消肿；

甘草利咽止痛；附子温肾祛寒；桂枝、姜汁温经散寒。诸药合用，共奏温里散寒、利咽止痛之效，阴寒消散、肾脉通利则肿消痛止，故善治慢性咽痛、肢体畏寒之症。贴敷治疗咽喉肿痛效果好。如扁桃体周围脓肿，不能进食者应予补液，如已成脓则专科处理。花翘膏可用于风热咽痛；而黄连膏贴于涌泉穴上，可引热下行，交通心肾，上病下治，可用于慢性咽痛、咽干。

第十节　口腔溃疡

一、概述

口腔溃疡是指口腔肌膜上发生的表浅、如豆大的小溃疡点，又称口疳、口疮，临床上有虚实之分。实证多由口腔不洁、邪毒入侵或过食膏粱厚味致心脾炽热上攻所致，表现为唇、颊、齿龈、舌面等处，生有黄豆或豌豆大小呈圆形或椭圆形的黄白色溃烂点，中央凹陷，周围黏膜鲜红、微肿，溃点数目较多，灼热疼痛，说话进食时加重，兼有发热、口渴、口臭、溲赤、舌红苔黄、脉数；虚证多由素体阴虚，虚火上炎所致，表现为口腔肌膜溃烂成炎，数量较少，呈灰白色，周围肌膜颜色淡红或不红，易反复发作，微有疼痛，口不渴饮，舌红少苔，脉细数。

二、贴敷治疗处方

1. 吴茱萸散（《中医外治法集要》）
主治：口疮。
处方：吴茱萸适量。
用法：研细末，敷脐或涌泉穴。

2. 细辛散（《本草纲目》）
主治：小儿口疮，鹅口疮。
处方：细辛适量。
用法：研末备用。每次取 1g 细辛末，醋调敷脐或涌泉穴。每日换药 1 次。

3. 黄石细辛糊（《中华脐疗大成》）
主治：胃火口疮。
处方：黄柏、生石膏、细辛各 2g。
用法：上药共研末。药粉用水调糊，敷脐部，纱布包扎。每日换药 1 次，连用 3 ~ 7 次为 1 个疗程。

4. 朱砂滑石散（《理瀹骈文》）
主治：口疮。
处方：朱砂 3g，冰片 1g，滑石 10g。

用法：上药3味，共研为散，敷于脐部。

5. 积热口疮膏（《中华脐疗大成》）

主治：脾胃积热型口疮。

处方：大黄、硝石、白矾各等量，米醋、面粉各少量。

用法：上药共为细末，加入米醋，面粉少量，调和制成膏备用。临用时取膏药2小团，分别敷于患儿脐孔上和两足心，盖以纱布扎牢，或加胶布固定。每日1次，敷3~4次可有效。

6. 五倍柏滑散（《理瀹骈文》）

主治：口疮溃破。

处方：五倍子30g，黄柏（炙）、滑石（飞）各15g。

用法：上药3味，共研为散，敷于脐部。

7. 交泰散（《理瀹骈文》）

主治：口舌生疮。

处方：黄连、桂心各等量。

用法：上药2味，共研为散，掺膏上，贴脐部。

8. 柏桂青黛散（《理瀹骈文》）

主治：口舌生疮。

处方：黄柏、青黛各15g，桂心30g。

用法：上药3味，共研为散，掺膏中，贴脐部。

9. 赴宴散（《理瀹骈文》）

主治：口疮痛烂。

处方：黄连、干姜、黄柏、黄芩、栀子、细辛各3g。

用法：上药共研末，用水调糊敷脐，外用包布之。

10. 黄连细辛糊（《理瀹骈文》）

主治：口疮糜烂。

处方：黄连、细辛各2g。

用法：上药共研末，水调为糊敷脐，每日换药1次。

【古代文献选录】

口疮，又有用丁香、胡椒、松脂、细辛末、苏木汤调涂疮上。及不任食者，用当归、附子、白蜜含咽者，有用生附涂脚心者，有用吴茱萸末酢熬膏，入生地龙末涂两足心者。若此之类，皆是治龙火之法也。（《证治准绳》）

外治口疮敷药，阴阳散、绿云散、细辛黄柏散、白蚕黄柏散皆可选用。或临卧时以川黄柏含口过宿亦妙。若口舌生疮糜烂者，宜冰玉散主之。疳烂者，冰白散。（《景岳全书》）

小儿口舌病，小儿口疮，难用药，以天南星取中心，龙眼大为末，酢调涂儿脚心甚妙。又用白矾或吴茱萸为末，酢调涂脚心，亦妙。（《医学纲目》）

治小儿疳口疮，用天南星一个去皮为末，好酢调摊在纸上，男左女右，贴在脚心

底，以帛系定，三日外取了，以温水洗尽脚下药。(《外科精义》)

舌烂，鲜地龙10条，吴茱萸五分，共研和，加入飞面少许，醋调敷两足心，绢束之，立效。并治咽舌生疮。(《良方集腋》)

小儿口疮糜烂，生硫黄水，调敷手心、足心，效即洗去。(《危氏得效方》)

小儿口疮，细辛末稀调贴脐上。(《卫生家宝方》)

小儿口疮，不能吮乳，密陀僧末醋调，涂足心，疮愈洗去，蔡医博方也。(《蔡居士简易方》)

咽舌生疮，吴茱萸末醋调，贴两足心，过夜即愈。盖引热下行也。(《串雅外编》)

【现代临床报道】

王氏将吴茱萸、细辛研磨成粉，姜汁搅拌均匀，选涌泉、足三里、神阙穴，每穴位用药量2~3g，将药物置于剪成5cm×3cm的医用胶带上，粘贴于做好标记的穴位上，每次4~6小时，间隔10日治疗1次，4次为1个疗程。总有效率92.86%，3个月未复发率为87.81%。

按释：吴茱萸味辛苦，性温，能理气燥湿，引热下行。《本草纲目》记载："开郁化滞，治吞酸，厥阴痰涎头痛，阴毒腹痛，疝气，血痢，喉舌口疮。"细辛性味辛、温，归肺、肾、心经，有祛风散寒、通窍止痛的功效。涌泉穴属足少阴肾经穴，主治神志、五官、胸肺、前阴及本经脉所过部位的疾患，如口热、舌干、咽痛等，具有降逆清热利湿、抑制心火上炎和引肾水泻心火的作用。神阙位于脐中，居人体前正中线上，属任脉，任、督、冲三脉"一源而三歧"。足三里具有强壮作用，为保健要穴，具有调节免疫功能之效。

王汉明，印安宁，张磊，等．伏天贴敷疗法治疗复发性口疮的临床观察．湖北中医杂志，2006，28 (11)：27-28.

唐氏取草乌头、生南星、生姜汁、黄芩、甘草、青黛、生地黄、土茯苓、盐黄柏、地龙、马鞭草、徐长卿、冰片等18味中药，上药筛选干净者，60℃烘干30分钟，粉碎，过80目筛，混匀。按药粉与凡士林为1：3比例调匀，装于盛膏缸中备用。用如黄豆大膏粒放于麝香追风膏中央。选取地仓、廉泉、颊车、承浆、涌泉、劳宫、三阴交、足三里、太冲、然谷等穴。根据证候加减选取穴位，每次穴位不超过4个，每次贴敷近24~48小时，隔2日贴1次，连续治疗1个月后观察疗效。结果：总有效率为92.7%，随访1年后复发率为5.3%。

按释：草乌头、生南星、盐黄柏镇痛、消炎、抗菌；马鞭草有良好的消炎止痛之效；徐长卿镇痛抗菌，有较好的治疗口疮作用；生地黄滋阴清热、泻下、抗菌；泽泻配丹皮治虚火上炎；选穴廉泉清热利咽；颊车、足三里清泻胃热，疏通经络；三阴交补脾疗口疾等。运用冰片的发散渗透作用，充分发挥穴位贴敷的上述疗效之力度。

唐云．穴位贴敷治疗复发性口腔溃疡疗效观察．中国针灸，2003，23 (5)：267-268.

林氏用吴茱萸 300g 碾细末，于每晚睡前取药末 15g，加米醋调成糊状，分别置于 2 块 5cm×5cm 的塑料薄膜上，然后贴敷双侧涌泉穴，用纱布包扎固定，起床后揭去药膏，每晚治疗 1 次，10 次为 1 个疗程。并取双料喉风散和冰硼散各 1 瓶混和，治疗时用棉签蘸少许药末涂抹溃疡点上，每日 4 次，10 日为 1 个疗程。结果：105 例经 1~3 个疗程的治疗，治愈 48 例，总有效率为 94.3%。

按释：方中喉风散合冰硼散涂抹溃疡疮面有清热解毒、凉血活血、消肿止痛、除腐生肌的作用，从而改善局部微循环，消除局部血流瘀滞状态。吴茱萸贴敷涌泉穴以引火归原，可能是调动机体内因，调节免疫功能，增加淋巴细胞转化并恢复正常。两法并用，能使溃疡面迅速愈合，达到控制症状复发的目的。

林凌. 中药外治复发性口疮 105 例. 新中医，2001，33（4）：58.

【点评】

吴茱萸善治口疮，故为口疮要药。亦可用鸡蛋清调敷为丸，名口糜丸，贴敷双侧涌泉穴，也可取效。细辛善散郁热浮火，用以敷脐，能引火下行。故可治口疮、烦热不宁，尤宜于小儿者。朱砂滑石散方用朱砂解毒疗疮；冰片清热消肿；滑石清热利湿。三药合用，清泄解毒之功尤显，故善治湿热熏蒸于上所致的口疮。积热口疮膏适用于脾胃积热型口疮。五倍柏滑散、交泰散等方属上病下治之法，贴敷涌泉穴，引火归元。

第十一节　失　音

一、概述

失音是指讲话声音嘶哑甚至不能发音而言，凡外感或郁怒而失音为金实不鸣，属实证；阴虚失音为"金破不鸣"，属虚证。其临床表现若风寒束肺，则猝然声音嘶哑，喉痒鼻塞，咳嗽痰稀，苔薄白，脉浮紧；若痰热遏肺，则猝然音哑，咽痛鼻燥，咳嗽痰黄，苔薄黄，脉浮数；若情志郁怒，则忽然声嘶又忽然缓解，多烦易怒，胸闷噫气，舌尖微紫，脉弦；若肺肾阴虚，则音哑由轻渐重，咽干口燥，潮热盗汗，心悸耳鸣，舌红少苔，脉细数。

二、贴敷治疗处方

1. 柠檬玫蜜糊（《家庭脐疗》）

主治：失音。

处方：玫瑰花 6g，柠檬 10g，蜂蜜 20g。

用法：上药混合共捣烂，取适量放入脐内，常规方法固定。

2. 菖远荷星散（《家庭脐疗》）

主治：失音。

处方：石菖蒲、远志、薄荷、胆南星各等量。

用法：上药混合压粉。取药粉 2g，以生姜汁调糊，放入脐内，常规方法固定。每日用药 1 次，连用 7 日为 1 个疗程。

3. 麝斑膏（《冷庐医话》）

主治·失音。凡急慢性咽喉炎、喉头结核、声带息肉、结节、创伤引起，均可用之。

处方：斑蝥 12g（拌糯米炒黄，去米），血竭、乳香、没药、全蝎、玄参各 2g，麝香、冰片各 1g。

用法：将上药研为细末，装瓶备用，勿泄气。先在患者颈前按压，找到明显压痛点，用小块胶布剪 1 小孔，对准压痛点贴上，挑药末如黄豆大置孔中，外用胶布固定。夏天 2~3 小时即起泡；冬天 6 小时后起泡，起泡后揭去胶布，以消毒针头刺破水泡，流出黄水，涂以甲紫，盖上敷料，数日可愈。

【现代临床报道】

黄氏用清咽膏经穴贴敷法为主治疗急喉喑 34 例。药用清咽膏（金银花、玄参、桔梗、青黛、红姑娘、冰片等打成细末，用透皮剂调成膏）贴敷在天突穴上。结果：总有效率为 94%。

按释：金银花、红姑娘清热解毒，散痈消肿。玄参、青黛清热凉血，利咽消肿。桔梗宣肺利咽开音。冰片清热止痛消肿，其芳香开窍作用类似于透皮剂作用。天突穴为任脉经穴，位于颈部前正中线上，胸骨上窝中央，与咽喉部最接近，主治咽喉疾患。诸药细末用透皮剂调配后，贴敷在天突穴上，通过经络感传过程，导致生理上的放大效应，而能激发某些受体兴奋作用的活性成分，影响细胞生物膜渗透性，使药物更有效地被吸收，证明了"外治中药的生物活性和经穴本身具有外敏性和放大效应"。

黄映君．清咽膏经穴敷贴法为主治疗急喉喑．辽宁中医杂志，2005，32（9）：947.

【点评】

柠檬玫蜜糊方具有疏利气机、润肺开音的作用，故可治失音，但临诊过程中应结合辨证论治，配合内服，方能取得良效。菖远荷星散方具有化痰浊、通经络、开声音的作用，故可治中风后失语、神情呆滞、舌苔腻浊之症。

■第二十四章 其 他■

第一节 自汗、盗汗

一、概述

自汗、盗汗是指由于阴阳失调，腠理不固，而致汗液外泄失常的病证。其中，不因外界环境因素的影响，而白昼时时汗出，动辄益甚者，称为自汗；寐中汗出，醒来自止者，称为盗汗，亦称为寝汗。《明医指掌·自汗盗汗心汗证》对自汗、盗汗的名称作了恰当的说明："夫自汗者，朝夕汗自出也。盗汗者，睡而出，觉而收，如寇盗然，故以名之。"

自汗、盗汗作为症状，既可单独出现，也常伴见于其他疾病过程中。本节着重讨论单独在治疗原发疾病的基础上，可参考本节辨证治疗。又有少数人由于体质关系，平素易于出汗，而不伴有其他症状者，则不属本节讨论范围。正如《笔花医镜·盗汗自汗》说："盗汗为阴虚，自汗为阳虚，然亦有禀质如此，终岁习以为常，此不必治也。"

西医学中的甲状腺功能亢进、自主神经功能紊乱、风湿热、结核病等所致的自汗、盗汗亦可参考本节辨证论治。

自汗、盗汗的病因主要有病后体虚，表虚受风，思虑烦劳过度，情志不舒，嗜食辛辣等方面，其病机主要是阴阳失调，腠理不固，以致汗液外泄失常。

二、辨证

一般来说，汗证属虚者多。自汗多属气虚不固，盗汗多属阴虚内热。但因肝火、湿热等邪热郁蒸所致者，则属实证。病程较久或病重者，会出现阴阳虚实错杂的情况。自汗久则可以伤阴，盗汗久则可以伤阳，出现气阴两虚或阴阳两虚之证。

三、贴敷治疗处方

1. 加味玉屏风散（《敷脐妙法治百病》）

主治：自汗。

处方：黄芪、白术、防风、党参各 5g，五倍子、五味子各 10g。

用法：上药共为细末，米醋调外敷脐中，每日 1 次，外盖纱布，胶布固定。

2. 郁金牡蛎饼（《中华自然疗法》）

主治：盗汗。

处方：郁金 6g，牡蛎 12g。

用法：二药研末，醋调并加有机泥制成饼状，敷于脐部。

3. 加味双五糊（《敷脐妙法治百病》）

主治：盗汗。

处方：五倍子、五味子各 10g，生地黄、何首乌、百合、太子参各 5g。

用法：上药共为细末，米醋调成糊状，取适量，贴敷于脐孔上，外盖纱布，胶布固定。每日换药 1~2 次，至病愈。

4. 倍乌柏矾膏（《中华脐疗大成》）

主治：盗汗不止。

处方：五倍子、何首乌、黄柏、枯矾各等量，人乳适量。

用法：除人乳外，诸药共研为细末，过筛后与人乳调制成膏敷于脐上，盖以纱布，胶布固定。每日 1 次，10 日为 1 个疗程。

5. 倍牡散（《中华脐疗大成》）

主治：阴虚或气虚自汗。

处方：五倍子、煅牡蛎各等量。

用法：二药共研为细末，过筛装瓶中，密封备用。用时取药末 15g，以醋调和如糊状涂满脐窝，盖以纱布，胶布固定。每日换药 1 次，10 日为 1 个疗程。

6. 黄柏散（《理瀹骈文》）

主治：潮热盗汗。

处方：黄柏 2g。

用法：将黄柏研为末，以温开水调糊，敷脐部。每日换药 1 次。

7. 文蛤首乌散（《贵州民间方药集》）

主治：身热盗汗。

处方：文蛤、何首乌各 3g。

用法：上药共研末，水调为糊，敷于脐部，外用纱布包扎。

8. 当归五黄散（《敷脐妙法治百病》）

主治：盗汗。

处方：生地黄、当归、黄连、黄柏、黄芩、黄芪各 5g，五倍子 10g。

用法：上药共为细末，米醋调成糊状，取适量贴敷于脐上，外盖纱布，胶布固定。

每日换药 1 次，直至病愈。

【古代文献选录】

盗汗……外用五倍子白矾为末，津液调封脐中，一宿即止。或用牡蛎、麦面、麻黄根、藁本、糯米、防风、白芷等分为末，周身扑之。（《医学入门》）

红粉，止汗。麻黄根、牡蛎煅各一两，赤石脂、龙骨各半两。上为末，以绢袋盛贮，如扑粉用之。（《济生方》）

自汗不止，郁金末卧时调涂于乳上。（《集简方》）

治自汗盗汗，五倍子为末，用津唾调填满肚脐中，以绢帛系缚一夜即止。加枯矾末少许更妙。又方，用何首乌为末，津唾调脐中即止。（《经验良方》）

【现代临床报道】

杨氏五倍子敷脐治疗阴虚盗汗 28 例，取五倍子 60g，枯矾 30g，何首乌 30g，共研细粉，用清水适量调匀，制成药饼敷脐，外用纱布包扎缠绕，固定 48 小时为治疗 1 次。连敷 3 次后统计疗效。结果：痊愈 22 例，占 78.6%，有效 4 例，无效 2 例。总有效率为 92.9%。

杨修策. 五倍子敷脐治疗盗汗 28 例. 河北中医，2003，25（2）：150.

【点评】

锻炼身体，增强体质，使卫表固密，可预防汗证。汗多时注意护理，避风寒。有原发病者积极治疗，以消除病因。

贴敷治疗根据不同病机，应用调和营卫，益气固表，清泻里热，滋阴降火，补血养心等法。自汗者，方以黄芪、白术益气固表止汗为主；盗汗者，方以生地黄、黄柏、何首乌滋阴清热敛汗为主。五倍子、五味子、牡蛎酸涩收敛止汗，自汗、盗汗均宜。

第二节　癌　病

一、概述

癌病是多种恶性肿瘤的总称，以脏腑组织发生异常增生为其基本特征。临床表现主要为肿块逐渐增大，表面高低不平，质地坚硬，时有疼痛，发热，并常伴见纳差，乏力，日渐消瘦等全身症状。

中医古籍对一些癌病的临床表现、病因病机、治疗、预后、预防等均有所记载，至今仍有重要的参考价值。如《素问·五机真脏论》说："大骨枯槁，大肉陷下，胸中气满，喘息不便，内痛引肩项，身热，脱肉破䐃，真脏见，十月之内死。"所述症状类似肺癌晚期的临床表现，并明确指出预后不良。清代祁坤的《外科大成·论痔漏》说："锁肛痔，肛门内外如竹节锁紧，形如海蜇，里急后重，便粪细而带扁，时流臭水，此无治法。"上述症状的描述与直肠癌基本相符。对癌病的病因病机多认为是由于阴阳失调，七情郁结，脏腑受损等原因，导致气滞血瘀，久则成为"癥瘕""积聚"。如《诸病源候论·积聚病诸候》说："诸脏受邪，初未能成积聚，留滞不去，乃成积聚。"关于癌病的治疗，中医学著作中论述更多，有内治与外治，单方与复方，药物与手术等丰富多彩的治疗方法。明代张景岳的《景岳全书·积聚》说："凡积聚之治，如经之云者，亦既尽矣。然欲总其要，不过四法，曰攻，曰消，曰散，曰补，四者而已。"对积聚之治法作了高度概括。唐代《晋书》中说："初帝目有瘤疾，使医割之。"此为我国手术治疗癌病的最早记载。

（一）肺癌

肺癌又称为支气管肺癌。多发生于 40 岁以上的男性，但年轻者也不少见。一般认为可能与吸烟、粉尘、放射性物质、工业废气、肺部慢性病变有关。根据病理改变可分为：未分化癌、鳞状上皮细胞癌、腺癌、细支气管癌。其临床症状的轻重及发生的早晚取决于肺癌的部位、大小、种类、发展阶段，或伴并发症。早期症状轻微，甚至无症状，常见有咳嗽、胸痛、不等量的咯血、发热、头痛、肢体酸痛。消瘦则出现于晚期。

（二）肝癌

肝癌是常见的消化道恶性肿瘤。常表现为肝区疼痛，消瘦乏力。经实验室检查，甲胎蛋白测定、超声波探测和肝扫描可协助诊断。

肝癌疼痛是中晚期肝癌患者最常见而目前又最难控制的症状，其发生率约占肝癌患者的 75%。目前，西医应用的药物梯度止痛、放疗、化疗、神经阻滞、脑垂体切除等，利弊不一，效果并不理想。故在抗癌治疗的同时，应采用各种有效的止痛措施，缓解或减轻患者的疼痛，是肝癌治疗中的重要内容。中药和针灸对缓解肝癌疼痛有一定的治疗作用。

（三）骨癌

患骨癌的患者在骨的表面可触及一个硬的肿块，痛或不痛。骨和关节疼痛或肿胀，经常在夜间更重，且不一定与活动有关；疼痛可以是持续钝痛，或只在受压时感到疼痛。可出现病理性骨折等现象。

（四）乳腺癌

乳腺癌是发生于乳腺部的恶性肿瘤。最常见的第一个症状是乳腺内无痛性肿块，大多数病人在无意中发现，质地较硬，表面不光滑，边缘不清楚，但还没有浸润固定。

穿刺或切片可确诊。

（五）胰腺癌

胰腺癌发现较晚。常见的临床特征有体重减轻、腹痛和黄疸。体重减轻通常是渐进性的，65%以上的病人有腹痛，常于夜间更为严重。平卧位和坐位可使疼痛加重。疼痛常常模糊不清，难以言明，这种情况往往延误诊断。黄疸通常是进行性加重。

（六）胃癌

胃癌是我国常见的恶性肿瘤之一，在我国，其发病率居各类肿瘤的首位。在胃的恶性肿瘤中，腺癌占95%，也是最常见的消化道恶性肿瘤。

胃癌早期症状常不明显，因而往往被忽视而未做进一步检查。随着病情的进展，胃部症状渐转明显，出现上腹部疼痛、食欲不振、消瘦、体重减轻和贫血等。后期常有癌肿转移，出现腹部肿块、左锁骨上淋巴结肿大、黑便、腹水及严重营养不良等。

二、贴敷治疗处方

（一）肺癌

1. 肺癌散（《经穴贴敷疗百病》）
主治：肺癌胸痛。
处方：川芎12g，桃仁6g，穿山甲3g，血竭12g，水蛭3g，三棱3g，重楼3g，黄连3g，天南星12g。
用法：将穿山甲、水蛭进行煅烧，然后混合其他药物研细末，调拌凡士林熬炼成膏剂贴敷。贴敷阿是穴或痛点前、后、左、右对称穴位。

2. 癌痛散（《中医外治疗法集萃》）
主治：用于治疗肺癌、肝癌疼痛较甚者。
处方：山奈、乳香、没药、姜黄、栀子、白芷、黄芩各20g，小茴香、公丁香、赤芍、木香、黄柏各15g，蓖麻仁20g。
用法：诸药研为细末，用鸡蛋清调匀外敷乳根穴。

3. 蟾酥消肿膏（《中医肿瘤防治大全》）
主治：用于肺癌疼痛者。
处方：蟾酥、细辛、生川乌、七叶一枝花、红花、冰片等。
用法：以橡胶氧化锌为基质加工制成中药橡皮膏。

（二）肝癌

1. 肝癌脐敷法（《民间敷灸》）
主治：肝癌瘀血积聚。
处方：穿山甲末30g，乳香适量，没药适量，鸡血藤少许。

用法：用穿山甲末喷入乳香、没药醇浸液，加入鸡血藤挥发油，食醋调糊，贴敷于脐中。

2. 肝癌定痛方（《中医脐疗大全》）

主治：肝癌肿痛。

处方：龙脑冰片30g，丁香油30mL，大曲酒500mL。

用法：先将冰片研末入大曲酒中溶化，再把丁香油倒入同摇至均匀，密封备用。用时用脱脂棉球蘸上药液涂搽脐窝处及肿块疼痛处之皮肤上。每隔1小时涂搽1次，待痛减后，可酌情减少搽药次数。

3. 肝癌镇痛方（《中医外科治法》）

主治：肝癌疼痛。

处方：活癞蛤蟆1只（去内脏），雄黄30g。

用法：先调成糊状，然后放入癞蛤蟆腹内，敷在肝区最明显痛处（癞蛤蟆腹部贴至痛处），然后固定，一般敷15~20分钟后可产生镇痛作用，并可持续12~24小时。夏天每6~8小时换1次，冬天可24小时换1次。

4. 消肿止痛膏（《中医肿瘤防治大全》）

主治：肝癌疼痛。

处方：龙胆草、铅丹、冰片、公丁香、雄黄、细辛各15g，生南星20g，制乳没、干蟾皮、密陀僧各20g，大黄、姜黄各50g，煅寒水石60g。

用法：分别研为细末，混合均匀。用时取酌量药粉调入凡士林内，摊于纱布上，贴敷肝脏肿块部位。隔日1次。

5. 蟾冰散（《中医肿瘤防治大全》）

主治：肝癌疼痛。

处方：蟾酥、冰片各10g，麝香3g。

用法：上药浸入60%的酒精中，48小时后外擦局部。

6. 贴敷方（《民间简易疗法·穴位贴敷》）

主治：肝癌疼痛。

处方：山柰、乳香、没药、大黄、姜黄、栀子、白芷、黄芩各20g，小茴香、公丁香、赤芍、木香、黄柏各15g，蓖麻仁20粒。

用法：上药研末，取鸡蛋清适量混合，搅拌成糊状备用。将上药敷于期门穴，用纱布覆盖，胶布固定。6小时换药1次，一般连续用药3次。

（三）骨癌

1. 牛蒡膏（《外科全生集》）

主治：用于治疗骨癌疼痛、肿胀者。

处方：鲜牛蒡子（根、叶、梗）1500g，鲜白凤仙梗、川芎各120g，川附、桂枝、大黄、当归、肉桂、草乌、地龙、僵蚕、赤芍、白芷、白蔹、白及、乳香、没药、续断、防风、荆芥、五灵脂、木香、香松条、陈皮各60g，苏合油120g，麝香30g，菜油5000g。

用法：白凤仙熬枯去渣，次日除乳香、没药、麝香、苏合油外，余药俱入锅煎枯，去渣滤净，秤准份量，每500g油加黄丹（烘透）210g，熬至滴水成珠，不黏指为度，撤下锅来，将乳香、没药、麝香、苏合油加入搅和，半个月后可用。

2. 黑退消（《中医外科学》）

主治：用于治疗骨癌。

处方：生川乌、生草乌、生南星、生半夏、生磁石、公丁香、肉桂、制乳没各15g，制松香、硇砂各9g，冰片、麝香各6g。

用法：上药除冰片、麝香外，各药研细末后和匀，再将冰片、麝香研细后加入和匀，用瓶装置，不使出气。

（四）乳腺癌

1. 蜂穿不留汤（《癌症独特秘方绝招》）

主治：用于乳腺癌已溃者。

处方：露蜂房、穿山甲各9g，石见穿、王不留行、莪术、黄芪、当归各15g，三七粉3g。

用法：用上述水煎液外洗乳房，每次20～30分钟，并将三七粉、白及粉等量混匀外敷肿块处。

2. 贴敷方1（《内病外治贴敷灵验方集》）

主治：乳癌初起，坚硬加鸡子大。

处方：鲜白蔹草15g。

用法：加红糖9g，捣烂敷患处。

3. 贴敷方2（《内病外治贴敷灵验方集》）

主治：乳癌初起，坚硬加鸡子大。

处方：山慈菇数枚。

用法：风干后，用醋调敷患处。

4. 贴敷方3（《内病外治贴敷灵验方集》）

主治：乳癌初起，坚硬加鸡子大。

处方：水仙花根适量。

用法：捣烂敷患处。

（五）胰腺癌

1. 肝外2号方（《中医外治疗法集萃》）

主治：用于胰腺癌。

处方：雄黄、明矾、青黛、皮硝、乳香、没药各60g，冰片10g，血竭30g。

用法：上药共研成细粉，以95%的酒精500mL浸7日，取上清液备用。外擦患外，每日1次。

2 蟾夏散（《中医外治疗法集萃》）

主治：用于胰腺癌。

处方：蟾酥2g，细辛3g，生草乌6g，生半夏15g，生南星10g。

用法：上药共研成细粉，以95%的酒精250mL浸泡7日，取上清液备用。外擦患处，每日 1 次。

（六）胃癌

1. 斑蝥膏（《内病外治贴敷灵验方集》）

主治：胃癌、食管癌、颈淋巴肉瘤、肺癌、子宫癌等。

处方：斑蝥、鸡蛋。

用法：斑蝥研细粉，置胶布上贴足三里，引赤发泡，辅以斑蝥去头、足，置鸡蛋内，蒸熟去虫吃蛋，每日 3 次。

2. 敷脐膏（《内病外治贴敷灵验方集》）

主治：胃癌。

处方：雄黄、轻粉、砒石各 2g，蟾蜍 10 个，蜈蚣 4 条，全蝎 4 个，白花蛇舌草 20g，天南星 10g，木鳖子 4g，硇砂 4g，干姜 50g，黄药子 4g，山慈菇 10g，蜂房 7.5g，冰片 6.5g，斑蝥 3g，大黄 5g。

用法：上药研极细末，香油调匀，每次 50g，敷脐 2 日，换药 1 次。

【现代临床报道】

肺癌

张氏用抗癌膏穴位贴敷治疗肺癌 64 例。予抗癌膏，由西洋参、黄芪、鹿角胶、急性子、水蛭、山慈菇、白花蛇舌草、蚤休、冰片、雄黄等十余味中药组成，按传统工艺制成硬膏，并加用透皮促进剂以增加药物的透皮吸收效率。贴敷于肺俞穴及肺部肿瘤对应之体表部位，3～7 日后更换药膏。结果：总有效率 78.1%。提示：采用抗癌膏穴贴可提高机体的免疫功能，有效缩小癌体，减轻临床症状，改善肺癌病人的生活质量，延长生存期。

按释：肺俞为背俞穴，穴近肺部，为肺脏经气转输之处，又是治疗肺系疾病的重要腧穴，而且从腧穴的皮肤特点来看，背部皮肤较四肢为薄，药物易渗透至皮下组织而发挥药效，故肺俞穴为穴位贴敷治疗肺癌的最佳穴位。药物贴敷于病灶对应之体表部位，可通过局部络脉直达病所，达到治疗肺癌的目的。方中西洋参益气养阴；黄芪补气养血；鹿角胶温补肝肾，补益精血，三药合用可调补机体阴阳气血之不足；水蛭配急性子破血逐瘀，软坚消癥；山慈菇清热解毒，软坚散结又能化痰；白花蛇舌草、蚤休、冰片清热解毒，消肿止痛；雄黄解毒杀虫，燥湿祛痰。

孙国胜，张京峰．抗癌膏穴位贴敷治疗肺癌 64 例．辽宁中医杂志，2005，32（8）：794 – 795．

宣氏等温经膏穴位贴敷治疗非小细胞肺癌的临床研究，将患者分为治疗组和对照组各 30 例，治疗组于大椎、双侧肺俞外敷温经膏（主要成分是蟾酥、川草乌、白芥子、冰片等），3 日 1 次，每次 12 小时，10 次为 1 个疗程，同时内服中药，主要成分是猫爪草、猫人参等。对照组予单纯内服中药（同治疗组）。对患者治疗前后疼痛、体力状况变化观察及 T 细胞亚群测定。结果：治疗组完全缓解 2 例，部分缓解 6 例，轻度缓解 10 例，总有效率 85.7%；经统计学处理（$P < 0.05$），说明治疗组缓解疼痛的效果优于对照组。两组治疗前后，体力状况的改变存在显著性差异（$P < 0.05$），治疗组优于对照组。CD_1^+ 治疗前后比较，治疗组有非常显著的差异；且治疗后 CD_1^+ 增多，治疗组优于对照组；而 CD_4^+、CD_8^+ 均无差异。以上研究证实，温经膏穴位贴敷不仅能缓解癌性疼痛，还能改善机体免疫功能，提高患者的生活质量。

宣丽华，刘鲁明，徐福，等. 温经膏穴位贴敷治疗非小细胞肺癌的临床和实验研究. 浙江中医杂志，2003：223 - 224.

肝癌

胡氏等用癌痛膏外敷治疗肝癌疼痛 46 例。将昆布、海藻、灵芝、郁金、香附、白芥子、鳖甲各 200g，大戟、甘遂各 150g，马钱子 100g，蜈蚣 100 条，全蝎 120g，蟾酥 80g，鲜桃树叶 10kg，加水 50kg，制成膏状敷于肝区。结果：总有效率 100%。提示：本法疗效显著，不仅对中晚期肿瘤镇痛有特效，而且也能使肿瘤缩小，值得推广应用。

按释：肝癌疼痛属中医学"胁痛"的范畴，为肝气郁结引起功能失调，导致气滞、痰凝、血瘀而致。蟾酥辛温解毒，驱毒外泄，消肿止痛；马钱子通络散结，消肿定痛；昆布、海藻、白芥子祛湿化痰，软坚散结；鳖甲滋阴潜阳，消积散聚；香附、灵芝、郁金疏肝理气解郁；大戟、甘遂化痰行水，破瘀消癥，引邪外散；蜈蚣、全蝎解毒化痰通络；麝香解毒透窍，引药内行，使药物更迅速地发挥作用。膏药外敷，直达患处，减轻药物毒性。

胡怀强，李杰. 癌痛膏外敷治疗肝癌疼痛 46 例. 中医外治杂志，1998，7（2）：18.

孙氏观察中药穴位贴敷制剂肝舒贴对肝癌肝区疼痛的临床疗效。将 60 例肝癌肝区疼痛患者随机分为 2 组，治疗组采用肝舒贴（主要由虎杖、姜黄、川芎、乳香等药物组成），贴于肝区胁肋疼痛部位（期门、日月、章门穴）处。结果：两组止痛疗效相近，但治疗组完全缓解率和明显缓解率优于对照组（$P < 0.05$），且不良反应低。结论：肝舒贴治疗肝癌肝区疼痛疗效显著，且无明显毒副作用。

按释：肝舒贴外敷治疗癌性疼痛。方中以姜黄行气、活血止痛（现代药理研究示：姜黄可抑制肿瘤细胞增殖，诱导肿瘤细胞凋亡）；虎杖清利肝胆湿热兼以解毒；川芎养血活血止痛；乳香走窜力强，载药直达病所，化瘀散结。诸药共用，具有清利肝胆、疏肝理气、行气止痛、活血化瘀、解毒散结之功效。

孙浩，龚婕宁. 肝舒贴穴位贴敷治疗肝癌肝区疼痛的临床观察. 湖北中医杂志，2008，30（2）：32 - 33.

高氏等用肝癌止痛散外敷治疗中晚期肝癌疼痛 50 例。将麝香 1.5g、冰片 10g、三七 20g、延胡索 20g、乳香 30g、没药 30g、三棱 30g、莪术 30g，涂敷在肝区或肝肿块的痛点处。结果：总有效率为 70.00%。提示：本法治疗肝癌有较好的疗效。

高雪梅，芦书田，崔利中，等．肝癌止痛散外敷治疗中晚期肝癌疼痛50例．山东中医药大学学报，1999，23（6）：452－453.

嵇氏等观察麝冰止痛膏外敷治疗中晚期原发性肝癌中度疼痛的临床效果。方法：将46例观察病例随机分为麝冰止痛膏观察组26例和奇曼丁对照组20例，观察组以麝冰止痛膏外敷痛处，结果两者止痛效果相当。提示：麝冰止痛膏外敷能有效地缓解中晚期肝癌中度疼痛，与奇曼丁口服效果相当，且起效快，无明显毒副作用。

按释： 麝冰止痛膏中，麝香、台乌药、十蟾皮、甘遂等为药性峻猛，辛温走窜之品，可温通止痛，气血兼调；冰片辛香走窜，与延胡索、当归、丹参、土鳖虫、大黄等行气活血药为伍，直达病所局部，使气血通畅而疼痛自消；蚤休、血竭、陈皮能解毒散结，消肿止痛；丹参、冰片、朱砂可安神养心，对中枢神经系统起到良好的保护作用，并能降低中枢神经系统对癌痛恶性刺激的不良反应。

嵇玉峰，黄金活，梁洪江，等．麝冰止痛膏外敷治疗肝癌疼痛26例临床观察．江西中医学院学报，2005，17（2）：31－32.

龚氏等观察消瘤止痛外敷散对中晚期肝癌癌痛的控制，对癌瘤组织的缩减或稳定作用。治疗组，予消瘤止痛外敷散于肿瘤体表投影区外敷。结果：两组治疗后疼痛缓解率比较差异显著（$P < 0.05$），治疗前后肿瘤面积、AFP数值差异非常显著（$P < 0.01$）。提示：消瘤止痛外敷散具有良好的镇痛作用，对中晚期肝癌疼痛的缓解效果优于强痛定；具有抑制癌瘤组织生长，缩小癌块面积的作用，并能降低AFP水平。

按释： 在消瘤止痛外敷散中，麝香、蟾蜍等药性峻猛，可以温通止痛；与制乳香、没药共奏化瘀之功，使瘀祛而痛止。冰片辛香走窜，直达病所，使气血通畅而疼痛自消。同时麝香入十二经，走而不守，芳香止痛，借助酒力可以引诸药直达病所。更有雄黄和醋混合后在神灯照射下，使砷离子透达皮肤直达病所。另外，现代药理学研究证实：雄黄、青黛、芒硝、冰片、明矾、蟾蜍等都具有抑制癌细胞生长的药理作用。

龚淑芳，蔡汝，肖晓敏，等．消瘤止痛外敷散治疗中晚期肝癌40例．江西中医药，2006，37（12）：42－43.

朱氏用玉枢丹外敷缓解肝癌疼痛28例临床观察。药用玉枢丹主要成分：山慈菇、冰片、朱砂、雄黄、红大戟、千金子霜、麝香、五倍子等，用稀蜂蜜水调成糊状。贴敷于肝区肿块或疼痛明显处。结果：总有效率为85.71%。

按释： 癌性疼痛是由于邪毒内蓄，导致气滞血瘀，痰湿交结，随着肿瘤的增大，肝膜内压增大，甚至破裂出血，形成不通则痛的状况。玉枢丹以山慈菇为引，化痰解毒，红大戟、千金子霜、麝香为通利迅疾之品，助山慈菇行气滞，散血瘀，消痰结，冰片香窜为引，使药物进入癌肿部位的微循环，一方面抑制肿瘤生长，另一面使原有肿瘤缩小，从而减小肝内膜压力，减少肿瘤对患者疼痛部位的化学性刺激和物理性压迫，使疼痛得以缓解。

朱玉明，蒋云．玉枢丹外敷缓解肝癌疼痛临床观察．中医外治杂志，1996，1：42．

【点评】

癌病总的治疗原则为扶正祛邪。临床应用西洋参益气养阴；黄芪补气养血；鹿角胶温补肝肾，补益精血；香附、灵芝、郁金疏肝理气解郁；大戟、甘遂化痰行水，破瘀消癥，引邪外散；穿山甲、水蛭、急性子、三棱、莪术破血逐瘀；蜈蚣、全蝎解毒化痰通络；乳香、没药、鸡血藤活血通经；冰片、丁香消肿通络而止痛；鳖甲滋阴潜阳，消积散聚；蟾酥辛温解毒，驱毒外泄，消肿止痛；马钱子通络散结，消肿定痛；麝香具有辛散温通，芳香走窜，开窍通络，活血消肿之功效；昆布、海藻、白芥子祛湿化痰，软坚散结；山慈菇清热解毒，软坚散结又能化痰；白花蛇舌草、蚤休、冰片清热解毒，消肿止痛；雄黄解毒杀虫，燥湿祛痰。诸药合用，使瘀去、痰化、毒解、正气复而癌块渐消。

第三节　慢性疲劳综合征

一、概述

慢性疲劳综合征是一种以长期疲劳为突出表现，同时伴有低热、头痛、肌肉关节疼痛、失眠和多种精神症状的一组症候群，体检和常规实验室检查一般无异常发现。临床表现为原因不明的持续或反复发作的严重疲劳，并且持续至少 6 个月，充分休息后疲劳不能缓解，活动水平较健康时下降 50% 以上。次要症状为记忆力减退或注意力难以集中；咽喉炎；颈部或腋下淋巴结触痛；肌痛；多发性非关节炎性关节痛；新出现的头痛；睡眠障碍；劳累后持续不适。目前，西医学对本病的确切发生机理尚不清楚，认为是以精神压力、不良生活习惯、脑和体力过度劳累及病毒感染等多种因素，导致人体神经、内分泌、免疫等多系统的功能调节失常而表现的综合征。

本病属于中医学的"虚劳""五劳"等的范畴。疲劳是人体气、血、精、神耗夺的具体表现，而气、血、精、神皆由五脏所化生。外感病邪，多伤肺气；思虑过度，暗耗心血，损伤脾气；体力过劳或房劳过度则耗气伤精，损伤肝肾；情志不遂，肝气郁结；各种因素导致五脏气血阴阳失调是本病发病的总病机。

二、贴敷治疗处方

1. 蒸脐法（《贴敷大成》）
主治：慢性疲劳综合征。

处方：五灵脂 24g，青盐 15g，乳香 3g，没药 3g，夜明砂 6g，地鼠粪 9g（微炒），葱头 6g（干者），木通 9g，麝香 0.1g。

用法：以上诸药共研细末备用。水和大麦面做成面圆圈，置脐上，将前药末 6g 放于脐内，用槐树皮剪如钱大，盖于药上，以艾炷灸，每岁 1 壮，药与槐树皮不时添换。

2. 四君子散（《中华脐疗大成》）

主治：久病体虚。

处方：人参、白术、茯苓、炙甘草各等量。

用法：上药共研细末，取适量和水，调成糊状，敷于脐中。

3. 四物糊（《中华脐疗大成》）

主治：血虚体弱。

处方：当归、熟地黄、川芎、白芍各等量。

用法：上药共研细末，和水调成糊状，敷脐。

4. 八珍散（《中华脐疗大成》）

主治：气血亏虚。

处方：人参、白术、茯苓、炙甘草、当归、熟地黄、川芎、白芍各等份。

用法：上药共研细末，取适量和水调成糊状，敷脐。

5. 苁蓉膏（固本膏）（《全国中药成药处方集》）

主治：神经衰弱，身体虚弱，梦遗滑精，腰酸腿软，妇女经痛带下，腹疼腹胀。

处方：生杜仲 66g，甘草 66g，紫梢花 66g，生茴香 66g，熟地黄 66g，生附子 33g，怀牛膝 66g，大茴香 66g，冬虫夏草 27g，菟丝子 66g，生地黄 66g，生故纸 66g，海马 8g，续断 66g，天麻 66g，蛇床子 66g，肉苁蓉 66g，羊腰子 1 对。

用法：以上各药用香油 7500mL，炸枯去渣滤净炼沸，再入漳丹 2700g 搅匀成膏。每膏药油 7500mL，兑雄黄面、乳香面各 12g，母丁香面 30g，肉桂面 66g，广木香面 12g，生龙骨面 18g，没药面 12g，阳起石面 6g，生赤石脂面 12g，搅匀，每大张净油 30mL，小张净油 15mL。男子贴肾俞穴，妇女贴脐上。

6. 细辛膏（再造膏）（《全国中药成药处方集》）

主治：身体瘦弱，神经官能症，腰酸腿疼，失眠。

处方：细辛 45g，生黄芪 70g，生杜仲 45g，羌活 24g，茯苓 45g，怀牛膝 45g，防风 45g，甘草 36g，生白芍 45g，川芎 45g，人参 45g。

用法：以上药料用香油 7500mL，炸枯去渣滤净炼沸，漳丹 2700g 搅匀成膏。每膏药油 7500mL。兑肉桂面 3g，麝香 4.5g，搅匀。每大张净油 24mL，每小张净油 15mL。男子贴气海穴，女子贴关元穴，腰腿疼痛贴患处。

7. 脾肾双补膏（《理瀹骈文》）

主治：脾肾两虚。

处方：苍术、熟地黄各 500g，五味子、茯苓各 250g，干姜 30g，川椒 15g。

用法：将上药用麻油熬，入黄丹收膏，摊膏备用。贴两侧脾俞、肾俞穴上。

8. 古庵心肾膏（《理瀹骈文》）

主治：劳损心肾，虚而有热。

处方：生地黄、熟地黄、山药、茯神各 96g，当归、泽泻、黄柏各 48g，山萸肉、枸杞子、牛膝、丹皮、黄连、生甘草、龟甲、鹿角各 32g。

用法：将上药用麻油熬，黄丹收膏，入朱砂 32g 搅匀。摊膏备用。贴心口、丹田穴上。

【点评】

慢性疲劳综合征是亚健康状态的一种特殊表现，容易因长期工作紧张、竞争压力大、情绪不稳定和负性生活事件所诱发，临床上的物理检查和实验室检查一般没有特异性表现。本病对应中医学中多种病证，如"头痛""痹证""不寐""带下"等。

方药中蒸脐法用五灵脂、乳香、没药、地鼠粪、夜明砂祛瘀生新，葱头、青盐通阳和脏，麝香、木通通利诸窍，有宣通阳气、活血利窍之功，使阳气恢复，络脉通畅则体强身健。四君子散健脾养胃，可用于久病体虚、倦怠无力、语言轻微、食欲不振等症。四物糊中调补营血，可治血虚萎黄、心悸健忘、舌淡、唇甲苍白之症，为血虚者之保健方。八珍散合四君子、四物散之功，可治气血两亏、唇甲苍白、疲乏少气、食欲不振、心悸健忘之症。苁蓉膏、细辛膏、脾肾双补膏均为补肾益阳，培元固本之验方，用治神经衰弱，腰酸腿软，男子遗精，妇女带下之症。

慢性疲劳综合征重在预防，"不治已病，治未病"，"与其救疗于有疾之后，不若摄养于无疾之先"。除对症施治外，应避免长时间劳累和精神负担过重，调整生活习惯，进行有规律、有计划的日常生活安排。固护正气，使正气存内，则邪不可干。

第四节　抗衰老

一、概述

衰老是一种自然规律，因此，我们不可能违背这个规律。只要人们采用良好的生活习惯和保健措施，就可以有效地延缓衰老，提高生活质量。中医养生是在阴阳五行、脏腑经络、气一元论、天人相应及整体恒动观等理论指导下，提出的形神共养、协调阴阳、谨慎起居、和调脏腑、养气保精、气血通调、扶正祛邪、综合调理，因人、因时、因地摄生等原则，其手段与方法更是丰富多彩，别具特色。

中医理论认为，人体的生长、发育、衰老与脏腑功能和经络气血的盛衰关系密切。当机体气血不足，经络之气运行不畅，脏腑功能减退，阴阳失去平衡，均会导致和加快衰老。表现为精神不振、健忘、形寒肢冷、纳差少眠、腰膝无力、发脱齿摇、气短乏力、甚则面浮肢肿等。

二、贴敷治疗处方

1. 长生延寿丹（《东医宝鉴》）

主治：体虚衰老。

处方：人参、附子、胡椒各 21g，夜明砂、没药、豹骨、龙骨、五灵脂、白附子、朱砂、麝香各 15g，青盐 12g，小茴香 12g，丁香、雄黄、乳香、木香各 9g。

用法：上药用研末。用面作条圈于脐上，将上药末分 3 份，先取麝香 0.15g 入脐内，再取 1 份药末入面圈内，按药令紧，中插数孔，外用槐皮 1 片盖于药上，以艾火灸之，待热气透身，患者必倦如醉，灸之 5～10 壮，遍身大汗，若不出汗则为病未除，可待 3～5 日后再灸之，令遍身出大汗为度。

2. 蒸脐却病延年法（《实验特效灸法》）

主治：体虚衰老。

处方：大附子 30g（去蒂），鹿茸 1.8g（酥灸），茯苓 1.8g（人乳拌蒸），川椒 1.8g，莲肉 1.8g。

用法：将附子放童便内浸 1 日夜，灸干，再与余药共研细末，用人乳调作饼状，如银元大小。将药饼针刺 30 孔，放脐内。

3. 封脐暖肚膏（《清太医院选方》）

主治：体虚衰老。

处方：附子、干姜、粟花、土木鳖各 60g，生姜、老葱各 240g，丁香 9g，肉桂 60g，麝香 3g。

用法：前 6 味药用香油 1000g 熬枯去渣，入黄丹 500g 收膏。再入后 3 味药研末搅匀。每取适量药膏贴脐部，3 日 1 换。

4. 彭祖接命丹（《串雅外编》）

主治：体虚衰老。

处方：大附子 1 个，甘草、甘遂各 62g，麝香 1g，白酒 1000g。

用法：附子切片，用纱布包裹，再加甘草末和甘遂末，共浸入酒中半日，用文武火煮，酒干为度，弃甘草、甘遂不用，附片与麝香共捣烂制成 2 丸，阴干备用。取 1 丸纳入脐内，7 日换药 1 次。

5. 太乙延寿丹（《敷脐疗法》）

主治：阳气虚体倦，肚腹畏寒，妇人无子。

处方：人参、白附、冰片（或麝香）。

用法：上 3 味研末，纳脐灸之。

6. 千金封脐膏（《清太医院选方》）

主治：体虚衰老。

处方：肉桂、熟地黄、川附子、金樱子、当归、甘草、巴戟、杜仲、干姜、胡椒、淫羊藿、独活、草薢各 9g，海马 6g，鹿茸 6g。

用法：用香油 740g，将上药熬枯去渣，入黄丹 360g，收成膏；再入麝香、冰片各

1.2g，儿茶、硫黄各6g，研细末入之。用时贴脐。

7. 益寿比天膏（《万病回春》）

主治：咳喘体虚。

处方：蛇床子、鹿茸、附子（去皮脐）、牛膝（去芦）、豹骨（酥炙）、菟丝子、川续断、远志肉、肉苁蓉、大门冬（去心）、麦门冬（去心）、杏仁（去皮）、生地黄、熟地黄、官桂、川楝子（去核）、山茱萸（去核）、巴戟天（去心）、破故纸、杜仲（去心）、木鳖子（去壳）、肉豆蔻、紫梢花、谷精草、穿山甲、大麻子（去壳）各30g，甘草60g，桑槐、柳枝各7枚。

用法：上药研细末，用香油625g浸1昼夜，慢火熬至黑色，用飞过的黄丹250g、黄香125g入内，柳棍搅不停手，再下雄黄、倭硫、龙骨、赤石脂各60g，将铜匙挑药滴水成珠不散为度，又下母丁香、沉香、木香、乳香、没药、阳起石、煅蟾酥、哑芙蓉各6g，麝香3g为末，共搅入内，又下黄蜡15g。将膏贮磁罐内封口严密入水中，浸5日去火毒，1贴重21g，红绢摊开。贴脐上或两腰眼上，贴60日方换。

8. 毓麟固本膏（《清太医院选方》）

主治：诸虚百损，五劳七伤。

处方：杜仲、熟地黄、附子、肉苁蓉、牛膝、破故纸、续断、官桂、甘草各120g，生地黄、大茴香、小茴香、菟丝子、蛇床子、天麻子、紫梢花、鹿角各45g，羊腰子1对，赤石脂30g，龙骨30g。

用法：用香油4000g，熬枯去渣，入黄丹1500g收膏，再入雄黄、丁香、沉香、木香、乳香、没药各30g，麝香0.9g，阳起石1.5g，研末拌匀，备用。待用时，将此膏妇人贴脐上，男子贴左右肾俞各1张，丹田穴1张，并用汗巾缚住，勿令走动，半个月1换。

【古代文献选录】

温脐方，补元气，壮筋骨，固精健阳，通和血脉，润泽肌肤，延年益寿。五灵脂、白芷、青盐各二钱，麝香一分。上为末，另用荞麦面水和成条，圈于脐上，以前药实于脐中。虚冷甚者，加硫黄入麝香为引，用艾灸之。妇人尤宜。但觉脐中温暖即止。过数日，再灸，太过则生热也。（《古今图书集成·医部全录》）

【点评】

肾为先天之本，脾为后天之本，治以培本固肾，健补脾胃，鼓舞元气，则可延年益寿，容颜不衰。

长生延寿丹具有补气温阳，和中宁神之功，正气充，气血通，心神宁则可健身益寿，故可为长寿健身方。蒸脐祛病延年法具有补脾肾、益精气的作用。封脐暖肚膏有温补脾肾，强化命门之功，生命之本得以巩固，元阳得以温煦，则生机蓬勃，欣欣向上。彭祖接命丹具有补肾助阳、通经活血的作用。太乙延寿丹温补脾肾，通利清窍。

千金封脐膏专补虚损，通三关，壮五脏。益寿比天膏能添精补髓，保固真精不泄，善助元阳，滋润皮肤，壮筋骨，理腰脉。毓麟固本膏据《清太医院选方》所记载：此膏异传秘授，能固玉池，真精不泄，灵龟不死，通二十四道血脉，锁三十六道骨节，气血流畅，精髓充满，保固下元，固本全形，如海水之常盈，通三关，壮五脏，下元虚冷，诸虚百损，五劳七伤，阳痿不举，举不坚固，久无子嗣，下淋白浊，小肠疝气，遗精盗汗，手足顽麻，半身不遂，小腹胀满，腰腿疼痛，强腰健力，种子之功，百胜百效。并治妇人，脾胃虚弱，经水不调，赤白带下，气血亏虚，久不孕育，干血痨瘵，或屡经小产。此膏充实血海，能暖子宫，易得孕育，兼崩漏不止，癥瘕血块等症。

养成良好的抗衰老的生活习惯，起居有常、合理饮食、适量运动以延缓衰老的同时，保持心理平衡，心情愉快，在心境上保持年轻也是抗衰老的重要内涵和有效方式。

第五节 戒 烟

一、概述

戒烟是指染上烟瘾的人，通过主动或被动戒烟的方法，利用化学的、物理的、精神的、行为的方法，去除烟瘾的行为。在医学上，烟瘾的学名是尼古丁上瘾症或尼古丁依赖症，是指长期吸烟的人对烟草中所含主要物质尼古丁产生上瘾的症状，所以戒烟也叫戒除尼古丁依赖症或戒除尼古丁上瘾症。烟草中的尼古丁是一种神经毒素，主要侵害人的神经系统。一些吸烟者在主观上感觉吸烟可以解除疲劳、振作精神等，这是神经系统的一过性兴奋，实际上是尼古丁引起的欣快感。兴奋后的神经系统随即出现抑制。所以，吸烟后神经肌肉反应的灵敏度和精确度均下降，并同时损害呼吸系统、循环系统、生殖系统。

所谓成瘾，是由于吸烟时间久了，血液中的尼古丁达到一定的浓度，反复刺激大脑并使各器官产生对尼古丁的依赖性。若停止吸烟，会暂时出现头晕、烦躁、失眠、厌食等所谓的"戒断症状"，加上很多吸烟者对烟草产生一种心理上的依赖，认为吸烟可以提神、解闷、消除疲劳等，所以烟瘾越来越大，欲罢不能。

中医认为，烟瘾的形成是因为吸烟者身体体内需要一种物质来平衡体内的寒湿。故只要能温化寒湿即能起到烟瘾清除的作用，从而达到戒烟的目的。

二、贴敷治疗处方

1. 加味丁香散（《穴位贴敷治百病》）

主治：戒烟。

处方：丁香、肉桂、谷氨酸钠（食用味精）各等份。

用法：将上药研为细末，装瓶备用。用时取药粉 0.5 ~ 1g，凡士林适量调成膏状，或加少许白酒做成药饼，贴敷于阳溪穴旁压痛明显的甜味穴处（在腕背桡侧横纹上约0.7寸处），外用胶布固定，每日换药 1 次。

2. 戒烟贴（《图解贴敷疗法》）

主治：戒烟。

处方：磁石 20g，朱砂 10g，丁香 12g，白豆蔻 10g，广沉香 6g，大白 15g，乌药 6g，白胡椒 6g，桂皮 12g，荜茇 10g，冰片适量。

用法：将上药研为细末，按常规炮制成油膏，每帖 1.5g，固定在 1.5cm×6cm 的胶布中间，装瓶备用。用时先按摩穴位（在腕背桡侧横纹上约 0.7 寸处）2～3 分钟，对准穴位粘贴（双手），每 3 小时按揉 3 分钟，加强刺激。每日换药 1 次，6～10 日为 1 个疗程。

【点评】

戒烟过程由生理戒烟和心理戒烟两部分组成。生理戒烟即解除吸烟者对烟草中尼古丁依赖所产生的不适和痛苦（戒断症状），心理戒烟则是从思想上解除对尼古丁依赖需求（吸烟欲望），心理戒烟更加困难。对于每一个吸烟者来说，在一些特定的"危险"情形下（当周围人吸烟、感到压力大、心情烦躁、饮酒后）会更有吸烟的冲动，请尽量避免这些情况的发生，当有吸烟冲动时，宜做几次缓慢的深呼吸或从事其他活动以转移注意力。

中药贴敷戒烟具有效果明显，复吸率低，安全、方便、经济、舒适等特点，值得推广应用。甜味穴又称甜美穴，美国针灸医师欧尔姆在治疗自己剧咳时无意中发现其能够戒烟，穴位位于手背腕部"列缺穴"与大拇指指掌骨根部"阳溪穴"之间，有明显压痛的地方（凹陷点）。此穴是戒烟也是戒毒的"奇穴"（经验穴），是戒烟、戒毒的主穴。

附　篇

外治之理，即内治之理；外治之药，亦即内治之药，所异者法耳。医理药理无二，而法则神奇变幻。

——《理瀹骈文·略言》

附一　田从豁教授介绍

曾轰动日内瓦医坛的"针灸通"

日内瓦，世界各国的著名医学专家云集，当时，面对一位心肺衰竭性咯血不止、危及生命的病人，各国专家束手无策。一位黄皮肤、黑眼睛的先生走上前去，对病人诊断后，熟练地捣烂了几味中药并将药物贴敷在病人脚底的涌泉穴上。在各国专家和家属满怀疑惑的注视下，刚刚过去一个小时，奇迹出现了。病人的呼吸平缓了，一口血都不咯了。

此事，当时不仅传遍了日内瓦，而且轰动了医坛，神奇的中医贴敷疗法现场证明了它对疑难病症的疗效。而在理论上，也没有人敢怀疑其正确性。这位黄皮肤、黑眼睛的先生就是中国著名针灸专家田从豁。但谁会想到，他曾是西医内科学科班出身。

见证中国针灸医学的发展

1952 年，田从豁从朝鲜战场回国后，就向领导申请专门学习针灸，于是被派往刚刚成立的中央卫生部针灸疗法实验所（现中国中医科学院针灸研究所前身），拜所长朱琏为师，随后又拜副所长高凤桐为师，从此开始系统学习中医针灸。

所谓新针灸疗法，是在当时的历史条件下，全国的医疗卫生单位全部为西医，包括全国的大部分知识分子、国家工作人员，多数不了解针灸。认为针灸是不科学的土方法，因此，提出了与过去有区别的新针灸疗法，以便更多人能够接受和了解，强调在继承的基础上采用中西医结合的方法，取消隔衣针、口温针。提出针刺部位必须消毒（包括针具的消毒），对病人必须明确诊断，选择适应证等，从穴位的定位、疾病的诊断、治疗取穴都结合了解剖、生理、病理知识，并提出用现代科学指导治疗。

新中国成立初期，朱琏在中央卫生部任妇幼卫生司副司长、中央防疫委员会办公室主任，参加过全国卫生工作方针的制定。1954 年秋，在针灸疗法实验所的基础上成立了针灸研究所，朱琏任所长。

在田从豁的记忆中，朱琏十分重视科学研究，在针灸治疗中注意调节神经系统的功能。田从豁在临床中多采用头针和头部穴位治疗疾病，特别是一些自主神经功能紊乱方面的疾病，收效甚好，这与朱琏当年的教导是分不开的。

在朱琏去世前，田从豁为她整理过《新针灸学》第三版。整理期间，朱琏跟田从豁谈到了针感的问题，朱琏在担任国家保健医期间，以"无痛针灸"受到了董必武的称赞。朱琏认为针感包括 3 个方面：第一，认为针灸的主要作用是神经系统的调节作用，所以针灸时必须要达到"气至病所"，特别强调针刺时要寻找针感、控制感传，只有出现针感才能达到调节神经系统的作用。第二，在针刺时要和病人保持交流，对病人进行适度的诱导，要病人集中注意力去感觉针刺时机体产生的反应，从而促进针感的产生。第三，关于针刺后病人产生的感觉应该是舒适、轻松的，不是局部的，而是全身机体和身心的放松和舒适感。田从豁通过跟帅学习，开始建立起用现代科学技术研究针灸的观念，重视针感和手法的运用，朱琏从不偏废临床的观点对田从豁的影响很大。

说到老中医高凤桐，敬意自田从豁心底油然而生。在田从豁看来，高凤桐不但学识渊博，学术思想也颇活跃，不拘泥，不保守，与西医团结合作，非常融洽。"在他半个多世纪的医学生涯中，逐渐形成了一套完整的、与实践密切结合的针药并用理论，对内、妇两科积累了丰富的临床经验。高老尤长针灸，对针灸有独到的研究，他潜心研究穴性，注重手法，以中医理论为指导，经络学为基础，提倡理、法、方、穴、术辨证施治。"田从豁说，高凤桐医德高尚，对病人体贴入微，关怀备至——只针不药有效则不用药物，用药也廉平精简，竭力减轻病人的经济负担。

田从豁跟随朱琏、高凤桐学医 10 年期间，每天白天跟老师出诊，晚上坚持学习中医和针灸的基础知识，总结白天看到的病人的治疗情况，反思揣摩。在此阶段，田从豁还精读了《内经》《伤寒论》《针灸甲乙经》《针灸大成》《本草纲目》《针灸集成》等书。对于经典，田从豁强调要有所侧重，不能泛泛而读，知识面要宽，但医术一定要专。

如今，田从豁已是国内有较高知名度的老中医，有较高的专业知识和丰富的临床经验。在针灸治疗中，他强调中医辨证施治，注重理、法、方、药、穴、术，主张当针则针，当药则药或针药并用，以及中西医结合治疗，以病人为本，主动与被动治疗相配合。在针灸方面坚持全面继承，继承了各种针法，如梅花针、芒针、火针、放血疗法、刮痧、拔罐等。

让针灸走近民众走向世界

针灸医学是我国传统中医学的重要组成部分。它是通过针刺或艾灸等方法，刺激人体的经络腧穴，达到防治疾病的一类外治法。据田从豁介绍：针灸这种治病方法，它可以追溯到 5000 年前的远古时代。那时由于生活条件恶劣，人体难免发生诸多病痛。当人体发生病痛时，人们会用手或物按压疼痛局部，或偶然刺破局部，或用火熏熨、温暖疼痛局部，以减轻病痛，这种早期的生活经验逐渐演变成一种民间疗法，并且治疗由体表逐渐发展到体内，工具由手发展至特制的针具，熏熨材料由单纯的人发展至艾蒿或特定的药物，这就是传统的针灸疗法。"现代针灸医学继承了传统针灸疗法的精华，并且在此基础上又有了长足的发展。"田从豁说，针灸医学有很多优点，它操作相对简单，见效快捷，由于这种疗法是通过调动人体自身的抗病能力来抵御疾病，副作用少，适应证广，是一种广受欢迎的自然疗法之一。

田从豁对针灸的传播，不仅体现在举办各种培训班、筹办学校、成立针灸学会等方面，还通过让世人惊奇的疗效认可中国的医学。

自20世纪50年代起，田从豁以针灸专家身份先后到罗马尼亚、波兰、阿尔及利亚、法国、瑞士、日本、泰国、意大利、西班牙、美国等10多个国家进行医疗、教学工作。

1965年，田从豁被中医研究院聘任为第一批副主任医师，任北京广安门医院内科副主任医师，同年，他作为第一批援外医疗专家，到非洲的阿尔及利亚进行医疗活动，在当地人对针灸毫无所知的情况下，田从豁以认真的态度、耐心的解释和高超的技术，使阿尔及利亚人逐渐接触针灸，了解针灸，接受针灸，相信针灸，学习针灸。当时，邻近各地的人都到中国的医疗点求治，田从豁的病人甚多，每日在100人次以上。于是，他常常忙得顾不上吃饭，可是田从豁从无怨言。

20世纪50年代中期到60年代中期，田从豁承担过国家保健医的任务，曾用伏天穴位贴药给李先念、王震、张子意、范长江、杨勇等近10位领导贴治过慢性气管炎。1969年至1973年，田从豁参加全国防治慢性气管炎卫生部学习调查组，代表中国中医研究院任中医组组长，并受到周恩来总理多次接见，获得亲切教诲。

丹心妙手神针艺传海内外，治病救人济世德被千万家。1980年，受中国领导人的委托，田从豁到日内瓦总医院参加抢救智利著名画家、中国人民的朋友何塞·万徒勒里，当时，万徒勒里肺心功能衰竭，合并肺部感染和泌尿系统感染，高烧不退，深度昏迷。田从豁到达日内瓦时，万徒勒里已经过一个月的抢救，多位知名西医专家已为他治疗。田从豁诊察后，先给患者服安宫牛黄丸、紫雪散，不久，万徒勒里的体温开始下降，经院方同意停掉了所有抗生素，两天后万徒勒里退烧。10多个日夜里，田从豁一直守在病人的床边，亲自护理，间断使用针刺、艾灸、梅花针以及按摩等，连喂药都亲自进行，万徒勒里终于病情稳定，自主呼吸功能开始恢复，但气管插管仍保留。其他外国医生不相信中医这么神奇，于是让病人做深呼吸，检查肺通气功能，不慎血管被气管插管划破，出现大量咯血并再次昏迷。在西药治疗无效的情况下，田从豁采用针灸孔最穴，万徒勒里情况好转，由口中不停地涌吐鲜血变为间断少量咯血，接着田从豁用大蒜泥贴敷涌泉穴，15分钟后患者不再咯血，一小时后取下蒜泥，直到次日早晨患者咯出两块黑色血块，此后再未出现咯血，经调养痊愈出院。当时，经当地报纸报道"中国神奇疗法"，引起日内瓦与世界卫生组织对针灸的重视，引来各国大使纷纷要求针灸治疗，田从豁也乐此不疲，为针灸走出国门，让世界认识针灸尽心尽力。

田从豁从不计较个人报酬与利益得失，当他在国外为国际友人治病取得惊人的疗效后，国际友人也曾邀请他留在国外，并许以高薪，每次都被田从豁婉言谢绝。他的心中只有千万患者，从来没有名和利。

自1975年开始，在田从豁担任北京国际针灸培训中心副主任兼教授期间，为世界各地培训了数千名针灸医师，其中很多人在本国开展了大量的针灸治疗、研究和教学工作，使针灸得到了更好的传播。他还与老一代针灸工作者一起为筹建中国针灸学会和世界针灸学会联合会做了大量工作，为针灸作为世界医学组成部分做出了一定的贡献。

细说冬病夏治消喘疗法及研制过程

穴位贴敷疗法，在我国历代医著中多有记载，民间运用更为广泛。如晋代葛洪在《肘后备急方》中提出"断温疫今不相染……密以艾灸病人床四角"，唐代《医心方》中有"无病先施灸"方法，《备急千金要方》记载"凡入吴蜀地游官，体上须两三处灸之……瘴温疾毒不着人也"，明代《医学入门》提出"凡每年四季艾熏灸脐法一次，元气坚固，万病不生"等。

每年的伏天，到中国中医科学院广安门医院采用冬病夏治消喘膏穴位贴药治疗气管炎和哮喘的患者成千上方，近几年来还有很多外地患者要求邮寄药物。为了满足患者的需要，该院千方百计调动多方人力，保证治疗工作的顺利进行。光阴荏苒，日月如梭。转眼之间，这种方法已经延续了 50 个春秋，并且在全国各地包括港、澳、台已广泛应用，很多国外医生也在应用此法治疗咳喘病。尽管各地取穴用药略有不同，但基本方还是以广安门医院的为主，而田从豁是冬病夏治消喘膏的主要发明人。

冬病夏治是在中医上工治未病和春夏养阳思想指导下的一种预防疾病、灸法保健方法，冬病夏治消喘膏属于穴位贴敷疗法的范畴，它是穴药结合，既有物理刺激（温热、寒凉），也有药物吸收的化学刺激双重作用，完全符合世界医学重点课题——经皮给药、作用疾病靶点的研究方向，并且有全面发展的趋势。不仅对防治哮喘有较好的疗效，预防过敏性鼻炎、中风、风湿等效果也很好。最近，田从豁正采用穴位贴敷疗法，着手对慢性心绞痛、冠心病、前列腺炎、前列腺肥大、胃肠病等疾病的防治进行研究。

谈起 50 年前参加研制冬病夏治消喘膏之事，田从豁依然记忆犹新，他回忆，1955年，中国中医研究院成立之前，原卫生部针灸厅法实验所就开展了针灸治疗哮喘的临床研究。当时，采用针法和灸法治疗哮喘的近期疗效很好，但容易复发。为了寻找预防复发的方法，田从豁等人就查找古代文献，发现清代张璐著的《张氏医通》有一段记载："冷哮灸肺俞、膏肓、天突，有应有不应。夏季三伏中，用白芥子涂法，往往获效。方中白芥子一两，延胡索一两，甘遂、细辛各半两，共为细末，入麝香半钱，杵匀，姜汁调涂肺俞、膏肓、百劳等穴，涂后麻蜇疼痛，均勿便去，候三炷香足，方可去之，十日后涂一次，如此三次。"参考上述记载，田从豁等人就在临床上开始应用，果然有较好的效果。由于麝香昂贵、难求，当时兼任所长的朱琏同志还特批购入，并嘱托认真对照研究，在确保疗效的前提下，研究能否去掉麝香，以便推广应用。

1958 年，研究人员在改进了药物用量、穴位组方取得较好效果的基础上，设 100多例的对照组进行对比观察。经多年的反复验证，终于减少了药物用量，去掉了麝香，改用炙白芥子避免局部发泡，改进穴位组方，保持了较稳定的治疗效果，得到了周恩来总理的肯定。

具体方子和方法是：炙白芥子、延胡索各 21g，甘遂、细辛各 12g，上 4 药共研细末，为 1 人 1 年用量，每年夏季三伏天使用，每次 1/3 药量，用生姜汁调成糊状，分别摊于直径约 3cm 的油纸上，贴在背部肺俞、心俞、膈俞 6 个穴点上，然后用胶布固定，一般贴 4～6 小时取下，每隔 10 日贴 1 次，即头伏、二伏、三伏各贴 1 次。田从豁说，该方中炙白芥子火候和生姜汁的浓度是关键，所以每次药物配制好后，要求防治组人员一定要先在自己身上贴治体验，符合要求后才能大量给病人应用，以减少患者的痛苦。他解释，这是因为贴药产生温热刺激，加上保持时间较长，容易起泡，1969 年，有的医生没有经过自己试贴，就直接大量给病人贴治，结果使很多病人背部发泡很严重。但同时也发现，很多贴后起泡的病人，效果都较突出。由此使研究人员认识到，贴药起泡重者，形成无菌性化脓，符合古代的瘢痕灸法。虽使患者有一定的痛苦，但对一些久治不愈的顽固性哮喘，在患者的同意下，仍不失为一种有效的治法。

1978 年，田从豁撰写的《冬病夏治消喘膏治疗喘息型气管炎和支气管哮喘的临床研究》一文发表。他通过观察 1074 例以及贴药后经过 1～6 年的随访调查显示，治疗喘息型气管炎 785 例，有效率 79.9%，显效率 46.6%；治疗支气管哮喘 289 例，有效率 83.7%，显效率 47.8%。

临床实验证明，通过治疗前后皮疱液内巨噬细胞吞噬能力及免疫球蛋白 A、G 的含量和淋巴细胞转化率等检查表明，贴药后能增强机体非特异性免疫能力；贴药后血中嗜酸性细胞明显减少，说明贴药可降低机体过敏状态；贴药后血中皮质醇有非常显著的提高，说明贴药能使丘脑－垂体－肾上腺皮质系统的功能得到改善。他体会，连续贴治三个夏季的比贴治一个夏季的疗效好，疗效随贴治年限而提高；同时证明，喘息型气管炎和支气管哮喘在夏季缓解期贴治疗效更好，有预防复发的远期作用，药不宜放过久，现用现调现贴效果更好。

该项研究曾获 1979 年卫生部科技成果奖，同年 12 月在北京召开的全国针灸针麻国际研讨会上，田从豁首次提出了冬病夏治的概念，并根据中医经典论述春夏养阳的观点。结合临床观察和实验研究介绍了中医治未病的观点，缓解期治疗伏邪、春夏养阳可提高机体免疫功能等事实，引起了国内外学者的广泛重视。一位意大利医生罗伯特博士感叹地说："中国传统医学的思路，就是比西方医学全面。"

田从豁认为，古代有很多简便、实用、经济的医疗方法值得挖掘、继承与提高。如冬病夏治消喘膏，目前还停留在原始的调药、贴治阶段，如何在提高疗效的前提下，深入研究，改革剂型，进一步推广，应引起有关领导和部门的高度重视。

医德与医术并重

"治病救人，医德为先，勤求古训，博采众方；针药诸法，灵活选用，尊古而不拘泥，要通常达变。"这是田从豁的座右铭。田从豁常说，医德是学好中医必备的第一要素，病人前来就医，是对医生寄托最大的信任，作为一名医生必须同情患者的痛苦，体贴患者的心情，尽量减轻患者的心理负担和经济负担。

从医半个多世纪来，田从豁时时以病人为重，不惜余力，处处为病人着想。对待患者，他不分男女老幼、贫富贵贱，总是语言亲切和蔼，尤其有些病人想彻底了解自己所患的疾病，喜欢不停地追问，田从豁总是不厌其烦地有问必答，耐心解释。

田从豁将医德与医技相融合，在针灸临床中将医德与针灸"治神"相结合，认为针灸临床中的形神合治包括一般所讲的医德内容。他的真诚态度与高超医术，感动了无数患者，他们中很多人在病愈后成了田从豁的朋友。

　　10年前，田从豁曾诊治过一女性肺癌患者，患者时年58岁。该患者过去一直体弱多病，当得知自己患了绝症后，曾一度失去治疗信心，家人也非常焦急。田从豁经仔细望闻问切，认真查看患者各项病历记录及检查单据，充分了解病情后，耐心为病人讲解，从医理上、实例上为患者分析个人情况，令患者感到她所患的疾病并不是没有治愈的可能，看到了几分生的希望。随之，田从豁以精湛的医术，应用针、灸、痧、罐、中药汤剂等多种疗法综合治疗，还教会患者及家属平时调养、锻炼的方法，并嘱她切勿放弃治疗，患者依言而行，经过几年的形神合治逐渐康复，再到原确诊医院做CT、核磁复查，证实癌瘤已消失，于是，这位患者一家与田从豁结成了朋友，经常往来。

　　这些年来，田从豁收到社会各界赠送的大量书画作品，平时，田从豁也喜欢收藏字画，并将别人对自己的评价细心收藏，以此来激励自己。

　　田从豁一直认为：学好中医要有悟性，所谓悟性好不好，一是与知识面和文化底蕴有关，一是与勤奋程度有关。一生要多涉猎，知识面要宽，某一方面要精，通过读书、接触社会等扩大自己的知识面。他说，除了医学书籍，关于中国文化、历史、哲学、辨证法方面都应有一点了解，只有自身的整体素质提高了，具备完备的逻辑思维能力，才能在诊病时考虑全面、周到，才能在复杂疾病面前抓住主症，或针或药，即除沉疴。"能否将其他学科学习的知识灵活地运用到自己的工作中，就靠自己的悟性了。"

　　无论是前辈、同辈，或者是晚辈，田从豁认为都会有自己独特的一些东西。在临床中、在生活中，都要注意收集各种信息，从中受到启发，成为自己的经验。

　　医者，艺也。具体到针灸，田从豁的理解是"针者，艺也"。艺无止境，对于一些大师的手法，可以模仿而不能等同，每个人都会有自己的特点，田从豁认为如果精研细钻可以超越大师而有所造诣。田从豁非常注重手法，认为作为一名针灸医师，手指灵活、指力好是基本功。从初学针灸时，田从豁即开始每天练习，至今仍在闲暇时练习三指捻动的基本功。"练针时要双手都练，因为有时要求双侧同时针刺，双侧同时做手法。"经过多年的训练，田从豁可以做到双手同样灵活。

　　田从豁强调针灸医生必须练好气功，以心通气，气从手出，随针而入，通经行气，以意念治病。"针灸中的气功也是一种技巧，与绘画、书法类同，都是同种手工操作，手工操作就要讲技巧，重神韵。"田从豁认为气功并不像有些人想象的那样玄妙，对于一个针灸师，运用气功就是运用意念将精气神凝聚于手指，用医生的正气去调患者的邪气。所谓针灸练气就是多练针、多操作、多实践，在治疗病人的过程中，通过了解病人的体会提高自己的疗效，满足针灸所要达到的目的，也正因为如此，尽管已是高龄，他仍坚持每周3天门诊，从不离开临床，每次都是早上班、晚下班，病人从不限号。

　　"气血不和，百病乃变化而生。"《内经·调经论》中如是说。气血是构成人体的最基本物质，气血调和，五脏六腑才能发挥其正常的生理功能。调和气血是治疗疾病的重要方法，也为治疗各种复杂病的切入点。田从豁根据50多年的临床经验，总结出膈俞、肝俞、脾俞、肾俞（简称"背俞四穴"）作为调和气血的配穴组方。

疏通经络是针灸治疗的基本作用，正常情况下，经络"内溉脏腑，外濡腠理"，维持着人体正常的生理功能，各种原因导致经络阻滞或经络空虚，可以引起疼痛、麻木等病变，可取相应经穴调整，包括循经取穴与局部取穴。

由于阴阳之间相互依存、相互转化，在病理上相互影响。田从豁提醒，临床治疗中应注意两方面：一是注意协调人体内的阴阳平衡关系，"阴阳互根"，在补阴时注意补阳，补阳时注意养阴。另一方面，在针灸治疗中，应用腧穴的特性和作用，达到"从阴引阳，从阳引阴"。

作为名老中医，田从豁的学术思想、临床经验和技术专长，一定程度上代表着当前中医学术和临床发展的较高水平，是中医药学伟大宝库中的新财富，与浩如烟海的中医古籍文献相比，它更鲜活生动，更具有现实的指导性。田从豁认为，针灸治疗无论从哪个角度论治，目的都在于恢复机体平衡状态，即"以平为期"。而要达到平衡，首先要找到不平衡所在。因此，临床认证很重要，辨证是治疗的基础，辨证要与辨病相结合，以辨证为主。如瘾疹，总的治则是调和气血，调和营卫，又依据不同的证候表现分为风寒与风热两证，再有日久兼虚者。分选不同治法与腧穴治疗。又如：不寐一病，田从豁认为病位在心，病机在于"阳气不得入于阴"，具体分为虚证与实证。虚证多因心脾两虚、心胆气虚等造成气血不足，心失所养，或心肾不交，水火不济；实证多因气郁化火、痰热内蕴、胃中不和等造成心神被扰，临床要结合具体表现判断。

某些久治不愈，甚至难以诊断的疾病，田从豁多从痰论治，"无痰不作祟"，选穴多用丰隆穴，丰隆为足阳明胃经的络穴，沟通脾胃两经，有健运脾胃而化痰浊的作用。另外，某些久治不愈者，并非选穴有误，而是一般毫针刺法无法达到一定的刺激量，对于这种情况，田从豁采用加大刺激量的方法，如采用双针刺法、丛刺法、手法强刺激等。

资料来源：余玮，吴志菲．中国高端访问11（15位健康卫士的红十字传奇）．北京：经济日报出版社，2007：294-310.

附二　纪念广安门医院开展冬病夏治消喘膏治疗慢性气管炎和支气管哮喘五十周年田从豁讲稿

光阴荏苒，日月如梭，一晃我院伏天穴位贴药治疗气管炎和哮喘已经五十周年了。在这值得纪念的时刻，我回顾一下历史，谈一点感受和建议。

1955 年中国中医研究院成立之前，原卫生部针灸疗法实验所就开展了针灸治疗哮喘的临床研究，当时用针法和灸法治疗哮喘的近期疗效很好，但容易复发，为了寻找可以预防复发的方法，我们在查阅古代文献中，发现清代张璐著《张氏医通》有一段记载："冷哮灸肺俞、膏肓、天突，有应有不应。夏季三伏中，用白芥子涂法，往往获效。方中白芥子一两，延胡索一两，甘遂、细辛各半两，共为细末，入麝香半钱，杵匀，姜汁调涂肺俞、膏肓、百劳等穴，涂后麻蜇疼痛均勿便去，候三炷香足，方可去之，十日后涂一次，如此三次。"参考上述记载，在临床开始应用，确有较好的效果。记得因麝香昂贵、难求，当时兼任所长的朱链同志还特批购入，并嘱托认真对照研究，在确保疗效的前提下，研究能否去掉麝香，以便推广应用。后经多年的反复验证，减少了药物用量，去掉了麝香，改用炙白芥子避免局部发泡，改进穴位组方，保持了较稳定的治疗效果。在这漫长的研究应用过程中，有几件事，值得记叙一下。

一、1958 年，在改进了药物用量、穴位组方取得较好效果的基础上，为了去掉麝香，需要设 100 多例的对照组进行对比观察，这一年麝香用量较大，我们除让有条件的患者自备麝香外，还借机给李先念、张子意、欧阳钦、范长江、江渭清、杨勇等近 10 位领导贴治慢性气管炎，向中央保健局申请了部分麝香，解决了当时的观察研究。此时的药物组方、穴位处方已基本固定：即炙白芥子、延胡索各 21g，甘遂、细辛各 12g，上 4 药共研细末，为 1 人 1 年用量，每年夏季三伏天使用，每次 1/3 药量，用生姜汁调成糊状，分别摊于直径约 3cm 的油纸上，贴在背部肺俞、心俞、膈俞 6 个穴点上，然后用胶布固定，一般贴 4~6 小时取下，每隔 10 日贴 1 次，即头伏、二伏、三伏各贴 1 次。

二、为了解决贴药产生的温热刺激保持较长的时间，又要不起泡，减少患者的痛苦，炙白芥子的火候和生姜汁的浓度是关键，故每次药物配制好后，要求防治组人员一定要先在自己身上贴治体验，符合要求后才能大量给病人应用。记得 1969 年，没经医生自家试贴，就直接大量给病人贴治，结果很多病人背部发泡很严重。说来也巧，我院老工人张传训患哮喘 10 多年，每到冬季发作 3 个多月，要求贴消喘膏，并指名让我这位原主任给他贴，贴后背部发泡并融合一片，换药 40 日才结痂脱落，他吃不好，睡不好，受了很多罪，我为此也做了多次检讨，可是自此次治疗后，他的哮喘再没发作。很多贴后起泡的病人，效果都较突出。由此使我们认识到，贴药起泡重者，形成无菌性化脓，符合古代的瘢痕灸法，虽使患者有一定的痛苦，但对一些久治不愈的顽固性哮喘，在患者的同意下，仍不失为一种有效的治法。

三、1978 年发表了"冬病夏治消喘膏治疗喘息型气管炎和支气管哮喘的临床研究"。共观察 1074 例，贴药后经过 1 ~ 6 年的随访调查，其中喘息型气管炎 785 例，有效率 79.9%，显效率 46.6%；支气管哮喘 289 例，有效率 83.7%，显效率 47.8%。连续贴 3 个夏季的比贴治 1 个夏季的疗效好，疗效随贴治年限而提高。

通过治疗前后皮疱液巨噬细胞吞噬能力及免疫球蛋白 A、G 的含量和淋巴细胞转化率等检查表明，贴药后能增强机体非特异性免疫能力；贴药后血中嗜酸性细胞明显减少，说明贴药可降低机体过敏状态；贴药后血中皮质醇有非常显著的提高，说明贴药能使丘脑－垂体－肾上腺皮质系统的功能得到改善。同时证明，喘息型气管炎和支气管哮喘在夏季缓解期贴治疗效更好，有预防复发的远期作用。

四、该项研究曾获 1979 年卫生部科技成果奖，同年 12 月在北京召开的"全国针灸针麻国际研讨会"上，首次提出"冬病夏治"这一法则，从中医经典论述"春夏养阳"观点，结合临床观察和实验研究作了介绍，引起国内、外学者的广泛重视。很多学者当场提出疑问，我们较详细地解释了中医治未病的观点，缓解期治疗伏邪、春夏养阳可提高机体免疫功能等事实。一位意大利医生罗伯特博士感叹地说："中国传统医学的思路，就是比西方医学全面。"

五、冬病夏治消喘膏治疗慢性气管炎和哮喘的方法，在全国各地包括港、澳、台已广泛应用，很多国外医生也在应用此法治疗咳喘病，尽管各地取穴用药略有不同，但基本方还是以我们广安门医院为主。每年一到夏季伏天来时，要求到我院贴治的患者成千上万，在短短的 1 个月内，真是人山人海，每次我院都是千方百计调动多方人力，保证了治疗工作的顺利进行。近几年来病人有逐渐增加的趋势，还有很多外地患者要求邮寄药物。患者的需求说明对我们的信任。但也应当看到冬病夏治消喘膏还停留在原始的调药、贴治阶段，如何在提高疗效的前提下，深入研究、改革剂型、推广市场等等，还有很多工作要做。

最后我还要多说几句，冬病夏治消喘膏属于穴位贴敷疗法的范畴，它是穴药结合，既有物理刺激（温热、寒凉），也有药物吸收的化学刺激双重作用，完全符合世界医学重点课题经皮给药、作用疾病靶点的研究方向。穴位贴敷疗法在我国历代医著中多有记载，民间运用更为广泛。我院虽应用穴位贴敷 50 余年，取得了很高的信誉，但对各种疾病运用并不广泛，我院针灸科虽为北京市针灸学会穴位贴敷疗法分会的挂靠单位，理应做更多的工作，但目前尚未设立专门的研究室，更无专人做此项工作，吾愿穴位贴敷疗法这一重要治疗手段，能在我院各科得到应有的重视和广泛的应用，为继承发扬中医药学做出新贡献。

田从豁
2007 年于北京

附三　针灸技术操作规范第9部分：穴位贴敷

前言

本标准为推荐性使用标准。

本标准由国家中医药管理局提出。

本标准由中国针灸学会归口。

本标准主要起草单位：中国中医科学院广安门医院。

本标准参加起草单位：天津中医药大学；

河北医科大学；

北京中医药大学附属宣武中医院；

北京中医药大学附属护国寺中医院。

本标准主要起草人：刘志顺。

本标准参加起草人：王寅、赵杰、曹于、郭义、贾春生、杨光、周炜。

顾问：田从豁。

腧穴贴敷技术操作

1　范围

本标准规定了腧穴贴敷技术的术语、定义以及临床操作方法。

本标准适用于针灸临床、教学、科研中的腧穴贴敷技术操作。

2　规范性引用文件

下列文件中的条款通过本标准的引用而成为本标准的条款。凡是注日期的引用文件，其随后所有的修改单（不包括勘误的内容）或修订版均不适用于本标准，然而，鼓励根据本标准达成协议的各方研究是否可使用这些文件的最新版本。凡是不注日期的引用文件，其最新版本适用于本标准。

GB［2006］针灸名词术语规范

GB15981 消毒与灭菌效果的评价方法与标准第一篇

3　术语和定义

下列定义和术语适用于本标准。

3.1　腧穴贴敷疗法

是指在按中医理论选定的腧穴上贴敷某种药物，通过药物和腧穴的共同作用以防治疾病的一种外治方法。其中，采用带有刺激性的药物贴敷腧穴引起局部发泡化脓如"灸疮"，则又称为"天灸"或"自灸"（现代也称"发泡疗法"）。若将药物贴敷于神阙穴，通过脐部吸收或刺激脐部以防治疾病的方法，又称"敷脐疗法"或"脐疗"。

3.2　腧穴

是人体脏腑经络之气输注于体表的特殊部位。

4　腧穴贴敷技术操作

4.1　体位选择

根据所选腧穴，采取适当体位，使药物贴敷稳妥。

4.2　消毒要求

贴敷前，对所选择贴敷的穴位，按照 GB15981 消毒与灭菌效果的评价方法与标准规定进行消毒。

4.3　操作方法

4.3.1　先将药物置于腧穴上，用消毒或清洁纱布布带覆盖在敷药之上，外加医用胶布贴紧固定。或用绷带束紧固定。

4.3.2　使用助渗剂者，在敷药前，先在腧穴上涂以助渗剂或将助渗剂与药物调和后使用。

4.3.3　对于所敷之药，无论是糊剂、膏剂或捣烂的鲜品等，均应将其很好地固定，以免移位或脱落。

4.3.4　换药

4.3.4.1　皮肤无破溃、起泡、溃疡者，可用消毒干棉球蘸温水、植物油或石蜡油清洁皮肤上的药物，擦干并消毒后再敷药。

4.3.4.2　要注意局部清洁卫生及贴敷部位是否出现起泡或溃疡，小的水泡一般不必特殊处理，让其自然吸收，做消毒处理；大的水泡应以消毒针具挑破其底部，排尽液体，涂以碘伏；破溃的水泡应做消毒处理后，外用无菌纱布包扎，以防感染，待皮肤长好后再进行敷药。

4.3.5　天灸

将药物置于要贴敷部位，然后予以固定、包扎，以防药物洒渗伤及其他部位皮肤。贴敷药物后皮肤出现红晕、热感属正常现象，也可外涂皮肤软膏以减缓刺激，如局部出现小水泡后，挑破与否均可，但要保持清洁，避免抓破感染。一次发泡后，如仍需在原处进行第二次、第三次发泡者，必须待皮肤愈合后再进行敷药。

4.3.6　敷脐疗法

用温水将脐部洗净擦干，并进行常规消毒，取适量药物纳入脐中，使之与脐平，用消毒纱布或清洁布带覆盖在敷药之上，外加胶布贴紧固定。换药时，将药物取出后，用温水清洁脐部，消毒脐部，然后再敷药。

5　贴敷时间

5.1　原则

根据疾病种类、药物特性及身体情况而确定一次贴敷时间。一般情况下，老年、小儿、病轻、体质偏虚者贴敷时间宜短，出现皮肤过敏、瘙痒、疼痛者即刻取下，感到局部温热舒适者可适当延长贴敷时间。

5.2 贴敷时间

5.2.1 刺激性小的药物每次贴敷 4～8 小时，可每隔 1～3 日换药 1 次；不需溶剂调和的药物，还可适当延长至 5～7 日换药 1 次。

5.2.2 刺激性大的药物，应视患者的反应和发泡程度确定贴敷时间，数分钟至数小时不等；如需再贴敷，应待局部皮肤基本正常后再敷药，或改用其他有效腧穴贴敷。

5.2.3 敷脐疗法每次贴敷的时间可以在 3～24 小时，隔日 1 次，所选药物不宜为刺激性大及发泡之品。

5.2.4 冬病夏治腧穴贴敷时间需按照从头伏第一天到末伏最后一天，每 10 日贴 1 次或隔日贴 1 次。每次贴 3～6 小时，连续贴 3 年为 1 个疗程。

6 正常皮肤反应

潮红、微痒、烧灼感、疼痛、轻微红肿、轻度出水泡属于皮肤正常反应。

7 不良反应及预防处理

当贴敷药物刺激性较大时，贴敷后部分患者可能会出现局部起泡。如果泡小，做简单消毒处理，避免感染即可。如果泡大，需用消毒针管将泡内液体抽出，一般 1 周以后，起泡处会结痂脱落。极少数过敏体质者，可能对某种贴敷药物出现全身性皮肤过敏丘疹，应立即停止贴药，及时到医院就诊。

8 注意事项

8.1 贴敷部位皮肤有创伤、溃疡者，禁用贴敷。

8.2 凡用溶剂调敷药物时，需随调配随敷用，以防挥发。

8.3 若用膏药贴敷，在温化膏药时，应掌握好温度，以免烫伤或膏药脱落。

8.4 对胶布过敏者，可选用低过敏胶带或用绷带固定贴敷药物。

8.5 颜面部慎用贴敷。

8.6 对刺激性强、毒性大的药物，贴敷腧穴不宜过多，贴敷面积不宜过大，贴敷时间不宜过长，以免刺激过大或发生药物中毒。

8.7 对久病、体弱、消瘦以及有严重心脏病、肝脏病等的患者，使用药量不宜过大，贴敷时间不宜过久，并在贴敷期间注意病情变化和有无不良反应。

8.8 对于孕妇、幼儿，一般不贴敷刺激性强、毒性大的药物。

8.9 易引起皮肤发泡、溃疡的药物，糖尿病患者应慎用或禁用。

8.10 对于残留在皮肤的药膏等，不可用汽油或肥皂有刺激性物品擦洗。

8.11 治疗期间禁食生冷、海鲜、辛辣刺激性食物。贴后 6～10 小时内一般不宜洗澡。

8.12 药物宜密闭、低温保存，配制好的药物不可放置过久，一般以 12 个月以内为宜。

8.13 药物防水：敷药后尽量减少出汗，注意防水。

规范性附录

A.1 腧穴贴敷遣方用药原则

A.1.1 辨证施治：辨证遣方用药

A.1.2 用药特点

A.1.2.1 选用辛香刺激，具有通经走窜、开窍活络作用的药物。

A.1.2.2　选气味俱厚之品，有时甚至选用力猛有毒的药物。

A.1.2.3　补法可用血肉有情之品。

A.1.2.4　选择适当溶剂调和贴敷药物或熬膏，以达药力专、吸收快、收效速的目的。

A.2　剂型选择和制作

A.2.1　膏剂

常用的有传统型黑膏药、白膏药、油蜡膏及新型软膏和橡皮膏等。临床常在辨证的基础上与中药散剂配合应用。硬膏按其基质组成分为黑膏药、橡皮膏、无丹膏药3种。

A.2.2　散剂

将数种或数十种中药经干燥研粉过筛后制成粉末状剂型。可直接撒在黑膏药上贴敷，或直接填充腧穴，再以胶布固定，也可用水、酒精、醋、油脂等制成糊状物敷于腧穴，再以胶布固定。

A.2.3　泥剂

将中药捣碎或碾成泥状物，如白芥子泥、生姜泥、蒜泥、葱白泥等。可以添加蜜、面粉、酒精等物增加其黏湿度，将药泥敷于腧穴，再以胶布或绷带固定之。

A.2.4　熨贴剂

以中药研细末装布袋中贴敷腧穴，或直接将药粉或湿药饼敷于腧穴上，再用艾火或其他热源在所敷药物上温熨。

A.2.5　浸膏剂

将中药粉碎后用水煎熬浓缩成膏状，用时可直接将浸膏剂敷于腧穴上。

A.2.6　膜剂

将中药成分分散于成膜材料中制成膜剂或涂膜剂，用时将膜剂固定于腧穴上或直接涂于腧穴上成膜即可。

A.2.7　饼剂

将药物碾粉后加入基质中压制成饼状，或将某些黏腻性中药直接捣制成饼状，可制成干、湿饼2类。干饼多用于隔物灸；湿饼可现制现用，或以干饼蒸热后直接敷于腧穴上。

A.2.8　水（酒）渍剂

用水、酒或酒精等溶剂浸泡中药，使用时用棉垫或纱布浸蘸。

A.2.9　鲜药剂

采用新鲜中草药捣碎或揉搓成团块状，或将药物切成片状，再将其敷于腧穴上。

资料性附录

适应证

腧穴贴敷法适用范围相当广泛，不但可以治疗体表的病症，而且还可以治疗内脏的病症；既可治疗某些慢性病，又可治疗一些急性病症。治疗病症主要有：

A.2.10　呼吸系统疾病

上呼吸道感染、支气管哮喘、慢性支气管炎、各种原因引起的咯血。

A.2.11　循环系统疾病

高血压、冠心病（心绞痛）。

A.2.12　消化系统疾病

乙型肝炎、肝硬化、消化性溃疡、结肠炎、胃痛、呕吐、腹泻、便秘、黄疸、非溃疡性消化不良、肠易激综合征。

A.2.13　泌尿生殖系统疾病

前列腺炎、前列腺肥大、尿失禁、遗精、阳痿。

A.2.14　神经系统疾病

中风、认知障碍、面瘫、三叉神经痛、自汗盗汗、失眠、头痛、眩晕。

A.2.15　内分泌系统疾病

糖尿病、痛风。

A.2.16　五官科疾病

牙痛、口疮、喉痹。

A.2.17　妇科疾病

月经不调、痛经、子宫脱垂、更年期综合征。

A.2.18　儿科疾病

厌食、食积、小儿夜啼、遗尿、流涎。

A.2.19　外科系统疾病

乳腺炎、乳腺增生、各种疖肿痈疽。

A.2.20　骨伤科疾病

关节肿痛、跌打损伤、骨关节疾病、颈椎病、肩周炎、风湿性关节炎、腰椎间盘突出症、腰肌劳损。

A.2.21　其他

防病保健。

A.3　腧穴的选择和配伍

A.3.1　腧穴的选择和配伍特点

以脏腑经络学说为基础，通过辨证选取贴敷的腧穴，按穴性、主治组合化方，宜少而精，一般不超过 2~4 穴。局部贴敷或以痛为腧，贴药范围不可过大。

A.3.2　辨证选穴

脏腑辨证、经络辨证。

A.3.3　辨病选穴、神经节段选穴

A.3.4　随症配穴

A.3.5　局部选穴

A.3.5.1　皮肤表层的疾病：选择离病变器官组织最近、最直接的腧穴贴敷药物，或在病灶局部选择适当的阿是穴。

A.3.5.2　内脏疾病：可在患病部位相应的体表选择腧穴或选用相应的背俞穴。

A.3.5.3　其他：肿瘤疼痛局部、卵巢囊肿局部、肝硬化腹水以及沿神经、血管病灶局部选穴。

主要参考文献

1. 马王堆汉墓帛书整理小组．五十二病方．北京：文物出版社，1979.

2. 南京中医学院．黄帝内经素问详释．上海：上海科学技术出版杜，1959.

3. 陈壁琉．灵枢经白话解．北京：人民卫生出版社，1962.

4. 甘肃省博物馆．武威汉代医简．北京：文物出版社，1975.

5. 汉·张仲景．伤寒杂病论．南宁：广西人民出版社，1980.

6. 晋·皇甫谧．针灸甲乙经．北京：人民卫生出版社，1979.

7. 晋·葛洪．肘后备急方．北京：人民卫生出版社，1963.

8. 唐·孙思邈．备急千金要方．北京：人民卫生出版社，1982.

9. 唐·孙思邈．千金翼方．北京：人民卫生出版社，1957.

10. 唐·王焘．外台秘要．北京：人民卫生出版社，1955.

11. 宋·王怀隐．太平圣惠方．北京：人民卫生出版社，1959.

12. 宋·许叔微．普济本事方．上海：上海科学技术出版社，1959.

13. 宋·陈自明．外科精要．北京：人民卫生出版社，1982.

14. 宋·赵佶．圣济总录．北京：人民卫生出版社，1962.

15. 金·张从正．儒门事亲．郑州：河南科学技术出版社，1984.

16. 元·朱震亨．丹溪心法．上海：上海科学技术出版社，1959.

17. 明·陈实功．外科正宗．北京：人民卫生出版社，1964.

18. 明·张介宾．景岳全书．上海：上海科学技术出版社，1959.

19. 明·方贤．奇效良方．北京：商务印书馆，1959.

20. 明·李时珍．本草纲目．北京：人民卫生出版社，1982.

21. 明·徐春甫．古今医统大全．北京：人民卫生出版社，1991.

22. 明·王肯堂．证治准绳．上海：上海科学技术出版社，1959.

23. 明·李梴．医学入门．北京：中国中医药出版社，1995.

24. 明·龚廷贤．万病回春．北京：人民卫生出版社，1984.

25. 清·吴谦．医宗金鉴．第 2 版．北京：人民卫生出版社，1982.

26. 清·邹存淦．外治寿世方．北京：中国中医药出版社，1992.

27. 清·张璐．张氏医通．上海：上海科学技术出版社，1963.

28. 清·陈梦雷．古今图书集成医部全录．北京：人民卫生出版社，1962.

29. 清·吴师机．理瀹骈文．北京：人民卫生出版社，1984.

30. 清·赵学敏．串雅内外编．上海：扫叶山房发行，民国三年石印．

31. 北京国药业公会．北京国药业中药成方暂行配本．北京：北京市工商联合会，1953.

32. 冉小峰．全国中药成药处方集．北京：人民卫生出版社，1962.

33. 王光清．中国膏药学．西安：陕西科学技术出版社，1981.

34. 赵华平．中医养颜美容．沈阳：辽宁科学技术出版社，1984.

35. 田从豁．针灸医学验集．北京：科学技术文献出版社，1985.

36. 田从豁．中国灸法集粹．沈阳：辽宁科学技术出版社，1987.

37. 莫文丹．穴敷疗法聚方镜．南宁：广西民族出版社，1988.

38. 章逢润．中国灸疗学．北京：人民卫生出版社，1989.

39. 王端义．中医敷脐疗法．北京：人民卫生出版社，1991.

40. 贾一江．当代中药外治临床大全．北京：中国中医药出版社，1991.

41. 颜正华．中药学．北京：人民卫生出版社，1991.

42. 刘炎．民间敷灸．南宁：广西民族出版社，1992.

43. 高树中．中医脐疗大全．济南：济南出版社，1992.

44. 高希言．中医外治经验选．郑州：河南科学技术出版社，1992.

45. 黄荣活．中医外治法奇方妙药．南宁：广西科学技术出版社，1992.

46. 付桂梅．实用中医外敷验方精选．北京：北京科技出版社，1993.

47. 田从豁．古代针灸医案释按．上海：上海中医药大学出版社，1997.

48. 张俊庭．古今外治灵验单方全书．北京：中医古籍出版社，1998.

49. 刘炎．中华脐疗大成．上海：上海科学技术文献出版社，1998.

50. 田从豁．田从豁临床经验．北京：华文出版社，2000.

51. 王建伟．贴敷疗法．南京：江苏科学技术出版社，2000.

52. 嵇强．经穴贴敷疗百病．上海：上海中医药大学出版社，2000.

53. 黄丽萍．民间简易疗法·穴位敷贴．上海：上海中医药大学出版社，2001.

54. 刘森亭．民间简易疗法·敷脐．上海：上海中医药大学出版社，2001.

55. 秦云峰．中医外治疗法集萃．呼和浩特：内蒙古科技出版社，2002.

56. 石学敏．针灸学．北京：中国中医药出版社，2002.

57. 周仲英．中医内科学．北京：中国中医药出版社，2003.

58. 王富春．敷熨治百病．长春：吉林科学技术出版社，2004.

59. 欧阳颀．图解贴敷疗法．北京：人民军医出版社，2007.

60. 程爵棠．穴位贴敷治百病．第2版．北京：人民军医出版社，2007.